L. H. RASCH

LEHRBUCH DER

BLUTGRUPPENKUNDE

LEHRBUCH
DER
BLUTGRUPPENKUNDE

ALLGEMEINE UND SPEZIELLE
SEROLOGIE DER BLUTKÖRPERCHENMERKMALE UND
IHRER ANWENDUNGSGEBIETE

VON
LUDWIG H. RASCH

Mit 89 Abbildungen und 138 Tabellen

WALTER DE GRUYTER & CO.
vormals G. J. Göschen'sche Verlagshandlung · J. Guttentag, Verlagsbuchhandlung · Georg Reimer · Karl J. Trübner · Veit & Comp.
BERLIN 1954

Archiv-Nr. 51 72 54 · Printed in Germany · Satz und Druck: Paul Funk, Berlin W 35

Vorwort

Die Serologie der Blutkörperchenmerkmale ist in den letzten zehn Jahren auf Grund ihrer erweiterten klinischen Bedeutung zu einem bevorzugten Gebiet der Serologie geworden. War früher der Begriff Blutgruppe in der Klinik mehr oder weniger nur auf das Gebiet der Bluttransfusion beschränkt, so brachte vor allem die Entdeckung des Rh-Faktors und seines Zusammenhanges mit dem erythroblastotischen Symptomenkomplex beim Neugeborenen einen intensiven Ausbau der serologischen Technik mit sich. Diese Arbeiten sind mitunter in weitgehender Unabhängigkeit von der allgemeinen Serologie vonstatten gegangen und haben zu einer teils unfruchtbaren, teils aber auch gefährlichen Isolierung des Gebietes geführt, die den Eindruck einer absoluten Selbständigkeit erweckte. Dies lag in erster Linie daran, daß der Praktiker, für den die serologische Untersuchung aus diagnostischen und therapeutischen Gründen einzige Bedeutung besaß, nicht mehr in der Lage war, in seinem klinischen Laboratorium kompliziert anmutende Techniken durchzuführen, wie sie von den großen Speziallaboratorien ausgearbeitet wurden, um deren eigene, in der Hauptsache theoretischen Fragestellungen zu beantworten. Darüberhinaus bestand die große Gefahr, durch eine Fülle von Einzelarbeiten die Sicht über die großen und wichtigen Zusammenhänge mit den Grundlagen der eigentlichen Serologie zu verlieren.

Um dem abzuhelfen, ist dieses Buch entstanden. Die Ergebnisse der speziellen Serologie der einzelnen Blutkörperchenmerkmale haben sehr bald gezeigt, daß die durch die verschiedenen Faktoren ausgelösten Wirkungen innerhalb der Blutflüssigkeit nicht nur ein Charakteristikum des betreffenden Merkmals darstellen, sondern in einer mehr oder weniger allgemeinen Gesetzmäßigkeit auf das Gesamtgebiet Anwendung finden können. Dies ergab nicht nur die Möglichkeit, der speziellen Blutgruppen- und Blutfaktorenserologie eine allgemeine Technik der Untersuchungsmethoden voranzustellen, es resultierte daraus auch die Berechtigung, die klinische Bedeutung sämtlicher Merkmale, spezifischer und unspezifischer, gemeinsam zu behandeln. Um außerdem das Bild des dargestellten Gebietes einigermaßen vollständig abzugrenzen, fanden auch die mehr theoretischen Arbeitsrichtungen der Vererbungslehre und der Anthropologie Erwähnung. Wenn gleichzeitig Grenzgebiete, wie Kolloid- und Eiweißchemie angeschnitten wurden, dann aus dem Grunde, um eine möglichst breite Grundlage zu suchen und diese modernen Wissenschaftszweige für den weiteren Ausbau der Serologie heranzuziehen.

Ein — wenn auch bescheidenes — Vordringen in die theoretischen Grundlagen ist bewußt nicht vermieden worden. Es sollte auch dem wissenschaftlich Interessierten Gelegenheit gegeben werden, über die Grenzen des Alltäglichen hinaus mit dem augenblicklichen Stande der Forschung und des Schrifttums bekannt zu werden. Trotzdem sei aber darauf hingewiesen, daß dieses Buch in erster Linie aus der Praxis für die Praxis geschrieben wurde. Es soll dem Arzt und der technischen Assistentin als Arbeitsanweisung dienen, denen die Bestimmung der Blutkörperchenmerkmale neben den übrigen klinischen Routinetechniken obliegt und die dieser Aufgabe nicht mechanisch sondern verständnisvoll nachkommen wollen.

Wenn ab und an auch einem auf diesem Gebiet bereits Geübteren ein Hinweis gegeben werden sollte, so wäre das ein über die beabsichtigte Wirkung hinausgehender, erfreulicher Erfolg.

Eines allerdings kann dieses Buch nicht vermitteln: die Erfahrung, die sich nur nach eingehender Beschäftigung mit der praktischen Methode einstellt.

Es bleibt mir noch die angenehme Pflicht, allen denen meinen Dank zu sagen, die mich bei meiner Arbeit beraten und unterstützt und damit einen nicht geringen Anteil am Zustandekommen dieses Buches haben. In erster Linie zeigte Herr Prof. Dr. L. HIRSZFELD (Breslau) große Anteilnahme am systematischen Aufbau des Buches selbst und übermittelte mir im besonderen wertvolle Ratschläge für die Bearbeitung des Abschnittes über die Serologische Unverträglichkeit. Herrn Prof. Dr. H. NACHTSHEIM (Berlin) verdanke ich viele Anregungen auf genetischem Gebiet. Die erhöhte Bedeutung, die Physikalische Chemie und Kolloidkunde für die Serologie gewonnen haben, veranlaßten mich, auch die Herren Dr. MANECKE (Berlin) und Dr. LEICHTER (Berlin) um Rat zu bitten, den mir beide immer wieder bereitwilligst erteilt haben. Nicht vergessen seien die vielen praktischen Hinweise, die ich besonders in technischer Hinsicht aus dem Kreise meiner engeren Mitarbeiterinnen in Berlin und Düsseldorf erhalten habe, von den medizinisch-technischen Assistentinnen Frau G. HÖCKERT, Fräulein L. EWALD, Fräulein E. BISPINCK, Fräulein R. EILEMANN, Fräulein D. KRIENEN und Eva-Maria WITOWSKI.

Nicht zuletzt gebührt mein Dank Herrn Prof. Dr. Dr. W. Pschyrembel, der sich mit großer Intensität für die Drucklegung des Buches eingesetzt hat und dem Verlag Walter de Gruyter & Co. für die übersichtliche und saubere Gestaltung des Buches.

Berlin, im September 1954

Ludwig H. Rasch

Inhalt

Einleitung

Die ersten Formulierungen theoretischer Überlegungen in der Serologie vollzogen sich im Schatten einer der großen medizinischen Konzeptionen. Die Zellularpathologie VIRCHOWS stand zu dieser Zeit auf dem Gipfel ihrer Entwicklung und beeinflußte das gesamte medizinische Denken. Jeder Arzt ging bei seinen Studien von dieser Grundlage aus. Auch die Männer der neuen Lehre um KOCH hatten sich mit der gegebenen Auffassung auseinanderzusetzen. Zunächst, um für ihre Beobachtungen mit den Erkenntnissen der Zeit übereinstimmende Hypothesen aufstellen zu können, dann aber auch, weil es zur wissenschaftlichen Grundeinstellung an sich gehörte, Fragen problematischer Natur neben der experimentellen Bearbeitung auch historisch-kritisch und systematisch zu klären, ehe sie in das geistige Traditionsgut der Wissenschaft aufgenommen wurden. Denn nur dieses Streben nach Grundlagenforschung und entwicklungsgeschichtlicher Kontinuität verbürgte seit jeher den wahren Fortschritt der Erkenntnis.

Ein Satz der VIRCHOWschen Lehre war vor allem bedeutsam für die Aufrichtung eines speziellen Gedankengebäudes innerhalb der Serologie: „Gleichwie die einzelne Zelle eines Pilzes oder einer Alge aus der Flüssigkeit, in der sie lebt, soviel und so beschaffenes Material herauszieht, als sie für ihre Lebenszwecke braucht, so hat auch die Gewebszelle inmitten eines zusammengesetzten Organismus elektive Fähigkeiten, vermöge welcher sie gewisse Stoffe verschmäht, andere aufnimmt und in sich verwendet."

Geleitet von den Erkenntnissen chemischer Forschung und inspiriert durch die unbeirrbare Überzeugung von der ausschlaggebenden Rolle chemischer Kräfte in der belebten Natur schritt ein Mann bahnbrechend voran: Paul EHRLICH. Mit geistvoller Phantasie konstruierte er ein strukturchemisches Bild von der Beschaffenheit der Zelle, das zum fruchtbaren Keim aller weiteren Arbeit wurde. In Anlehnung an die Vorstellungen der organischen Chemie nahm EHRLICH an, „daß im lebenden Protoplasma ein Kern von besonderer Struktur die spezifische Eigenart der Zelleistung bedingt, und daß an diesen Kern sich als Seitenketten Atome und Atomkomplexe anlagern, die für die spezifische Zelleistung von untergeordneter Dignität sind, nicht aber für das Leben überhaupt". Diesen Seitenketten schrieb EHRLICH zunächst nur beherrschende Rollen bei der physiologischen Verbrennung und bei den Stoffwechselvorgängen zu. Erst später wurden diese Ideen über Konstitution und Funktion des Zellprotoplasmas auch auf die Immunitätslehre ausgedehnt und damit zum Inhalt der eigentlichen Seitenkettentheorie.

Veranlassung für die Ausweitung seiner Betrachtungsweise gaben BEHRINGS denkwürdige Untersuchungen der Serumverhältnisse nach einer Infektion und die Entdeckung einer veränderten Reaktionslage des Organismus, der sogenannten Immunität, deren Entstehung durch das Auftreten neuer Eigenschaften in der Blutflüssigkeit bedingt ist. Injizierte man zellfreies Serum der gegen Diphtherie und Tetanus immunisierten Tiere anderen Tieren, so konnten diese von der tödlichen Diphtherie- und Tetanusinfektion gerettet werden. Diese Versuche wiesen darauf hin, daß die erzeugten Serumveränderungen substantieller Natur sein mußten. Offensichtlich handelte es sich um ein Substrat, das sich speziell gegen das Gift des Erregers richtete und eine entgiftende Wirkung ausübte, eine Tatsache, die die Schaffung des Begriffes A n t i k ö r p e r zur Folge hatte. Hier setzte nun EHRLICHS chemische Betrachtungsweise ein. Zwischen den Antikörpern des Blutes und den Antigenen, welche zu ihrer Entstehung geführt haben, mußte eine chemische Verwandtschaft bestehen, deren Ausgleich durch die chemische

Vereinigung zu einer biologisch neutralen Verbindung von Antikörper und Antigen führt. Durch die Verlegung dieses Effektes vom Tierkörper in das Reagensglas und durch den Ausbau exakter Versuchsmethoden bewies er die Richtigkeit seiner Auffassung und beeinflußte damit richtungweisend den weiteren Verlauf der Immunitätsforschung und der Serologie überhaupt. Er konnte im Verlauf seiner weiteren Arbeiten zeigen, daß man nicht nur gegenüber Bakterien und deren Stoffwechselprodukten eine Immunität erzeugen kann, sondern daß es auch möglich ist, im tierischen Organismus Abwehrkräfte gegen pflanzliche Gifte wie z. B. Ricin, Abrin oder Robin zu aktivieren, welche auf natürliche Weise niemals eine Erkrankung herbeiführen. Auch dabei ergab sich, daß jeder Anpassungsvorgang, der ausgeführt wird, streng spezifisch verläuft und vom Organismus einer ungeahnten Mannigfaltigkeit fremdartiger Stoffe gegenüber, häufig im Verlaufe weniger Tage, spielend bewältigt wird. War es ursprünglich das eigentliche praktische Ziel der Immunitätsforschung, die Erscheinungen erworbener und angeborener Abwehrkraft gegenüber der Infektion zu erkennen, so trat EHRLICH rein theoretischen Fragen über die allgemeine Bedeutung dieser Tatsachen gegenüber, eine Aufgabe, die ihn zahlreiche Probleme der Serologie lösen ließ und ihn darüber hinaus zu der Erkenntnis über das Vorhandensein einer allgemeinen biologischen Gesetzmäßigkeit führte. Auch heute noch müssen wir oftmals wegen unzureichender Erklärungsmöglichkeiten immer wieder auf das Gedankengut EHRLICHS zurückgreifen, um die Reaktionsweise der uns bekannten, hochkomplizierten Reaktionskomponenten der Serologie verständlich zu machen.

Die Grundlage der EHRLICHschen Theorie besteht in der Annahme eines Leistungskernes und zahlreicher, an diesem sitzenden Seitenketten. Diese Anschauung der Protoplasmaskonstitution wurde, wie bereits kurz erwähnt, aus der organischen Chemie und zwar aus der Benzolchemie entlehnt. Der Leistungkern fungiert als das eigentlich vitale Zentrum und stellt damit die Voraussetzung für den normalen Ablauf des Zellebens. Demgegenüber sind die Seitenketten als organähnliche Komplexe des Protoplasmas aufzufassen, welche durch ihre eigentümliche strukturchemische Konfiguration befähigt sind, die für die Zelle lebensnotwendigen Stoffe zu fassen und der Assimilation zuzuführen. Da für das Zustandekommen dieser Vereinigung von Seitenketten und lebensnotwendigem Stoff chemische Affinitäten erforderlich sind, müssen demnach auch die zu assimilierenden Stoffe Molekülkonfigurationen tragen, die chemisch gesehen einen reaktionsfähigen Gegenpol darstellen, besser bildlich gesprochen ein negatives Relief der Atomgruppierung der Seitenkette bilden. Diese von EHRLICH als haptophore Gruppen bezeichneten Komplexe würden der Vorstellung zufolge auf die korrespondierenden Seitenketten „im chemischen Sinne passen, wie ein Schlüssel zu seinem Schloß", nach dem von FISCHER zur Erklärung der spezifischen Wirkung der Fermente auf ihre Substrate angewandten Vergleich.

Wie den Nährstoffen, so spricht EHRLICH auch den Toxinen und den übrigen Antigenen „nährstoffartige" Bindungen zu. Er nimmt an, daß auch andersartige Stoffe, die zum Zelleben nicht direkt in Beziehung stehen, gleiche haptophore Gruppen besitzen können, wie die Substanzen, die normalerweise mit den Seitenketten des Protoplasmas reagieren. Demnach ist die chemische Affinität der haptophoren Gruppe eines Giftmoleküls zu einer bestimmten Seitenkette des Leistungskernes eine rein zufällige und kann ohne weiteres dadurch erklärt werden, daß die haptophoren Gruppen gewisser Gifte in ihrer räumlichen Atomanordnung den haptophoren Gruppen physiologischer Stoffe identisch sind. EHRLICH hat später für den Ausdruck Seitenkette den Begriff Rezeptor geprägt und versteht darunter die substantielle Grundlage derjenigen Protoplasmaeigenschaften, die dem reagierenden Substrat die spezielle chemische Affinität zu seiner Reaktionskomponente verleihen, sei es ein Stoff giftiger oder ungiftiger Art.

Tritt nun ein Toxin oder ein anderes körperfremdes Antigen wegen einer solchen zufälligen Affinität mit Rezeptoren in Reaktion, welche normalerweise den für das Leben des Protoplasmas notwendigen Vorgängen, insbesondere der Assimilation und dem Stoffwechsel dienen, so werden diese ihrer physiologischen Funktion entzogen. Dies bedingt an sich schon eine erhebliche Schädigung für den Fortbestand der Lebensvorgänge. Kommt außerdem noch eine Giftwirkung dazu, so wird je nach dem Wirkungsgrad dieser, die Giftigkeit symbolisierender „toxophoren Gruppe" eine Toxinwirkung eintreten, die das Protoplasma abtötet und zum vollständigen Aufhören der Lebensvorgänge führt. Ist die Wirkung der toxophoren Gruppe nur in geringerem Maße oder gar nicht vorhanden, so wird zwar das Zellprotoplasma nicht absterben, wohl aber im Fortbestand seiner vitalen Funktionen erheblich beeinträchtigt sein. Es sei denn, der Leistungskern hat die Fähigkeit, die durch die Antigenbindung außer Funktion gesetzten Rezeptoren in irgendeiner Weise zu ersetzen. Daß ein Defekt, der einem Organismus an irgend einer Stelle gesetzt wird, einen Anreiz für eine vikariierende Neubildung sein kann, ist eine allgemein biologische Erfahrungstatsache. Und indem Ehrlich eine von Weigert konzipierte Gesetzmäßigkeit übernahm, nach welcher der Ersatz bei derartigen Regenerationsvorgängen nicht bei einer restitutio ad integrum halt macht, sondern zu einer übermäßigen Kompensation der ausgeschalteten Elemente führt, und auf protoplasmatische Verhältnisse übertrug, gelangte er zu der Auffassung, daß auch der Ersatz der durch die Antigene okkupierten Rezeptoren ein übermäßiger ist und schließlich dazu führt, daß solche neugebildeten Rezeptoren eine sekretionsartige Loslösung von der Zelle erfahren, dadurch in die Säfte gelangen und als freie Rezeptoren in der Blutflüssigkeit die Antikörper darstellen.

Ein wesentlicher Punkt der Theorie ist die Differenzierung der Rezeptoren, soweit sie auf Grund der Analyse der Antikörperwirkungen möglich ist. Ehrlichs Einteilung gewährt einen plastischen und ordnenden Überblick. Er unterscheidet:

1. Rezeptoren erster Ordnung, worunter diejenigen Rezeptoren zu verstehen sind, die im physiologischen Zelleben die Aufnahme relativ einfacher Stoffe besorgen und daher nur mit einer einfachen haptophoren Gruppe ausgestattet sind. In die Blutbahn abgestoßen stellen sie die Antitoxine beziehungsweise Antifermente dar.

2. Rezeptoren zweiter Ordnung bestehen aus Reaktionskomponenten, die neben einer haptophoren Gruppe noch eine zweite, ergophore Konfiguration besitzen, welche die Einwirkung auf das gefesselte Substrat ermöglicht. In diese Ordnung gehören die Agglutinine und die Präzipitine.

3. Unter den Rezeptoren dritter Ordnung sind diejenigen aktionsfähigen Stoffe zu verstehen, die mit zwei getrennten haptophoren Gruppen ausgerüstet sind, von denen die eine die Nährstoffe aufnimmt, während die andere gelöste Stoffe (Komplement) an sich reißt, die zur Komplettierung der assimilatorischen Tätigkeit erforderlich sind. Rezeptoren mit solchen Eigenschaften stellen nach ihrer Abstoßung in die Blutbahn als Antikörper die Ambozeptoren dar.

Diese Einteilung der Rezeptoren beruht auf einer Systematik der Antikörper*wirkungen*. Entsprechend den Erweiterungen unserer Kenntnisse über die Antikörper und ihrer Funktionen wäre sie laufend zu modifizieren gewesen, ein Unterfangen, das jedoch wegen der inzwischen auf anderen Gebieten erfolgten Fortschritte nicht mehr erforderlich ist, da heute die Berechtigung, solche verschiedenen Antikörperformen anzunehmen, überhaupt in Frage gestellt ist.

Die Ehrlichsche Auffassung war aus einer auf experimenteller Beobachtung basierender Spekulation entstanden. Daß gegen eine neue, umfassende und prinzipiell so außerordentlich wichtige Theorie auch zahlreiche Einwendungen erhoben worden sind, ist selbstverständlich, um so mehr, da sie naturgemäß Mängel aufwies. Freilich sind diese Einwendungen ihrem Wert und ihrer Bedeutung nach sehr verschieden einzuschätzen. So ist festzustellen, daß neben den mißverständlichen und zum Teil ganz unberechtigten Einwänden von mancher Seite auch sehr beachtenswerte Vorschläge gemacht worden sind, die EHRLICHsche Theorie nach gewissen Richtungen hin zu modifizieren und den neugefundenen Tatsachen anzupassen, um sie dadurch gegen Angriffe zu sichern, die von den verschiedenen Standpunkten aus gegen sie gerichtet wurden. EHRLICH selbst war sich dieser Schwächen auch vollkommen bewußt, was aus

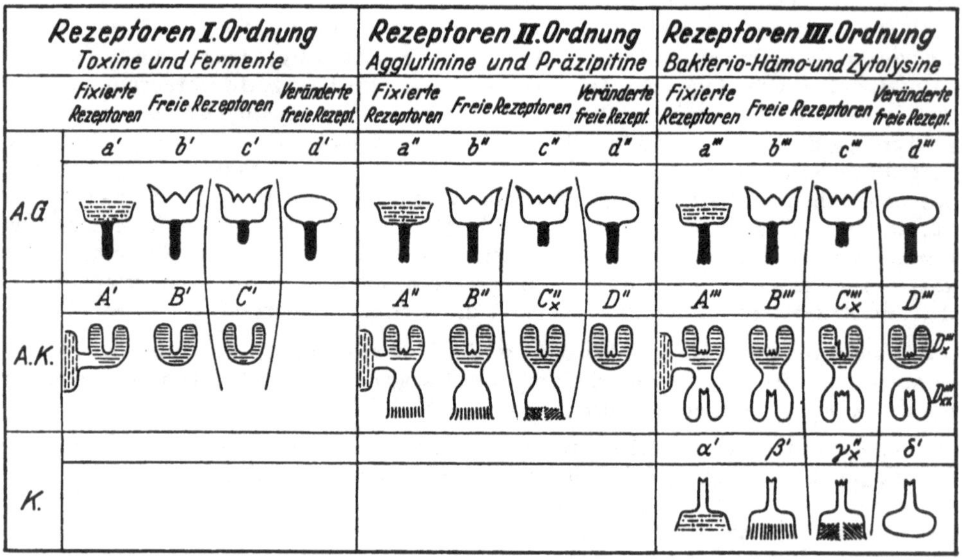

Abb. 1. Schematische Darstellung der Antigene und Antikörper im Sinne der EHRLICHschen Rezeptorenkonzeption. Nach SCHATILOFF

Worten hervorgeht, die er zur Verteidigung seiner Lehre ausgesprochen hat: „Man kann von einer Theorie nicht verlangen, daß sie mit einem Male alle verschlungenen Geheimnisse eines so schwierigen Gebietes enthüllt. Die Theorie soll in erster Linie heuristischen Wert haben und die Möglichkeit geben, zur Klärung komplizierter Verhältnisse ganz klare Bahnen einzuschlagen. Sie soll den Weg ebnen, ihn zu beschreiten muß dem wissenschaftlichen Forscher oft in mühevoller Arbeit vorbehalten bleiben. Nur die experimentelle Analyse kann dann die Wissenschaft weiter fördern, nicht die hochfahrenden Worte einer irreführenden Dialektik."

Es bleibt Tatsache, daß unter den vielen Hypothesen der EHRLICHsche Erklärungsversuch das bestmöglichste Verständnis der beobachteten Tatsachen bot und den kausalen Zusammenhang zwischen aufmerksamer Naturbeobachtung und erkannter Gesetzmäßigkeit der Erscheinungen in klarer Form herausstellte. Ob das entworfene Bild absolut richtig oder mitunter verzerrte Züge aufwies war von gänzlich untergeordneter Bedeutung der Tatsache gegenüber, daß die imponierende Eindringlichkeit der Darstellung den weiteren Fortschritt der Wissenschaft mit außerordentlicher Energie förderte. Und in dieser Fruchtbarkeit der praktischen Auswirkungen auf die von ihr beeinflußten Gebiete zeigte sich schließlich der wahre Wert der Theorie.

Die praktischen Auswirkungen der Seitenkettentheorie erstreckten sich nicht nur nach den Richtungen, die für die Blutgruppen- und Blutfaktorenserologie einschlägig sind, sondern auch nach solchen allgemeinster biologischer Bedeutung.

Es sei noch einmal daran erinnert, daß EHRLICH die Erscheinungen der Immunität mit physiologischen Vorgängen der Ernährung und Assimilation in einen innigen Zusammenhang zu bringen wußte und auf diesem Wege eine für die Biologie bedeutsame Definition schuf, deren Notwendigkeit in voller Klarheit lange Zeit nicht erkannt wurde. Dieser Begriff, der sich aus der Seitenkettentheorie heraus entwickelte, betraf die scharfe Formulierung der „Seitenkette" als Rezeptor. Gerade durch diese Rezeptorenkonzeption wurden gewisse Einzelfunktionen der Zelle determiniert und der experimentellen Analyse zugänglich gemacht, die früher unbekannt waren und sich dem Nachweis durch die althergebrachte Methodik entzogen. Der Rezeptor im Sinne EHRLICHS bedeutet in der Tat eine neuartige, biochemische Einheit der lebenden Substanz, die chemisch eine bestimmte Atomgruppierung darstellt und durch die Antigen-Antikörper-Reaktion in ihrer biologischen Einheit auf eine experimentell faßbare Grundlage gestellt werden konnte.

Der Begriff des Rezeptors in diesem Sinne erstreckt sich auf alle Zellen und Gewebe. Man spricht auch von Rezeptoren, wenn die Funktionen nicht mehr von der belebten Materie ausgeübt werden. Es genügt, wenn es sich um nachweisbare Qualitäten von Zellen, Geweben oder Gewebsflüssigkeiten handelt, die in spezifischer Weise entweder mit einem Antigen oder auch mit Antikörpern reagieren. Man kann also den Begriff Rezeptor direkt weder vom Antigen noch vom Antikörper herleiten, wenngleich es auf Grund der Entstehung im Blute kreisender Antikörper aus sessilen Rezeptoren des Leistungskernes den Anschein hat, daß Rezeptor und Antikörper derselbe Stoff sind. Der Begriff Rezeptor stellt vielmehr den übergeordneten Begriff einer biologischen Reaktionskomponente dar, wobei sowohl das Antigen als auch der Antikörper gemeint sein kann. Eine Parallele dazu findet sich in der Chemie im Begriff des Ions, der zunächst ebenfalls nicht festlegt, ob es sich dabei um ein Anion oder Kation handelt, sondern nur eine chemisch reaktionsfähige Einheit definiert.

Die neue Auffassung führte im Rahmen der allgemeinen biologischen Betrachtungen zu einer Vielheit neuartiger Fragestellungen. Wo findet sich ein bestimmter Rezeptortyp? Folgt er in seiner Verteilung im Zellstaat des Makroorganismus dem morphologisch-anatomischen Bauplan? Unterliegt seine Verbreitung innerhalb der verschiedenen Arten einem zoologischen System? Oder ist das Auftreten dieser biologisch aktiven Substrate vollkommen willkürlich und ohne jedes Gesetz? Durch die Antigen-Antikörper-Reaktion waren solche Fragen größten allgemein-biologischen Interesses nunmehr ohne weiteres einer Analyse zugänglich. Man brauchte nur mit einem bestimmten Material Immunseren herzustellen und konnte unter Anwendung der neuen Methodik der Immunitätsforschung nachweisen, auf welche Zellen und Gewebe diese Antiseren wirken, um daraus den Schluß ziehen zu können, daß bei positiver Reaktion entsprechendes zur Immunisierung benutztes Material im untersuchten Organismus als Aufbausubstanz Verwendung gefunden hat, bei negativer Reaktion dagegen demgemäß eben nicht vorhanden ist.

Diese Ergebnisse mußten zu einer grundlegenden Umgestaltung der bis dahin gültigen Auffassung von der Spezifität führen. Man glaubte auf Grund experimenteller

Erfahrungen, daß eine Spezifität zwischen Antigen und Antikörper im ursprünglich angenommenen Sinne nicht vorhanden sein kann. Viele Immunseren wirken nicht auf diejenige Zellart, durch die sie erzeugt wurden, sondern treten auch mit andersartigen Zellen in Reaktion, die bei der Bildung des Immunserums keine Verwendung gefunden haben. EHRLICH nimmt als Ursache dafür an, daß eben der gleiche Rezeptor nicht auf bestimmte Zellen, Organe oder Organismen beschränkt ist, sondern sich auch in anderen Zellen, Organen oder Organismen der verschiedensten Arten finden kann. Das Studium der Antigen-Antikörper-Reaktionen hat dafür den Beweis erbracht. Im gleichen Organismus können an den verschiedensten Organen und Geweben gleiche Rezeptoren vorhanden sein, z. B. im Blut und in der Milch, im Herz und in der Leber. Gleichzeitig können aber auch an den einzelnen Organen für sie allein typische Rezeptoren oder biochemische Strukturen vorhanden sein, deren Nachweis sofort auf die Zugehörigkeit eines untersuchten Gewebes zu einem bestimmten Organ schließen läßt. Gleiche Rezeptoren wiederum findet man auch in entsprechenden Organen oder Geweben verschiedener Tierarten, und diese Rezeptorengemeinschaften nehmen in der Regel um so stärkere Grade an, je näher verwandt die Organismen nach dem zoologischen System miteinander sind.

Erst im Lichte der EHRLICHschen Forschungen war es möglich, das scheinbar regellose Walten der Natur zu verstehen. In bedeutsamer Ergänzung der früheren vergleichenden deskriptiven und topographischen Betrachtung tritt durch EHRLICH eine vergleichende Analyse biochemischer Strukturen, deren Untersuchungsobjekt nicht mehr die Zelle, sondern ein ihr angehörender Rezeptor ist. Von ganz besonderem biologischen Interesse ist dabei auch die Ausdehnung der Rezeptorstudien auf gleichartige Zelltypen wohl verschiedener, aber artgleicher Individuen, wie sie erstmalig von EHRLICH und MORGENROTH vorgenommen wurde. Es zeigte sich dabei, daß bei der Immunisierung von Individuen der gleichen Tierart untereinander mit deren Blutzellen Antikörper entstehen können, welche auf die zur Immunisierung benutzten Blutzellen und auf diejenigen mancher anderer gleichartiger Individuen einwirken, niemals aber auf die Blutzellen desjenigen Organismus, an dem die Immunisierung vorgenommen worden ist. Es entstehen also wohl sogenannte Isoantikörper, aber keine Autoantikörper. Solche Erkenntnisse führten EHRLICH in logischer Folge zur Aufstellung seines Gesetzes vom horror autotoxicus. Dieses besagt, daß im Organismus keine Antikörper vorhanden sein oder neugebildet werden können, die unter normalen Umständen mit Antigenen reagieren würden, die beim Aufbau von Organen und Geweben als Baumaterial Verwendung gefunden haben. Durch solche Reaktionen würde der Organismus die Seitenketten seiner eignen Leistungskerne durch körpereigenes Material außer Tätigkeit setzen und den Ausfall einer den Stoffwechsel aufrechterhaltenden Funktion bewerkstelligen.

Aus dem schon erwähnten Vorkommen von Isoantikörpern und der möglichen Neubildung solcher durch gegenseitige Immunisierung artgleicher Individuen ergab sich eine bis dahin unbekannte Tatsache, daß zwischen gleichen Zelltypen verschiedener Individuen der gleichen Art biochemische Unterschiede bestehen können. Es war dadurch kaum zu bezweifeln, daß man bei hinreichender Variation der Versuchsanordnung Individuen nicht nur ihrer Art zuordnen konnte, sondern für jedes einzelne Individuum auch innerhalb einer Art zur Aufstellung einer ganz bestimmten Rezeptorformel gelangen mußte. Diese Versuche führten auf ein Arbeitsgebiet, das von LANDSTEINER durch die Entdeckung des klassischen Blutgruppensystems und nahezu sämtlicher übrigen Blutfaktoren in genialster Weise bearbeitet wurde und heute als Blutgruppen- und Blutfaktorenforschung beinahe unabhängig von der übrigen Serologie ein Eigendasein zu führen scheint.

Auf Grund der Rezeptorenlehre ließen sich die Unterschiede durch die Vielheit des Rezeptorenapparates genau definieren und zeigten so deutlich biochemische Merkmale innerhalb der Individualeigenschaften, daß deren Studium auch in Bezug auf Fragen der Vererbungswissenschaft Interesse erweckten. Deshalb ist das EHRLICHsche Werk auch für die Vererbungslehre in vielfacher Hinsicht von großer Bedeutung geworden. Für die eben erwähnten biochemischen Individualcharaktere, die durch Antikörperreaktionen nachweisbar sind, ergibt sich auf Grund von EHRLICHS Rezeptorenanalyse, daß es sich nicht um Individualstoffe im eigentlichen Sinne zu handeln braucht, d. h., daß nicht ein für ein bestimmtes Individuum charakteristischer Rezeptor die Individualität bestimmen muß, daß vielmehr die Individualität resultiert aus der Summe der durch Verwendung verschiedener Antiseren feststellbaren Rezeptoreinheiten. Bestimmte Rezeptoren kommen nicht bei einem einzelnen Individuum allein vor. Sie sind, besser gesagt — wie das bei den klassischen Blutgruppen z. B. ausgesprochen der Fall ist — sozusagen Gruppenstoffe, da sich auf Grund ihres Auftretens aus einer Population eine Gruppe von Individuen herausfinden läßt, die in Bezug auf diesen einen Rezeptor alle gleich geprägt sind. Erst die wechselvolle Kombination aller nur erdenklichen Rezeptoren führt zu dem biochemischen Charakter des betreffenden Individuums. Dabei spielen artspezifische und gruppenspezifische Rezeptoren eine große Rolle, an Hand der man ein Individuum einmal entsprechend seiner Art und zum anderen Mal als Einzelwesen bestimmen kann. So führte die EHRLICHsche Rezeptorenkonzeption also zu ganz ähnlichen Vorstellungen, wie sie sich CORRENS auf Grund vererbungswissenschaftlicher Studien auf botanischem Gebiet ergeben haben: „Dem Individuum eigen sind nicht einzelne Stoffe, eine bestimmte Kombination von Stoffen ist für das Individuum charakteristisch."

Es verdient in diesem Zusammenhang hervorgehoben zu werden, daß der größte Teil der im Laufe der Zeit durch bestimmte Antikörperformen nachgewiesenen und individuell differenzierbaren Rezeptoren nach den MENDELschen Gesetzen vererbt werden. Die durch die Antikörperreaktionen determinierten Rezeptoreinheiten stellen in diesen Fällen nicht nur eine vererbbare Eigenschaft im Allgemeinen, sondern zugleich eine Vererbungseinheit im Besonderen dar, ganz allgemein gesprochen erfassen sie demnach das die betreffende Eigenschaft kontrollierende G e n. Speziell die spätere Blutgruppen- und Blutfaktorenforschung hat gezeigt, daß tatsächlich alle entdeckten Blutkörperchenmerkmale und nicht nur diese, sondern auch die mit ihnen in direkter und indirekter Beziehung stehenden Strukturkomplexe diesen Vererbungsgesetzen folgen. Es bedarf deshalb wohl kaum noch weiterer Beweise für die Fruchtbarkeit der Seitenkettentheorie und damit für den Wert der umfassenden Konzeption EHRLICHS.

Die Spezifität der serologischen Reaktionen ist eine charakteristische Eigenschaft des immunologischen Geschehens. Die konsequente Weiterverfolgung des von EHRLICH aufgezeichneten Weges führte zu einer intensiven Bearbeitung des Problems namentlich durch LANDSTEINER und seiner Schule, in deren Verlauf die chemische Seite stark in den Vordergrund geschoben und damit aus der Immunologie eine Immunchemie gemacht wurde.

In der Erkenntnis über die Natur der Antikörper konnten zwar lange Zeit keine entscheidenden Fortschritte gemacht werden, dafür gestaltete sich das Studium der Antigene außerordentlich erfolgreich. Die durch die Entdeckung der Antitoxine von BEHRING ausgelöste Entwicklung brachte in schneller Folge Beobachtung über Beobachtung: die serologische Vielfalt im übrigen nicht unterscheidbarer Mikroben, die Artsspezifität der Tiere durch die Feststellung, daß nicht nur Bakterien und Toxinen eine Antigenwirkung eigen ist, sondern auch den tierischen Zellen und Flüssigkeiten. Es folgen die Arbeiten über Hämagglutinine, Hämolysine und Präzipitine. Die Präzipitine im Besonderen konnten dabei als spezifische Reagenzien für Eiweißkörper ausgemacht werden, die durch deren Antigenwirkung entstehen. Damit war zum ersten Male eine sichere Kenntnis über die chemische Natur einer Klasse von Antigenen erlangt. Ein weiteres wesentliches Resultat ergab sich durch die Beobachtung, daß nach gewissen chemischen Einwirkungen zwar die Antigenfunktion des Eiweißes an sich erhalten bleibt, die veränderten Proteine jedoch neue spezifische Eigenschaften aufweisen. Dadurch konnte nachgewiesen werden, daß die Spezifität natürlicher Antigene durch chemische Eingriffe beeinflußbar ist. Außerdem wurde die lange Zeit als ziemlich allgemein angenommene Ansicht widerlegt, daß die Antigenwirkung sowie die Reaktionsfähigkeit mit Immunseren eine auf besonderer Beschaffenheit beruhende Eigentümlichkeit der Proteine oder ihnen nahestehender Substanzen ist. Es gelang nämlich, in den Polysacchariden bestimmter Bakterien spezifische Stoffe mit antigenen Eigenschaften aufzudecken. Der letzte Schritt in diesem Entwicklungsgang war dann der Nachweis spezifisch reagierender, aber nicht oder nur in geringem Maße zu Antigenwirkung befähigter Substanzen in allen untersuchten Substraten, der sogenannten Haptene.

Die Aufstellung des Begriffes Hapten ergab sich für LANDSTEINER als logische Folgerung aus den bei seinen Untersuchungen erhaltenen Ergebnissen. Als Antigen bezeichnete man nach der allgemeinen Auffassung einen Stoff, der durch seine Einverleibung in einen Organismus dort die Bildung eines Antikörpers auslöst und mit diesem wiederum spezifisch — d. h. ausschließlich mit ihm allein in vivo und in vitro zu reagieren vermag. Diese beiden Eigenschaften, die Antikörperbildung und die Antikörperbindung sind, den gemachten Erfahrungen entsprechend, auf zwei verschiedene Bestandteile des Antigens zurückzuführen, welche durch chemische Prozesse getrennt und in ihren Wirkungen gesondert voneinander untersucht werden können. Man hat dadurch gefunden, daß für die Antikörperbildung ein hochmolekulares Eiweiß, das Trägerprotein beziehungsweise der Schlepper verantwortlich ist, die Antikörperbindung dagegen ist von einem sogenannten Halbantigen oder Hapten abhängig, das auch gleichzeitig die Spezifität bedingt. Es drängt sich hier unwillkürlich der Vergleich mit einer anderen Gruppe biochemischer Reaktionskomponenten, den Fermenten, auf, zu denen wesentliche Parallelen bestehen. Auch das Ferment enthält zwei Bestandteile, die nur in gemeinsamer Aktion ihre biologische Leistung erfüllen können, das Coferment oder die prosthetische Gruppe und das Apoferment, ebenfalls ein Trägereiweiß, das der prosthetischen Gruppe erst ihre enzymatische Funktion vermittelt.

Genau wie ein Ferment durch Abtrennung seines Apoferments wirkungslos wird und sein Substrat nicht mehr abbaut, so stellt auch das Antigen nach Ausfällung des Trägerproteins seine spezifische Aktivität ein, einen ihm entsprechenden Antikörper zu erzeugen. Das Hapten also allein, ohne einen Schlepper einem Versuchstier injiziert, verursacht keine Antikörperbildung mehr. Trotzdem behält es seine Reaktionsfähigkeit und seine Spezifität gegenüber einem bereits gebildeten Antikörper. Der große Unterschied jedoch, der im Vergleich zum Ferment besteht ist der, daß das Hapten zur Vervollständigung zum Vollantigen kein spezifisches Eiweiß benötigt, wie das Coferment, um die chemische Leistungsfähigkeit wiederzuerhalten. Seine charakteristische Eigenschaft kann ihm durch die verschiedensten Eiweißarten zurückgegeben werden.

Mit anderen Worten: ein Antikörper wird vom Organismus nur dann gebildet, wenn Hapten und Schlepper gemeinsam zur Wirkung kommen. Gebunden wird der Antikörper auch allein vom Hapten, spezifisch allerdings nur von dem Hapten, unter dessen Beteiligung er entstanden ist. Für die Spezifität ist das Trägereiweiß gänzlich ohne Bedeutung, was sich aus der Tatsache ergibt, daß man mit ein und demselben Hapten, gebunden an verschiedene Schlepper, in ihrer spezifischen Wirkung gleichwertige Antikörper erzielen kann.

War EHRLICHS Theorie wegen ihrer umfassenden Bedeutung zunächst für den weiteren Fortschritt der Serologie unentbehrlich, so war LANDSTEINERS Arbeit nicht weniger bahnbrechend durch die Gründlichkeit seiner zahllosen und in ihrer Wichtigkeit entscheidenden Einzelarbeiten, sowie in seiner einzigartigen Kunst, die Ergebnisse dieser Einzelarbeiten aus der Sphäre der symbolhaften Zeichnung in die Welt der nüchternen chemischen Formulierung zu verlegen und mit einzigartiger Prägnanz den roten Faden der Forschungsrichtung herauszuarbeiten. Deshalb lassen sich auch die aus dem großen Untersuchungsmaterial erhaltenen Ergebnisse und die daraus zu folgernden Gesetzmäßigkeiten über die Spezifität der serologischen Reaktionen am besten durch die klassischen Beispiele der von LANDSTEINER inspirierten Arbeitsrichtung selbst darstellen.

Die Formulierung des Haptenbegriffs führte zu der Idee, daß man die verschiedensten chemischen Verbindungen als Halbantigene betrachten und aus ihnen durch Kupplung an Eiweiß Vollantigene machen könne. Auf diese Weise mußten sich durch kleine chemische Modifikationen am Hapten wichtige Erkenntnisse über die serologische Spezifität gewinnen lassen. Diese Vermutung bewies sich während der Arbeit mit sogenannten künstlichen Komplexantigenen. Darunter versteht man Antigene, welche durch Kombination von Eiweiß mit niedermolekularen Substanzen bekannter Molekülstruktur erhalten werden können und deren Injektion Immunseren liefert, die auf diese Substanzen spezifisch eingestellt sind. Eine sehr zweckmäßige Methode zur Gewinnung solcher Antigene wurde in der Darstellung von sogenannten Azoproteinen geschaffen, d. h. durch Kupplung des spezifischen Substrates an Eiweiß über einen Diazokörper. Auf diese Weise ist die große Zahl der aromatischen Monoaminoverbindungen unmittelbar der Untersuchung zugänglich. Es lassen sich aber auch in vielen Fällen aliphatische Verbindungen verwenden, wenn man sie mit diazotierbaren aromatischen Substanzen kombiniert. Da das Verfahren, soweit es auch herangezogen wurde, fast niemals versagte, ergab sich daraus die Annahme, daß die Fähigkeit der Bildung von Antikörpern eine sehr allgemeine Eigenschaft organischer Stoffe sein kann.

Durch diese immunchemischen Untersuchungen konnte gefunden werden, daß schon relativ kleine Differenzen in der chemischen Struktur mehr oder weniger ausgeprägte serologische Unterschiede bedingen können. Dabei ist der Einfluß einzelner Gruppen, wie die Untersuchung einfach gebauter aromatischer Substanzen ergab, je nach ihrer Natur deutlich verschieden. Die Substitution eines Wasserstoffatoms im Anilinmolekül z. B. durch eine Methyl-, Chlor-, Brom- oder eine Nitrogruppe bewirkt geringere serologische Unterschiede der aus solchen Basen bereiteten Azoproteine als die Einführung einer Säuregruppe, die die Spezifität in hohem Grade verändert, ein Effekt, der durch Veresterung des Radikals wieder aufgehoben werden kann. Dazu kommt, daß auch die Art der sauren Gruppen von entscheidender Bedeutung ist, da aromatische Carbon-, Sulfon- und Arsinsäuren bei sonst gleichem Bau sich in ihren Serumreaktionen ganz verschieden verhalten.

Nicht nur die Art der veränderlichen Radikale, auch ihre Stellung im Gesamtmolekül, ihre stereochemische Position innerhalb des Komplexes, ist für die serologische Spezifität von besonderer Wichtigkeit. Diese Erscheinungen sind kaum in anderer Weise zu deuten als durch eine räumliche Anpassung der Antikörper, entsprechend dem bildhaften Beispiel von Schlüssel und Schloß. Ein sicherer Beweis dieser Anschauung ließ sich durch die Versuche mit stereoisomeren Verbindungen führen. Einer der ersten Nachweise einer serologischen Verschiedenheit solcher Substanzen gelang bei den optisch aktiven stereoisomeren Formen der Weinsäure,

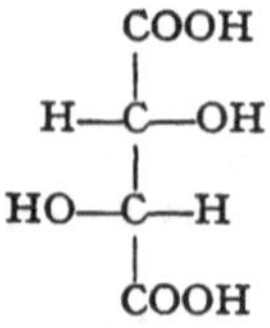
l-Weinsäure

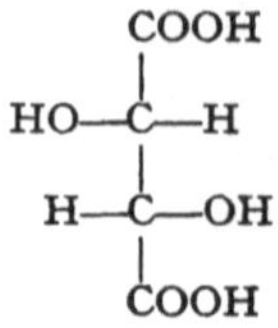
d-Weinsäure

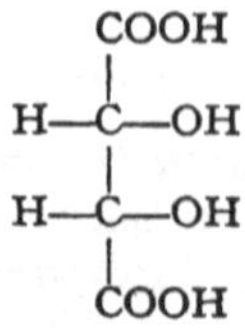
i-Weinsäure

die nach Umwandlung in Aminotatranilsäuren mit Eiweiß diazotiert werden konnten.

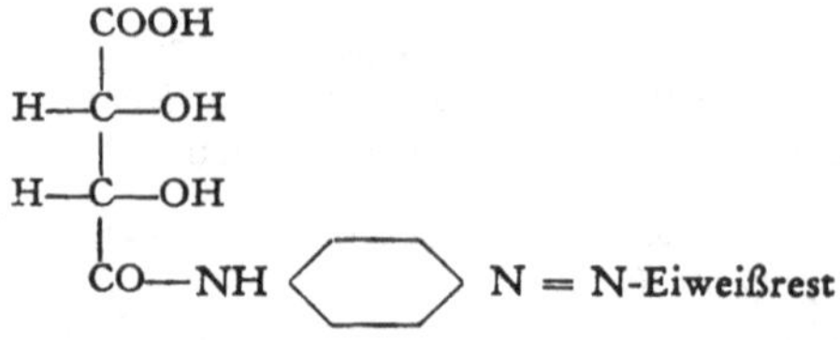

Mit den drei Weinsäure-Proteinverbindungen ließen sich auch drei Arten von Immunseren gewinnen, welche sehr deutlich spezifisch mit den aus l-, d- und i-Weinsäure dargestellten Komplexantigenen reagierten und damit eine Differenzierung chemischer Verbindungen ermöglichten.

Tabelle 1. Reaktionsergebnisse der drei Weinsäure-Antigene mit ihren korrespondierenden Antikörpern nach LANDSTEINER

Immunseren	Antigene aus l-Weinsäure		d-Weinsäure		i-Weinsäure	
l-Weinsäure	+++	++±	±	O	+	±
d-Weinsäure	O	O	+++	++±	+	±
i-Weinsäure	±	±	O	O	+++	+++

Antigenkonzentrationen: 0,05 % (erste Kolonne)
0,01 % (zweite Kolonne)

Es genügte also schon die verschiedene Stellung der mit einem asymmetrischen Kohlenstoffatom verbundenen Radikale, um eine Veränderung der serologischen Spezifität herbeizuführen. Der Nachweis, daß auch die cis- und trans-Isomerie von Verbindungen mit doppelt gebundenen Kohlenstoffatomen serologisch differenzierbar ist, konnte von LANDSTEINER und VAN DER SCHEER am Objekt der Malein- und Fumarsäure erbracht werden. Auch hier ergab die Injektion der beiden zum Vollantigen

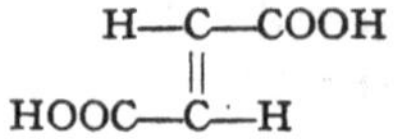
Fumar-Säure
(trans-Form)

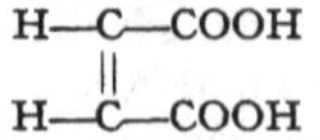
Malein-Säure
(cis-Form)

ergänzten chemischen Verbindungen für jede Form einen homologen Antikörper, der nur mit seinem spezifischen Antigen zu reagieren imstande war.

Daß die sterische Konfiguration auch für die Spezifität der bakteriellen Polysaccharide und damit höchstwahrscheinlich für alle übrigen als natürliche Antigene bekannten Stoffe mit von Bedeutung ist, konnte durch eine Reihe weiterer wertvoller Versuche bewiesen werden, die GOEBEL, AVERY und BABERS mit Hilfe der Azoproteinmethode durchführten. Sie stellten Immunseren her, mit denen erstens p-aminophenol-β-glucosid und -β-galaktosid, sowie zweitens α- und β-aminophenolglucosid scharf zu unterscheiden waren.

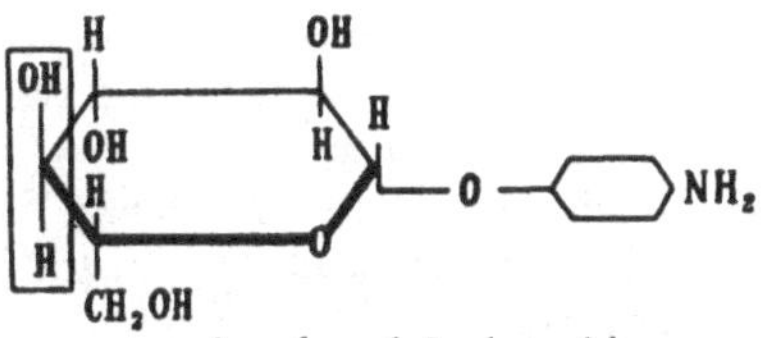

p-aminophenol-β-glucosid

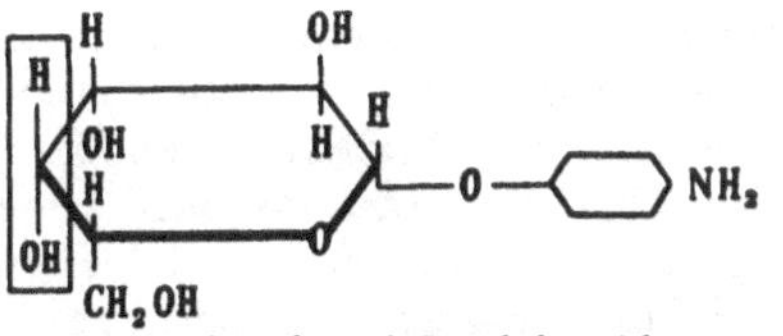

p-aminophenol-β-galaktosid

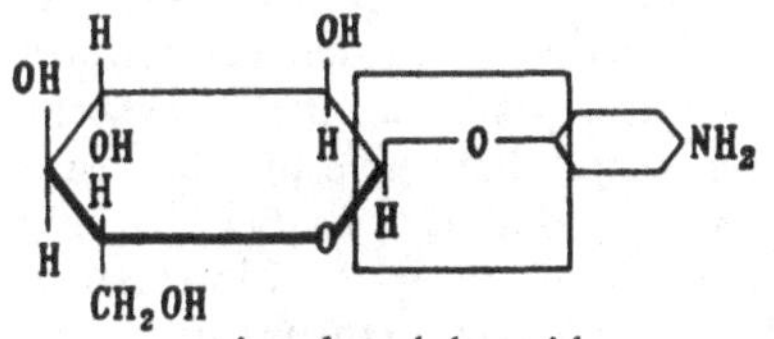

α-aminophenolglucosid

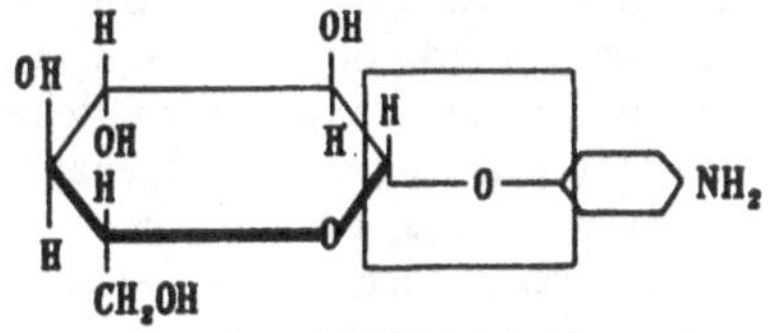

β-aminophenolglucosid

Da GOEBEL außerdem noch die serologische Unterscheidung des p-aminobenzyl-β-glucosids von -β-glucoronid gelang, Strukturen, die sich nur in ihrer Substitution am 6. C-Atom unterscheiden, war es nur ein Schritt zu den Entdeckungen desselben Arbeits-

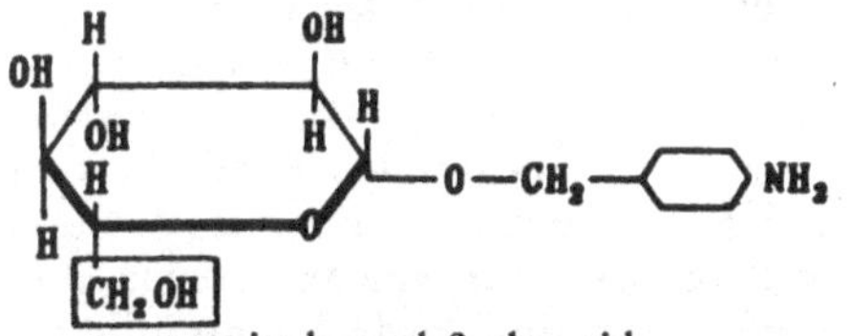

p-aminobenzyl-β-glucosid

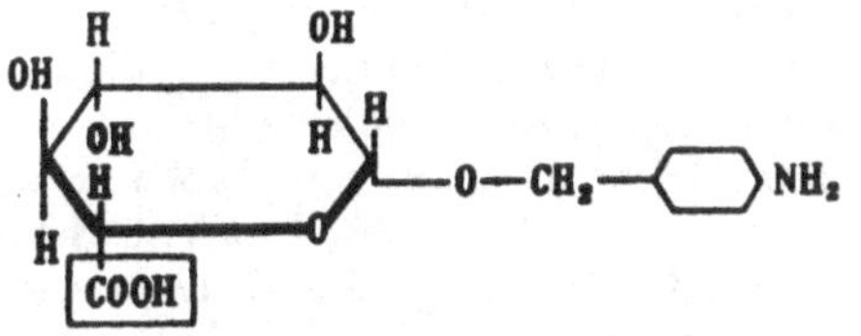

p-aminobenzyl-β-glucuronid

kreises, in denen durch die Weiterführung der Methodik die Konstitution der Kapselantigene mehrerer Pneumokokkentypen aufgeklärt werden konnte. Die Oxydation des 6. C-Atoms am Glucosid zur Carboxylgruppe vermittelte nämlich die Fähigkeit, mit Pneumokokkenantiseren der Typen II, III und VIII zu präzipitieren. Da aber keine solche Präzipitation auftrat, wenn man entsprechend den Angaben von GOEBEL und HOTCHKISS mit einem Antiserum gegen Galakturonsäure prüfte, war es klar, daß die

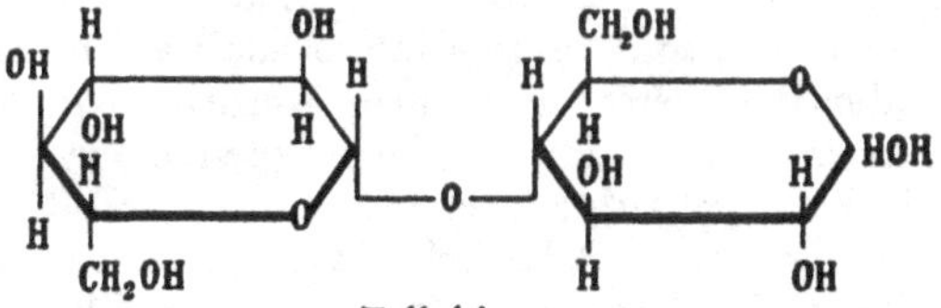

Zellobiose

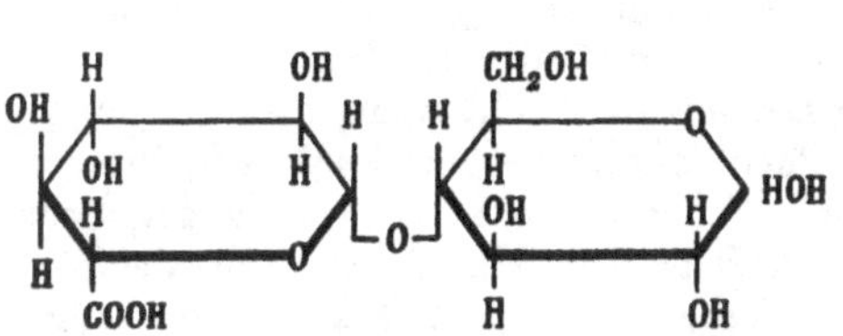

Zellobiuronsäure

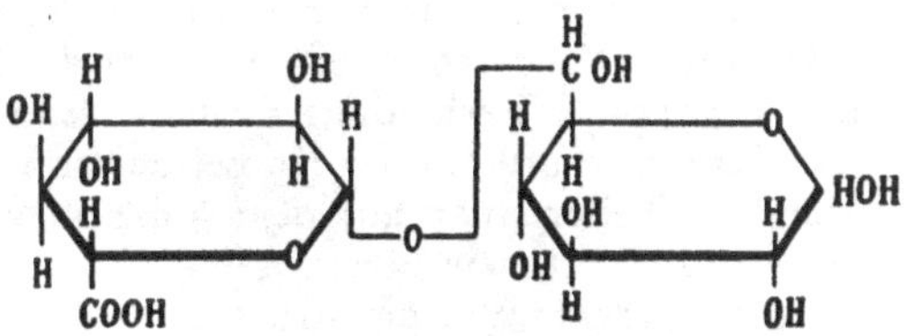

Gentiobiuronsäure

Glukoronsäure eine Komponente des betreffenden Pneumokokkenantigens der Typen II, III und VIII sein mußte. Die weitere Aufklärung der Konstitution, besonders der Antigene der Typen III und VIII gestaltete sich relativ einfach, da analytisch bereits feststand, daß in denselben Zellobiuronsäure enthalten war. Das abweichende Verhalten des Typs II konnte durch die Herstellung eines Anti-Serums gegen die der Zellobiuronsäure isomeren Gentiobiuronsäure geklärt werden, bei der die Bindung zwischen den beiden Monosacchariden anders gelagert ist. So konnten also für die jeweiligen Typen charakteristische Polysaccharide beschrieben werden durch eine Methode, die für die gesamte übrige serologische Forschung beispielhaft wurde und zur Aufklärung mannigfacher bakterieller typenspezifischer Substanzen führte.

Die Auswirkungen auf die Blutgruppen- und Blutfaktorenserologie lagen auf der Hand. Die Entdeckung der serologisch aktiven Polysaccharide in den Kapselsubstanzen der Pneumokokken bestärkte vergleichsweise die Ansicht, daß man den Polysacchariden auch auf diesem Gebiete maßgebende Bedeutung zusprechen konnte. Bis zu diesem Zeitpunkt war man nämlich vorwiegend der Ansicht, daß es sich bei den gruppenspezifischen Antigenen des klassischen Blutgruppensystems in erster Linie um Lipoide handelte und nur vereinzelt wurde vermutet, daß es sich der quantitativen und qualitativen Analyse zufolge auch um Kohlenhydrate handeln könne. Eine intensive Überprüfung und Klärung dieser Frage scheiterte jedoch immer wieder an den minimalen Mengen, die bei der anfänglichen Isolierung aus menschlichen Blutkörperchen erhalten wurden, obwohl sich zahlreiche Untersucher, wie LANDSTEINER und VAN DER SCHEER, SCHIFF und seine Mitarbeiter, DÖLTER, SCHÜTZ und WÖHLISCH, HALLAUER, DOLD und ROSENBERG sowie OTTENSOOSER dieser Aufgabe unterzogen und eine Reihe von Verfahren entwickelten, die eine Steigerung der Ausbeute an isoliertem Material zum Ziele hatten. Erst nachdem man beobachtete, daß sich Stoffe ebensolcher Spezifität in gelöster Form auch in Gewebssäften, Sekreten und Exkreten finden, konnten durch entsprechende Methoden reichlichere Mengen dieser Substanzen für eine analytische Untersuchung gewonnen werden. Bei diesen Isolierungsversuchen wurde hauptsächlich die Sustanz der Gruppe A bearbeitet, weil sie durch die üblichen serologischen Methoden am besten faßbar war. YOSIDA hatte sie bereits im Harn verschiedener zur Gruppe A gehörender Personen festgestellt, SCHIFF und seine Mitarbeiter nahmen durch Dialyse und Fällung mit Bleiazetat eine erste Fraktionierung vor, jedoch erst FREUDENBERG und seinem Arbeitskreis gelang es, die Konzentration erheblich zu steigern und eine qualitative Analyse durchzuführen. Wie die weiteren Forschungen ergaben, enthalten im Vergleich zum Harn Speichel und Magensaft erheblich höhere Konzentrationen an aktiver Substanz, wodurch LANDSTEINER und HARTE sowie WITEBSKY und KLENDSHOJ veranlaßt wurden, solches Material zu analysieren. In Einzelheiten gehende Resultate konnten allerdings erst gewonnen werden, nachdem es MORGAN und VAN HEYNINGEN gelungen war, in der Flüssigkeit pseudomuzinöser Ovarialzysten eine besonders zuverlässige und reichhaltige Quelle für O-, A- und B-Substanzen aufzufinden. Die Untersuchung der isolierten Polysaccharidkomplexe aus Blutgruppensubstanzen zeigte als charakteristische Teilbausteine Galaktose und Glukosamin, von denen das letztere in azetylierter Form als N-Azetyl-Glukosamin vorliegt. Die Kombination dieser beiden Hexosen scheint eine von der Natur beim Aufbau ihrer Substanzen besonders bevorzugte Verbindung zu sein, denn sie kommt als Teilbaustein auch im Shiga-Bazillus vor, wurde in der Kapselsubstanz des Pneumokokken-Typs XIV aufgefunden, kann als Teilprodukt aus dem Solanin, einem Alkaloid der Solanazeen abgespalten werden und hat, wie bereits gesagt, auch beim Aufbau der OAB-Substanzen Verwendung gefunden. Wie die struktuelle Bindung zwischen den beiden Hauptmonosacchariden gelagert ist, konnte bis jetzt noch nicht ermittelt werden, wie überhaupt von dem

Gesamtkomplex außer groben Summenformeln und kleineren strukturellen Einzelergebnissen noch keine genauen Angaben über den Aufbau und die sterische Anordnung der Teilbausteine vorliegen. Es ist jedoch zu vermuten, daß die zu erwartenden Ergebnisse auf der eben geschilderten analogen Entwicklungslinie der Kapselpolysaccharide liegen.

Gerade die ersten Erfahrungen über die stereochemische Spezifität schienen die Annahme einer vollkommen oder besser gesagt absoluten Spezifität der Antikörperreaktionen zu sichern. Im Verlauf intensiverer Bearbeitung führten jedoch die an künstlichen Komplexantigenen gemachten Beobachtungen über sogenannte Verwandschaftsreaktionen chemisch ähnlicher Verbindungen zu mehr oder weniger großen Widersprüchen. Hier war es nun die Umsicht LANDSTEINERS, unter Einbeziehung der inzwischen von anderen Wissenschaftszweigen, namentlich der Kolloidchemie erarbeiteten Erkenntnisse einen zur Klärung führenden Weg zu verfolgen. Nach seiner Ansicht waren diese aufgetretenen Widersprüche ganz begreiflich, da er die spezifischen Strukturen nicht als starr ansah, sondern die Affinität auf die Abstimmung von Kraftfeldern zurückführte, die auch dann eine Bindung vermitteln sollten, wenn sie nicht optimal angepaßt — im serologischen Sinne also nicht streng spezifisch waren. Die nur relative Spezifität zeigte sich in dem mehrmals angetroffenen Phänomen areziproker Reaktionen zweier Paare von Antikörpern und Antigenen, und daneben immer wieder darin, daß die Azoproteinseren wohl am stärksten mit der homologen Substanz, aber daneben mit anderen Verbindungen verwandter chemischer Konstitution reagierten, wie dies auch aus der Tabelle über die Reaktionen der Weinsäuren mit ihren homologen Antikörpern hervorgeht. Es konnte deshalb keinem Zweifel unterliegen, daß Antikörper gegen natürliche Antigene — neben den sicher bestehenden EHRLICHschen Partialfunktionen — auch in bestimmter Hinsicht nicht absolut spezifisch reagieren.

LANDSTEINER kam deshalb zu der Überzeugung, daß die Reaktion zwischen dem Antikörper und seinem Antigen in dem Punkte, wo eine Überschneidung der Partialfunktion mit unspezifischen Reaktionen wegen der fortgeschrittenen Destruktion des Antikomplexes nicht mehr möglich ist, nicht als rein chemischer Vorgang angesehen werden dürfe, sondern vielmehr als ein physikalisch-chemisches Geschehen zwischen Stoffen kolloider Natur gewertet werden müsse. Dem Stand der Kenntnisse nach konnte die Substanz des Protoplasmas auch kaum mehr als eine bestimmte Verbindung angesehen werden, deren Konstitution durch ein Schema darstellbar und der Valenztheorie entsprechend aufgebaut war. Vielmehr schien die andere Vorstellung zweckmäßiger zu sein, derzufolge das Protoplasma als ein System von kolloiden Stoffen angesehen wurde, in dem wesentliche Bestandteile nicht nach fixen, sondern variablen Verhältnissen verbunden sind und das sich in einem veränderlichen Gleichgewichtszustand befindet. Treten nun fremde Stoffe mit besonders ausgebildeten Affinitäten für bestimmte Protoplasmateile an die Zellen heran, so erfolgt nach den Anschauungen LANDSTEINERS zwar keine chemische Bindung des Giftes an die Seitenkette, wie dies die EHRLICHsche Theorie erforderte, wohl bewirkt der Eintritt des fremdartigen Substrates in das Protoplasma und die sich daran anschließenden Kolloidreaktionen eine Störung beziehungsweise eine Veränderung des gegebenen Gleichgewichtszustandes.

Nun gibt es bei derartigen chemischen Systemen, wie sie LANDSTEINER für das Protoplasma postuliert, Vorgänge, welche darin bestehen, daß sie auf äußere Einflüsse so reagieren, als würden sie diese Vorgänge aufzuheben bestrebt sein. So ruft zum Beispiel Temperaturerhöhung in solchen Systemen Prozesse hervor, bei denen Wärme absorbiert wird. Ebenso ist es eine Eigenschaft solcher im Gleichgewicht befindlicher Systeme, daß nach Ausschaltung eines Teiles der an dem Gleichgewicht beteiligten Substanzen Bestrebungen eintreten, vermöge derer der ursprüngliche Zustand wieder hergestellt wird und somit neue Mengen jener Stoffe entstehen. Damit ist man aber bei demselben Vorgang angelangt, der nach der EHRLICHschen Theorie zur Deckung des gesetzten Zelldefektes führt. Allerdings besteht zwischen den beiden Auffassungen ein grundlegender Unterschied. Denn EHRLICH hält den am Orte des Defektes eintretenden Ersatz der ausgeschalteten und den Protoplasmamolekülen angehörenden Seitenketten für einen vitalen, auf einen Endzweck hin ausgerichteten, also teleologisch arbeitenden Vorgang. LANDSTEINER dagegen betrachtet die Neubildung der an dem Gleichgewicht beteiligten und durch die Reaktion mit dem fremden Substrat ausgeschalteten kolloiden Zellbestandteile als ein nur scheinbar zweckmäßiges Ausgleichsphänomen in einem gestörten chemischen System.

Wenn die Frage über die außerordentliche Labilität der Proteine im physikalisch-chemischen Sinne auch schon früher immer wieder angeschnitten wurde, so hat sich doch die verständnismäßige Erfassung dieser Tatsache erst in neuerer Zeit mehr und mehr durchgesetzt und einen tieferen Einblick in die mannigfaltigen Funktionen dieser für das Leben einzigartigen und unentbehrlichen Bausteine ermöglicht. In dieser Labilität hat man heute das wesentliche Merkmal der Plasmaproteine überhaupt zu erblicken.

Diese Feststellung gilt nicht nur allein für die Serologie im Hinblick auf die Probleme der Immunität. In diesem Punkte der Erkenntnis trifft sich das Gebiet der Serologie mit dem gleichfalls große Bedeutung besitzenden Zweig der klinischen Chemie, der sich mit der Untersuchung der Bluteiweißkörper befaßt. Schon die engen Zusammenhänge einzelner klinischer Untersuchungsmethoden mit den Erscheinungen serologischer Techniken, wie zum Beispiel der Blutsenkungsreaktion und der Pseudoagglutination oder der in ihrer serologischen Wirkung abgeänderten Seren von Patienten mit Lebererkrankungen und Karzinomen geben in dieser Hinsicht zu denken. Und es kann kaum einem Zweifel unterliegen, daß die durch die klinisch-chemischen Untersuchungen und die Elektrophorese nachweisbaren unter Umständen enormen Verschiebungen der einzelnen Plasmafraktionen gegeneinander Verhältnisse eintreten — im Sinne von LANDSTEINER also neue, der normalen Situation nicht entsprechende Kraftfelder entstehen — die auch in serologisch faßbarer Weise zur Wirkung kommen. Es läßt sich deshalb bereits heute sehr schwer entscheiden, wo die Grenze zwischen den beiden Gebieten verläuft, ein Grund mehr, nicht eine engbegrenzte Spezialisierung zu betreiben, sondern den Blick frei und weit schweifen zu lassen, über das eigene Fachgebiet hinaus in die verwandten Bezirke sämtlicher Grenzgebiete.

I. Teil

Allgemeine Serologie der Blutkörperchenmerkmale

Die theoretischen Grundlagen sowie die praktische Vorbereitung und die Durchführung der Untersuchungsmethoden auf dem Gebiete der Blutgruppen- und Blutfaktorenserologie besitzen mit wenigen Ausnahmen für sämtliche spezifischen und unspezifischen Systeme so prinzipielle Gültigkeit, daß daraus die Berechtigung erwächst, einer speziellen Blutgruppen- und Blutfaktorenserologie eine solche allgemeiner Gesetzmäßigkeiten gegenüberzustellen. Soll sich die spezielle Serologie später mit den einzelnen Merkmalen der Blutkörperchen und ihren charakteristischen Eigenschaften beschäftigen, so muß die allgemeine Serologie zunächst die Voraussetzungen behandeln, warum es überhaupt zu einer Reaktion kommen kann, wie man sich den Reaktionsablauf in der theoretischen Überlegung vorstellt und wie er schließlich in der Untersuchungstechnik durch die verschiedenen Methoden erfaßt und ausgewertet werden kann.

Die praktische Vorbereitung der Untersuchungsmethoden

Bei den Untersuchungsmethoden zur Blutgruppen- und Blutfaktorenbestimmung spielen die festen Bestandteile des Blutes, die roten Blutkörperchen, eine große Rolle. Entweder stellen sie dabei selbst das Untersuchungsobjekt dar, oder sie zeigen nur indirekt als Indikator das Ergebnis einer Reaktion an. Sie eignen sich besonders deshalb ausgezeichnet dazu, da sie auf Grund ihrer Morphologie und Struktur zwei charakteristische Reaktionsformen ermöglichen, die im Großen und Ganzen die gesamte Technik beherrschen: erstens eine Verklumpung, die Hämagglutination und zweitens eine der Auflösung ähnliche Zerstörung, die Hämolyse. Daneben gewinnt für die Blutgruppen- und Blutfaktorenserologie eine dritte Reaktion, die Präzipitation, in einer besonderen Technik, die ebenfalls an den Erythrozyten zur Auswirkung kommt, immer größere Bedeutung.

Eine nicht minder wesentliche Rolle spielt daneben der flüssige Bestandteil des Blutes, das Serum. In ihm sind diejenigen Wirkstoffe enthalten, die mit den roten Blutkörperchen reagieren und dadurch die charakteristischen Reaktionsformen ermöglichen.

Die gegenseitigen Beziehungen, die zwischen den flüssigen und festen Bestandteilen des Blutes in engerem Sinne und des Organismus in weiterer Hinsicht bestehen, ermöglichen die wechselseitige Feststellung des einen durch den anderen. So kann man mit einer bekannten Serumeigenschaft unbekannte Blutkörperchen auf ihre Merkmalszugehörigkeit prüfen und umgekehrt mit Blutkörperchen bekannter Formulierung ein unbekanntes Serum auf das Vorhandensein oder Fehlen diesbezüglicher spezifischer Antikörper untersuchen. Damit sind die grundsätzlichen Reaktionskomponenten des Untersuchungsmaterials gegeben, die nach der jeweiligen Verwendung auch eine entsprechende Verarbeitung erfahren müssen.

Abb. 2. Arbeitsplatz für Blutgruppen- und Blutfaktorenbestimmung (s. Tafel I nach S. 32)

Daneben haben die Ergebnisse der neueren Forschung die verschiedensten Stoffe, in erster Linie Flüssigkeiten zutage gefördert, welche als Hilfsstoffe oder Supplemente die Reaktionen zwischen Antigen und Antikörper fördern, bzw. durch deren Anwendung Antigen-Antikörper-Reaktionen in der Untersuchungstechnik überhaupt erst erkennbar werden.

Das Testblut

Unter dem Begriff Testblut sind solche Blutproben zu verstehen, die von Personen mit genau bekannter Blutformel stammen und bezüglich ihrer Serumverhältnisse des öfteren überprüft werden. Beide Blutbestandteile dienen getrennt von einander als Testmaterial.

Das Testserum

Im allgemeinen werden für die Bestimmung der Blutgruppen und Blutfaktoren die handelsüblichen Testseren verwendet, die von den einzelnen Firmen nach staatlicher Prüfung in den Handel gebracht werden. Diese staatliche Prüfung bedeutet jedoch keinerlei Garantie für die einwandfreie Beschaffenheit der Seren. Die erfolgte staatliche Prüfung besagt lediglich, daß das geprüfte Serum am Prüfungstage die in Richtlinien[1]) festgelegten Eigenschaften hatte. Die staatliche Prüfung besagt dagegen nicht, daß das geprüfte Serum die erforderlichen Eigenschaften auch am Verwendungstage aufweist. Die auf den Fabrikpackungen angegebene Laufzeit (verwendbar bis .....) bedeutet nicht, daß jedes einzelne Serum innerhalb dieser Frist, ohne eigene Prüfung durch den Untersucher, als brauchbar angesehen werden darf. Die angegebene Laufzeit entspricht lediglich einer Frist, innerhalb der die meisten Testseren erfahrungsgemäß ihre zur Diskussion stehenden Eigenschaften behalten. Die staatliche Prüfung kann also, wie bereits gesagt, in keiner Weise eine Gütegarantie für die unkontrollierte Verwendbarkeit der betreffenden Seren abgeben. Es ist aber erforderlich, darauf hinzuweisen, daß die Verwendung von Testseren ohne laufende Kontrolle sowohl gefährlich als auch unzulässig ist.

Die intensive Beschäftigung sowie die Erfahrung, die mit der Zeit von den einzelnen Untersuchern erworben wird, ergibt bald die Möglichkeit, neben den handelsüblichen Testseren solche auch selbst zu gewinnen. Dabei ist selbstverständlich, daß die für den Gebrauch im eigenen Laboratorium bestimmten und verwendeten Testseren, auch wenn sie nicht durch eine staatliche Prüfung gegangen sind, denselben Anforderungen entsprechen sollen. Trotzdem sollte man von der Verwendung staatlich geprüfter Seren nie ganz abgehen und solche für eventuell notwendig werdende Vergleichsuntersuchungen bei unklaren Ergebnissen zur Verfügung haben. Für die Durchführung gerichtlicher Blutgruppen- und Blutfaktorenbestimmungen ist die Verwendung mindestens einer Serie staatlich geprüfter Testseren in den Richtlinien vorgeschrieben.

Das Blut gesunder Personen bestimmter Gruppen ist als Testserum immer dann zu verwenden, wenn es kräftig und in einem bestimmten Titer agglutiniert. Dabei ist zu beachten, daß in frühester Jugend wie auch im hohen Alter die Agglutinine sehr schwach sind oder auch gänzlich fehlen können. Angenehm ist es, wenn bestimmte Personen mit kräftig agglutinierendem Serum dauernd zur Verfügung stehen, so daß man immer über geeignete, frische Seren verfügen kann. Von der Verwendung der in Laboratorien zu diagnostischen Untersuchungen eingehenden Blutproben soll stets abgesehen werden. Die Serummengen der einzelnen Proben sind in den meisten Fällen zu gering, um Quantitäten zu gewinnen, die für mehrere Untersuchungen reichen, geschweige, um die für die Untersuchung notwendigen Erfahrungen mit dem betreffenden Serum sammeln zu können. Mischseren, die durch Zusammengießen mehrerer Seren der gleichen Gruppe gewonnen werden, haben erfahrungsgemäß nie einen den Bedingungen entsprechenden

---

[1]) Gemeint sind die „Richtlinien für die Ausführung der Blutgruppenuntersuchungen und Einführung einer staatlichen Prüfung für die dabei Verwendung findenden Testseren". Sie sind enthalten im Rd.Erl.d.RuPrMdI und des RIM vom 26. 5. 37—IV B 12296/37/4396 und IVb 4042. Ihre Veröffentlichung erfolgte im Reichs-Ministerialblatt Inn. Verwaltung 1937 Sp 887 bzw. Reichsgesundheitsblatt 1937 S. 509. Die Richtlinien sind im Anhang des ersten Hauptteils im Wortlaut wiedergegeben.

Titer und sind im Vergleich mit den Einzelseren auch weniger gut haltbar. Darüber hinaus sollen Seren von Blutproben vermieden werden, bei denen die Senkungsgeschwindigkeit der Erythrozyten pathologisch gesteigert ist, weil es durch abgeänderte Reaktionsweise des Serums zu falschen Ergebnissen kommen kann.

Will man Seren mehrere Wochen oder Monate aufbewahren, so hat man das Blut möglichst steril zu entnehmen und das gewonnene Serum in sterilisierten Röhrchen abzuschmelzen oder sonst gut zu verschließen. Die Aufbewahrung soll möglichst kühl erfolgen. Seren — jedoch nicht Blutkörperchen — können unter Umständen auch in gefrorenem Zustand aufbewahrt werden. Konservierende Zusätze von Chemikalien sind zulässig, man braucht dann weniger auf Sterilität bedacht zu sein, jedoch ist dadurch eine mehr oder weniger starke Abschwächung unvermeidbar.

Eine der gebräuchlichsten Lösungen für die Haltbarmachung von Testserum kann man sich nach folgendem Rezept bequem selbst herstellen:

Rp.	NaCl	0,9
	Ac. carbol. liquefact.	5,0
	Aqua dest. ad	100,0

und davon jeweils 1 Volum-Teil mit 99 Volum-Teilen Serum versetzen.

Von Kindler wurde in letzter Zeit als Beitrag zur Frage der Konservierung von Blutgruppen-Testseren das Cialit untersucht. Cialit ist ein von den Farbwerken Hoechst hergestelltes Antimykotikum. Von einer 2 %igen Stammlösung werden 0,1 ccm auf 5 ccm des frischen Abgusses gegeben, so daß eine Endverdünnung von 1 : 2500 entstand. Bei unverdünnten Seren ist dagegen die Wirksamkeit des Cialits begrenzt, da durch die angegebene Konzentration keine absolute Keimfreiheit erzielt wird und stärkere Konzentrationen wegen der beschränkten Löslichkeit des Cialits nicht möglich sind.

Die Testblutkörperchen

Als Testblutkörperchen sollen nur Blutkörperchen gut bekannter Gruppen- und Faktorenzugehörigkeit verwendet werden, die für Nachuntersuchungen ohne Schwierigkeiten immer wieder zu beschaffen sind. Laboratorien, die ständig Blutuntersuchungen durchführen, sollen darauf achten, daß stets Testblutkörperchen vorhanden sind, die auch bei guter Konservierung die Altersgrenze von 6 Tagen nicht überschreiten. Es ist bemerkenswert, daß die Agglutinabilität für jedes System nach einigen Tagen mehr oder weniger erheblich nachläßt. Das liegt jedoch nicht daran, daß Gruppen- und Faktorensubstanzen verschwinden, sondern hängt mit dem allmählich einsetzenden Abbau der Erythrozytenmembran zusammen. Es ist merkwürdig, daß die Gruppensubstanzen auch nach sehr langer Zeit mit empfindlichen serologischen Untersuchungsmethoden immer noch so stark nachzuweisen sind wie im frischen Zustand, während ein direkter Nachweis durch die Agglutination nicht mehr möglich ist. Dem entspricht auch die Feststellung, daß aus relativ alten Blutkörperchensedimenten die Gruppen- und Faktorensubstanzen unvermindert gut isoliert werden können.

Um stets frische Blutkörperchen zur Verfügung zu haben, bestimmt man am besten die Blutgruppen und Blutfaktoren der näheren Umgebung und gewinnt auf diese Weise Testproben, auf die man immer wieder zurückgreifen kann. Gleichzeitig sichert man sich dadurch gegen etwaige Vertauschung von Gruppen- und Faktorenbezeichnungen, wenn ein für allemal bestimmte Vergleichspersonen zur Verfügung stehen. Man entnimmt den Personen das Blut unter möglichst sterilen Verhältnissen, denn in diesem Zustand halten sich die Blutkörperchen relativ am besten. Zweckmäßigerweise fängt man das Blut in gerinnungshemmender Flüssigkeit auf, da man ja auf das Blutkörperchensediment und nicht auf das Serum Wert legt. Für solche Zwecke stehen mehrere Möglichkeiten zur Verfügung.

Natriumzitrat. Natriumzitrat ist in 3,8 %iger Lösung als einfachstes Antikoagulans allgemein üblich. Die Blutkörperchen lassen sich im Kühlen einige Tage lang halten. Sicherheitshalber kann man als Konservierungsmittel Formalin zusetzen.

Man gibt 0,1 ccm 10%iges Formalin auf 10 ccm Gesamtvolumen, dementsprechend also auf 2 ccm Zitratlösung, wobei das Formalin schon vorher zugesetzt und gut verteilt wird. Würde das Formalin erst nachher zugesetzt werden, so könnte es in der Umgebung des konzentrierten Formalintropfens zur Ausfällung von Blutbestandteilen kommen, das Formalin würde sich nicht gleichmäßig verteilen und der Endzweck nicht erreicht werden.

Wasserstoffsuperoxyd als Konservierungsmittel im Verhältnis 1 : 1000 wurde von van HERWERDEN empfohlen.

Roussche Lösung. Eine längere Aufbewahrung erlaubt die Lösung von ROUS und ROBERTSON.

Zwei Teile einer 3,8%igen Natriumzitrat-Lösung und fünf Teile einer 5,4%igen Traubenzuckerlösung werden gemischt und zu einem solchen Gesamtvolumen die dreifache Menge Blut gegeben.

Stabilisatoren. Am besten ist natürlich die Erhaltung des Blutes gewährleistet bei Verwendung eines sogenannten Stabilisators, wie er für die Frischerhaltung von Konservenblut Anwendung findet. Von den vielen in Gebrauch befindlichen Stabilisatoren sei hier ein sogenannter ACD-Stabilisator angegeben.

Rp.	Natr. zitr.	2,00
	Ac. zitr.	0,50
	Dextr. anhydr.	2,45
	Aqua dest. ad	100,00

Die Mischung setzt sich zusammen aus einem Teil Stabilisator und vier Teilen Blut.

Fraglos kann man zur Ungerinnbarmachung auch die Handelspräparate Vetren und Heparin entsprechend der angegebenen Gebrauchsvorschriften verwenden. Entscheidend für den Erfolg bei der Anwendung sämtlicher Lösungen und Präparate ist selbstverständlich die einwandfreie, sterile Entnahme des Blutes. Außerdem ist kühle Aufbewahrung, jedoch nicht in der Nähe oder unterhalb des Gefrierpunktes vorteilhaft.

Wenn sich auch ungerinnbar gemachtes Blut zur Herstellung von Blutkörperchensuspensionen besser verwenden läßt, so braucht es jedoch nicht unbedingt durch Zusätze an der Gerinnung gehindert zu werden. Man kann auch Blutkörperchen vom Blutkuchen abschütteln oder zerschüttelt diesen selbst bei Bedarf größerer Mengen Sediments in einer Schüttelflasche mit Glasperlen oder preßt ihn mit einem Pistill bzw. mit der Kuppe eines Reagenzglases durch ein feinmaschiges Drahtsieb. Dann füllt man den auf solche Weise zerkleinerten Blutkuchen in ein ausreichend großes Zentrifugenglas, um ihn vor der endgültigen Verwendung als Testblut mehrmals eingehend mit physiologischer Kochsalzlösung oder einer ähnlichen isotonischen Lösung zu waschen.

Dazu schwemmt man das Sediment in reichlicher Waschflüssigkeit auf, schüttelt gut durch und zentrifugiert 5—10 Minuten nicht zu scharf. Dann saugt man das Waschwasser ab, gibt reichlich neues zu und schüttelt wieder gut durch. Anschließend wird abermals 5—10 Minuten zentrifugiert, das Waschwasser abgesaugt und dieser Vorgang so oft wiederholt, bis die überstehende Flüssigkeit klar ist. Es sei hier erwähnt, daß bei der Durchführung verschiedener Techniken erforderlich ist, das Waschwasser auf Eiweißfreiheit zu prüfen. Die Sulfosalizylsäureprobe gibt hier ausreichend genaue Ergebnisse. Auch die Prüfung des Waschwassers auf einen eventuellen Gehalt an Agglutininen kann nötig werden. Dann wird das Waschwasser wie ein zu untersuchendes Serum behandelt. Erfüllt das Waschwasser die gestellten Bedingungen (klar, eiweißfrei, agglutininfrei) nach solchen Untersuchungen noch nicht, so muß solange weitergewaschen werden, bis die Proben negativ ausfallen. Bei der letzten Waschung zentrifugiert man so scharf wie möglich, um die Blutkörperchen dicht und flüssigkeitsarm zu sedimentieren.

Aus dem gewaschenen und dichtzentrifugierten Sediment stellt man sodann die Aufschwemmung der Erythrozyten mit dem gewünschten Prozentgehalt her.

Zur Herstellung einer 1%igen Aufschwemmung gibt man 0,1 ccm Sediment zu 9,9 ccm Suspensionsflüssigkeit, zur Herstellung einer 3%igen Aufschwemmung 0,3 ccm zu 9,7 ccm und für eine 10%ige Suspension benötigt man 1,0 ccm Sediment und 9,0 ccm Suspensionsflüssigkeit.

Für die üblichen Untersuchungen werden Aufschwemmungen in einer Dichte von 1—5 % verwendet. Außerdem empfiehlt es sich, vor der endgültigen Verwendung der Suspension diese zur Befreiung von störenden Klümpchen durch ein Filter[1]) laufen zu lassen.

Die für die Durchführung von Adsorptionen notwendigen Sedimente aus Blutproben mit entsprechender Antigenformel werden auf die gleiche Weise gewonnen.

Die Kontrollversuche

Eine unumgängliche Maßnahme bei der Durchführung, vor allem aber bei der Beurteilung der Ergebnisse biologischer Versuche sind die sogenannten Kontrollen. Sie haben als Leerwerte den Hauptversuch in entsprechenden Kombinationen mit zu durchlaufen und sollen gewisse Fehler, die im Untersuchungssystem als solchem bzw. in seiner Technik liegen und kein spezielles Ergebnis der Versuchsanordnung darstellen, erkennen lassen. Gegebenenfalls muß das Ergebnis der Kontrolle bei der Ablesung des Hauptversuches mitberücksichtigt werden, die Stärke eines in der Kontrolle aufgetretenen Fehlers kann jedoch auch die Wiederholung des ganzen Versuches erforderlich machen.

Es ist aus diesem Grunde leicht verständlich, daß auch bei der Bestimmung der Blutgruppen und Blutfaktoren sowie im Rahmen der gesamten damit im Zusammenhang stehenden Serologie die tägliche Überprüfung des Testmaterials eine nicht zu vernachlässigende Notwendigkeit darstellt. Wenn auch an dieser Stelle nur ganz allgemein auf diese erste Pflicht des Untersuchers hingewiesen werden kann, weil sich die Beschreibung der bei den einzelnen Techniken notwendig werdenden Kontrollmaßnahmen an den jeweils einschlägigen Orten rein sachlich gesehen besser einfügen läßt, so soll wenigstens mahnende Eindringlichkeit notwendige Ausführlichkeit ersetzen.

Die flüssigen Medien

Die Ergebnisse der speziellen Blutgruppen- und Blutfaktorenforschung nach der Entdeckung des Rh-Faktors haben gezeigt, daß die früher fast ausschließlich verwendete physiologische Kochsalzlösung oder andere kristalloide Flüssigkeiten nicht immer das geeignete Suspensionsmilieu für die roten Blutkörperchen darstellen. Namentlich die Übertragung der Verhältnisse in vivo in das Reagenzglas deckten Serumeigenschaften auf, die nicht in Erscheinung treten, wenn die Blutkörperchen in kristalloidem Milieu suspendiert sind. Deshalb war der Gedanke naheliegend, für die Reproduktion der Verhältnisse in vitro Flüssigkeiten zu verwenden, welche annähernd den in der Blutbahn herrschenden Bedingungen gleichen. Am ehesten schien Serum bzw. Plasma diesen Erfordernissen zu entsprechen. Gleichzeitig machte man jedoch die Beobachtung, daß in ähnlicher Weise auch als Blutflüssigkeitsersatz Verwendung findende Lösungen zur Suspension von Erythrozyten für die serologische Methodik herangezogen werden können. Weitere Versuche, die speziell die Rolle dieser Flüssigkeiten im Verlaufe der serologischen Reaktion untersuchten, ließen den grundsätzlichen Unterschied zwischen den sogenannten kristalloiden und kolloiden Lösungen weitgehend erkennen, weshalb auch hier die Einteilung dieser Stoffe, die in gleicher Weise sowohl zur Waschung und Aufschwemmung von Blutkörperchen als auch zur Verdünnung von Testseren Verwendung finden nach diesen Gesichtspunkten vorgenommen sei.

---

[1]) Am besten eignen sich Faltenfilter 595 von Schleicher und Schüll.

Kristalloide Lösungen

Kochsalzlösung. Kochsalzlösung ist als physiologische Flüssigkeit in der Konzentration von 0,85—0,9 % die vorwiegend verwendete Wasch-, Suspensions- und Verdünnungsflüssigkeit. Sie ist allerdings nur in Bezug auf ihre Konzentration physiologisch. Bei subkutaner Infusion reiner NaCl-Lösung treten mitunter Zellgewebsstörungen, bei intravenöser Anwendung Giftwirkungen an lebenswichtigen Organen, insbesondere am Herzen auf, da eben die physiologische Kochsalzlösung für die Erhaltung der speziellen Zelleistung zwar die Isotonie, aber nicht die notwendige physiologisch-chemische Zusammensetzung aufweist. Es ist deshalb vorteilhafter, auch für die Herstellung von Blutkörperchensuspensionen unter Berücksichtigung der physiologischen Erfahrungen Flüssigkeiten zu verwenden, die wenigstens chemisch der Zusammensetzung des Blutes annähernd entsprechen.

ROUSsche Lösung. Eine einfache Lösung der eben besprochenen Art ist die Lösung nach Rous, die neben Natriumzitrat einen Zusatz von Traubenzucker enthält.

Rp.	Tertiäres Natriumzitrat	3,00	(1. Lösung)
	Aqua dest.	80,00	
	Dextrose	11,00	(2. Lösung)
	Aqua dest.	200,00	

Beide Lösungen werden getrennt bereitet, in einen Kolben zusammengegossen und aufgekocht. Bis zum Gebrauch wird die Mischung im Kühlraum aufbewahrt.

RINGER-Lösung. Ringer-Lösung enthält dagegen bereits Kalium und Kalzium als Antagonisten, läßt aber Natriumphosphat vermissen, dessen Puffereigenschaften für die Erhaltung der erwünschten neutralen Reaktion des Gemisches gerade wichtig wäre.

Rp.	NaCl	0,80
	KCl	0,02
	$CaCl_2$	0,02
	$NaHCO_3$	0,10
	Aqua dest. ad	100,00

TYRODE-Lösung. In der Tyrode-Lösung liegt eine vor allem in der Physiologie vornehmlich verwendete physiologische Salzlösung vor, die allen Anforderungen gerecht wird.

Rp.	NaCl	0,80
	KCl	0,02
	$CaCl_2$	0,02
	$MgCl_2$	0,01
	NaH_2PO_4	0,005
	$NaHCO_3$	0,10
	Aqua dest. ad	100,00

Normosal. Im Normosal steht ein wasserlösliches, steriles Gemenge sämtlicher Salze des menschlichen Blutserums unter Wahrung seiner Reaktion zur Verfügung, das bei Bedarf in einer entsprechenden Menge Wasser aufgelöst wird.

Tutofusin. Tutofusin ist im Gegensatz zum Normosal eine bereits gebrauchsfertige isotonische Lösung einer der Zusammensetzung des Blutes entsprechenden Salzmischung.

Subsidon. Im Vergleich mit den bisher erwähnten Blutersatzflüssigkeiten kristalloider, also nichtkolloider Natur, stellt das Subsidon eine Ausnahme dar. Die flüssige Grundlage dieses Mittels besteht zwar aus einer isotonischen und isoionischen Serumsalzlösung, in welcher der integrierende Bestandteil, das Rutin gelöst ist. Dieser Stoff ist jedoch ebenfalls kein Kolloid. Trotzdem ist er in der Lage, das Blutvolumen innerhalb der Blutbahn über lange Zeit hinweg konstant zu erhalten und das bei den anderen Salzlösungen übliche Abwandern der Flüssigkeit aus dem Kreislauf zu verhindern. Das Rutin, ein völlig ungiftiger, vitaminähnlicher Körper gehört zur Gruppe der Flavonglykoside, die im Pflanzenreich als gelbe Blütenfarbstoffe eine Rolle spielen.

Nach seinem chemischen Aufbau ist es das Rhamnoglykosid des 5, 7, 3, 4-Tetraoxyflavonols und hat folgende Formel:

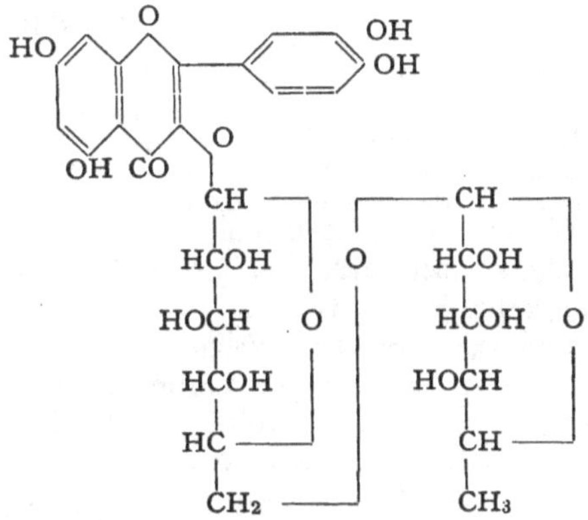

Es handelt sich beim Rutin um einen Wirkstoff, der für viele im Organismus ablaufende Reaktionen unentbehrlich ist. Durch Rutin-Verabreichungen erfolgt eine Senkung des Blutkalkspiegels mit der dadurch verbundenen erhöhten Anlagerung von Kalk an Eiweiß — vornehmlich an solches der Zellmembranen. Dadurch tritt eine Abdichtung der Zellgrenzflächen ein. Da diese Erscheinungen im Rahmen der in den theoretischen Grundlagen der serologischen Reaktionen erwähnten Vorgänge liegen, sei kurz noch etwas näher darauf eingegangen. Das Rutin erhöht demnach die Festigkeit der Zellwände, in erster Linie also der Kapillarwände und steigert damit ihre Resistenz. Darüber hinaus hemmt es in vivo das permeabilitätssteigernde Ferment Hyaluronidase. Diese Wirkung scheint aber nicht die eines spezifischen Anti-Fermentes zu sein, denn Rutin bedingt grundsätzlich eine Herabsetzung der Permeabilität semipermeabler Membranen. Diese Tatsache wirkt sich wiederum in erster Linie an den Kapillarwänden aus, eine Erscheinung, die dem besonderen elektroendosmotischen Effekt dieses Stoffes zuzuschreiben ist.

Kolloide Lösungen

Serum und Plasma. Serum bzw. Plasma von AB-Spendern bietet die besten Voraussetzungen für die Verwendung als kolloides Milieu im serologischen Versuch, da es erstens in jeder Hinsicht den physiologischen Verhältnissen entspricht und zweitens normalerweise keine sonstigen Agglutinine enthält. Selbstverständlich hat man sich davon durch orientierende Testversuche zu überzeugen. Reagiert das AB-Serum mit den verschiedenen Testbluten der Gruppe O, A und B nicht, so ist es brauchbar, treten aber vereinzelt Agglutinationen auf, muß man sich ein anderes agglutininfreies Serum beschaffen. Um wirklich sicher zu gehen, daß auch nicht noch andere störende Faktoren in diesem AB-Serum vorhanden sind, soll man die Testungen gegen die Blutkörperchen der verschiedenen Gruppen ebenfalls unter Vermeidung von NaCl-Lösung vornehmen, in dem man die Testblutkörperchen in ihrem eigenen Serum beläßt. Man gibt dazu auf die Objektträger einen Tropfen des zu untersuchenden AB-Serums und reibt mit einer Öse den vom Blutkuchen des Testblutes entnommenen Tropfen in das AB-Serum homogen ein.

Albuminlösungen. Neben dem AB-Serum bzw. -Plasma kann man zur Aufschwemmung der Blutkörperchen auch Albuminlösung benützen. Das Albumin hat vor allem den Vorteil, daß es als gereinigte Plasmafraktion keine Globuline enthält, also keine Eiweißfraktionen, in denen Antikörper normalerweise vorzukommen pflegen.

Wenn man über die notwendige Einrichtung verfügt, kann man sich das Albumin ohne besondere Schwierigkeiten selbst herstellen. Man beschafft sich vom Schlachthof Rinder-, Pferde- oder sonstiges Tierblut, gewinnt daraus das Serum und fällt durch Halbsättigung mit Ammoniumsulfat das restliche Fibrinogen und die Globuline. Die übrigbleibende Lösung wird nach Entfernung des gefällten Sedimentes und anschließender Klärung in einen Dialysierschlauch gefüllt und 24 Stunden gegen fließendes Leitungswasser dialysiert. Durch anschließendes Einbringen der Lösung in ein Destillationsgerät kann man sie unter Vakuum mehr oder weniger konzentrieren. Zugabe von Konservierungsmittel wie bei der Konservierung von Testseren ist vorteilhaft und stört die Reaktionen nicht. Will man auf die Verwendung eines Konservierungsmittels verzichten, so kann man die Albuminlösung auch durch ein Seitz-Filter ziehen, muß dann allerdings für sterile Abfüllung sorgen. Aufbewahrung im Kühlen ist angebracht.

Man kann für die Technik aber auch das gebrauchsfertige Humanalbumin der BEHRING-Werke verwenden, achte jedoch darauf, daß es sich dabei um das 20 %ige und nicht um das isotonische und isoosmotische 5 %ige Präparat handelt, denn die etwa vierfache osmotische Wirksamkeit der 20 %igen Lösung spielt bei den Reaktionen mit blockierenden Antikörpern die wesentliche Rolle. Über die physikalisch-chemischen Grundlagen wird im einzelnen noch zu sprechen sein.

Gelatinelösung. Wesentlich einfacher und billiger in der Herstellung ist die Gelatinelösung. Es muß allerdings darauf hingewiesen werden, daß diesen Vorteilen der Nachteil gegenübersteht, daß die Gelatinelösung für den nichtgeübten Untersucher die Gefahr unspezifischer Ergebnisse mit sich bringt. Optimale Versuchsbedingungen beim Arbeiten mit Gelatine sind ganz bestimmte, auszuwertende Gelatinekonzentrationen, die für die einzelnen Arten von Antikörpern verschieden sind und außerdem eine Reaktionstemperatur von 37° sowie Ablesung der Ergebnisse, ehe Abkühlung des Systems eintritt.

Die Herstellung einer Gelatinelösung, wie sie für die normale Routinetechnik Anwendung finden kann, ist folgende: man gibt 40 g geriebene Gelatine und 5 g sekundäres Natriumphosphat zusammen und füllt mit Aqua dest. auf 500 ccm auf. Die Lösung läßt man über Nacht bei Zimmertemperatur quellen und autoklaviert am nächsten Tage 2½ Stunden bei 120°. Anschließend wird die Lösung klar filtriert und nochmals im Autoklaven 1 Stunde bei 120° sterilisiert. Die Flüssigkeit wird zu etwa 10 ccm in sterile Reagenzgläser abgefüllt, gut verschlossen und im Kühlraum bei 2—4° bis zum Gebrauch aufbewahrt.

Adaequan. Adaequan wird aus Rinderserum hergestellt. Es handelt sich bei diesem Präparat um eine artunspezifische Serumkonserve für Blutersatz und Eiweißsubstitutionstherapie. Ein besonderer Desantigenisierungsprozeß verhindert, daß bei mehrmaliger Anwendung bei demselben Patienten eine Sensibilisierung eintritt und Störungen im Sinne einer Antigen-Antikörper-Reaktion auftreten. Der Gehalt an Proteinen beträgt etwa 5 %. Die Hauptkomponente entspricht elektrophoretisch dem Albumin im menschlichen Plasma. Auf Grund seines biochemischen Aufbaues stellt es eine Lösung dar, die für Aufschwemmungs- und Verdünnungszwecke in der Serologie Verwendung finden kann. Erfahrungsgemäß ist die Wirkung jedoch nicht so kräftig, wie die von Albumin und Gelatine, eine Beobachtung, die später noch zu besprechen sein wird.

Periston. An dieser Stelle ist auch das Periston zu erwähnen, bei dessen Produktion zur Einstellung des Viskositätsgrades ein Kolloid, das Polyvinylpyrrolidon, auch Kollidon genannt, Verwendung findet. Die formelmäßig näher bezeichnete Gruppe

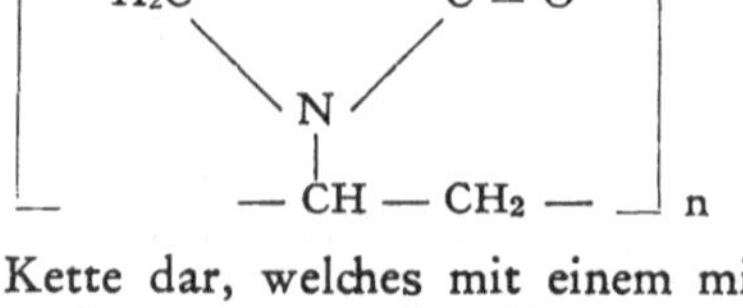

stellt das Grundglied einer Kette dar, welches mit einem mittleren Molekulargewicht von 40 000—50 000 bei einer Streuung von 10 000—80 000 polymerisiert, eine Tatsache, die sich auf später noch zu besprechende Erscheinungen maßgeblich auswirkt. Kollidon ist ein weißes, in Wasser leicht lösliches Pulver. Seine Lösungen sind je nach den Konzentrationen mehr oder weniger viskös.

Das handelsübliche Periston stellt eine sterile, blutisotonische, gelbliche, visköse Flüssigkeit dar, die durch darin gelöstes Kohlendioxyd ganz schwach sauer (der pH beträgt etwa 6) reagiert und durch den bei etwa 4—4,5 % liegenden Gehalt an Kollidon auf eine konstante relative Viskosität von 2,0 ± 0,1 bei 37° eingestellt ist. Seine Zusammensetzung ist folgende:

Polyvinylpyrrolidon ca.	4,5
Natr.chlorat.	0,65
Kal.chlorat.	0,042
Calc. chlorat.	0,025
Magnes.chlorat.	0,0005
Natr.bicarbonic.	0,025
Aqua redest. steril. ad	100,00

Macrodex. Macrodex ist ein partiell hydrolisiertes Produkt des nur aus Dextrosemolekülen aufgebauten Polysaccharids Dextrase. Es hat einen kolloid-osmotischen Druck, der ungefähr dem des Plasmas entspricht, eine Viskosität von etwa 3 relativ zu Wasser und ein pH von etwa 6. Seine Molekülgröße ist nicht einheitlich, sondern es ist polydispers. Für die Verwendung als Plasmaersatzmittel schien es besonders geeignet zu sein, da es seines glykogen- und stärkeähnlichen Aufbaues aus Glukosemolekülen wegen weniger körperfremd ist als andere Plasmaersatzstoffe, wie z. B. Akaziengummi oder rein synthetische Produkte. Es zeigte sich jedoch rasch, daß das Rohdextran mit einem Molekulargewicht von einigen Millionen hierfür nicht brauchbar ist. Der lange, verästelte Faden des Dextranmoleküls muß vielmehr durch teilweise Hydrolyse in kürzere Stücke mit einem den Eiweißkörpern des Plasmas näheren Molekulargewicht gespalten werden.

Darüber hinaus existieren eine ganze Reihe weiterer kolloider Lösungen, die für den in diesem Rahmen vorliegenden Zweck Verwendung finden können, deren einzelne Aufzählung hier jedoch zu weit führen würde. Zum Teil haben sie aber im Abschnitt über die technische Durchführung der serologischen Untersuchungsmethoden Erwähnung gefunden, worauf hier verwiesen sei. Es muß auch darauf aufmerksam gemacht werden, daß die Anwendung solcher Kolloide eine besondere Erfahrung des Untersuchers voraussetzt, um die von Fall zu Fall unterschiedlichen Untersuchungsergebnisse entsprechend beurteilen zu können.

Das zu untersuchende Blut

Voraussetzung für eine korrekte Blutgruppen- und Blutfaktorenbestimmung, wie überhaupt für jede Untersuchung ist eine genaue Buchführung über das eingegangene Untersuchungsmaterial, in der nicht nur das Datum des Einganges sondern auch die Uhrzeit des Erhalts eine Rolle spielen kann. Es steht zwar in der Großzahl der Fälle nicht im Ermessen des Untersuchers, eine Identitätsgarantie übernehmen zu können. Es ist aber auf alle Fälle anzustreben und vom Einsender zu fordern, daß der Untersucher die Blutproben in sorgfältig gekennzeichneten Versandgefäßen und mit ordentlich ausgefüllten Begleitpapieren erhält. Wo diese Voraussetzungen nicht erfüllt waren, sollte zwar eine Bestimmung der Blutprobe unter den üblichen Kautelen stattfinden, bei der Rückgabe des Befundes jedoch ausdrücklich darauf hingewiesen werden, daß die Mitteilung ohne Gewähr erfolgt. Besonders die Ausfüllung der Begleitpapiere läßt mitunter sehr zu wünschen übrig. Name, Alter, Art des Materials sowie Krankenhaus und Station sind schließlich Angaben, die nicht nur im Interesse des Untersuchers allein notwendig sind, ganz abgesehen davon, daß er aus der Diagnose schon wichtige Schlüsse für die vorbereitende Behandlung des Untersuchungsmaterials ziehen kann.

Die Blutentnahme

Am besten lassen sich Blutproben verarbeiten, wenn eine ausreichende Menge zur Verfügung steht. Als ausreichend kann man jedes Quantum über 5 ccm ansprechen. Solche Mengen werden sich immer dann ermöglichen lassen, wenn das Blut durch Venenpunktion entnommen werden kann. Sehr bequem sind dazu die von den BEHRING-Werken gelieferten Venülen, weil sich mit ihnen eine zuverlässige sterile Abnahme durchführen läßt und das Blut dadurch am längsten frisch erhalten werden kann.

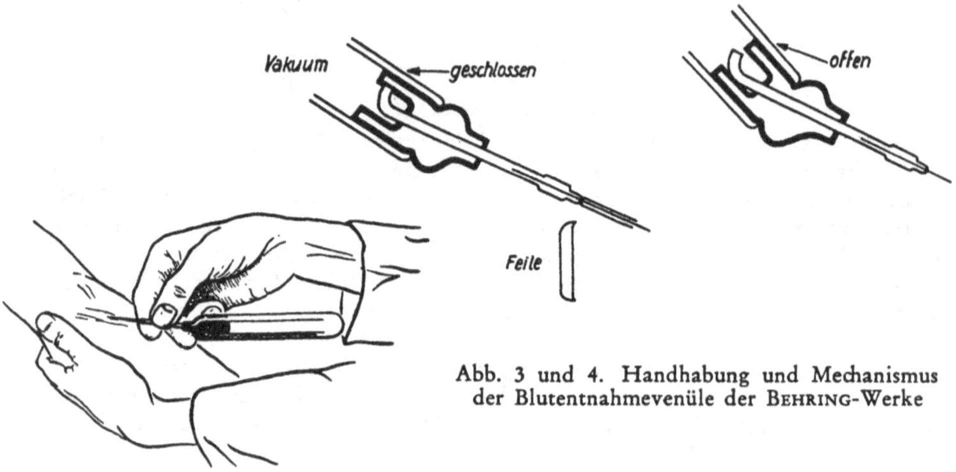

Abb. 3 und 4. Handhabung und Mechanismus der Blutentnahmevenüle der BEHRING-Werke

Wenn sich Blutentnahmen aus der Vene nicht durchführen lassen oder eine Venenpunktion aus bestimmten Gründen vermieden werden soll, kann man Blut auch durch Einstich in das Ohrläppchen, bei Neugeborenen und Säuglingen in die Ferse gewinnen. Vom Stich in die Fingerbeere ist man wegen der damit verbundenen Infektionsgefahr mehr und mehr abgekommen.

Zum Einstich benutzt man am besten eine Impflanzette mit scharfer Spitze, die nach Gebrauch verworfen werden kann. Von der Verwendung der FRANCKEschen Nadel soll man wegen der Gefahr einer Serumhepatitisübertragung Abstand nehmen. Man kann durch solchen Einstich ohne Schwierigkeiten bis zu 1 ccm Blut erhalten, eine Menge, die unter Umständen für eine Untersuchung ausreicht. Ist auch diese Quelle nicht ergiebig genug, so verschaffe man sich wenigstens so viel Blut, daß es für die Herstellung einer Blutkörperchensuspension reicht und fertige weiter mit vier Objektträgern Blutausstriche an, mit denen die Serumgegenkontrolle nach der von LATTES angegebenen Methode ausgeführt werden kann. Dazu werden vier einzelne Tropfen von Blut auf die Mitte je eines Objektträgers gebracht und nach Art eines Blutausstriches mit der scharfen Kante eines zweiten Objektträgers nach links ausgestrichen. Das Blut wird angetrocknet, die Obektträger beschriftet bzw. mit der Tagebuch-Nr. versehen und können so zur endgültigen Untersuchung aufbewahrt werden. Die Zahl von vier Objektträgern ist erforderlich, um später mit je einer O-, A-, B- und AB-Aufschwemmung zur Feststellung der Serumeigenschaften versetzt zu werden. Vermutet man in dem Serum auch noch andere Antikörper, so müssen entsprechend mehr Präparate hergestellt werden. Man soll sich aber bei der Anwendung dieser Methode stets bewußt sein, daß eine Untersuchung mit derartigen Mengen und mit einer solchen

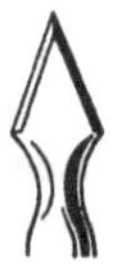

Abb. 5. Impflanzette

Methodik nur als Notbehelf betrachtet werden kann, da eine genauere Differenzierung des Serums bei irgendwelchen Befunden nicht vorgenommen werden kann.

Die Erfahrungen bei Fehlbestimmungen und Transfusionszwischenfällen machen es erforderlich, immer wieder darauf hinzuweisen, daß für die Untersuchung einer Blutprobe unbedingt Blutkörperchen u n d Blutserum benötigt werden. Ein Auffangen des zu untersuchenden Blutes in gerinnnungshemmenden Lösungen oder ein Defibrinieren ist deshalb nicht nur nicht erforderlich, sondern auch unzweckmäßig.

Die Verarbeitung der Blutprobe

Die Gerinnung erfolgt schneller und in Bezug auf die Serumgewinnung ergiebiger bei 37° als bei Zimmertemperatur oder im Kühlschrank. Nach vollständiger Gerinnung verläuft die weitere Verarbeitung folgendermaßen:

Der Blutkuchen wird mit einer sterilen Platinnadel oder einem dünnen sterilen Glasstäbchen von der Glaswand des Röhrchens abgelöst. Danach bringt man die Probe für wenigstens zwei Stunden in den Kühlschrank oder für zehn Minuten in ein Eisbad von 2—4°, um eventuell vorhandene Kälteagglutinine durch die Bindung an den eigenen Blutkuchen aus dem Serum zu entfernen. Nach Bindung der Kälteagglutinine wird die Blutprobe zentrifugiert und das danach überstehende Serum vom Blutkuchen ab- und in ein mit derselben Tagebuch-Nr. versehenes zweites Röhrchen überpipettiert.

Vorbereitung des Serums. Das zur Verwendung kommende Blutserum muß frei von Blutkörperchen sein, sonstige Trübungen des Serums sind gleichgültig. Diese Trübungen des frischen Serums treten meistens dann auf, wenn der Patient vor der Blutentnahme nicht nüchtern war. Bei Nüchternheit der zur Untersuchung kommenden Personen ist die Blutflüssigkeit klar, ein Hinweis für die Gewinnung sauberer und durchsichtiger Testseren. Diejenigen Personen, die als Spender für Testseren vorgesehen sind, sollte man aus diesem Grunde aufmerksam machen, vor der Blutentnahme nüchtern zu bleiben, zumindest aber keine fettreichen Speisen zu sich zu nehmen.

Man verwendet das Serum in erster Linie inaktiviert. Das hat den Vorteil, daß Störungen der Ablesung durch eventuell im Serum anwesende Hämolysine ausgeschlossen sind. Man stellt das abpipettierte Serum in ein Wasserbad und erhitzt eine halbe Stunde auf 57°. Hat man mehr Serum, das inaktiviert werden muß, so ist darauf zu achten, daß der Serumspiegel innerhalb des Röhrchens den Wasserspiegel des Wasserbades nicht überragt und füllt dann besser das Serum in zwei Gläschen. Serum, das einige Tage gestanden hat, wirkt meist auch ohne vorangegangene Inaktivierung nicht mehr hämolysierend. Derartige Seren sollen nach LATTES auch den Vorteil bieten, daß die Pseudoagglutinine geschwunden sind.

Vorbereitung der Blutkörperchen. Von dem im ursprünglichen Röhrchen nach Abnahme des Serums verbliebenen Blutkuchen werden Blutkörperchen in das restliche Serum abgeschüttelt und durch ein Filter in ein neues, mit der Tagebuch-Nr. beschriftetes Zentrifugenröhrchen übergegossen. Dann erfolgt Waschen der Blutkörperchen, wie das bereits beschrieben wurde. Nach dem letzten Waschen wird aus dem Sediment eine Suspension in der gewünschten Dichte durch Zugabe von mehr oder weniger Suspensionsflüssigkeit bereitet.

Es ist zu vermeiden, zur Abschwemmung der Blutkörperchen vom Blutkuchen physiologische Kochsalzlösung auf denselben zu gießen, da er meistens dazu benutzt werden muß, um auch Blutkörperchenaufschwemmungen in einem anderen Suspensionmilieu zu gewinnen. Diese Abänderung der Aufschwemmungsflüssigkeit ist meistens für die Bestimmung des Rh-Faktors, aber auch für einige andere Blutantigene notwendig, falls mit sogenannten blockierenden Antikörpern gearbeitet werden muß. Außerdem halten sich die Eigenschaften der Blutkörperchen besser in einer geringen Menge bluteigenen Serums als unter zu starker Kochsalzverdünnung.

Überdies sei ausdrücklich empfohlen, die zur Untersuchung eingesandte Blutprobe im Originalröhrchen des Einsenders im Kühlschrank aufzubewahren, wenn es sich einrichten läßt bis zu acht Tagen, um für etwaige Reklamationen und Nachuntersuchungen eine Vergleichsmöglichkeit zu haben. Auch für Patienten, die in absehbarer Zeit eine Bluttransfusion erhalten sollen, kann die für die Bestimmung der Blutformel und den Kreuztest notwendige Blutprobe schon einige Tage vorher dem Laboratorium zugeleitet werden. Hat der Patient jedoch schon eine Transfusion erhalten bzw. soll ihm noch mehr Blut in Abständen von mehreren Tagen übertragen werden, so ist wegen der nach jeder Infusion zu erwartenden Umstellung der Blutverhältnisse für den Kreuztest jedes Mal eine neue Blutprobe erforderlich.

Es muß noch darauf hingewiesen werden, daß verschiedene hier angegebene und empfohlene Sicherheitsmaßnahmen — die Bindung der Kälteagglutinine, die Inaktivierung des Serums, die Filtration und die Auswaschung der Blutkörperchen — nicht unbedingt durchgeführt werden müssen. Wer aber auf die Anwendung dieser Maßnahmen verzichtet, muß sich darüber im Klaren sein, daß durch ihre Außerachtlassung Unklarheiten im Untersuchungsergebnis auftreten können. In diesem Zusammenhang sei darauf hingewiesen, daß für die Durchführung gerichtlicher Blutgruppen- und Blutfaktorenuntersuchungen genaue Richtlinien bzw. Arbeitsanweisungen existieren. Es wäre im höchsten Grade unverständlich, diese Vorsichtsmaßnahmen außer Acht zu lassen, wenn es sich „nur“ um eine klinische Untersuchung handelt.

Der Kliniker, der eine Bluttransfusion ausführen will, verlangt vom Serologen bzw. von der serologischen Technik zweierlei. Einmal hundertprozentig zuverlässige Resultate und weiter eine — möglichst in wenigen Minuten — schnell zum Ziele führende Methode. Von der ersten Forderung kann gerade in Hinsicht auf das OAB-System unter keinen Umständen abgegangen werden. Der Zuverlässigkeit hat sich alles andere unterzuordnen, da eine Fehlbestimmung in kürzester Zeit tödliche Unglücksfälle zur Folge haben kann oder aber zum mindesten zu schweren organischen Schäden des Patienten führt. Die Forderung nach Schnelligkeit ist zwar verständlich und in gewissen Fällen zweifellos berechtigt, sie wird aber — und das meistens auf Kosten der ersten Forderung — sehr oft übertrieben. Eigentlich müßte der Kliniker in seinen Sicherheitsbestrebungen dem Gerichtsmediziner weit vorauseilen. Zumindest sollte er aber, wenn schon nicht mehr, dann auf jeden Fall das gleiche verlangen. Die Forderung nach weniger — nur damit es schnell geht — sollte auch am Operationstisch nicht gestellt werden.

Es versteht sich von selbst, daß diese grundsätzliche Forderung keinen Einbruch in den persönlichsten Verantwortungsbereich des Operateurs darstellen soll. Selbstverständlich soll ihm in den wenigen Fällen wirklich unaufschiebbarer Transfusionsindikationen in klarer Erkennung der Situation die Möglichkeit bleiben, auch einmal auf die vorherige Blutgruppenbestimmung verzichten zu dürfen. Nur sollte eine solche Entscheidung niemals unter dem Einfluß unüberlegter Negation der serologischen Methodik gefällt werden.

Die Technische Durchführung der Serologischen Untersuchungsmethoden

Die in diesem Rahmen in erster Linie zu behandelnden Reaktionen, Agglutinationen, Präzipitation und Lyse, sind Antigen-Antikörper-Reaktionen. Wegen der besonderen Erscheinungsformen dieser Reaktionen hat man lange Zeit entsprechend der serologischen Grundauffassung die übergeordneten Begriffe Antigen und Antikörper unterteilt und die einzelnen Komponenten nach den Reaktionsformen benannt, durch welche sie demonstriert werden konnten. Hauptsächlich die Antikörper wurden als sogenannte Rezeptoren für festumrissene Gebilde gehalten und gemäß ihrer Funktionen in mehrere Ordnungen eingeteilt. So waren Präzipitin und Agglutinin Rezeptoren II. und das Hämolysin ein Rezeptor III. Ordnung. Die Folge davon war, daß man für die Erzeugung eines Präzipitins die Existenz eines besonderen Präzipitinogens, für die Hervorrufung eines Agglutinins die Mitwirkung eines speziellen Agglutinogens und für die Bildung eines Hämolysins die Anwesenheit eines dementsprechend gearteten Hämolysinogens annehmen mußte.

Tabelle 2. Schema einzelner Antigen-Antikörper-Reaktionen und ihrer speziellen Reaktionskomponenten in ihrer Beziehung zu den Grundbegriffen von Antigen und Antikörper

Antigen-Antikörper-Reaktion	Antigen	Antikörper
Präzipitation	Präzipitinogen	Präzipitin
Agglutination	Agglutinogen	Agglutinin
(Hämo)lyse	(Hämo)lysinogen	(Hämo)lysin

Heute ist die Existenz dieser speziellen Reaktionskomponenten durch die Ergebnisse der neueren Forschung weitgehend in Frage gestellt. Überblickend läßt sich nach den augenblicklichen Erfahrungen sagen, daß es sich bei den diversen hypothetischen Antikörpern nicht um einzelne und voneinander verschiedene Substrate speziellen Charakters handelt, sondern um eine bestimmte Einheit innerhalb des Plasmas, man könnte sagen um eine für den jeweiligen Fall eigenartige Plasmakonstellation, die auf Grund ihrer Komplexizität über verschiedene Funktionsformen verfügt. Je nach der zur Anwendung kommenden Untersuchungsmethode lassen sich diese z. B. als Agglutination, als Präzipitation oder als Hämolyse sichtbar machen.

Das eben Gesagte ergibt sich zum Teil schon aus der Erkenntnis, daß zwischen Agglutination und Präzipitation keine grundsätzlichen Unterschiede bestehen. Der physikalisch-chemische Grundmechanismus — wenn hier überhaupt von einem „Mechanismus" gesprochen werden kann — ist in beiden Fällen der gleiche. Der wesentliche Unterschied liegt nur in der Größe der zu fällenden Teilchen. So besteht die Agglutination in einer Koagulierung suspensoider Teilchen (z. B. Bakterien, Erythrozyten oder anderen Zellen), während die Präzipitation als Ausfällung von kolloiden Lösungen (z. B. von Globulinen oder Muzinen) aufzufassen ist. In beiden Fällen handelt es sich physikalisch-chemisch gesehen um typische Grenzflächenerscheinungen. Aus diesem Grunde sind in der vorliegenden Darstellung die serologischen Reaktionen Agglutination und Präzipitation zwar rein begrifflich noch getrennt behandelt, jedoch zur Dokumentierung ihrer systematischen Einheit in einem Abschnitt zu Reaktionen mit flockendem Effekt zusammengefaßt worden. Daß zwischen den beiden Gebieten auch von serologischer Seite keine scharfe Grenze mehr gezogen werden kann, erhellt aus der Betrachtung ihrer Rolle, die sie im Rahmen der Blutgruppen- und Blutfaktorenserologie spielen.

Nicht ganz so einfach liegen die Verhältnisse bei der Hämolyse, deren Funktionsablauf dem Verständnis noch manche Schwierigkeiten bietet. Im Gegensatz zu den Reaktionen mit flockender Wirkung wird die Hämolyse deshalb als besondere Reaktion mit lösendem Effekt behandelt.

Reaktionen mit flockendem Effekt

Die Agglutination

Die Verklumpung an sich gleichmäßig in einer Flüssigkeit suspendierter Körperchen — also der roten Blutkörperchen im Sonderfalle der Hämagglutination — läßt sich auf verschiedene Art und Weise erzeugen. So kennt man z. B. eine Reihe von Metallsalzen, die, in geeigneter Konzentration einer Aufschwemmung von Erythrozyten zugesetzt, alsbald eine Verklumpung der Blutkörperchen herbeiführen. Auch andere im Sinne eines Elektrolyten wirkende Stoffe, wie z. B. Säuren, zeigen den gleichen Effekt. Zuckerlösungen führen bei entsprechender Versuchsanordnung zu demselben Ergebnis. Genau so wirken die Säfte mancher Pflanzen, Extrakte aus Pilzen, Bohnen und Kartoffeln. Aus Bakterien und Viruskörpern lassen sich fermentartige Produkte gewinnen, die ebenfalls agglutinatorische Eigenschaften aufweisen. Am längsten bekannt sind jedoch die Verklumpungen von Säugetierblutkörperchen durch die verschiedensten Seren artfremder Individuen.

Auf Grund der offensichtlichen Verschiedenheit dieser eine Verklumpung auslösenden Stoffe muß man den Reaktionen der einzelnen auch verschiedene Reaktionsmechanismen zugrundelegen, trotzem das Ergebnis visuell das gleiche ist. Bei gewissenhafter Terminologie wird man deshalb nicht jede Verklumpung als Agglutination bezeichnen, solange nicht der gleiche prinzipielle Funktionsablauf nachgewiesen ist. Verklumpungen, wie sie beispielsweise durch Zusatz eines Elektrolyten entstehen, werden dementsprechend Konglomeration oder Agglomeration genannt, während man den Ausdruck Agglutination tunlichst für den Spezialfall der serologischen Reaktion reserviert. Wenn auch alle Anzeichen der neueren Forschung dafür sprechen, daß beim Agglutinationsvorgang physikalisch-chemische Prozesse und biochemische Reaktionen in einer zur Zeit noch wenig übersichtlichen Art und Weise miteinander verknüpft sind, so soll hier im Interesse der Übersicht eine Exponierung des Begriffes der „Agglutination" beibehalten werden. Das erfordert jedoch eine klare Definition dessen, was unter einer Agglutination im serologischen Sinne zu verstehen ist.

Unter Agglutination versteht man nach dem eben Gesagten eine Verklumpung gleichmäßig in einer Flüssigkeit suspendierter Körper, besonders der Erythrozyten, wenn die Ausfällung im Verlauf einer Antigen-Antikörper-Reaktion eintritt. Dies ist bei der Agglutination durch Serumagglutinine der Fall. Hier handelt es sich um echte Antikörper im serologischen Sinne, die durch die Forschung der jüngsten Zeit aufgeteilt werden konnten von den eigentlichen Agglutininen über verschiedene Zwischenstufen bis zu den Antikörpern, deren Vorhandensein nur durch besondere Kunstgriffe nachweisbar ist. Allerdings spielen bei diesen Kunstgriffen auch andere Reaktionsformen eine große Rolle, so daß es schwer ist, den Anteil der Agglutinationen an diesen Reaktionen einwandfrei zu erfassen. Auf die Erscheinungen der Hämagglutination, die nicht auf Antikörper zurückgeführt werden können, soll im Rahmen dieses Leitfadens nur so weit eingegangen werden, als sie es ermöglichen, die Agglutination als solche dem Verständnis näherzubringen. Hier sollen hauptsächlich die Hämagglutinationen behandelt werden, so weit sie spezifisch durch Antikörper hervorgerufen werden, die gegen Blutgruppen- und Blutfaktorenantigene gerichtet sind.

Tabelle 3. Beispiel von Heteroagglutinationen verschiedener Tierarten. Die fett umrandeten Felder betreffen die Isoagglutinationen

Das Serum von	agglutiniert Erythrozyten von						
	Mensch	Pferd	Rind	Schaf	Kaninchen	Meerschwein	Maus
Mensch	+	—	+	+	(+)	(+)	—
Pferd	—	+	—	+	+	+	—
Rind	+	+	+	+	—	+	—
Schaf	(+)	(+)	—	—	+	+	—
Kaninchen	—	+	—	—	+	(+)	(+)
Meerschweinchen	+	+	(+)	+	+	—	—
Maus	—	—	—	(+)	—	—	—

Innerhalb des Begriffes der Agglutination sind nun noch einige Bezeichnungen terminologisch klarzustellen. So spricht man von Heteroagglutination, bzw. von Heteroagglutinogenen und Heteroagglutininen, wenn die Blutkörperchen einer bestimmten Tierart durch das Serum einer anderen Tierart agglutiniert werden (siehe Tabelle 3). Unter Umständen ist es aber auch möglich, daß die Blutkörperchen eines Individuums durch das Serum eines anderen, aber derselben Art angehörenden Individuums verklumpt werden. In diesem Falle spricht man von Isoagglutination bzw. Isoagglutinogenen und Isoagglutininen. Isoagglutinine sind unter anderem bei folgenden Tierarten nachgewiesen worden: beim Hund von v. DUNGERN und HIRSCHFELD, von BROCKMANN und OTTENBERG, FRIEDMANN und KALISKI, beim Pferd von HIRSZFELD und PRZEMYCKI und beim Rind von PANISSET und VERGE. Eingehende Untersuchungen haben in neuerer Zeit auch die Isoagglutinationen beim Kaninchen erfahren.

Das treffendste Beispiel für diese Art von Agglutination findet sich beim Menschen, wo wir im Falle der klassischen Blutgruppen im Serum normal vorkommende Isoagglutinine antreffen, die gegen die Blutkörperchen von einzelnen anderen Menschen gerichtet sind. Nach dem bereits erwähnten Gesetz des horror autotoxicus von EHRLICH finden sich hier entsprechend der serologischen Gesetzmäßigkeit immer nur heterologes Antigen und heterologer Antikörper gleichzeitig in ein und demselben Organismus, während die homologen Kombinationen Agglutinogen A und Agglutinin Anti-A bzw. Agglutinogen B und Agglutinin Anti-B nicht gemeinsam vorkommen können. Das Schema zeigt deutlich die vorliegenden Verhältnisse:

Tabelle 4. Die serologischen Verhältnisse des OAB-Systems

Gruppe	Antigen	Antikörper
A	A	Anti-B
B	B	Anti-A
AB	A und B	—
O	—	Anti-A und Anti-B

Im A-Blut kommt das Agglutinogen A und das Agglutinin Anti-B vor, im B-Blut das Agglutinogen B und das Agglutinin Anti-A. Sind beide Agglutinogene A und B vorhanden, so fehlen im Serum die Antikörper, oder es fehlen die Agglutinogene, wie es bei der Blutgruppe O der Fall ist, so sind dafür die beiden Agglutinine Anti-A und Anti-B gemeinsam anwesend.

Der gleiche optische Effekt einer Verklumpung roter Blutkörperchen durch offensichtlich verschiedene Substrate auch im Serum macht es notwendig, zwischen den verschiedenen Reaktionen einige Unterscheidungen zu treffen. So ist vor allem festzustellen, daß es auch unter den durch Serum ausgelösten Reaktionen sowohl spezifische als auch unspezifische Vorgänge gibt, die nur dann als Agglutination bezeichnet werden sollen, wenn die Ausfällung der Erythrozyten im Rahmen einer Antigen-Antikörper-Reaktion vor sich geht. Schon die Tatsache, daß sich ein Beweis dieser Voraussetzung nicht in jedem Falle einfach und einleuchtend erbringen läßt, macht klar, daß die Aufstellung einer Systematik der durch Serum hervorgerufenen agglutinatorischen Vorgänge nicht ohne gedankliche Schwierigkeiten erfolgen kann. Vor allem deshalb, weil die Monotonie der Erscheinung keine Schlüsse auf den wahren Ablauf der Reaktion zuläßt, und so keine Trennung im Prinzip verschiedener Mechanismen ermöglicht.

So ist es auch schwierig, bei der Besprechung der im Folgenden zu behandelnden Erscheinungen begrifflich deutlich herauszustellen, ob es sich bei den einzelnen Kategorien um echte Agglutinationen handelt, oder um Vorgänge, die nur der allgemeine Sprachgebrauch ohne sachliche Grundlagen dazu gemacht hat. Soweit man es bisher übersehen kann, sind die sogenannten irregulären Agglutinine — sofern sie sich nicht bei genauerer Untersuchung als Kälteagglutinine oder Autoagglutinine entpuppen — spezifischen Charakters. Bei den Kälte- und Autoagglutininen ist diese Entscheidung schon schwieriger, weil zunächst zwischen Kälteagglutination und Autoagglutination an sich schon Übergänge bestehen und außerdem verschiedene Antikörper spezifischer Systeme den Charakter eines Kälteagglutinins tragen, umgekehrt jedoch oft genug Kälteagglutinine gefunden werden, die keine spezifische Prägung aufweisen. Pseudoagglutination und Panagglutination dürften als unspezifische Prozesse zu bezeichnen sein, zumindest die Pseudoagglutination, da bei der Panagglutination noch nicht sicher erkannt ist, ob sich bei der fermentativen Umsetzung der Erythrozytenoberfläche eventuell Stoffe bilden, die in ihrer neuen Form bestimmten Serumfraktionen gegenüber als spezifische Reaktionskomponenten auftreten können. Wie gesagt, bei allen diesen Vorgängen läßt sich nicht immer eine sichere Entscheidung treffen, ob es sich um echte spezifische Prozesse handelt, oder nur um Abänderungen der Plasmazusammensetzung, die eine agglutinationsähnliche Erscheinung auslösen, bzw. um eine Abänderung der Erythrozytenoberfläche, die das an sich normal zusammengesetzte Plasma veranlaßt, auf die veränderten Erythrozyten eine koagulierende Wirkung auszuüben. Das Wissen um solche Möglichkeiten ist auf alle Fälle erforderlich, um sicher zu gehen, nicht durch irrtümliche Beurteilung eines Agglutinationsvorganges falsche Schlüsse zu ziehen.

Irreguläre Agglutinationen. Die Bezeichnung „Irreguläre Agglutinine" galt bis vor etwa 10 Jahren als Sammelbegriff für alle diejenigen agglutinierenden Antikörper, die vom OAB-System abweichende Reaktionen verursachten.

Man beobachtete mitunter, daß auch Agglutinationen zwischen Blutproben innerhalb derselben Gruppe vorkommen können. So berichtet z. B. ZACHO 1936 über eine Unverträglichkeit zwischen Blutproben vom gleichen Typus. 1939 veröffentlichte LEVINE und STETSON einen ungewöhnlichen Fall von Agglutination innerhalb derselben Blutgruppe, der insofern geschichtliches Interesse erlangte, weil er mit dazu beitrug, die klinische Bedeutung des um dieselbe Zeit von LANDSTEINER und WIENER entdeckten Rh-Faktors aufzudecken. Die weitere Beobachtung solcher irregulärer Agglutinine brachte sehr bald die Erkenntnis, daß es sich dabei in der Mehrzahl um Isoantikörper mit spezifischer Prägung handelt. Man fand vor allem Agglutinine bereits bekannter Systeme, wie z. B. Anti-M, Anti-N und Anti-P, man fand aber auch Agglutinine, die man zunächst nicht differenzieren konnte. Erst die weitere Forschung auf dem Gebiet der Blutkörperchenantigene ermöglichte es, den Großteil aller aufgefundenen irregulären Antikörper bestimmten Systemen (K, Le, Lu, Fy usw.) zuzuordnen, die im speziellen Teil noch gesondert besprochen werden. Bemerkenswert für diese Art von irregulären Antikörpern ist also die ausgesprochene Spezifität für ihre Agglutinogene, die dadurch noch besonders unterstrichen wird, daß sich die Antikörper im allgemeinen nicht an die individuumeigenen Blutkörperchen binden lassen.

Wenn auch ein sehr großer Teil der irregulären Antikörper heute spezifischen Systemen zugeordnet werden konnte, so verbleiben sie an sich trotzdem in der nach ihnen benannten Kategorie, denn „irregulär" bedeutet nicht unbekannt, sondern unregelmäßig oder ungewöhnlich. Sie können also in einzelnen Fällen entweder spontan vorhanden sein, d. h. eine konstitutionelle sogar eine vererbbare Serumanomalie darstellen, oder im Verlauf einer Immunisierung (durch Bluttransfusion oder Schwangerschaft) erworben werden. In beiden Fällen steht ihr Erscheinen im Gegensatz zu dem gesetzmäßigen Vorhandensein der regulären Agglutinine des OAB-Systems.

Kälteagglutination. Die gruppenspezifischen Isoantikörper und andere bestimmte Agglutinine sind bei 37° wirksam. Von ihnen zu trennen sind die Agglutinationswirkungen, die im allgemeinen nur bei niedrigen Temperaturen zur Beobachtung kommen. Man spricht deshalb von Kälteagglutination.

Die Kälteagglutinine wirken auf Blutkörperchen aller Gruppen, Untergruppen und Faktorenzugehörigkeit, zwar nicht immer gleich stark, weil möglicherweise die Kälteagglutinabilität der Blutkörperchen verschieden sein kann. Die Kälteagglutinine sind dadurch leicht zu erkennen, daß sie bei Annäherung an die Körpertemperatur bis auf 37° ihre Wirksamkeit verlieren. Eine Kälteagglutination, die im Röhrchen aufgetreten ist, geht nach kurzem Aufenthalt im Brutschrank vollständig zurück. Kälteagglutinine, die auf dem Objektträger wirksam sind — vermehrt wegen oder besser durch die Verdunstungskälte — werden ebenfalls nach kurzem Brutschrankaufenthalt der Platten (bei dem diese durch die sogenannte feuchte Kammer erforderlichenfalls vor der Eintrocknung zu schützen sind) völlig unwirksam. Infolge der klinischen Bedeutung, die der Kälteagglutination zur Zeit zugerechnet wird, muß an anderer Stelle nochmals auf sie zurückgegriffen werden.

Autoagglutination. Sehr oft kann die Beobachtung gemacht werden, daß Blutkörperchen vom eigenen Serum in vitro verklumpt werden (Ascoli, Klein, Landsteiner). Gut läßt sich diese Autoagglutination vor allem dann beobachten, wenn bei niedriger Temperatur (0—10°) gearbeitet wird. Landsteiner war der Ansicht, daß es sich hier um echte, den Iso- und Heteroagglutininen analoge Antikörper handelt. Vor allem deshalb, weil es ihm gelungen war, von den verklumpten, mit eiskalter Kochsalzlösung gewaschenen Blutkörperchen bei Erwärmung auf 20—30° die Agglutininverbindung zu zersprengen und das Agglutinin wieder in Lösung zu erhalten. Diese abgesprengten Agglutinine wirken nach allgemeinen Beobachtungen nicht nur auf die eigenen Blutkörperchen agglutinierend, sondern reagieren nach Art der Kälteagglutinine auch mit fremden Erythrozyten.

In der Kälte ist nach Schiff die Autoagglutination eine physiologische Erscheinung. Eine Verbreiterung der Wärmeamplitude findet sich bei manchen Erkrankungen, so daß durch die Autoagglutination sogar die Zählung der Erythrozyten erschwert sein kann. Unter anderem wurde eine verstärkte Autoagglutination bei hämolytischem Ikterus, Leberzirrhose, Anämien chronischer Leukämie und Pneumonie beobachtet. Von besonderem Interesse sind die Angaben von Iwai und Meisai über starke Autoagglutination bei Raynaudscher Krankheit. Es besteht immerhin die Möglichkeit, daß die Autoagglutination in peripheren Körpergebieten für das Zustandekommen von Krankheitssymptomen Bedeutung haben könnte, wie dies in den letzten Jahren immer mehr in den Vordergrund geschoben wird (z. B. Heilmeyer, Schubothe und Hahn). Auch darüber wird im klinischen Teil noch zu sprechen sein.

Pseudoagglutination. Unter Pseudoagglutination versteht man die Eigenschaft eines Serums, unspezifische Agglutinationen mit allen mit ihm in Berührung kommenden Blutkörperchen zu geben. Die Pseudoagglutination ist, wie schon ihr Name sagt, keine echte Agglutination im Sinne einer Antigen-Antikörper-Reaktion, da zur Pseudoagglutination besonders Seren von Patienten mit Leberaffektionen, Karzinomen usw., sowie überhaupt Seren von Patienten mit erhöhten Blutsenkungswerten neigen. Zwischen Blutsenkungsreaktion und Pseudoagglutination scheint eine bestimmte Parallelität bzw. ein enger Zusammenhang zu bestehen. Die Senkungsbeschleunigung ist vom Serum abhängig, eine Tatsache, die sich durch Vertauschungsversuche unschwer bestätigen läßt. Und zwar ist die Zusammensetzung der Plasmaeiweißkörper beim Senkungsvorgang von ausschlaggebender Bedeutung. Es kommen dabei namentlich die sogenannten Linksverschiebungen gegen die grobdispersen Phasen hin in Betracht, also die Zunahme des Fibrinogens und der Globuline auf Kosten der Albuminanteile. Nun wirkt das Fibrinogen viel senkungsbeschleunigender als die Globuline, was besonders bei Leberkranken zu beobachten ist, wo nicht selten eine Fibrinogenabnahme und dementsprechend ein Fehlen der erwarteten Senkungsbeschleunigung festgestellt werden kann.

Beim Vergleich mit anderen Untersuchungsmethoden wird oft die Tatsache vergessen, daß sich der Senkungsvorgang im Blut plasma abspielt, wobei das Fibrinogen maßgeblich und zwar noch stärker beteiligt ist als die Globuline, während viele Reaktionen mit Blut serum, also ohne Beteiligung des Fibrinogens ausgeführt werden.

Die Senkungsbeschleunigung, das sei hier kurz unter Außerachtlassung rein theoretischer Überlegungen nochmals festgestellt, beruht darauf, daß die Erythrozyten nach der Entnahme nicht isoliert zu Boden sinken, sondern zu Geldrollen und Klumpen verkleben, die entsprechend ihrem größeren Radius schneller zu Boden sinken als der einzelne Erythrozyt. Pseudoagglutination tritt vor allem bei der Massenuntersuchung frisch entnommener Blutproben auf, bei denen der Gerinnungsvorgang noch nicht abgeschlossen ist, also das Fibrinogen noch eine aktive Rolle spielen kann. Neben dem Fibrinogen können aber auch die Globuline an der Entstehung einer Pseudoagglutination beteiligt sein und zwar vornehmlich dann, wenn durch eine vorausgegangene oder noch ablaufende Infektionskrankheit in den Globulinphasen eine gewisse Labilität besteht.

Auf diese Erfahrungen muß bei der Durchführung der Untersuchungsmethoden Rücksicht genommen und versucht werden, Pseudoagglutinationen unter allen Umständen zu vermeiden. Vor allem sollen Testseren keine Pseudoagglutination bewirken. Eine Vorprüfung der Testseren mit O-Blutkörperchen oder mindestens mit gruppengleichen Erythrozyten ist deshalb für den gewissenhaft Untersuchenden unumgänglich und unerläßlich. Eine häufige Fehlerquelle ist die Pseudoagglutination auch bei der Ausführung des Kreuztestes, der bei einzelnen Untersuchern (EBERHARD) weit über 50 % positive Ergebnisse bringt. Hier läßt sich die Pseudoagglutination ohne weiteres aufdecken, wenn man verschiedene zusätzliche Kontrollen ansetzt, wie dies im Anhang zum zweiten Hauptteil ausführlich besprochen ist.

Von der spezifischen Agglutination ist die Pseudoagglutination, wie gesagt, durchaus verschieden (Abb. 7 u. 8). Vor allem fehlt ein adsorbierbares Agglutinin, das anscheinend nur durch eine Veränderung der Plasmastruktur vorgetäuscht wird. Morphologisch ist, wie oben schon erwähnt, die Geldrollenbildung charakteristisch. Bei sehr starker Reaktion treten allerdings Klumpen auf, die zunächst wie die der echten Agglutination aussehen. Verdünnt man, so zerteilen sich die Klümpchen zunächst zu Geldrollen und verschwinden dann gänzlich. Im allgemeinen genügt schon eine mäßige Verdünnung, um die Pseudoagglutination aufzuheben, so daß die Trennung von echter Agglutination keine Schwierigkeiten bereitet, wenn man die Möglichkeit der Fehlerquelle kennt und auf sie eingestellt ist.

Panagglutination. Als weitere Fehlerquelle für falsche positive Ablesungen von Agglutinationen ist die durch Stoffwechselprodukte bestimmter Bakterien bedingte Panagglutination zu nehmen. Im Gegensatz zur Pseudoagglutination, die durch veränderte Seren verursacht wird, kommt die Panagglutination durch eine Veränderung der Erythrozyten selbst, wahrscheinlich durch einen fermentativen Abbau der Erythrozytenoberfläche zustande. Im Versuch erscheint ein solches panagglutinables Blut mit allen mit ihm in Berührung kommenden Seren mehr oder weniger positiv. Zum Unterschied von der Pseudoagglutination ist hier wohl die Neubildung eines Antigens durch Fermentwirkung anzunehmen, während die Existenz eines zugehörigen Agglutinins, trotz seiner anscheinenden Adsorbierkarkeit, sehr fraglich ist. Ob eine Blutprobe im Sinne einer bakteriellen Einwirkung verändert ist, kann ihr äußerlich nicht angesehen werden. Sie braucht auch deshalb im landläufigen Sinne nicht unbrauchbar oder verdorben zu sein. Als Fehlerquelle läßt sich die Panagglutination leicht ausschalten. Sie entfällt von vornherein, wenn die Blutproben schon am Tage der Entnahme zur Untersuchung kommen und ist auch bei nicht mehr ganz frischen Blutproben kaum zu fürchten, wenn bei der Blutabnahme für ausreichende Sterilität gesorgt wurde. Ist trotzdem mit der Möglichkeit des Auftretens zu rechnen, so empfiehlt es sich, die Untersuchung der Erythrozyten mit Testserum von vornherein im Röhrchen bei 37° vorzunehmen, da die Gefahr des Auftretens einer Panagglutination bei Anwendung der Brutschrankmethode geringer ist als bei Zimmertemperatur. Bei nachträglichem Einbringen der Versuche in den Brutschrank bei schon eingetretener Reaktion ist die Panagglutination nicht ohne weiteres reversibel. Außerdem läßt sich die Spezifität der Antikörper leicht dadurch kontrollieren, daß man die Erythrozyten auch mit Serum der Gruppe AB, besser sogar mit mehreren solchen Seren ansetzt. Diese Kontrolle der Nichtagglutinierbarkeit bzw. der unspezifischen Agglutination ist in vielen Fällen nicht nur zweckmäßig, sondern vielfach unumgänglich. Natürlich muß die Einwandfreiheit der betreffenden AB-Seren selbst gesichert sein. Liegt eine unspezifische Panagglutinabilität vor, so wirken auch diese Seren agglutinierend, wobei in der Stärke der Seren individuelle Unterschiede vorkommen können. Schließlich liegt

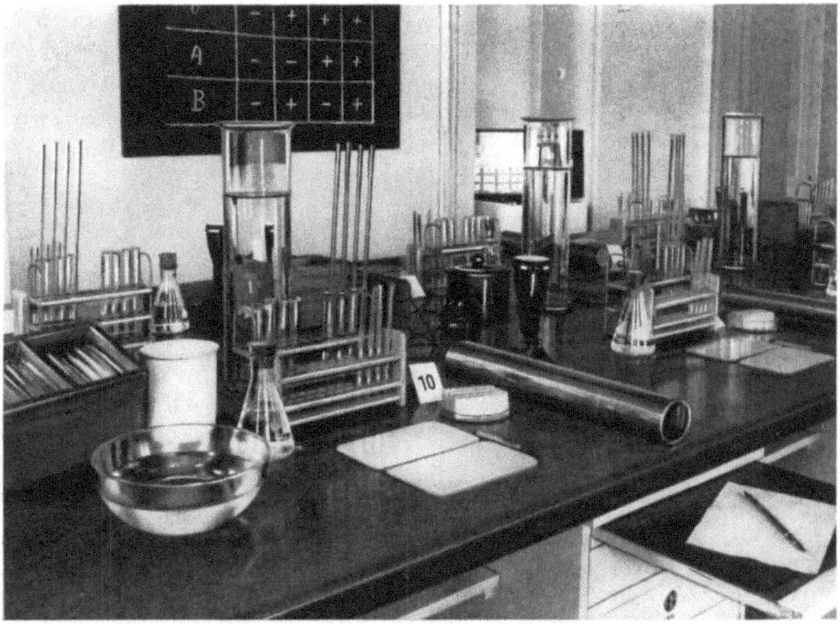

Abb. 2. Arbeitsplatz für Blutgruppen- und Blutfaktorenbestimmung

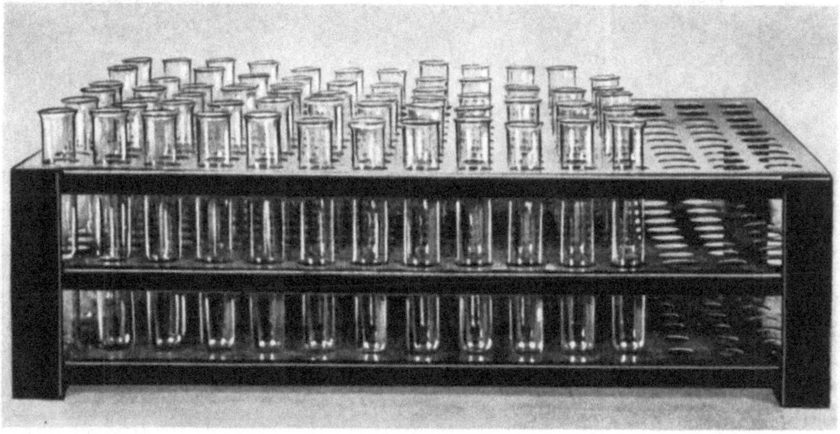

Abb. 7. Reagenzglasgestell für die serologischen Untersuchungen mit Zwischenboden und Bodenbohrungen für die Kuppenablesung

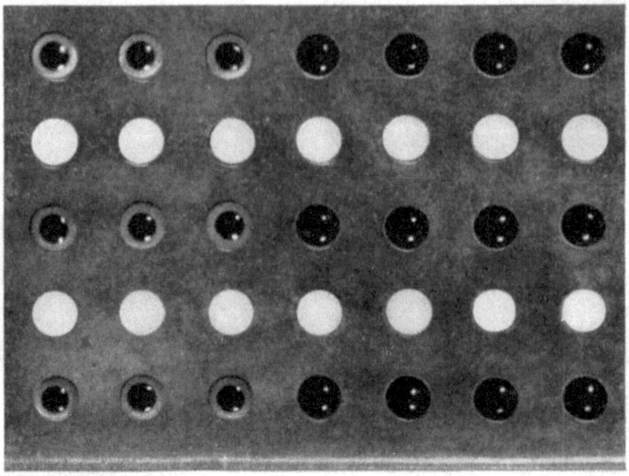

Abb. 8. Ausschnitt des Bodens eines Reagenzglasgestelles für serologische Untersuchungen zur Kuppenablesung

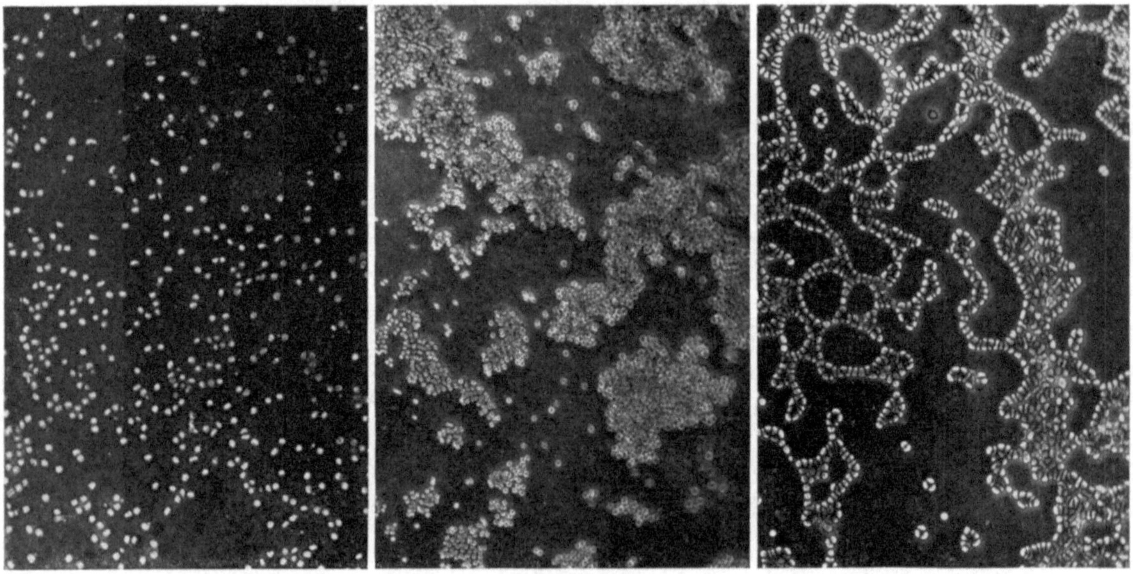

a b c

Abb. 9. Echte Agglutination (b) und Pseudoagglutination (c) im Vergleich mit einer negativen Agglutination (a) mikroskopisch. Während bei der Agglutination die Blutkörperchen in regelloser Weise verklumpt sind, erkennt man bei der Pseudoagglutination sehr gut die Ketten- und Geldrollenlagerung. (Aufnahme im Phasenkontrastmikroskop.)

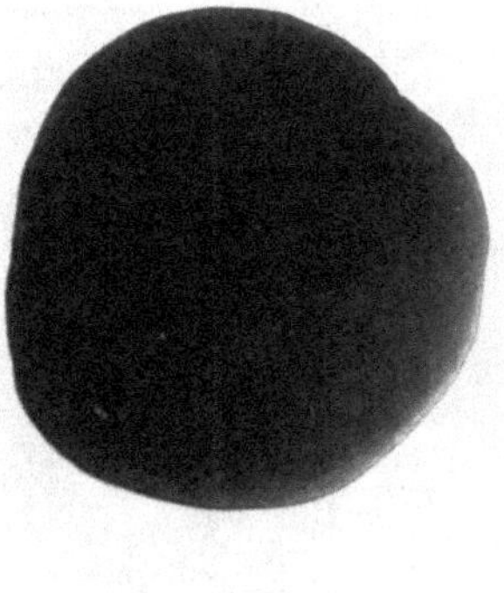

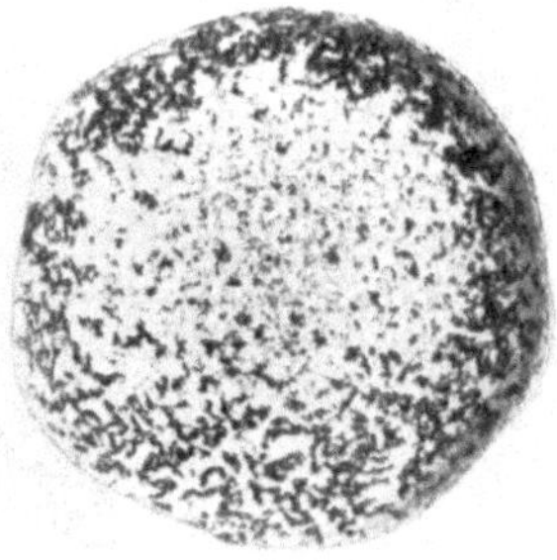

10 11

Abb. 10 u. 11. Negative und kräftig positive Reaktionen bei der Objektträgermethode

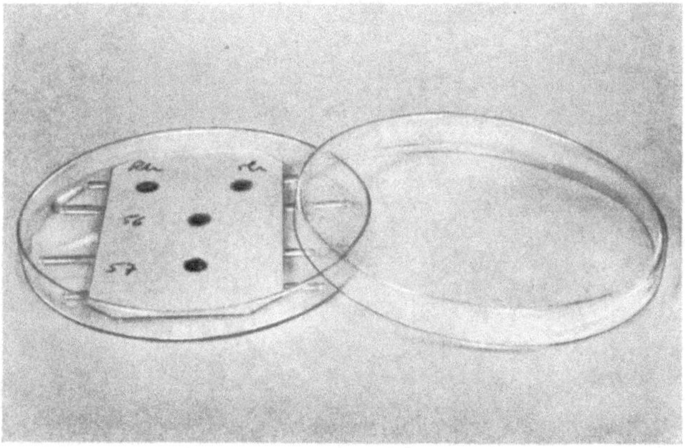

Abb. 12. Feuchte Kammer

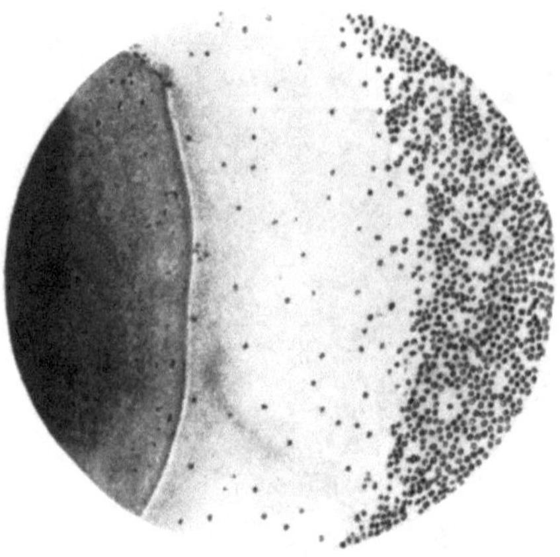

Abb. 14. Deckglasprobe nach LATTES. Negative Reaktion. Links: Zone des angetrockneten Blutes. Rechts: Die frisch zugesetzten Testblutkörperchen. Mitte (von oben nach unten ziehend) Grenzzone: Die Blutkörperchen liegen einzeln, nicht in Häufchen. Reaktion negativ

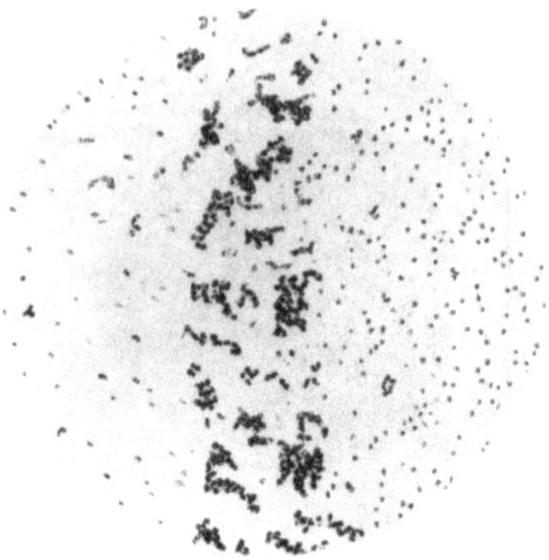

Abb. 15. Deckglasprobe nach LATTES. Positive Reaktion. Links: Zone des angetrockneten Blutes. Rechts: Die frisch zugesetzten Kontrollblutkörperchen (nicht agglutiniert). Mitte (von oben nach unten ziehend): Agglutination in der Grenzzone

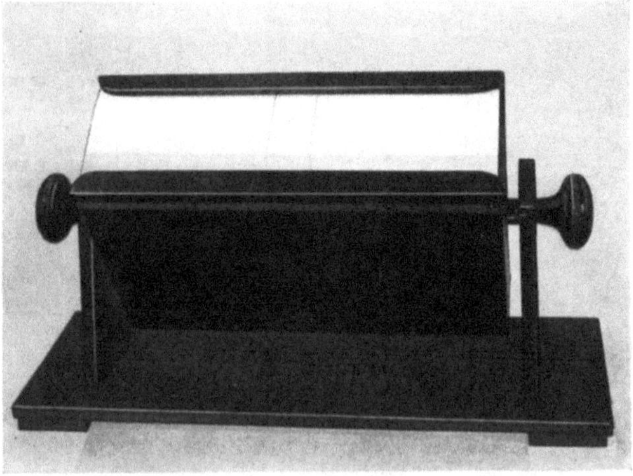

Abb. 79a.
Großes Rhesognost-Gerät der Firma Asid-Serum-Institut

noch eine weitere Kontrolle in der gleichzeitigen Untersuchung der Erythrozyten und Blutserum. Denn die LANDSTEINERsche Regel kann dann nicht mehr zutreffen, wenn die Erythrozyten einen neuen bakteriell bedingten Angriffspunkt für die Seren aufweisen. Man würde dann z. B. ein Blut der Gruppe O als AB bestimmen und gleichzeitig im Serum die Agglutinine Anti-A und Anti-B finden. Dieser Befund müßte allerdings auf das Vorliegen besonderer Verhältnisse aufmerksam machen und durch Einschaltung geeigneter Methoden zur Richtigstellung der Fehlbestimmung führen. Eine Fehlbestimmung anderer Merkmale braucht deshalb nicht befürchtet zu werden, da jede Gruppen- und Faktorenbestimmung routinemäßig im allgemeinen mit der Testung des OAB-Systems eingeleitet werden sollte und dadurch die Gefahr einer Fehlbestimmung durch Panagglutination bereits offenkundig werden würde.

Die Panagglutination besitzt in gewisser Hinsicht auch wissenschaftliches Interesse. Die auch heute zum Teil noch bestehende alte Auffassung über diese „Agglutination" besagt, daß die Reaktion durch ein adsorbierbares Agglutinin hervorgerufen wird, das auch durch Verdünnung in seiner Aktivität nur schwer beeinflußt werden kann. Die serologischen Verhältnisse wurden durch SCHIFF und HALBERSTÄDTER versinnbildlicht durch die Annahme eines Agglutinins, das in jedem beliebigen Serum vorkommen kann und einer in den empfindlichen Erythrozyten auftretenden Gruppe, dem sogenannten Panagglutinogen. Nach HALLAUER besitzt das neugebildete Antigen bei der Immunisierung von Kaninchen antigene Eigenschaften. THOMSEN und FRIEDENREICH und unabhängig von ihnen HIRSZFELD haben offenbar das gleiche Phänomen studiert und festgestellt, daß die Panagglutinabilität der Erythrozyten von diesen auf neue Suspensionen übertragen werden kann. FRIEDENREICH konnte dann einen Bazillus — M genannt — isolieren, der, auf Erythrozytenaufschwemmungen verimpft, die Veränderungen der Agglutinabilität hervorruft. Der Bazillus M, eine bewegliches Stäbchen, das sich grampositiv färbt, wächst am besten bei 20°, bei 37° nur sehr langsam und dann ohne Bildung von Geißeln. Ein anderes von FRIEDENREICH gefundenes Stäbchen, Bazillus J, ist unbeweglich, gramnegativ und bei 37° überhaupt nicht entwicklungsfähig. Nach seiner Wuchsform, dem Auftreten eigenartiger Winkelbildungen und Verzweigungen, rechnet ihn FRIEDENREICH zur Gruppe der Korynebakterien. Außer den beiden genannten fanden sich noch einige andere Bakterienstämme — N, K und S — die eine ähnliche serologische Wirkung aufweisen. Diese Transformation der Erythrozyten, die innerhalb dieses Leitfadens noch in einem anderen Zusammenhang Bedeutung erlangen wird, ist also keineswegs an eine bestimmte Erythrozytenart gebunden. Auch Filtrate von Bakterienkulturen rufen die Veränderungen an den Erythrozyten hervor. Nach SCHIFF und FRIEDENREICH werden die veränderten Blutkörperchen bei Zusatz von Komplement hämolysiert.

	Blutkörperchen				Blutproben Nr.				
	O	A	B	AB	142	143	144	145	146
O-Serum	—	+++	+++	+++	—	+	+++	—	+++
A-Serum	—	—	+++	+++	—	+	+++	—	—
B-Serum	—	+++	—	+++	—	+ +	+++	—	+++
AB-Serum	—	—	—	—	—	+	—	—	—

	O	A	B	AB
Serum 142	—	+++	+++	+++
143	—	+++	+++	+++
144	—	+++	—	+++
145	—	+++	+++	+++
146	++	+	+++	+++

Tabelle 5. Routinetest einer OAB-Bestimmung unter Berücksichtigung des Auftretens von Pseudoagglutination (Blutprobe Nr. 146) und Panagglutination (Blutprobe Nr. 143)

Die Untersuchungsmethoden mit vollständigen Agglutininen

Die in der Folge zu besprechenden prinzipiellen Untersuchungsmethoden, wie Titerbestimmung, Adsorption usw. seien zunächst des besseren Verständnisses wegen an Hand der vollständigen Agglutinine behandelt, d. h. an Antikörpern mit direktem Agglutinationseffekt, die also ihre Wirkung in einfacher Kochsalzlösung und ohne Zugabe eines Hilfsstoffes oder Supplements entfalten. Es kann jedoch bereits im Voraus gesagt werden, daß diese grundsätzlichen Techniken im Prinzip auch für die Untersuchung der unvollständigen Agglutinine Anwendung finden können, nur muß dann an Stelle der Kochsalzlösung eine kolloide Lösung — der oben erwähnte Hilfsstoff oder das Supplement — herangezogen werden. Aus diesem Grunde ist die Verwendung des Begriffes Kochsalzlösung, soweit es sich ermöglichen ließ und nicht von versuchstechnischer Bedeutung war, vermieden und an seine Stelle der Ausdruck Suspensions- bzw. Verdünnungsflüssigkeit gesetzt worden. Die Wirkungsweisen der Hämagglutinine, sowohl der vollständigen als auch der unvollständigen, die sich wegen ihrer gemeinsamen physikalisch-chemischen Grundlagen prinzipiell von einander nicht unterscheiden, gelangen in einem besonderen Abschnitt zur Besprechung.

Die Agglutination. Stellt man sich eine Aufschwemmung roter Blutkörperchen in einer physiologischen Kochsalzlösung her, so ist diese Blutkörperchensuspension gleichmäßig rot gefärbt und undurchsichtig („deckfarben"). Läßt man die Aufschwemmung längere Zeit stehen, so senken sich die Blutkörperchen allmählich zu Boden und sammeln sich in der Kuppe des Reagenzglases zu einem kreisrunden und scharf begrenzten Sediment an. Schüttelt man auf, so läßt sich der ursprüngliche Zustand der gleichmäßigen Verteilung der Blutkörperchen wiederherstellen.

Man kann nun durch Zusatz eines bestimmten Stoffes erreichen, daß diese gleichmäßig verteilten Blutkörperchen — meistens schon im Verlauf weniger Minuten — zunächst zu kleineren, dann zu größeren Klümpchen zusammentreten und schnell zu Boden sinken. Schüttelt man nach einer Weile den entstandenen Bodensatz wieder auf, so entsteht keine gleichmäßige Suspension mehr, sondern es bleiben in einer mehr oder weniger klaren Zwischenflüssigkeit Agglutinate von roten Blutkörperchen bestehen. Je nach Stärke dieser Zusammenballung unterscheidet man verschiedene Grade.

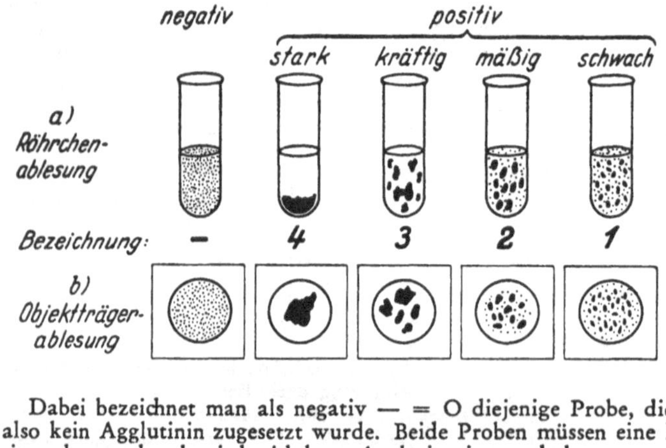

Abb. 6. Bewertung der Agglutinationskraft eines Serums

Dabei bezeichnet man als negativ — = O diejenige Probe, die der Kontrolle entspricht, der also kein Agglutinin zugesetzt wurde. Beide Proben müssen eine homogene deckfarbene Suspension ohne makroskopisch sichtbare Agglutination enthalten.

Dagegen fällt die Reaktion ++++ = 4 auf, die sich dadurch auszeichnet, daß die Blutkörperchen zu einem einzigen Agglutinat verbacken sind, das sich auch bei stärkerem Schütteln nicht zerstören läßt. Die Suspensionsflüssigkeit darüber ist klar.

Als +++ = 3 bezeichnet man dementsprechend diejenige Probe, deren Suspensionsflüssigkeit zwar ebenfalls klar ist, deren Agglutinat beim Schütteln jedoch in mehrere größere Klümpchen zerfällt.

Stärke ++ = 2 läßt sich daran erkennen, daß beim Aufschütteln zwar immer noch mehr oder weniger große Klümpchen entstehen, daß das Agglutinin aber nicht mehr in der Lage ist, sämtliche Blutkörperchen ausreichend zusammenzubacken. Deshalb treten bei dieser Probe in der Suspensionsflüssigkeit freie Blutkörperchen auf und verursachen eine leichte homogene Trübung.

In einer Probe mit Stärke + = 1 ist diese Trübung noch stärker und nähert sich allmählich der Deckfarbenheit der negativen Probe bzw. der Kontrolle. Trotzdem sind aber beim Schräghalten und Gleitenlassen makroskopisch noch leichte Verklumpungen wahrzunehmen[1]).

Es sei bemerkt, daß sich am Prinzip dieser Ablesung nichts ändert, ob nun der Versuch im Röhrchen oder auf dem Objektträger angesetzt wird.

Damit sind bereits die beiden hauptsächlichsten Techniken für die Blutgruppen- und Blutfaktorenbestimmung genannt.

1. Die Röhrchenmethode und
2. Die Objektträgermethode

Dies sind die beiden Methoden, die auch in den Richtlinien empfohlen sind. Dazu kommen noch einige weitere Möglichkeiten der Bestimmung, die in der Routinetechnik nicht so sehr verbreitet sind und im allgemeinen nur Anwendung finden, wenn für die beiden erstgenannten Methoden ausreichendes Untersuchungsmaterial nicht zur Verfügung steht oder so verändert ist, daß eine normale Bestimmung an ihm nicht mehr ausgeführt werden kann.

3. Die Kapillarmethode (Ponsold),
4. Die Deckglasprobe (Lattes) und
5. Die Senkungsmethode (Sander und Sander)

Die Röhrchenmethode: Die dazu notwendigen Röhrchen sollen eine Länge von 80 mm und eine lichte Weite von 8 mm aufweisen. Sie finden Aufstellung in einem Metallgestell mit entsprechenden Bohrungen (s. Abb. 7 auf Tafel I nach S. 32), die tunlichst einen Zwischenboden besitzen und den Röhrchen soviel Halt verleihen, daß sie auch bei kräftigem Schütteln nicht herausfallen. Vorteilhaft ist es, wenn auch der Boden des Gestells Bohrungen aufweist, so daß man auch eine Kuppenablesung vornehmen kann, ohne die Röhrchen aus dem Gestell herausnehmen zu müssen (Abb. 8 auf Tafel II nach S. 32). Man arbeitet bei der Röhrchenmethode mit Mengen von 0,1 ccm.

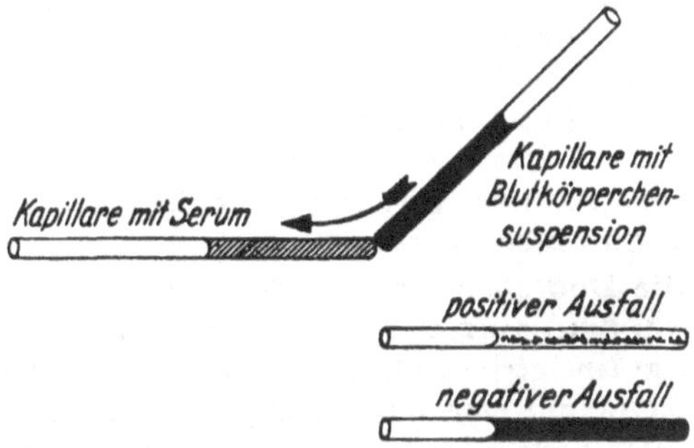

Abb. 13. Kapillarmethode nach Ponsold

Sowohl das Serum als auch die Blutkörperchensuspensionen werden in diesen Mengen pipettiert. Nach dem Ansetzen des Versuches wird durch kräftiges Schütteln gut gemischt und anschließend die für die jeweilige Reaktion erforderliche Zeit abgewartet. Die Ablesung erfolgt im allgemeinen entweder

1. nach 2—24stündigem Aufenthalt bei Zimmertemperatur;
2. nach einstündigem Aufenthalt im Brutschrank bei 37° oder
3. nach 2 Minuten langem Zentrifugieren der Röhrchen bei 2000 U/min.

Die Objektträgermethode: Für die Durchführung dieser Methode genügen einfache Objektträger auf weißer Grundlage. Besser jedoch sind größere Milchglasplatten die entweder glatt oder auch mit Eindellungen nach Art von Hohlschliffen versehen sein

[1]) In der internationalen Literatur hat sich für die Bewertung von Reaktionsstärken die Schreibweise in arabischen Ziffern mehr und mehr durchgesetzt. Aus diesem Grunde wurde bei der Niederschrift von Versuchsprotokollen ausschließlich von dieser Bezeichnungsart Gebrauch gemacht.

können. Auf diesen Platten werden nach dem Entwurf des Versuchsprotokolls Seren und Blutkörperchensuspensionen aufgetropft und nach guter Durchmischung jedes Testpunktes mit der sauberen Ecke eines Objektträgers 5 Minuten abgewartet. Dann werden mit den Platten vorsichtige Schaukelbewegungen ausgeführt, die die Reaktion beschleunigen. Die Ablesung erfolgt im allgemeinen entweder

1. nach 15 Minuten bei Zimmertemperatur, wenn die Reaktionskomponenten (z. B. OAB-System) schnell miteinander reagieren oder
2. nach 30 bis 60 Minuten Brutschrankaufenthalt bei 37°, wenn es sich um langsamer reagierende Antikörper (wie z. B. Rh-Faktor) handelt.

Es ist jedoch zu berücksichtigen, daß auch für den Brutschrankaufenthalt die Platte oder der Objektträger in eine sogenannte feuchte Kammer gelegt werden muß, um vorzeitiges Eintrocknen der Testpunkte zu vermeiden. Diese feuchten Kammern bestehen aus Petrischalen, deren Boden mit angefeuchtetem Filterpapier ausgelegt ist und den Innenraum bei Erwärmung mit Feuchtigkeit sättigen, so daß ein Eintrocknen der Präparate nicht erfolgen kann.

Die Kapillarmethode (PONSOLD): Man verwendet dafür dünnwandige Glaskapillaren in den Abmessungen von 10 cm Länge und 0,75 mm lichter Weite. Eine Kapillare wird zu einem Viertel mit Serum gefüllt und aus einer zweiten Kapillare durch Attraktion die gleiche Menge 1 %iger Blutkörperchenaufschwemmung zugegeben.

Der Inhalt der Kapillare wird dann durch Hin- und Herbewegen gut gemischt und auf eine weiße Unterlage gebracht. Die Ablesung erfolgt nach 30 Minuten bei Zimmertemperatur. Die positive Reaktion ist durch makroskopisch gut sichtbare Agglutinate gekennzeichnet, während die negative Reaktion ein homogenes Gemisch zeigt. Den besonderen Wert dieser Methode sieht PONSOLD darin, daß im Vergleich zur Röhrchenmethode (Verteilung der Agglutinate auf drei Dimensionen) und der Objektträgermethode (Verteilung der Agglutinate auf zwei Dimensionen) die Verklumpungen im Kapillarröhrchen perlschnurartig (eindimensional) auftreten und bei schwachen Seren dadurch besser zu erkennen sind.

Die Deckglasprobe (LATTES): Schwache Serumagglutinine und solche in angetrocknetem Blut lassen sich sehr gut mit der LATTESschen Deckglasmethode nachweisen. Man bringt eine geringe Menge des zu untersuchenden Serums auf einen Objektträger und bedeckt sie mit einem Deckglas. Besser noch streicht man das Serum von der Mitte des Objektträgers nach einer Seite hin wie einen Blutausstrich aus und läßt ihn trocknen. Trocknet nämlich das Blut als Tropfen an, so wird das Deckglas mitunter zu sehr abgehoben und die Reaktion verläuft nicht so klar, wie wenn das Deckglas dicht anliegt. Von einer Seite wird nun Blutkörperchensuspension zugegeben und unter dem Mikroskop beobachtet, ob in der Grenzzone Agglutination auftritt oder nicht (Abb. 14 u. 15 auf Tafel IV nach S. 32). Praktisch wichtig ist, daß der Erhaltungszustand bei verschiedenen Teilen einer Blutspur ungleich sein kann. Man darf sich also nicht mit einer Stichprobe begnügen, sondern muß bei negativem Ausfall das Material von verschiedenen Seiten untersuchen.

Der Vollständigkeit halber sei kurz noch auf eine weitere Methode, die Blutgruppenbestimmung mittels Blutsenkung (nach SANDER und SANDER) hingewiesen, die von der Überlegung ausgeht, daß agglutinierte Erythrozyten in der Westergreenpipette schneller sinken als eine homogene Suspension. Bezüglich der Einzelheiten über diese Reaktion sei auf die Originalarbeit verwiesen.

Wie jede chemische Reaktion, so ist auch die Agglutination von den verschiedensten äußeren Einflüssen abhängig, die bei der Technik entsprechend Berücksichtigung finden müssen.

1. **Temperatur:** Tritt das Maximum der Agglutination bei gewöhnlicher Temperatur erst im Laufe von Stunden ein, so wird die Reaktionsgeschwindigkeit durch Temperaturerhöhung innerhalb der entsprechenden Amplitude wesentlich gesteigert. Von einer gewissen Temperatur an, die für die einzelnen Systeme verschieden ist, wird der Eintritt der Reaktion verlangsamt, bis sie schließlich bei weiterer Erhöhung überhaupt nicht mehr zustande kommt.

2. **Bewegung:** Eine weitere Förderung erfährt die Agglutination durch Bewegung des Reaktionsgemisches, Schütteln der Röhrchen und Schaukeln des Objektträgers.

3. **Zentrifugieren:** Auch durch Zentrifugieren wird der Eintritt einer sichtbaren Reaktion erheblich beschleunigt. Die agglutinierten Erytrhozyten bilden nach dem Zentrifugieren ein charakteristisches zackig gerändertes Häutchen in der Kuppe des Röhrchens und lassen beim Aufschütteln die Flockung deutlich erkennen, während nicht verklumpte Erythrozyten ein glatt gerändertes Sediment in der Glaskuppe ergeben und ohne weiteres wieder homogen aufgeschüttelt werden können.

Die Titerbestimmung. Hat man in einem Serum ein Agglutinin festgestellt, so ist eine weitere Aufgabe, Stärke, Menge bzw. Konzentration des Agglutinins zu messen. Dazu setzt man zunächst eine Verdünnungsreihe an. Diese Technik kann je nach der Menge des zur Verfügung stehenden Serums auf zwei verschiedene Arten erfolgen. Einmal im Röhrchen und des weiteren direkt auf dem Objektträger. Konnte man genügend Blut gewinnen, so ist das Verdünnen mit der Röhrchenmethode ohne Zweifel das günstige Verfahren.

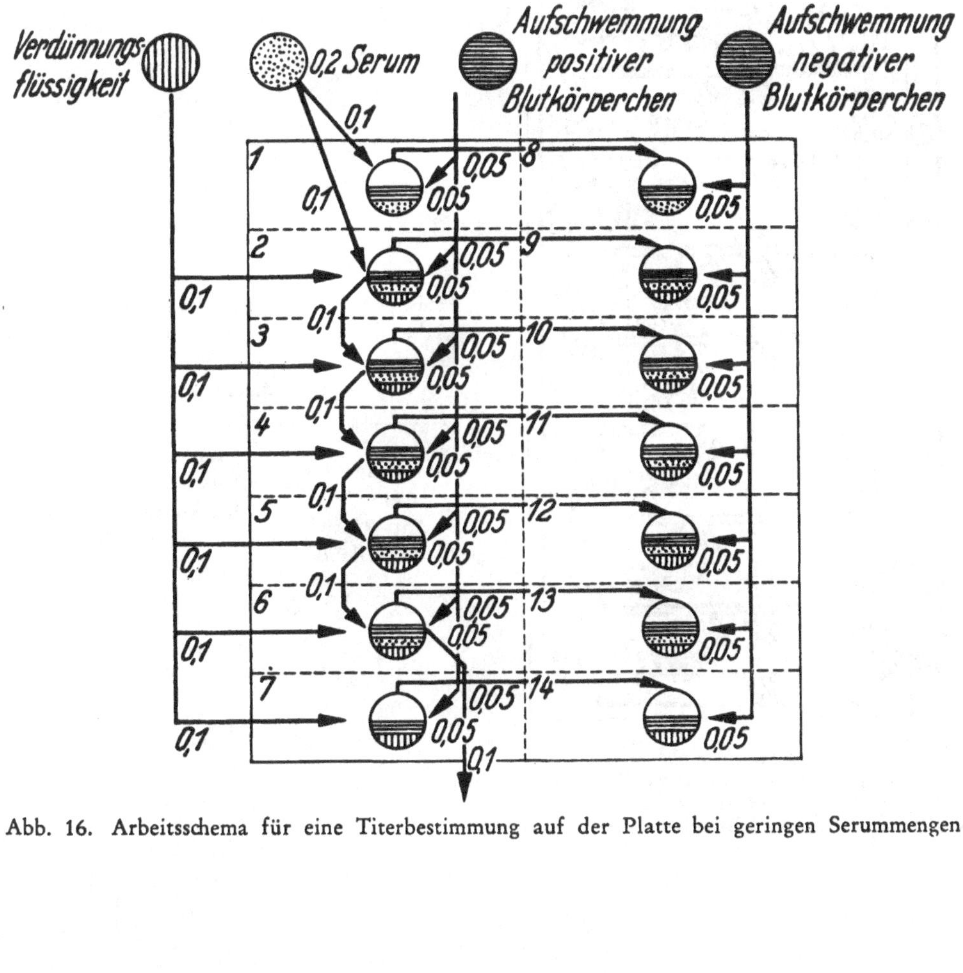

Abb. 16. Arbeitsschema für eine Titerbestimmung auf der Platte bei geringen Serummengen

Man stellt eine Reihe Röhrchen auf, die vom 2. Röhrchen an z. B. mit je 0,5 ccm der jeweiligen für den entsprechenden Versuch notwendigen Verdünnungsflüssigkeit (physiologische Kochsalzzlösung, Albuminlösung, AB-Serum oder Gelatinelösung) gefüllt werden. In das erste Röhrchen kommt 1 ccm des zu verdünnenden Serums. Davon werden 0,5 ccm in das zweite Röhrchen zu den 0,5 ccm Verdünnungsflüssigkeit gegeben. Nach guter Durchmischung wird aus diesem zweiten Röhrchen wieder 0,5 ccm in das dritte Röhrchen übergeführt und gemischt. So wird die gesamte Verdünnungsreihe weiter bearbeitet. Die 0,5 ccm Verdünnung, die nach der Mischung des letzten Röhrchens abzupipettieren wären, verbleiben in diesem Röhrchen, damit eventuell noch weiter verdünnt werden kann, falls die Titergrenze des Serums noch nicht erreicht sein sollte. Ein am Ende der Titerreihe stehendes Röhrchen enthält nur Verdünnungsflüssigkeit und dient als antikörperfreie Kontrolle.

Nach dieser Vorbereitung erfolgt nun das eigentliche Ansetzen des Versuches. Man stellt neben der Verdünnungsreihe weitere Röhrchenreihen auf, und zwar so viele, wie für die Untersuchung des betreffenden Agglutinins angebracht sind. Mindestens jedoch zwei Reihen. Eine davon für die Suspension des korrespondierenden Antigens und eine für die Suspension, in der das korrespondierende Antigen nicht enthalten ist, die also als antigenfreie Kontrolle dient, in Ergänzung der antiköperfreien Verdünnungskontrolle. Aus dem jeweiligen Verdünnungsröhrchen werden in jedes der entsprechenden Reaktionsröhrchen nunmehr je 0,1 ccm der betreffenden Serumverdünnung pipettiert. Ebenfalls aus dem Röhrchen mit der Verdünnungskontrolle in zwei Reaktionskontrollen. Dann wird in sämtliche Röhrchen der ersten

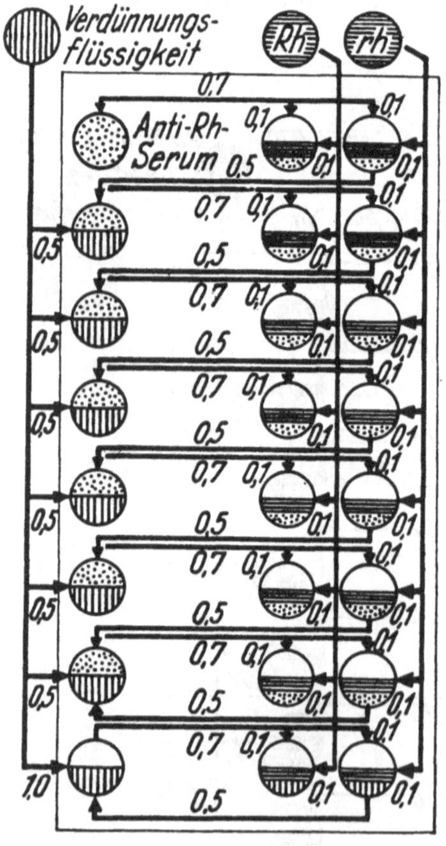

Abb. 17. Arbeitsschema einer Titerbestimmung mit positiver und negativer Reaktionsreihe am Beispiel des Rh-Faktors bei der Untersuchung eines vollständigen Agglutinins

Tabelle 6. Versuchsprotokoll einer nach dem Arbeitsschema der Abb. 17 ausgeführten Titerbestimmung eines Anti-Rh-Serums mit vollständigem Agglutinin

0,1 ccm agglutinierendes Anti-Rh-Serum fallend	0,1 ccm 3%ige Aufschwemmung von Blutkörperchen der Spezifität Rh	rh
1	3	—
1/2	3	—
1/4	2	—
1/8	2	—
1/16	2	—
1/32	1	—
1/64	—	—
Kontr.	—	—

Reaktionsreihe je 0,1 ccm der antigenpositiven Suspension und in sämtliche Röhrchen der zweiten Reaktionsreihe je 0,1 ccm einer antigennegativen Suspension zugefüllt.

Nicht immer gelingt es, die für die Durchführung der Röhrchenmethode erforderliche Serummenge zu erhalten. Dies kann vor allem bei Säuglingen und Kleinkindern der Fall sein, oder aber auch bei ausgebluteten oder adipösen Patienten. Unter diesen Umständen kann man von der Objektträgermethode Gebrauch machen, die es ermöglicht, auch mit geringsten Serummengen eine Verdünnungsreihe anzusetzen.

Hat man z. B. nur 0,2 ccm Serum zur Verfügung, so teilt man sich die Glasplatte (s. Abb. 16) nebeneinander z. B. in 12 oder 14 Felder und gibt auf die Felder 2—6 je 0,1 ccm der Verdünnungsflüssigkeit. Dann zieht man mit einer feinen Pipette die 0,2 ccm Serum auf, gibt 0,1 ccm davon auf Feld 1 und den Rest auf Feld 2 zu dem Tropfen Verdünnungsflüssigkeit. Man mischt mit der Pipette nun den Tropfen auf der Platte gut durch, zieht dann wieder 0,1 ccm auf und pipettiert diese Menge in den Tropfen auf Feld 3. Auch hier wird nach guter Durchmischung 0,1 ccm aufgezogen und nach Feld 4 überpipettiert usw., bis das Ende der Reihe erreicht ist. Von jedem Tropfen kann dann noch die Hälfte (also 0,05 ccm) auf das daneben liegende Feld — von 1 nach 8, von 2 nach 9, von 3 nach 10 usw. — pipettiert werden, so daß die Möglichkeit besteht, ein negatives Kontrollblut mitlaufen zu lassen. Auch bei dieser Methode sollte zweckmäßigerweise am Ende der Titerreihe je ein Tropfen Verdünnungsflüssigkeit als antikörperfreie Kontrolle zugesetzt werden. Die Blutkörperchensuspension wird tropfenweise direkt in die Verdünnungsreihe gegeben. Die Ablesung erfolgt nach der die optimalen Bedingungen des jeweiligen Systems berücksichtigenden Behandlung.

Große Zeitersparnis und Vereinfachung der Versuchstechnik wird dadurch erreicht, wenn die eben geschilderten zweizeitigen Verfahren in einem Arbeitsgang erledigt werden. Bei der Aufstellung der weiteren Schemen fand deshalb nur die im Folgenden beschriebene einzeitige Methode Berücksichtigung.

Schon beim Aufstellen der Verdünnungsreihe baut man neben dieser die notwendige Zahl von Reaktionsreihen auf. Da man für jedes Röhrchen dieser Reihe je 0,1 ccm Verdünnung benötigt, entnimmt man aus dem jeweiligen Verdünnungsröhrchen nicht nur die 0,5 ccm für die nächste Verdünnung, sondern zusätzlich auch gleich die für die Beschickung sämtlicher Reaktionsröhrchen der betreffenden Reihe notwendige Flüssigkeitsmenge, füllt diese einzeln ab und gibt dann den in der Pipette verbleibenden Rest in das nächste Verdünnungsröhrchen weiter. Hat man also für den im Schema Nr. 17 gezeigten Versuch drei Reaktionsreihen anzusetzen, so muß man aus dem entsprechenden Verdünnungsröhrchen 0,5 + 0,1 + 0,1 + 0,1 ccm = 0,8 ccm zu entnehmen, je 0,1 in die drei Reaktionsröhrchen füllen und 0,5 ccm zur weiteren Verdünnung überpipettieren. Führt man den Versuch nicht im Röhrchen durch, sondern will aus materialersparenden Gründen die Reaktion auf dem Objektträger ausführen, so muß man berücksichtigen, daß die auf dem Objektträger notwendigen Flüssigkeitsmengen entsprechend geringer sind und nur Tropfen Verwendung finden. Die Quantität eines Tropfens entspricht 0,05 ccm und es muß deshalb bei derselben Versuchsanordnung mengenmäßig wie folgt vorgegangen werden: 0,5 + 0,05 + 0,05 + 0,05 = 0,65 ccm entnehmen, 3mal je 0,05 ccm auf den Objektträger tropfen und den Rest 0,5 ccm zur weiteren Verdünnung in das nächste Verdünnungsröhrchen überpipettieren.

Hat man nun sämtliche Röhrchen mit den aus der Verdünnungsreihe stammenden Mengen beschickt, so füllt man in die Röhrchen der senkrechten Reihen die die Antigene enthaltenden Blutkörperchensuspensionen. Die ganz unten stehende Verdünnungskontrolle dient dabei dem Zweck, festzustellen, ob nicht die Blutkörperchensuspensionen mit den zur Verwendung kommenden Verdünnungsflüssigkeiten allein schon eine Reaktion ergibt und die Ergebnisse des Hauptversuches dadurch verfälscht werden. Dabei muß die Verdünnungsflüssigkeit allein aus dem Kontrollröhrchen in der gleichen Menge zugegeben werden, wie oben das verdünnte Serum, um die Blutkörperchensuspension auf die durch den Serumzusatz bedingte Verdünnung der übrigen Röhrchen zu bringen.

Nach gutem Durchschütteln des Gestells wird die gesamte Versuchsanordnung der dem jeweiligen Versuchssystem entsprechenden Optimaltemperatur ausgesetzt (z.B. Rh-Faktor: Brutschrank bei 37°, OAB-System: Brutschrank bei 37° oder Zimmertemperatur, P-Merkmal: Zimmertemperatur oder Kühlraum um 5°).

Auch die Ablesung erfolgt den Eigenheiten der einzelnen zu untersuchenden Systeme entsprechend. Auf diese Eigenheiten wird im speziellen Teil besonders hingewiesen. Im allgemeinen liest man den Versuch 1—2 Stunden nach dem Ansetzen ein erstes, und nach 24 Stunden bzw. am

Morgen des dem Versuch folgenden Tages ein zweites Mal ab. Die Bewertung erfolgt nach den oben erwähnten Kennzeichen für die Stärke der Agglutination.

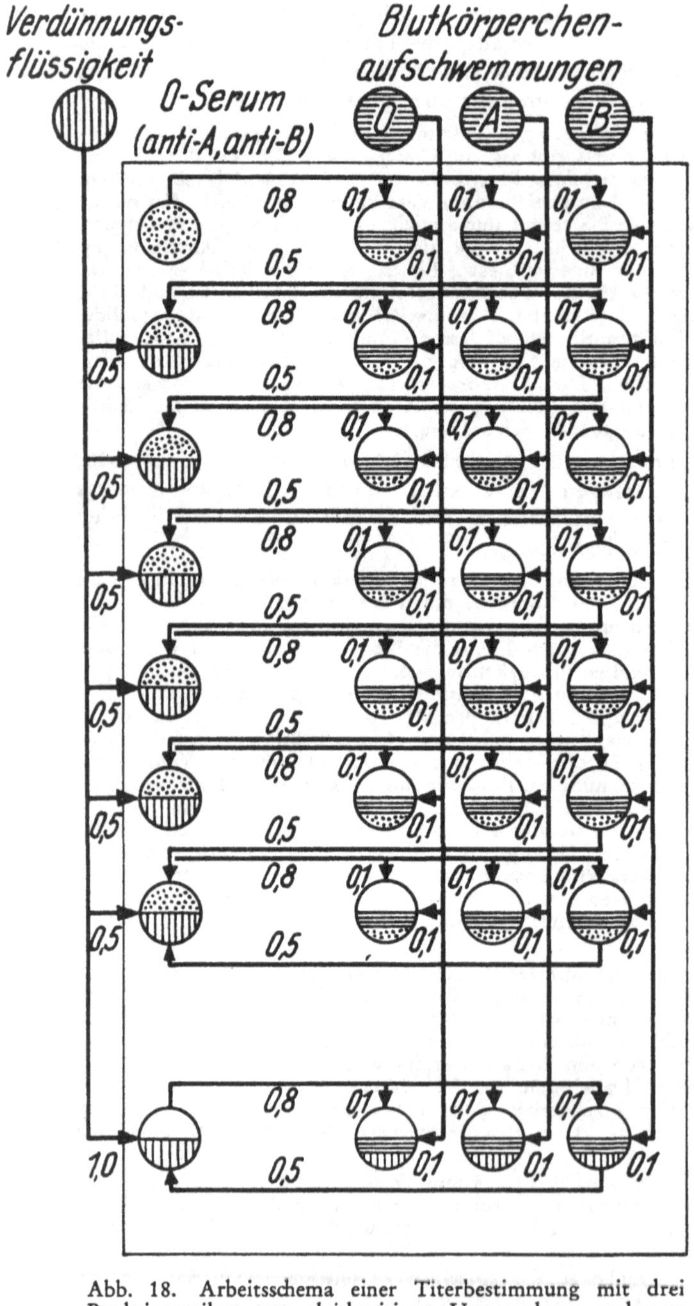

Abb. 18. Arbeitsschema einer Titerbestimmung mit drei Reaktionsreihen zur gleichzeitigen Untersuchung mehrerer Agglutinine am Beispiel des OAB-Systems

Tabelle 7. Versuchsprotokoll einer nach dem Arbeitsschema der Abb. 18 ausgeführten Titerbestimmung bei gleichzeitiger Anwesenheit mehrerer Agglutinine am Beispiel des OAB-Systems

0,1 ccm agglutinierendes O-Serum (Anti-A, Anti-B) fallend	0,1 ccm 3%ige Blutkörperchenaufschwemmung der Gruppe		
	O	A	B
1	—	3	3
1/2	—	3	3
1/4	—	3	3
1/8	—	2	1
1/16	—	2	—
1/32	—	1	—
1/64	—	1	—
Kontr.	—	—	—

Die Titerbestimmung ist insofern eine wichtige und technische oft wiederkehrende Reaktion, da sie diejenige ist, die immer wieder angesetzt werden muß, um das Ergebnis eines anderen Versuches zu kontrollieren.

Die Adsorption. Unter Adsorption versteht man die spezifische Abbindung bzw. Neutralisation eines Antikörpers durch sein korrespondierendes Antigen. Man kann bei dieser Methode von zwei Gesichtspunkten aus Gebrauch machen. Einmal, um durch Adsorption eines bekannten Agglutinins die Anwesenheit eines unbekannten Antigens in einem Substrat festzustellen und zu bestimmen. Zum anderen, um mit einem bekannten Antigen die Zugehörigkeit eines Agglutinins in einem Serum zu einem bestimmten System zu differenzieren.

Eine einwandfreie Antigen-Antikörper-Reaktion in Form einer Agglutination kann nur dann durchgeführt werden, wenn die zu untersuchenden Blutkörperchen frei suspendiert, in ihrer Gestalt erhalten und nicht hämolysiert sind. Wenn auch eine Feststellung des Antigens durch Koagulation des Erythrozytenstromas möglich ist, wie dies Dold und Rosenberg am Beispiel der Gruppen A und B beschrieben haben und auch andere Methoden existieren, Blutgruppen und Blutfaktorenantigene zu bestimmen, so hat sich trotzdem das Adsorptionsverfahren in dieser Beziehung durchgesetzt, da mit ihm recht gute Ergebnisse erzielt werden können.

Das Untersuchungsmaterial (Blutkörperchen, eingetrocknete Blutreste, Gewebestückchen, Körperflüssigkeiten und anderes Material) wird mit den betreffenden agglutinierenden Seren in Kontakt gebracht oder gemischt. Nach bestimmter Einwirkungszeit wird das Untersuchungsmaterial — wenn es seine Konsistenz erlaubt — abzentrifugiert und die überstehende Flüssigkeit auf ihren Agglutiningehalt geprüft. Entfernen die untersuchten Substrate aus den Testseren die darin enthaltenen Agglutinine mehr oder weniger, so ist die Annahme berechtigt, daß homologe Antigene die Ursache der Adsorption waren und auf Grund einer spezifischen Antigen-Antikörper-Reaktion den Antikörper im Serum neutralisiert haben. Es muß jedoch daran gedacht werden, daß das Untersuchungsmaterial mit allen möglichen unbekannten Substanzen vermischt sein kann und durch unspezifische Adsorptionen eine Bindung vorgetäuscht hat. Man wird also für ausreichende und entsprechende Kontrollen zu sorgen haben, um Fehlbestimmungen zu vermeiden. Unter diesen Umständen ist mit dieser Methode ohne weiteres festzustellen, in welchen Substraten spezifische Substanzen auftreten.

Für die endgültige Beurteilung, ob ein fragliches Antigen einen Antikörper beeinflußt hat, muß selbstverständlich der Normaltiter des für die Adsorption verwendeten Testserums bekannt sein. Aus diesem Grunde ist beim Ansetzen eines Adsorptionsversuches der Normaltiter des Testserums als Kontrolle obligatorisch mitanzusetzen. Es könnte nämlich sein, daß der am Tage vorher festgestellte Titer mit anderen Blutkörperchen auch andere Werte ergeben hat und dadurch ein direkter Vergleich unmöglich wird, eine auf solche Weise entstandene Titerdifferenz dem laufenden Versuch zur Last gelegt und dadurch ein falscher Schluß gezogen wird. So aber kann man sagen, daß eine durch ein zugesetztes Antigen eingetretene Titersenkung bei Verwendung desselben Serums mit denselben Blutkörperchen zur selben Zeit und unter denselben Bedingungen auf spezifischer Grundlage beruht.

Die Versuchsanordnung hat sich von Fall zu Fall nach dem jeweiligen Material zu richten. Außerdem spielt die Erfahrung des Untersuchers eine große Rolle, für das vorliegende Untersuchungsmaterial eine passende Untersuchungsmethode auszuwählen, bzw. das Substrat durch entsprechende Behandlung in eine Form zu bringen, die für die vorgesehene Untersuchungsmethode am geeignetsten ist. Im allgemeinen dürfte man jedoch mit einer Methode auskommen, die allerdings modifiziert werden muß, je nachdem ob festes oder flüssiges Substrat untersucht wird.

I. Modifikation: Adsorption mit festem Material. Die eigentliche Anstellung des Versuches geht wie bei der Titerbestimmung vor sich, nur mit dem Unterschied, daß der Titer zweimal angesetzt werden muß. Bei der Probe I vor der Adsorption, also vor der Zugabe des Substrates zum Testserum und bei der Probe II nach der Adsorption, d. h. nach entsprechender Reaktionszeit zwischen Antigen und Antikörper und Abzentrifugieren des Substrates. Jede der beiden Proben kann, wie dies bereits bei der Titerbestimmung beschrieben worden ist, in einem Arbeitsgang ausgeführt werden. Allerdings muß berücksichtigt werden, daß die Adsorptionsmischung eine bestimmte Zeit gestanden haben muß, um ein Reaktionsergebnis zu zeigen.

II. Modifikation: Adsorption mit flüssigem Material. Die zweite Modifikation wird prinzipiell wie Modifikation I angesetzt. Nur hat man folgendes zu berücksichtigen: Durch die Verwendung flüssigen Substrates, das nach der Adsorption durch Zentrifugieren nicht mehr vom Testserum getrennt werden kann, hat dieses eine Verdünnung erfahren, bei Mischung von Substrat und Testserum in gleichen Volumina also um die Hälfte. Diese Verdünnung muß bei der Ablesung des Versuches Berücksichtigung finden. Man erreicht dies dadurch, daß man die Probe II im Versuchsschema um eine Stufe nach unten versetzt und auf diese Weise entsprechende Antikörperkonzentrationen wieder auf gleiche Höhe zu liegen kommen.

Bisher stand die Differenzierung eines unbekannten Antigens an Hand eines bekannten Antikörpers im Vordergrund der Betrachtung. Umgekehrt kann natürlich auch

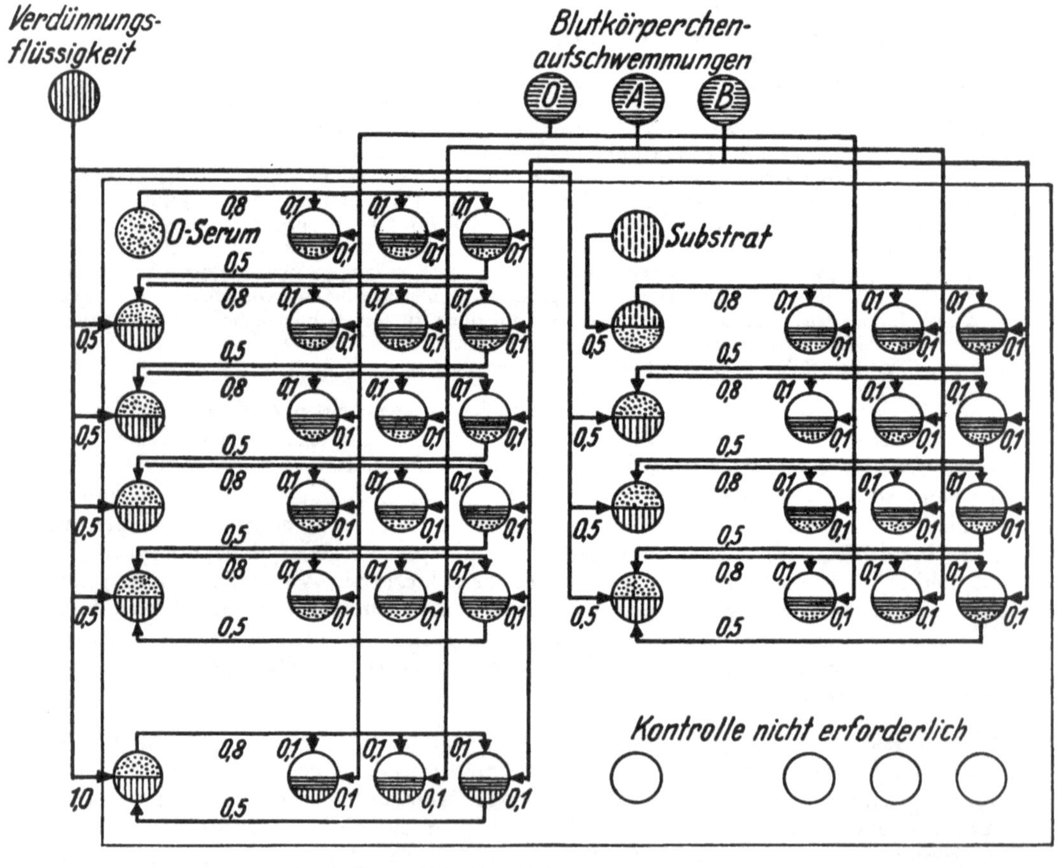

Abb 19. Arbeitsschema eines Adsorptionsversuches mit flüssigem Material am Beispiel der Absättigung eines O-Serums mit A-Speichel (Modifikation II)

Tabelle 8. Versuchsprotokoll eines nach dem Arbeitsschema der Abb. 19 ausgeführten Adsorptionsversuches am Beispiel der Absättigung eines O-Serums mit A-Speichel (Modifikation II)

Testserum der Gruppe O (Anti-A, Anti-B) fallend 0,1 ccm	0,1 ccm einer 3 %igen Blutkörperchen-aufschwemmung der Gruppe			Testserum der Gruppe O (Anti-A, Anti-B) adsorbiert mit A-Speichel 1 : 1 z. T. fallend 0,1 ccm	0,1 ccm einer 3 %igen Blutkörperchen-aufschwemmung der Gruppe		
	O	A	B		O	A	B
1	—	3	3	1	entfällt wegen Berücksichtigung der Verdünnung		
1/2	—	3	3	1/2	—	—	3
1/4	—	3	2	1/4	—	—	2
1/8	—	2	1	1/8	—	—	1
1/16	—	2	—	1/16	—	—	—
Kontr.	—	—	—		Kontr. nicht erforderlich		

das Agglutinin Gegenstand der Untersuchung sein. Dazu werden einzelne Portionen des zu prüfenden Serums mit verschiedenen Antigenen (im allgemeinen Blutkörperchensedimente bekannter Struktur) versetzt und festgestellt, welche Antigene mit dem Antikörper in Reaktion getreten sind.

Das Prinzip einer solchen Untersuchung sei an einem besonderen Beispiel erläutert: Zur Gewinnung von Anti-A-Immunseren kann man Kaninchen menschliche A-Blutkörperchen injizieren. Nach der Immunisierung verändern sich die Antikörpertiter in einer Weise, wie dies aus dem Versuchsprotokoll der Tabelle 9 hervorgeht.

Beide Tiere haben in ihrem Serum kräftige Agglutinine gegen menschliche Blutkörperchen aller Gruppen gebildet. Es besteht allerdings ein Unterschied zwischen beiden Seren insofern, als die Antikörper des Tieres 1016 in ihrer Stärke untereinander ziemlich gleichwertig sind, während das Tier 1019 eine besondere Fraktion gegen A-Agglutinogene zu enthalten scheint. Um die Agglutininkomplexe zu differenzieren, macht man von der Adsorption Gebrauch und geht dabei folgendermaßen vor:

Serum 1016: Je 1 ccm dieses Serums wird mit 1 ccm A-, B- und O-Sediment versetzt. Nach einstündiger Adsorption bei Zimmertemperatur werden die stark agglutinierten Blutkörperchen wieder abzentrifugiert und der Agglutiningehalt des überstehenden Immunserums nach dem Versuchsprotokoll der Tabelle 10 gegen 3 %ige Blutkörperchenaufschwemmungen der Gruppen O, A und B geprüft. Wie aus den negativen Befunden des Versuchsprotokolls ersichtlich ist, haben alle drei Sedimente gleichmäßig sämtliche Agglutinine aus dem Serum entfernt. Daraus muß geschlossen werden, daß sich in dem Serum keine speziellen gegen die Gruppeneigenschaften, sondern nur gegen menschliches Eiweiß an sich gerichtete Antikörper befunden haben. Anders dagegen verläuft die Untersuchung mit dem Serum.

Serum 1019: Auch hier werden drei einzelne ccm mit je einem ccm A-, B- und O-Sediment versetzt und eine Stunde bei Zimmertemperatur adsorbiert. Nach Entfernung des zur Adsorption verwendeten Sediments werden die einzelnen Abgüsse verdünnt und gegen 3 %ige Blutkörperchenaufschwemmung der Gruppen A, B und O erneut überprüft. Aus dem Versuchsprotokoll ist zu entnehmen, daß sich in diesem Serum neben der allgemeinen sogenannten Anti-Mensch-Fraktion auch ein Antikörper befindet, der eine ausgesprochene Spezifität für das Agglutinogen A besitzt. Während nämlich die Sedimente O und B nur die unspezifischen, gegen die Art Mensch gerichteten Antikörper entfernen und einen relativ hohen Titer des spezifischen Immun-Anti-A zurücklassen, wird durch das A-Sediment auch das Anti-A Agglutinin restlos adsorbiert, so daß keine Agglutinine mehr gegen menschliche Blutkörperchen im Serum zurückbleiben.

Tabelle 9. Titerauswertung zweier Immunseren vom Kaninchen (Erklärung im Text)

Serum fallend 0,1 ccm	1016			1019		
	0,1 ccm 3%ige Blutkörperchen-aufschwemmung der Gruppen					
	O	A	B	O	A	B
1	4	4	4	4	4	4
1/2	4	4	3	3	4	3
1/4	3	3	2	3	4	3
1/8	2	2	1	2	4	2
1/16	1	1	—	1	4	1
1/32	—	1	—	1	4	—
1/64	—	—	—	—	3	—
1/128	—	—	—	—	3	—
1/256	—	—	—	—	3	—
1/512	—	—	—	—	3	—
1/1024	—	—	—	—	2	—
1/2048	—	—	—	—	2	—
1/4096	—	—	—	—	1	—
1/8192	—	—	—	—	—	—
Na Cl	—	—	—	—	—	—

Tabelle 10. Adsorptionsversuche mit den beiden Immunseren vom Kaninchen zur Differenzierung der Spezifität

Serum 1016 ads. an O-Sed. 1 : 1 1^h Z.T. 0,1 ccm	0,1 ccm 3%ige Aufschw. von Blutkp. d. Gr.			ads. an A-Sed. 1 : 1 1^h Z.T. 0,1 ccm	0,1 ccm 3%ige Aufschw. von Blutkp. d. Gr.			ads. an B-Sed. 1 : 1 1^h Z.T. 0,1 ccm	0,1 ccm 3%ige Aufschw. von Blutkp. d. Gr.		
	O	A	B		O	A	B		O	A	B
1	—	—	—		—	—	—		—	—	—
1/2	—	—	—		—	—	—		—	—	—
1/4	—	—	—		—	—	—		—	—	—
1/8	—	—	—		—	—	—		—	—	—
1/16	—	—	—		—	—	—		—	—	—
1/32	—	—	—		—	—	—		—	—	—
1/64	—	—	—		—	—	—		—	—	—
Na Cl	—	—	—		—	—	—		—	—	—
Serum 1019 ads. an O-Sed. 1 : 1 1^h Z.T. 0,1 ccm				ads. an A-Sed. 1 : 1 1^h Z.T. 0,1 ccm				ads. an B-Sed. 1 : 1 1^h Z.T. 0,1 ccm			
	O	A	B		O	A	B		O	A	B
1	—	4	—		—	—	—		—	4	—
1/2	—	4	—		—	—	—		—	4	—
1/4	—	3	—		—	—	—		—	3	—
1/8	—	3	—		—	—	—		—	3	—
1/16	—	3	—		—	—	—		—	3	—
1/32	—	2	—		—	—	—		—	2	—
1/64	—	2	—		—	—	—		—	2	—
Na Cl	—	—	—		—	—	—		—	—	—

Diese Adsorptionsversuche zur Differenzierung der Antikörper eines Serums zeigen, daß ein Antikörper nur dann aus einem Serum entfernt wird, wenn er mit seinem homologen Antigen in Berührung kommt. Wird an ein Material adsorbiert, das das spezifische Antigen nicht enthält, so können zwar unspezifische (meistens heterogenetische) Antikörper beseitigt werden, der spezifische Antikörper bleibt jedoch erhalten.

Das führte zu der Erkenntnis, daß die Adsorptionstechnik eine wertvolle Methode zur Reinigung von Seren von unerwünschten unspezifischen Antikörperfraktionen darstellt. Denn viele diagnostische Seren zur Bestimmung von Blutkörperchenfaktoren enthalten als Rohserum durch die Immunisierung heterogenetische Antikörper, die erst entfernt werden müssen, ehe das Serum für diagnostische Zwecke verwendbar ist.

Auch hier sei ein besonderes Beispiel angeführt, um das Gesagte zu verdeutlichen:

Immunisiert man zur Gewinnung von agglutinierenden Anti-Rh-Seren Meerschweinchen mit Rhesusaffenblut, so entstehen im Meerschweinchenserum neben den spezifischen Rh-Antikörpern Heteroagglutinine, die sich nicht nur gegen Rhesusblutkörperchen, sondern auch gegen menschliche Erythrozyten aller Gruppen richten und eine einwandfreie Erkennung des Rh-Merkmals noch nicht gestatten. Erst nach Adsorption des Serums mit menschlichen Blutkörperchen, die in Bezug auf das Rh-Merkmal negativ sind und die spezifischen Antikörper deshalb nicht entfernen können, aber alle anderen Agglutinine neutralisieren, ergibt sich ein gegen Rh spezifischer Abguß, der die Bestimmung des Merkmals ermöglicht.

Tabelle 11 Reinigung eines agglutinierenden Anti-Rh-Immunserums vom Meerschweinchen durch Adsorption an menschliche Erythrozyten negativer Spezifität

Meerschweinchen 322 imm. m. Rh-Blut fallend 0,1	0,1 ccm 3%ige Blutkp.-Suspension der Gruppen ORh	Orh	ARh	Arh	Serum 322 ads. an menschl. Blkp. d. Gr. Orh 1 : 0,5 1^h bei 37° fallend	0,1 ccm 3%ige Blutkp.-Suspension der Gruppen ORh	Orh	ARh	Arh
1	3	3	4	3	1	3	—	3	—
1/2	3	3	3	3	1/2	3	—	3	—
1/4	3	3	3	2	1/4	3	—	3	—
1/8	2	2	3	2	1/8	2	—	2	—
1/16	2	2	2	1	1/16	1	—	2	—
1/32	2	1	2	—	1/32	1	—	1	—
1/64	1	1	1	—	1/64	—	—	—	—
Na Cl	—	—	—	—	Na Cl	—	—	—	—

Die Adsorption verläuft quantitativ. D. h., vermindert man die Menge der als Adsorptionsantigen verwendeten Substanz, so kann man den Titer des Testserums entsprechend gestuft hemmen. Adsorbiert beispielsweise eine bestimmte Menge Substrat ein Antiserum eben noch komplett, so neutralisiert nur ein Teil dieser Menge dieses Antiserum nicht mehr ganz , sondern hemmt mehr oder weniger, was sich im Versuch durch eine größere oder kleinere Abnahme des Titers erkennen läßt.

Auch hier sei ein Beispiel angeführt. Ein A-(Anti-B)-Serum wird in vier Portionen zu je 1 ccm aufgeteilt. Die erste Portion dient als Kontrolle zur Bestimmung des Normaltiters. In die zweite gibt man 1 ccm dichtzentrifugiertes B-Sediment, adsorbiert also im Verhältnis 1 : 1. In die dritte Portion füllt man 0,1 ccm und in die vierte Portion 0,05 ccm des gleichen B-Sediments, was einem Verhältnis von 1 : 10 und 1 : 20 entspricht. Nach einer Adsorptionsdauer von 30 Minuten bei Zimmertemperatur werden die agglutinierten Sedimente abzentrifugiert und der Versuch nach dem Protokoll der Tabelle 12 angesetzt. Aus dem Ergebnis geht hervor, daß ein ccm B-Sediment das A-(Anti-B)-Serum vollständig adsorbiert hat, während 0,1 ccm eine Hemmung um vier, 0,05 ccm nur um zwei Stufen herbeiführen konnten.

Tabelle 12. Versuch über die unterschiedliche Hemmung eines A-(Anti-B)-Serums durch wechselnde Mengen des Adsorptionsantigens

A (Anti B) Serum Portion I nicht ads. 0,1 ccm	0,1 ccm einer 3%igen Blk. Susp. der Gruppe A	B	Portion II ads. an 1 ccm B-Sediment 30′ Z.T. 0,1	A	B	Portion III ads. an 0,1 ccm B-Sediment 30′ Z.T. 0,1	A	B	Portion IV ads. an 0,05 ccm B-Sediment 30′ Z.T. 0,1	A	B
1	—	3		—	—		—	3		—	3
1/2	—	3		—	—		—	2		—	3
1/4	—	2		—	—		—	1		—	2
1/8	—	2		—	—		—	—		—	2
1/16	—	2		—	—		—	—		—	1
1/32	—	1		—	—		—	—		—	—
1/64	—	1		—	—		—	—		—	—
Na Cl	—	—		—	—		—	—		—	—

Die quantitative Adsorptionsmethode leitet über zu einer ebenfalls quantitativen Untersuchungsmethode, der Agglutinationshemmung.

Die Agglutinationshemmung. Hat man durch den Adsorptionsversuch festgestellt, ob überhaupt in einem Substrat spezifische Antigene vorhanden sind, so kann man durch die Anstellung einer sogenannten Agglutinationshemmung bestimmen, wieviel spezifische Substanz vorhanden ist.

Beim Agglutinationshemmungsversuch wird also nicht die Konzentration bzw. die Stärke des Antikörpers gemessen, sondern umgekehrt die des Antigens. Man geht deshalb von einer gleichbleibenden Antikörperkonzentration aus und versetzt einzelne Portionen derselben mit einer fallenden Verdünnung des Antigens. Dadurch tritt die in jedem Röhrchen konstant bleibende Antikörpermenge in Reaktion mit immer geringer werdenden Mengen von Antigen. Es besteht demnach die Möglichkeit, daß in den Röhrchen mit großen Mengen von Antigen sämtliche Antikörper abgesättigt werden, daß also ein Defizit an Antikörpern (Minuswert) entsteht. Mit zunehmender Verdün-

Tabelle 13. Versuchsprotokoll des im Arbeitsschema der Abb. 20 angegebenen Versuches der Agglutinationshemmung eines B-(Anti-A)-Serums durch A-Speichel

A-Speichel fallend 0,1	0,1 ccm einer 3%igen Blutkp.-Suspension der Gruppe A: 0,1 ccm B-(Anti-A)-Serum	0,1 ccm NaCl-lösung
1	—	—
1/2	—	—
1/4	—	—
1/8	—	—
1/16	1	—
1/32	2	—
1/64	3	—
Na Cl	3	—

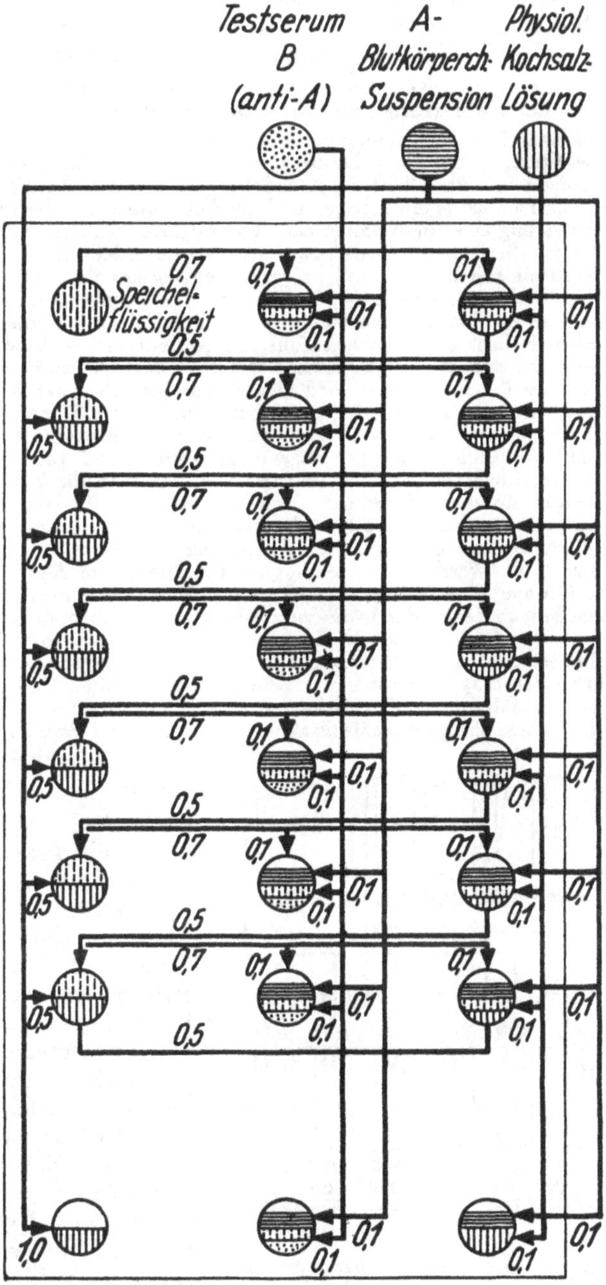

Abb. 20. Arbeitsschema eines Agglutinationshemmungsversuches am Beispiel der Absättigung eines B-(Anti-A)-Serums mit A-Speichel

nung des Antigens bleiben jedoch immer mehr nicht abgesättigte Antikörper in den einzelnen Röhrchen übrig, so daß die nach einer bestimmten Adsorptionszeit zugesetzten „Indikator"blutkörperchen desjenigen Systems, dessen Antikörper adsorbiert worden ist, in den Röhrchen nicht verklumpt werden, in denen eine vollständige Absättigung des Antikörpers erfolgt ist, mehr oder weniger jedoch agglutiniert werden, wenn mit fallender Antigendosis immer mehr Antikörper nicht adsorbiert übrig bleiben.

Das im Folgenden angeführte zahlenmäßige Beispiel entspricht zwar nicht den Tatsachen, ermöglicht aber ein leichteres Verständnis der bei der Agglutinationshemmung vor sich gehenden Umsetzungen. Ausgehend von der Überlegung, daß für eine Antigen-Antikörper-Reaktion zwei Reaktionskomponenten, nämlich je ein Antigen und ein Antikörper erforderlich sind, läßt sich annehmen, daß zur Abbindung einer bestimmten Zahl von Agglutininen dieselbe Anzahl von Agglutinogenen erforderlich ist. Setzt man z. B. voraus, ein Antiserum enthält in 1 ccm 30 000 Antikörper und füllt in jedes Reaktionsröhrchen 0,1 ccm, so enthält ein solches also 3000 Antikörper. Weiter angenommen, daß ein bestimmtes Substrat (z. B. A-Speichel) in 1 ccm 400 000 A-Antigene enthält, so sind bei entsprechender serologischer Verdünnung in den einzelnen Röhrchen immer die Hälfte der im vorhergehenden Röhrchen enthaltenen Zahl von Antikörpern vorhanden. Durch das Zupipettieren von jeweils 0,1 ccm der betreffenden Substratverdünnung zu dem in der Reaktionsreihe bereits vorhandenen 0,1 ccm Serum wird in das erste Röhrchen der Reaktionsreihe außer den 3000 A-Antikörpern 40 000 A-Antigene zugegeben. Im zweiten Röhrchen 20 000 Antigene, im dritten 10 000 Antigene usw. Wenn viele Antigene auf wenig Antikörper treffen, ist die Annahme berechtigt, daß sämtliche Antikörper abgesättigt werden, daß also ein Defizit an Antikörpern eintritt. Rechnerisch kann man das so darstellen, daß man die Zahl der Antigene von der Zahl der Antikörper abzieht und dadurch einen Minuswert erhält. Mit Abnahme der Antigene wird jedoch einmal der Punkt erreicht sein (im vorliegenden Beispiel im fünften Röhrchen), wo nach Adsorption ein Überschuß an Antikörpern verbleibt, der sich rechnerisch als Pluswert zu erkennen gibt. Werden nun nachträglich agglutinierbare A-Antigene in Form von Blutkörperchen der Gruppe A zugesetzt, so muß verständlicherweise in all den Röhrchen eine Agglutination ausbleiben, in denen durch die vorausgegangene Adsorption ein Defizit an Antikörpern aufgetreten ist. Agglutination kann nur erfolgen, wenn trotz Adsorption, dementsprechend also bei unvollständiger Absättigung Antikörper übriggeblieben sind und mit den zugesetzten Blutkörperchen reagieren können[1]). So ist aus dem „Minus" oder „Plus" der Rechnung gleichzeitig der Ausfall der Agglutination zu ersehen, bzw. umgekehrt aus dem Ausfall der Reaktion auf das zahlenmäßige Verhältnis zwischen Antigen und Antikörper zu schließen.

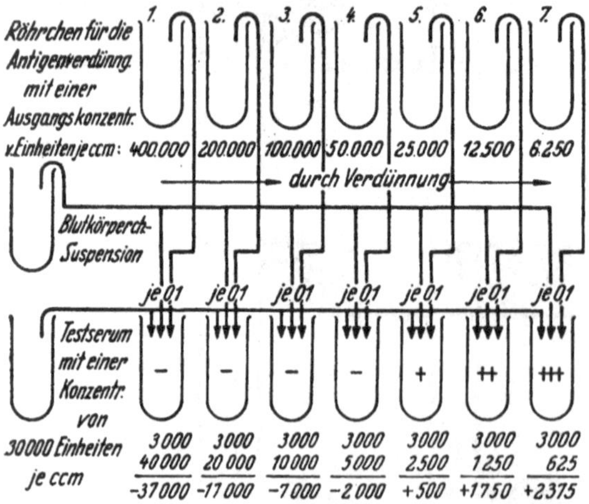

Abb. 21. Zahlenmäßige Darstellung zur Erfassung der bei der Agglutinationshemmung vor sich gehenden Umsetzungen der Reaktionskomponenten

Der hier beispielsweise angegebene Versuch ist durch ein Arbeitsschema vervollständigt.

Für die Praxis ergibt sich aus diesem Versuch, wie hoch ein Antigen verdünnt werden kann, um trotzdem einen Antikörper bestimmter Stärke komplett abzusättigen und zu hemmen. Es ist für bestimmte serologische, später noch zu besprechende Untersuchungen wichtig und im allgemeinen um so wertvoller, je höher ein Antigen verdünnt werden kann und trotzdem seine Adsorptionskraft beibehält. Zur Adsorption ist dann nämlich nur diejenige Menge erforderlich, die einer Verdünnung entspricht, welche gerade noch vollkommen gehemmt hat.

[1]) Die Agglutinationsreaktion wird um so stärker, je mehr Antikörper nach der Adsorption übrig bleiben.

Wenn z. B. ein Speichel der Gruppe B im vorliegenden Beispiel ein Testserum A (Anti-B) von einem Titer 1 : 64 in der Verdünnung 1 : 8 noch vollständig gehemmt hat, so genügt $^1/_8$ ccm dieses Speichels, um 1 ccm Testserum ebenfalls zu hemmen. Das bringt den Vorteil mit sich, die unliebsame Verdünnung von Antiseren durch flüssige, durch Zentrifugieren nicht mehr entfernbare Substrate weitgehend zu vermeiden. Besonders wichtig ist dies bei der Untersuchung von Seren, die neben bekannten Agglutininen möglicherweise auch irreguläre Agglutinine enthalten können. Ist nämlich deren Titer normalerweise schon nicht sehr hoch, so werden sie unter Umständen durch eine Adsorption so weit verdünnt, daß ihre Erkennung nicht mehr möglich ist.

Die Agglutininabsprengung. Der Vorgang der Agglutination ist reversibel. Das ist schon daraus zu ersehen, daß es eine Temperaturamplitude für die optimale Reaktion gibt. Unterhalb und oberhalb dieser Reaktionsgrenze ist die Reaktion des spezifischen Systems negativ, d. h. es findet jenseits der beiden Endpunkte der Amplitude keine Bindung zwischen Antigen und Antikörper statt. Man ist also in der Lage, von einem Antigen, das bei einer bestimmten Temperatur einen Antikörper bindet, durch Einbringung der Verbindung Antigen-Antikörper in ein anders temperiertes Milieu den Antikörper wieder abzutrennen. Für den speziellen Fall der Agglutinine spricht man deshalb von Agglutininabsprengung.

B e i s p i e l : Man gibt in ein Serum mit A-Agglutininen ein bestimmtes Volumen von A-Blutkörperchensediment und läßt diese beiden Körper aufeinander einwirken. Es verbindet sich also das Anti-A mit dem A-Antigen der Blutkörperchen in einer bestimmten Zeit während der man die sich langsam zu Boden setzenden verklumpten Blutkörperchen immer wieder neu aufschüttelt. Dann werden die Blutkörperchen, die nunmehr stark agglutiniert sind, abzentrifugiert. Untersucht man das Anti-A-Serum, nachdem die Blutkörperchen entfernt sind, in der Titerbestimmung, so stellt man fest, daß das Anti-A entweder ganz oder nur teilweise aus dem Serum verschwunden ist. Es muß also von den abzentrifugierten Blutkörperchen gebunden worden sein. Der abzentrifugierte Bodensatz wird dann dreimal mit reichlichen Mengen eiskalter physiologischer Kochsalzlösung gewaschen. Nach Abgießen der Waschwässer wird eine geringe Menge (z. B. 0,5 ccm) eiskalter physiologischer Kochsalzlösung zugegeben und das Sediment darin gut aufgeschüttelt. Anschließend zentrifugiert man abermals, entfernt die Flüssigkeit vom Sediment und überprüft sie, ob sich noch Agglutinine in ihr befinden. Ist das Waschen ausreichend gewesen, muß die letzte Flüssigkeit völlig agglutininfrei sein. Ist dies nicht der Fall, sind also noch Antikörper nachzuweisen, muß das Waschen noch so lange wiederholt werden, bis ein Nachweis von Agglutininen nicht mehr gelingt. Bis hierher handelt es sich also um die oben bereits erwähnte einfache Adsorptionstechnik.

Jetzt erst beginnt der eigentliche Absprengungsversuch. Man füllt auf den Bodensatz erneut eine geringe Menge Kochsalzlösung und schüttelt gut durch, setzt das Röhrchen hierauf 5 Minuten in ein Wasserbad von 54° und zentrifugiert dann sehr schnell ab. Zur Vermeidung von Abkühlung während des Zentrifugierens muß man für gute Isolierung sorgen. Nunmehr hebt man die überstehende Flüssigkeit ab und prüft ihren Agglutiningehalt gegen A- und zur Kontrolle auch gegen B-Blutkörperchen. Die Blutkörperchen, von denen das Agglutinin abgesprengt wurde, sind nun nicht mehr miteinander verbacken, sondern lassen sich in neuer physiologischer Kochsalzlösung ohne weiteres wieder homogen aufschütteln.

Auch bei dieser Untersuchungstechnik sind die quantitativen Verhältnisse zu beobachten. Der Nachweis eines adsorbierten Agglutinins durch Absprengung von seinem Agglutinogen wird um so leichter gelingen, je mehr Agglutinin dem adsorbierenden Antigen angeboten wurde. Man muß also größere Serummengen und vor allem konzentriertes Serum anwenden. Nur muß man dann sorgfältig auf die Entfernung von mechanisch anhaftenden Serumresten achten. Ausreichende Waschungen mit physiologischer Kochsalzlösung und öfteres Prüfen der Waschwässer auf freie Agglutinine erhöhen die Exaktheit des Versuches.

Es muß in diesem Zusammenhang erwähnt werden, daß die Methode der Agglutininabsprengung neben der Adsorption vor allem praktische Bedeutung für die Reinigung von Antikörpern besitzt und dazu benutzt werden kann, aus einem Mischserum durch Adsorption mit einem spezifischen Antigen einen bestimmten Antikörper herauszuholen und ihn durch nachfolgende Absprengung von seinem Antigen in Kochsalzlösung zu isolieren.

Die Präzipitation

Wird einem Versuchstier intravenös, intraperitoneal, intramuskulär oder subkutan körperfremdes Eiweiß tierischer, pflanzlicher oder bakterieller Herkunft zugeführt, so erwirbt das Serum des so behandelten Tieres die Fähigkeit, mit dem zur Vorbehandlung benutzten Eiweiß in ein Reaktionsverhältnis zu treten. Die durch die Wirkung solcher Präzipitinogene genannten Stoffe im Organismus entstehenden Antikörper werden als Präzipitine bezeichnet. Man versteht demnach unter Präzipitation eine Antigen-Antikörper-Reaktion, die sich zwischen zwei in kolloidaler Lösung befindlichen Reaktionskomponenten abspielt.

Die Präzipitation ist ebensowenig absolut spezifisch, wie z. B. die Agglutination. Durch natürliche Verwandschaftsbeziehungen können auch heterologe Präzipitine eine Antigen-Antikörper-Reaktion in Erscheinung treten lassen. Anti-Pferd-Serum reagiert zum Beispiel nicht nur mit Pferde- sondern auch mit Eseleiweiß. Solche zwar nicht als unspezifisch zu bezeichnenden aber doch störenden Ergebnisse lassen sich entweder teilweise durch die Verwendung hoher Verdünnungen der betreffenden Immunseren vermeiden oder aber durch die Gewinnung streng spezifischer Seren durch kreuzweise Immunisierungen zwischen den sich artmäßig näherstehenden Individuen (Pferd mit Eselserum, Esel mit Pferdeserum) überhaupt ausschalten.

Wurde bei der Agglutination neben sogenannten Heteroagglutininen von Iso- und Autoagglutininen gesprochen, so sollte man erwarten, daß es gelingen müßte, auch Iso- und Autopräzipitine aufzufinden. Schütze will z. B. bei der Behandlung von 32 Kaninchen mit Kaninchenserum zweimal Präzipitine gegen Kanincheneiweiß erhalten haben. Auch Fujiwarra gibt an, Isopräzipitine bei Kaninchen durch eine besondere Art der Immunisierung erzeugt zu haben. Dagegen war es Uhlenhuth trotz umfangreicher Untersuchungen nicht möglich, die Bildung von Isopräzipitinen zu erreichen. Ebensowenig konnte er Autopräzipitine nachweisen, über deren Existenz Centanni berichtete. Nach dessen Angaben liefern mit Organen der eigenen Spezies vorbehandelte Tiere ein Serum, welches mit Organextrakten des gleichen Tieres einen Niederschlag gibt. Ebenso sollen sich bei pathologischen Zuständen im Serum manchmal spontan Autopräzipitine bilden, die mit den Extrakten menschlicher Organe Niederschläge geben, demnach also als Autozytopräzipitine zu bezeichnen wären. Es ist in Hinsicht auf die in der Präzipitation noch schlummernden Möglichkeiten für die praktische Medizin interessant, daß Centanni auch im Serum von dystomiasiskranken Schafen Präzipitine nachgewiesen hat, die mit Leberextrakten reagierten, jedoch nicht mit Auszügen aus Lebern gesunder Schafe, sondern nur mit solchen, die aus autolytisch zerfallenen Organen bereitet wurden. Diese Beobachtung weist darauf hin, daß es bei Krankheiten, in deren Verlauf eine Resorption von Eiweiß zerfallender Organe notwendig wird, zur Antikörperbildung kommen kann. Ihre Auslösung müßte dementsprechend durch eine veränderte — und dadurch antigen wirkende — Struktur der zum Zerfall kommenden Eiweiße erklärt werden.

Als diagnostische Untersuchungsmethode fand die Präzipitation bisher vorwiegend Verwendung zum Nachweis von Eiweißkörpern fraglicher Herkunft, zur Unterscheidung von Menschen- und Tierblut in forensischen Fällen und zum Nachweis von Fleisch- und Wurstverfälschungen.

Für die Führung eines solchen Nachweises eignen sich drei verschiedene Methoden, von denen die bekannteste und wohl allgemein übliche die der Überschichtung gleichbleibender Mengen von Immunseren mit fallenden Mengen von Antigen ist. Die Bewertung der Reaktionsstärke erfolgt aus der Intensität der Ringbildung an der Überschichtungsgrenze.

Ähnlich wie bei der Beurteilung der Agglutination unterscheidet man zwischen sehr starker Ringbildung (++++ = 4), starker (+++ = 3), schwacher (++ = 2) und sehr schwacher Ringbildung (+ = 1) im Gegensatz zum negativen Ausfall der Probe, die durch keine Ringbildung (— = 0) der Kontrolle entspricht.

Daneben besteht aber auch die Möglichkeit des Nachweises einmal, indem zu einer gleichbleibenden Antigenmenge fallende Quantitäten von Immunseren zugesetzt werden und zum anderen Mal, indem zu einer gleichbleibenden Serumkonzentration fallende Mengen des Antigens zugesetzt werden. Bei diesen Ansätzen werden die Reaktionskomponenten gemischt und der Präzipitintiter des Serums durch die größte Verdünnung des variierten Eiweißes zum Ausdruck gebracht, bei der das Antigen-Antikörper-Gemisch nach bestimmter Zeit und Temperatur gerade noch eine deutliche Trübung aufweist.

Für die Blutgruppen- und Blutfaktorenserologie ist die Präzipitation von besonderer Bedeutung geworden, da sich die Untersuchungsmethoden der unvollständigen Agglutinine ihrer Arbeitsweise bedienen. Allerdings ist die Ausführung der Techniken eine besondere, so daß auf die eingehende Darstellung der gewöhnlichen Präzipitinreaktion in diesem Rahmen verzichtet werden kann. Wenn sich auch das Ergebnis dieser Teste offensichtlich in einem Agglutinationsbild kundgibt, so ist diese Agglutination jedoch nur das sekundäre Erscheinungsbild einer primär stattgefundenen Präzipitation. Um sich darüber ein klares Bild machen zu können, ist es erforderlich, wenigstens zunächst eine arbeitshypothetische Vorstellung von dem Zustandekommen dieser Vorgänge aufzubauen, die das gedankliche Eindringen in dieses Gebiet erleichtert.

Bisher war nur von Agglutininen die Rede, deren Reaktionen in physiologischer Kochsalzlösung durch Fällung der korpuskulären Antigene in Erscheinung traten. Namentlich der Rh-Faktor und die für seine Bestimmung ausgearbeitete Technik rückten einen weiteren Antikörper in den Mittelpunkt der Untersuchung: das sogenannte unvollständige Agglutinin. Während die Antikörper der bekannteren Blutkörperchenmerkmale im allgemeinen in der Form vollständiger Agglutinine auftreten, kommt es durch die sensibilisierende Wirkung des Rh-Komplexes und zahlreicher anderer parallel dazu erforschter Antigene in der Mehrzahl der Fälle zur Bildung von sogenannten hyperimmunen, unvollständigen Agglutininen, die auch univalente, monovalente oder blockierende Antikörper genannt werden. Diese Bezeichnungen wurden auf Grund bildhafter Vorstellungen geprägt und stellen eine Erklärung dafür dar, wie man sich ihre Wirkungsweise schematisch vorzustellen sucht. Vor allem Wiener, der diese inkompletten Antikörper gleichzeitig aber unabhängig von Diamond und Abelson sowie Race beschrieben hat, entwarf anschauliche Bilder von der Vorstellung über diese Reaktionsvorgänge.

Zunächst postulierte er als vollständiges Agglutinin einen Eiweißkörper, der an seinen beiden Enden je eine Haftgruppe besitzt und sich damit an die Antigene zweier Blutkörperchen anlagern soll. Dadurch versinnbildlichte er den Vorgang der Agglutination. Wegen dieses beidseitigen Wirkungsvermögens wurden die vollständigen Agglutinine deshalb als bivalente Antikörper bezeichnet. Aus dem Vergleich dieser bildhaften Vorstellung von der Wirkungsweise der kompletten Agglutinine mit den beobachteten Reaktionen der inkompletten resultierte die Bezeichnung uni- bzw. monovalent, da man dieser neuen Form von Antikörpern wegen ihrer unzureichenden

Agglutinationsfunktion nur eine Haftgruppe zubilligte. Demnach können diese Antikörper zwar die Antigene der Blutkörperchen besetzen, jedoch keine Vereinigung von Blutkörperchen herbeiführen, die entsprechend der dargestellten Anschauungsweise die Voraussetzung für das Eintreten einer Agglutination darstellt.

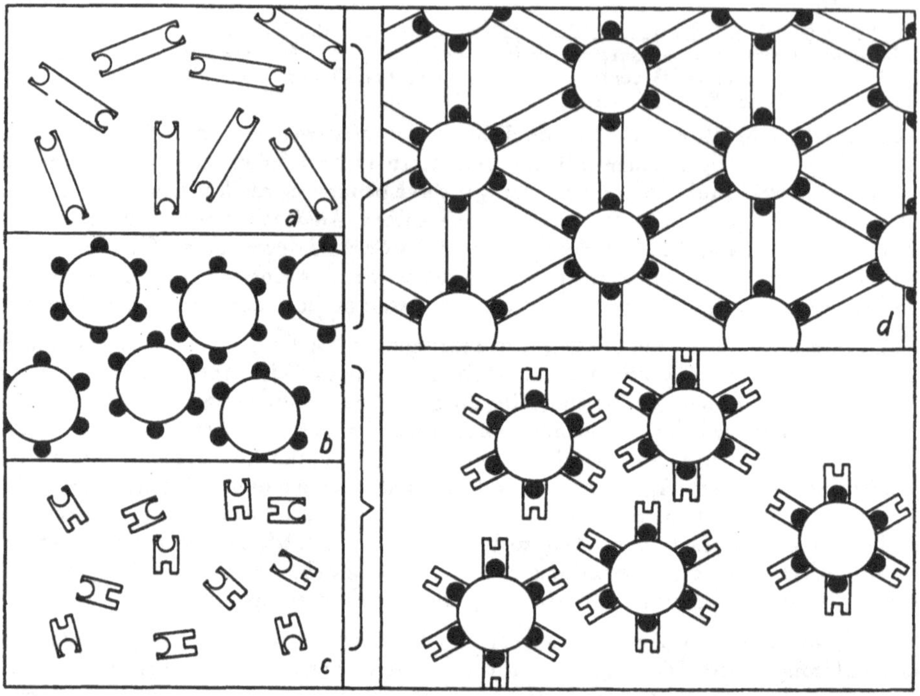

Abb. 22 a—e. Schematische Darstellung der Anschauung über die Reaktionsweise vollständiger und unvollständiger Agglutinine. a) vollständige, bivalente Agglutinine — b) Blutkörperchen mit Antigenen an der Oberfläche — c) unvollständige, monovalente Agglutinine — d) eingetretene Agglutination durch die Reaktion zwischen Blutkörperchen und bivalenten Antikörpern — e) ausgebliebene Agglutination trotz Reaktion zwischen Blutkörperchen und monovalenten Antikörpern

Setzt man solchen in Kochsalzlösung aufgeschwemmten Blutkörperchen, an deren Antigene sich zwar monovalente Antikörper angelagert haben, die sich aber trotzdem noch in homogener Suspension befinden, bivalente Antikörper zu, so tritt auch jetzt keine Verklumpung auf, obwohl die Möglichkeit der Verbindung zwischen den einzelnen Blutkörperchen und damit der Agglutination durch die bivalenten Antikörper gegeben ist. Die Blutkörperchenantigene bieten diesen nämlich keine Angriffspunkte mehr, da sie durch die unvollständigen Antikörper besetzt und damit für weitere Reaktionsmöglichkeiten blockiert sind. Dies ist die sinngemäße Definition für die weitere Bezeichnung der monovalenten Agglutine als blockierende Antikörper und gleichzeitig die Erklärung einer Versuchsanordnung, die von WIENER als „Blocking Test" angegeben und zum experimentellen Nachweis dieser Agglutininform verwendet wurde.

Nun sind in den Abbildungen der monovalenten Antikörper die den Haftgruppen für die Blutkörperchenantigene gegenüberliegenden, vom Blutkörperchen aus gesehen

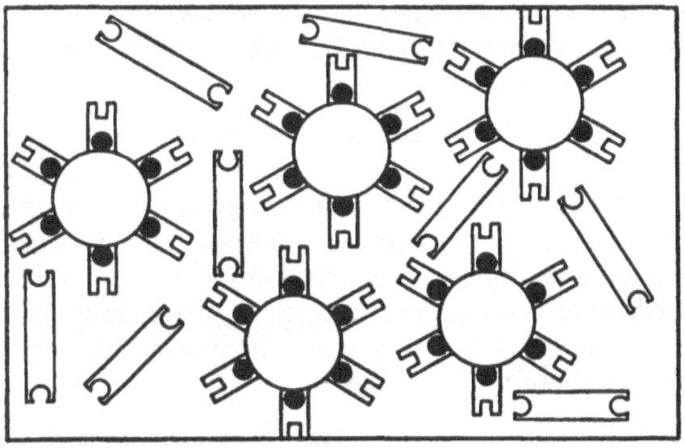

Abb. 23. Blockade der Blutkörperchenantigene durch monovalente Agglutinine und Ausbleiben der Agglutination trotz Vorhandenseins bivalenter Agglutinine (Blocking Test nach WIENER)

also distalen Enden absichtlich nicht einfach glatt gezeichnet, sondern ebenfalls in einer bestimmten Weise profiliert worden. Diese Maßnahme ist erforderlich, um nunmehr die Wirkung bestimmter kolloider Lösungen in Hinsicht auf den agglutinatorischen Effekt erklären zu können. Stellt man sich nämlich mit WIENER vor, daß in diesen kolloiden Lösungen ausschlaggebende und in einer Kochsalzlösung fehlende Teilchen vorhanden sind, die eine Verklebung der distalen Enden zweier monovalenter Anti-

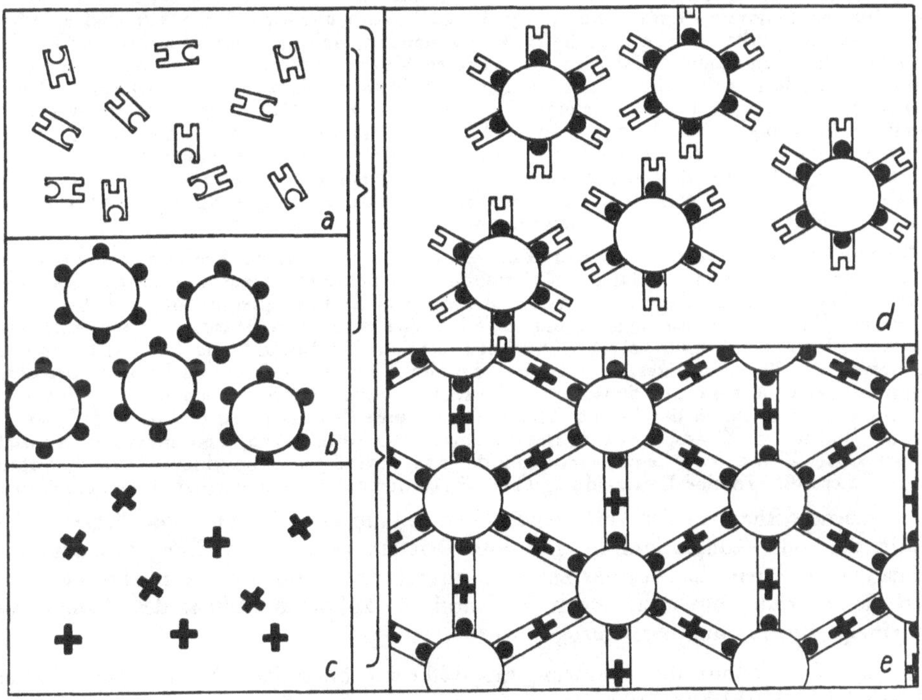

Abb. 24 a—e. Schematische Darstellung der Anschauung über die Wirkungsweise der unvollständigen Agglutinine unter Mitwirkung von Supplement. a) monovalente Antikörper — b) Blutkörperchen mit Antigenen an der Oberfläche — c) Supplement in Form von kolloider Lösung — d) nicht erfolgte Verklumpung von Blutkörperchen durch Reaktion mit monovalenten Antikörpern — e) eingetretene Agglutination durch Mitwirkung von Supplement

körper herbeiführen, so wird durch diese Zusammenlagerung von je zwei unvollständigen Antikörpern zu einem vollständigen Agglutinin die Möglichkeit geschaffen, daß jetzt eine Verklumpung eintreten kann.

Die in der Abbildung dargestellte Reaktion kann auf zwei verschiedenen Wegen zustande kommen. Entweder werden die in Kochsalzlösung aufgeschwemmten Blutkörperchen zunächst mit den monovalenten Antikörpern abgesättigt oder, wie man auch sagt, beladen, danach die Kochsalzlösung abzentrifugiert und hierauf zum Sediment Supplement in Form einer kolloiden Lösung zugegeben, so daß nunmehr die Agglutination eintritt; oder monovalente Antikörper werden mit bereits in Supplement aufgeschwemmten Blutkörperchen zur Reaktion gebracht, also unter Bedingungen, welche agglutinationshemmende Momente von vornherein vermeiden.

Zur Agglutination kommt es bei der Verwendung unvollständiger Antikörper nur durch zusätzliche Anwendung eines hypothetischen Stoffes, der anscheinend die unvollständigen Antikörper in vollständige verwandelt. Da man sich die Verwandlung in Form einer Verklebung vorstellte, nannte man den Vorgang Konglutination und den Klebstoff Konglutinin. Terminologisch gesehen ist diese Benennung jedoch unglücklich gewählt, da bereits eine andere serologische Reaktion mit der gleichen Bezeichnung belegt ist.

In Verfolgung eines Versuches von EHRLICH und SACHS, bei dem Blutkörperchen vom Meerschweinchen durch an sich unwirksames frisches Pferdeserum hämolysiert werden, wenn eine Zugabe von inaktiviertem Pferdeserum erfolgt, haben BORDET und GAY festgestellt, daß es sich bei diesem Vorgang nicht um eine typische Hämolyse handelt, weil die Blutkörperchen vor der Lyse zu Klumpen zusammengeballt werden. In weiteren Versuchen wurde mit Kaninchenambozeptor sensibilisiertes Rinderblut einmal mit frischem Pferdeserum, einmal mit inaktiviertem Rinderserum und einmal mit beidem versetzt. In den ersten zwei Mischungen erfolgte weder Zusammenballung noch Lyse, in der dritten Mischung starke Agglutination mit folgender Lyse. Für das Zustandekommen der Reaktion „Lyse" war also außer der Bindung des Komplements durch die sensibilisierten Blutkörperchen auch noch die Mitwirkung eines Bestandteils des Rinderserums erforderlich, der von BORDET und STRENG Konglutinin genannt wurde. Der beschriebene Vorgang erhielt die Bezeichnung Konglutination.

WIENER hat, wie bereits gesagt, den Nachweis der unvollständigen Agglutinine durch Zusatz von Serum oder Plasma ebenfalls Konglutination genannt und daraus den Begriff des Bindemittels Konglutinin abgeleitet. Nach der Ansicht von DOERR sprechen die zwischen beiden Reaktionen bestehenden Analogien mindestens für eine nahe Verwandtschaft, wenn nicht sogar für eine Identität. Es muß aber berücksichtigt werden, daß BORDET und STRENG ausdrücklich die wesentliche Bedeutung des Komplements für den Eintritt der Reaktion betonen, bei dessen Gegenwart erst die wirksame Substanz an die sensibilisierten Zellen gebunden wird. Ein weiterer Unterschied zwischen den beiden Reaktionen ist außerdem darin zu erblicken, daß der von BORDET und seinen Mitarbeitern beschriebene Antikörper trotz starker Verdünnung in Kochsalzlösung seine Wirksamkeit behält, während die unvollständigen Agglutinine darin unwirksam sind. Sicher läßt sich eine Entscheidung dieser Frage nur auf experimenteller Basis herbeiführen.

Es wurde deshalb in der vorliegenden Darstellung versucht, ohne die Begriffe Konglutination und Konglutinin in dem von WIENER gebrauchten Sinne auszukommen. Brauchbar erschien der von SPIELMAN[1]) angegebene Ausdruck Supplement für den die Verklumpung auslösenden Hilfsstoff im kolloiden Milieu, der deshalb auch als einzige Bezeichnung herangezogen wurde.

Damit sind jedoch die Erklärungsmöglichkeiten bildhafter Natur noch nicht erschöpft. Die Verklebung von zwei monovalenten Antikörpern zu einem bivalenten Agglutinin kann auch auf andere Weise erfolgen. Man muß sich dabei vorstellen, daß

---

[1]) In der englischen Literatur wird der Terminus Konglutinin ebenfalls vermieden und durch Umschreibungen wie „Diluent for blocking (albumin) antibodies" oder „protein medium" ersetzt.

die blockierenden Antikörper auf der Oberfläche der besetzten Blutkörperchen eine Globulinhülle bilden bzw. als in die Klasse der Globuline gehörig, markante globulinspezifische Punkte auf der Erythrozytenoberfläche darstellen. Erzeugt man bei einem Kaninchen durch Injektion von gereinigtem Globulin einen Antikörper gegen diese Gruppe von Eiweißen in Gestalt eines Präzipitins (injizierte gelöste Eiweißstoffe erzeugen wie oben erwähnt Präzipitine), so lassen sich mit diesen Antiglobulinserum Globuline überall da nachweisen, wo sie auftreten, entweder also im Serum oder aber auch, wie eben erwähnt, an den durch monovalente Antikörper besetzten Blutkörperchen. Werden die an diesen Blutkörperchen befindlichen Globuline durch das Antiglobulin präzipitiert, so findet diese Reaktion zunächst zwische dem Globulin einerseits und dem Antiglobulin andererseits statt und die sichtbar werdende Agglutination kommt sekundär nur dadurch zustande, daß die an den Globulinen hängenden Blutkörperchen bei der Präzipitation mitgerissen werden. Dieses Verfahren, das von Race, Coombs und Mourant angegeben worden ist und in der von Wiener üblichen Weise bildhaft in der Abbildung wiedergegeben ist, trägt heute im allgemeinen die Bezeichnung Race-Coombs- oder auch nur Coombs-Test.

Wenn die bildlichen Darstellungen Wieners bereits an dieser Stelle gebracht wurden, so deshalb, weil sie die wirklichen Verhältnisse nur unvollkommen erfassen. In ihrer

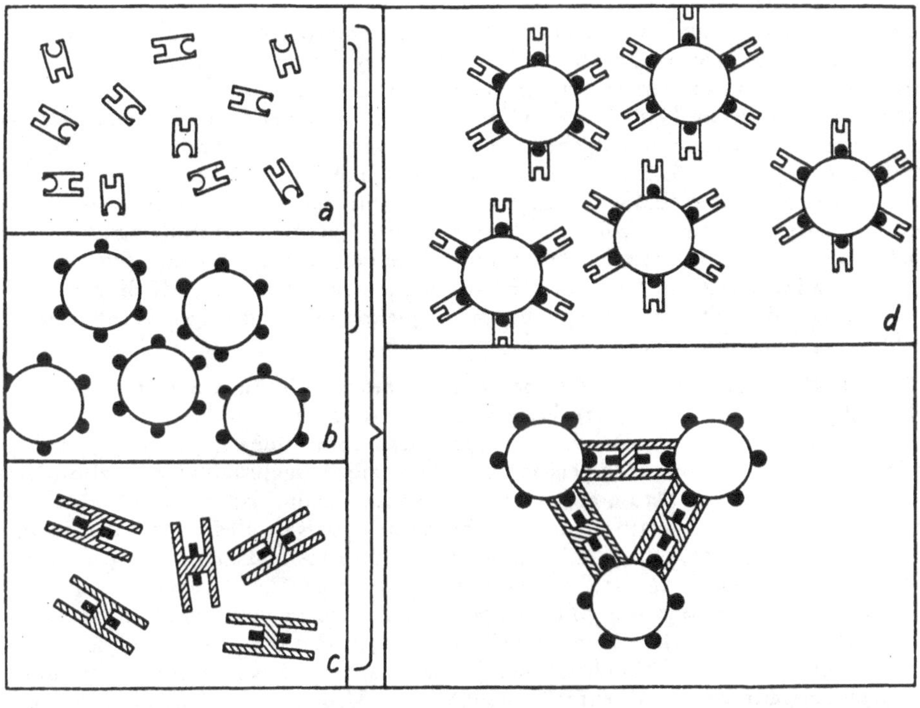

Abb. 25 a—e. Schematische Darstellung der Anschauung über die Wirkungsweise von Antiglobulinserum bei der Agglutination blockierter Blutkörperchen (Race-Coombs-Test). a) monovalente Antikörper — b) Blutkörperchen mit Antigenen an der Oberfläche — c) Antikörperformen eines Antiglobulinserums — d) nichtagglutinierte, blockierte Blutkörperchen in Kochsalzlösung — e) eingetretene Agglutination der blockierten Blutkörperchen unter der Einwirkung des Antiglobulinserums

beschreibenden und erklärenden Form bieten sie aber vorerst eine brauchbare Grundlage, von der aus die Untersuchungsmethoden der unvollständigen Agglutinine dem Verständnis näher gebracht werden können. In Bezug auf die tatsächlichen Vorgänge des serologischen Geschehens haben allerdings die physikalisch-chemischen Erkenntnisse wesentliche Umstellungen in der Denkweise mit sich gebracht, auf die in dem besonderen Abschnitt über die Wirkungsweise der vollständigen und unvollständigen Agglutinine ausführlich eingegangen wird.

Die Untersuchungsmethoden mit unvollständigen Agglutininen

Unter Verwendung der bereits in den Untersuchungsmethoden für vollständige Agglutinine besprochenen prinzipiellen Techniken und Übernahme der Bewertungsgrade für die — nunmehr allerdings sekundär — auftretenden Agglutinationen lassen sich die unvollständigen Agglutinine bei einiger Erfahrung ohne größere Schwierigkeiten untersuchen.

Auch hier sind Röhrchen oder Objektträgermethode die allgemein üblichen Verfahren. Dazu ist jedoch zu sagen, daß selbstverständlich jede Versuchsanordnung sowohl im Röhrchen als auch auf der Platte und, wenn die Umstände es erfordern, in der feuchten Kammer angesetzt werden kann, auch wenn dies nicht eigens angegeben und nur in einer der beiden Techniken beschrieben ist.

Besondere Bedeutung besitzen bei diesen Untersuchungen mit unvollständigen Antikörpern die logisch angeordneten und korrekt ausgeführten Kontrollen. Gerade die durch Immunisierungen verschiedenster Genese entstehenden hyperimmunen Antikörper besitzen in vermehrtem Maße Vorliebe für unspezifische Reaktionen, durch die das klare Bild einer Untersuchung weitgehend verzerrt werden kann und damit definitive Schlußfolgerungen unmöglich werden. Auch die kolloiden Lösungen ihrerseits weisen die Neigung zu unspezifischen Reaktionen allein mit den Blutkörperchen auf, so daß auch in dieser Hinsicht in jedem Versuch eine erschöpfende Kontrollmöglichkeit vorhanden sein muß. Daneben entstehen durch die bei komplizierteren Versuchsanordnungen wachsende Zahl von Reaktionskomponenten vermehrte Möglichkeiten für Fehlerquellen, die nur durch entsprechende Vergleiche mit eindeutigen Kontrollen ausgeschlossen werden können.

Die Titerbestimmung. Die Titerbestimmung besitzt für die Untersuchung der unvollständigen Agglutinine insofern besondere Bedeutung, da sie nicht nur über die Konzentration des Antikörpers Aufschluß gibt, sondern auch Schlüsse auf die gegenseitigen Beziehungen zwischen vollständigen und unvollständigen Agglutininen ermöglicht, wenn sie gemeinsam in einem Serum auftreten. Abgesehen davon, daß zwar jede der beiden Antikörperformen im Verlaufe einer Sensibilisierung für sich allein auftreten kann, ist gerade das gemeinsame Vorkommen nicht selten. Ihre methodische Unterscheidung erfolgt im wesentlichen durch ihr differentes Verhalten gegenüber Kochsalzlösung. Dabei ist zu berücksichtigen, daß die vollständigen Agglutinine in ihrer Aktivität durch kein Milieu gehemmt werden, ihre Anwesenheit also auch in sämtlichen Versuchsanordnungen mit den verschiedensten kolloiden Lösungen zu erkennen geben, während die unvollständigen Agglutinine eine direkte Wirkung nur in Medien unter Ausschluß der physiologischen Kochsalzlösung sichtbar werden lassen.

Technisch erfolgt die Durchführung nach dem in der Abbildung gezeigten Arbeitsschema wie eine Titerbestimmung mit positiver und negativer Reaktionsreihe, allerdings in der Form, daß nebeneinander zwei in sich gleiche Versuchsanordnungen aufgestellt werden, wobei in der einen physiologische Kochsalzlösung und in der anderen die betreffende kolloide Lösung sowohl als Verdünnungsflüssigkeit als auch als Suspensionsmedium für die Blutkörperchen Anwendung findet. Die für die Versuchsanordnungen zur Untersuchung unvollständiger Antikörper notwendigen Blutkörperchensuspensionen müssen in einer Konzentration von 3 % mit einem kolloiden Medium hergestellt sein, und werden wie bei einer normalen Titerbestimmung in Mengen

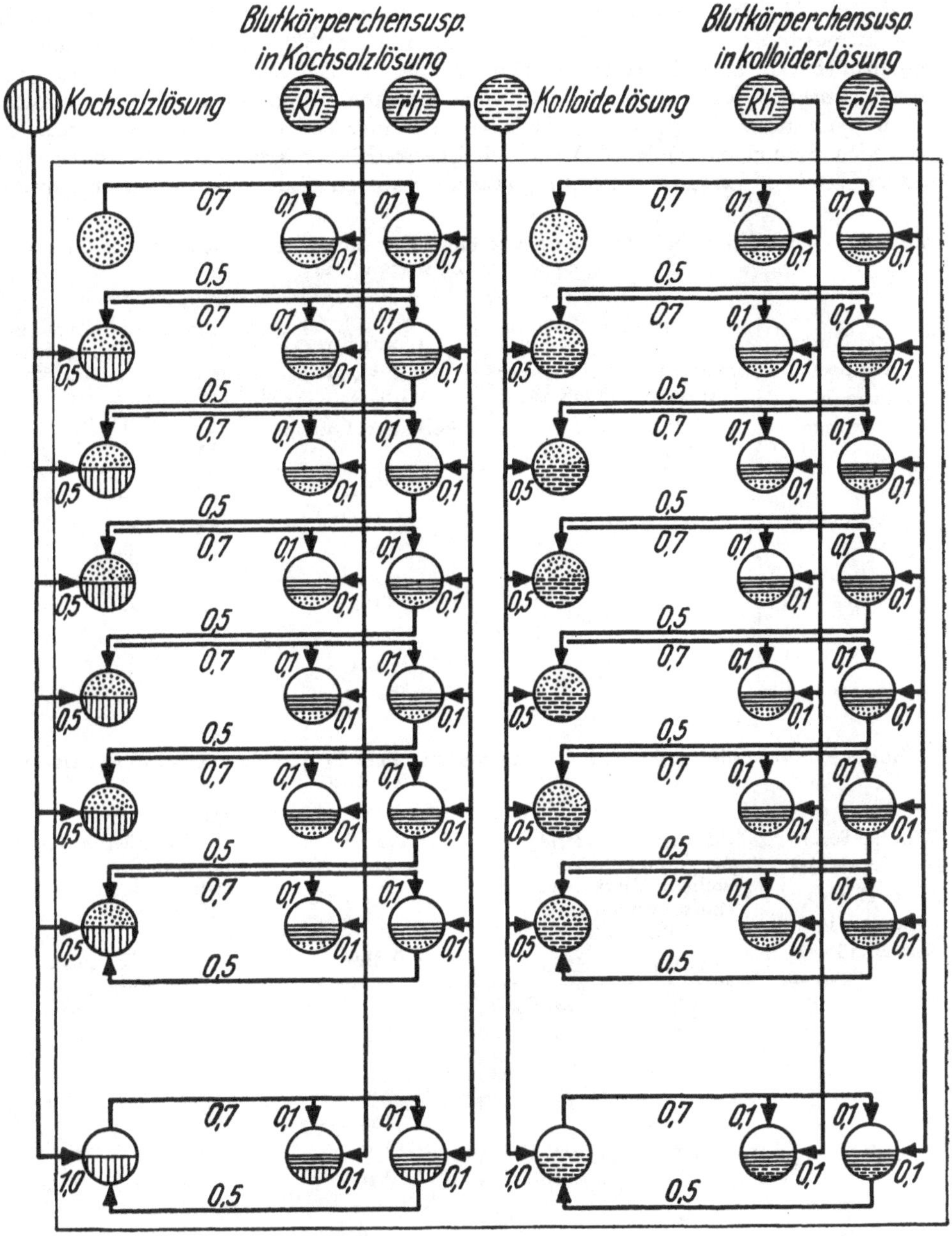

Abb. 26. Arbeitschema einer kombinierten Titerauswertung eines Serums bei gleichzeitigem Vorhandensein von vollständigen und unvollständigen Antikörpern

von 0,1 ccm pro Röhrchen zugegeben. Der Versuch soll im allgemeinen bei einer Temperatur von 37° im Brutschrank durchgeführt werden, seine Dauer beträgt zwischen 30 und 60 Minuten.

Für die Auswertung der Ergebnisse müssen verschiedene theoretische Überlegungen herangezogen werden, um ein den wirklichen Serumverhältnissen entsprechendes Bild zu erhalten. Werden Blutkörperchen durch ein Serum in physiologischer Kochsalzlösung und in einem eiweißhaltigen Medium in gleicher Titerhöhe agglutiniert, so sind die Verhältnisse klar und eindeutig: es befinden sich in dem Serum nur bivalente Antikörper. Ebenfalls klar ist der Befund, wenn ein Agglutinationstiter nur im kolloiden Milieu festzustellen ist. In diesem Falle sind nur monovalente Antikörper in dem betreffenden Serum vorhanden. Die Ergebnisse solcher praktischen Titerauswertungen sind an Hand der Versuchsprotokolle verschiedener Seren (Tab. 11 u. 12) veranschaulicht.

Tabelle 14. Versuchsprotokoll der Titerauswertung eines normalen Anti-Serums der Gruppe A mit einem Anti-B-Isoagglutinin

0,1 ccm Serum der Gruppe A fallend in Kochsalzlösung	0,1 ccm einer 3 %igen mit Kochsalzlösung hergestellten Blutkörperchenaufschwemmung der Gruppen			0,1 ccm Serum der Gruppe A fallend in kolloider Lösung	0,1 ccm einer 3 %igen mit kolloider Lösung hergestellten Blutkörperchenaufschwemmung der Gruppen		
	O	A	B		O	A	B
1	—	—	4	1	—	—	4
1/2	—	—	3	1/2	—	—	3
1/4	—	—	3	1/4	—	—	3
1/8	—	—	2	1/8	—	—	2
1/16	—	—	2	1/16	—	—	2
1/32	—	—	1	1/32	—	—	1
1/64	—	—	—	1/64	—	—	—
Kontr.	—	—	—	Kontr.	—	—	—

Tabelle 15. Versuchsprotokoll der Titerauswertung eines Erythroblastoseserums mit einem kräftigen, unvollständigen Rh-Antikörper

0,1 ccm Serum eines Blutes der Formel Orh fallend in Kochsalzlösung	0,1 ccm einer 5 %igen mit Kochsalzlösung hergestellten Blutkörperchenaufschwemmung der Spezifität		0,1 ccm Serum eines Blutes der Formel Orh fallend in AB-Serum	0,1 ccm einer 5 %igen mit AB-Serum hergestellten Blutkörperchenaufschwemmung der Spezifität	
	O Rh	O rh		O Rh	O rh
1	2	—	1	4	—
1/2	1	—	1/2	4	—
1/4	—	—	1/4	4	—
1/8	—	—	1/8	3	—
1/16	—	—	1/16	3	—
1/32	—	—	1/32	3	—
1/64	—	—	1/64	3	—
1/128	—	—	1/128	2	—
1/256	—	—	1/256	2	—
1/512	—	—	1/512	2	—
Kontr.	—	—	Kontr.	—	—

Schwieriger wird die Beurteilung der Verhältnisse, wenn sich beide Antikörperarten gleichzeitig in einem Serum finden, denn es besteht manche Veranlassung zu der Annahme, daß sich die zwei Gruppen von Agglutininen sowohl aus quantitativen als auch aus qualitativen Gründen gegenseitig beeinflussen. Gewöhnlich sind geringere Mengen blockierender Antikörper bei einem höheren Agglutiningehalt ohne weiteres nicht nachzuweisen, weil die bivalenten Antikörper weit überwiegen und von der Reaktion nicht ausgeschlossen werden können, um die Wirkung der monovalenten Antikörper sichtbar zu machen. Auch können sie nicht durch eine Adsorption entfernt werden, weil beide Antikörperarten von gleicher Spezifität sind und eine Bindung von monovalenten Antikörpern auch im Kochsalzmilieu stattfindet. Dagegen ist ein starker Gehalt an blockierenden Antikörpern gegenüber geringeren Agglutininmengen dadurch kenntlich, daß die Agglutinationen im kolloiden Milieu höhere Titer erreichen als im kristalloiden. Ein Serum dieser Art zeigte einen Befund, wie er in dem Protokoll der Tabelle 15 niedergelegt ist. Würde sich die Agglutination in physiologischer Kochsalzlösung nur auf die ersten Röhrchen (höchstens aber auf die beiden ersten Röhrchen, wie in Tabelle 15) der Titerreihen beschränken, so wäre die Annahme gerechtfertigt, daß es sich ausschließlich um unvollständige Agglutinine handelt, deren Wirkung zu Beginn der Reihe durch den hier herrschenden relativ hohen Eiweißgehalt der Titerreihe gefördert wird.

Durch die gegenseitige Konkurrenz der beiden Antikörperformen um die Besetzung der Blutkörperchenantigene kann es bei gleichzeitigem Vorhandensein der beiden Antikörperformen zu Erscheinungen kommen, die in den niederen Verdünnungsstufen das Vorhandensein von vollständigen Agglutininen verschleiern bzw. überhaupt nicht erkennen lassen. Dies kann schon durch die Wirkung geringer Mengen blockierender Antikörper bei einem vorwiegend agglutininhaltigen Serum der Fall sein. Man erklärt

Tabelle 16. Protokoll der Untersuchung eines Serums bei gleichzeitigem Vorhandensein von bivalenten und monovalenten Antikörpern gegen das Blutkörperchenmerkmal Rh

0,1 ccm Serum eines Blutes der Formel Arh fallend in Kochsalzlösung	0,1 ccm einer 3 %igen mit Kochsalzlösung hergestellten Blutkörperchenaufschwemmung der Formel						0,1 ccm Serum eines Blutes der Formel Arh fallend in kolloider Lösung	0,1 ccm einer 3 %igen mit kolloider Lösung hergestellten Blutkörperchenaufschwemmung der Formel					
	O Rh	O rh	A Rh	A rh	B Rh	B rh		O Rh	O rh	A Rh	A rh	B Rh	B rh
1	3	—	3	—	4	4	1	4	—	4	—	4	4
1/2	3	—	3	—	3	3	1/2	4	—	4	—	4	3
1/4	3	—	3	—	2	2	1/4	4	—	4	—	4	2
1/8	2	—	2	—	2	2	1/8	4	—	3	—	4	1
1/16	2	—	2	—	2	1	1/13	3	—	3	—	3	1
1/32	1	—	1	—	1	—	1/32	3	—	3	—	3	—
1/64	1	—	1	—	1	—	1/64	3	—	3	—	3	—
1/128	—	—	—	—	—	—	1/128	3	—	3	—	3	—
1/256	—	—	—	—	—	—	1/256	2	—	2	—	2	—
1/512	—	—	—	—	—	—	1/512	2	—	2	—	2	—
1/1024	—	—	—	—	—	—	1/1024	2	—	2	—	2	—
1/2048	—	—	—	—	—	—	1/2048	1	—	1	—	1	—
1/4096	—	—	—	—	—	—	1/4096	—	—	—	—	—	—
Kontr.	—	—	—	—	—	—	Kontr.	—	—	—	—	—	—

Tabelle 17. Protokoll der Untersuchung eines Anti-A-Serums vom Kaninchen mit deutlichem Zonenphänomen (nach KRAH und SCHIFF)

Serum-verdünnung	Agglutinationswirkung von Anti-A-Immunserum 670							
	in physiologischer NaCl-Lösung auf Blutkörperchen in physiologischer NaCl-Lösung der Gruppen				in AB-Serum auf Blutkörperchen in AB-Serum der Gruppen			
	A_1	A_2	O	B	A_1	A_2	O	B
1. nativ								
1 : 100	3	3	3	3	3	3	3	3
200	3	3	3	3	3	3	3	3
400	3	3	3	3	3	3	3	3
800	3	3	3	3	3	3	3	3
1 600	3	3	3	3	3	3	3	3
3 200	3	3	3	3	3	3	3	3
6 400	3	3	3	3	3	3	2/3	2
12 800	3	3	2/3	1	3	2/3	2/3	1/2
25 600	3	2	2	(1)	3	2/3	1	1
51 200	2	1	1	—	3	(1)	(1)	(1)
102 400	2	(1)	(1)	—	3	(1)	(1)	—
204 800	(1)	—	—	—	2/3	—	—	—
2. Nach Adsorption mit B-Blutsediment								
1 : 100	3	3	—	—	3	3	(1)	(1)
200	3	3	—	—	3	3	(1)	—
400	3	3	—	—	3	3	—	—
800	3	3	—	—	3	2/3	—	—
1 600	3	3	—	—	3	2	—	—
3 200	3	3	—	—	3	1	—	—
6 400	3	2	—	—	3	(1)	—	—
12 800	3	1	—	—	3	(1)	—	—
25 600	2	(1)	—	—	3	—	—	—
51 200	1	(1)	—	—	3	—	—	—
102 400	(1)	—	—	—	2	—	—	—
204 800	—	—	—	—	1/2	—	—	—
3. Nach Adsorption mit B-Blutsediment und A-Speichel								
1 : 100	—	—	.	.	3	—	.	.
200	—	—	.	.	3	—	.	.
400	—	—	.	.	3	—	.	.
800	—	—	.	.	3	—	.	.
1 600	—	—	.	.	3	—	.	.
3 200	—	—	.	.	3	—	.	.
6 400	—	—	.	.	1/2	—	.	.
12 800	—	—	.	.	1	—	.	.
25 600	—	—	.	.	(1)	—	.	.
51 200	—	—	.	.	(1)	—	.	.
102 400	—	—	.	.	(1)	—	.	.
204 800	—	—	.	.	(1)	—	.	.

sich solche Befunde durch die Annahme, daß die monovalenten Antikörper infolge einer größeren Avidität die betreffenden Testblutkörperchen bereits blockiert haben, ehe die Agglutinine zur Wirkung gelangen können. Da sich diese Vorgänge nur in einer bestimmten Zone — hauptsächlich in den niederen Verdünnungsstufen, also zu Beginn der Titerreihe — abspielen, werden sie als Zonenphänomene bezeichnet. Auch die bisher sogenannten Überschußhemmungen können damit ihre Erklärung finden. In stark wirksamen Seren, die einen hohen Gehalt an blockierenden Antikörpern besitzen, können diese negativen Zonen auch größere Ausmaße erreichen, sie können sogar bei Seren zu beobachten sein, die nur in kolloidem Medium nachweisbare Antikörper enthalten. Die Tabelle 17 zeigt ein solches Zonenphänomen bei einem vom Kaninchen durch Sensibilisierung mit menschlichen A-Blutkörperchen gewonnenen Anti-A-Immunserum.

Die Hemmungsprobe. Die Hemmungsprobe folgt in ihrer Technik den bereits angeführten Überlegungen WIENERS und dient als sogenannter „Blocking-Test" für den Nachweis unvollständiger, blockierender Antikörper im Serum.

Es werden vier Röhrchen aufgestellt und in die ersten beiden je 0,1 ccm des zu untersuchenden Serums pipettiert. In das dritte und vierte Röhrchen wird je 0,1 ccm eines Serums gegeben, das nachweislich keine Antikörper enthält. Hierauf gibt man in das erste und dritte Röhrchen je 0,1 ccm einer 3—5 %igen antigenpositiven und in das zweite und vierte Röhrchen je 0,1 ccm einer 3—5 %igen antigennegativen Blutkörperchensuspension in Kochsalzlösung. Nun folgt ein einstündiger Brutschrankaufenthalt, um den möglicherweise vorhandenen Antikörpern Gelegenheit zu geben, sich an die Blutkörperchen anzulagern. Ist nach der Bindungszeit keine Agglutination eingetreten, was immer dann der Fall ist, wenn keine bivalenten Agglutinine vorkommen, also auch dann, wenn blockierende Antikörper vorhanden sind, so wird nunmehr in alle vier Röhrchen je 0,1 ccm eines kräftig wirksamen agglutinierenden Testserums zugegeben und das Gestell mit den Röhrchen gut durchgeschüttelt.

Nach einem erneuten Brutschrankaufenthalt von einer weiteren Stunde wird der Versuch abgelesen. Sind in dem untersuchten Serum blockierende Antikörper vorhanden gewesen, so tritt im ersten Röhrchen keine Agglutination auf, denn die unvollständigen Antikörper haben die Blutzellen besetzt und für das Agglutinin inagglutinabel gemacht. Im zweiten Röhrchen d a r f k e i n e Agglutination auftreten, da die Erythrozyten sowohl für die blockierten Antikörper des untersuchten Serums als auch für die Agglutinine des Testserums keine Spezifität besitzen. Im dritten Röhrchen m u ß e i n e Agglutination auftreten, da das benutzte Kontrollserum frei von blockierenden Antikörpern ist und die Erythrozyten ohne Beeinflussung mit den Agglutininen des Testserums reagieren können. Im vierten Röhrchen dagegen k a n n k e i n e Agglutination auftreten, da zwar die Blutkörperchen durch das Leer-Serum nicht blockiert werden können, gleichzeitig aber für das Testserum keine Spezifität aufweisen. Sind im Vergleich zu diesem Versuchsergebnis im ersten Röhrchen Agglutinationen aufgetreten und die Befunde in den übrigen Kontrollröhrchen unverändert und der Erwartung entsprechend, so ist erwiesen, daß das untersuchte Serum keine blockierenden Antikörper enthält.

Um die Wirksamkeit der Versuchsanordnung zu erhöhen, kann auch nach der Bindungsphase, also nach der ersten Stunde Brutschrankaufenthalt, die überstehende Flüssigkeit abpipettiert bzw. nach kurzem Zentrifugieren abgegossen werden und die Zugabe des agglutinierenden Testserums auf das konzentrierte Sediment erfolgen.

Durch die Hemmungsprobe läßt sich nicht nur der qualitative Nachweis von blockierenden Antikörpern überhaupt führen, sondern auch die Menge der in einem Serum vorhandenen unvollständigen Agglutinine bestimmen. Überlegungsmäßig geht man dabei nach den Grundsätzen der Agglutinationshemmung vor und bestimmt dementsprechend diejenige Verdünnungsstufe des auf blockierende Antikörper zu untersuchenden Serums, die in ihrer Wirkung gerade noch ausreicht, um die Agglutination durch das bivalente Testserum zu verhindern.

Man stellt eine Röhrchenreihe auf und verdünnt das zu untersuchende Serum in Kochsalzlösung. Das letzt Röhrchen der Reihe dient als Kochsalzkontrolle. Aus jedem Verdünnungsröhrchen pipettiert man nun in die Röhrchen einer entsprechenden Anzahl von Reaktionsreihen je 0,1 ccm Serumverdünnung und gibt je Röhrchen 0,1 ccm 5 %ige Blutkörperchensuspension in

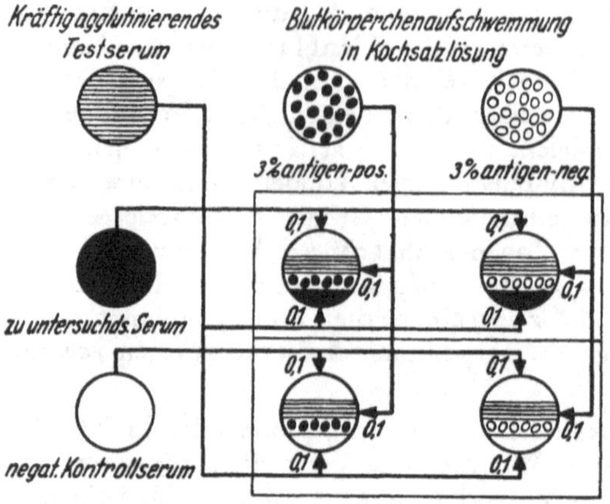

Abb. 27. Arbeitsschema für die Ausführung einer Hemmungsprobe (Blocking-Test nach WIENER)

Tabelle 18. Versuchsprotokoll der Untersuchung eines Serums auf blockierende Antikörper mit postivem Ergebnis.

Nach der Bindungsphase, je 0,1 ccm eines kräftig agglutinierenden Anti-Rh-Serums in alle Röhrchen	0,1 ccm einer 3 %igen mit Kochsalzlösung hergestellten Blutkörperchenaufschwemmung der Spezifität Rh	rh
0,1 ccm des zu untersuchenden Serums	—	—
0,1 ccm eines bekannten, antikörperfreien Kontrollserums	3	—

Tabelle 19. Versuchsprotokoll der Untersuchung eines Serums auf blockierende Antikörper mit negativem Ergebnis.

Nach der Bindungsphase je 0,1 ccm eines kräftig agglutinierenden Anti-Rh-Serums in jedes Röhrchen	0,1 ccm einer 3 %igen mit Kochsalzlösung hergestellten Blutkörperchenaufschwemmung der Spezifität Rh	rh
0,1 ccm des zu untersuchenden Serums	3	—
0,1 ccm eines bekannten antikörperfreien Kontrollserums	3	—

Kochsalzlösung zu. Nach einer Einwirkungszeit von 60 Minuten wird in jedes Röhrchen der Reaktionsreihen 0,1 ccm eines agglutinierenden Testserums zugefüllt, gut durchgeschüttelt und nach einer weiteren Zeitspanne von 60 Minuten abgelesen.

Auch bei diesem Versuch kann die Wirksamkeit der Versuchsanordnung auf die im vorhergehenden Versuch beschriebene Weise erhöht werden.

Weitere Techniken mit verschiedenen Supplementen. DIAMOND und DENTON zeigten erstmalig, daß die in der ersten Phase des WIENERschen Blocking Testes in physiologischer Kochsalzlösung durch monovalente Antikörper blockierten Erythrozyten verklumpt werden, wenn man nach Zentrifugieren die über dem blockierten Sediment stehende Flüssigkeit abgießt und dafür 20 %ige Albuminlösung menschlicher oder tierischer Herkunft zugibt. Die Reaktion tritt nach 30—60 Minuten Aufenthalt im Brutschrank als grobschollige Agglutination gut sichtbar in Erscheinung. Diese Beobachtung veranlaßte sie später, die Versuchsanordnung dahingehend abzuändern, daß sie die Blutkörperchen in einer Konzentration von 2 % von vornherein in 20 %igen Albuminlösungen suspendierten. Die Röhrchen wurden jeweils nach 60 Minuten Brutschrankaufenthalt abgelesen, nachdem sie zur Verdeutlichung des Ergebnisses kurz zentrifugiert worden waren. BOORMAN, DODD und MORGAN benutzten für die gleiche Versuchsanordnung

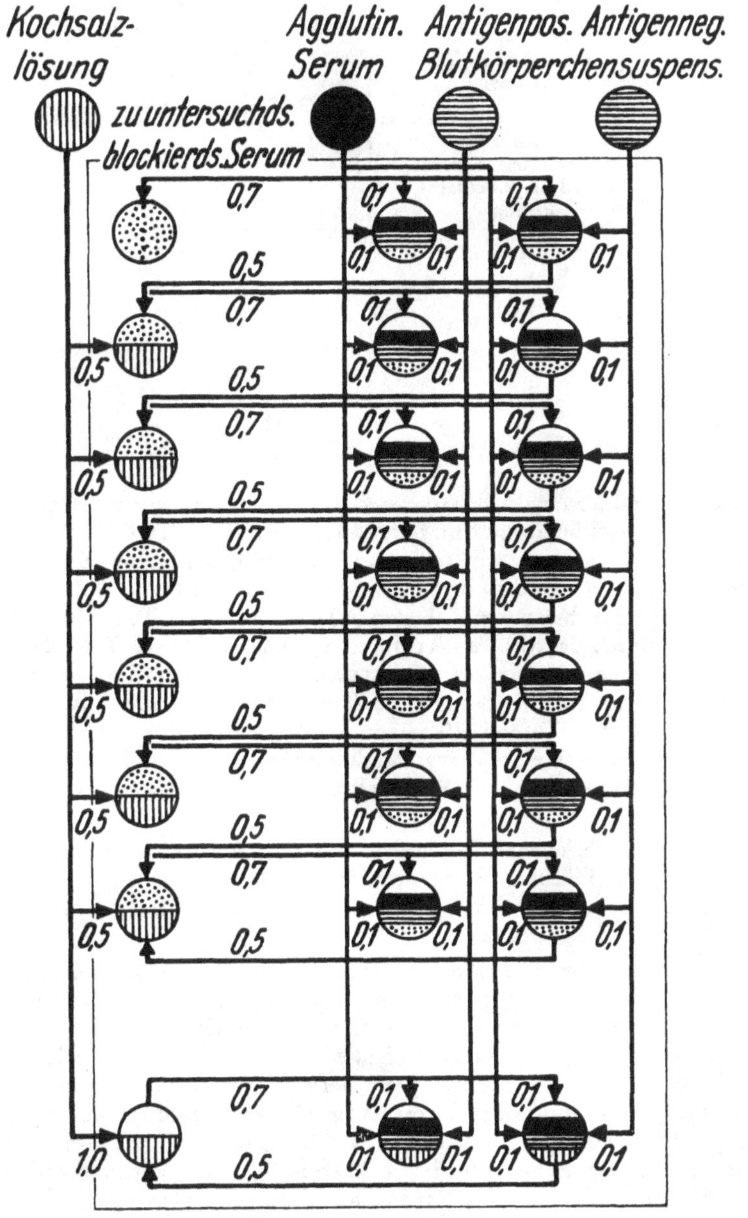

Abb. 28. Arbeitsschema der quantitativen Auswertung eines Serums auf seinen Gehalt an blockierenden Antikörpern durch eine Modifikation der Hemmungsprobe

Tabelle 20. Versuchsprotokoll der im Arbeitsschema der Abb. 28 angegebenen quantitativen Auswertung eines Serums auf seinen Gehalt an blockierenden Antikörpern durch eine Modifikation der Hemmungsprobe

Nach der Bindungsphase in jedes Röhrchen 0,1 ccm eines kräftig agglutinierenden Testserums	0,1 ccm einer 3 %igen mit Kochsalzlösung hergestellten Blutkörperchenaufschwemmung der Spezifität	
	Rh	rh
0,1 ccm eines blockierenden Serums fallend in Kochsalzlösung		
1	—	—
$^1/_2$	—	—
$^1/_4$	—	—
$^1/_8$	—	—
$^1/_{16}$	—	—
$^1/_{32}$	1	—
$^1/_{64}$	2	—
Kontr.	3	—

an Stelle von Albuminlösung AB-Serum und erzielten damit ebenfalls gute Ergebnisse. Wiener und Hurst stellten daraufhin fest, daß sich für diesen Test AB-Plasma besser eignete als AB-Serum, daß es sogar wirksamer war als 20%iges Albumin. Später verbesserten sie zusammen mit Soon-Gordon ihre Methode, indem sie für die Aufschwemmung der Blutkörperchen eine Mischung von 3 Teilen AB-Plasma und 1 Teil Albuminlösung verwendeten und dadurch deutlichere Verklumpungen bzw. höhere Titer bei der Untersuchung einzelner Seren erhielten. Hattersley modifizierte den Test von Diamond und Denton mit 20 %iger Albuminlösung so, daß er einen Tropfen hochtitrigen, blockierenden Serums mit einem Tropfen 20 %iger Rinderalbuminlösung verdünnte und mit einem Holzstäbchen eine kleine Menge Blutkörperchen aus dem Blutkuchen oder Sediment hinzufügte und dadurch die Verklumpung der Erythrozyten bereits nach 2—3 Minuten erreichte.

Sind die bisher beschriebenen Methoden von den Autoren in erster Linie für die im Ausland allgemein übliche Röhrchentechnik angegeben worden, so wurden auch eine Reihe speziell für die Untersuchung auf dem Objektträger als sogenannte Schnellteste arbeitende Methoden ausgearbeitet.

Diamond und Abelson gaben einen Schnelltest an, der allerdings nur mit hochwertigen monovalenten Seren gut erkennbare und kurzfristige Resultate liefert. Hierzu werden auf einem angewärmten Objektträger 1 Tropfen Vollblut aus dem Ohrläppchen mit einem Tropfen des betreffenden Anti-Rh-Serums vermischt. Die Verklumpung der Blutkörperchen bei positivem Befund tritt bereits nach wenigen Minuten ein. Die Reaktion wird mitunter durch starke Geldrollenbildung der negativen Blutkörperchen gestört, so daß die Ablesung der wirklich positiven Proben einigen Schwierigkeiten unterworfen sein kann. Durch die Mitführung einer entsprechend behandelten positiven und negativen Kontrolle können diese Schwierigkeiten jedoch recht gut ausgeschaltet werden. Dahr geht zur Bestimmung von Blutkörperchenmerkmalen mit unvollständigen Agglutininen nach einer Objektträgermethode vor, die wie die Technik von BOORMAN, DODD und MORGAN von den supplementierenden Eigenschaften des AB-Serums Gebrauch macht. Er schwemmt darin die zu untersuchenden Blutkörperchen in einer Konzentration von 3% auf und vermischt einen Tropfen derselben auf dem Objektträger mit einem Tropfen Anti-Rh-Serum. Nach einer Verweildauer von 20 Minuten im Brutschrank erfolgt das Ablesen der Reaktion. PONSOLD verwendet an Stelle der Blutkörperchenaufschwemmung in AB-Serum ein Blutkörperchenkonzentrat, das er mit einer Öse vom Blutkuchen der zu untersuchenden Probe abnimmt und in einem Tropfen Testserum homogen verreibt.

Die Antiglobulin-Methode. Für die unter der bereits erwähnten Bezeichnung RACE-COOMBS-Test bekannte Antiglobulin-Methode verwendet man sinngemäß dem Terminus der Reaktion entsprechende Seren, welche als Anti-Humanglobulin-Serum bzw. als RACE-COOMBS-Serum von Kaninchen nach Immunisierung mit spezifischen Globulinen gewonnen werden.

Eine größere Menge menschlicher Serumreste, die von den Untersuchungen verschiedenster Art übrigbleiben, werden gesammelt, die Gesamtmenge mit vier Volumteilen Aqua dest verdünnt und anschließend durch Halbsättigung mit Ammoniumsulfat das Globulin gefällt. Der Niederschlag wird in einen Dialysierschlauch gefüllt und 24 Stunden gegen fließendes Leitungswasser dialysiert. Nach dieser Zeit sind die Globuline als krümelige Flocken ausgefallen. Man sammelt durch Zentrifugieren das Präzipitat und gibt anschließend physiologische Kochsalzlösung zu, worauf sich die Globuline wieder auflösen und in diesem Zustand den Kaninchen injiziert werden können. Um bessere Immunisierungseffekte zu erzielen, benützt man für die Injektion möglichst konzentrierte Globulinlösungen.

Die Kaninchen erhalten von dieser Lösung dreimal jeden zweiten Tag (z. B. Montag, Mittwoch und Freitag) je 5 ccm in die Ohrvene injiziert und am 15. Tag nach der letzten Sprite nochmals 2 ccm intraperitoneal. Nach weiteren drei Tagen erfolgt eine Probe-Auswertung des Serums und bei ausreichendem Ergebnis Entbluten des Tieres durch die eröffnete Halsschlagader. Das gewonnene Blut wird zur Serumgewinnung nach den Angaben der praktischen Vorbereitung verarbeitet.

Daneben können jedoch auch normale präzipitierende Anti-Mensch-Seren Verwendung finden. Nur muß man sich in diesem Falle darüber im Klaren sein, daß ein solches präzipitierendes Serum durch Immunisierung mit normalem menschlichen Serum erzeugt worden ist, daß es also einen Komplex von Antikörpern gegen verschiedene Eiweißfraktionen darstellt. Diese Antikörperfraktionen richten sich nicht nur gegen die Globuline allein, sondern überhaupt gegen die biochemische Struktur „Mensch", so daß vor der Verwendung des präzipitierenden Antiserums als RACE-COOMBS-Serum die möglicherweise unspezifisch reagierenden Antikörper durch ausreichende Adsorptionen mit menschlichen Blutkörperchen entfernt werden müssen. Erst wenn ein präzipitierendes Anti-Mensch-Serum menschliche Blutkörperchen, die nachweislich frei von Agglutininen und unvollständigen Antikörpern sind (negative Kontrolle!) nicht mehr verklumpt, kann dieses Serum für die Antiglobulin-Methode gebraucht werden.

In einem solchen Falle wird das präzipitierende Anti-Mensch-Serum mit physiologischer Kochsalzlösung 1 : 10 verdünnt und gegen 3 %ige menschliche Blutkörperchenaufschwemmung austitriert. Die Titrierung ist wesentlich, um die agglutinatorische Wirkung abschätzen und die für die Adsorption notwendige Sedimentmenge darauf abstimmen zu können. Je nach der Höhe des Titers adsorbiert man dann z. B. einen ccm des 1 : 10 verdünnten Antiserums an 0,1—0,3 ccm dicht zentrifugierten Blutkörperchensediments 30 Minuten im Brutschrank, zentrifugiert die mehr oder weniger verklumpten Blutkörperchen ab und titriert zur Kontrolle des Adsorptionsgrades den Abguß erneut gegen eine 3 %ige Blutkörperchenaufschwemmung. Sollte immer noch eine Agglutination nachzuweisen sein, ist die Adsorption solange zu wiederholen, bis eine Verklumpung der Blutkörperchen nicht mehr auftritt.

Bei der routinemäßigen Anwendung der Methode unterscheidet man zwischen einem direkten und einem indirekten RACE-COOMBS-Test. Im Interesse einer sauberen Versuchstechnik und der nur auf solche Weise erzielbaren korrekten und verwertbaren Untersuchungsergebnisse, muß auch hier auf die Wichtigkeit ausreichender Kontrollen hingewiesen werden. Vor allem ist notwendig, eine u n b e l a d e n e antigenpositive und -negative Kontrolle dem Antiglobulinserum auszusetzen, um seine Spezifität gegenüber nicht sensibilisierten Blutkörperchen zu beweisen. Zweitens muß eine Kontrolle angesetzt werden mit b e l a d e n e n antigenpositiven und -negativen Erythrozyten, um auch den Nachweis zu führen, daß das Antiglobulinserum in Bezug auf die Beladung spezifisch ist und nur dann eine sekundäre Agglutination bewerkstelligt, wenn die Dreiheit „spezifischer Antikörper — spezifisches Antigen — Antiglobulinserum" in Reaktion tritt. Eine Agglutination muß ausbleiben, wenn entweder ein Antiglobulinserum auf einen unvollständigen Antikörper trifft, aber das spezifische Antigen am Blutkörperchen fehlt, oder wenn das Antiglobulinserum und ein bestimmtes Blutkörperchenmerkmal zusammentreffen, jedoch kein passender Antikörper vorhanden ist.

Der direkte RCT dient zur Feststellung, ob sich an menschlichen Blutkörperchen unvollständige Antikörper befinden. Es handelt sich also um den direkten Nachweis der Sensibilisierung von Blutkörperchen durch die blockierenden Antikörper, wie dies z. B. bei der Neugeborenenerythroblastose der Fall ist.

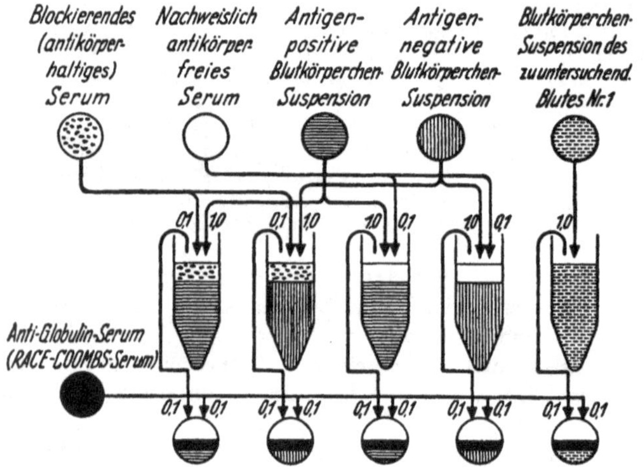

Abb. 29. Arbeitsschema für die Durchführung einer direkten Antiglobulin-Methode (direkter RCT)

Ausführung des direkten RCT: Zunächst gewinnt man von einer antigenpositiven und einer antigennegativen Blutprobe mittels Filtration durch Faltenfilter homogene Blutkörperchensedimente. Mit der zu untersuchenden Blutprobe verfährt man genau so und stellt von diesen drei Sedimenten 10%ige Blutkörperchensuspensionen in Kochsalzlösung her. Dann beschickt man fünf Zentrifugenröhrchen auf folgende Weise: in das erste und dritte Röhrchen wird je 1 ccm von der 10%igen antigenpositiven und in das zweite und vierte Röhrchen je 1 ccm von der 10%igen antigennegativen Aufschwemmung gegeben. Das fünfte Röhrchen wird mit 1 ccm der 10%igen Suspension des zu untersuchenden Blutes gefüllt. Jetzt erfolgt die Beladung der Kontrollen mit einem bekannten, blockierenden Antikörper der betreffenden Spezifität enthaltenden Serum. Man verwendet dazu am besten ein hochtitriges, möglichst konzentriertes Testserum mit einwandfrei blockierenden Antikörpern und pipettiert davon je 0,1 ccm in das erste und zweite Röhrchen. Um unspezifische Serumwirkungen innerhalb des Gesamtsystems abstrahieren zu können, füllt man in die Röhrchen drei und vier je 0,1 ccm eines nachweisbar antikörperfreien Serums (zweckmäßigerweise eines AB-Serums) und läßt die Reaktionskomponenten 30 Minuten aufeinandereinwirken. Danach werden alle fünf Röhrchen in der Zentrifuge mit physiologischer Kochsalzlösung serumfrei gewaschen. Während, bzw. nach der Waschung müssen alle Suspensionen vollkommen homogen sein. Auftreten von Agglutinationen in einzelnen Röhrchen weist auf einen Versuchsfehler oder auf das nicht einwandfreie Funktionieren der Kontrollseren hin. Mit je 1 ccm Kochsalzlösung pro Röhrchen werden die gewaschenen Sedimente erneut suspendiert.

Die bisher beschriebene Versuchsvorbereitung wird ausschließlich in Zentrifugengläschen vorgenommen. Erst der nun folgende Hauptversuch kann sowohl im Röhrchen als auch in entsprechender Anordnung auf der Platte ausgeführt werden, wobei zu bemerken ist, daß der Objektträgerversuch bereits nach kürzerer Zeit abzulesen ist als der langsamer ablaufende Röhrchenversuch.

Entsprechend den fünf Zentrifugengläschen der Versuchsvorbereitung werden, wie im Arbeitsschema der Abbildung aufgezeichnet, fünf Röhrchen aufgestellt und aus jedem Vorbereitungsröhrchen 0,1 ccm der Blutkörperchensuspensionen in das entsprechende Versuchsröhrchen überpipettiert. Dann erfolgt die Zugabe von 0,1 ccm Antiglobulinserum pro Röhrchen und ausgiebiges Durchschütteln des Gestells. Die Versuchsdauer beträgt 20 bis 30 Minuten im Brutschrank mit anschließender Ablesung der Ergebnisse.

Bei Ausführung des Versuchs auf der Platte wird am besten tropfenweise gearbeitet, es können aber auch die im Röhrchenversuch beschriebenen Quantitäten Anwendung finden. Das Einbringen der Platte in eine feuchte Kammer und ein Verweilen im Brutschrank ist nicht erforderlich, da die Reaktion bei Zimmertemperatur im allgemeinen innerhalb von 3 bis 5 Minuten eintritt und Eintrocknungserscheinungen in dieser Zeit nicht zu befürchten sind.

Die Beurteilung des Versuchsergebnisses erfolgt nach folgenden Überlegungen: Das erste Röhrchen muß eine positive Reaktion zeigen, denn es sind die für das Eintreten einer Reaktion notwendigen Komponenten spezifisches Antigen — spezifischer Antikörper — Antiglobulinserum zusammen vorhanden. Das zweite Röhrchen muß negativ sein, weil hier zwar der spezifische Antikörper und das Antiglobulinserum vorhanden sind, aber das spezifische Antigen fehlt. Umgekehrt sind im dritten Röhrchen zwar das spezifische Antigen und das Antiglobulinserum vorhanden, aber es fehlt der spezifische Antikörper, die Reaktion muß negativ bleiben. Ebenso im vierten Röhrchen, denn hier fehlt mit Ausnahme des Antiglobulinserums sowohl das spezifische Antigen als auch der spezifische Antikörper. Dementsprechend enthält also auch die zu untersuchende Blutprobe im fünften Röhrchen sensibilisierte — bei Erythroblastose also geschädigte — Erythrozyten, wenn die Reaktion positiv, keine sensibilisierten, demnach normale Blutkörperchen, wenn die Reaktion in diesem Röhrchen negativ ist.

Der indirekte RCT dient dazu, um in einem Serum unvollständige Agglutinine nachzuweisen. Dazu bringt man Testblutkörperchen mit dem zu untersuchenden Serum in Kontakt und stellt dann durch Zusatz von Antiglobulinserum fest, ob sich die vorher nicht agglutinablen Blutkörperchen auf Grund einer bestimmten ihnen eigenen Spezifität mit den in der Serumprobe möglicherweise vorhandenen Antikörper gleicher Spezifität beladen haben oder nicht. Haben sie Antikörper angelagert, werden sie agglutinabel, sind keine Antikörper der betreffenden Spezifität in dem Serum vorhanden, werden die Blutkörperchen durch das Antiglobulinserum nicht verklumpt.

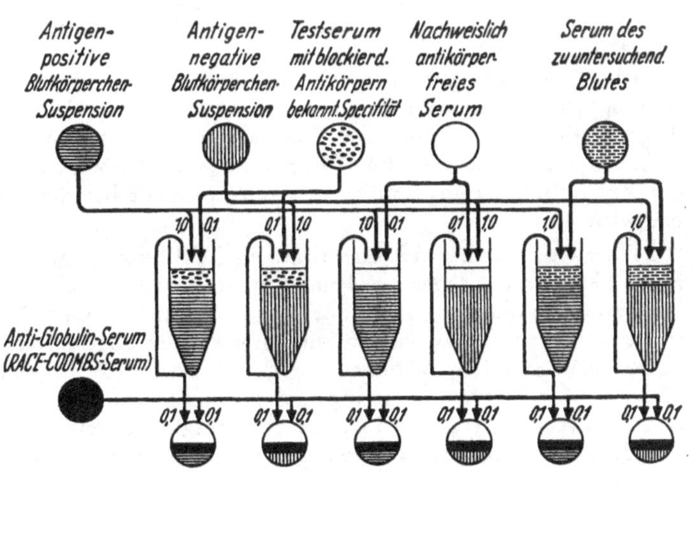

Abb. 30. Arbeitsschema für die Durchführung einer indirekten Antiglobulin-Methode (indirekter RCT)

Ausführung des indirekten RCT: Je nach der vermuteten Spezifität des zu untersuchenden Serums bereitet man wie beim direkten RCT eine antigenpositive und eine antigennegative Blutkörperchensuspension vor. Die Aufschwemmung soll eine Konzentration von 10 % haben und in sechs Zentrifugengläschen auf folgende Weise verteilt werden: erstes, drittes und fünftes Röhrchen je 1 ccm 10%ige antigenpositive Aufschwemmung, zweites, viertes und sechstes Röhrchen je 1 ccm 10%ige antigennegative Aufschwemmung. Um zu kontrollieren, ob die Zusammenstellung der Reaktionskomponenten auch bei nachweisbarem Vorhandensein eines blockierenden Antikörpers von der vermuteten Spezifität einwandfrei funktioniert, wird in die ersten beiden Röhrchen ein kräftiges Testserum mit bekannten blockierenden Antikörpern der betreffenden Spezifität in Dosen von je 0,1 ccm pro Röhrchen gegeben. In die Röhrchen drei und vier erfolgt Zugabe von je 0,1 ccm eines nachweisbar antikörperfreien (AB-)Serums um unspezifische Serumwirkungen ausschließen zu können. Das zu untersuchende Serum wird in das fünfte und sechste Röhrchen ebenfalls in Dosen von je 0,1 ccm einpipettiert. Nach einer Einwirkungszeit von 30 Minuten werden alle Röhrchen mit physiologischer Kochsalzlösung in der Zentrifuge serumfrei gewaschen und die Sedimente danach mit je 1 ccm physiologischer Kochsalzlösung wieder suspendiert.

Wie beim direkten RCT werden aus jedem Zentrifugengläschen je 0,1 ccm Suspension in entsprechende Reaktionsröhrchen überpipettiert und dazu je 0,1 ccm Antiglobulinserum gegeben. Das Gestell wird gut durchgeschüttelt und nach 20 bis 30 Minuten Brutschrankaufenthalt abgelesen. Auf der Platte wird bei gleicher Versuchsanordnung tropfenweise gearbeitet. Feuchte Kammer und Brutschrank sind auch hier nicht erforderlich.

Die Auswertung des Versuchsergebnisses erfolgt auf Grund folgender Überlegungen: Erstes Röhrchen: spezifisches Antigen, spezifischer Antikörper und Antiglobulinserum = Reaktion positiv. Zweites Röhrchen: spezifischer Antikörper und Antiglobulinserum ohne spezifisches Antigen = Reaktion negativ. Drittes Röhrchen: spezifisches Antigen und Antiglobulinserum ohne spezifischen Antikörper = Reaktion negativ. Viertes Röhrchen: Antiglobulinserum ohne spezifisches Antigen und ohne spezifischen Antikörper = Reaktion negativ. Dementsprechend wird das zu untersuchende Serum im fünften Röhrchen als antikörperhaltig beurteilt, wenn die Reaktion positiv, als antikörperfrei, wenn sie negativ ausfällt. Das sechste Röhrchen läßt die Spezifität des untersuchten Serums erkennen und muß eine negative Reaktion zeigen.

Es muß noch erwähnt werden, daß die Kontrollen des ersten und zweiten Röhrchens nicht immer mitgeführt werden können. Wohl ist dies bei der Diagnostizierung von Anti-Rh-Seren möglich, da die dazu notwendigen, kräftigen Testseren in ausreichender Menge zur Verfügung stehen. Schwieriger wird die Sachlage bereits, wenn in den zu untersuchenden Seren Antikörper gegen Untergruppenantigene des Rh-Komplexes vermutet werden, da in solchen Fällen die entsprechenden Kontroll-Seren weitaus schwieriger zugänglich sind. Praktisch unmöglich ist es in Situationen, in denen es sich um die Feststellung von Antikörpern gegen die weniger bekannten Blutkörperchenmerkmale (w. z. B. Kell, Lewis, Duffy usw.) handelt, für deren Bestimmung die notwendigen Testseren nur in wenigen größeren Instituten vorliegen. Unter diesen Umständen muß naturgemäß auf das Mitlaufen von Kontrollen in den ersten beiden Röhrchen verzichtet werden. Trotzdem wird die Methode dadurch für die Praxis nicht wertlos, da sie ja bei entsprechenderKombinierung zumindest ein positives Ergebnis liefert und damit die Anwesenheit eines blockierenden Antikörpers aufzeigt, wenn dieser auch nicht näher differenziert werden kann.

Unter Berücksichtigung der zum Teil bereits besprochenen serologisch-technischen Bedeutung der unvollständigen Antikörper und der zum Teil noch zu streifenden klinisch-diagnostischen Bewertung ihres Nachweises bei Erythroblastosen und hämolytischen Anämien muß noch auf eine Technik hingewiesen werden, durch die der Antikörper des Antiglobulinserums ähnlich dem Komplement bei der Hämolyse quantitativ faßbar wird.

Bei der Ausführung des quantitativen RCT gibt es grundsätzlich zwei verschiedene Möglichkeiten: entweder verwendet man in allen Röhrchen die gleiche von einem bestimmten Volumen eines antikörperhaltigen Serums beladene Erythrozytenaufschwemmung und setzt das Antiglobulinserum in abgestuften Mengen hinzu, oder man sensibilisiert einzelne Portionen einer Erythrozytenaufschwemmung mit den fallenden Mengen einer Serumverdünnung und setzt nach einer bestimmten Reaktionszeit in die einzelnen Röhrchen gleiche Mengen des Antiglobulinserums zu. Diese zweite Versuchsanordnung ist dann anzuwenden, wenn die unvollständigen Antikörper eines Patientenserums ausgewertet werden sollen. Soll jedoch die Stärke des zur Verwendung kommenden Antiglobulinserums gemessen werden, wie dies zur Probeauswertung solcher Seren bei ihrer Herstellung erforderlich ist, dann muß die erste Methode herangezogen werden. Vor allem ist es notwendig, in einem Vorversuch sich bei jedem neu zu verwendenden Antiglobulinserum über dessen Wirkungsstärke oder über die Lage der eventuell auftretenden Zonenphänomene zu orientieren. Solche Vorversuche dienen sozusagen zur Standardisierung von Antiglobulinseren. Für diese Einstellung ist allerdings ein bekanntes blockierendes Anti-Rh-Serum notwendig, welches möglichst in allen Supplementen ein ziemlich gleichmäßiges Verhalten, vor allem ein steiles Abfallen von den positiv reagierenden zu den negativ ausfallenden Serumverdünnungen zeigt.

Erste Methode zur quantitativen Erfassung von Antiglobulinseren: Man bereitet eine etwas größere Menge antigenpositiver und antigennegativer Blutkörperchensedimente vor und stellt davon eine 10 %ige Aufschwemmung her. Man teilt sowohl die antigenpositive als auch die antigennegative Probe in zwei Portionen, füllt alle vier in Zentrifugengläschen und sensibilisiert eine antigenpositive und eine antigennegative Portion mit einem Serum, welches in seiner Wirkungsweise einigermaßen bekannte, blockierende Antikörper enthält. Diese Sensibilisierung kann ohne weiteres mit der ganzen Portion vorgenommen werden, da bei dieser Methode auf eine möglichst gleichmäßige Sensibilisierung der Blutkörperchen wert gelegt werden muß und Pipettenfehler durch viele und kleine Quantitäten unbedingt zu vermeiden sind. Nach der üblichen Reaktionszeit werden alle vier Proben gleichmäßig mit physiologischer Kochsalzlösung in der Zentrifuge serumfrei gewaschen und anschließend mit Kochsalzlösung wieder auf eine 10 %ige Suspension gebracht. Unterdessen wird eine Verdünnungsreihe des zu prüfenden Antiglobulinserums bereitgestellt und entsprechend der Länge dieser Verdünnungsreihe die Versuchsanordnung in Form von vier Röhrchenreihen vorbereitet. In jedes Röhrchen der ersten Reihe wird je 0,1 ccm der beladenen antigenpositiven Suspension gegeben, in jedes Röhrchen der zweiten Reihe je 0,1 ccm beladene antigennegative Suspension. Dritte und vierte Reihe erhalten pro Röhrchen 0,1 ccm unbeladene antigenpositive und unbeladene antigennegative Blutkörperchenaufschwemmung. Das Antiglobulinserum wird aus den Röhrchen der jeweiligen Verdünnungsstufe entnommen und in die entsprechenden Röhrchen der Reaktionsreihen einpipettiert. Zum Schluß folgt ein kräftiges Durchschütteln des Gestells und die Ablesung des Versuches nach 30 Minuten Brutschrankaufenthalt.

Diese Methode reicht vollkommen aus, um zu beurteilen, ob ein neugewonnenes Antiglobulinserum brauchbar ist oder nicht. Für die Einstellung eines Antiglobulinserums als Standardserum jedoch hat es sich zweckmäßig erwiesen, die Methode so zu modifizieren, daß man einerseits bei schwachen Anti-Rh-Seren eine ausreichend starke Reaktion erhält, andererseits aber bei sehr starken Seren kein Zonenphänomen, wodurch sehr leicht im qualitativen Test negative Resultate vorgetäuscht werden können. Zur Sicherung in diesen Richtungen wählt man zweckmäßigerweise als Gebrauchsdosis die schwächste Konzentration des Antiglobulinserums, die im Vorversuch einen Maximaltiter ergibt. Dazu muß allerdings auch das zur Einstellung benutzte Anti-Rh-Serum titriert werden.

Zweite Methode zur quantitativen Erfassung von Antiglobulinseren: Aus den wie sonst vorbereiteten antigenpositiven und antigennegativen Blutkörperchensedimenten werden 10 %ige Suspensionen hergestellt und diese folgendermaßen auf 10 Zentrifugengläser verteilt: Röhrchen eins bis sieben und Röhrchen neun je 1 ccm der antigenpositiven Suspension, Röhrchen acht und zehn je 1 ccm der antigennegativen Suspension. Beladung der Suspensionen im ersten bis siebenten Röhrchen mit je 0,1 ccm fallenden Mengen eines kräftigen blockierenden Antiserums, Röhrchen acht mit 0,1 ccm des unverdünnten blockierenden Antiserums wie Röhrchen eins. Röhrchen neun und zehn bleiben als Kontrolle unbeladen. Nach abgeschlossener Reaktion erfolgt die Waschung aller zehn Aufschwemmungen und erneute Suspension auf 10 %. Entsprechend der Zahl von zehn verschiedenen Sedimenten ist die Aufstellung von zehn Versuchsreihen erforderlich, deren Länge sich nach der Verdünnungsreihe des Antiglobulinserums richtet. Verständlicherweise hängt davon natürlich auch die Sedimentmenge in den Zentrifugenröhrchen ab, so daß gegebenenfalls bei höheren Antiglobulinverdünnungen verhältnismäßig mehr antigenpositives Sediment mit den einzelnen Verdünnungen des blockierenden Antiserums beladen werden muß. Die einzelnen, mit verschiedenen Serumkonzentrationen beladenen Erythrozytensedimente werden in Dosen von je 0,1 ccm in die Röhrchen der jeweiligen Reaktionsreihen gefüllt und eine Menge von 0,1 ccm Antiglobulinserum der betreffenden Verdünnung zupipettiert. Nach gutem Durchschütteln und 30 Minuten Brutschrankaufenthalt erfolgt Ablesung.

Die dem Protokoll der Tabelle zu entnehmende Gebrauchsdosis ist in dem angegebenen Beispiel die Verdünnung 1 : 10 oder, wenn man die zweifelhaften (sogenannten „±“ oder „plusminus“) Reaktionen unberücksichtigt läßt, 1 : 20 und finden in der nun folgenden Versuchsanordnung der quantitativen Erfassung eines blockierenden Antiserums weitere Verwendung.

Methode zur quantitativen Erfassung blockierender Antikörper: Im Prinzip ist die für diese Technik notwendige Versuchsvorbereitung bereits durch die zweite Methode zur quantitativen Erfassung eines Antiglobulinserums vorweggenommen. Wie dort bereits beschrieben, wird eine antigenpositive Blutkörperchenaufschwemmung mit fallenden Mengen eines blockierenden Antiserums beladen, nur daß im Gegensatz dazu jetzt der Antikörper eine unbekannte Größe darstellt und seine Stärke durch die im Vorversuch bestimmte Antiglobulinmenge auf eine Vergleichsbasis mit anderen blockierenden Seren gebracht werden soll.

Weitere Untersuchungsmethoden. Die Forschung hat in Erweiterung dieser prinzipiellen Methoden eine ganze Reihe weiterer Möglichkeiten mit sich gebracht, um die Klasse der unvollständigen Antikörper zu bearbeiten und damit nicht nur tiefer in besondere Regionen der Serologie einzudringen, sondern auch Verbindungen mit der kolloiden und der klinischen Chemie zu knüpfen. Die Kolloid- und die Enzymteste sind hier vor allem zu nennen, die bereits heute bessere Einblicke in das Geschehen innerhalb des Komplexes Blut gewähren. Da sich diese Arbeiten jedoch allzusehr im Fluß befinden und eine zusammenfassende Betrachtung noch nicht erlauben, soll dieses Gebiet wegen seiner Problematik nicht betreten, sondern nur soweit herangezogen werden, soweit es Licht in die Wirkungsweise der vollständigen und unvollständigen Antikörper werfen kann.

Tabelle 21. Versuchsprotokoll über die Auswertung eines Antiglobulin-Serums mit einem mittelmäßigen Anti-Rh-Serum

Antiglobulinserum	10 % Blutkörperchensuspension in AB-Serum der Formulierung									
	ORh	ORh	ORh	ORh	ORh	ORh	ORh	Orh	ORh	Orh
	in Mengen von je 1 ccm sensibilisertem mit je 0,1 ccm nicht sensibilisiertem Anti-Rh-Serum blockierenden Charakters in der Verdünnung									
	1	$^1/_2$	$^1/_4$	$^1/_8$	$^1/_{16}$	$^1/_{32}$	$^1/_{64}$	1	—	—
1 : 5	4	4	4	3	(1)	—	—	—	—	—
1 : 10	4	4	4	3	(1)	(1)	—	—	—	—
1 : 20	4	3	3	1	—	—	—	—	—	—
1 : 40	2	1	(1)	—	—	—	—	—	—	—
1 : 80	(1)	—	—	—	—	—	—	—	—	—
1 : 160	—	—	—	—	—	—	—	—	—	—

Die Wirkungsweise der vollständigen und unvollständigen Agglutinine

Es war bereits kurz die Rede davon, daß die Anschauung WIENERS über die Wirkungsweise der hier zur Diskussion stehenden Antikörperformen nur eine Vorstellungshilfe sein kann und den wirklichen Verhältnissen bei diesen Reaktionen nicht entsprechen dürfte. Wenn auch in dieser Hinsicht die Aufstellung einer brauchbaren und definitiven Hypothese im Augenblick noch nicht möglich ist, so sollen doch die bisher erhaltenen Ergebnisse einer Betrachtung unterzogen und die Richtung angedeutet werden, in der sich die Klärung dieses großen, nicht nur für die theoretische Forschung sondern auch für die klinische Praxis wichtiger Fragenkomplexe anbahnt.

Fruchtbar hat sich diesbezüglich eine besondere Untersuchungsmethode ausgewirkt: der Gelantinetest von FISK und MC GEE. Unter den von ihnen geprüften Gelatinelösungen verschiedener Konzentration eignete sich nach ihren Angaben zur Reaktionsverstärkung besonders eine Gelatinekonzentration von 10 %. Auch schwächere Konzentrationen, sogar 3—1%ige Gelatinelösungen, konnten unter Umständen noch Wirkungen erzielen. Als WIENER, HURST und HANDMAN die Reaktionsstärke ihrer Albumin-Plasma-Reaktion mit der Methode von FISK und MC GEE verglichen, fanden sie, daß die Titer beim Arbeiten mit 10%iger Gelatinelösung höhere Werte ergaben als mit Albumin-Plasma. Dem Effekt der Albumin-Plasma-Lösung etwa gleichzusetzen war eine Gelatinelösung von annähernd 8 %.

Die Ergebnisse der bisher beschriebenen Techniken mit den verschiedensten kolloiden Lösungen und besonders die eben angegebene Methode mit Gelatine als Supplement führen zu der Schlußfolgerung, daß die Stärke einer durch Supplement unterstützten Reaktion sowohl von der Qualität als auch von der Quantität desselben abhängt. Ginge man bei der weiteren Betrachtung einzig und allein von dieser Anschauung aus, so würde das glauben machen, der Antikörpernachweis selbst und der seiner Quantität hinge nur von der Empfindlichkeit der jeweiligen Untersuchungsmethode ab. Dementsprechend würde man annehmen müssen, daß die Hemmungsprobe den geringsten Grad von Empfindlichkeit aufwiese, die Plasmaagglutination etwa 10mal und die Albumin-Plasma-Reaktion annähernd 40mal stärker sei als die Hemmungsprobe und die Antiglobulinprobe in ihrem Effekt der Plasmaagglutination gleichzusetzen wäre. Aus dieser unterschiedlichen Empfindlichkeit der einzelnen Verfahren würde sich ergeben, daß bei Anwendung einer wenig empfindlichen Methode der geringe Gehalt eines Serums an unvollständigen Antikörpern sich dem Nachweis unter Umständen völlig entziehen kann. Diese wechselvolle Reaktionsstärke von Seren mit unvollständigen Antikörpern jedoch allein von der Qualität und der Quantität des mitreagierenden Supplementes abhängig zu machen, ist durch andere Beobachtungen nicht zu belegen. Es wurden nämlich Fälle beschrieben, die bei der Untersuchung mit den verschiedenen Methoden abweichende Befunde zeigten. Es erwies sich z. B. die Antiglobulinprobe nicht als 10- sondern 1000mal so empfindlich wie die Hemmungsprobe oder die Hemmungsprobe verlief glatt negativ und die Antiglobulinprobe deckte einen hohen Antikörpertiter auf. Abweichendes Verhalten mancher blockierender Seren veranlaßte deshalb auf die Existenz einer dritten, neben den agglutinierenden und den blockierenden — also eine Hemmungsreaktion zeigenden — Antikörper vorkommende Antikörperform zu schließen, der man die Bezeichnung „Kryptagglutinoide" gab.

Entsprechend diesen Befunden lassen sich die im Rahmen der Serologie der Blutkörperchenmerkmale zu behandelnden Antikörper in drei Gruppen einteilen. Die eine Gruppe umfaßt diejenigen Antikörper, deren Wirkungsweise weitgehend unabhängig von der Beschaffenheit des Reaktionsmilieus ist, die also sowohl in Kochsalzlösung als auch in kolloiden Flüssigkeiten Agglutinationen erzeugen. In eine zweite Gruppe gehören diejenigen Antikörper, die in Kochsalzlösung keine agglutinierende Wirkung aufweisen und zur Erzeugung der Reaktion der Mithilfe eines Supplements bedürfen. Die dritte Gruppe wird von einer Antikörperform gebildet, die weder in Kochsalzlösung noch in Supplementen zur Wirkung kommen, sondern nur durch Antiglobulinserum zu einer Reaktion veranlaßt werden können.

Für die Erfassung dieser Antikörpervarietäten ist daher nicht allein die Empfindlichkeit sondern auch der Charakter des Nachweisverfahrens von ausschlaggebender Bedeutung. Über den breitesten Wirkungsbereich scheint nach den bisherigen Erfahrungen die Antiglobulinprobe zu verfügen und bietet deshalb auch die sicherste Gewähr für die Erfassung aller Antikörper. Diese Erkenntnisse sind besonders in klinischer Hinsicht wichtig, da für die Erkrankungen des erythroblastotischen Symptomkomplexes hauptsächlich die nichtagglutinierenden Antikörper verantwortlich gemacht werden und die Schwere des Krankheitsbildes im wesentlichen von der Wirkungsintensität der Antikörper bestimmt wird, die sich im allgemeinen nur nach dem Serumtiter der gesamten Antikörperfraktion beurteilen läßt. Die Grenzen zwischen diesen in der Tabelle 22 zusammengestellten Gruppen gelten definitiv nur, wenn man Kochsalzlösung, Albumin und Antiglobulinserum als Standardsubstrate benutzt, um zu vergleichbaren Werten zu kommen. Besonders die Abgrenzungen zwischen der zweiten und dritten Gruppe werden jedoch mehr oder weniger verwischt durch die bereits erwähnte Fähigkeit einzelner Supplemente, entsprechend ihrer Qualität und Quantität verschiedene Reaktionsintensitäten auszulösen. Dessen ungeachtet hat diese Gruppierung die Bestrebungen wesentlich gefördert, die Frage nach der Wirkungsweise der vollständigen und unvollständigen Agglutinine einer Lösung zuzuführen.

Tabelle 22. Zusammenstellung über die Wirkung vollständiger und unvollständiger Agglutinine

Antikörper-Typ		Bezeichnung	Reaktion der Antikörper mit Blutkörperchensuspension in Kochsalzlösung	Reaktion der Antikörper mit Blutkörperchensuspension in Albumin	Reaktion der Antikörper unter Mithilfe von Antiglobulinserum
A. Vollständige Agglutinine		1. Gewöhnliche Agglutinine 2. Saline agglutinins 3. Complete agglutinins (Race 1944) 4. Early antibodies (Diamond und Denton 1945) 5. Bivalent antibodies (Wiener 1945)	+	+	+
B. Unvollständige Agglutinine	I. Blockierende Antikörper	1. Incomplete antibodies (Race 1944) 2. Late or mature antibodies (Diamond und Denton 1945) 3. Univalent antibodies (Wiener 1945) 4. Glutinins (Wiener 1946) 5. Hyperimmune antibodies (Diamond 1947) 6. Albumin agglutinins (Mollison, Mourant und Race 1948)	—	+	+
	II. Kryptagglutinoide		—	—	+

Die Existenz inkompletter Agglutinine vermutete man bereits um die Jahrhundertwende. Ehrlich bezeichnete sie in seiner Seitenkettentheorie als Agglutinine (also Rezeptoren II. Ordnung), denen die agglutinophore Gruppe fehlte. Die in neuerer Zeit von amerikanischer Seite entwickelte Gittertheorie übernahm im Prinzip manche Ehrlichsche Anschauung, so auch bezüglich der inkompletten Agglutinine. Infolge der Veralterung der Ehrlichschen Theorie war sie deshalb auch mancher Kritik ausgesetzt. Während Ehrlich und die Vertreter der Gittertheorie ursprünglich allen inkompletten Antikörpern blockierende Eigenschaften zugesprochen hatten, stellten Hill und seine Mitarbeiter fest, daß die wenigsten der inkompletten Agglutinine blockierende Eigenschaften besitzen. Das Blockadephänomen erklärte sich Hill dabei so, daß die blockierenden Antikörper, der inkompletten Formen den kompletten so nahe stehen, daß sie mit diesen in Konkurrenz treten können. Im Sinne der Ehrlichschen Theorie bzw. der Gittertheorie wurde auch die Wirkungsweise der kolloiden Lösungen erklärt. Albumin und Plasma (bzw. der darin enthaltene aktive Bestandteil, das Protein X) komplettieren hiernach die inkompletten Agglutinine, indem sie die fehlende agglutinophore Gruppe ersetzen bzw. nach der Gittertheorie die univalenten Antikörper in bivalente verwandeln. Fisk und Mc Gee zweifelten zuerst an der Richtigkeit dieser Auffassung und nahmen eine primäre Wirkung der Kolloide, speziell der Gelatine, auf die Erythrozyten selbst und nicht auf die inkompletten Agglutinine an. Zwingende Beweise für diese ihre Auffassung konnten sie allerdings nicht erbringen.

In den letzten Jahren wurde nun von verschiedener Seite, so besonders von Hummel, von Spielmann, von Punin und von Rasch in mehreren Arbeiten versucht, die Problematik von der physikalisch-chemischen bzw. kolloidchemischen Seite aus zu klären. So haben Hummel und Spielmann eine größere Anzahl von natürlichen und synthetischen Polymeren untersucht und in den beiden Gruppen neben nicht verwendungsfähigen Stoffen eine Reihe brauchbarer Substanzen gefunden, deren Reaktionsweise die Vorgänge von verschiedenen Seiten beleuchten ließ. Eine Auswertung und abschließende Beurteilung dieser Arbeiten und ihrer Ergebnisse kann jedoch im Augenblick nur ganz allgemein vorgenommen werden. In der Annahme, daß vor allem natürliche Kolloide als Komplettierungsmittel in Frage kommen, wurde eine größere Anzahl ausfindig gemacht, die sich als brauchbar erwiesen (Gelatine, Protaminsulfat, Heparin, Gummiarabikum, Dextran und Pektin). Unbrauchbar waren Pepton, Muzin, Traganth und Xylan. Unter den synthetischen bzw. halbsynthetischen erwiesen sich als wirksam Polyvinylpyrrolidon, Plyvinylalkohol, polyakrylsaures Natron, Oxyaethylmethylzellulose, Xylanpolyschwefelsäure fester und unwirksam war Polyvinylmethyläther. Die brauchbaren Polymere waren allerdings nur bei einem bestimmten Molekulargewicht bzw. einem bestimmten Polymerisationsgrad optimal wirksam. Es sei hier aber weder über die Zusammenhänge zwischen Molekulargewicht und Brauchbarkeit noch über die optimale Konzentration und Säuerung gesprochen, sondern nur über die aus diesen Versuchen entnehmbaren Vorstellungen über die Reaktionsweise in Verbindung mit vollständigen und unvollständigen Antikörpern.

Die erste Beobachtung, die gemacht werden konnte, war, daß die brauchbaren Kolloide Erythrozyten zur Geldrollenbildung und erhöhter Senkungsgeschwindigkeit bringen (Hummel, Schmidt, Rasch). Wenn man davon ausgeht, daß sich die Blutkörperchen durch ihre gegenseitige Abstoßung in der Schwebe halten, dann bewirken also die genannten Kolloide eine Herabsetzung dieser abstoßenden Kraft. Es ist in Bezug auf die Kolloide bis jetzt noch unklar, ob es sich dabei um eine Neutralisation der den Blutkörperchen eigenen Ladung handelt, oder um eine Abänderung der Umgebung der Erythrozyten in Hinsicht auf ihre Hydrophilie bzw. Hydrophobie. Bei den agglomerierenden Eigenschaften der Salzlösungen konnte RASCH zeigen, daß bei diesem Vorgang eine Neutralisation der negativen Ladungen der Blutkörperchen durch die positiv geladenen Metallionen stattfindet und daß bei diesen Reaktionen quantitative Beziehungen bestehen. Eine Identität dieser beiden Erscheinungen kann zwar nicht angenommen werden, jedoch wurde festgestellt, daß die an Erythrozyten adsorbierten Kolloide wieder abgesprengt werden können und diese Absprengung quantitativ erfolgt, indem die angelagerte und wieder abgesprengte Kolloidmenge von gleicher Größenordnung ist. Inwieweit hier die Oberflächenaktivität eine tragende Rolle spielt, kann endgültig erst entschieden werden, wenn die Frage der Oberflächenaktivität der Erythrozyten geklärt ist. Eine Oberflächenspannung wird durch den nach dem Mittelpunkt gerichteten Zug der zwischenmolekularen Kräfte einer nicht benetzenden und nicht mischbaren flüssigen Phase erzeugt. Erythrozyten dagegen sind nicht flüssig, außerdem ist ihre Oberfläche für Wasser durchgängig und die meisten Zellbestandteile sind hydratisiert. Daher können nach der Ansicht von PUNIN Erythrozyten keine Oberflächenspannung haben. Außerdem wird die Oberflächenspannung durch die Anlagerung von Ladungsträgern, gleich welcher Art an der Oberfläche stets gesenkt, niemals aber erhöht. Da zwischen der Oberflächenaktivität des Kolloids und dem erzielten Grad von Geldrollenbildung keine direkten Beziehungen festzustellen sind, ist also auch der Grad der Adsorption mindestens nicht allein für die Stärke der Geldrollenbildung verantwortlich und spricht deshalb auch für die eben geäußerte Annahme des Fehlens einer Oberflächenaktivität bei Erythrozyten.

Im Gegensatz dazu zeigt der Grad der Hydrophilie der Kolloide einen Zusammenhang mit ihren agglomerierenden Fähigkeiten. Man kann die Kolloide bzw. Polymere, wie bereits oben kurz angedeutet, nach dem Grad ihrer fällenden Wirksamkeit ordnen. An erster Stelle stehen dann solche, die bei Blutkörperchen Spontanagglutination erzeugen. Vergleicht man den Brauchbarkeitsgrad der verschiedenen Kolloide als Supplemente mit ihrer die Blutkörperchen agglumerierenden Wirkung, dann zeigt sich eine auffallende Parallelität, indem stark agglomerierende Kolloide auch stets gut geeignete Supplemente darstellen. Die agglomerierenden Fähigkeiten der Kolloide scheinen also eine wichtige Rolle beim Wirkungsmechanismus der zu besprechenden Reaktionen zu spielen.

Auffallend sind die Ergebnisse der Fällungsversuche. HUMMEL fällte mit gesättigten Lösungen von Kochsalz, Natriumsulfat, Ammoniumsulfat, Methanol und Azeton. Diese Reihenfolge entspricht der Fällungskraft. Bei Fällungen mit einem Fällungsmittel allein ergaben sich zwar keine klaren Zusammenhänge zwischen der Fällbarkeit eines Kolloids und seinen supplementierenden Eigenschaften. Faßt man jedoch die mit sämtlichen Fällungsmitteln erhaltenen Resultate zusammen, dann ergibt sich ein deutlicher Zusammenhang, indem die serologisch wirksamen Kolloide stärker gefällt werden als die serologisch unwirksamen. Dementsprechend kann angenommen werden, daß die Fällbarkeit der Kolloide mit ihren agglomerierenden Fähigkeiten in Beziehung stehen, und diese der Fällbarkeit entsprechende agglomerierende Wirkung ist die Voraussetzung für die serologische Verwendung der Kolloide als Supplement.

Bereits BORDET hat für den Agglutinationsvorgang drei Phasen gefordert:

1. Unspezifische Bindung der Agglutinine an die Korpuskel.
2. Spezifische Verbindung zwischen Agglutinin und zugehörigem Rezeptor, wodurch eine Umwandlung des ursprünglich hydrophilen Korpuskels in ein solches hydrophoben Charakters stattfindet.
3. Fällung des nun hygrophoben Korpuskels durch die Elektrolyte des Flüssigkeitsmilieus.

Ähnliche Vorgänge dürften auch bei der Mitwirkung der Kolloide beim Agglutinationsvorgang anzunehmen sein. Möglicherweise kommt der hydrophobe Zustand der Erythrozyten auf unspezifische Weise durch Blockierung der hydrophilen Gruppen zustande. Wird durch ein bestimmtes Kolloid eine vollständige Hydrophobie der Korpuskel erreicht, so entsteht eine Spontanagglutination, wird dagegen der hydrophobe Zustand nur unvollkommen erreicht, so tritt auch nur eine Pseudoagglutination bzw. eine Geldrollenbildung ein. Kolloide, die für sich nur eine Pseudoagglutination auszulösen vermögen, sind aber meistens in der Lage, durch gegenseitige Unterstützung ihre Wirkung so zu verstärken, daß dadurch dennoch eine kräftige Agglutination erzeugt wird. Dieses Phänomen ist eine der Grundlagen für die Erklärung der Wirkungsweise der Antikörper. Während die kompletten Agglutinine eine völlige Umwandlung des hydrophilen Erythrozytencharakters in den hydrophoben bewirken, bewältigen die inkompletten Agglutinine diese Arbeit nur unvollkommen und zwar um so unvollkommener, je unvollständiger sie sind. Man kann auch sagen: Der Grad der Hydrophobisierung wird bestimmt durch den Komplettitätsgrad des jeweiligen Antikörpers; d. h., vollständige Antikörper haben die größten hydrophobisierenden Fähigkeiten; blockierende Antikörper zeigen in dieser Hinsicht schwächere Effekte und die Kryptagglutinoide sowie die außer ihnen noch vermuteten Antikörperformen haben schwache bis sehr schwache Eigenschaften. Jeder Antikörper kann also entsprechend seinem Charakter die Erythrozyten in einen Zustand mehr oder weniger gesteigerter Hydrophobis versetzen. Entsprechend dem durch die Antikörpereigenschaft erreichten Grad fehlt bis zur vollkommenen Hydrophobie ein kleinerer oder größerer Wert und dieser fehlende Wert muß je nach seiner Größe durch ein entsprechendes Kolloid supplementiert werden.

Vielleicht läßt sich das Gesagte durch ein einfaches Zahlenbeispiel deutlich machen, ohne damit theoretische Gesetzmäßigkeiten verbinden zu wollen. Legt man der Umwandlung vom vollständig hydrophilen Zustand des Erythrozyten bis zum vollständig hydrophoben den Wert 100 bei und mißt die Anteile der hydrophobisierenden Fähigkeiten sowohl des Antikörpers als auch des supplementierenden Kolloids in Prozenten, so läßt sich sagen, daß die vollständigen Agglutinine eine hydrophobisierende Fähigkeit von 100 % besitzen. Weist ein Antikörper (z. B. ein blockierender) nur eine Fähigkeit von 90 oder 80 % auf, so kann durch Zusatz eines schwach hydrophobisierenden Supplements mit einer Fähigkeit von 10—20 % der fehlende Wert ersetzt und damit die Flockungsgrenze erreicht werden, so daß eine Agglutination eintritt. Schwächere Antikörper, wie die Kryptagglutinoide, denen eine Fähigkeit von nur 50 % zugestanden sei, benötigen entsprechend stärkere Supplemente von ebenfalls 50 % Wirkungsstärke, um denselben Effekt zu erzielen. Ganz schwache Antikörper (Aggloide nach Hummel) mit 10—5 % Hydrophobisierungsfähigkeit können selbstverständlich nur dann Agglutinationen bewirken, wenn die fehlenden 90—95 % durch äußerst kräftig hydrophobisierende Kolloide geliefert werden.

Wenn auch die Zahlen dieses Beispiels willkürlich gewählte Werte darstellen und vorläufig keinerlei Anhaltspunkte für solche quantitative Messungen bieten können, so ist trotzdem zu ersehen, daß, wie vorhin schon erwähnt, bei Anwendung von verschiedenen „Standardkolloiden“, denen man ganz bestimmte hydrophobisierende Fähigkeiten zusprechen kann, eine Unterteilung eines Antikörperkomplexes in verschiedene Fraktionen möglich ist. Die Frage ist nur, ob mit einer bei der Untersuchung wachsenden Zahl von „Standardkolloiden“ auch die Zahl der charakterisierbaren Antikörper identisch anwächst, d. h., daß man mit jedem bestimmten Hydrophobisierungsgrad eine bestimmte Serumfraktion erfassen kann, die sich mit ihrer eigenen Fähigkeit zu dem zur Flockung notwendigen Wert ergänzt. Ob ein solcher Antiköperkomplex also eine kontinuierliche Reihe von Serumstrukturen enthält, die vom vollständigen Agglutinin bis zum unvollständigen Aggloid reicht oder ob die Anwendung zahlloser „Standardkolloide“ nicht doch irgendwo insofern Grenzen gesetzt sind, als mehrere Kolloide mit verschiedenen Hydrophobisierungswerten dann nur eine bestimmte Antikörperform innerhalb des betreffenden Serums erfassen, der selbst natürlich ebenfalls eine bestimmte Schwankungsbreite ihrer Hydrophobisierungsfähigkeit zugesprochen werden muß.

Eine weitere Frage, die ebenfalls der Klärung bedarf, ist die nach der Bedeutung der Spezifität bei den besprochenen Vorgängen. Da die Spezifität auch bei diesen Reaktionen zweifellos an Antigen und Antikörper, also an Agglutinogen und Agglutinin gebunden ist und eine unspezifische Komponente nur durch das Kolloid in das Reaktionssystem hineingetragen wird, geht man wohl kaum mit der Annahme fehl, daß die Spezifität um so mehr abnimmt, je mehr das unspezifische Kolloid mit seiner Hydrophobisierungsfähigkeit in den Prozeß eingreifen muß. Die damit verbundene Kontinuität im Verlauf der Kolloidreihe findet ihren Abschluß mit dem Kolloid, das infolge einer 100 %igen Hydrophobisierungsfähigkeit ohne die Mithilfe einer spezifischen Komponente denselben Effekt auszulösen imstande ist, wie ein vollständiges, spezifisches Agglutinin ohne die Unterstützung eines Supplements.

Damit nähern wir uns einem Problem, das seine theoretische Bedeutung in der Frage nach der Grenze zwischen spezifischen Systemen (Blutkörperchenmerkmale) und unspezifischen Systemen (Kälte- und Wärmeagglutination) überhaupt findet und sich praktisch in der Klinik in erster Linie auf dem Gebiete der hämolytischen Anämien auswirken mag. Es sei an dieser Stelle nur darauf verwiesen, daß sensibilisierende Reize irgend einer Spezifität eine Aktivierung der gesamten reaktionsfähigen Plasmastruktur zur Folge haben, die sich zunächst im Bereich der γ-Globuline abspielt, dann aber auch — und zwar überwiegend — auf die α- und β-Globuline übergreift und damit durchaus zur Entstehung von Serumstrukturen führen kann, die mit plasmaeigenen Supplementen (Protein X) eine Destabilisierung der roten Blutkörperchen und damit ihre Zerstörung herbeiführt. Daß es sich bei diesen sensibilisierenden Reizen nicht nur um solche infektiöser Genese zu handeln braucht, sondern auch andere endogen bedingte pathologische Geschehnisse zu den gleichen Ereignissen führen können, wird am Beispiel der Kälteagglutination noch besonders gezeigt werden können.

Reaktionen mit lösendem Effekt

Die Hämolyse

Begriffsbestimmung und Bewertung. Verringert man in einer Blutkörperchensuspension in physiologischer Kochsalzlösung die NaCl-Konzentration durch langsame Zugabe von Aqua dest., so tritt normalerweise bei einer Konzentration von annähernd 0,45 % eine Veränderung der Aufschwemmung ein. Die voher undurchsichtige Flüssigkeit wird unter Erhaltung der roten Farbe klar und durchsichtig (lackfarben). Es entsteht dabei kein Bodensatz, so daß der Eindruck entsteht, die roten Blutkörperchen seien aufgelöst worden. Man bezeichnet deshalb diesen Vorgang als Hämolyse.

Wie bei der Agglutination, so können auch die verschiedenen Stärkegrade der Hämolyse mehr oder weniger genau quantitativ erfaßt und dadurch für die Auswertung eines Versuches verwendet werden. Es entspricht jedoch der serologischen Überlieferung, im Gegensatz zur Agglutination die Bewertung nicht nach dem Maximum des Reaktionseffektes zu vollziehen und die nicht gelöste Probe mit — = O sowie die komplette Hämolyse mit ++++ = 4 zu bezeichnen, sondern umgekehrt. Diese Bewertungsweise hängt mit der Verwendung des hämolysierenden Systems als Indikator für eine abgelaufene Reaktion zusammen. So wird bei der bekanntesten Untersuchungsmethode, bei der WASSERMANNschen Reaktion als ++++ = 4 diejenige Reaktion bezeichnet, bei der infolge des totalen Komplementverbrauches durch das spezifische System eine Hämolyse nicht mehr zustandekommen kann, also eine vollkommene Hemmung eintritt. Es wird also nicht die Stärke der Hämolyse gewertet, sondern der Grad ihrer Hemmung.

Diejenige Probe, die der nichtgelösten Kontrolle in Kochsalzlösung entspricht, bezeichnet man mit ++++ = 4. Sie enthält also keine die Hämolyse fördernde Zusätze und zeigt bei längerem Stehen eine Sedimentierung der unbeschädigten Erythrozyten, wobei die überstehende Flüssigkeit wasserklar wird.

Demgegenüber imponiert die Reaktionsstärke — = 0 dadurch, daß die Flüssigkeit kräftig rot gefärbt und vollkommen durchsichtig ist. Auch nach längerem Stehen sedimentiert kein Bodensatz in Form von restlichen, nicht gelösten Blutkörperchen in der Kuppe des Reagenzglases ab. Die Bezeichnung dieser Probe ist „komplett gelöst".

Als + = 1 bezeichnet man diejenige Probe, die zwar in ihrer Farbtönung der kompletten Hämosyse entspricht und bei oberflächlicher Betrachtung lackfarbenen Anschein erweckt. Bei genauer Besichtigung, besonders beim Gegenhalten der komplett gelösten Kontrolle, bemerkt man jedoch eine schwache Opaleszenz, die durch die wenigen nicht gelösten Erythrozyten zustande kommt. Diese sammeln sich dann auch nach längerem Stehen als ganz zarter Schleier in der Kuppe des Gläschens an. Man bezeichnet diesen Wert auch als „stark gelöst".

Stärke ++ = 2 läßt sich daran erkennen, daß sich Lackfarbenheit und Deckfarbenheit annähernd die Waage halten. Der Wert entspricht zahlenmäßig gesehen einer Reaktion von 50 %, d. h. die Hälfte der zugesetzten Blutkörperchen ist gelöst, die andere Hälfte ist ungelöst geblieben. Nach längerem Stehen setzt sich ein deutlicher Bodensatz ab. Nach diesem Absetzen wird die überstehende Flüssigkeit klar, sie ist aber noch deutlich rot gefärbt, wenn auch nicht so stark, wie bei den Werten 3 und 4. Mit Worten bezeichnet man diesen Hämolysegrad als „mäßige Hämolyse".

Der Wert +++ = 3 ist daran zu erkennen, daß er bei der ersten Ablesung des Versuches annähernd aussieht wie die ungelöste Kontrolle. Nur ein geringer Grad von Lackfarbenheit zeigt die Spur einer Hämolyse an, die infolge der Trübung durch die in der Mehrzahl ungelösten Erythrozyten zunächst nicht bemerkt wird. Erst nach Absitzen der Aufschwemmung — es sedimentieren nahezu ebensoviele Erythrozyten wie in der ungelösten Kontrolle — wird die überstehende Flüssigkeit klar mit einer Spur roter Färbung, die durch die geringe Menge Hämoglobins der wenigen zerstörten Blutkörperchen verursacht wird.

Ähnlich wie die auf osmotischer Störung beruhende Hämolyse durch Aqua dest. gibt es noch zahlreiche andere Möglichkeiten der Schädigung roter Blutkörperchen, die zum Austritt des roten Blutfarbstoffes führen und eine Hämolyse veranlassen können. Diesen

Tabelle 23. Hämolysine des Blutserums bei verschiedenen Tieren. Es bedeutet:
+ = Lösung, (+) = Lösung möglich, — = keine Lösung, · = nicht untersucht
(Nach Blumenthal)

Das Serum von	löst die Erythrozyten von																
	Mensch	Pferd	Esel	Rind	Schwein	Schaf	Ziege	Hund	Ratte	Gans	Ente	Huhn	Taube	Kaninchen	Meerschw.	Ratte	Maus
Mensch	/	(+)	.	(+)	(+)	(+)	(+)	(+)	.	.	.	—	+	(+)	(+)	—	—
Pferd	—	/	.	—	—	(+)	—	.	—	—	—	—	—	(+)	(+)	.	—
Esel	.	.	/	.	.	—	.	—	.	.	.	.	.	.	.	.	.
Rind	+	+	.	/	.	—	.	.	.	—	—	+	(+)	+	+	.	.
Schwein	(+)	+	.	(+)	/	(+)	+	.	.	—	—	—	—	+	+	.	.
Schaf	(+)	(+)	—	—	(+)	/	—	—	.	—	—	—	—	+	+	.	.
Ziege	+	.	.	.	—	(+)	/	(+)	.	.	.	.	.	+	+	.	.
Hund	+	+	(+)	(+)	.	+	(+)	/	.	.	.	.	.	+	+	.	.
Gans	+	—	.	+	+	—	+	.	.	/	—	—	—	+	+	.	.
Ente	+	—	.	+	+	—	.	.	.	—	/	—	—	+	+	.	.
Huhn	+	—	.	—	+	(+)	.	.	.	—	—	/	—	+	+	.	.
Taube	(+)	—	.	—	—	—	.	.	.	—	—	—	/	+	(+)	.	.
Kaninchen . . .	(+)	(+)	.	(+)	(+)	(+)	+	+	.	+	+	+	+	/	(+)	—	.
Meerschweinchen	+	+	.	(+)	.	+	.	(+)	.	.	.	.	.	+	/	.	.

allgemein zellschädigenden Einflüssen fallen die Erythrozyten der verschiedensten Tierarten wahllos zum Opfer.

Im Gegensatz zu diesen „unspezifischen" Hämolysen gibt es auch „spezifische", die durch sogenannte Hämolysine ausgelöst werden, also durch bestimmte Stoffe, die mehr oder weniger auf die Erythrozyten bestimmter Tiere eingestellt sind. Das geht vor allem schon daraus hervor, daß bestimmte Tierseren nur auf bestimmte Erythrozytensorten wirken und sie auflösen, während andere von ihnen unbeeinflußt bleiben. Aber auch dann, wenn ein Tierserum scheinbar wahllos zahlreiche verschiedenartige Blutkörperchen beeinflußt, besteht in Wirklichkeit eine besondere Beziehung zu den einzelnen Blutarten, eine sogenannte Spezifität, d. h., eine besondere biochemische Beziehung zwischen den zur Reaktion kommenden Körpern.

Hier interessieren besonders die Hämolysine in den Seren verschiedener Tierarten, die zur besseren Übersicht in einem Schema zusammengestellt wurden.

Hämolysierende Effekte treten bei zahlreichen Kombinationen von Serum und Blutkörperchen verschiedener Tierarten ein. Je nach dem biologischen Verhältnis, in dem der Spender des einwirkenden Serums zu dem Spender der gelösten Blutkörperchen steht, unterscheidet man wie bei der Agglutination sogenannte Heterolysine, die auf die Blutzellen einer artfremden Tiergruppe wirken, Isolysine, welche Erythrozyten von Individuen der gleichen Art zerstören und Autolysine, die gegen die Blutkörperchen des gleichen Organismus gerichtet sind.

Der Vorgang der Hämolyse ist ein komplexes Geschehen, an dem drei Komponenten beteiligt sind: erstens das Hämolysinogen, ein blutkörperchenständiges Antigen, zweitens das Hämolysin und drittens das Komplement. Die Annahme der letzten beiden Komponenten erfolgte aus der Erfahrung heraus, daß hämolysierende Normal- und Immunseren gewöhnlich durch halbstündiges Erhitzen auf 55—57° ihr Lösungsvermögen gegenüber den zugesetzten Blutkörperchen verlieren. Sie erlangen es aber wieder, wenn man frisches, an sich nicht lösendes, normales Serum hinzufügt. Dabei kann das normale Serum von einer anderen Tierart stammen als das Immunserum und auch von der Art, deren Blutkörperchen zur Auflösung gebracht werden sollen. Daraus ist zu schließen, daß der hämolysierende Stoff frischer Immunseren in zwei Stoffe zerlegbar ist, von denen der eine thermostabil, der andere thermolabil ist.

Die thermostabile Komponente, der hämolysierende Immunkörper — auch sensibilisierende Substanz oder Ambozeptor genannt — wirkt spezifisch auf das zur Immunisierung verwendete Blut — nach gut gelungener Immunisierung schon in sehr geringer Menge.

Die zweite Substanz, die thermolabile Komponente, die auch als Komplement bezeichnet wird, kommt im Serum vieler Tiere, in besonderem Maße in dem des Meerschweinchens vor. Erfahrungsgemäß ist jedoch der Komplementgehalt durchaus nicht immer gleich, sondern Schwankungen unterworfen. Er soll abhängig sein vom Gesundheitszustand und von der Rasse der Tiere, von der Jahreszeit, vom Futter und von vielen anderen Faktoren. Besonders während des Winters soll es schwierig sein, Meerschweinchenseren mit gutem Komplementgehalt zu gewinnen. Bemerkenswert ist, daß das Komplement auch in Immunseren vorhanden ist, allerdings nicht in vermehrtem Maße, sondern in einer der Tierart im Durchschnitt entsprechenden Menge. Da die Komplementtiter weit geringer sind als die Ambozeptorentiter, kommt man deshalb beim Verdünnen nicht inaktivierter, starker Immunseren sehr bald an die Wirkungsgrenze. Die unterhalb dieser Grenze liegenden Verdünnungen lassen sich jedoch durch Zusatz frischen, normalen Serums wieder aktivieren. Neben seiner Zerstörbarkeit durch halbstündiges Erhitzen auf 56° ist das Komplement durch Antigen- Antikörper-Reaktionen quantitativ beeinflußbar. Die nähere Untersuchung der Komplementeigenschaft des Blutserums ergab, daß das Komplement ein äußerst kompliziert zusammengesetzter Körper sein muß und anscheinend wenigstens aus vier Komponenten besteht. Eine irreversible Inaktivierung des Komplements erfolgt im pH-Bereich unter 4,6 und oberhalb 8,8. Das Optimum der Komplementwirkung liegt bei einem pH von 7,5. Wesentlich stabiler als in flüssiger Form ist das Komplement in gefrorenem und in getrocknetem Zustand.

Während man früher das Wesen der Komplementwirkung in einer Veränderung der Oberflächenspannung erblickte, neigt man heute dazu, in der Komplementwirkung eine enzymatische Funktion mit hydrolisierenden Eigenschaften zu suchen.

Das hämolysierende System

Theoretische Überlegungen. Betrachtet man die funktionelle Einheit dieser soeben besprochenen drei Komponenten, so läßt sich sagen, daß eine Hämolyse nur dann eintritt, wenn alle drei Komponenten in ausreichendem Maße vorhanden sind. Fehlt einer dieser drei Bestandteile, so bleibt die Auflösung der Blutkörperchen aus. Sind sie alle in verschiedener Menge vorhanden, so entspricht der hämolysierende Effekt dem der in geringster Konzentration vorhandenen Komponente. Am besten läßt sich diese Tatsache an einem — den Verhältnissen allerdings nur annähernd entsprechenden — Zahlenbeispiel deutlich machen. Nimmt man an, daß für eine Antigen-Antikörper-Reaktion in Gestalt einer Hämolyse drei verschiedene Reaktionseinheiten (RE) notwendig sind: 1 RE Hämolysinogen, 1RE Hämolysin und 1RE Komplement, so wären also für 10 RE Hämolysinogen im optimalen Fall einer Reaktion 10 RE Hämolysin und 10 RE Komplement erforderlich, wie dies aus der schematischen Darstellung der Abbildung hervorgeht. Nun gibt es drei Möglichkeiten, durch Veränderung der Menge einen anderen Reaktionsausfall zu erzielen: 1. Die Menge der Blutkörperchen kann Schwankungen unterliegen. Einmal können zu wenig Blutkörperchen vorhanden sein, d. h., Ambozeptor und Komplement befinden sich relativ dazu im Überschuß (Abb. 33). Er tritt also komplette Lyse der vorhandenen Erythrozyten ein. Es läßt sich beurteilen-

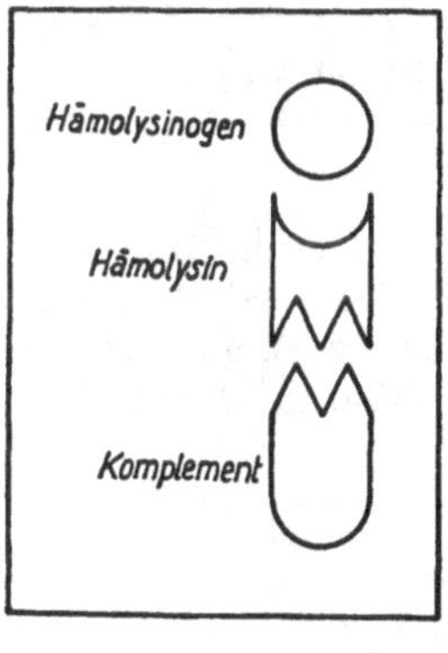

Abb. 31. Symbole für die Reaktionskomponenten des hämolysierenden Systems

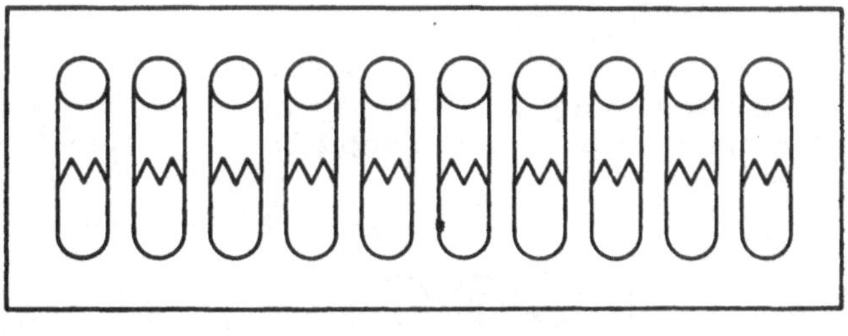

Abb. 32. Quantitativ eingestelltes hämolysierendes System mit je 10 Reaktionseinheiten Hämolysinogen, Hämolysin und Komplement

derweise nur sagen, daß Lysin und Komplement für die Auflösung der zugesetzten Blutkörperchen ausgereicht haben. Es läßt sich nichts sagen über einen Überschuß von Lysin und Komplement bzw. über die Höhe eines solchen Überschusses, da die komplette Hämolyse auch ein Zeichen des optimalen Reaktionsverhältnisses sein kann

(Abbildung 33). Zum anderen Male können zuviel Blutkörperchen zugegeben worden sein. In diesem Falle wird ein Teil derselben ungelöst bleiben und die Betrachtung des Versuches nur das Urteil erlauben, daß Ambozeptor und Komplement für die Lyse der zugesetzten Blutkörperchen nicht ausgereicht haben. Auch hier läßt sich mengenmäßig sowohl über den Überschuß an Erythrozyten als auch über das Defizit an Ambozeptor und Komplement nichts aussagen (Abbildung 34).

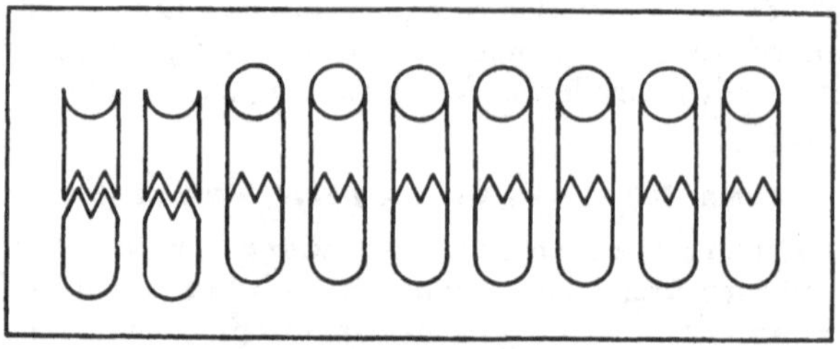

Abb. 33. Komplette Hämolyse bei einem Defizit an Blutkörperchen bzw. einem relativen Überschuß von Ambozeptor und Komplement innerhalb des hämolysierenden Systems

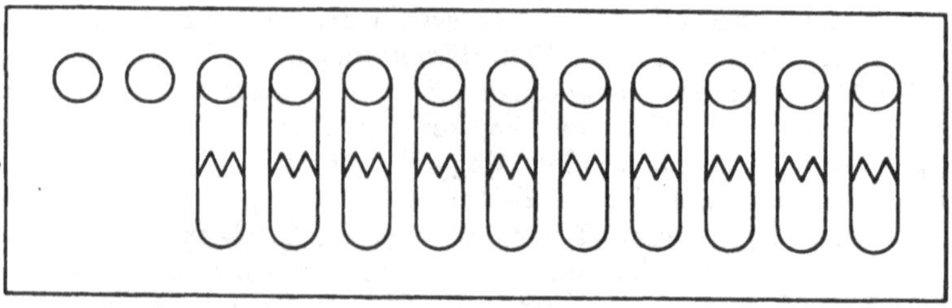

Abb. 34. Unvollständige Hämolyse bei einem Überschuß an Blutkörperchen bzw. einem relativen Defizit an Ambozeptor und Komplement innerhalb des hämolysierenden Systems

2. Die Menge des Ambozeptors kann schwanken. Auch hier kann zu wenig Ambozeptor zugegeben worden sein. Für die Annahme eines Systems mit je 10 RE würde das dem Vorhandensein von je 10 RE Hämolysinogen und Komplement aber z. B. nur von 7 RE Ambozeptor gleichkommen. Entsprechend dem oben Gesagten können also auch nur

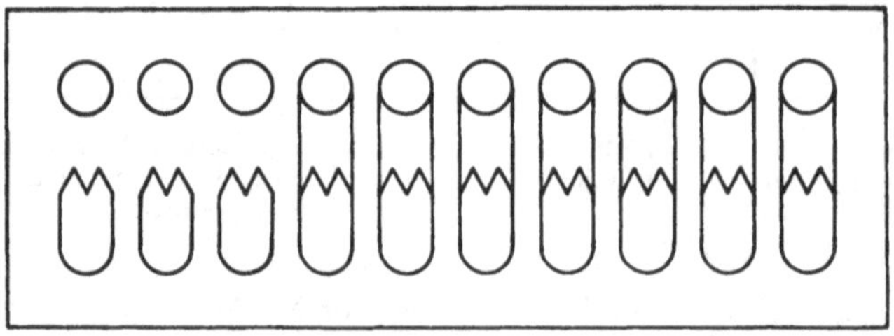

Abb. 35. Unvollständige Hämolyse bei einem Defizit an Ambozeptor und einem relativen Überschuß von Blutkörperchen und Komplement innerhalb des hämolysierenden Systems

sieben Reaktionen eintreten und es müssen 3 RE Hämolysinogen ungelöst bleiben (Abbildung 35). Ist dagegen mehr Ambozeptor vorhanden, als benötigt wird, so tritt komplette Hämolyse auf, ohne daß der Ambozeptorüberschuß zum Ausdruck kommt (Abbildung 36).

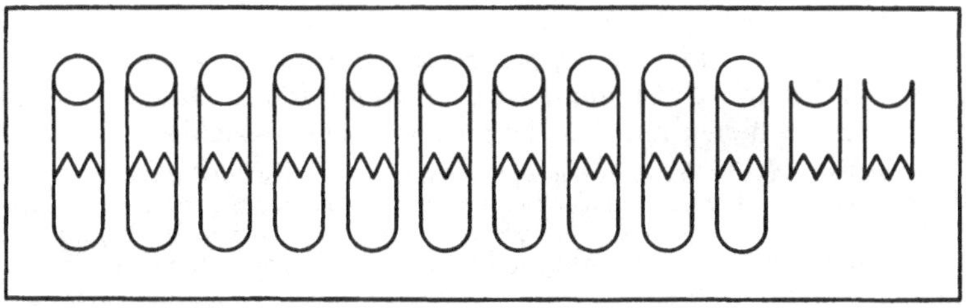

Abb. 36. Komplette Hämolyse bei einem Überschuß von Ambozeptor und einem relativen Defizit an Blutkörperchen und Komplement innerhalb des hämolysierenden Systems

Dieselben beiden Erscheinungen treten auch ein, wenn 3. die Menge des Komplements schwankt. Hier tritt bei zu wenig Komplement ebenfalls eine Hemmung des lytischen Vorganges zu Tage, wenn z. B. für je 10 RE Hämolysinogen und Hämolysin nur 8 RE

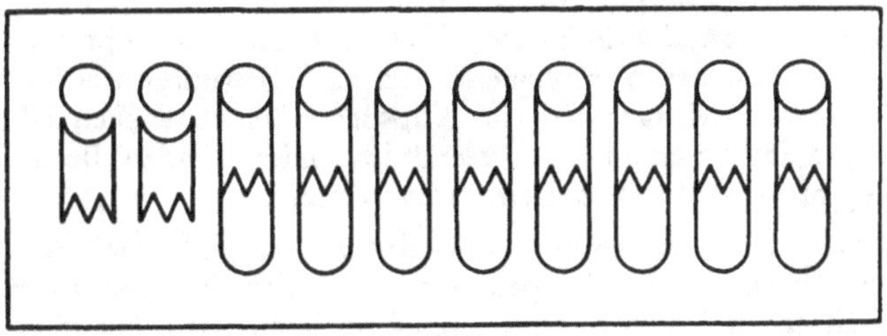

Abb. 37. Unvollständige Hämolyse bei einem Defizit an Komplement und relativem Überschuß von Blutkörperchen und Ambozeptor innerhalb des hämolysierenden Systems

Komplement zur Verfügung stehen (Abbildung 37). Bei einem Überschuß an Komplement tritt komplette Lyse ein, ohne daß dieser Überschuß bemerkt zu werden braucht, da ja auch bei optimal ausgeglichenem System eine komplette Lyse eintritt (Abbildung 38).

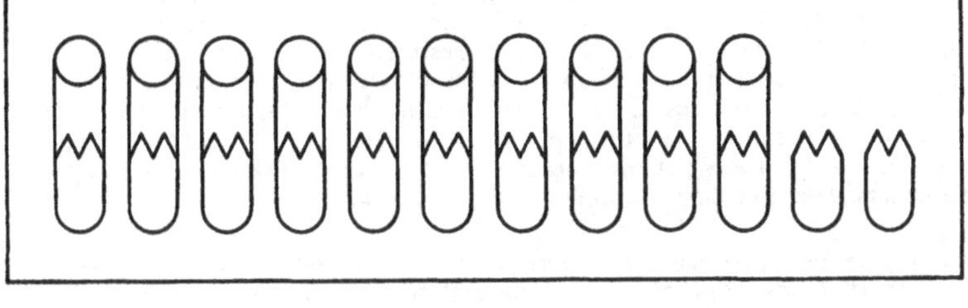

Abb. 38. Komplette Hämolyse bei einem Überschuß von Komplement und relativem Defizit an Blutkörperchen und Ambozeptor innerhalb des hämolysierenden Systems

Man kann also bei der willkürlichen Zusammenfügung der drei Komponenten aus dem entstehenden Resultat nicht erkennen, welche Komponente für den Ausfall der Reaktion verantwortlich ist. Will man dieses sogenannte hämolytische System für Versuchszwecke benutzen, so zeigt schon die Erwähnung der vielen angegebenen Möglichkeiten innerhalb des Systems die dringende Notwendigkeit, die drei Komponenten quantitativ aufeinander abzustimmen.

Um bei einer Rechnung mit drei Unbekannten zu einem Ergebnis zu kommen, setzt man zunächst eine der drei Unbekannten als bekannt voraus. Das läßt sich beim hämolysierenden System am besten mit den Erythrozyten bewerkstelligen.

Die Blutkörperchen vom Hammel werden entweder bei der Schlachtung gewonnen oder besser durch Punktion der Jugolarisvene eines immer zur Verfügung stehenden Tieres erhalten. Aus dem defibrinierten Blut wird nach der Anweisung der praktischen Vorbereitung eine 5 %ige Aufschwemmung von Blutkörperchen hergestellt. Diese 5 %ige Hammelblutkörperchensuspension ist die erste bekannte Größe.

Man benutzt diese Aufschwemmung, die von Zeit zu Zeit und besonders vor Gebrauch immer wieder gut durchgeschüttelt werden muß, während des ganzen Versuchstages. Auf diese Weise hat man — wenn auch nur für den betreffenden Versuchstag — eine Reaktionskomponente standardisiert und kann immer wieder auf sie zurückgreifen und direkte Vergleiche ziehen.

Es entsteht nun die Frage: welche Menge von Ambozeptor und von Komplement wird benötigt, um eine bestimmte Dosis der Blutkörperchenaufschwemmung komplett zu lösen? Aus der Erkenntnis, daß die in der niedrigsten Konzentration vorhandene Reaktionskomponente den Grad der Hämolyse bestimmt, kann die optimale Dosis sowohl des Ambozeptors als auch des Komplementes dadurch bestimmt werden, daß man jede Komponente in titrierten Mengen auf die Blutkörperchen einwirken läßt, während die andere Komponente im Überschuß anwesend ist. Diese beiden Bestimmungen nennt man die Ambozeptor- und die Komplementauswertung.

I. Vorversuch: Ambozeptorauswertung. Sowohl die Auswertungen als auch die Hauptversuche werden in den entsprechenden Mengen in Reagenzgläschen ausgeführt. Die Gläser sollen normale lichte Weite aufweisen, brauchen aber nur halb so lang zu sein wie die üblichen. Für die Aufstellung der Gläser zum Versuch benutzt man die üblichen Wassermanngestelle. Eine Verwendung der Röhrchen und Gestelle, wie sie zur Blutgruppen- und Blutfaktorenbestimmung gebraucht werden, hat sich nur bei der Verwendung von Vierteldosen bewährt, da sich die Durchmischung der hohen Flüssigkeitssäule bei der Arbeit mit halben Dosen[1]) schlecht durchführen läßt und das Versuchsergebnis beeinträchtigt.

Man verdünnt zunächst den Ambozeptor. Es gibt dafür viele Möglichkeiten, je nachdem welche Stufung dargestellt werden soll. Man kann z. B. Stufen zu je einem Tausendstel darstellen, indem man von der Verdünnung 1 : 10 ausgeht, 10fach auf 1 : 100 verdünnt, wieder 10fach auf 1 : 1000 verdünnt und nach dem Arbeitsschema der Abbildung 38 so weiter pipettiert, daß sie von der Verdünnung 1 : 1000 an linear absteigen, also Verdünnungsgrade von 1 : 2000, 1 : 3000, 1 : 4000, 1 : 5000 usw. besitzen. Am zweckmäßigsten ist es von der Verdünnung 1 : 10 an durch halbieren abwärts zu gehen, wie dies aus dem Arbeitsschema der Abbildung 39 zu ersehen ist. Aus jedem Verdünnungsröhrchen wird nun (im Arbeitsschema der Abbildung 40 in einzeitigem Verlauf einschließlich des Verdünnungsvorganges) je 0,5 ccm Ambozeptorverdünnung in ein entsprechendes Röhrchen der Reaktionsreihe gegeben. Zu diesen 0,5 ccm Ambozeptorverdünnung kommen nun je 0,5 ccm der vorbereiteten Blutkörperchen-

[1]) Früher wurde bei Versuchen mit dem hämolysierenden System mit sogenannten ganzen Dosen gearbeitet, d. h. die Reaktionskomponenten wurden in Dosen von je 1 ccm zusammengegeben. Später ging man dazu über, mit halben und mit Vierteldosen zu arbeiten. Erfahrungsgemäß hat sich die Methodik mit halben Dosen am besten bewährt, weshalb sie hier vorwiegend Berücksichtigung findet.

aufschwemmung und je 0,5 ccm einer Komplementverdünnung, von der anzunehmen ist, daß sie für die komplette Lyse der zugesetzten Blutkörperchen ausreichend ist. Im allgemeinen dürfte das bei einem Meerschweinchenkomplement in der Verdünnung 1 : 10 der Fall sein. Der Geübte füllt nun noch — besonders wenn es sich um eine Auswertung für eine Wassermannsche Reaktion handelt — Kochsalzlösung in einer Menge von 1 ccm zu, um das System auf die endgültige Dichte zu bringen. Die Menge von 1 ccm ist deshalb erforderlich, weil sie bei dem vorliegenden Vorversuch die nicht zugesetzten 0,5 ccm von Patientenserum und 0,5 ccm Antigen ersetzen soll.

Nach 20 Minuten langem Aufenthalt im Brutschrank oder im Wasserbad bei 37° erfolgt die erste Ablesung. Als Gebrauchsdosis verwendet man die in dem gerade noch völlig gelösten Röhrchen enthaltene Ambozeptormenge. Im allgemeinen wird verlangt, daß die Gebrauchsdosis mindestens das Vierfache jener Ambozeptormenge betragen soll, die bei einer zweiten, nach einer Stunde vorgenommenen Ablesung gerade noch vollständige Hämolyse bewirkt. Erfahrungsgemäß zeigt sich, daß der vierfache Wert des nach einer Stunde abgelesenen Ergebnisses mit dem Befund der Ablesung nach 20 Minuten identisch ist.

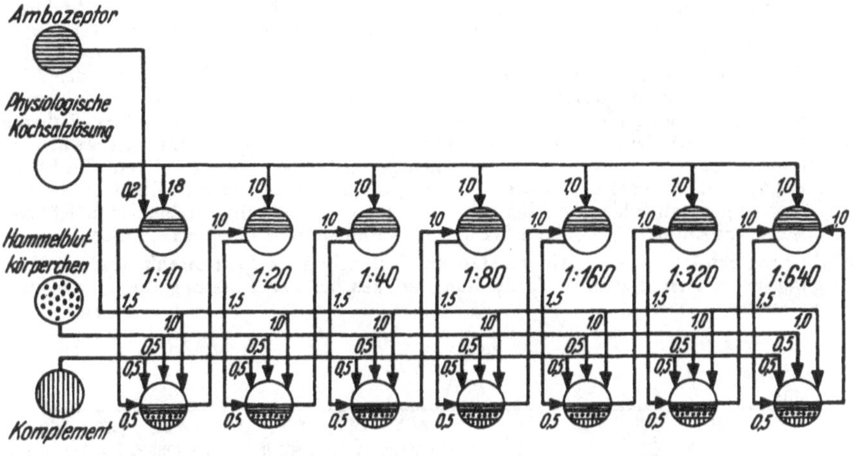

Abb. 39. Arbeitsschema einer Ambozeptorauswertung (1. Möglichkeit für normale Ambozeptoren)

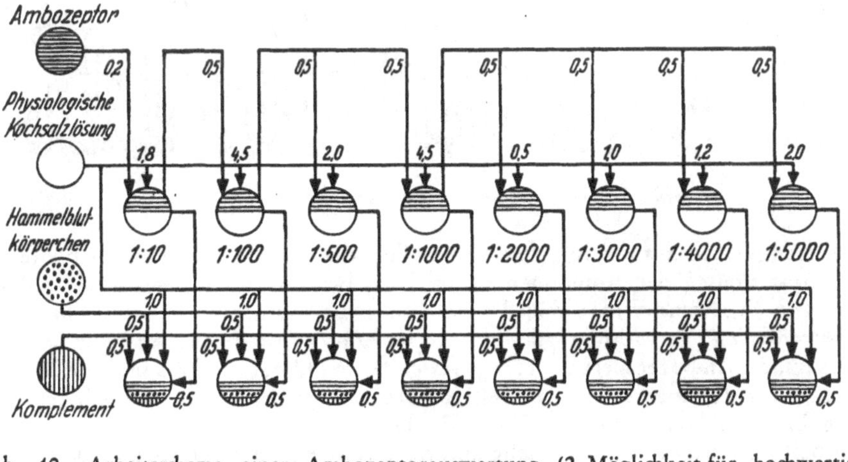

Abb. 40. Arbeitsschema einer Ambozeptorauswertung (2. Möglichkeit für hochwertige Ambozeptoren)

Das Ergebnis der Ambozeptorauswertung läßt sich folgendermaßen in Worte fassen: Für die komplette Lyse einer bestimmten Dosis der für den Versuchstag standardisierten Blutkörperchenaufschwemmung benötigt man bei ausreichendem Komplement die Menge am Ambozeptor, die nach 20 Minuten eben noch komplett löst. Im allgemeinen soll es sich dabei um das Vierfache derjenigen Dosis handeln, die nach einer Stunde ebenfalls eine gerade noch völlige Hämolyse verursacht.

II. Vorversuch: Komplementauswertung. Ist die Menge des Ambozeptors bekannt, die ausreicht, um eine bestimmte Dosis von Blutkörperchen gerade noch komplett zu lösen, so läßt sich aus diesen beiden bekannten Größen der Wert der dritten Komponente bestimmen.

Dazu ist eine Titrierung des Komplements erforderlich. Es wurde bereits erwähnt, daß das Komplement weit weniger wirksam ist, als der Ambozeptor. Deshalb kann auf die Darstellung von Verdünnungsreihen mit hohen Titern verzichtet werden. Durchschnittlich befindet sich in einer Verdünnung von 1 : 10 für die Reaktion ausreichendes Komplement. Zweckmäßig ist es, eine Verdünnungsreihe von etwa 1 : 10 bis 1 : 25 mit bestimmten Zwischenstufen anzusetzen, von denen wiederum die mit linearem Abstieg 1 : 10, 1 : 11, 1 : 12, 1 : 13 usw die geeignetsten sind. Erfolgt die Herstellung dieser Verdünnungsreihen nach dem Arbeitsschema der Abbildung 40, so lassen sich aus der dargestellten Verdünnungsreihe ohne Schwierigkeiten die gewünschten Verdünnungsgrade herausgreifen und gesondert zusammenstellen. Aus jedem Röhrchen der Verdünnungsreihe wird dann 0,5 ccm der jeweiligen Verdünnung in das entsprechende Röhrchen der Reaktionsreihe pipettiert. Dazu kommen pro Röhrchen jeweils 0,5 ccm Blutkörperchenaufschwemmung und 0,5 ccm der in der Ambozeptorauswertung festgestellten Hämolysindosis. Im übrigen wird man auch hier, wie bei der Ambozeptorauswertung die einzelnen Röhrchen mit Kochsalzlösung auf die dem jeweiligen Hauptversuch entsprechende Dichte bringen.

Die Ablesung erfolgt nach 10 Minuten langem Aufenthalt im Brutschrank oder im Wasserbad bei 37°. Maßgebend ist diejenige Verdünnung, in der bei der Ablesung die Hämolyse gerade noch komplett ist.

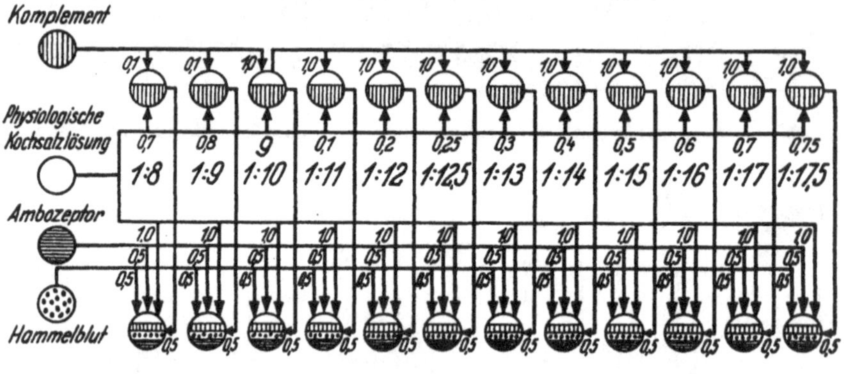

Abb. 41. Arbeitsschema einer Komplementauswertung

Die Komplementauswertung vervollständigt die Untersuchungen über die gegenseitige Abstimmung der Komponenten des hämolysierenden Systems soweit, daß man sagen kann: Verwendet man für die komplette Lyse einer bestimmten Dosis der für den betreffenden Versuchstag standardisierten Blutkörperchenaufschwemmung die im I. Vorversuch (Ambozeptorauswertung) festgestellte Hämolysindosis und die im II. Vorversuch (Komplementauswertung) festgestellte Komplementdosis, so befindet sich das System in einem ausgeglichenen Zustand. Die komplette Lösung tritt ein, ohne daß ein Defizit an Blutkörperchen besteht und ohne daß ein relativer Überschuß von Ambozeptor oder Komplement oder von beiden gleichzeitig vorhanden ist.

Die Funktionseinheit dieses hämolytischen Systems Hämolysinogen-Hämolysin-Komplement kann, abgesehen von der Beeinflussung des Antigens an den zu lösenden Blutkörperchen in zwei Möglichkeiten beeinflußt werden. Einerseits kann eine Beeinflussung des Ambozeptors im Sinne einer Hemmung eintreten, ein Vorgang, den man in seiner technischen Durchführung als Hämolysehemmung bezeichnet, andererseits kann eine Beeinflussung des Komplements im Sinne einer Ablenkung auf ein anderes spezifisches System stattfinden, ein Verfahren, das unter anderem bei der Original-Wassermannmethode Anwendung findet und als Komplementbindung oder Komplementablenkung bezeichnet wird. In beiden Fällen werden dem besprochenen hämolysierenden System Substrate zugefügt, die auf das Ergebnis der Reaktion einen entscheidenden Einfluß ausüben. Dieser Einfluß muß jedoch, wenn er verwertbar sein soll, spezifischer Art sein.

Nun hat man aber beobachtet, daß die zugesetzten Substrate unter Umständen unerwünschte Beeinflussungen auf das System ausüben, die sich in erster Linie am Komplement bemerkbar machen, eine unspezifische Hemmung desselben herbeiführen und das spezifische Reaktionsergebnis auf diese Weise verschleiern. Um solche Störungen zu erkennen und auszuschalten, führt man eine zusätzliche Auswertung durch.

III. Vorversuch: Komplementkorrektur. Dieser III. Vorversuch dient zur Ermittlung der endgültigen Komplementdosis für den Hauptversuch und wird mit Substraten ausgeführt, deren Reaktion bekannt sein muß. Zweckmäßigerweise arbeitet man gleichzeitig mit verschiedenen Substraten derselben Spezifität und prüft ihre Wirkungen auf verschiedene Komplementverdünnungen. Da sich die Substrate erfahrungsgemäß nur in hemmender und nicht in fördernder Weise auf das Komplement auswirken, wird man den Vorversuch mit Komplementverdünnungen ansetzen, die konzentrierter sind, als der im II. Vorversuch ermittelten Komplementmenge entspricht. Hat das Komplement bei seiner Auswertung in der Verdünnung 1 : 20 komplett gelöst, dann wird der Vorversuch mit den Konzentrationen 1 : 12, 1 : 11 und 1 : 10 angesetzt. Löste es in einer Verdünnung von 1 : 25 noch vollkommen, so nimmt man für den Vorversuch die Verdünnungen 1 : 12, 1 : 12,5 und 1 : 13 im allgemeinen also

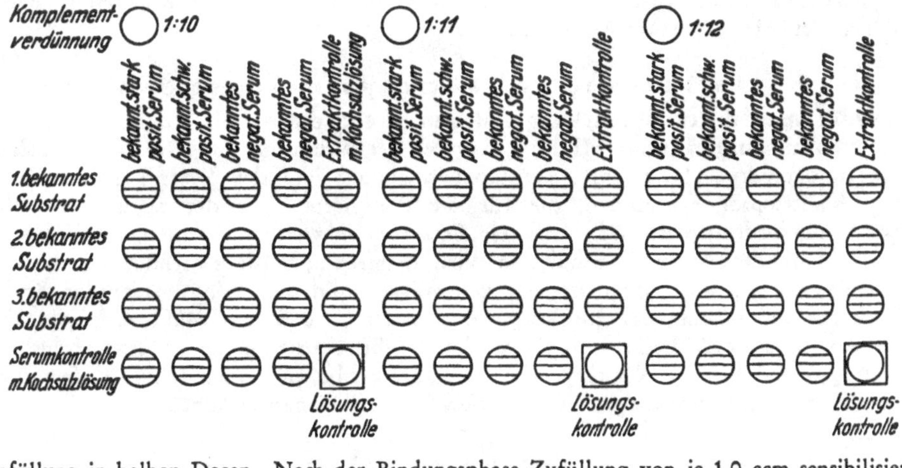

Einfüllung in halben Dosen. Nach der Bindungsphase Zufüllung von je 1,0 ccm sensibilisierter Hammelblutkörperchensuspension

Abb. 42. Arbeitsschema einer Komplementkorrektur

immer das Doppelte der völlig lösenden Dosis aus der Komplementeinstellung. Der III. Vorversuch wird demnach dreimal in gleicher Weise angesetzt. Der einzige Unterschied besteht in einer Verschiedenheit der Komplementverdünnungen.

Die für den Vor- und Hauptversuch benötigten sensibilisierten Blutzellen sind die gleichen. Man muß also Blutkörperchensuspension und Ambozeptorverdünnung in ausreichender Menge vorbereiten. Die beiden Komponenten können nach der Feststellung der notwendigen Ambozeptormenge im I. Vorversuch zu gleichen Teilen zusammengegossen und gut miteinander gemischt werden.[1]) Ebenso wie das hämolysierende System werden Antigen- und Antikörperverdünnung sorgfältig vorbereitet. Das inaktivierte antikörperhaltige Serum wird im allgemeinen mit vier Teilen physiologischer Kochsalzlösung verdünnt, die Antigenlösung (im WASSERMANNschen Versuch der Extrakt) in einer jedem Substrat eigentümlichen und vorher zu bestimmenden Weise ebenfalls in Kochsalzlösung digeriert.

Die als sogenannte Antigenkontrollen im Vorversuch mitlaufenden Röhrchen enthalten sämtliche Komponenten in der üblichen Zusammensetzung mit Ausnahme des antikörperhaltigen Serums, welches durch physiologische Kochsalzlösung ersetzt wird. In einem exakten Versuch müssen auch Serumkontrollen mitlaufen, in denen im Gegensatz zur Antigenkontrolle die Antigenlösung durch Kochsalzlösung ersetzt ist, so daß das Röhrchen neben dem hämolysierenden System nur Serum enthält.

Nachdem sämtliche Röhrchen mit Antigen, Antigenkörper und Komplement beschickt sind und der Inhalt gut durchmischt wurde, bleiben sie bei Zimmertemperatur eine halbe Stunde stehen und gelangen dann in ein Wasserbad von 37°, wo sie ebenfalls 30 Minuten verweilen. Anschließend wird in jedes Röhrchen 1,0 ccm der sensibilisierten Hammelblutzellen eingefüllt und das Gestell sofort wieder in das Wasserbad bzw. in den Brutschrank zurückgebracht. Es empfiehlt sich für eine bessere Versuchsdurchführung auch die sensibilisierten Hammelblutkörperchen bei gleicher Temperatur vorzuwärmen. Die Ablesung und Bewertung des Versuches erfolgt in dem Augenblick, wenn alle Kontrollen gelöst sind. Diejenige Komplementdosis, in der die einwandfreieste Differenzierung zwischen den stark positiven, den schwach positiven und den negativen Proben möglich ist, in der also einerseits die negativen Seren eine völlige Lösung nicht verhindert und stark positive Reaktionen die Hämolyse vollkommen gehemmt haben, wird für den Hauptversuch verwendet.

Die Beeinflussung des hämolysierenden Systems

Beeinflussung durch Einwirkung auf den Ambozeptor. Sinn und Zweck dieser Hämolysehemmungsreaktion (HHR) genannten Versuchsanordnung lassen sich folgendermaßen definieren: In einem ausgeglichenen hämolysierenden System ist gerade die Menge Ambozeptor vorhanden, die für die komplette Lyse der zugesetzten Blutkörperchen erforderlich ist. Gibt man ein Substrat zu, welches ein diesem Ambozeptor korrespondierendes Antigen enthält, so wird dieser durch die stattfindende Antigen-Antikörperreaktion mehr oder weniger neutralisiert und dem hämolysierenden System dadurch für die Lösung der Blutkörperchen in entsprechendem Maße entzogen. Die Folge davon ist, daß keine komplette Lyse mehr eintritt, sondern eine mehr oder weniger große Zahl von Blutkörperchen ungelöst bleibt und einen Rückschluß auf das Vorhandensein eines homologen Antigens und dessen Menge erlaubt.

---

[1]) Man achte jedoch darauf, daß der Ambozeptor gegen Hammelblutkörperchen keine agglutinierende Wirkung aufweist, da diese sonst nicht mehr in homogener Suspension verbleiben und als Agglutinat ausfallen. Die dadurch erschwerte und verzögerte Lyse beeinträchtigt wesentlich das Versuchsergebnis.

Dabei ist wesentlich zu wissen, daß das Komplement bei dieser Versuchsanordnung keine ausschlaggebende Rolle spielt. Durch die Auswertung von Hämolysin und Komplement ist im Reaktionssystem gerade soviel Komplement vorhanden, daß für jede Reaktionseinheit Hämolysin eine RE Komplement zur Verfügung steht. Ob nun für die Antigen-Antikörper-Reaktion zwischen dem Antigen des Substrates und dem Antikörper des hämolysierenden Systems dem Ambozeptor, Komplement verbraucht wird oder nicht, ist an sich bedeutungslos; das Ausschlaggebende für das Ergebnis des Versuches ist die Tatsache, daß durch die Adsorption eine bestimmte Menge Hämolysin gehemmt wird und deshalb eine komplette Lösung nicht mehr eintreten kann. Trotzdem muß aber entweder durch Anstellung eines III. Vorversuches oder durch Mitlaufen entsprechender Kontrollen im Hauptversuch eine antikomplementäre Wirkung des zur Untersuchung kommenden Substrates ausgeschlossen werden. Es könnte nämlich sein, daß das Substrat von sich aus — zwar nicht das Hämolysin, aber ohne spezifische Grundlage — das Komplement beeinflußt und dadurch eine Hemmung vortäuscht. Unter Umständen enthält das Substrat kein dem Ambozeptor homologes Antigen, täuscht aber durch seine unspezifische Komplementwirkung das Vorhandensein eines solchen vor. Die Möglichkeiten der Versuchsergebnisse einer Hämolysehemmungsreaktion sind aus dem Schema der Tabelle 24 zu ersehen.

Im Anschluß an die allgemeine Besprechung der Hämolysehemmung seien noch einige Beispiele ihrer Anwendung angeführt.

Tabelle 24. Schema der Möglichkeiten von Versuchsergebnissen bei einer Hämolysehemmungsreaktion (HHR)

Schema einer Hämolysehemmungsreaktion H H R	
1. Hemmungsphase Das zu untersuchende Substrat mit dem fraglichen Antigen wird mit dem Ambozeptor vermischt. Dann läßt man die beiden Reaktionskomponenten unter optimalen Versuchsbedingungen bestimmte Zeit aufeinander einwirken.	
2. Lösungsphase Es erfolgt Zugabe von Blutkörperchensuspension und Komplement. Das gut durchgeschüttelte Gesamtgemisch wird weiter unter optimalen Versuchsbedingungen während einer bestimmten Zeit stehengelassen.	
3. Ablesung	
1. Enthält das Substrat ein zu dem bekannten Ambozeptor homologes Antigen, so erfolgt Absättigung des Ambozeptors in mehr oder weniger dem vorhandenen Antigen entsprechender Weise und damit ein entsprechender Ausfall desselben bei der nachfolgenden Hämolyse.	2. Enthält das Substrat kein zum Ambozeptor homologes Antigen, so erfolgt keine Hemmung des Ambozeptors, der weiterhin in unverminderter Menge für die nachfolgende Hämolyse zur Verfügung steht.
Hämolyse negativ Versuch positiv	Hämolyse positiv Versuch negativ

Beispiel 1. Hämolysehemmung durch Einwirkung von Meerschweinchennierengewebe auf einen hammelspezifischen Ambozeptor. 1911 teilte FORSMAN seine Versuche über die Herstellung hochwertiger, spezifischer Hammelhämolysine mit, die er durch Injektionen von Organbreien, namentlich solcher von Nieren des Meerschweinchens bei Kaninchen erzeugt hatte. Dieser Befund sprach eindeutig dafür, daß im Nierengewebe des Meerschweinchens ein Antigen vorhanden ist, das sich im Kaninchen als Hämolysinogen gegen Hammelblutkörperchen erweist. Meerschweinchenniere und Hammelblutkörperchen besitzen demnach Substanzen von serologisch anscheinend identischer Spezifität.

Man kann diesen Beweis mittels der Hämolysehemmung führen. Bringt man Meerschweinchenniere oder Meerschweinchennierenextrakt mit einem hammelspezifischen Ambozeptor zusammen, so wird derselbe dadurch mehr oder weniger abgesättigt werden, und — falls er als Hämolysin in einem hämolysierenden System quantitativ eingestellt ist — durch eine Hemmung der Hämolysereaktion anzeigen, daß er bereits durch den vorher zugesetzten Nierenextrakt eine, wenn auch unter Umständen nur teilweise Absättigung erfahren hat. Die spezifische Wirkung des Extraktes läßt sich durch eine fallende Verdünnung besonders deutlich machen, da die Hemmung mit abnehmenden Extraktmengen ebenfalls zurückgehen muß. Die Verwendung von Blutkörperchensuspensionen von Mensch und Kaninchen im Versuch erfolgt zur Kontrolle der Spezifität des hammelspezifischen Ambozeptors der nur mit Hammelblutkörperchen, nicht aber mit Blutkörperchen einer anderen Art eine Lösung ergeben darf. Einzelheiten über Anordnung und Durchführung des Versuches sowie die Ergebnisse sind aus dem Versuchsprotokoll der Tabelle 25 ersichtlich.

Beispiel 2. Nachweis einer A-spezifischen Substanz in Kaninchenseren durch Hämolysehemmung. Schon DÖLTER erhob den Befund, daß man gute Anti-A-Immunseren nur von solchen Kaninchen gewinnen kann, die bereits normalerweise über einen aller-

Tabelle 25. Versuchsprotokoll über eine Hämolysehemmung eines hammelspezifischen Ambozeptors durch Nierengewebsextrakt vom Meerschweinchen

je 0,5 ccm Nierengewebs-extrakt vom Meerschweinchen fallend	Antiserum je 0,5 ccm eines hammelspezifischen Ambozeptors 1 : 800	30 Minuten nach dem Digerieren der fallenden Mengen von Meerschweinchennierenextrakt in den einzelnen Portionen des hammelspezifischen Ambozeptors erfolgt Zugabe von je 0,5 ccm einer 5%igen Blutkörperchenaufschwemmung vom		
		Hammel	Mensch der Gruppe O	Kaninchen
1		4	4	4
1 : 2		4	4	4
1 : 4		4	4	4
1 : 8		3	4	4
1 : 16		2	4	4
1 : 32		1	4	4
1 : 64		—	4	4
1 : 128		—	4	4
Substrat freie NaCl-Kontr.		—	4	4
	Ambozeptor freie NaCl-Kontr.	4	4	4

In jedes Röhrchen erfolgt Zufüllung von 0,5 ccm Komplement der im II. Vorversuch ermittelten und nach dem III. Vorversuch korrigierten Komplementdosis.

dings stark schwankenden Gehalt an gruppenspezifischen Anti-A-Agglutininen verfügen. Von Dölter und von Schiff und Adelsberger wurde deshalb die Vermutung ausgesprochen, daß diejenigen Kaninchen, die zur Bildung von Anti-A-Immunkörpern nicht imstand waren, selbst A-Rezeptoren in ihrem Organismus enthalten. Der Nachweis, daß der von den eben genannten Autoren vermutete A-Rezeptor bei den betreffenden Kaninchen wirklich vorkommt, wurde zuerst von Witepsky zunächst für Kaninchenorgane erbracht.

Dann fand auch Hara, daß Extrakte aus Serum von Kaninchen, denen gruppenspezifische Agglutinine gegen A fehlten, A-Substanz aufwiesen. Der derartige Nachweis von A-Merkmalen gelang allerdings nur in den Serumextrakten, nicht in Blutkörperchenauszügen, was auch von Treibmann bestätigt werden konnte. Gleichzeitig

Tabelle 26. Übersicht über die Möglichkeiten von Versuchsergebnissen bei einer in Kaninchenseren durch Hämolysehemmung

0,5 ccm Kaninchenserum in fünffacher Verdünnung und bei 80° 30 Min. inaktiviert fallend	Antiserum	Hämolyse der 0,5 ccm einer 5%igen Hammelblutkörperchensuspension durch Zugabe von je 0,5 ccm der im II. Vorversuch ermittelten und nach dem III. Vorversuch korrigierten Komplementdosis 30 Minuten nach Mischung des Antiserums mit fallenden Mengen der 1 : 5 verdünnten und bei 80° inaktivierten Kaninchenseren Nr.							
		735	736	928	929	930	934	935	937
$^1/_5$	je 5 ccm Anti-A-Immunserum 1 : 500	4	4	4	4	4	4	—	4
$^1/_{10}$		4	4	4	4	4	4	—	4
$^1/_{20}$		4	4	4	4	4	4	—	3
$^1/_{40}$		3	3	3	3	3	4	—	2
$^1/_{80}$		2	3	3	3	3	3	—	1
$^1/_{160}$		1	2	2	—	2	2	—	—
Substratfreie NaCl-Kontrolle		—	—	—	—	—	—	—	—
$^1/_5$	je 5 ccm Anti-A-Immunserum 1 : 800	4	4	4	4	4	4	—	4
$^1/_{10}$		4	4	4	4	4	4	—	4
$^1/_{20}$		4	4	4	4	4	4	—	4
$^1/_{40}$		4	4	4	4	4	4	—	4
$^1/_{80}$		3	3	4	3	4	4	—	3
$^1/_{160}$		2	3	4	2	3	3	—	2
Substratfreie NaCl-Kontrolle		—	—	—	—	—	—	—	—
$^1/_5$	je 0,5 ccm eines hammelspezifischen Ambozeptors 1 : 4000	—	—	—	—	—	—	—	—
$^1/_{10}$		—	—	—	—	—	—	—	—
$^1/_{20}$		—	—	—	—	—	—	—	—
$^1/_{40}$		—	—	—	—	—	—	—	—
$^1/_{80}$		—	—	—	—	—	—	—	—
$^1/_{160}$		—	—	—	—	—	—	—	—
Substratfreie NaCl-Kontrolle		—	—	—	—	—	—	—	—
	Antiserumfreie NACl-Kontrolle	4	4	4	4	4	4	4	4

machten sich bei der Untersuchung der einzelnen Substrate vom Kaninchen auf das A-Merkmal erhebliche quantitative Unterschiede bemerkbar. MAI endlich konnte den experimentellen Beweis führen, daß das Vorkommen des A-Rezeptors im Organismus der Mehrzahl der Kaninchen die Entstehung gruppenspezifischer Anti-A-Agglutinine verhindert. Das Fehlen des A-Rezeptors im Organismus einer Minderzahl von Kaninchen läßt die Erzeugung von A-spezifischen Immunantikörpern zu, auch wenn präformierte Anti-A-Agglutinine in nachweisbarer Menge vor der Immunisierung nicht festgestellt werden können.

Die Untersuchungen der oben genannten Autoren, die zu dieser für die Erzeugung guter Ambozeptoren vom Kaninchen wesentlichen Erkenntnis geführt haben, wurden größtenteils mit der Methode der Hämolysehemmung durchgeführt. Man versetzt in für diese Untersuchungen gleichbleibende Mengen eines spezifischen Anti-A-Ambozeptors vom Kaninchen mit fallenden Mengen der verschiedenen zu untersuchenden Kaninchenseren, läßt die beiden Komponenten gewisse Zeit aufeinander einwirken und gibt dann Blutkörperchensuspension und Komplement zu. Da die Mehrzahl der von Kaninchen stammenden Seren das A-Merkmal besitzen, wird auch in den meisten Fällen der Ambozeptor mehr oder weniger neutralisiert und es kommt zu einer Hemmung des hämolysierenden Systems. Wie aus dem Versuchsprotokoll der Tabelle 26 hervorgeht, setzt man den gleichen Versuch zur Kontrolle in derselben Anordnung gleichzeitig mit einem hammelspezifischen Ambozeptor an, der durch die A-spezifische Substanz keine Hemmung erfährt und in seiner Wirkung innerhalb des hämolysierenden

Tabelle 27. Versuchsprotokoll über die Feststellung der Gruppenzugehörigkeit angetrockneten menschlichen Blutes durch Hämolysehemmung

je 0,25 ccm des in physiologischer Kochsalzlösung aufgenommenen Substrates fallend	Antiserum je 0,25 ccm Anti-A-Immunserum 1 : 100	30 Minuten nach dem Digerieren der fallenden Mengen des Substrates in den einzelnen Portionen des Anti-A-Immunserums erfolgt Zugabe von je 0,25 ccm einer 5 %igen Blutkörperchenaufschwemmung der Gruppen			Antiserum je 0,25 ccm Anti-B-Immunserum 1 : 75	30 Minuten nach dem Digerieren der fallenden Mengen des Substrates in den einzelnen Portionen des Anti-B-Immunserums erfolgt Zugabe von je 0,25 ccm einer 5 %igen Blutkörperchenaufschwemmung der Gruppen		
		O	A	B		O	A	B
1		4	4	4		4	4	—
1 : 2		4	4	4		4	4	—
1 : 4		4	4	4		4	4	—
1 : 8		4	4	4		4	4	—
1 : 16		4	3	4		4	4	—
1 : 32		4	2	4		4	4	—
1 : 64		4	1	4		4	4	—
Substratfreie NACl-Kontrolle		4	—	4		4	4	—
	Ambozeptorfreie NaCl-Kontrolle	4	4	4		4	4	4

In jedes Röhrchen des ausnahmsweise mit Vierteldosen durchgeführten Versuches erfolgt Zufüllung von 0,25 ccm Komplement der im II. Vorversuch ermittelten und nach dem III. Vorversuch korrigierten Komplementdosis.

Systems deshalb auch nicht beeinflußt wird. Die komplette Lösung in allen Röhrchen des zweiten Kontrollversuches beweist somit die Spezifität der Reaktion zwischen Anti-A-Ambozeptor und A-Rezeptor im Kaninchenserum. Als Blutkörperchensuspension kann in beiden Teilen der Untersuchung 5%ige Hammelblutkörperchenaufschwemmung verwendet werden; es muß sich aber im I. Vorversuch bei der Auswertung des Anti-A-Ambozeptors gezeigt haben, daß das Anti-A-Immunserum auch Hammelblutkörperchen löst. Überlegungsmäßig liegen die Verhältnisse dann so, daß die Indikatorblutkörperchen wohl von beiden Ambozeptoren, dem A-spezifischen und dem hammelspezifischen Ambozeptor gelöst werden. Eine Hämolysehemmung kann in der vorliegenden Versuchsanordnung aber nur durch die spezifische Einwirkung des Kaninchenserums auf das Anti-A-Immunserum erfolgen.

B e i s p i e l 3. Feststellung der Gruppenzugehörigkeit angetrockneten Blutes durch die Hämolysehemmung. Auch für diagnostische Untersuchungen besonders in forensischen Fällen spielt die Hämolysehemmung eine große Rolle. Vor allem, wenn das zu untersuchende Material in einem Zustand vorliegt, der die Anwendung der einfacheren serologischen Methoden z. B. der Agglutination unmöglich macht, wie das bei angetrocknetem Blut der Fall ist.

Unter der Voraussetzung, daß die menschliche Herkunft des angetrockneten Blutes erwiesen ist, nimmt man für die Hämolysehemmung die Blutreste in physiologischer Kochsalzlösung auf und läßt diese Lösungen zweckmäßigerweise gleichzeitig auf die Anti-A- und Anti-B-Ambozeptoren einwirken. Gleiche Portionen der Ambozeptoren digeriert man mit fallenden Dosen des Substrates und läßt sie bestimmte Zeit aufeinander einwirken. Die Verdünnungsreihe des Substrates bzw. des Extraktes wird mit physiologischer Kochsalzlösung hergestellt, da man von vornherein nicht weiß, welche Gruppensubstanz zu erwarten ist. Man benötigt für jeden Ambozeptor eine Reaktionsreihe, erweitert diese Zahl aber besser auf vier Reihen, um die Spezifität der Immunantikörper zu kontrollieren. Es wird also auch das Anti-A- gegen B-Blutkörperchen und das Anti-B gegen A-Blutkörperchen geprüft. Ferner ist wichtig, als Reaktionskontrolle die unbeeinflußten Ambozeptoren mit ihrem homologen Blutkörperchenantigen zu prüfen. Hierbei muß sich eine komplette Lyse ergeben. Darüber hinaus ist zu prüfen, ob nicht schon das Komplement allein lysierende Wirkungen auf die Blutkörperchensuspensionen ausübt. Die Anordnung und die Durchführung des Versuches sowie das Ergebnis bei Vorhandensein einer A-spezifischen Substanz in dem untersuchten Substrat sind aus dem Versuchsprotokoll der Tabelle 27 zu ersehen.

Beeinflussung durch Einwirkung auf das Komplement. Im Gegensatz zur HHR, bei der, wie bereits erwähnt, der Ambozeptor eine Hemmung durch Neutralisation erfährt, wird bei der Komplementbindungsreaktion (KBR) das Komplement beeinflußt und zwar im Sinne einer anderweitigen Verwendung für ein zweites Antigen-Antikörper-System, so daß unter diesen Umständen für die komplette Lyse des hämolysierenden Systems zwar das bestimmte Maß an Ambozeptor, aber zu wenig Komplement zur Verfügung steht. Die KBR kann demnach als Konkurrenz zwischen zwei Antigen-Antikörper-Systemen aufgefaßt werden und wird deshalb auch als Komplementablenkungsreaktion bezeichnet.

Bei der ausschlaggebenden Bedeutung, die das Komplement für das Ergebnis des Versuchsausganges besitzt, ist es verständlich, daß eine genaue Dosierung dieser Reaktionskomponente erforderlich ist. Gerade für die Komplementbindungsreaktion sind Komplementauswertung und Komplementkorrektur nicht zu umgehende Notwendigkeiten, denn es darf innerhalb des hämolysierenden Systems weder ein Überschuß noch ein Defizit an Komplement bestehen. Vor allem liegt im Komplementüberschuß eine große Gefahr echte positive Reaktionen als negative zu beurteilen. Wenn das innerhalb des hämolysierenden Systems quantitativ eingestellte und für die komplette Lyse gerade ausreichende Komplement durch ein spezifisches System restlos verbraucht wurde, so kann im hämolysierenden System keine Lyse mehr auftreten. Wird durch das spezifische System das Komplement nur teilweise gebunden, so tritt eine Hämolyse nur in dem Maße ein, wie freies Komplement dafür nach der Bindung durch das spezifische System noch zur Verfügung steht. Ist ein Überschuß von Komplement vorhanden, so bewirkt dieser im Falle der Bindung des gesamten Komplements durch das spezifische System allein oder mit dem restlichen Komplement aus einer nur teilweisen Bindung zusammen eine mehr oder weniger starke Hämolyse. Man wird deshalb in solchen Fällen das Ergebnis stets schwächer, unter Umständen sogar negativ beurteilen und damit die wirklichen Verhältnisse verkennen, denn es handelt sich dabei um sogenannte „falsche Negative", die eigentlich positiv bewertet werden müßten. Aber auch ein Defizit an Komplement wirkt sich auf das Versuchsergebnis in störender Weise aus. Dieses Defizit an Komplement macht sich an sich nicht bemerkbar bei einer Reaktion, die viel Komplement binden kann, wenn also an sich schon zu wenig Komplement vorhanden ist, um das spezifische System zu befriedigen. Erst bei einem Substrat, welches das genau eingestellte Komplement nicht restlos verbrauchen kann, müßte eine Reaktion im hämolysierenden System eintreten, die natürlich ausbleibt, wenn ein Defizit an Komplement besteht. Es ist verständlich, daß zwei verschiedene Substrate mit objektiv unterschiedlicher Wirksamkeit aber gleicher Spezifität in einem solchen Falle als gleichstark positiv beurteilt werden. Bei einem größeren Untersuchungsmaterial würde ein solches Komplementdefizit in einer größeren Zahl von Positiven, vor allem von stark Positiven führen und das richtige Bild verzerren. Dazu kommt, daß sich bei einem an und für sich bereits zu geringen Komplementgehalt hemmende und antikomplementäre Einflüsse verstärkt bemerkbar machen können. Dies führt dann im umgekehrten Sinne wie beim Komplementüberschuß zu sogenannten „falschen Positiven", die in Wirklichkeit als negativ zu betrachten sind. In den Abbildungen 32 bis 38 sind diese zwischen den einzelnen Reaktionskomponenten möglichen Verhältnisse schematisch dargestellt.

Unter Berücksichtigung dieser Bemerkungen über die Komplementeinstellung ist die KBR eines der empfindlichsten Nachweisverfahren für Antigene und Antikörper. Im Gegensatz zur HHR, die nur zur Feststellung unbekannter Antigene verwendet werden kann, läßt sich die KBR sowohl zum Nachweis eines unbekannten Antigens bei bekanntem Antikörper als auch umgekehrt zum Nachweis eines unbekannten Antikörpers bei bekanntem Antigen verwenden. Die Möglichkeiten solcher Versuchsergebnisse einer KBR sind ebenfalls in einer Übersicht in Tabelle 28 zusammengefaßt.

Den weistesten Anwendungsbereich hat die Komplementbindungsreaktion in der von Bordet und Gengou eingeführten und von Wassermann, Neisser und Bruck ausgebauten serologischen Technik bei der Diagnose der Syphilis gefunden. Hier fand sich in Gestalt des Antigens der Syphilisspirochäte und dem Antikörper des Infizierten das charakteristische Modell eines spezifischen Systems mit hervorragenden komplementbindenden Fähigkeiten, die gegenüber dem komplementbindenden Eigenschaften des hämolysierenden Sysetms eine ebenbürtige Konkurrenz bildeten. Die Erwartungen, die man auf die gleiche Methodik zur Serodiagnostik anderer Infektionskrankheiten, wie z. B. der Gonorrhoe und besonders der Tuberkulose sowie der Echinokokkenerkrankung gesetzt hatte, wurden jedoch zunächst enttäuscht. Der Grund dafür liegt vor allem darin, daß das Komplementbindungsverfahren bei diesen pathologischen Prozessen weniger empfindlich ist als bei der Syphilis. Dies hängt in gewisser Beziehung mit den sicher anders gelagerten Immunitätserscheinungen bei den einzelnen Krankheitsbildern zusammen. Hier spielt vornehmlich die Labilisierung der Bluteiweißkörper, die bei allen Infektionskrankheiten und Prozessen mit Gewebszerfall auftritt, eine wesentliche Rolle. Es würde jedoch zu weit führen, diese speziellen Probleme der Serologie der Infektionskrankheiten hier einer eingehenden Betrachtung zu unterziehen.

Davon abgesehen sei an Hand eines Beispiels nur auf die Möglichkeiten hingewiesen, die sich im Rahmen der Blutgruppen- und Blutfaktorenserologie für die Anwendung der KBR bieten.

Tabelle 28. Übersicht über die Möglichkeiten von Versuchsergebnissen bei einer Komplementbindungsreaktion

<table>
<tr><td colspan="4">Schema einer Komplementbindungsreaktion
K B R</td></tr>
<tr><td colspan="4">1. Bindungsphase</td></tr>
<tr><td colspan="2">1. Möglichkeit:
Bekanntes Antigen — unbekannter Antikörper. Das zu untersuchende Serum, in welchem der Antikörper nachgewiesen werden soll, wird mit dem bekannten Antigen zusammengebracht. Außerdem wird Komplement zugesetzt. Dann läßt man die drei Reaktionskomponenten bei entsprechenden Versuchsbedingungen aufeinander einwirken.</td><td colspan="2">2. Möglichkeit:
Unbekanntes Antigen — bekannter Antikörper. Das auf seinem Antigengehalt zu untersuchende Substrat wird mit einem, dem bekannten Antikörper enthaltenden Serum unter Zugabe von Komplement in Kontakt gebracht. Dann läßt man die drei Reaktionskomponenten bei entsprechender Versuchsbedingung bestimmte Zeit aufeinander einwirken.</td></tr>
<tr><td colspan="4">2. Lösungsphase</td></tr>
<tr><td colspan="4">Dem Reaktionsgemisch wird nach der Bindungsphase das hämolysierende System zugesetzt (Blutkörperchensuspension und Ambozeptor). Das ganze Gemisch aus nunmehr fünf Reaktionskomponenten wird wiederum bestimmte Zeit den optimalen Versuchsbedingungen ausgesetzt.</td></tr>
<tr><td colspan="4">3. Ablesung</td></tr>
<tr><td>In dem zu untersuchenden Serum war ein zum bekannten Antigen homologer Antikörper vorhanden. Durch die zustande gekommene AAR wurde Komplement verbraucht, das bei der nachfolgenden Hämolyse entsprechend der Menge des vorhandenen Antikörpers teilweise oder ganz fehlt. Dadurch entsteht keine oder eine nur schwache Hämolyse.</td><td>In dem zu untersuchenden Serum befand sich kein zum bekannten Antigen homologer Antikörper. Da dadurch keine AAR zustande kommen kann, wird auch kein Komplement verbraucht, welches deshalb vollständig für die Lösung des hämolytischen Systems zur Verfügung steht. Dadurch tritt komplette Hämolyse ein.</td><td>Das zu untersuchende Substrat enthält ein Antigen mit spezifischen Beziehungen zum Antikörper des bekannten Serums. Die eintretende AAR geht unter Komplementverbrauch vor sich und erlaubt je nach der Menge des Antigens keine oder eine mehr oder weniger schwache Hämolyse.</td><td>Infolge Fehlens eines Antigens im Substrat mit spezifischer Beziehung zu dem bekannten Antikörper tritt keine AAR ein. Dem System wird deshalb auch kein Komplement entzogen und bleibt in voller Menge für die nachfolgende Hämolyse erhalten, die dadurch komplett zustande kommen kann.</td></tr>
<tr><td>Hämolyse negativ
KBR pos.
Ergebnis: +</td><td>Hämolyse positiv
KBR neg.
—</td><td>Hämolyse negativ
KBR pos.
+</td><td>Hämolyse positiv
KBR negativ
—</td></tr>
</table>

Unter den der Blutgruppe A angehörenden Menschen gibt es — wie dies im speziellen Teil noch näher zu erörtern sein wird — Individuen, deren Blutkörperchen eine ganz schwache A Eigenschaft aufweisen, die sogar so schwach sein kann, daß sie sich dem

Nachweis durch die einfacheren serologischen Methoden wie die Agglutination entzieht und dadurch der Eindruck entsteht, es handle sich um ein O-Blut.

Wenn verschiedene Beobachtungen trotzdem für die Zugehörigkeit zur Gruppe A sprechen, dann kann in solchen Fällen neben der HHR auch von der KBR Gebrauch gemacht und die Eigenschaft A, falls sie tatsächlich vorhanden ist, durch die Komplementablenkung nachgewiesen werden. Sie tritt dann ein, wenn die schwache A-Substanz mit einem Anti-A-Immunserum zusammengebracht wird und bei dieser Reaktion ein Komplementverbrauch stattfindet.

Wie aus dem Versuchsprotokoll der Tabelle 27 hervorgeht, werden für die Durchführung einer solchen Untersuchung die als Substrat zur Verwendung kommenden Blutkörperchen mit derselben Menge destillierten Wassers versetzt und ausreichend lange hämolysiert. Danach muß allerdings die Lösung mit gleichen Quantitäten einer 1,7%igen Kochlaszlösung auf physiologische Konzentration gebracht werden. Diese Lösung wird in Dosen von 0,5 ccm einer fallenden Verdünnung mit jeweils 0,5 ccm eines Anti-A-Ambozeptors gemischt. Im Beisein eines genau eingestellten Komplements sollen die beiden Reaktionskomponenten eine Stunde aufeinander einwirken. Dann wird 1 ccm einer sensibilisierten Hammelblutkörperchenaufschwemmung zupipettiert und nach der Lösung der Kontrollen der Versuch abgelesen. Handelt es sich um das Vorliegen einer schwachen A-Eigenschaft, so tritt eine einmal der vorliegenden Menge der A-Substanz und einmal eine der jeweiligen Verdünnungsstufe entsprechend abgestufte Hemmung der Hämolyse ein. Bei einem als Kontrolle ebenso behandelten und mitgeführten O-Blut tritt keine Komplementwirkung ein, weshalb hier die Hämolyse komplett ist.

Auch die von verschiedener Seite namentlich von Carter beschriebene komplementbindende Fähigkeit des Rh-Faktors soll erwähnt werden. Allerdings bestehen hier noch starke Zweifel über das serologische Geschehen innerhalb des spezifischen Systems, da die Isolierverfahren des Stoffes noch nicht soweit entwickelt sind, daß eine Garantie für die Spezifität der Reaktion gegeben werden kann, Probleme, die im speziellen Teil eingehend erörtert sind.

Anhang zum allgemeinen Teil

Richtlinien für die Ausführung der Blutgruppenuntersuchung und Einführung einer staatlichen Prüfung für die dabei Verwendung findenden Testseren

(RdErl. d. RuPrMdI. u. d. RIM. v. 26. 5. 1937 — IV B 12296/37/4396 u. IV b 4042).

Im Hinblick auf die schwerwiegende Bedeutung, die den durch die Blutgruppenbestimmung zu erhebenden Befunden in Zivil-und Strafsachen in immer steigendem Maße zukommt, sind zur Sicherung der ordnungsmäßigen Ausführung der Bestimmung der Blutguppen O, A, B und AB und der Blutkörperchenmerkmale M und N Richtlinien (Anl. A) und über die staatl. Prüfung der bei der Bestimmung der Blutgruppen O, A, B und AB und der Blutkörperchenmerkmale M und N zur Anwendung kommenden Testseren nachstehende Vorschriften (Anl. B) aufgestellt worden. Zur Frage der Einhaltung dieser Vorschriften bei der Erstattung der einschlägigen Gutachten ergeht besondere Weisung.

An die Landesregierungen, den Reichskommisar für das Saarland (für Preußen: Reg.-Präs., Pol.-Präs. in Berlin, Stadtpräs. d. Reichshauptstadt Berlin), die staatl. Medizinaluntersuchungsämter sowie die mit deren Aufgaben beauftragten Institute, das Institut für experimentelle Therapie in Frankfurt a. M. — Nachrichtlich den staatl. und kommunal. Gesundheitsämtern. — RMBliV. S 887.

Anlage A.

Richtlinien für die Ausführung der Bestimmung der Blutgruppen O, A, B und AB und der Blutkörperchenmerkmale M und N.

1. Während für die Vornahme von Bluttransfusionen nur die Bestimmung der Blutgruppen (O, A, B und AB) der zu untersuchenden Personen in Frage kommt, sind bei Untersuchungen für gerichtliche Zwecke grundsätzlich auch die Blutkörperchenmerkmale M und N zu berücksichtigen. Die Ausführung von Untersuchungen auf das Vorhandensein oder Fehlen anderer Merkmale z. B. der Untergruppen A_1 und A_2 muß dem ausführenden Untersucher überlassen bleiben. In solchen Fällen von Abstammungsuntersuchungen, in denen bei einem der Beteiligten die Gruppe AB oder A festgestellt wird und ein Ausschluß auf Grund des Vorhandenseins der Gruppe O erfolgen würde, ist die Bestimmung dieser Untergruppen A_1 und A_2 erwünscht.

2. Wegen der schwerwiegenden Bedeutung der durch die Blutgruppenbestimmung zu erhebenden Befunde liegt eine allgemeine dringende Notwendigkeit vor, daß die Blutgruppenbestimmungen nur von solchen Ärzten ausgeführt werden, die auf dem Gebiet der serologischen Untersuchungsmethoden und im besonderen in der Ausführung der Blutgruppenbestimmung die entsprechende Vorbildung und ausreichende Erfahrung besitzen und über gut ausgestattete Laboratorien mit genügendem Vergleichsmaterial verfügen. Insbesondere muß verlangt werden, daß die betreffenden Untersucher imstande sind, die zum Nachweis der Blutgruppenmerkmale erforderlichen Testseren gegebenenfalls selbst herzustellen und auf ihre Brauchbarkeit zu prüfen.

3. Die nachstehenden Richtlinien enthalten auf experimenteller Grundlage beruhende und durch Erfahrung bewährte Anweisungen für die Ausführung der Blutgruppenbestimmung. Sie sollen kein starres Schema bilden, sondern den Untersuchern zur Beachtung der für öffentliche und amtliche Untersuchungen in Betracht kommenden Methodik an die Hand gegeben werden. Dies gilt insbesondere auch dahin, daß der Untersucher bei der Verwendung der im Handel befindlichen staatlich geprüften Testseren verpflichtet ist, sich vor jeder Blutgruppenbestimmung durch eigene vorherige Prüfung dieser Seren von ihrer Brauchbarkeit zu vergewissern.

4. Bei dem biologischen Charakter der Methode soll im übrigen der Erfahrung und dem Ermessen des Untersuchers ein gewisser Spielraum gelassen werden. Wenn daher die nachstehend beschriebene Methodik als Mindestforderung für öffentliche und amtliche Untersuchungen betrachtet werden muß, so soll damit nicht ausgeschlossen werden, daß neben ihr bzw. zu ihrer Ergänzung noch andere bewährte Verfahren z. B. die sogenannte Kapillarmethode angewandt werden können. Für alle derartigen, auch zusätzlich ausgeführten besonderen Verfahren bleibt aber die grundsätzliche Verantwortung dem ausführenden Untersucher überlassen.

I. Bestimmung der Blutgruppen O (Anti-A, Anti-B), A (Anti-B), B (Anti-A) und AB (o).

1. (1) Bei der Ermittlung der Blutgruppenzugehörigkeit von Personen darf sich die Prüfung nicht nur auf die Feststellung des Verhaltens ihrer roten Blutkörperchen gegenüber geeigneten Testseren beschränken, sondern es muß grundsätzlich in jedem Falle auch das Blutserum der zu untersuchenden Person auf seinen Gehalt an gruppenspezifischen Agglutininen mit Hilfe frisch

hergestellter Aufschwemmungen von Blutkörperchen der verschiedenen Gruppen geprüft werden. Besteht zwischen den Ergebnissen der beiden Untersuchungen dieses Kreuzversuchs keine Übereinstimmung, so ist die Unstimmigkeit, unter Umständen unter Verwendung neuer Testseren bzw. auch neuer Blutkörperchenaufschwemmungen aufzuklären. Vor der Ausführung von Transfusionen ist außer den beiden Untersuchenden des Kreuzversuchs auch die sogenannte Interreaktion („Empfänger-Spender-Reaktion") anzustellen, d. h., die Verträglichkeit der beiden Blutarten durch Mischen kleiner Mengen von Empfänger- und Spenderblut, oder wenn möglich, durch Mischen von Empfängerserum mit Blutkörperchen des vorgesehenen Spenders sicherzustellen. Dabei ist auch auf die hämolytischen Erscheinungen zu achten. Die Zweckmäßigkeit der biologischen Vorprobe (nach OEHLECKER) vor der Transfusion wird dadurch nicht berührt.

(2) Zu berücksichtigen ist, daß die körpereigenen Agglutinine zumeist erst im Laufe des ersten Lebensjahres auftreten und daß insbesondere Nabelschnur- und Rebroplazentarblutserum zur Untersuchung ungeeignet sind.

2. (1) Zur Ermittlung der Gruppenmerkmale roter Blutkörperchen sind stets mehrere (mindestens zwei von verschiedenen Personen stammende) agglutinierende Testseren der Gruppe A (Anti-B) und der Gruppe B (Anti-A), darunter wenigstens je ein staatlich geprüftes Testserum zu verwenden. Ein Testserum der Gruppe B (Anti-A) kann dabei durch ein geeignetes Kaninchenimmunserum ersetzt werden. Da die Testseren unter Umständen eine Abschwächung ihres Agglutiningehalts erfahren können, ist es zweckmäßig, bei allen Untersuchungen auch möglichst frisch gewonnene Seren von genügend hohem Agglutiningehalt geeigneter Personen bekannter Blutgruppenzugehörigkeit mit heranzuziehen. Zweckmäßig ist fernerhin, besonders bei Vorliegen der Gruppe AB daneben die Benutzung je eines Serums der Gruppen O und AB; letzteres dient als Kontrolle zur Ausschaltung einer Pseudoagglutination.

(2) Die Gewinnung geeigneter Testseren und geeigneter Testblutkörperchen soll nur durch serologische Laboratorien erfolgen, in denen fortlaufend die verschiedenartigen Blutkörperchen und Seren geprüft werden. Werden zu dem besonderen Zweck der Blutgruppenbestimmung Testseren gewonnen, so muß die Blutentnahme vorgenommen werden, bevor der Spender eine Mahlzeit eingenommen hat. Das durch Venenpunktion entnommene Blut ist nach der Gewinnung in den Eisschrank zu stellen und dort über Nacht aufzubewahren. Um das Auftreten von hämolytischen Prozessen auszuschalten, wird das abgehobene und zentrifugierte Serum $1/2$ Stunde bei 56° inaktiviert.

(3) Die Testseren sind steril in kleinen Mengen in Ampullen oder Kapillaren einzufüllen und bei kühler Temperatur (Eisschrank) aufzubewahren. Ein Zusatz geeigneter keimwidriger Stoffe ist gestattet, wenn dieselben nachweislich die Agglutinationsreaktion nicht stören und keine Hämolyse hervorrufen.

(4) Die Ermittlung des Agglutiningehaltes der Testseren geschieht in der in den „Vorschriften über die staatliche Prüfung der bei der Blutgruppenbestimmung zur Anwendung kommenden Testseren", Anlage 3, Abs. 3 angegebenen Weise.

3. Die Ermittlung der Blutgruppenzugehörigkeit einer Person hat in allen Fällen von entscheidender Bedeutung mittels der Röhrchen-Brutschrankmethode oder der Röhrchen-Zentrifugiermethode und der Objektträger-Methode und nur bei Materialmangel mit nur einer der genannten Methoden zu erfolgen.

4. (1) Die für die Blutgruppenbestimmung benutzten Blutkörperchen sind bei allen drei Verfahren nur in 0,9 % Kochsalzlösung aufzuschwemmen. Für die beiden Röhrchen-Methoden empfiehlt sich eine 1 %ige Aufschwemmung, für die Objektträger-Methode eine 3 %ige Aufschwemmung der roten Blutkörperchen (auf Vollblut berechnet).

Die Blutkörperchenaufschwemmungen sollen möglichst nur einen Tag alt sein.

(2) Zur Blutgruppenbestimmung ist das Blut in trocken sterilisierten Gefäßen, am besten Venülen oder Kapillaren ohne jeden Zusatz von Konservierungsmitteln aufzufangen. In der Untersuchungsstelle wird dann aus dem Blutkuchen eine entsprechende Blutkörperchenaufschwemmung mit 0,9 %iger Kochsalzlösung hergestellt. Die Blutkörperchenaufschwemmungen können durch großporige Papierfilter filtriert werden. Wenn ausnahmsweise die Untersuchungen nicht sofort abgeschlossen werden können, und eine spätere Wiederholung beabsichtigt ist, so sind jeweils nur soviel Blutkörperchen zu einer Aufschwemmung zu verarbeiten, wie zu der beabsichtigten Untersuchung sofort benötigt werden. Der Rest der Blutkörperchen bleibt in dem unbehandelten Blutkuchen im Eisschrank.

5. Die Gruppeneigenschaften des Blutes werden unter Benutzung der in Ziffer 2 angegebenen Testseren sowie unter Verwendung von Aufschwemmungen bekannter roter Blutkörperchen der Gruppe A und B, gegebenenfalls auch O, festgestellt.

6. (1) Bei der Röhrchen-Brutschrankmethode und der Röhrchen-Zentrifugiermethode werden die Versuche zweckmäßig in kleinen Agglutinationnsröhrchen (Gläschen von etwa 80 mm Länge und 8—9 mm lichter Weite) ausgeführt. In der Regel werden dabei je 0,2 ccm Blutserum mit je 0,2 ccm etwa 1 %igen Blutkörperchenaufschwemmungen gemischt.

(2) Bei Verwendung von Kaninchenimmunserum als Testserum (Anti-A) ist eine vom Hersteller ermittelte und durch die staatliche Prüfungsstelle bestätigte Verdünnung (Gebrauchttiter) zu verwenden.

(3) Für die Untersuchung z. B. von zwei Blutproben (X und Y) ergibt sich daher bei Verwendung einer der Röhrchen-Methoden unter Heranziehung von einem Testserum der Gruppe O (Anti-A, Anti-B), einem Testserum der Gruppe AB (o) und je zwei Testseren A (Anti-B) und B (Anti-A), sowie Verwendung von bekannten Blutkörperchen der Gruppen O, A und B, die aus der folgenden Übersicht erkenntliche Versuchsanordnung:

	je 0,2 ccm Serum								
je 0,2 ccm Blutkörperchen-aufschwemmung von	Testserum O (Anti-A, Anti-B)	Testserum AB (o)	I. Testserum A (Anti-B)	II. Testserum A (Anti-B)	I. Testserum B (Anti-A)	II. Testserum B (Anti-A)	Serum X	Serum Y	0,2 ccm 0,9 %ige Kochsalzlösung
Gruppe O									
Gruppe A									
Gruppe B									
X									
Y									

Die letzte senkrechte Kolonne, in der das Serum durch 0,9 %ige Kochsalzlösung ersetzt ist, dient zur Feststellung einer etwaigen Spontanagglutination der roten Blutkörperchen.

7. Bei der Röhrchen-Brutschrankmethode werden die Versuchsröhrchen nach gründlichem Mischen 1 bis 1½ Stunden im Brutschrank gehalten. Darauf erfolgt die Ablesung des Ergebnisses. Zweifelhafte Reaktionen können durch weiteres einstündiges Stehenlassen der Röhrchen bei Zimmertemperatur geklärt werden. Bei der Röhrchen-Zentrifugiermethode werden die Röhrchen nach einigen Minuten langem Stehen bei Zimmertemperatur und vorherigem gründlichen Mischen eine Minute lang bei wenigstens 1000 Umdrehungen in der Minute zentrifugiert. Zur Ablesung wird der Bodensatz durch leichtes Beklopfen der Röhrchen mit dem Finger vorsichtig aufgeschüttelt; man erkennt dann ohne weiteres, ob sich Klümpchen gebildet haben (positive Agglutinationsreaktion) oder ob sich die Blutkörperchen gleichmäßig verteilen (negative Agglutinationsreaktion).

8. (1) Bei der Objektträger-Methode wird einerseits auf einen Objektträger 1 Tropfen unverdünntes Testserum A (Anti-B) und entweder auf demselben Objektträger in genügender Entfernung davon, oder besser auf einen weiteren Objektträger, 1 Tropfen unverdünntes Testserum B (Anti-A) gebracht, und zu jedem dieser beiden Tropfen 1 Tropfen der zu prüfenden Blutkörperchenaufschwemmung hinzugefügt. Andererseits werden auf Objektträger je 2 Tropfen des zu prüfenden Serums gebracht, und dem einen Tropfen 1 Tropfen einer bekannten Blutkörperchenaufschwemmung A, dem anderen Tropfen 1 Tropfen einer bekannten Blutkörperchenaufschwemmung B hinzugefügt. Daneben ist die gleichzeitige Prüfung der benutzten Testseren auf Objektträgern gegenüber bekannten Blutkörperchenaufschwemmungen der Gruppe A und der Gruppe B vorzunehmen. An Stelle glatter Objektträger werden mit Vorteil solche mit tiefen Ausschliffen benutzt, in denen Serum und Blutkörperchen gemischt werden.

(2) Die Tropfen auf den Objektträgern werden durch Verreiben gut gemischt und sodann wiederholt hin und her bewegt. Falls sich die beiden Tropfen auf einem Objektträger befinden, ist zu vermeiden, daß sie ineinander laufen. Die Ablesung erfolgt makroskopisch gegen eine weiße Unterlage u. U. unter Zuhilfenahme einer Lupe. Eine positive Agglutinationsreaktion ist oft sofort, spätestens nach fünf Minuten nachweisbar. „Geldrollenbildung" der Blutkörperchen, die u. U. zur Verwechslung mit echter Agglutination führen kann, ist durch mikroskopische Beobachtung bei schwacher Vergrößerung (60 x) als solche zu erkennen.

9. (1) Die Blutgruppenreaktion mit Leichenblut kann auch dann, wenn dasselbe erst einige Tage nach dem Tode entnommen wurde, vielfach noch nach den für frisches Blut geltenden Grundsätzen (siehe Ziffer 1) vorgenommen werden. Es muß in diesem Falle versucht werden, aus dem Blutkuchen durch vorsichtiges Aufschwemmen der Blutkörperchen in 0,9%iger Kochsalzlösung noch eine für die Röhrchenprobe brauchbare Blutkörperchenaufschwemmung zu gewinnen. Verfärbung des Blutes oder geringe Hämolyse sind allein kein Hindernis für die Vornahme der Reaktion, unter Umständen aber starke Hämolyse. Aufschwemmungen von Leichenblutkörperchen müssen u. U. mit 0,9 %iger Kochsalzlösung gewaschen werden.

(2) Sind die direkten Makroreaktionen nicht ohne weiteres anwendbar, so können u. U. die zur Untersuchung angetrockneten Blutes dienenden Methoden noch verwertet werden.

(3) Zum Nachweis spezifischer Agglutinine in eingetrocknetem Blut kommt, wenn nur wenig Material zur Verfügung steht, die Deckglasmethode in Frage. Sind größere Mengen eingetrockneten Blutes vorhanden, so kann daraus mit der 4-fachen Menge destillierten Wassers ein Auszug hergestellt werden, der in der üblichen Weise auf Agglutiningehalt geprüft wird.

(4) Zum Nachweis der agglutinablen Substanz (Gruppenmerkmal in eingetrocknetem Blut) kann der Agglutininbindungsversuch herangezogen werden.

(5) Die Ausführung derartiger Untersuchungen mit eingetrocknetem Blut und die Auswahl der Technik muß im Einzelfall dem Sachverständigen überlassen werden.

II. Bestimmung der Blutkörperchenmerkmale M und N

1. Die Blutkörperchenmerkmale M und N sind unabhängig von den Blutgruppen A und B ebenfalls schon beim Neugeborenen ausgebildet.

2. (1) Die Herstellung der Immunsera geschieht, um die Bildung von gruppenspezifischen Anti-A- und Anti-B-Agglutininen nach Möglichkeit auszuschließen, durch Immunisierung von Kaninchen mit menschlichen Blutkörperchen der Blutgruppe O, die M bzw. N enthalten. Es ist notwendig, mehrere Tiere gleichzeitig zu immunisieren, da nicht alle Tiere kräftige Immunseren liefern, was vor allem für Anti-M-Seren gilt.

(2) Nach Abscheiden des Serums wird dasselbe zu je 1 ccm in sterile Gefäße abgefüllt und durch ½stündiges Inaktivieren auf 56° im Wasserbad von den in ihm enthaltenen Hämolysinen befreit.

3. (1) Für den Nachweis der Blutmerkmale M und N sind je zwei Testseren Anti-M und zwei Testseren Anti-N, darunter wenigstens je ein staatl. geprüftes Testserum zu verwenden. Diese Immunseren müssen vor Gebrauch zunächst von art- und gruppenspezifischen Agglutininen durch Absorption befreit werden.

(2) Für diese Zwecke werden mit 0,9 %iger Kochsalzlösung gewaschene Blutkörperchen mehrerer Personen der Gruppe A, die dasjenige Merkmal (M oder N) nicht enthalten, das in den absorbierten Immunseren erhalten bleiben soll, verwendet. Die Absorption erfolgt in der Weise, daß das je nach der Höhe des Agglutiningehaltes 1 : 10 bis 1 : 100 verdünnte Immunserum mit einer auszuprobierenden, dem Absorptionsoptimum entsprechenden Menge gewaschener Blutkörperchen versetzt wird.

(3) Ein Anti-M-Serum wird also mit Blutkörperchen des Typus AN, ein Anti-N-Serum mit Blutkörperchen des Typus AM absorbiert. Hierzu bleiben die Blutkörperchen nach gutem Mischen etwa eine Stunde lang mit dem Serum in Berührung; während dieser Zeit empfiehlt es sich, durch öfteres Hin- und Herneigen der Gemische für eine innige Berührung der Blutkörperchen mit dem Serum zu sorgen. Alsdann wird das Serum von den Blutkörperchen abzentrifugiert. Zur vollständigen Absorption der zu entfernenden Antikörper kann die beschriebene Reinigung mit frischen oder auch gekochten Blutkörperchen ein- oder zweimal wiederholt werden.

4. (1) Bevor die in der beschriebenen Weise absorbierten Seren für den praktischen Nachweis von M und N angewandt werden dürfen, müssen sie genau auf ihre Spezifität und einen genügend hohen Titer geprüft, d. h., es muß an Testblutkörperchen festgestellt werden, daß sie nur den gewünschten Anti-Körper in genügender Stärke enthalten. Ein gereinigtes Anti-M-Serum darf aus allen Blutgruppen nur Blutkörperchen M oder MN, ein Anti-N-Serum aus allen Blutgruppen nur Blutkörperchen N oder MN agglutinieren. Artspezifische oder gruppenspezifische Antikörper (Anti-A oder Anti-B) dürfen in der Gebrauchsverdünnung der absorbierten Seren nicht mehr enthalten sein. Sollten solche die Reaktion störenden Antikörper noch vorhanden sein, so kann versucht werden, sie durch eine nochmalige Absorption mit geeigneten Blutkörperchen zu entfernen, anderenfalls ist ein derartiges Serum unbrauchbar. Für forensische Zwecke ist zu verlangen, daß das absorbierte und von artspezifischen Antikörpern völlig

gereinigte Immunserum noch in der 16-fachen Gebrauchsverdünnung das homologe Testblut agglutiniert, damit auch schwach ausgebildete Faktoren, wie es ausnahmsweise bei dem Blutkörperchenmerkmal N beobachtet worden ist, unter keinen Umständen dem Nachweis entgehen können.

(2) Erst wenn diese unerläßlichen Vorproben einwandfrei ausgefallen sind, dürfen die Seren für die diagnostischen Versuche als brauchbar angesehen werden.

5. Die Aufbewahrung der meist nur sehr beschränkte Zeit haltbaren, verdünnten, absorbierten Seren (Abgüsse) erfolgt im Eisschrank. Es ist unerläßlich, daß jeder Untersucher seine Testseren genau kennt und sich vor Anwendung durch Heranziehung von mehreren verschiedenen Testseren und Auswertung an verschiedenen Blutkörperchen bekannter Typen von ihrer Brauchbarkeit jedesmal von neuem vergewissert.

6. (1) Der diagnostische Versuch mit den in der beschriebenen Weise hergestellten, absorbierten und genau geprüften Anti-M- und Anti-N-Seren erfolgt in derselben Weise wie bei dem Nachweis der Blutgruppen A und B (siehe I, Ziffer 6 und 7). Anwendbar ist sowohl die Objektträger- wie auch die Röhrchenmethode. Bei forensischen Untersuchungen sind, soweit das Material ausreicht, beide Methoden zur gegenseitigen Kontrolle nebeneinander anzuwenden.

(2) Bei jeder Untersuchung sind zur Kontrolle der Wirksamkeit und Spezifität der Testseren Blutkörperchen mit bekanntem Gehalt an M, N und MN mitzuprüfen. Sind z. B. Blutkörperchen von drei Personen (X, Y, Z) auf M und N zu untersuchen, von denen X das Blutmerkmal „M", Y das Blutmerkmal „N" und Z das Blutmerkmal „MN" haben sollen, so gestaltet sich bei Verwendung von je zwei verschiedenen Testseren Anti-M und Anti-N der diagnostische Versuch nach folgendem Schema:

Kontrollen	I. Testserum Anti-M	II. Testserum Anti-M	I. Testserum Anti-N	II. Testserum Anti-N
Blutkörperchen M	+	+	—	—
Blutkörperchen N	—	—	+	+
Blutkörperchen MN	+	+	+	+
Blutkörperchen X	+	+	—	—
Blutkörperchen Y	—	—	+	+
Blutkörperchen Z	+	+	+	+

(3) Als Gegenprobe soll bei Abstammungsuntersuchungen das Absättigungsverfahren angewandt werden. Diese Kontrollreaktion besteht darin, daß zu den bereits mit M- bzw. N-haltigen Blutkörperchen absorbierten Seren zu $^1/_5$ bis $^1/_2$ Blutkörperchen des zu untersuchenden Blutes zugesetzt werden. Das vorhandene Anti-M oder Anti-N der Testseren wird dann vollständig absorbiert werden, so daß das abzentrifugierte Serum nach Zusatz von Blutkörperchen mit bekanntem M- bzw. N-Gehalt keine Agglutination mehr gibt.

(4) Die Bezeichnung der Ergebnisse geschieht in folgender Weise:

1 M 2 N 3 MN

Da ausnahmsweise sogenannte defekte N-Rezeptoren vorkommen, die sich bei der üblichen Untersuchungsmethode (auch mittels des Absättigungsverfahrens) der Feststellung entziehen können, ist es in allen Fällen, in denen der Faktor N eine für die Beurteilung wesentliche Rolle spielt, aber mit den Gebrauchsseren nicht nachgewiesen werden kann, angezeigt, durch Einengen erhaltene besonders hochwertige Anti-N-Seren zu verwenden. Dabei ist jedoch darauf zu achten, daß in den Abgüssen etwa noch vorhandene Heteroagglutinine gegen M durch Einengen nicht ebenfalls eine Steigerung erfahren und dadurch störend in Erscheinung treten. Es muß daher verlangt werden, daß solche eingeengten Anti-N-Seren mit Blutkörperchen M nach wenigstens 20 Minuten auch bei mikroskopischer Betrachtung keine Agglutination bewirken.

Anlage B

Vorschriften über die staatliche Prüfung der bei der Bestimmung der Blutgruppen O, A, B und AB und der Blutkörperchenmerkmale M und N zur Anwendung kommenden Testseren.

1. Die zur Bestimmung der Blutgruppen O, A, B und AB und der Blutkörperchenmerkmale M und N dienenden Testseren werden auf Antrag des Herstellers einer staatlichen Prüfung nach den Vorschriften der Absätze 2 bis 13 unterworfen. Herstellungsstätten, welche die bezeichneten Testseren einer solchen freiwilligen staatlichen Prüfung unterstellen, dürfen ungeprüfte Testseren der genannten Arten nicht in den Verkehr bringen.

2. Wer Testseren für die Ausführung der Blutgruppenbestimmung einer freiwilligen staatlichen Prüfung unterstellen will, hat dies der zuständigen Behörde mitzuteilen, welche einen Sachverständigen oder Kontrollbeamten sowie einen Vertreter bestimmt, der nach den Vorschriften der Absätze 3 bis 13 bei der staatlichen Prüfung mitzuwirken hat. Wegen der Vereidigung dieser Kontrollbeamten verweise ich auf die entsprechenden Anordnungen im § 16 der „Vorschriften über Impfstoffe und Sera" (VMBl 1929 S. 664).

3. Jeder Hersteller, welcher seine für den Verkehr bestimmten Testseren einer staatlichen Prüfung unterstellt, hat über die Gewinnung und Abgabe der Seren Listen zu führen, die folgende Angaben enthalten müssen:

1. Operationsnummer des Testserums;
2. a) bei menschlichem Serum: Name, Alter und Blutgruppe der blutspendenden Personen;
   b) bei Kaninchenserum: Art der Vorbehandlung und Nummer der Kaninchen.
3. Tag(e) der Blutentnahme(n).
4. Menge und Behandlung des erhaltenen Serums (inaktiviert, etwaige keimwidrige Zusätze).
5. Ergebnis der Prüfung durch den Hersteller.
6. Tag der Absendung an das Prüfungsinstitut.
7. Tag des Eingangs des Bescheides des Prüfungsinstituts und das mitgeteilte Prüfungsergebnis.
8. Tag der Abgabe des Testserums, Menge des abgegebenen Testserums.

4. Zwecks Gewinnung der Testseren ist das vom Menschen oder Kaninchen frisch entnommene Blut über Nacht in den Eisschrank zu stellen, das Serum am nächsten Tage abzuheben und möglichst bald, durch rasches Zentrifugieren, von den Blutkörperchenresten zu befreien (dabei empfiehlt sich das Zentrifugieren in eisgekühlten Gefäßen). Das erhaltene Serum soll danach 30 Minuten lang im Wasserbad bei 56° inaktiviert und dann im Eisschrank aufbewahrt werden. Geeignete keimwidrige Zusätze sind erlaubt; sie dürfen aber auch hier nur insoweit angewandt werden, als sie nachweislich die Reaktion nicht stören. Zusätze der genannten Art müssen der Prüfungsstelle angegeben werden.

5. Die Einleitung der staatlichen Prüfung ist von dem Hersteller bei dem Sachverständigen oder Kontrollbeamten zu beantragen. Ist das zu prüfende Testserum in verschiedenen Behältern aufbewahrt, so hat der Sachverständige oder Kontrollbeamte zu untersuchen, und nach Anhörung des Herstellers darüber zu entscheiden, ob und inwieweit nach Maßgabe der angestellten Vorprüfungen die Gleichwertigkeit der in den verschiedenen Behältern aufbewahrten und zu prüfenden Testseren als nachgewiesen anzusehen ist. Von jeder Operationsnummer des Testserums hat der Sachverständige oder Kontrollbeamte zweimal zwei ccm in Fläschchen zu entnehmen und einzusenden. Die zur Feststellung der Blutkörperchenmerkmale M und N bestimmten Testseren sind in nicht absorbierter Form zur Prüfung zu stellen.

6. (1) Nach der Probeentnahme sind die die Proben enthaltenden Verpackungen von dem Sachverständigen oder Kontrollbeamten zu plombieren oder mit Banderolen zu verschließen. Ebenso sind die Behälter, in denen sich das zu prüfende Testserum befindet, mit einer Plombe zu verschließen. Die Behälter sind in einem von dem Hersteller zurVerfügung zu stellenden Eisschrank unter Mitverschluß durch den Sachverständigen oder Kontrollbeamten aufzubewahren.

(2) Der Hersteller hat die Proben der für den Nachweis der Blutgruppen O, A, B und AB bestimmten Testseren mit einem Begleitschreiben nach dem Muster der Anlage 1 und die Proben der für die Feststellung der Blutkörperchenmerkmale M und N bestimmten Testseren mit einem Begleitschreiben nach dem Muster der Anlage 2 an das Prüfungsinstitut zu senden. Auf den die Proben enthaltenden Gefäßen ist die Operationsnummer des Testserums anzugeben. Der Inhalt der Begleitschreiben ist von dem Sachverständigen oder Kontrollbeamten auf seine Richtigkeit zu prüfen. Die Begleitschreiben sind von ihm gegenzuzeichnen.

7. Für die Prüfung der Testseren und für die Beurteilung der Prüfungsergebnisse gelten die in der Anlage 3 gegebenen Vorschriften. Von dem Ausfall der Prüfung ist dem Hersteller sofort durch Schreiben nach dem Muster der Anlage 4 Nachricht zu geben.

8. (1) Testseren, welche nach dem Prüfungsergebnis untauglich sind, dürfen zur Ausführung der Blutgruppenbestimmung von dem Hersteller nicht abgegeben werden.

(2) Testseren, welche tauglich befunden werden, sind zur Abgabe freizugeben. Die Entfernung der Plomben von den Behältern, in denen die Testseren aufbewahrt waren, und die Abfüllung der Testseren in die Versandgefäße darf nur unter Kontrolle des Sachverständigen oder

des Kontrollbeamten erfolgen. Die Testseren der Gruppe A (Anti-B) dürfen nur in ungefärbte, die Testseren der Gruppe B (Anti-A) nur in braungefärbte, die Testseren der Gruppe O (Anti-A, Anti-B) nur in blaugefärbte, die Testseren der Gruppe AB (o) nur in grüngefärbte, die Testseren Anti-M nur in gelbgestreifte und die Testseren Anti-N nur in rotgestreifte Kapillaren, Fläschchen oder Ampullen abgefüllt werden. Bei Kapillarabfüllung sind bei etwa erforderlichen Wiederholungen mindestens fünf in einer Packung zu vereinigen. Diese Gefäße oder Packungen der Kapillaren, in denen die geprüften Testseren in den Verkehr gebracht werden, müssen mit Plomben oder Banderolverschluß gesichert und mit Vermerken versehen sein, aus denen Herstellungsstelle, Operationsnummer, Art, Blutgruppe A (Anti-B), Blutgruppe B (Anti-A), Blutgruppe O (Anti-A, Anti-B), Blutgruppe AB (o), Anti-M oder Anti-N, Menge und Titer (für die Röhrchenverfahren) des Testserums, die Zeitangaben der Gewinnung und der staatlichen Prüfung, sowie die voraussichtliche Verwendbarkeitsdauer ersichtlich sind. Letztere ist bei Testseren von Menschen auf sechs Monate, bei Kaninchen-Serum auf ein Jahr nach der Zulassung zu bemessen. Auf den Plomben oder Banderolen muß sich ein auf die Prüfung durch den Kontrollbeamten eindeutig hinweisendes Zeichen befinden; auch müssen die Gefäße die deutliche Aufschrift tragen: „Staatlich geprüft".

9. Tauglich befundene Testseren vom Menschen müssen, falls Abfüllungen der betreffenden Operationsnummer noch im Verkehr sind, vom Prüfungsinstitut in Abständen von je sechs Monaten, Testseren von Kaninchen nach zwölf Monaten einer erneuten Prüfung unterzogen werden. Seren, die bei der Nachprüfung eine solche Abschwächung ihres Titers aufweisen, daß sie den in Anlage 3, Abs. 5 festgelegten Mindestforderungen nicht mehr entsprechen, werden auf Antrag des Prüfungsinstitutes durch die zuständige Behörde aus dem Verkehr gezogen.

10. Der Sachverständige oder Kontrollbeamte hat eine Liste zu führen, in die über jede Prüfung eine Aufzeichnung einzutragen ist; daraus muß ersichtlich sein:

1. Name des Herstellers und Operationsnummer des Testserums.
2. Zeit der Gewinnung.
3. Menge, Art und Behandlung (inaktiviert, etwaige konservierende Zusätze) des Testserums.
4. Menge des zur Prüfung entnommenen Testserums.
5. Tag der Einsendung des Serums an das Prüfungsinstitut.
6. Ergebnis der Prüfung.
7. Menge des freigegebenen Testserums.
8. Tag der Einfüllung in die Versandgefäße.

11. Die Gebühren der staatlichen Prüfung einschließlich der dem Sachverständigen oder Kontrollbeamten zu zahlenden Vergütung fallen dem Hersteller zur Last.

Anlage 1.

Begleitschein Nr........

zu dem von .... in .... eingesandten Testserum für die Bestimmung der Blutgruppen O, A, B und AB
Operationsnummer und Art des Testserums ....

a) bei menschlichem Serum: Name und Alter der blutspendenden Personen..................
   bei Kaninchenserum: Art der Vorbehandlung und Nummern der Kaninchen...............
b) Tag(e) der Blutentnahme(n) ....
c) Menge und Behandlung des erhaltenen Serums (inaktiviert), sowie etwaige konservierende Zusätze: ....
d) Ergebnis der Prüfung durch den Hersteller:
   aa) Titer ....
   bb) Spontanagglutination ....
   cc) Hämolyse ....
e) Tag der Einsendung an das Prüfungsinstitut ....
f) Bemerkung ....

Unterschrift des Herstellers:

Unterschrift des Sachverständigen oder Kontrollbeamten:

Anlage 2.

Begleitschein Nr. . . . .

zu dem von . . . . in . . . .
eingesandten Testserum für die Bestimmung der Blutkörperchenmerkmale M und N.
Operationsnummer und Art des Testserums (Anti-M-, Anti-N-Serum) . . . .

a) Art der Vorbehandlung und Nummern der immunisierten Kaninchen . . . .
b) Tag(e) der Blutentnahme(n) . . . .
c) Menge des erhaltenen Serums (inaktiviert), sowie etwaige konservierende Zusätze . . . .
. . . .
d) Ergebnis der Prüfung durch den Hersteller . . . .
e) Tag der Einsendung an das Prüfungsinstitut . . . .
f) Bemerkungen . . . .

Unterschrift des Herstellers:	Unterschrift des Sachverständigen oder Kontrollbeamten:
. . . .	. . . .

Anlage 3.

Prüfung der Testseren

1. Die Prüfung erfolgt zur Feststellung der Sterilität des Serums und seiner einwandfreien Brauchbarkeit zur Blutgruppenbestimmung.

2. Zur Prüfung der Sterilität werden ein Röhrchen mit verflüssigtem Agar (zum Anlegen einer Plattenkultur) und ein Bouillonröhrchen mit je einem Tropfen Serum beschickt. Die beimpften Nährböden müssen nach 6tägigem Aufenthalt im Brutschrank bei 37° C steril befunden werden.

3. (1) Der Agglutinationstiter der für die Bestimmung der Blutgruppen O, A, B und AB vorgesehenen Seren wird in der Weise festgestellt, daß fallende Mengen des zu prüfenden Serums und je eines bekannten Vergleichsserums der Gruppe A (Anti-B) und der Gruppe B (Anti-A) im Volumen 0,2 ccm in einer Reihe mit je 0,2 ccm einer etwa 1 %igen Aufschwemmung roter Blutkörperchen (auf Vollblut berechnet) der Gruppe A und in einer Parallelreihe mit je 0,2 ccm von einer ebensolchen Aufschwemmung roter Blutkörperchen der Gruppe B gemischt werden. Zur Kontrolle sind womöglich auch entsprechende Reihen mit Blutkörperchenaufschwemmungen der übrigen Gruppen (O, AB) anzusetzen.

(2) Die zum Nachweis der Blutkörperchenmerkmale M und N bestimmten Testseren, die nach Absatz 5 der Prüfungsvorschriften in nicht absorbierter Form dem Prüfungsinstitut einzusenden sind, müssen hier vor Anstellung der Agglutinationsprobe von art- und gruppenspezifischen Antikörpern durch Absorption befreit werden. Diese Absorption erfolgt nachdem in den „Richtlinien für die Ausführung der Bestimmung der Blutgruppen O, A, B und AB und der Blutkörperchenmerkmale M und N", Abschn. II, Ziff. 3 und 4 angegebenen Verfahren. Der Agglutinininhalt der abgesättigten Anti-M- und Anti-N-Seren wird sodann in der Weise festgestellt, daß fallende Mengen der Abgüsse im Volumen 0,2 ccm in einer Reihe mit je 0,2 ccm einer etwa 1%igen Aufschwemmung (auf Vollblut berechnet) von Blutkörperchen M, in einer 2. Reihe mit je 0,2 ccm einer ebensolchen Aufschwemmung von Blutkörperchen N und in einer 3. Reihe mit je 0,2 ccm einer ebensolchen Aufschwemmung von Blutkörperchen MN gemischt werden. Zum Vergleich sind entsprechende Reihen mit ebenso vorbehandelten Testseren M und N von bekanntem Agglutiningehalt anzusetzen.

(3) Für jede Versuchsreihe werden 10 kleine Reagenzgläser benötigt. In die Röhrchen werden fallende Serumverdünnungen im Volumen 0,2 ccm, beginnend mit 2facher Verdünnung des betreffenden Serums, eingefüllt, so daß jede folgende Serumverdünnung doppelt so stark wie die voraufgehende ist. Die Verdünnungen erfolgen mit 0,9%iger Kochsalzlösung. Im 10. Röhrchen wird die Serumverdünnung durch 0,9%ige Kochsalzlösung ersetzt. In den Reagenzröhrchen 1—9 befinden sich nach dem Zusatz von je 0,2 ccm Blutkörperchenaufschwemmung fallende Serumkonzentrationen von 1 : 4 bis 1 : 1024.

(4) Das zur Herstellung der Blutkörperchensuspensionen den ihrer Blutgruppe und ihres Blutkörperchenmerkmalen nach bekannten Versuchspersonen zu entnehmende Blut wird nach 2maligem Waschen der Blutkörperchen mit 0,9%iger Kochsalzlösung in 0,9%iger Kochsalzlösung so aufgeschwemmt, daß eine etwa 1%ige Suspension (auf Vollblut berechnet) entsteht. Die Blutkörperchenaufschwemmungen sind am Tage ihrer Herstellung zu verwenden.

(5) Die Ablesung der Agglutinationsresultate in den Blutkörperchen-Serum-Gemischen erfolgt makroskopisch (evtl. mit Hilfe einer Lupe mit 6facher Vergrößerung) nach mindestens 1 Minute langem Zentrifugieren (wenigstens 1000 Umdrehungen) oder nach 1—1½stündiger Bebrütung bei 37° C, bei zweifelhaften Reaktionen nach weiterem einstündigen Stehenlassen der Röhrchen bei Zimmertemperatur. Dabei ist auch auf etwaige Hämolyse zu achten.

4. Zwecks Prüfung der Testseren auf rasche Wirksamkeit werden die Seren auch nach der Objektträgermethode in folgender Weise geprüft. Zur Prüfung der für die Bestimmung der Blutgruppen O, A, B und AB vorgesehenen Seren werden 3 Objektträger benutzt. Auf den 1. Objektträger werden in genügender Entfernung 2 Tropfen des zu prüfenden Serums, auf den 2. und 3. Objektträger je 2 Tropfen eines bekannten Vergleichsserums Anti A bzw. Anti-B gebracht. Zu dem 1. Tropfen jedes Objektträgers wird sodann 1 Tropfen Blutkörperchenaufschwemmung der Gruppe A, zu dem anderen Tropfen je 1 Tropfen Blutkörperchenaufschwemmung der Gruppe B zugefügt. In entsprechender Weise werden je nach Absättigung von Anti-M- und Anti-N-Seren erhaltenen Abgüsse auf ihre agglutinierenden Eigenschaften gegenüber Blutkörperchenaufschwemmungen M, N und MN geprüft. Die Blutkörperchenaufschwemmungen sollen für die Objektträger-Methode eine Konzentration von 3 v. H., auf Vollblut berechnet, aufweisen. Die gruppenspezifische Agglutination muß bei Zimmertemperatur bei makroskopischer oder Lupenbetrachtung nach spätestens 5 Minuten deutlich eingetreten sein.

5. (1) Ein von Menschen gewonnenes Serum ist dann als brauchbar und genügend hochwertig anzusehen, wenn es auch in den stärksten Konzentrationen nur auf Blutkörperchen der angegebenen Blutgruppe zusammenballend wirkt und wenn es bei der Titerablesung nach mindestens 1 Minute langem Zentrifugieren (bei wenigstens 1000 Umdrehungen) oder nach 1- bis 1½stündigem Aufenthalt der Blutkörperchen-Serum-Gemische im Brutschrank und etwaigem weiteren einstündigen Stehen der Röhrchen bei Zimmertemperatur noch in der Verdünnung von 1 : 64, sowie bei der Objektträger-Methode in spätestens 5 Minuten eine deutlich erkennbare Verklumpung der Erythrozyten bewirkt. Die als Testseren Anti-A vorgesehenen Kaninchen-Immunseren müssen bei der staatlichen Prüfung einen Titer von mindestens 1 : 256 erkennen lassen.

(2) Die für die M- und N-Bestimmung vorgesehenen Kaninchen-Immunseren müssen sich durch geeignete Blutkörperchen derartig absorbieren lassen, daß sie nach der Absorption eine kräftige Reaktion mit den spezifischen M- bzw. N-Testblutkörperchen und eine völlig fehlende Reaktion mit den unspezifischen Testblutkörperchen aufweisen.

(3) Die Adsorption erfolgt in der Weise, daß das je nach der Höhe des Agglutiningehalts 1 : 10 bis 1 : 100 verdünnte Immunserum mit einer auszuprobierenden, dem Absorptionsoptimum entsprechenden Menge gewaschener Blutkörperchen versetzt wird. Ein Anti-M-Serum wird also mit Blutkörperchen des Typus AN, ein Anti-N-Serum mit Blutkörperchen des Typus AM absorbiert. Hierzu bleiben die Blutkörperchen nach gutem Mischen etwa 1 Stunde lang mit dem Serum in Berührung; während dieser Zeit empfiehlt es sich, durch öfteres Hin- und Herneigen der Gemische für eine innige Berührung der Blutkörperchen mit dem Serum zu sorgen. Alsdann wird das Serum von den Blutkörperchen abzentrifugiert. Zur vollständigen Absorption der zu entfernenden Antikörper muß die beschriebene Reinigung mit frischen oder auch gekochten Blutkörperchen u. U. 1- oder 2mal wiederholt werden.

(4) Der so erhaltene „Abguß" muß noch nach weiterer 16facher Verdünnung bei der Austitrierung auf dem Objektträger innerhalb von 10 Minuten eine kräftige Agglutination der entsprechenden Blutkörperchen herbeiführen; andersartige Blutkörperchen dürfen von dem Abguß während der genannten Zeit nicht beeinflußt werden.

(5) So muß z. B. ein mit N-Blutkörperchen absorbiertes M-Serum, das in der Verdünnung 1 : 10 absorbiert wurde, nach völliger Reinigung von artspezifischen Antikörpern gegenüber M- und N-Testblutkörperchen folgendes Prüfungsergebnis aufweisen:

Immunserum-verdünnung:	1/10	1/20	1/40	1/80	1/160	1/320
Testblutkörperchen M	+++	+++	+++	++	+	—
Testblutkörperchen N	—	—	—	—	—	—

(6) Ergibt sich bei einem solchen Prüfungsfall selbst nach mehrmaliger Absorption gegenüber den N-Testblutkörperchen noch eine leichte Mitagglutination, so kann dieses Serum trotzdem unbedenklich für den Handel freigegeben werden, wenn der Titerquotient zwischen M- und N-Blut den obigen Mindestanforderungen entspricht, z. B.:

Immunserum-verdünnung:	$^1/_{10}$	$^1/_{20}$	$^1/_{40}$	$^1/_{80}$	$^1/_{160}$	$^1/_{320}$	$^1/_{640}$	$^1/_{1280}$
Testblutkörperchen M	+++	+++	+++	+++	+++	++	+	—
Testblutkörperchen N	±	—	—	—	—	—	—	—

(7) Ein derart absorbiertes Serum würde in der Verdünnung 1 : 20 bzw. 1 : 40 als Gebrauchsdosis ebenfalls verwendbar sein.

(8) Da jedes für den Nachweis der Blutkörperchenmerkmale M und N hergestellte nicht absorbierte Kaninchen-Immunserum hinsichtlich seiner Absorptionsfähigkeit individuell verschieden ist, hat der Hersteller der Prüfungsstelle anzugeben, unter welchen Versuchsbedingungen (Ausgangsverdünnung des Immunserums, Volumenverhältnis des Absorptionsblutes zu demselben, Dauer und Anzahl der Absorptionen) sich die besten Ergebnisse erzielen lassen, damit die staatliche Prüfung unter den gleichen Bedingungen erfolgen kann.

Diese Angaben, gegebenenfalls die von der Prüfungsstelle für das betreffende Serum als geeignet erkannten Versuchsbedingungen müssen auch jeder in den Handel gebrachten Abfüllung des geprüften Immunserums vom Hersteller als Gebrauchsanweisung beigegeben werden.

Anlage 4.

Bescheinigung

über das Prüfungsergebnis zum Begleitschein Nr. .... betr. das von ....
aus .... am .... eingesandte Testserum zur Verwendung bei der Blutgruppenbestimmung

Eingetroffen am ....
Operations-Nr.. ....
Gesamtmenge des zur Prüfung eingesandten Testserums ....
Das Serum (Anti-....) wird als Testserum .... zugelassen
Gebrauchstiter bei Kaninchen-Serum für die Bestimmung der Blutgruppe ....
Das Serum wird beanstandet, weil ....
Die Kosten betragen ....
Bemerkungen ....

......................, den .... 19....

Unterschrift

....

Abschrift aus dem Staats-Anzeiger für das Land Hessen
vom 23. September 1950, Nr. 38, S. 381

715

An die
Herren Regierungspräsidenten
Medizinalabteilung,
Darmstadt, Kassel, Wiesbaden.

Bezug: 1. Mein Erlaß vom 30. 11. 1949 Pharm. 18 h 16 29 Tgb.Nr. 13752/49 (Staatsanzeiger für das Land Hessen 1949. Ziff. 894—896 S. 514 ff.).

2. Erlaß vom 2. 1. 1950 Pharm. Tgb. Nr. 14690/49 (Staatsanzeiger für das Land Hessen 1950 Ziff. 2 S. 2).

Betr.: Vorschriften über die staatliche Prüfung von Blutgruppentestseren.

Auf Grund § 15 der Vorschriften über Sera und Impfstoffe (Erlaß des Preußischen Ministers für Landwirtschaft, Domänen und Forsten vom 15. 7. 1929 — I M III S. 831 und Erlaß des hessischen Ministers des Innern vom 3. 3. 30 (RgBl. 1930 S. 20) bestimme ich auf Vorschlag des Paul-Ehrlich-Instituts, Staatl. Anstalt für experimentelle Therapie, Frankfurt am Main.

Die Testseren, die bei der Bestimmung der Blutgruppen des ABO-MN-Rh-Systems zur Anwendung kommen, unterliegen der staatlichen Prüfungspflicht durch das Paul-Ehrlich-Institut, Paul-Ehrlich-Instituts, Staatl. Anstalt für experimentelle Therapie, Frankfurt am Main:

Für die staatliche Prüfung der Blutgruppentestseren treten mit Wirkung vom 1. 7. 1950 folgende (in der Anlage beigefügte) Vorschriften in Kraft:

„Vorschriften über die staatliche Prüfung der Blutgruppentestseren (ABO-MN-Rh-System)".

Die Prüfungsvorschriften werden auf Anforderung den einzelnen Herstellungsstätten von Blutgruppentestseren durch das Prüfungsinstitut übersandt.

Die bisher geltenden staatlichen Prüfungsvorschriften (in Kraft gesetzt durch meinen Erlaß vom 30. 11. 1949 Az. 18 h 16 29 Tgb. Nr. 13752. Staatsanzeiger für das Land Hessen 1949, Ziffer 894—896 S. 514) werden zu gleichem Termin außer Kraft gesetzt.

Wiesbaden, 16. 6. 1950.

Der Hessische Minister des Innern

Abt. VII/Öffentl. Gesundheitswesen, Pharmaziewesen. Az. 18 h 16 29 Tgb. Nr. 5603/50

Vorschriften über die staatliche Prüfung der Blutgruppentestseren (ABO-, MN- und Rh-System)

§ 1

Die schwerwiegende Bedeutung der Blutgruppenbefunde für Bluttransfusion sowie für gerichtliche Gutachten macht die staatliche Prüfung aller für den Handel bestimmten Testseren erforderlich. Das staatliche Prüfungszeugnis besagt, daß die Seren am Prüfungstage die angegebenen Eigenschaften besaßen (Titerhöhe, Spezifität, Sterilität), und daß sie diese bei vorschriftsmäßiger Lagerung nach bisheriger Erfahrung mit großer Wahrscheinlichkeit während der Laufzeit behalten. Die staatliche Prüfung entbindet jedoch den Untersucher nicht von seiner Pflicht, sich von der Brauchbarkeit der Testseren durch mitgeführte Kontrollen jedesmal zu überzeugen.

§ 2

Für die Herstellungsstätte, deren sachverständige Leitung durch einen bakteriologisch und serologisch ausgebildeten Arzt, den staatlichen Serumkontrolleur, seine Vereidigung und Dienstobliegenheiten finden die „Vorschriften über Impfstoffe und Sera (Rd.Erl. d. Min. f. Volkswohlfahrt und d. Min. f. Landwirtschaft, Domänen und Forsten vom 15. 7. 1929, IM III 831, veröffentlicht Reichsgesundheitsblatt 1929, Bd. 4, S. 754) sowie deren etwaige Änderung oder Neufassung sinngemäß Anwendung.

§ 3

Jeder Hersteller hat über die Gewinnung, Abgabe und eigene Prüfung der Testseren Listen mit folgenden Angaben zu führen:

1. Operationsnummer des Testserums:
2. a) Bei menschlichen Seren Name, Alter und Blutgruppe der blutspendenden Personen.
   b) Bei Kaninchenseren Art, Vorbehandlung und Nummer der Kaninchen.
3. Tag(e) der Blutentnahme(n).
4. Menge und Behandlung des erhaltenen Serums (inaktiviert, etwaige keimwidrige Zusätze, Art des Trocknungsverfahrens).
5. Ergebnis der Prüfung durch den Hersteller.
6. Tag der Absendung an das Prüfungsinstitut.
7. Tag des Prüfungsbescheides und Ergebnis der Prüfung.
8. Tag der Abgabe und Menge des abgegebenen Testserums.

I. Einsendung zur staatlichen Prüfung

§ 4

(1) Das zu prüfende Serum wird dem staatlichen Serumkontrolleur unter einer Operationsnummer übergeben. Dies darf frühestens 14 Tage nach der Blutgewinnung bzw. nach etwaigem Zusatz eines keimwidrigen Mittels geschehen.

(2) Unter Aufsicht des Serumkontrolleurs werden von jeder Operationsnummer 2 x 2 ccm in Fläschchen gefüllt und dem Prüfungsinstitut eingesandt. Ist eine Operationsnummer in verschiedenen Behältern aufbewahrt, so hat die Probeentnahme und Prüfung für jeden Behälter gesondert zu erfolgen.

(3) Will der Hersteller ein Testserum als Kapillarabfüllung in den Handel bringen, so hat der Serumkontrolleur nach Abfüllung der gesamten Kapillarcharge 30 Stück wahllos zu entnehmen und zur Prüfung auf den Titer, Spezifität und Sterilität einzusenden. Es bleibt dem Hersteller überlassen, vorher außerdem Fläschchen einzusenden, damit nicht die gesamte Kapillarcharge verworfen werden muß, wenn das Testserum den Anforderungen nicht entspricht. Die Kapillaren dürfen jedoch erst in den Handel gebracht werden, wenn ihre Prüfung durchgeführt ist.

(4) Beabsichtigt der Hersteller ein Testserum in Trockenform in den Handel zu bringen, so ist für jedes Jahr der beantragten Laufzeit 4mal die 1 ccm Serum entsprechende Menge Trockensubstanz zur Prüfung auf Titerhöhe, Spezifität und Haltbarkeit einzusenden. Auch hierbei hat der staatliche Serumkontrolleur nach Trocknung der gesamten Charge wahllos Proben herauszugreifen. Wiederum bleibt es dem Hersteller überlassen, vor der Einsendung der Trockenproben bzw. der Herstellung der Sonderabfüllungen Fläschchen mit nativem Serum zur Prüfung einzusenden. Etwa mitgelieferte Lösungsmittel unterliegen mit Ausnahme von Aqua destillata und physiologischer Kochsalzlösung der staatlichen Prüfung auf Sterilität.

§ 5

Die Probefläschchen bzw. deren Verpackungen sind durch den staatlichen Serumkontrolleur so zu plombieren, mit Banderolen zu versehen oder mit dem staatlichen Kontrollstempel zu kennzeichnen, daß eine unbefugte Öffnung nicht möglich ist. Ebenso sind die Vorratsflaschen bzw. Kapillaren oder Trockenampullen mit dem nunmehr in staatlicher Prüfung befindlichen Testseren zu plombieren bzw. mit einem staatlichen Kontrollstempel zu versehen und in einem Kühlschrank, einem besonderen Behältnis oder einem sonstigen geeigneten Raum, die plombiert werden müssen, aufzubewahren.

§ 6

Der Hersteller hat die plombierten Proben von Testseren des ABO-Systems mit einem Begleitschreiben nach Muster A, die des MN-Systems mit einem solchen nach Muster B und die des Rh-Systems mit einem nach Muster C einzusenden (s. Anlagen). Die Operationsnummern auf Probefläschchen und zugehörigen Begleitscheinen müssen übereinstimmen und vom Serumkontrolleur geprüft und gekennzeichnet werden.

II. Staatliche Prüfung der Testseren des ABO-Systems

§ 7

Die Prüfung erstreckt sich auf Sterilität, Titerhöhe und Spezifität, bei Trockenseren auf Titerhöhe, Spezifität und Haltbarkeit. Letztere wird auch bei Kapillaren überwacht.

§ 8

Zur Sterilitätsprüfung werden je zwei Tropfen des zu prüfenden Testserums eingebracht in

a) ein Röhrchen verflüssigten Traubenzuckeragar zur Anlegung einer Plattenkultur,

b) ein Boullionröhrchen,

c) ein Leberbouillonröhrchen.

Die Kulturen a) und b) sind im Brutschrank bei 37° drei Tage, die Kultur c) unter Sauerstoffabschluß bei 37° sechs Tage lang zu bebrüten.

Bei Unsterilität wird das Testserum zurückgewiesen.

§ 9

(1) Die Titerbestimmung der Testseren erfolgt mit der Objektträgermethode bei Zimmertemperatur. Die Ablesung wird makroskopisch nach 30 Minuten gegen weißen Untergrund vorgenommen.

(2) Die erforderlichen Blutkörperchenaufschwemmungen werden aus 24 h alten Blutkuchen, möglichst stets der gleichen Spender, hergestellt. Hierzu werden die Erythrozyten zweimal in physiologischer Kochsalzlösung gewaschen und aus dem scharf zentrifugierten Sediment eine 1 %ige Aufschwemmung bereitet.

(3) Zur Bestimmung des Agglutinationstiters der Testseren des ABO-Systems werden diese in geometrischer Reihe mit physiologischer Kochsalzlösung verdünnt. Ein Tropfen dieser Verdünnungen wird auf ausgehöhlten Objektträgern mit je einem Tropfen der 1 %igen Blutkörperchenaufschwemung versetzt. Ein A-(anti-B)-Serum wird mit B-Erythrozyten, ein B-(anti-A)-Serum mit A_1- und A_2-Erythrozyten und ein O-(anti-A-, anti-B)-Serum mit A_1-, A_2- und B-Erythrozyten austitriert. Dabei muß ein menschliches Testserum noch bei einem Titer von 1 : 64 eine deutliche Verklumpung von A_1- bzw. B-Blutkörperchen bewirken. Für O-Seren wird ein anti-B-Titer von 1 : 32 als ausreichend angesehen. Der Mindesttiter gegen A_2-Blutkörperchen muß 1 : 16 betragen. Für die Errechnung des Titers wird die zugefügte Erythrozytenaufschwemmung mit berücksichtigt. — Kaninchen-Immunseren, die als Anti-A-Testseren verwendet werden sollen, müssen einen Anti-A_1-Titer von 1 : 300 und einen Anti-A_2-Titer von 1 : 80 erreichen.

(4) Zur Prüfung der Spezifität wird ein Tropfen des unverdünnten Serums mit einem Tropfen einer 1 %igen Aufschwemmung homologer Blutkörperchen versetzt. Nach dieser Methode muß das Serum noch nach 30 Minuten streng spezifisch sein.

(5) Zur Prüfung auf schnelle Wirksamkeit wird ein Tropfen unverdünnten Testserums mit einem Tropfen einer etwa 1 %igen Aufschwemmung heterologer Blutkörperchen gemischt. Mit einem brauchbaren Serum muß nach spätestens fünf Minuten eine kräftige Agglutination aufgetreten sein.

(6) Etwa in den Handel kommende Abgüsse, z. B. zur Bestimmung der Untergruppen A_1 und A_2 müssen die genannten Bedingungen sinngemäß erfüllen.

(7) Erreicht ein Serum die erforderlichen Titer nicht, so kontrolliert das Prüfungsinstitut die verwendeten Testblutkörperchen mit einem Vergleichsserum bekannten Titers.

III. Staatliche Prüfung der Testseren des MN-Systems

§ 10

(1) Die zum Nachweis der Blutkörperchenmerkmale M und N bestimmten Testseren sind in steriler nicht absorbierter Form in einer Menge von 2 x 1 ccm oder als Trockenabgüsse einzusenden. Sie werden vor Anstellung der Agglutinationsprobe im Prüfungsinstitut von art- und gruppenspezifischen Antikörpern befreit.

(2) Hierzu hat der Hersteller der Prüfungsstelle anzugeben, unter welchen Versuchsbedingungen (Ausgangsverdünnung des Immunserums, Volumenverhältnis des Absorptionsblutes zum Serum, Dauer und Anzahl der Absorptionen) sich die besten Ergebnisse erzielen lassen, damit die staatliche Prüfung unter den gleichen Bedingungen erfolgen kann. Diese Angaben, gegebenenfalls die von der Prüfungsstelle für das betreffende Serum als geeignet erkannten Versuchsbedingungen, müssen auch jeder in den Handel gebrachten Abfüllung des geprüften Serums vom Hersteller als Gebrauchsanweisung beigegeben werden.

(3) Zur Absorption werden zweimal mit physiologischer Kochsalzlösung gewaschene Blutkörperchen der Gruppe A_1Rh, gegebenenfalls auch der Gruppe B Rh, verwendet, die dasjenige Merkmal nicht enthalten, gegen das spezifische Agglutinine im absorbierten Testserum bestehen bleiben sollen. Ein Anti-M-Serum wird also mit Erythrozyten des Typus A_1N, ein Anti-N-Serum mit solchen des Typus A_1M absorbiert.

Die Absorption erfolgt nach den Angaben des Herstellers in der Regel in der Weise, daß das je nach der Höhe des Agglutiningehalts 1 : 10 bis 1 : 100 verdünnte Immunserum mit der dem Absorptionsoptimum entsprechenden Menge gewaschenen Sediments frischer Blutkörperchen versetzt wird. Nach gutem Mischen bleiben sie etwa 1/2 Stunde bei Zimmertemperatur mit dem Serum in Berührung. Während dieser Zeit muß durch Hin- und Herneigen der Röhrchen für eine gute Durchmischung des Inhaltes gesorgt werden. Alsdann werden die Erythrozyten von dem Serum durch Zentrifugieren getrennt.

Eine weitere ein- oder zweimalige Nachabsorption mit ausreichenden Mengen geeigneter Blutkörperchen wird angeschlossen, wenn die Herstellerangaben es erfordern. Auch wenn dies nicht der Fall ist, nimmt das Prüfungsinstitut weitere Absorption oder solche mit Blutkörperchen anderer Spender vor, wenn dies nach den bis dahin vorliegenden Untersuchungsergebnissen aussichtsreich erscheint.

(4) Zur Feststellung des Titers des nunmehr vorliegenden Anti-M- und -N-Abgüsse wird die gleiche Methode wie bei den Testseren des ABO-Systems (§ 9 (1), (2) und (3) erster Absatz) unter Benutzung verschiedener homologer Blutkörperchen benutzt. MN-Blutkörperchen werden in einer besonderen Reihe mitgeprüft. Die Spezifität der Abgüsse wird mit heterologen Erythrozyten verschiedener ABO-Provenienz, dabei auch Rh-Erythrozyten, kontrolliert (analog § 9 (4)). Ein geeigneter Anti-M-Abguß muß Blutkörperchen M und MN, ein Anti-N-Abguß Blutkörperchen N und MN agglutinieren. Aus Proben aller ABO-Blutgruppen dürfen heterologe Blutkörperchen nicht agglutiniert werden.

(5) Ein Anti-M- oder -N-Abguß muß noch nach 16facher Verdünnung (Endtiter 1 : 32) auf dem Objektträger innerhalb von 30 Minuten eine deutlich erkennbare Agglutination homologer Blutkörperchen herbeiführen. Wird die erforderliche Titerhöhe nicht erreicht, so setzt das Prüfungsinstitut Vergleichsreihen mit den gleichen Blutkörperchen aber anderen M- und N-Abgüssen von bekanntem Agglutiningehalt an.

(6) Anti-M- oder -N-Trockenabgüsse müssen den gleichen Bedingungen entsprechen wie die Rohseren nach Absorption.

IV. Staatliche Prüfung der Anti-Rh-Testseren

§ 11

(1) Zum Nachweis des Blutkörperchenmerkmals Rh kommen tierische und menschliche Immunseren in Betracht. Sie müssen bezüglich der Sterilität die gleichen Bedingungen erfüllen wie die Testseren des ABO- und MN-Systems (§ 4 (3), (4), § 7, § 8).

(2) Die Anti-Rh-Testseren sind als unabsorbierte Rohseren oder als Abgüsse in haltbarer flüssiger oder trockener Form dem Prüfungsinstitut einzusenden. Hier werden Rohseren nach den Angaben des Herstellers, die analog § 10 (2) zu erfolgen haben, vor der Titerbestimmung von art- und gruppenspezifischen Antikörpern durch Absorption befreit.

§ 12

(1) Tierische Immunseren werden, nach Angabe des Herstellers, in der Verdünnung 1 : 5 oder 1 : 10 mit geeigneten zweimal in physiologischer Kochsalzlösung gewaschenen Blutkörperchen, in der Regel mit solchen der Blutgruppe A_1MN rh absorbiert.

(2) Die so absorbierten Abgüsse dürfen nur noch Rh-Antikörper enthalten. Dies wird mit A_1rh, Brh- und Orh-Blutkörperchen unter den gleichen Bedingungen wie bei der Titerbestimmung geprüft. Die Abgüsse müssen gegenüber verschiedenen heterozygoten Rh-Blutkörperchen (1 %ige Aufschwemmung in physiologischer Kochsalzlösung) einen Mindesttiter von 1 : 8 (Gesamtverdünnung) aufweisen. Die Beurteilung erfolgt mit der Objektträgermethode nach halbstündigem Aufenthalt in der feuchten Kammer bei 37°.

§ 13

(1) Zur Prüfung menschlicher agglutinierender und conglutinierender Rohseren erfolgt ihre Reinigung von gruppenspezifischen oder etwaigen sonstigen irregulären Antikörpern mit rh-Blutkörperchen-Sediment entsprechender Blutgruppen. Demnach wird ein O-Serum mit A_1Brh (bzw. A_1rh- und Brh-), ein A-Serum mit Brh- und ein B-Serum mit A_1rh-Blutkörperchen absorbiert. Art und Menge des Blutkörperchensediments, die Verdünnung des Serums usw. richtet sich wiederum nach den Herstellerangaben.

(2) Bei der Titerbestimmung und der Spezifitätskontrolle der Abgüsse agglutinierender und conglutinierender menschlicher Immunseren wird mit 2 %igen Erythrozytensuspensionen nach der Objektträgermethode gearbeitet. Die Ablesung erfolgt nach 30 Minuten langem Aufenthalt in der feuchten Kammer bei 37°.

(3) Zur Herstellung der Erythrozytensuspensionen für die Prüfung agglutinierender Seren werden die Blutkörperchen einmal in physiologischer Kochsalzlösung gewaschen und danach in ebensolcher aufgeschwemmt. Für die Prüfung conglutinierender Seren werden die Erythrozyten nicht gewaschen und in 20 %iger Albuminlösung suspendiert. Mit der gleichen Lösung sind die Serumverdünnungen zur Titer- und Spezifitätsbestimmung anzusetzen.

(4) Nach der Absättigung müssen aggultinierende menschliche Anti-Rh-Testseren einen Anti-D-Titer von mindestens 1 : 16 (Gesamtverdünnung), conglutinierende einen solchen von 1 : 32 (Gesamtverdünnung) gegen heterozygote Blutkörperchen besitzen. Agglutinierende und conglutinierende Seren müssen spezifisch sein. Sie dürfen kein Zonenphänomen aufweisen. Sollten nach den gemäß den Herstellerangaben im Prüfungsinstitut erfolgten Absorptionen noch geringe unspezifische Reaktionen nachweisbar sein, so wird analog § 10 (3) letzter Absatz verfahren.

§ 15

Zum Nachweis der schnellen Wirksamkeit, die die Voraussetzung für den Schnelltest mit conglutinierenden Seren ist, wird das Serum in folgender Weise geprüft:

Auf eine etwa 40° warme, von unten beleuchtete Platte werden Objektträger gelegt, die mit je zwei Tropfen einer 40 %igen Rh-Erythrozytensuspension im eigenen mit trockenem Oxalat angesetzten Plasma oder im eigenen Serum, bzw. solchem von AB-Spendern beschickt werden. Dazu fügt man unter Abstoppen der Zeit je einen Tropfen des zu prüfenden unverdünnten Anti-Rh-Serums. Objektträger einschließlich der beleuchteten Platte werden ständig hin- und herbewegt. Bei brauchbaren Seren muß nach einer Minute eine Agglutination beginnen, die sich nach einer weiteren Minute zu deutlichen Klumpen verstärkt haben muß. Während dieser Zeit dürfen rh-Blutkörperchen nicht beeinflußt sein.

§ 16

Trockenseren und Trockenabgüsse müssen nach Auflösung hinsichtlich des Mindesttiters, der Spezifität und bei conglutinierenden Seren auch bezüglich der schnellen Wirksamkeit den flüssigen Rohseren bzw. Abgüssen entsprechen.

§ 17

(1) Will ein Hersteller zu seinen conglutinierenden Seren eine besondere Conglutininlösung oder für seine Trockenseren ein besonderes Lösungsmittel (mit Ausnahme von Aqua destillata oder physiologischer Kochsalzlösung) mitliefern, so unterliegen auch diese Flüssigkeiten der staatlichen Kontrolle, und zwar zusammen mit dem Serum, wenn sie mit diesem in einer Packung in den Handel kommen, und für sich allein, wenn sie allgemeine Verwendung finden sollen.

(2) Die Einsendung zur staatlichen Prüfung hat nach den in § 4 (1), (2), § 5 und § 6 angegebenen Vorschriften mit einem Begleitschein nach Muster D zu erfolgen, und zwar in einer Menge von mindestens 5 x 2 ccm.

(3) Die Prüfung erstreckt sich auf Sterilität, Spezifität, Freiheit von Hämolysinen und Empfindlichkeit.

Die Sterilitätskontrolle wird nach § 8 durchgeführt. Zur Prüfung auf Spezifität wird je ein Tropfen der Conglutininlösung auf ausgehöhlten Objektträgern mit je einem Tropfen einer 2 %igen Suspension möglichst vieler verschiedener Blutkörperchen geprüft. Diese Suspensionen müssen mit der gleichen Conglutininlösung angesetzt werden. Die Ablesung erfolgt nach 30 Minuten langem Aufenthalt in der feuchten Kammer. Dabei darf weder eine Agglutination noch eine Hämolyse beobachtet werden.

Die Spezifitätsprüfung von Lösungsmitteln für Trockenseren wird nur in Verbindung mit diesen durchgeführt.

Zur Prüfung auf Empfindlichkeit einer Conglutininlösung wird mit derselben der Titer eines mitgelieferten oder eines anderen conglutinierenden Anti-Rh-Serums bestimmt. Er darf nicht niedriger sein als der in einer Parallelreihe mit einer 20 %igen Albuminlösung und dem gleichen Serum erhaltene.

(4) Der Titer eines conglutinierenden Anti-Rh-Testserums muß unter Verwendung einer etwa mitgelieferten Conglutinin- sowie einer 20 %igen Albuminlösung geprüft werden. Entscheidend bleibt der Titer, der mit der 20 %igen Albuminlösung erhalten wird. Er muß mit heterozygoten Rh-Blutkörperchen mindestens 1 : 32 (Gesamtverdünnung) betragen.

(5) Erfüllt ein Serum mit der beigegebenen Conglutininlösung oder ein Trockenserum mit dem beigegebenen Lösungsmittel die geforderten Bedingungen nicht, so werden beide zurückgewiesen.

V. Freigabe der Testseren

§ 18

(1) Tauglich befundene Testseren sind unter einer Kontrollnummer baldigst schriftlich zur Abgabe freizugeben.

(2) Testseren, die nach dem Prüfungsergebnis untauglich sind, dürfen vom Hersteller nicht abgegeben werden.

(3) Sollte sich wiederholt herausstellen, daß ein Hersteller nicht in der Lage ist, brauchbare Testseren, Abgüsse oder besondere Abfüllungsformen von solchen herzustellen, so ist das Prüfungsinstitut zu einem Antrag auf Entziehung der Produktionserlaubnis für das betreffende Erzeugnis berechtigt.

§ 19

(1) Die Verwendbarkeitsdauer beträgt bei Testseren des ABO-Systems

a) für flüssige Seren .... 1/2 Jahr
b) für Kapillaren .... 1/2 Jahr
c) für Trockenseren .... 1 Jahr
je nach dem Ergebnis der Nachprüfung im Prüfungsinstitut auch länger;

bei Rohseren und Abgüssen des MN-Systems (flüssig oder trocken).... 1 Jahr

bei Rh-Seren

a) bei flüssigen agglutinierenden oder conglutinierenden Rohseren.... 1/2 Jahr
b) bei flüssigen Abgüssen .... 1/2 Jahr
c) bei Trocken-Rohseren oder -Abgüssen .... 1 Jahr
je nach dem Ergebnis der Nachprüfung im Prüfungsinstitut auch länger.

(2) Für die angegebene Verwendbarkeitsdauer ist die Lagerung der Seren bei 2—10° erforderlich.

(3) Die genannten Zeiten gelten nur, wenn sich bei den von jetzt an im Prüfungsinstitut wiederholt vorgenommenen Nachprüfungen ergibt, daß das betreffende Serum bzw. seine besondere Abfüllungsart den Anforderungen noch genügt. Ist dies nicht der Fall, so muß das Prüfungsinstitut sofort die vorzeitige Einziehung der Seren veranlassen.

(4) Die Einziehung der Seren nach Ablauf der angegebenen Verwendbarkeitsdauer erfolgt ebenfalls auf Antrag des Instituts.

§ 20

(1) Nach Mitteilung des Prüfungsbescheides an die Herstellungsstätte kann unter Aufsicht des staatlichen Serumkontrolleurs über das Testserum weiter verfügt werden. Nur letzterer darf die Plomben von dem Serumraum und den Serumvorratsbehältern lösen.

(2) Unter Aufsicht des staatlichen Serumkontrolleurs erfolgt dann die Abfüllung in Versandgefäße, die Herstellung von Sonderabfüllungen bzw. die Freigabe von bereits abgefüllten Kapillaren oder Trockenserumampullen.

(3) Die Gefäße, in denen die Testseren in den Verkehr gebracht werden sollen, müssen mit Plomben oder Banderolenverschluß gesichert und mit Vermerken versehen sein, aus denen Herstellungsstätte, Kontrollnummer, Art sowie genaue Deklaration (z. B. bei Rh-Untergruppen), Menge und Titer des Testserums bei der Objektträgermethode, Datum der Gewinnung und der staatlichen Prüfung sowie die Verwendbarkeitsdauer ersichtlich sind.

§ 21

(1) Jeder Serumpackung ist eine genaue Gebrauchsanweisung beizufügen. Ein Muster davon ist dem Prüfungsinstitut einzusenden.

(2) Prospekte, auf denen der Name des Prüfungsinstituts oder die staatliche Prüfung genannt sind, bedürfen vor ihrer Drucklegung der Genehmigung durch das Institut. Nach Drucklegung ist diesem ein Muster davon einzureichen.

§ 22

Der staatliche Serumkontrolleur hat eine Liste zu führen, die über jedes geprüfte Testserum folgende Angaben enthalten muß:

1. Hersteller, Kontroll- und Operationsnummer des Serums.
2. Zeit der Gewinnung.
3. Menge, Art und Behandlung des Serums (inaktiviert, etwaige konservierende Zusätze, Trocknungsverfahren).
4. Tag der Einsendung an das Prüfungsinstitut.
5. Datum des Prüfungsbescheides und Ergebnis.
6. Menge des freigegebenen Serums.
7. Tag der Einfüllung in die Versandgefäße.
8. Zahl und Inhalt der Versandgefäße.

§ 23

Die Gebühren der staatlichen Prüfung einschließlich der dem staatlichen Serumkontrolleur zu zahlenden Gebühren fallen dem Hersteller zur Last.

Muster A

Begleitschein Nr. ....

an das Paul-Ehrlich-Institut, Staatl. Anstalt für experimentelle Therapie, Frankfurt a. M., zu dem von .... eingesandten Testserum für die Bestimmung der Blutgruppen des ABO-Systems.

Operationsnummer und Art des Testserums: ....
(Menschliches oder Kaninchen-Serum): ....
Bei Trockenseren: 1. Art der Trocknung: ....
2. Art des Lösungsmittels: ....
3. Lösungsvorschrift: ....
Art der beabsichtigen Abfüllung: ....

Tag(e) der Blutentnahme(n): ....
Zur Prüfung gestellte Serummenge (inaktiviert): ....
Art und Menge zugesetzter keimwidriger Mittel: ....
und Tag des Zusatzes: ....
Prüfungsergebnis der Herstellungsstätte: ....
Die Bestimmung des Agglutiningehaltes ergab: ....
Nach der Objektträgermethode: ....
(Ablesung nach 30 Minuten mit hohlgeschliffenen Objektträgern bei Zimmertemperatur)
einen Titer von 1: .... Anti- ....

einen Titer von 1: .... Anti- ....
Tag der Einsendung an das Prüfungsinstitut: ....
Bemerkungen: ....
Ort: ....
Datum: ....

Stempel:

Unterschrift des Herstellers: Unterschrift des staatlichen Kontrollbeauftragten:

....

M u s t e r B

Begleitschein Nr. ....

an das Paul-Ehrlich-Institut, Staatl. Anstalt für experimentelle Therapie, Frankfurt a. M., zu den von .... eingesandten Testseren für die Bestimmung der Blutkörperchen-Merkmale des MN-Systems.

Operationsnummer des Testserums: ....
Anti-M- oder Anti-N-Serum: ....
bei Trocken-Rohseren oder Abgüssen ....
1. Art der Trocknung: ....
2. Art des Lösungsmittels: ....
3. Lösungsvorschrift: ....
Art der beabsichtigten Abfüllung: ....

Tag(e) der Blutentnahme(n): ....
Zur Prüfung gestellte Serummenge (inaktiviert): ....
Art und Menge zugesetzter keimwidriger Mittel: ....
und Tag des Zusatzes: ....
Prüfungsergebnis der Herstellungsstätte:
Das Serum wurde in .... Verdünnung
mal mit .... Vol. Blutkp.-Sediment von .... Blut
mal mit .... Vol. Blutkp.-Sediment von .... Blut
je ...... Minuten lang absorbiert.
Bei der Austitrierung gegenüber einer Reihe 1%iger Aufschwemmungen von M- bzw. N-Testblutkörperchen wurde unter Verwendung der Objektträgermethode nach 30 Minuten Aufenthalt bei Zimmertemperatur ein Titer von .... Stufen gegenüber .... Testblutkörperchen festgestellt.
Tag der Einsendung an das Prüfungsinstitut: ....
Bemerkungen: ....
Ort: ....
Datum: ....

Stempel:

Unterschrift des Herstellers: Unterschrift des staatlichen Kontrollbeauftragten:

....

M u s t e r C

Begleitschein Nr. ....

an das Paul-Ehrlich-Institut, Staatl. Anstalt für experimentelle Therapie, Frankfurt a. M., zu den von .... eingesandten Testseren für die Bestimmung des Blutkörperchen-Merkmals Rh.

Operationsnummer des Testserums: ....
Rohserum oder Abguß: ....
Bei Meerschweinchen- oder Kaninchenserum: Art der Vorbehandlung der Tiere: ....
Bei menschlichem Serum:
Agglutinierend oder conglutinierend: ....

Tag(e) der Blutentnahme(n): ....
Zur Prüfung gestellte Serummenge bzw. Abguß: ....

Art und Menge zugesetzter keimwidriger Mittel: ....
und Tag des Zusatzes: ....
Bei Abgüssen und Trockenabgüssen: ....
1. Tag der Absorption oder der Trocknung: ....
2. Art und Menge der Einzelabfüllung: ....
3. Das Trockenserum wurde in ...... ccm .... gelöst.
Prüfungsergebnis der Herstellungsstätte:
I. Rohrserum (flüssig oder trocken).
Das Serum wurde in der Verdünnung 1: ...... mit ......
mal mit .... Vol. Blutkp.-Sediment von .... Blut
mal mit .... Vol. Blutkp.-Sediment von .... Blut
je ...... Minuten lang absorbiert.
Bei der Austitrierung gegenüber einer Reihe 1 %iger (bei Tierseren) bzw. 2 %iger Aufschwemmungen von Rh-Blutkörperchen nach der Objektträgermethode (Ablesung nach 30 Minuten bei 37° C.) wurde ein
Anti-Titer von .... ermittelt.
II. Abgüsse (flüssig oder trocken).
Nach der Objektträgermethode betrug der Titer: ....
Die Ablesung erfolgte nach 30 Minuten bei 37° C.: ....
Tag der Einsendung an das Prüfungsinstitut: ....
Bemerkungen: ....
....
Ort: ....
Datum: ....

Stempel:
Unterschrift des Herstellers: Unterschrift des staatlichen Kontrollbeauftragten:

....

Muster D

Begleitschein Nr...........

an das Paul-Ehrlich-Institut, Staatl. Anstalt für experimentelle Therapie, Frankfurt a. M., zu den von .... eingesandten Conglutininlösungen (bzw. Lösungsmitteln für Blutgruppen-Trockenseren).

Operationsnummer der Lösung: ....
Art und Konzentration der Lösung: ....
Lösungs- und Anwendungsvorschrift: ....
Tag der Herstellung: ....
Zur Prüfung gestellte Menge: ....
Prüfungsergebnis der Herstellungsstätte (nach § 17 der Prüfungsvorschrift zu beantworten).
Tag der Einsendung an das Prüfungsinstitut: ....
Bemerkungen: ....
....
Ort: ....
Datum: ....

Stempel:
Unterschrift des Herstellers: Unterschrift des staatlichen Kontrollbeauftragten:

....

II. Teil

Spezielle Blutgruppen- und Blutfaktorenserologie

In der gesamten Serologie besteht ein inniger Zusammenhang zwischen serologischen und genetischen sowie chemischen Arbeitsrichtungen, der in der speziellen Blutgruppen- und Blutfaktorenserologie besonders deutlich zum Ausdruck kommt. Dies wurde bereits einleitend durch die Darstellung der weittragenden Bedeutung der Ehrlichschen Seitenkettentheorie angedeutet und wird sich auch im Folgenden bei der Behandlung der einzelnen Blutgruppen- und Blutfaktorensysteme im gleichen Sinne zu erkennen geben, ohne daß darauf immer wieder erneut und eingehend Bezug genommen werden kann. Es erscheint deshalb angebracht, die wesentlichsten und immer wiederkehrenden Problemstellungen kurz zusammengefaßt der Besprechung der einzelnen Blutkörperchenmerkmale voranzustellen.

Bei dieser Gelegenheit sei von der Möglichkeit Gebrauch gemacht, über die Serologie und ihre beiden Bezugswissenschaften, die Chemie und Genetik, sowie über ihre gegenseitigen Beziehungen eine allgemeine Betrachtung anzustellen. Die Verflechtung der Immunologie, einer Teilwissenschaft der Serologie, mit den Gebieten der Chemie und der Genetik hat sich bereits soweit durchgesetzt, daß man von Immunchemie und Immungenetik spricht, wobei die Immunchemie denjenigen Teil der Immunitätsforschung darstellt, der sich mit der rein chemischen Seite, den funktionell-materiellen Grundlagen der immunologischen Reaktionsmöglichkeiten befaßt, während die Immungenetik die die vererbungsmäßigen Voraussetzungen, die konstitutionell-strukturelle Seite des Zustandekommens einer immunologischen Reaktion zu klären sucht.

Die mehr und mehr erkennbare Allgemeingültigkeit dieser Begriffsbildungen berechtigt jedoch, diese Schematisierung auch auf das Gesamtgebiet der Serologie auszudehnen und von einer Serochemie und einer Serogenetik zu sprechen.

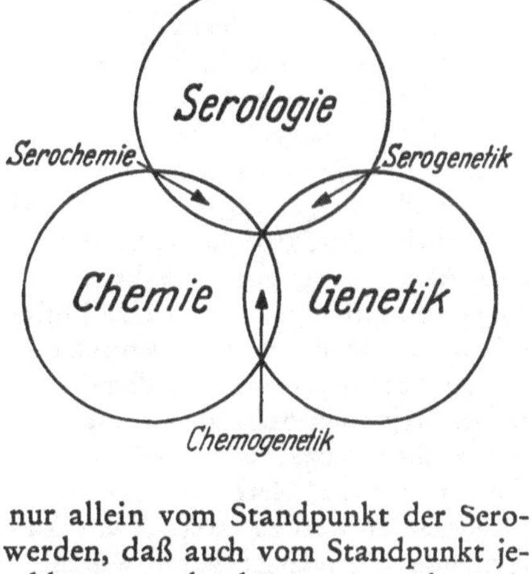

Abb. 43. Die gegenseitigen Beziehungen von Serologie, Chemie und Genetik auf dem Gebiete der Blutgruppen- und Blutfaktorenforschung

So liegen die Verhältnisse etwa, wenn man sie nur allein vom Standpunkt der Serologie aus betrachtet. Es darf aber nicht übersehen werden, daß auch vom Standpunkt jedes der beiden anderen Fachgebiete aus Brücken geschlagen werden können, von denen je eine die beiden bereits genannten Forschungswege der Serochemie und der Serogenetik darstellen. Die beiden Verbindungsäste von Chemie und Genetik, die ineinander übergehen, ohne daß die Serologie davon berührt wird, synonym zur Serochemie und Serogenetik Chemogenetik genannt, ist auch aus diesem Grunde in der Serologie weniger bekannt, jedoch bereits soweit existent, daß auch hier — im Augenblick zwar vielleicht noch ohne direkte Beziehung, aber immerhin mit aufgeschlossener Erwartung — von ihr Kenntnis genommen werden muß.

Man steht also einer Dreiheit gegenüber, die in ihren Randgebieten eine dichte gegenseitige Verflechtung gefunden hat. Zweckmäßigerweise sei dieser Zusammenhang der hier vor allem darzustellenden serologischen Situation auch vom serologischen Standpunkt aus betrachtet, obwohl eine solche Betrachtung auch von jedem anderen Gebiet aus zu demselben Ergebnis führen würde.

Die Serologie arbeitet mit zwei verschiedenen Substraten, dem Antigen und dem Antikörper, und untersucht in erster Linie die gegenseitigen Beziehungen der beiden, die Antigen-Antikörper-Reaktion. Der Abbau und die Analyse der beiden Reaktionskomponenten führt auf chemisches Gebiet und ist nur mit chemischen Methoden zu bewerkstelligen. Die Durchführung einer Analyse sowohl quantitativer als auch qualitativer Art ist durch die Serologie nicht möglich, da gerade in Parallele mit dem für eine Analyse eigentümlichen Abbau die serologischen Charakteristiken des betreffenden Stoffes mehr und mehr abnehmen. Umgekehrt ist natürlich darauf hinzuweisen, daß serologische Analysen, das heißt die Untersuchung von Organen und Geweben auf das Vorkommen bestimmter biochemischer Strukturen dafür von der Seite der Chemie mit chemischen Methoden nicht möglich ist.

Es gehörte zur Empirie des serologischen Experimentierens, daß ein eigentümliches immunologisches Geschehen, das Auftreten eines Antikörpers bei der Immunisierung nicht immer eintrat, anscheinend also keiner Gesetzmäßigkeit gehorchte. Erst später erkannte man, daß diese anscheinende Gesetzlosigkeit nur die Folge einer anderen primären Gesetzmäßigkeit darstellte, insofern also doch ein kontrolliertes Geschehen war, dessen Erklärung jedoch nicht auf chemischem, sondern auf genetischem Gebiet zu suchen war. Bilden sich bei einer Immunisierung keine Antikörper, so liegt das demnach daran, daß dem Entstehen des Antikörpers in irgendeiner Form ein Widerstand gegenübersteht, der seine Deutung darin finden kann, daß die Bildung des Antikörpers für den Organismus eine Gefahr bedeuten würde, weil in der eigenen Körpersubstanz ein Stoff gleicher Bauart vorkommt und dem Antikörper als Angriffsziel dienen kann. Diese Überlegungen führten, wie bereits erwähnt, EHRLICH zur Aufstellung seiner Theorie des Horror autotoxicus. Ohne in der Auffassung teleologisch beeinflußt zu sein, kann auch gesagt werden, daß bei der Injektion eines Antigens in einen Organismus mit gleicher Struktur keine biochemische Differenz und deshalb auch keine Ursache für eine Aktivierung eines Reaktionsproduktes besteht. Ein Antikörper entsteht demzufolge also nur dann, wenn eine Differenz in den biochemischen Strukturen der Aufbausubstanzen zwischen dem Antigen selbst und dem das Antigen aufnehmenden Organismus vorhanden ist. Bei diesen serologisch faßbaren Körperstrukturen handelt es sich in der Regel um Substanzen, die der Kontrolle einer bestimmten Erbeinheit, einem Gen unterstehen, wobei jedoch im Augenblick noch nicht gesagt werden kann, daß die durch die serologische Methode nachgewiesene Eigenschaft mit der betreffenden Erbeinheit gleichgesetzt werden darf. Zwar kann das Gen unter Umständen nur für die eine betreffende Eigenschaft verantwortlich sein, in diesem Falle also als synonym mit der von ihm kontrollierten Eigenschaft angesehen werden. In den meisten Fällen aber dürfte ein bestimmtes Gen die übergeordnete Zentrale für mehrere Eigenschaften oder Merkmale darstellen, wodurch die serologische Untersuchung nur eine Teilfunktion des Gens nachweisen und dadurch auch nur einen sekundären Schluß auf das betreffende Gen erlauben würde.

Um die in diesem Zusammenhang auftretenden Fragen serogenetischer Art dem Verständnis näherbringen zu können, sei eine kurze Begriffsbestimmung des Gens und eine eingehendere Betrachtung der Vorgänge der Vererbung eingefügt.

Wenn Nachkommen mit den Vorfahren in bestimmten und in den einzelnen Generationen immer wiederkehrenden Merkmalen übereinstimmen, so nennt man diesen Vorgang Vererbung. Die Merkmale und Eigenschaften der fertig ausgebildeten Lebewesen sind bereits in Form von Anlagen in den Keimzellen vorhanden, wir können sie im einzelnen jedoch nicht genauer lokalisieren und arbeiten mit dem noch mehr oder weniger theoretischen Begriff des Gens als der kleinsten Erbeinheit, die für ein Merkmal allein oder für verschiedene Eigenschaften zusammen verantwortlich ist.

Will man erfahren, in welcher Weise die Erbanlagen von Geschlechtsfolge zu Geschlechtsfolge weitergegeben werden, so kann dies nur dadurch erreicht werden, daß die von diesen Erbanlagen abhängigen Merkmale einer genauen Beobachtung unterzogen werden. Wenn dabei die Schwierigkeit einer großen Zahl von Einzelmerkmalen in buntester Mannigfaltigkeit der Forschung hindernd im Wege steht, so gilt es, einzelne Merkmale klar zu erkennen und von den übrigen zu sondern. Der einfachste Weg zur Lösung dieser Aufgabe führt über den Versuch, Einzelwesen zu ermitteln, die sich nur in wenigen Merkmalen unterscheiden. Um den Erbgang eines Merkmales aber deutlich verfolgen zu können, ist es darüberhinaus notwendig, daß sich diese Individuen nicht nur in möglichst wenigen Merkmalen voneinander unterscheiden, sondern auch in Bezug auf ein bestimmtes Merkmal ein deutlicher Unterschied vorhanden ist. Es gibt derartige Merkmalsunterschiede, die gewissermaßen in einem Gegensatz zueinander stehen, wie z. B. hoher und niedriger Wuchs, gezähnter und glatter Blattrand, gefärbte und farblose Blütenblätter sowie Eigenschaften, die mit einer bestimmten serologischen Methode nachgewiesen werden können bzw. sich dem Nachweis entziehen.

Gregor MENDEL hatte die Zusammenhänge der Vererbungsgesetze als erster erkannt und erfolgreich bearbeitet. Er benützte für seine Versuche die gewöhnliche Gartenerbse und machte deren deutliche Merkmalsunterschiede zum Zielpunkt seiner Beobachtung. Die Aufgabe, die er sich stellte, bestand in der Feststellung des Verhaltens dieser einzelnen Merkmale bei Kreuzungen und ihrer Übertragung von einer Generation auf die andere. Trotz der ungeheuren Tragweite der MENDELschen Ergebnisse soll wegen seiner größeren Einfachheit und gewisser, noch zu besprechender Parallelen zu der Vererbungsweise der Blutkörperchenmerkmale ein anderes Beispiel betrachtet werden. Es stammt von dem Vererbungsforscher CORRENS, der zu seinen Versuchen eine Gartenzierpflanze, die japanische Wunderblume, verwendete. Von dieser Pflanze gibt es zwei Rassen, eine weißblühende und eine rotblühende. Dieser Merkmalsunterschied erweist sich als konstant, d. h. bei der Selbstbefruchtung liefert eine rotblühende Pflanze wieder lauter rotblütige und eine weißblühende lauter weißblütige Nachkommen.

Kreuzt man eine rotblühende Wunderblume mit einer weißblühenden oder umgekehrt, so erhält man Nachkommen, die weder rot noch weiß, sondern rosa blühen. Eine solche rosa blühende Pflanze bezeichnet man als Mischling, Hybride oder Bastard. Die beiden Ausgangspflanzen nennt man Eltern und man spricht von der Eltern- oder Parentalgeneration, abgekürzt P-Generation. Die Mischlinge werden als erste Tochter- oder Filialgeneration oder kurz als F_1-Generation bezeichnet. Bestäubt man nun eine rosa blühende Mischlingspflanze mit sich selbst oder kreuzt mehrere F_1-Pflanzen untereinander, so erhält man eine zweite Nachkommenschaft, F_2-Generation, die sich hinsichtlich der Blütenfarbe aus dreierlei Einzelwesen zusammensetzt. Bei genauer Prüfung der einzelnen Pflanzen kommt man zu folgendem Ergebnis: 25 % aller F_2-Pflanzen blühen weiß, 50 % rosa und 25 % rot. Von dieser Generationsfolge besitzt also $^1/_4$

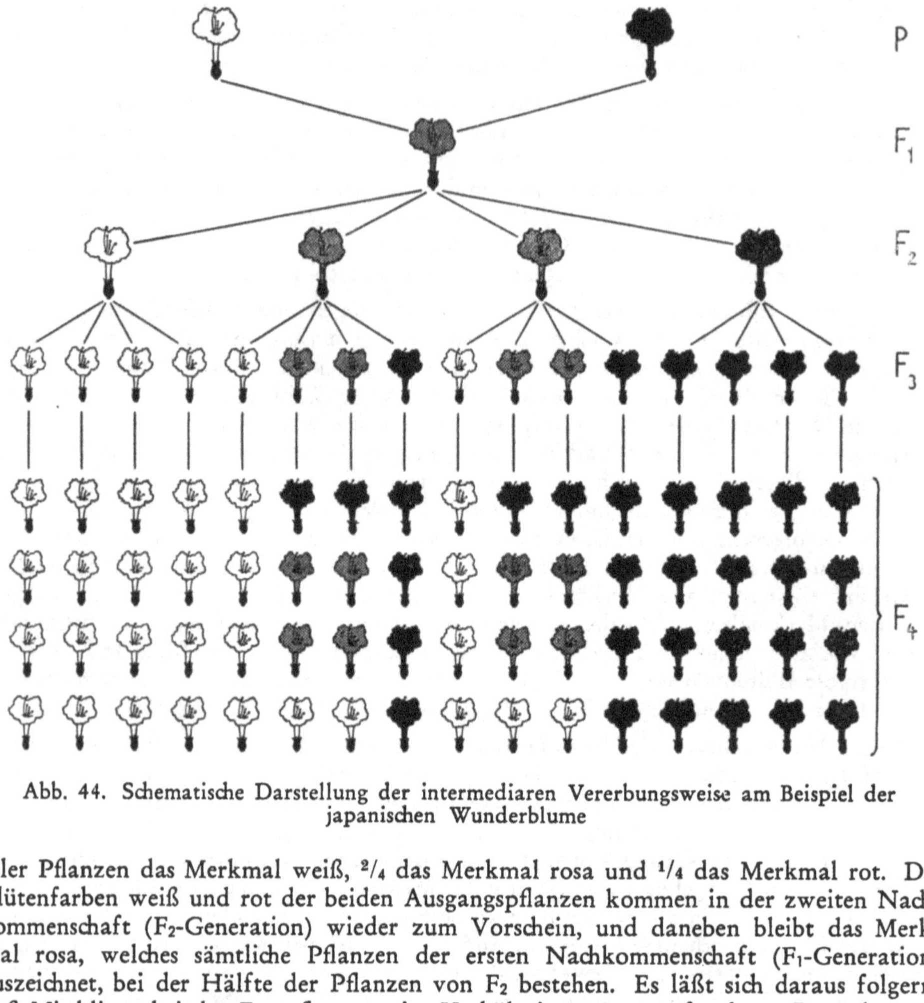

Abb. 44. Schematische Darstellung der intermediaren Vererbungsweise am Beispiel der japanischen Wunderblume

aller Pflanzen das Merkmal weiß, 2/4 das Merkmal rosa und 1/4 das Merkmal rot. Die Blütenfarben weiß und rot der beiden Ausgangspflanzen kommen in der zweiten Nachkommenschaft (F_2-Generation) wieder zum Vorschein, und daneben bleibt das Merkmal rosa, welches sämtliche Pflanzen der ersten Nachkommenschaft (F_1-Generation) auszeichnet, bei der Hälfte der Pflanzen von F_2 bestehen. Es läßt sich daraus folgern, daß Mischlinge bei der Fortpflanzung im Verhältnis 1 : 2 : 1 aufspalten. Bestäubt man ferner eine rosa blühende F_2-Pflanze mit sich selbst, oder mit einer anderen rosa blühenden Pflanze, so erhält man wiederum eine Nachkommenschaft mit dem Spaltungsverhältnis 1 weiß : 2 rosa : 1 rot. Alle rosa blühenden Pflanzen der Wunderblume stellen demnach Mischlinge dar. Wie wechselseitige Kreuzungen lehren, ist es dabei in Bezug auf die Zusammensetzung der Nachkommenschaft ganz einerlei, welcher der beiden Mischlinge die Eizellen und welcher die Samenzellen liefert. Daraus geht hervor, daß die Ei- und Samenzellen von ein- und derselben Pflanze im Erbgut völlig übereinstimmen. Bestäubt man dagegen eine weißblühende F_2-Pflanze mit sich selbst oder mit einer anderen Wunderblume von der nämlichen Blütenfarbe, so erhält man eine Nachkommenschaft, die sich nur aus weißblühenden Pflanzen zusammensetzt. Ganz entsprechend verhält sich jede rotblühende Pflanze. Jedes Lebewesen, das auf dem Wege der geschlechtlichen Fortpflanzung entsteht, geht aus der Vereinigung einer Eimit einer Samenzelle hervor. Die befruchtete Eizelle muß in irgendeiner Form die Erbanlagen für die künftigen Eigenschaften des betreffenden Lebewesens enthalten.

Liefert nun die weißblühende Elternpflanze unseres Versuches die Eizelle und die rotblühende Pflanze die Samenzelle, so gelangt die Erbanlage für weiß durch die Eizelle und die Erbanlage für rot durch die Samenzelle in die Mischlingspflanze. Hier kommen beide Erbanlagen gemeinsam zur Wirkung, denn die F_1-Pflanze blüht weder rot noch weiß, sondern rosa.

Bei der Bildung der Fortpflanzungszellen aber muß wieder eine Trennung zwischen den beiden Erbanlagen rot und weiß stattfinden, sonst könnten in der zweiten Nachkommenschaft nicht rein rot- und weißblühende Pflanzen auftreten. Daraus geht hervor, daß die Erbanlage für rote Blütenfarbe innerhalb der Mischlingspflanze nicht mit der Anlage für weiße Blütenfarbe verschmilzt, etwa zu einer neuen Erbanlage für rosa.

Jede der beiden im Mischling zusammengetroffenen Erbanlagen bewahrt also ihre Selbständigkeit und tritt bei der Fortpflanzung wieder gesondert in eine Keimzelle ein. Nur bei der Ausgestaltung des Merkmals, dem sie zugrunde liegen, wirken die beiden Erbanlagen gemeinschaftlich, und das äußerlich wahrnehmbare Merkmal stellt in Gestalt der rosa Blütenfarbe etwas durchaus Einheitliches dar. In Wirklichkeit beschränkt sich diese Einheitlichkeit aber nur auf das unserem Auge zugängliche Merkmal. Denn die eigentliche Grundlage der rosa Blütenfarbe setzt sich aus zwei selbständigen Erbanlagen zusammen. Davon ist die eine auf Rotfarbigkeit und die andere auf Weißfarbigkeit bei der Blütenausbildung gerichtet, so daß als gemeinsames Endergebnis rosa zustandekommt.

Schreitet ein solcher Mischling zur Fortpflanzung, so trennen sich die beiden Erbanlagen weiß und rot wieder voneinander und wandern in verschiedene Keimzellen ein. Jede Mischlingspflanze bildet demnach zwei Sorten von Fortpflanzungszellen, solche, die nur die Erbanlage für weiß und solche, die nur die Erbanlage für rot enthalten. Diese Verschiedenheit erstreckt sich sowohl auf die Eizellen als auch auf die Samenzellen. Die Tatsache, daß aus einer rosa blühenden Mischlingspflanze unter anderem auch rein weiß blühende F_2-Pflanzen hervorgehen, berechtigt zu der Annahme, daß eine Eizelle mit der Erbanlage weiß und eine Samenzelle mit der Erbanlage weiß zusammentreffen. Ebenso kann dann auch jede rein rot blühende F_2-Pflanze nur aus einer solchen befruchteten Eizelle hervorgehen, in die bei der Befruchtung sowohl durch die weibliche als auch durch die männliche Keimzelle je eine Anlage für rot eingetreten war.

Demnach liegen auch dem Merkmal weiße Blütenfarbe zwei Erbanlagen in Gestalt von zweimal weiß und dem Merkmal rote Blütenfarbe gleichfalls zwei Erbanlagen in Gestalt von zweimal rot zugrunde (Abbildung 45).

Die Eigenschaft Blütenfarbe — und dies gilt auch für sämtliche Blutgruppen- und Blutfaktorenmerkmale — ist demnach doppelt erblich angelegt, und die beiden Erbanlagen bleiben im Erbgang als selbständige Erbeinheiten gesondert.

Stimmen die beiden zusammengefügten Erbanlagen überein, so bezeichnet man das Individuum hinsichtlich des betreffenden Merkmals als gleichanlagig oder homozygot. Aus der gleichanlagigen weißblühenden Wunderblume gehen bei Selbstbestäubung immer nur rein weißblühende Pflanzen hervor. Genau so verhält sich eine rein rot blühende Pflanze. Deshalb bezeichnet man jedes gleichanlagige Individuum auch als reinerbig. Im Gegensatz dazu heißt man Mischlinge verschiedenanlagig oder in bezug auf ihre Nachkommenschaft mischerbig, spalterbig oder heterozygot.

Um leichteres Verständnis zu erzielen, pflegt man für die einzelnen Erbanlagen Buchstaben einzusetzen, und zwar gewöhnlich den Anfangsbuchstaben des Namens des betreffenden Merkmals. Der Übersichtlichkeit halber wird für zwei zusammengehörige und gegensätzliche Merkmalsunterschiede stets der große und der gleichlautende kleine Buchstabe gewählt. In dem Beispiel der Wunderblume schreibt man also für rot = R und für weiß = r. Durch die Wahl des nämlichen Buchstabens kommt zum Ausdruck, daß die beiden Merkmale rot und weiß zu einem Merkmalspaar zusammengehören, denn in Wirklichkeit handelt es sich ja nur um Unterschiede der nämlichen Eigenschaft Blütenfarbe[1]).

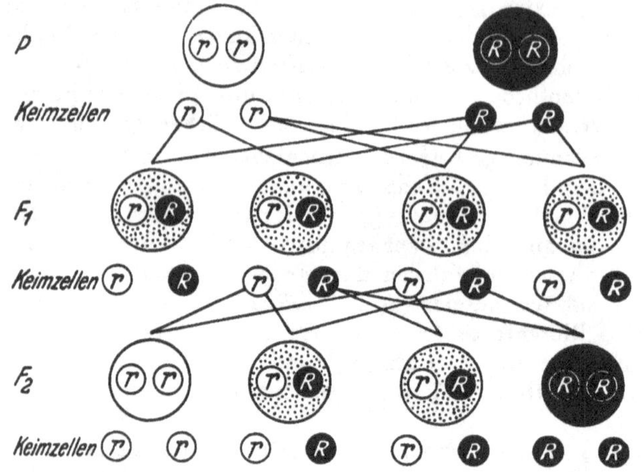

Abb. 45. Intermediäre (zwischenelterliche) Vererbungsweise bei der Wunderblume in schematischer Darstellung unter Berücksichtigung von Erbbild und Erscheinungsbild

Vereinigt sich nun bei der Befruchtung eine Samenzelle, welche die Anlage R enthält, mit einer Eizelle, welche die Anlage r enthält, so entsteht eine befruchtete Eizelle und daraus eine Mischlingspflanze mit den beiden Erbanlagen R und r. Für jeden Mischling können wir demnach die Formel Rr schreiben. Wird die Kreuzung in umgekehrter Weise durchgeführt, so muß ebenfalls ein Mischling Rr entstehen.

Alle F_1-Individuen sind demnach hinsichtlich der in Frage kommenden Eigenschaft mit den nämlichen Erbanlagen ausgestattet. Pflanzt sich ein solcher Mischling fort, so enthält ein Teil der Keimzelle die Anlage R und die übrigen die Erbanlage r. Je nachdem, ob nun bei der Befruchtung zwei Keimzellen mit den Anlagen R und R oder r und r oder R und r zusammentreten, entstehen teils gleichanlagige Pflanzen mit den Erbformeln RR oder rr, teils Mischlinge mit der Erbformel Rr.

Ferner kann eine weißblühende Pflanze, die man aus der zweiten Nachkommenschaft herausgreift und mit sich selbst bestäubt, ihrer Erbformel nach nur weißblühende Nachkommen liefern. Ganz entsprechend muß sich eine rein rot blühende F_2-Pflanze mit der Erbformel RR verhalten. Dagegen wird jede rosa blühende F_2-Pflanze bei Selbstbestäubung wieder in dem nämlichen Verhältnis aufspalten wie ein F_1-Mischling.

Diese Gedankengänge bilden die einleuchtende Erklärung für die grundlegende Tatsachen der Vererbung. Die Tatsachen sind:

1. Die Übereinstimmung aller F_1-Pflanzen hinsichtlich des in Frage kommenden Merkmals;
2. das Wiederauftreten der beiden Elternmerkmale rotfarbig und weißfarbig bei einem Teil der F_2-Pflanzen.

[1]) In der neueren Blutfaktorenforschung wurde auf Grund der zahlenmäßigen Ausdehnung der beobachtbaren Merkmale und des damit zusammenhängenden Mangels an terminologisch klar trennbaren Bezeichnungen insofern eine Änderung getroffen, als man nur mehr das Faktorensystem (die für das Merkmal in seiner Gesamtheit verantwortlichen multiplen Allele) mit einer sinngemäßen Abkürzung belegt und die einzelnen Allele durch hochgestellte Indizes unterscheidet

Die dritte Tatsache aber, daß sich nämlich die Merkmale weiß, rosa und rot nach einem ganz bestimmten, in vielen Versuchen immer wiederkehrenden Zahlenverhältnis auf die F_2-Pflanzen verteilen, ist mit den bisherigen Darlegungen noch nicht erklärt. Es wird nur gefolgert, daß sowohl die Erbanlage für rot als auch die für weiß getrennt auf dem Wege der Befruchtung innerhalb verschiedener Keimzellen in den Mischling eintreten und bei der nächsten Keimzellenbildung wieder getrennt aus ihm hervorgehen, so daß es möglich ist, daß bei den Befruchtungsvorgängen einer Mischlingspflanze die Anlagen weiß mit weiß, weiß mit rot und rot mit rot zusammentreffen können.

Wird weiterhin angenommen, daß bei der Keimzellenbildung des Mischlings die eine Hälfte aller Samenzellen die Erbanlage für weiß und die andere Hälfte die Anlage für rot erhält, und untersuchen wir die Möglichkeiten des Zusammentreffens der einzelnen Anlagen, so ergibt sich, daß die zahlenmäßige Überlegung mit den Zahlenverhältnissen des Versuchs vollkommen übereinstimmt.

Bei der Befruchtung der F_1-Pflanzen können folgende Möglichkeiten eintreten:

1. Eine Eizelle mit der Anlage R und eine Samenzelle mit der Anlage R.
2. Eine Eizelle mit der Anlage R und eine Samenzelle mit der Anlage r.
3. Eine Eizelle mit der Anlage r und eine Samenzelle mit der Anlage R.
4. Eine Eizelle mit der Anlage r und eine Samenzelle mit der Anlage r.

Jede dieser vier Befruchtungsmöglichkeiten kann mit der gleichen Wahrscheinlichkeit eintreten. Das bedeutet aber, daß innerhalb der F_2-Nachkommen die oben errechneten vier Erbformeln RR, Rr, rR und rr mit gleicher Häufigkeit verwirklicht werden können. Diese Wahrscheinlichkeit wird um so mehr zur Gewißheit, je größer die Gesamtzahl der Befruchtungen ist. Da nun die beiden Erbformeln Rr und rR gleichbedeutend sind, erhalten wir bei einer genügend großen Zahl von Zusammenfügungen das rein rechnerische Verhältnis 1 RR: 2 Rr: 1 rr. Diese Zahlenwerte sind mit der praktischen Versuchsbeobachtung gut in Übereinstimmung zu bringen. Daraus resultiert, daß die Vorstellungen über die Erbanlagen und ihre Verteilung mit den Tatsachen des Versuches in vollem Einklang stehen.

Schon MENDEL stellte zur Prüfung der von ihm gefundenen Gesetzmäßigkeiten sogenannte Rückkreuzungsversuche an. Dabei wird ein Mischling mit einer der beiden Elternpflanzen oder, wenn diese nicht mehr am Leben sind, mit einer solchen Pflanze gekreuzt, welche mit einer Elternpflanze in dem fraglichem Merkmal übereinstimmt. Kreuzt man z. B. einen rosa blühenden Mischling mit einer weiß blühenden Wunderblume, so muß, wenn MENDELS Deutung seiner Versuche richtig ist, sich die Nachkommenschaft aus 50 % weiß und 50 % rosa blühenden Pflanzen zusammensetzen. Denn die weißblühende Elternpflanze rr besitzt die Anlage für weiß doppelt und bildet Samen- und Eizellen, die sämtlich die Erbanlage r tragen. Der rosa Mischling Rr dagegen erzeugt Ei- und Samenzellen, die je zur Hälfte die Anlage R oder r besitzen. Bei der Fortpflanzung werden demnach 50 % der Eizellen von R-Samenzellen und die übrigen 50 % von r-Samenzellen befruchtet, d. h., daß 50 % der Befruchtungen Rr-Pflanzen (rosa) und 50 % rr-Pflanzen (weiß) ergeben, also ein Zahlenverhältnis von 1 : 1, welches in der Tat durch den Versuch bestätigt wird.

Genau so verhalten sich eine rosa blühende Mischlingspflanze und eine rot blühende Elternpflanze, die, miteinander gekreuzt, 50 % rosa und 50 % rot blühende Nachkommen ergeben.

Im Wunderblumenbeispiel besaßen die Mischlinge eine Blütenfarbe, die zwischen den Blütenfarben der beiden Elternpflanzen eine Mittelstellung einnahm. Rot und weiß ergab rosa. Man spricht in diesem Falle von zwischenelterlicher oder intermediärer Vererbung. In zahlreichen anderen Versuchen hat man aber gefunden, daß viele Merk-

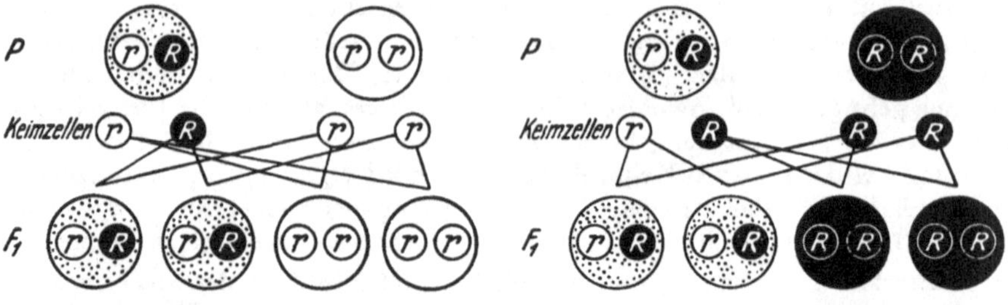

Abb. 46. Rückkreuzungsversuch eines Wunderblumenmischlings mit seinen Eltern in schematischer Darstellung unter Berücksichtigung von Erbbild und Erscheinungsbild

male ein anderes Verhalten zeigen. Kreuzt man z. B. beim Gartenlöwenmaul eine rot- mit einer weißblütigen Rasse, so erhält man F_1-Pflanzen, die sämtlich die rote Blütenfarbe der einen Elternpflanze haben. Bei der Gartenschnecke, die in der Abbildung als Beispiel verwendet wurde, gibt es eine rotschalige und eine gelbschalige Form. Beide Merkmale sind erbbeständig. Kreuzt man die beiden Formen miteinander, so erhält man F_1-Tiere, die alle rot gefärbte Schalen haben wie die eine Stammform. Die gelbe Farbe kommt überhaupt nicht zum Vorschein; sie wird durch rot vollständig überdeckt. Pflanzt man diese F_1-Tiere unter sich fort, so erhält man eine zweite Nachkommenschaft, die sich aus 75 % roten und 25 % gelben Schnecken zusammensetzt. Die Mischlinge spalten sich also im Verhältnis 3 : 1 auf. Dieses Ergebnis scheint zunächst dem Spaltungsgesetz mit seinem Zahlenverhältnis 1 : 2 : 1 zu widersprechen. Es beweist aber immerhin, daß auch die F_1-Tiere verschiedenanlagig sind, sonst könnten nicht zweierlei F_2-Tiere daraus hervorgehen. Da die gelbe Farbe in der zweiten Nachkommenschaft bei einigen Tieren wieder zum Vorschein kommt, muß die Gelbanlage auch in den rotschaligen F_1-Tieren enthalten sein, obgleich äußerlich nichts davon wahrzunehmen ist.

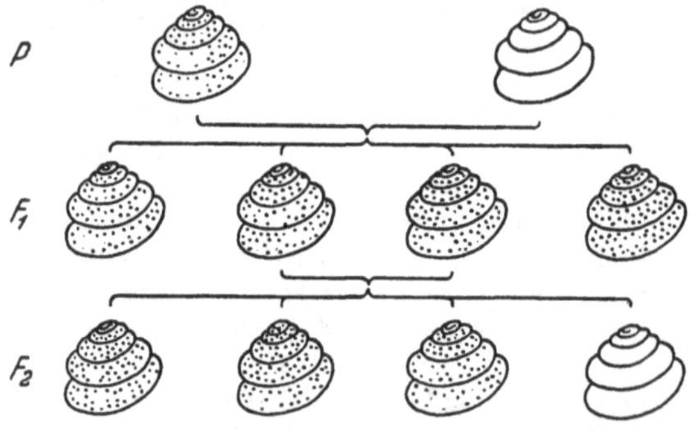

Abb. 47. Erbgang der Schalenfarbe Rot und Gelb bei der Gartenschnecke als Beispiel einer dominant-rezessiven Vererbungsweise

Das eigentliche Wesen dieser Erscheinung wird erst dann enthüllt, wenn man die F_2-Individuen weiter züchtet. Dabei erzeugen sämtliche gelbschaligen Tiere wieder nur gelbe Schnecken in der dritten Nachkommenschaft. Die rotschaligen Tiere dagegen liefern Nachkommen, die nicht einheitlich sind, und zwar erweist sich $^1/_3$ von ihnen als reinerbig und $^2/_3$ als misch- oder spalterbig. Die Mischlinge spalten wieder im Verhältnis 3 : 1 auf. Von F_2 waren also gleichanlagig erstens sämtliche gelbschaligen Tiere (25 %), zweitens $^1/_3$ der rotschaligen Tiere (ebenfalls 25 %), der Rest, also 50 % aller F_2-Tiere war verschiedenanlagig. Daraus ergibt sich die Tatsache, daß sich auch diese

Erscheinung dem Zahlenverhältnis 1 : 2 : 1 unterordnet. Das Verhältnis 3 : 1 erstreckt sich demnach nur auf die äußeren Merkmale, während die unsichtbaren Anlagen dem Spaltungsverhältnis 1: 2: 1 folgen.

Die eine Hälfte aller F_2-Tiere muß sich also bei der Fortpflanzung als mischerbig und die andere Hälfte als reinerbig erweisen. Wie aus den Versuchsergebnissen hervorgeht, trifft dies auch zu. Von den rotschaligen Tieren, welche 75 % der zweiten Nachkommenschaft ausmachen, sind $^2/_3$ verschiedenanlagig.

Daß alle diese Mischlinge trotz ihrer verschiedenen Anlagen nur das eine Merkmal rotschalig äußerlich zeigen, ist so zu verstehen, daß die Erbanlage rot = R die andere Erbanlage gelb = r überdeckt. Wir unterscheiden deshalb überdeckende oder dominante und überdeckte oder rezessive Merkmale und pflegen zu sagen: rot überdeckt gelb.

Unter Überdeckung (Dominanz) versteht man also, rein äußerlich betrachtet, die Erscheinung, daß die Mischlinge in Bezug auf das betreffende Merkmal von dem einen Elter nicht zu unterscheiden sind. Ihre Erklärung findet die Überdeckung in der Annahme, daß die eine Erbanlage des Mischlings bei der Ausgestaltung des äußeren Merkmals stärker zur Wirkung kommt als die zugeordnete zweite Anlage.

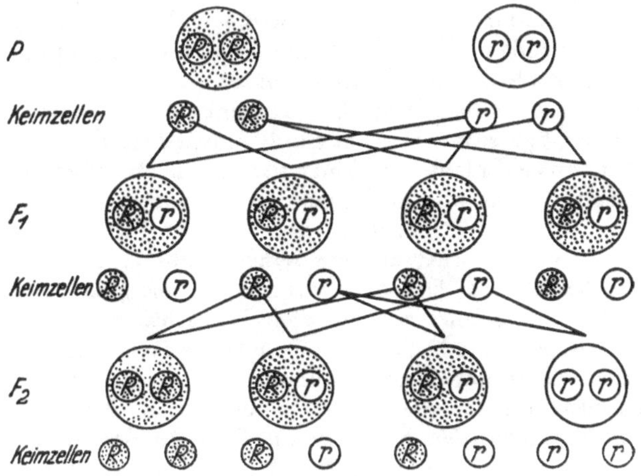

Abb. 48. Schematische Darstellung der dominant-rezessiven Vererbungsweise am Beispiel der rot- und gelbschaligen Gartenschnecke unter besonderer Berücksichtigung von Erbbild und Erscheinungsbild

Eine besondere Gesetzmäßigkeit läßt sich für die Überdeckung nicht feststellen. Erst durch die Erfahrung, d. h. durch den Versuch, kann man finden, welches der beiden gegensätzlichen Merkmale das andere überdeckt, und bis zu welchem Grade dies geschieht. Je nach der Eigenart der in Frage kommenden Merkmalsunterschiede kann die Überdeckung schon darin bestehen, daß das eine Merkmal nur wenig mehr als der Partner äußerlich zum Ausdruck kommt. In solchen Fällen vermag der Geübte noch deutliche Unterschiede zu erkennen, wo der Ungeübte vollkommene Überdeckung annimmt.

Um nachzuweisen, ob ein Lebewesen mit überdeckendem (dominantem) Merkmal reinerbig oder mischerbig ist, führt man die Rückkreuzung mit der überdeckten Form durch. Zeigen sämtliche Nachkommen nur das überdeckende Merkmal, so ist das untersuchte Lebewesen reinerbig oder gleichanlagig. Kommt aber unter den Nachkommen das überdeckte Merkmal wieder zum Vorschein, dann ist das geprüfte Lebewesen mischerbig oder verschiedenanlagig.

Vor allem die dominant-rezessive Vererbungsweise spielte anfänglich in der Blutgruppen- und Blutfaktorenserologie eine wesentliche Rolle. Dies war namentlich darauf zurückzuführen, daß die erste zur Beobachtung gekommene Merkmalsgruppe, das LANDSTEINERsche OAB-System, als eine typische Vertreterin dieses Prinzips den Gesetzen der Dominanz und Rezessivität folgte. Auch zahlreiche andere Blutkörperchenmerkmale, man kann sagen nahe zu alle, schienen als Grundlage denselben Vererbungsmechanismus zu besitzen. Aber bereits die Faktoren M und N durchbrachen diese Regelmäßigkeit, indem sie einander nicht überdeckten, sondern durch die serologische Untersuchung nebeneinander nachgewiesen werden konnten und somit zu gleichberechtigt nebeneinander existierenden, oder wie sie auch genannt werden, kombinanten Allelen bzw. Faktoren gehörten. Gerade das Beispiel der Faktoren M und N zeigt klar und übersichtlich, wie sich an Hand von theoretischen Überlegungen und praktischen Beobachtungen die Erkenntnis herausarbeitete, daß die bisher allgemein übliche Auffassung der dominant-rezessiven Vererbungsweise der Blutkörperchenmerkmale in den meisten Fällen nicht mehr haltbar war.

Die Bestimmung der Eigenschaft M an den Blutkörperchen wird mit einem spezifischen Testserum Anti-M durchgeführt, mit dessen Hilfe in einem abgegrenzten Beobachtungsgut ein bestimmter Prozentsatz von Blutproben (80 %) als positiv erfaßt wird, indem eine Agglutination der Blutkörperchen zahlreicher Proben auftritt. Der Rest zeigt keine Beeinflussung und kann im Sinne der (dominant-rezessiven) Betrachtungsweise zunächst als M negativ bzw. unter Benutzung der genetischen Terminologie als m bezeichnet werden. Vom Gesichtspunkt des Merkmals M aus gesehen kann also gesagt werden, daß es sich hier um ein dominant-rezessives System M und m handelt, wobei die als positiv erfaßten Individuen sowohl die homozygoten Typen MM als auch die heterozygoten Typen Mm umfassen. Bei den Individuen, die als negativ imponieren, tritt der sonst rezessive Faktor m in homozygoter Form nach außen hin in Erscheinung, wird jedoch nur indirekt infolge seiner Nichtagglutinierbarkeit als solcher erkannt. Das Gleiche läßt sich von dem Merkmal N aus gesehen sagen. Auch hier reagiert bei der Untersuchung eines abgegrenzten Beobachtungsgutes auf die Eigenschaft N mit einem spezifischen Anti-N-Serum ein großer Prozentsatz (70 %) positiv, ein kleinerer (30 %) negativ und läßt darauf schließen, daß in der Gruppe der Positiven die homozygoten Formen NN und die heterozygoten Formen Nn enthalten sind, während die Gruppe der Negativen den homozygoten Typ nn des sonst rezessiven Merkmals n darstellt. Soweit man also die beiden Merkmale getrennt voneinander betrachtet, ist an der dominant-rezessiven Vererbungsweise jedes einzelnen nicht zu zweifeln. Werden aber die zahlenmäßigen Beobachtungen herangezogen und verglichen, so zeigt sich, daß zwischen den beiden Merkmalen enge Beziehungen bestehen.

Grundlage für solche Vergleiche bildet die Berechnung, wie groß der Prozentsatz der Homozygoten in den Beobachtungen der jeweils Positiven der einzelnen Merkmale ist. Sie erfolgt überlegungsmäßig getrennt für das Merkmal M und das Merkmal N auf folgende Weise. Das Beobachtungsmaterial umfaßt 100 %. Diese 100 % stellt man sich zweckmäßigerweise als ein Quadrat mit der Seitenlänge 10 dar und zeichnet in eine Ecke dieses Quadrates den eindeutig faßbaren Wert der reinerbig Negativen als kleineres Quadrat ein, wie es in Abbildung 49 dargestellt ist. Dadurch wird von der Seitenlänge des Gesamtquadrates ein Stück abgeschnitten, dessen Größe bekannt ist, da es die Wurzel aus der Zahl der Negativen bildet. Der Rest dieser Strecke, mit sich selbst multipliziert, ergibt den Prozentsatz der homozygot Positiven, also wiederum ein Quadrat, das der anderen, diagonalen Ecke des Gesamtquadrates einliegt. Die restlichen beiden Flächen zusammengenommen ergeben den Prozentsatz der heterozygot Positiven.

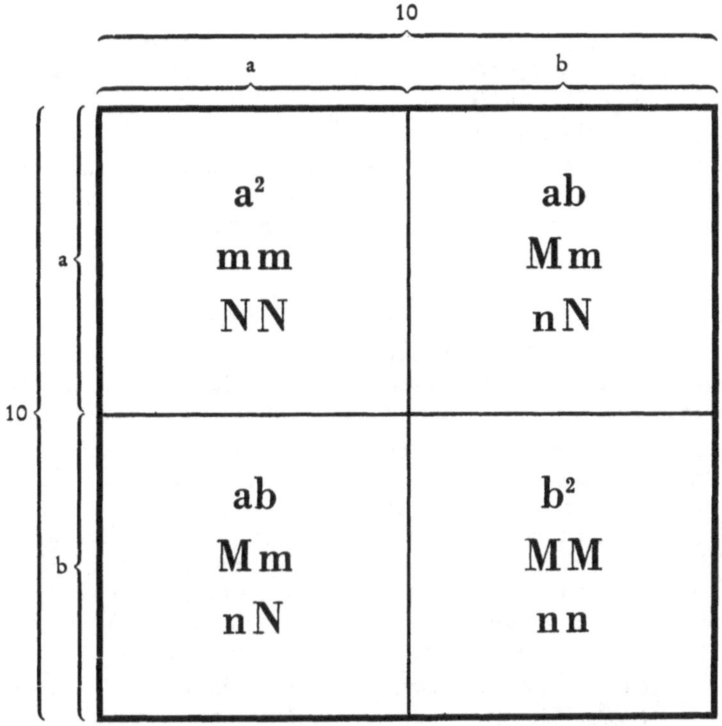

Abb. 49. Schema der rechnerischen Erfassung zweier anscheinend dominant-rezessiv vererbter Merkmale und des dadurch möglichen Zusammenschlusses zu einem kombinanten System

Man kann diese Überlegung in eine kurze mathematische Formel kleiden und sagen

Zahl der homozygot Negativen	und	Zahl der homozygot Positiven	und	Zahl der heterozygot Positiven	ist	Gesamtzahl des beobachteten Materials
a^2	+	b^2	+	2ab	=	100

und aus der Umformung $(a+b)^2 = 100$

sowie $a+b = 10$

ohne weiteres b berechnen, da a bekannt ist.

Untersucht man ein größeres, mehrere Tausend Personen umfassendes Beobachtungsgut vom Standpunkt des Merkmals M aus, so ergeben sich Prozentsätze von 80,064 % Positiven und 19,936 % Negativen; vom Standpunkt des Merkmals N aus gesehen erhält man 69,364 % Positive und 30,636 % Negative. An Hand der angegebenen Formel ererechnet sich demnach für das

Merkmal M	Merkmal N
$a^2 = 19{,}936$; $a = 4{,}465$;	$a^2 = 30{,}636$; $a = 5{,}535$;
$b = 10 - a = 5{,}535$;	$b = 10 - a = 4{,}465$;

und daraus

MM =	30,636 %	NN =	19,936 %
Mm =	49,428 %	Nn =	49,428 %
mm =	19,936 %	nn =	30,636 %
insgesamt also	100,000 %		100,000 %

Bei jedem Merkmal finden sich auf diese Weise errechnete Zahlenwerte, die in der gleichen Größe bei dem anderen Merkmal wiederkehren. Stellt man die Formen mit den gleichen Werten einander gegenüber, dann ergibt sich, daß

MM identisch sein muß mit nn
Mm „ „ „ „ Nn
mm „ „ „ „ NN

daß also das an sich innerhalb des Merkmals M dominannte Gen M identisch ist mit dem innerhalb des Merkmals N rezessiven Gen n und das innerhalb des Merkmals M rezessive Gen m identisch ist mit dem innerhalb des Merkmals N dominanten Gen N.

Abgesehen davon, daß dadurch die Zugehörigkeit der beiden Merkmale zu einem gemeinsamen System bewiesen ist, resultiert aus dieser Tatsache auch der Schluß, daß die Begriffe der Dominanz und der Rezessivität einer Merkmalsgruppe relativ sind und nicht als absolut betrachtet werden können. Wie auch aus dem dargestellten Beispiel hervorgeht, hängt die Feststellung, ob eine Merkmalsgruppe als kombinant erkannt oder für dominant-rezessiv gehalten wird, nur von der Untersuchungsmethode ab, d. h. von der Möglichkeit, sämtliche Merkmale der Gruppe einzeln und direkt durch Testung zu erfassen.

Diese Überlegung gilt, wie bereits gesagt, nicht nur allein für die Faktoren M und N. Auch der Antigenkomplex Rh und die mit ihm im Zusammenhang und in der Folge entdeckten zahlreichen Blutfaktoren gehorchen, wie noch gezeigt werden wird, ebenfalls diesen Prinzipien. Sie zeigen nur solange eine dominant-rezessive Vererbungsweise, wie die Möglichkeit fehlt, den genetischen Antagonisten bzw. das „rezessive" Gen zu bestimmen. Ist diese Möglichkeit aber durch die Aufdeckung des betreffenden Antikörpers geschaffen, so entfällt die Berechtigung, von Dominanz und Rezessivität innerhalb des betreffenden Systems zu sprechen.

Diesen Festsellungen entsprechend wird der Großteil der serologischen Eigenschaften der Blutkörperchen also nach dem intermediären Modus vererbt, eine Beobachtung, die durch eine weitere Eigenschaft der Blutkörperchenmerkmale noch gefestigt wird. Ergaben die Untersuchungen mit der Wunderblume, daß das mischerbige Individium zwischen den Eigenschaften seiner reinerbigen Eltern weiß und rot eine Mittelstellung, rosa, einnimmt, so kann eine solche Mittelstellung auch bei den Blutkörperchenmerkmalen, allerdings auf eine andere Weise, nachgewiesen werden. So besteht zwischen homozygoten und heterozygoten Formen eines bestimmten Merkmals ein offensichtlicher Unterschied in der immunisatorischen Kraft, indem ein homozygotes Blut bei einer Immunisierung stärkere Effekte bewirkt als ein heterozygotes. Für diese Erscheinung gibt es die rein quantitative Erklärung, daß in einer homozygoten Struktur die doppelte Menge an Antigen enthalten ist wie in der heterozygoten. Diese Eigenschaften wirken sich in entsprechender Weise auch auf die Agglutinationsstärke aus, so daß ein erfahrener Untersucher mitunter in der Lage ist, bereits aus dem Ausfall der Reaktion Schlüsse auf die Homozygotie bzw. Heterozygotie des untersuchten Blutes zu ziehen.

Eine weitere große Rolle für die Genetik der Blutkörperchenmerkmale spielt die Unabhängigkeit der Merkmale bei der Vererbung. Bisher wurden Kreuzungen betrachtet, bei denen das Augenmerk nur auf ein einziges Paar gegensätzlicher Merkmale gerichtet war. Wenden wir uns deshalb solchen Fällen zu, wo zwei Rassen miteinander gekreuzt werden, die in zwei, drei oder auch in mehreren Merkmalen voneinander abweichen. Man unterscheidet danach Einfachkreuzungen, Zweifach- und Mehrfachkreuzungen und hat dafür die Bezeichnungen monohybride, dihybride und polyhybride Bastardierung geprägt.

Da das rein zwischenelterliche Verhalten der Mischlinge schon bei einem Merkmalspaar sehr selten ist, lassen sich passende Beispiele dieser Art für zwei und mehr Merkmalspaare noch schwerer finden. Die hier wesentliche Tatsache dieser Vererbungsweise läßt sich jedoch auch an dominant-rezessiven Merkmalen darstellen. Bei der Gartenschnecke gibt es außer den bereits besprochenen Merkmalsunterschieden rot- und gelbschalig auch den Unterschied in der Bänderung der Schale. Kreuzt man eine rote gebänderte Form mit einer gelben ungebänderten Form, so erhält man lauter rotschalige ungebänderte Tiere. Bei den zwei Merkmalspaaren sind also rote Färbung und Bänderlosigkeit überdeckend. Werden die F_1-Tiere miteinander gekreuzt, so liefern sie eine zweite Nachkommenschaft mit vier verschiedenen Formen oder Typen. Diese stehen zueinander in einem Zahlenverhältnis, wie es sich aus dem Schema der Abbildung 50 ergibt.

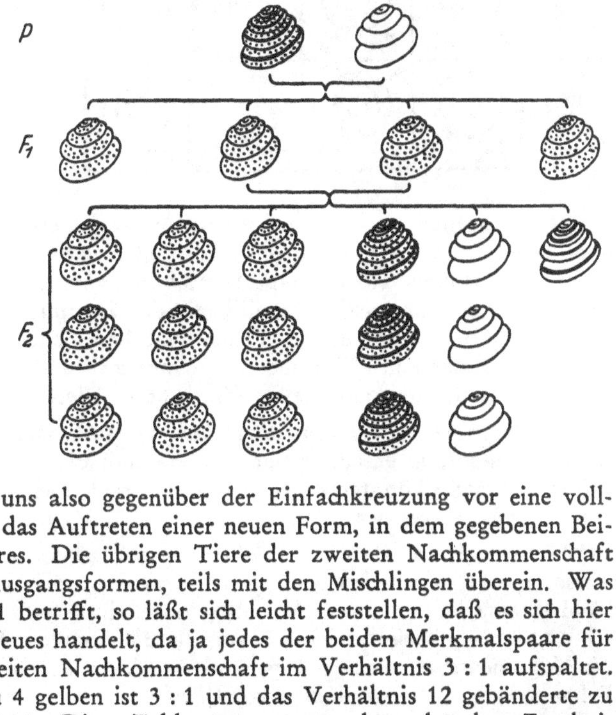

Abb. 50. Beispiel der unabhängigen Vererbungsweise zweier Merkmalspaare bei der rotgebänderten und gelb-ungebänderten Gartenschnecke

Die Zweifachkreuzung stellt uns also gegenüber der Einfachkreuzung vor eine vollständig neue Tatsache. Dies ist das Auftreten einer neuen Form, in dem gegebenen Beispiel eines gelbgebänderten Tieres. Die übrigen Tiere der zweiten Nachkommenschaft stimmen teils mit den beiden Ausgangsformen, teils mit den Mischlingen überein. Was das Zahlenverhältnis 9 : 3 : 3 : 1 betrifft, so läßt sich leicht feststellen, daß es sich hier nicht um etwas grundsätzlich Neues handelt, da ja jedes der beiden Merkmalspaare für sich allein betrachtet in der zweiten Nachkommenschaft im Verhältnis 3 : 1 aufspaltet. Denn das Verhältnis 12 rote zu 4 gelben ist 3 : 1 und das Verhältnis 12 gebänderte zu 4 ungebänderten ist ebenfalls 3 : 1. Diese Zahlenwerte entsprechen also dem Ergebnis bei Überdeckung. Daraus geht hervor, daß auch bei der Zweifachkreuzung die Spaltungsregel gilt. Das Versuchsbeispiel führt jedoch noch ein Stück weiter. Das Auftreten einer neuen Form, hier der gelben gebänderten Schnecke, ist eine Tatsache, die nicht in den Geltungsbereich der Spaltungsregel gehört.

Zur Erklärung dieser neuen wichtigen Tatsache ist in der Abbildung 51 noch eine Übersicht beigefügt. Die großen Kreise stellen einzelne Tiere dar, und die Zeichen ♀ und ♂ bedeuten weibliche bzw. männliche Keimzellen. Das Merkmal gebändert wird durch zwei konzentrische Kreise ausgedrückt.

Die Erbanlage für rotschalig sei R, für gelbschalig r, für bänderlos B und für gebändert b. Die überdeckenden Merkmale erhalten also die großen und die überdeckten Merkmale die kleinen Anfangsbuchstaben als Zeichen ihrer Erbanlagen.

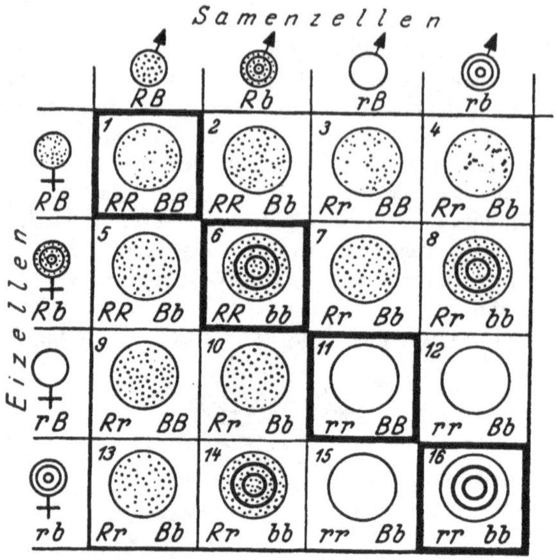

Abb. 51. Schematische Darstellung der unabhängigen Vererbung zweier Merkmalspaare und ihrer Aufspaltung in der F_2-Generation

Die Keimzellen ein- und desselben Ausgangstieres stimmen ihrem Anlagenbestand nach unter sich überein, denn die beiden Elterntiere sind gleichanlagig. Da es nur eine Sorte von Eizellen und nur eine Sorte von Samenzellen gibt, besteht bei der Befruchtung auch nur eine einzige Möglichkeit des Zusammentreffens der verschiedenen Erbanlagen, d. h., alle Tiere der ersten Nachkommenschaft stimmen ihrem Erbanlagenbestand nach überein. Weil aber die männlichen und weiblichen Keimzellen ihrem Erbgut nach verschieden sind, stellen sämtliche F_1-Tiere Mischlinge dar.

Äußerlich zeigen diese Mischlinge nur die Merkmale rot und ungebändert. Trotzdem ist die Behauptung gerechtfertigt, daß sie auch die Anlagen für gelb und gebändert in sich tragen, sonst könnten diese beiden Merkmale nicht unter ihren Nachkommen wieder zum Vorschein kommen.

Wichtiger jedoch als diese Erscheinung der zweifachen Überdeckung ist für uns die Tatsache, daß unter den F_2-Tieren die neue Merkmalszusammenfügung gelb und gebändert auftritt. In jedem Mischling treten innerhalb einer Keimzelle die Erbanlagen Rb und innerhalb der anderen Keimzelle die Anlagen rB ein. Wenn nun in der zweiten Nachkommenschaft eine gelb-gebänderte Form auftritt, dann muß diese sowohl die Erbanlage für gelb zweimal, also rr, als auch die Anlage für gebändert zweimal, also bb enthalten. Denn diese beiden Anlagen r und b sind, wie die F_1-Mischlinge beweisen, überdeckte Erbanlagen. Sie können also äußerlich nur zum Ausdruck kommen, wenn sie beide doppelt vorhanden sind, d. h. die gelb-gebänderte Schnecke muß hinsichtlich der beiden Merkmale gelb und gebändert gleichanlagig sein und die Erbformel rrbb besitzen. Dieser Anlagenbestand kann nur dann zustande kommen, wenn bei der Befruchtung sowohl durch die Eizelle als auch durch die Samenzelle jeweils die Erbanlagen rb in die gelbgebänderte Schnecke eingeführt wurden.

Demnach bilden die Mischlinge auch Keimzellen von der Erbformel rb.

Diese Tatsache ist von größter Wichtigkeit. Die Erbanlage r nämlich war mit der Erbanlage B in einer Keimzelle zusammen in den Mischling der ersten Generation eingetreten und geht nun bei dessen Fortpflanzung in Gemeinschaft mit der Erbanlage b innerhalb einer Keimzelle aus ihm hervor. Ebenso war die Erbanlage b mit R zusammen in einer Keimzelle in den Mischling eingetreten und verläßt ihn nun wieder mit r. Die Erbanlage b für Bänderung geht also bei jeder Keimzellbildung ihren eigenen Weg, ganz unabhängig von den Erbanlagen R und r für die Färbung. Genau so selbständig verhält sich auch die Anlage r für die gelbe Farbe; sie ist in ihrem Erbgang vollständig unabhängig von den Anlagen für Bänderung b und Bänderlosigkeit B. Das eine Anlagenpaar Rr bewahrt also bei der Spaltung seine Selbständigkeit. Es ist vollständig unabhängig von dem zweiten Anlagenpaar Bb. Jedes dieser Anlagenpaare spaltet für sich, als ob das andere nicht vorhanden wäre. Da aber von jedem Anlagenpaar in jeder Keimzelle ein Paarling vorhanden ist, so müssen bei der Fortpflanzung eines Mischlings bei der Berücksichtigung zweier unabhängiger Merkmale im ganzen vier Sorten weibliche und vier Sorten männliche Keimzellen entstehen. Denn aus dem Anlagenbestand RrBb des Mischlings F_1 können in einer Keimzelle zusammentreffen:

1. die Anlagen R und B zu RB;
2. die Anlagen R und b zu Rb;
3. die Anlagen r und B zu rB und
4. die Anlagen r und b zu rb.

Um sämtliche möglichen Erscheinungsbilder erfassen zu können, schreibt man nun, wie es in der Vererbungstafel der Abbildung 51 dargestellt ist, die vier Sorten von weiblichen Keimzellen links außen senkrecht untereinander und die vier Sorten von männlichen Keimzellen oben waagerecht nebeneinander. Die zuoberst geschriebene Eizelle mit den Erbanlagen RB kann mit gleicher Wahrscheinlichkeit von jeder der vier nebeneinanderstehenden Samenzellen befruchtet werden. Dies gilt auch für jede andere Eizelle. Es bestehen also im ganzen 16 verschiedene Befruchtungsmöglichkeiten, die mit der gleichen Wahrscheinlichkeit verwirklicht werden können. Denn von je vier Eizellen, die in ihren Erbanlagen verschieden sind, kann jede mit gleicher Wahrscheinlichkeit durch eine der vier verschiedenen Samenzellen befruchtet werden. Demnach ergeben sich $4 \times 4 = 16$ Möglichkeiten des Zusammentreffens verschiedener Geschlechtszellen. Die daraus hervorgehenden Tiere sind mit ihren Erbformeln und Merkmalen in die 16 Felder der Erbtafel eingetragen. Unterwirft man diese Vererbungstafel einer eingehenden Musterung, so ergibt sich, daß in der Diagonale von links oben nach rechts unten lauter gleichanlagige Tiere stehen, und zwar haben die beiden in der Mitte stehenden den nämlichen Bestand von Erbanlagen wie die zwei Ausgangstiere des Versuches.

Dagegen stellen die beiden außenstehenden Tiere vollständig neue Merkmalsverbindungen (Neukombinationen) dar. Als gleichanlagige, reinrassige Lebewesen können sie einen Ausgangspunkt für zwei verschiedene neue Rassen bilden. Allerdings ist in unserem geschilderten Versuch nur das Tier des 16. Feldes äußerlich als solches erkennbar, weil es keine einzige überdeckende Erbanlage besitzt. Das Tier im Feld 1 dagegen gleicht äußerlich allen denjenigen Schnecken, die entweder R oder B mindestens einmal enthalten. Unter den 9 rotschaligen ungebänderten Schnecken müssen wir also ein Tier vermuten, das hinsichtlich beider Merkmale gleichanlagig ist. Diese Vermutung wird in der Tat durch den Versuch bestätigt.

Pflanzt man nämlich die roten ungebänderten Schnecken der zweiten Nachkommenschaft gesondert fort, so findet sich unter je 9 rotschaligen, ungebänderten Schnecken ein Tier, das bei der Kreuzung z. B. mit einem rrbb-Tier, einem gelbgebänderten Individuum nur solche Nachkommen liefert, an denen keines dieser beiden Merkmale zum Vorschein kommt. Dies ist nur bei demjenigen Tier möglich, das hinsichtlich beider Merkmale überdeckend und gleichanlagig ist.

Auf der Diagonale von rechts oben nach links unten finden wir diejenigen Tiere, die in beiden Erbanlagepaaren verschiedenanlagig sind. Sie stellen zweifache Mischlinge dar und gleichen F_1-Tieren. Alle übrigen Tiere außerhalb der beiden Diagonalen sind in dem einen Anlagenpaar reinerbig und im anderen mischerbig; sie stellen also einfache Mischlinge dar.

Diese Ergebnisse lassen sich als sogenannte Unabhängigkeitsregel mit folgenden Worten zusammenfassen: Die einzelnen Erbanlagenpaare werden unabhängig voneinander vererbt. Sie können sich bei der Fortpflanzung in beliebiger Weise auf die Keimzellen verteilen und auch in den einzelnen Nachkommen wieder in beliebiger Weise miteinander verbinden.

Kreuzt man zwei Rassen einer Tier- oder Pflanzenart miteinander, die sich in drei Merkmalen unterscheiden, so spricht man von Dreifachkreuzung. Zahlreiche Versuche haben gezeigt, daß auch in diesem Falle das MENDELsche Gesetz gilt. Der F_1-Mischling bildet drei Merkmalspaare, denen 8 Sorten von Keimzellen entsprechen und für die 64 verschiedene Möglichkeiten des Zusammentreffens bei der Befruchtung bestehen. Der Antigenkomplex Rh ist im Rahmen der Blutfaktorenserologie ein Musterbeispiel einer solchen Dreifachkreuzung innerhalb einer abgegrenzten Merkmalsgruppe. Allerdings ist über die wirkliche unabhängige Vererbung der einzelnen Merkmalspaare das endgültig entscheidende Wort noch nicht gesprochen, wie dies eingehender noch behandelt werden wird.

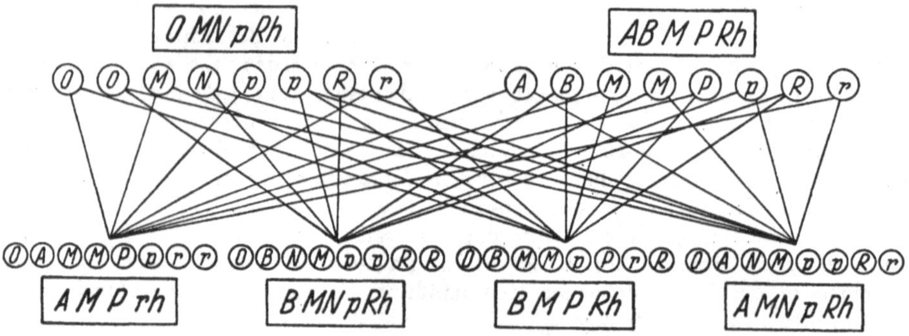

Abb. 52. Die polyhybride Vererbungsweise der Blutkörperchenmerkmale unter Heranziehung verschiedener Blutgruppen und Blutfaktoren

Aus dem Beispiel ist zu ersehen, daß sich die Merkmale der beiden Eltern unabhängig voneinander auf die Nachkommen verteilen und in ihrer serologisch faßbaren Struktur die verschiedensten Kombinationsmöglichkeiten ergeben können.

Schließlich und endlich aber kann gesagt werden, daß besonders die Vielzahl der Blutkörperchenmerkmale eine polyhybride Vererbungsweise zur Grundlage hat, d. h., daß sie alle unabhängig voneinander vererbt werden und wie die Abbildung 52 zeigt, eine umfangreiche und differenzierte Typisierung der Einzelwesen ermöglichen, wie sie besonders von EHRLICH und CORRENS vorausgesehen wurde.

Die spezifischen Systeme

Das OAB-System

Die allgemeinen Grundlagen der klassischen Blutgruppen

Entdeckung. Zu Beginn des XX. Jahrhunderts wurde von zahlreichen Forschern, so vor allem von SHATTOCK, ASCOLI, EISENBERG sowie DONATH darüber berichtet, daß sich Blutproben verschiedener Menschen gegenseitig verklumpen können. Aus allen Arbeiten war jedoch mehr oder weniger zu entnehmen, daß dieses Phänomen mit irgend einer Erkrankung in Zusammenhang gebracht wurde. Zum Beispiel will SHATTOCK die Erscheinung *nur* bei fieberhaften Krankheiten (insbesondere Pneumonie) nachgewiesen haben und bringt die Reaktion mit einer vermehrten Gerinnbarkeit und Geldrollenbildung des Fieberblutes in Zusammenhang. DONATH fand sie bei verschiedenen Formen der Anämie häufiger als bei Gesunden und EISENBERG, der an Gesunden und Kranken gleichfalls vergleichende Untersuchungen vornahm, glaubte aus seinen Ergebnissen folgern zu dürfen, daß die Reaktion bei Kranken ziemlich oft, bei Gesunden allerdings auch, jedoch nur ausnahmsweise vorkommt. Die Beurteilung dieser Arbeiten, die in der Reaktion ein besonderes Anzeichen für eine bestimmte Krankheit sahen, ergibt sich aus dem von LANDSTEINER nachgewiesenen regelmäßigen Vorkommen bei Gesunden von selbst. Er konnte bei allen untersuchten Blutproben gesunder Erwachsener Reaktionen durch eine Technik nachweisen, die man bis heute als eine *Reaktion Aller gegen Alle* bezeichnet und die ihn dazu führte, aus dem Vorkommen und Fehlen von Agglutininen bzw. aus dem dadurch zu folgernden Vorkommen und Fehlen der korrespondierenden Agglutinogene eine Gesetzmäßigkeit herauszulesen.

Tabelle 29. Schema der von Landsteiner erstmalig ausgeführten Reaktion *Aller* gegen *Alle* (nach seiner ersten Veröffentlichung)

Seren von	Blutkörperchen von					
	Dr. St.	Dr. Plecn.	Dr. Sturl.	D. Erdh.	Zar.	Landst.
Dr. St.	—	+	+	+	+	—
Dr. Plecn.	—	—	+	+	—	—
Dr. Sturl.	—	+	—	—	+	—
Dr. Erdh.	—	+	—	—	+	—
Zar.	—	—	+	+	—	—
Landst.	—	+	+	+	+	—

Wie in der Einleitung bereits dargestellt, handelt es sich in Übereinstimmung mit den allgemein-serologischen Befunden von EHRLICH und MORGENROTH um eine sogenannte Isoagglutination, da die Verklumpungen durch gegenseitige Beeinflussung artgleicher, menschlicher Blutproben eintritt, im Gegensatz zur Heteroagglutination, die nur dann nachweisbar ist, wenn Blutproben von Individuen verschiedener Arten zur Wirkung kommen. Die einzelnen durch die Isoagglutination beim Menschen feststellbaren Gruppen sind folgendermaßen charakterisiert: das Serum der einen Gruppe agglutiniert die Blutkörperchen der beiden anderen Gruppen, die Blutkörperchen selbst werden jedoch durch die Seren dieser beiden Gruppen nicht verklumpt. Das Serum der zweiten Gruppe flockt die Blutkörperchen der dritten Gruppe aus, die Blutkörperchen dieser Gruppe reagieren mit den Seren der ersten und dritten Gruppe. Das Serum der dritten Gruppe bringt die Blutkörperchen der zweiten Gruppe zur Agglutination, während ihre Blutkörperchen von den Seren der Gruppen eins und zwei verklumpt werden. Eine weitere, von den

Mitarbeitern LANDSTEINERS, DECASTELLO und STURLI entdeckte vierte Gruppe ist dadurch gekennzeichnet, daß ihr Serum die Blutkörperchen keiner der drei anderen Gruppen agglutiniert, während dagegen die Blutkörperchen dieser Gruppe von den Seren aller anderen Gruppen zur Zusammenballung gebracht werden.

Diese in ein klassisches Schema gefaßten Ergebnisse des menschlischen Isoagglutinationsphänomens entsprechen dem bereits von EHRLICH aufgestellten Gesetz des Horror autotoxicus in jeder Weise, so daß sowohl LANDSTEINER als auch HIRSCHFELD dieses Gesetz ohne jede Einschränkung in die Blutgruppenforschung übernahmen. Im Serum eines Blutes von bestimmter Gruppenzugehörigkeit kann sich demnach nur ein Agglutinin finden, das gegen ein anderes, an den eigenen Blutkörperchen nicht vorhandenes Agglutinogen gerichtet ist. Im Serum des als antigenlos angesehenen Blutes können beide Antikörper gleichzeitig auftreten. Der, wenn auch relativ seltene, aber immerhin mögliche umgekehrte Fall, daß beide Agglutinogene zusammen vorhanden sind und deshalb die Agglutinine im Serum fehlen müssen, wird durch die zuletzt aufgefundene Gruppe dokumentiert.

Da man die Bluttypen dieser zuletzt aufgefundenen vierten Gruppe erst als Ausnahme ansah, waren sie in dem ersten LANDSTEINERschen Schema, das nur die zunächst mit den Buchstaben C, A und B und dann mit den arabischen Zahlen 1, 2 und 3 benannten Gruppen umfaßte, noch nicht enthalten. In einer späteren Tabelle LANDSTEINERS über die agglutinierende Wirkung der menschlichen Seren bei Einwirkung auf die Erythrozyten verschiedener Personen ist diese vierte Gruppe ebenfalls zu finden.

Tabelle 30. Schema der agglutinierenden Wirkung verschiedener Menschenseren bei Einwirkung auf die Erythrozyten derselben Personen (nach LANDSTEINER 1909 Hdbch. d. Biochemie)

Seren von	Blutkörperchen der Individuen						
	A	B	C	D	E	F	G
A	—	+	+	+	+	—	—
B	—	—	+	+	—	—	+
C	—	+	—	—	+	—	+
D	—	+	—	—	+	—	+
E	—	—	+	+	—	—	+
F	—	+	+	+	+	—	+
G	—	—	—	—	—	—	—

JANSKY hat 1906 als Erster erkannt, daß es sich hier um einen weiteren, physiologischen Bluttypus handelt. In einem eigenen Schema ersetzte er die von LANDSTEINER angegebenen Zahlen durch römische und fügte die neue Blutgruppe unter der Bezeichnung IV hinzu. Da seine Arbeit in tschechischer Sprache abgefaßt war, fand sie jedoch keine weitere Verbreitung. Erst 1910 erschien in den Arbeiten des Amerikaners MOSS diese IV. Gruppe ebenfalls als normal vorkommende Blutgruppenprägung — bei diesem Verfasser allerdings mit der Bezeichnung I versehen. Da auch v. DUNGERN und HIRSCHFELD in ihren Arbeiten eine eigene Nomenklatur verwendeten und die Gruppen mit O, A, B und AB bezeichneten, standen sich nun vier gleichzeitig gebrauchte Benennungsarten gegenüber, die zueinander in dem in der Tabelle gezeigten Verhältnis standen.

Nachdem zwar 1921 eine Anzahl wissenschaftlicher Gesellschaften der USA die alleinige Anwendung der JANSKYschen Bezeichnung als der älteren beschlossen hatte, boten sich trotzdem immer noch Möglichkeiten von Verwechslungen zwischen den

Tabelle 31. Gegenüberstellung der verschiedenen Nomenklaturen für das von LANDSTEINER entdeckte klassische Blutgruppensystem

LANDSTEINER	JANSKY	MOSS	v. DUNGERN und HIRSCHFELD
(C) 1	I	IV	O
(A) 2	II	II	A
(B) 3	III	III	B
	IV	I	AB

Gruppen I und IV. Eine endgültige Klärung erfolgte dann endlich 1928 durch den Beschluß der Hygiene-Kommission des Völkerbundes, die Blutgruppen ausschließlich mit den durch v. DUNGERN und HIRSCHFELD 1910 eingeführten Bezeichnungen O, A, B und AB zu belegen. Gleichzeitig wurden auch die bis dahin α und β genannten Agglutinine in Anti-A und Anti-B umbenannt.

Vererbung. Die Erblichkeit dieser gesetzmäßig vorkommenden antigenen Eigenschaften des menschlichen Blutes gilt seit der frühesten Zeit ihrer Entdeckung als unbestrittene Tatsache. Als erste Arbeiten auf diesem Gebiet liegen die Veröffentlichungen von v. DUNGERN und HIRSCHFELD vor, die 1910 die mendelnde Vererbungsweise dieser biochemischen Strukturen aufdecken konnten.

Im weiteren Verlauf der Forschung standen sich dann längere Zeit zwei einander widersprechende Vorstellungen mit je einer Modifikation gegenüber. Die „2-Gen-Hypothese" einerseits ging von der Annahme zweier unabhängig mendelnder Genpaare (v. DUNGERN und HIRSCHFELD) bzw. zweier gekoppelter und austauschbarer Genpaare (KIRIHARA, HAKU und HAN sowie BAUER) aus, während die „3-Gen-Hypothese" andererseits eine dreifache Allele (BERNSTEIN) bzw. drei gekoppelte Einheiten (FURUHATA) annahm. v. DUNGERN und HIRSCHFELD glaubten also, genauer ausgeführt, daß die isoagglutinablen Eigenschaften A und B unabhängige, dominante Merkmale sind, denen nach der üblichen genetischen Fassung das Fehlen dieser Struktur, also a und b, gegenübersteht. Auch diese beiden sollten als zwei unabhängige Allele vererbt werden. Nach dieser aus Beobachtungen geschlossenen und von OTTENBERG erstmals formulierten Gen-Hypothese zweier voneinander unabhängiger Agglutinine A und B werden die Gene in verschiedenen Chromosomen oder an entfernt liegenden Stellen ein und desselben Chromosoms angeordnet gedacht.

Tabelle 32. Schema von OTTENBERG über sechzehn Kombinationen mit vier Phänotypen und neun Genotypen

Blutgruppe	Genotypen homozygot	Genotypen einfach heterozygot		Genotypen zweifach heterozygot
O	aa bb	—	—	—
A	AA bb		Aa bb	
B	aa BB	aa Bb		
AB	AA BB	AA Bb	Aa BB	Aa Bb

BERNSTEIN hielt jedoch sowohl die eine als auch die andere Auffassung zweier mendelnder Genpaare für unhaltbar und ersetzte sie durch seine Vorstellung dreier multipler Allele A, B und R, wobei er zusätzlich forderte, daß bei der Mischung dieser drei Typen der A-Typ und der B-Typ Mutationen und zwar späte Mutationen des verbleibenden

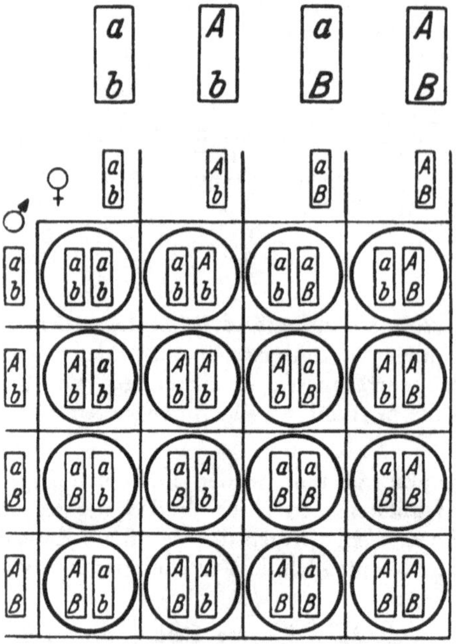

Abb. 55. Genstrukturen und Kombinationsmöglichkeiten nach der „2-Gen-Hypothese" von v. DUNGERN und HIRSCHFELD sowie OTTENBERG

R-Typs sind. A und B dominieren dabei über R, haben also ihren Sitz an genau einander entsprechenden Stellen eines bestimmten Chromosomenpaares. Beide Haupttheorien seien durch zwei Schemen in ihrer Grundsetzlichkeit einander gegenübergestellt.

Tabelle 33. Schema von BERNSTEIN über neun Kombinationen mit vier Phänotypen und sechts Genotypen

Blutgruppe	Genotypen homozygot	Genotypen heterozygot
O	RR	
A	AA	AR
B	BB	AR
AB		AB

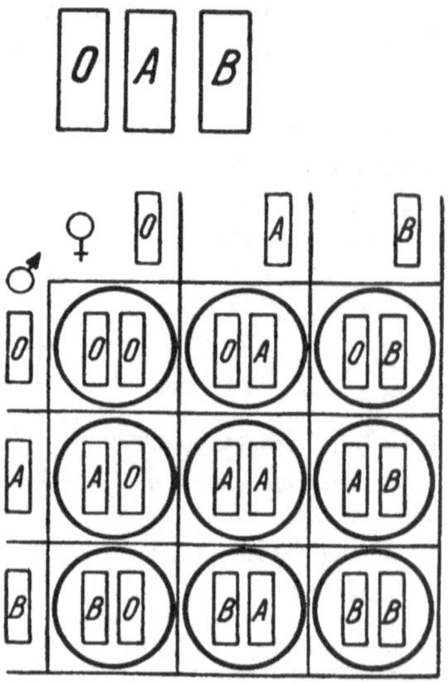

Abb. 56. Genstrukturen und Kombinationsmöglichkeiten nach der „3-Gen-Hypothese" von BERNSTEIN

Da die BERNSTEINsche Hypothese nach den besonders von FISCHER durchgeführten kritischen Vergleichen mit den tatsächlichen Beobachtungen am besten übereinstimmte, hat sie sich langsam durchgesetzt. Die ausschlaggebende Rolle spielten dabei die statistischen Berechnungen über das zahlenmäßige Vorkommen der Blutgruppenmerkmale in einer bestimmten Population, auf deren genaue Durchführung im III. Hauptteil näher eingegangen werden soll. Es sei hier erwähnt, daß nach den von Zeit zu Zeit immer wieder durchgeführten statistischen Erhebungen für die Bevölkerung Mitteleuropas nach RASCH ein Durchschnitt von

O = 36,82 %
A = 42,47 %
B = 14,14 %
AB = 6,57 %

zu errechnen ist.

Dieses Ergebnis steht in wünschenswert genauem Einklang mit dem heute bezüglich der Vererbung des OAB-Systems vertretenen Standpunkt, daß es sich bei der Vererbung der Blutgruppeneigenschaften um einen dominant-rezessiven Erbgang dreier allelomorpher Gene, von denen zwei (A und B) als dominant und eines (O) als rezessiv fungieren. Die Blutgruppe O tritt deshalb nur in homozygoter Form dadurch nachweisbar in Erscheinung, daß den Blutkörperchen die agglutinierbaren Merkmale fehlen und aus der negativen Reaktion geschlossen werden kann, daß es sich um antigenlose Blutkörperchen — also der Gruppe O — handelt.

Aus dem Vererbungsschema der Tabelle ist ersichtlich, daß wir deshalb nur bei Angehörigen der Gruppe O und AB ohne weiteres vom Phänotyp auf den Genotyp schließen können. Nicht möglich ist dies jedoch bei den Individuen, die uns phänotypisch als A oder B erscheinen. Bei diesen besteht immer die Möglichkeit, daß es sich sowohl um homozygote AA- oder BB-Typen wie auch um heterozygote Formen AO und BO handeln kann. Das besondere Interesse, das gerade die Frage der Unterscheidung solcher homozygoter und heterozygoter Formen besitzt, hat im Zusammenhang mit vererbungstheoretischen Erwägungen zu intensiven serologischen Untersuchungen geführt, die in großer Zahl im Schrifttum enthalten sind. Auf Grund reichlichen Vergleichsmaterials auf anderen Gebieten der Serologie, war die Vermutung durchaus berechtigt, daß die O-Eigenschaft der Blutkörperchen nicht nur ein negatives — also nur indirekt nachzuweisendes — Merkmal sein könnte, sondern eine positive Existenz habe und sich nur deshalb einem Nachweis entziehe, weil aus irgendwelchen, weiter nicht bekannten Gründen der korrespondierende Antikörper fehlt. Dem Gesetz vom Horror autotoxicus entsprechend hätte er — wäre sein Vorkommen überhaupt möglich — zumindest im Serum der Gruppe AB vorkommen müssen, da an diesem Blutkörperchen nach den Vererbungsgesetzen kein O-Merkmal vorhanden ist.

Um die in diesen ersten Absätzen über das OAB-System angestrebte Einfachheit der Darstellung nicht zu beeinträchtigen, sei auf eine eingehendere Behandlung der Frage an dieser Stelle verzichtet, zumal eine endgültige und definitive Beantwortung nicht erfolgen kann, da sich die Arbeiten noch allzusehr in Fluß befinden. Darüber hinaus erfordert das Verständnis dieser Problematik eine eingehende Auseinandersetzung mit allgemeinen serologischen und genetischen Begriffen sowie mit anthropologischen Anschauungen, die im Augenblick zu weit vom Thema wegführen. Im dritten Kapitel dieses Abschnittes wird jedoch auch diesem speziellen Gebiet eine genaue Besprechung gewidmet, besonders deshalb, weil die Bearbeitung der Zusammenhänge zu wertvollen Aspekten über das komplexe Verhalten der menschlichen OAB-Substanzen geführt hat.

Vorkommen im Organismus. Wenn auch heute noch von „Blutgruppen“ und „Blutgruppensubstanzen“ gesprochen wird, so liegt dies lediglich in der historischen Entwicklung begründet. Die Forschung hat bald gezeigt, daß sich der Nachweis dieser serologischen Merkmale nicht nur an den roten Blutkörperchen führen läßt, weil diese für die Reaktionen der Hämagglutination und der Hämolyse ein besonders geeignetes Objekt bilden. Durch geeignete Untersuchungsmethoden gelingt die Aufdeckung spezifisch identischer Stoffe auch in Organen und Körperflüssigkeiten. Das überraschende Ergebnis dieser Untersuchungen war die Feststellung einer anscheinend den ganzen Organismus durchdringenden Gruppendifferenzierung, die dazu berechtigen würde, an Stelle der Bezeichnung „Blutgruppe" einen Ausdruck von umfassenderer Bedeutung zu setzen, um damit die gruppenspezifische Prägung des Gesamtorganismus eindeutiger herauszustellen.

Als erster hat nach Yosida wohl Sirai 1924 bei Menschen gruppenspezifische Antigene im Sperma nachgewiesen. 1926 erschienen die ersten Mitteilungen von Yamakami und — unabhängig von ihm — von Landsteiner und Levine, daß auch nach ihren Untersuchungen menschliches Ejakulat spezifische, agglutininbindende Substanzen enthält. Das Vorkommen von Gruppensubstanzen in menschlichen Organen wurde namentlich von Witebsky und Okabe sowie von Kritschewski und Schwarzmann untersucht. Es wurde gefunden, daß die fixierten Zellen verschiedener Gewebe und Organe, wie Gehirn, Leber, Milz und Nieren die gleiche gruppenspezifische Differenzierung zeigen wie die Erythrozyten des betreffenden Individuums. Bis auf die Linse des Auges, die von Kritschewski und Schapiro als nicht gruppendifferenziert gefunden worden ist, haben sich später auch Magen, Darm, Pankreas und Nebenniere als deutlich gruppengeprägt herausgestellt. Gleichfalls als sicher zu betrachten ist nach Schiff die gewebliche Spezifität von Herz und Lunge, Skelettmuskel, Aorta, Schilddrüse, Hypophyse, Haut- und Fettgewebe. Daß es sich bei diesem Nachweis von Gruppensubstanzen in dem jeweiligen Untersuchungsmaterial nicht um Blutbeimengungen handeln kann, ergibt sich sowohl aus dem Nachweis eines einwandfrei nicht bluthaltigen Stoffes, dem Sperma, als auch aus dem sehr reichlichen Vorkommen in Körperflüssigkeiten, die ebenfalls als blutfrei anzusehen sind. Zu diesen Stoffen gehören vor allem die Ausscheidungsprodukte des menschlichen Körpers. Abgesehen von Yosida, der 1928 nicht nur in den Organextrakten und Organzellen des Menschen, sondern auch in Sekreten und Exkreten, insbesondere im Harn, gruppenspezifische Substanzen feststellen konnte, waren es besonders Lehrs und Putkonen, die im Speichel die gleichen Wahrnehmungen machten. Neben dem Speichel enthalten auch der Magensaft, der Duodenalsaft sowie die Galle, ferner auch der Kot der oberen Darmabschnitte — praktisch also der gesamte Verdauungstrakt — relativ große Mengen von Gruppenstoffen. Vereinzelt sind diese auch im Liquor gefunden worden, worüber in neuester Zeit besonders Krah und Schade berichtet haben.

Diese Angaben über den Gruppengehalt der Organe sind allerdings zum Teil auch widersprechend. Es ist aber verständlich, daß nicht alle Autoren in jedem Organ Gruppeneigenschaften nachweisen konnten, da dieser Nachweis von der Empfindlichkeit und Reichweite der jeweiligen Methodik abhängt. Dazu kommt eine Einschränkung der Gültigkeit und Richtigkeit der Untersuchungsbefunde durch die Tatsache, daß es sich bei den hier zitierten Arbeiten meistens um solche aus der Zeit vor der umwälzenden Entdeckung handelte, daß die gruppenspezifisch aktiven Substanzen Kohlenhydrate bzw. Polysaccharide sind. Da für die Extraktion von Stoffen solcher chemischer Natur andere Methoden notwendig sind, wie für die Isolierung von Lipoiden, die man bis dahin als substantielle Grundlage der Blutgruppensubstanzen angesehen hatte, war es ohne weiteres möglich, daß bei den einzelnen Verfahren die Stoffe aus den Organen nicht korrekt herausgelöst und damit auch nicht nachgewiesen werden konnten. Von den zahlreichen Untersuchern, die vorwiegend mit alkoholischen Extrakten arbeiteten, benützten nur Kritschewski und Schwarzmann wässerige Gewebssuspensionen. Als Methode gebrauchten sie den Agglutinationshemmungstest, mit dem in neuester Zeit Boorman und DODD erneut Untersuchungen dieser Art anstellten. So konnte bestätigt werden, daß sich die Substanzen A und B in den Geweben von Leber, Niere, Milz, Herz, Nebenniere, Pankreas, Gehirn und in den Speicheldrüsen nachweisen lassen. Das Vorkommen im Speichel, in den Verdauungssäften und in den Organen des Verdauungstraktes wurde durch verschiedene Autoren ebenfalls neu bestätigt. Dazu kam die Entdeckung, daß auch die Ovarien Träger von Gruppenmerkmalen sind, besonders der Inhalt eines ihrer pathologischen Produkte, die Flüssigkeit pseudomuzinöser Ovarialzysten.

In diesem Zusammenhang interessierten die Fragen, ob es eine lokalisierbare Bildungsstätte für Gruppenstoffe gibt und wenn eine solche existiert, in welchen Geweben oder Organen sie ihren Sitz hat. Die allgemeine Verteilung im Organismus erlaubte eigentlich den von SCHIFF ausgesprochenen Schluß, daß es sich hier um eine primäre Eigenschaft sämtlicher oder mindestens der meisten Körperzellen handelt. Da vor allem der Reichtum besonders der Drüsen und Sekrete an Gruppenstoffen auffällig war, konnte neben dieser Erscheinung aber auch eine Funktion bestimmter Zellen oder Zellsysteme zugrunde liegen. Heute, da man die Verhältnisse in erster Linie durch die Erkenntnisse über die Natur der Gruppenstoffe besser übersehen kann, sind dadurch aufschlußreichere Einblicke möglich geworden. Nach der qualitativen Analyse der Blutgruppensubstanzen sind dieselben systematisch gesehen auf Grund ihrer Struktur der Stoffgruppe der Glykoproteide zuzuteilen. Für diese Zugehörigkeit der Gruppensubstanzen zu den Glykoproteiden im allgemeinen und zu den Muzinen und Mukoiden im besonderen spricht zunächst die Tatsache, daß sowohl Gruppensubstanzen als auch Muzine und Mukoide quantitativ und qualitativ ähnliche Analysen ergeben und außerdem Gruppensubstanzen überall da im Organismus vorkommen, wo auch Muzine und Mukoide als Aufbausubstanzen nachzuweisen sind. Diese Zusammenhänge zeigen einerseits, daß der biochemische Aufbau der muzinen und mukoiden Stoffe durch die serologische Untersuchungsmethode einer weitgehenden Klärung zugeführt werden kann, andererseits muß man aber auch erkennen, daß die durch diese Technik erreichbaren Erkenntisse wiederum nur einen kleinen Teil der Bedeutung der Glykoproteide für das biochemische Geschehen erfassen können.

Unveränderlichkeit der Gruppenzugehörigkeit. Bereits in seiner ersten grundlegenden Arbeit „über Agglutinationserscheinungen normalen menschlichen Blutes“ hat LANDSTEINER festgestellt, daß die Gruppeneinteilung für den gesunden Menschen gilt und nicht das Produkt einer abgeänderten Reaktionslage des Körpers demonstriert. Später haben LANDSTEINER und RICHTER ausdrücklich betont, daß der einzelne Mensch seine Gruppenzugehörigkeit dauernd beibehält, ein Befund, der durch viele in der Folge erschienenen Arbeiten — neben LANDSTEINER vor allem von DECASTELLO, LATTES, HIRSCHFELD, SCHIFF und von FISCHER — immer wieder bestätigt werden konnte.

Diese Konstanz der Blutgruppe erscheint auch insofern als unumstößliche Tatsache, nachdem sich erwiesen hat, daß die Gruppenmerkmale nicht nur als Bestandteile der Blutkörperchen selbst, sondern auch fast aller anderen Körperzellen und Säfte auftreten. Es wäre unvorstellbar, daß zu verschiedensten Zeitpunkten die Gruppensubstanzen aus dem Körper verschwinden und neue vorher nicht vorhandene Strukturen im Körpergewebe entstehen sollten, denn damit müßte sich logischerweise der ganze übrige Chemismus des Körpers ebenfalls umstellen. Es ist deshalb nicht anzunehmen, daß es innere, vom Körper selbst ausgehende Ursachen gibt, die einen derartig ausgedehnten Umbau innerhalb der biochemischen Strukturen des Organismus zur Folge haben. Selbst schwerwiegende und den Körper in seinen Stoffwechselfunktionen schwer treffende Ereignisse können sich nicht in derartig grundlegender Art und Weise auf den Gesamtbestand der chemischen Aufbausubstanzen auswirken. Desgleichen sind innersekretorische

Momente abzulehnen, da die Gruppenverteilung auch unabhängig von den Geschlechtern verläuft und keine Beziehungen zum gonadotropen System aufweist. Darüber hinaus ist auch wohl keine Einwirkung derjenigen Hormonsysteme zu vermuten, von denen die Ausbalanzierung der Antigen-Antikörper-Reaktionen reguliert werden bzw. die bei immunisierenden und sensibilisierenden Prozessen in das Abwehrgeschehen eingreifen.

Angaben verschiedener Autoren, die eine Änderung der Blutgruppenstruktur eines Individuums durch äußerlichen Einfluß von Bestrahlungen, Medikamenten oder Erkrankungen beobachtet haben wollen, konnten den intensiven Nachuntersuchungen in keiner Weise standhalten. Die Befunde über diese angeblichen Änderungen der Blutgruppen sind wahrscheinlich darauf zurückzuführen, daß die Untersuchung der Gruppeneigenschaften nicht unter den Sicherheitsmaßnahmen stattgefunden haben, die heute als unerläßlich gelten. Insbesondere hat man es sehr oft unterlassen, Erythrozyten und Serum unabhängig voneinander zu prüfen, eine Maßnahme, die man heute noch mancherorts zu umgehen können glaubt. Am ehesten kann eine Änderung wohl dadurch vorgetäuscht werden, wenn es sich um ein physiologisch schwach entwickeltes Antigen handelt, wie wir es speziell bei der Gruppeneigenschaft A noch kennenlernen werden. Defekte Typen können unter Umständen ebenfalls zu der Auffassung über eine scheinbare Änderung der Blutgruppenzugehörigkeit führen, wenn eines Tages durch feinere Untersuchungsmethoden nachgewiesen wird, daß der früher anscheinend als O zu betrachtende Typ nunmehr plötzlich eine — wenn auch schwache — A-Form aufweist. Entsprechendes gilt auch für alle diejenigen Befunde, deren Bestimmung bereits längere Zeit zurückliegt und bei nachträglichen Kontrolluntersuchungen oder Neubestimmungen andere Ergebnisse aufweisen.

Einen indirekten, aber zwingenden Beweis dafür, daß im allgemeinen die Blutgruppe während des ganzen Lebens die gleiche bleibt, bildet die Tatsache der Blutgruppenvererbung. Bei der Untersuchung von Familien und von ganzen Populationen haben sich Gesetzmäßigkeiten finden lassen, die in dieser Art nicht bestehen könnten, wenn Blutgruppenänderungen auch nur annähernd mit der Häufigkeit auftreten würden, wie sie von manchen Autoren angegeben worden sind.

Gruppenzugehörigkeit und Konstitution. Untersuchungen über Zusammenhänge zwischen Blutgruppenmerkmalen und Körperkonstitution sind ebenfalls durchgeführt worden, haben aber bisher zu keinen Ergebnissen in negativem oder positivem Sinne geführt.

Aus der Tatsache, daß die Blutgruppen als vererbbare Eigenschaften eine durch ein Gen kontrollierte Eigenschaft darstellen, ergibt sich die — zunächst allerdings nur theoretische — Frage, ob nicht Körpereigenschaften bzw. Körperfunktionen bestehen, die von demselben Gen kontrolliert bzw. reguliert werden wie die Gruppeneigenschaft, ob also, wie der Genetiker sagt, zwischen verschiedenen anderen Merkmalen und der Blutgruppeneigenschaft Zusammenhänge im Sinne einer Pleiotropie bestehen. Diese Frage war lange Zeit offen, jedoch scheint sich in neuester Zeit dadurch eine Klärung anzubahnen, als die Gene des OAB-Systems und die Gene einer Körperfunktion, der Ausscheidung der OAB-Substanzen über die Erbeinheiten eines weiteren Blutkörperchenmerkmals, des sogenannten Lewis-Faktors, in komplexen Beziehungen miteinander stehen. Über diese Zusammenhänge wird noch zu sprechen sein.

Gruppenzugehörigkeit und Krankheit. Um die Frage zu entscheiden, ob zwischen verschiedenen Krankheiten und der Gruppenzugehörigkeit des Patienten Zusammenhänge bestehen, wurde eine ganze Reihe von Konstitutions-, Herz- und Infektionskrankheiten sowie Fälle von Arteriosklerose, Nephritis und bösartigen Geschwülsten herangezogen.

Solche Beziehungen wären dann gegeben gewesen, wenn die Träger eines bestimmten Blutgruppenmerkmals für gewisse Krankheiten besonders empfänglich gewesen wären. Verständlicherweise konnte ein solcher Überblick nur auf statistischem Wege gewonnen werden. Man ging dabei so vor, daß man die Blutgruppenverteilung bei bestimmten Kategorien von Erkrankungen mit der Verteilung bei Gesunden verglich. Im Verlaufe dieser Arbeiten wurde nicht selten aus relativ geringen Unterschieden Beziehungen zwischen einer bestimmten Blutgruppe und verschiedenen Krankheiten hergeleitet. Bei kritischer Betrachtung mußte aber aus der großen Zahl der angestellten Vergleiche der Schluß gezogen werden, daß ein solcher Zusammenhang doch nicht besteht. Man mußte vielmehr dem Untersuchungsmaterial entnehmen, daß die Blutgruppenverteilung bei Erkrankungen der verschiedensten Art keine andere ist als bei Gesunden. Besonders Renkonen und seine Mitarbeiter haben sorgfältige statistische Untersuchungen darüber geführt. Die Ergebnisse der von Sievers geprüften 17 373 Personen, unter denen sich 10 647 Gesunde und 6 726 Kranke befanden, zeigt eine Tabelle seiner wichtigsten Werte.

Tabelle 34. Blutgruppenverteilung bei einzelnen Krankheitsgruppen

	Anzahl	Blutgruppen in Proz.			
		O	A	B	AB
Gesunde	6726	32,63	43,58	17,16	6,63
Infektionskranke	1336	36,00	40,64	16,84	6,51
Lungenkatarrh	204	34,80	43,63	15,69	5,88
Lungenentzündung	421	34,68	40,14	16,86	8,31
Polyarthritis	243	32,51	42,80	18,11	6,58
Tuberkulöse	1048	29,48	44,85	17,56	8,11
Herzkranke	454	33,48	41,85	15,64	9,03
Nervenkranke	292	36,65	41,10	13,70	8,56
Leberkranke	125	32,80	44,80	16,00	6,40
Anämie	124	20,16	56,45	16,13	7,26
Karzinom + Sarkom	138	28,99	47,10	16,67	7,25
Arteriosklerose	223	34,08	39,91	19,28	6,72
Syphilis	632	34,17	39,84	18,43	7,56

In dieser Aufstellung weichen die Prozentwerte der Kranken im Vergleich zu denen der Gesunden im allgemeinen nicht sehr weit voneinander ab. Sind bemerkbare Unterschiede zu ersehen, dann sind aber auch die absoluten Zahlen so niedrig, daß man den Fehler der kleinen Zahl für das abnorme Ergebnis verantwortlich machen darf. Auch dort, wo der Fehler der kleinen Zahl keine Rolle spielt, können zwischen der Gruppenverteilung bei Patienten und vergleichsweise bei Gesunden Unterschiede vorliegen, die nicht auf eine besondere Beziehung zwischen Blutgruppe und Krankheit hinweisen müssen. Es kommt nämlich häufig vor, daß das Vergleichsmaterial in Wirklichkeit nicht streng vergleichbar ist, weil es eben doch nicht aus denselben Kreisen der Bevölkerung und demselben Landesteil stammt und somit eine Verschiebung der Blutgruppenverteilung in der Gesamtbevölkerung die Ursache für die Differenzen bilden kann.

Technische Einzelheiten bei der Bestimmung der klassischen Blutgruppen

Die Routinebestimmung. Neben der im ersten Hauptteil beschriebenen allgemeinen Technik sind bei der Bestimmung der OAB-Merkmale entsprechend ihren charakteristischen Eigenschaften verschiedene spezielle technische Einzelheiten zu beachten.

Die Isoantikörper innerhalb der klassischen Blutgruppen sind — von den Ausnahmen einer Immunisierungsfolge abgesehen — vollständige, also bivalente Agglutinine und reagieren dementsprechend mit ihren Antigenen in isotonischen, kristalloiden Lösungen. Aus diesem Grunde ist die physiologische Kochsalzlösung für die Untersuchungsmethoden der Blut*gruppen* die geeignete Suspensions-, Wasch- und Verdünnungsflüssigkeit. Die Einhaltung einer Optimaltemperatur ist nicht erforderlich, da die Reaktionskomponenten von Zimmer- bis Körpertemperatur mit der notwendigen Spezifität aufeinander einwirken. Es hat sich jedoch erfahrungsgemäß als zweckmäßig erwiesen, die Objektträgermethode bei Zimmertemperatur durchzuführen, den Röhrchenversuch dagegen in den Brutschrank zu bringen.

Man gewöhne sich von Anfang an daran, an einer bestimmten Schematik festzuhalten und zum Beispiel Seren grundsätzlich in der waagerechten Richtung zu pipettieren, Blutkörperchensuspensionen dagegen in der senkrechten, wie dies durchweg auch in dem vorliegenden Leitfaden durchgeführt wurde. Da bei den Reaktionen der OAB-Antigene und ihrer Antikörper sowohl die Objektträger- als auch die Röhrchenmethode zur Anwendung kommen kann, ist man an die Einhaltung einer ausschließlichen Technik nicht gebunden. Auf die Abfassung des Protokolls hat diese Tatsache keinerlei Einfluß, da die räumliche Anordnung der den Testpunkten im Objektträgerversuch entsprechenden Gläschen bei der Röhrchenmethode die gleiche ist. Der Unterschied besteht an sich nur in den zur Verwendung kommenden Mengen von Testserum, Blutkörperchenaufschwemmung und Untersuchungsblut, die bei der Objektträgermethode tropfenweise, bei der Röhrchenmethode in Quantitäten von je 0,1 ccm verwendet werden. Das Protokoll einer OAB-Routinebestimmung entspricht dem in Tabelle 32 angegebenen Muster.

		3%ige Testblutkörperchensuspension Gruppen								3%ige Blutkörperchensuspensionen der zu untersuchenden Proben mit der Tagebuch-Nr.															
		O		A		B		AB																	
		I	II	I	II	I	II	I	II	21	22	23	24	25	26	27	28	29	30	31	32	33	34	35	36
Testseren der Gruppen	O																								
	A																								
	B																								
	AB																								
Seren der zu untersuchenden Proben mit der Tageb-Nr.	21																								
	22																								
	23																								
	24																								
	25																								
	26																								
	usw.																								

Tabelle 35. Musterprotokoll einer Routinebestimmung der OAB-Gruppen mit gleichzeitiger Feststellung der Blutkörperchen und Serumeigenschaften

Abgesehen von der richtigen Beschriftung der eingeschickten Proben und der sorgfältigen Umfüllung der Blutbestandteile in einwandfrei vorbereitete Röhrchen lassen sich Irrtümer bei der Bestimmung dadurch ausschalten, daß man nicht nur einen einzigen Weg benutzt, sondern verschiedene Verfahren nebeneinander anwendet. Dazu gehört in erster Linie die getrennte Untersuchung auf Blutkörpercheneigenschaften *und* auf Serumeigenschaften. Außerdem besteht die Möglichkeit mehrerer Parallelversuche mit Testblut verschiedener Herkunft. Am sichersten und technisch am geläufigsten ist allerdings die Ausführung der Reaktion Aller gegen Alle, das heißt die Anstellung sämtlicher möglicher Untersuchungen, die sich aus dem Versuchsschema zwangsläufig ergeben — natürlich nur soweit das Serum reicht und nicht anderweitig benötigt wird.

Tabelle 36. Ergebnis einer Routinebestimmung von Blutproben auf OAB-Gruppeneigenschaften

		3%ige Testblutkörperchenaufschwemmung der Gruppen								3%ige Blutkörperchensuspensionen der zu untersuchenden Proben mit der Tagebuch-Nr.																Serumeigenschaften entsprechen der Gruppe
		O		A		B		AB																		
		I	II	I	II	I	II	I	II	21	22	23	24	25	26	27	28	29	30	31	32	33	34	35	36	
Testseren der Gruppen	O	—	—	4	4	4	4	4	4	3	—	4	4	4	—	—	4	—	4	4	—	—	4	4	—	
	A	—	—	—	—	3	4	4	3	—	—	—	—	—	—	—	4	—	4	4	—	—	—	—	—	
	B	—	—	4	4	—	—	4	4	3	—	4	4	2	—	—	—	—	3	—	—	—	4	4	—	
	AB	—	—	—	—	—	—	—	—	—	—	—	—	—	—	—	—	—	—	—	—	—	—	—	—	
Seren der zu untersuchenden Proben mit der Tagebuch-Nr.	21	—	—	—	—	4	4	4	4	—	—	—	—	—	—	—	4	—	4	4	—	—	—	—	—	A
	22	—	—	O	O	3	3	3	3	—!	—	—!	—!	—!	—	—	4	—	4	4	—	—	—!	—!	—	O!
	23	—	—	—	—	4	4	4	4	—	—	—	—	—	—	—	4	—	4	4	—	—	—	—	—	A
	24	—	—	—	—	4	4	4	4	—	—	—	—	—	—	—	4	—	4	4	—	—	—	—	—	A
	25	—	—	—	—	4	4	4	4	—	—	—	—	—	—	—	4	—	4	4	—	—	—	—	—	A
	26	—	—	4	4	4	4	4	4	4	—	4	4	4	—	—	4	—	4	4	—	—	4	4	—	O
	27	—	—	4	4	4	4	4	4	4	—	4	4	4	—	—	4	—	4	4	—	—	4	4	—	O
	28	—	—	4	4	—	—	4	4	4	—	4	4	4	—	—	—	—	4	—	—	—	4	4	—	B
	29	—	—	4	4	4	4	4	4	4	—	4	4	4	—	—	4	—	4	4	—	—	4	4	—	O
	30	—	—	—	—	—	—	—	—	—	—	—	—	—	—	—	—	—	—	—	—	—	—	—	—	AB
	31	—	—	4	4	—	—	4	4	3	—	4	4	4	—	—	—	—	4	—	—	—	4	4	—	B
	32	—	—	4	4	4	4	4	4	4	—	4	4	4	—	—	4	—	4	4	—	—	4	4	—	O
	33	—	—	4	4	4	4	4	4	4	—	4	4	4	—	—	4	—	4	4	—	—	4	4	—	O
	34	—	—	—	—	4	4	4	4	—	—	—	—	—	—	—	4	—	4	4	—	—	—	—	—	A
	35	—	—	—	—	4	4	4	4	—	—	—	—	—	—	—	4	—	4	4	—	—	—	—	—	A
	36	—	—	4	4	4	4	4	4	4	—	4	4	4	—	—	4	—	4	4	—	—	4	4	—	O
Blutkörperchenmerkmale entsprechen der Gruppe										A	O!	A	A	A	O	O	B	O	AB	B	O	O	A	A	O	

Die zu falschen positiven Ablesungen führenden Fehlerquellen (irreguläre und Kälteagglutinine, Pseudo- und Panagglutination) und ihre Vermeidung sind bereits ausführlich besprochen. Es sei aber besonders darauf hingewiesen, daß sich die Vermeidung falscher positiver Ablesungen vornehmlich durch die Mitverwendung von AB-Serum vermeiden läßt, das an sich als agglutininfreies Serum normalerweise keine Reaktionen ergibt, bei einem Mitreagieren deshalb immer auf das Vorhandensein von Fehlerquellen schließen läßt.

Falsche negative Ergebnisse können eigentlich nur bei der Serumkontrolle eintreten, da die Stärke des zu untersuchenden Serums nicht dem Ermessen des Prüfers unterliegt. Bei der Feststellung der Blutkörpercheneigenschaften treten solche Irrtümer immer dann auf, wenn die Testseren zu sehr gealtert sind und in ihrer Titerhöhe nachgelassen haben. Um dies zu vermeiden, sollten regelmäßig Nachuntersuchungen des Titers von Zeit zu Zeit durchgeführt werden und nur wirklich den Erfordernissen entsprechende Seren zur Verwendung kommen. Aber auch dann können ab und an durch eine individuelle

Antigenschwäche Blutkörperchen als negativ diagnostiziert werden, wie dies — wenn auch in sehr seltenen Fällen — bei den noch zu besprechenden Untergruppen der Gruppe A (bei den A_2- und A_3-Typen) möglich ist. Eine positive Reaktion kann auch dann der Beobachtung entgehen, wenn bei einem schwach wirksamen Serum oder ungewöhnlich wenig reaktionsfähigen Blutkörperchen die Agglutination verspätet eintritt, so daß sie innerhalb der üblichen Ablesungsfrist noch nicht deutlich erkennbar ist. Diese Gefahr kann bei der Reagenzglasmethode durch Zentrifugieren ausgeschaltet werden, wodurch der Eintritt der Reaktion sehr stark beschleunigt und das positive Sediment zu einem kräftig verklebten Klumpen verbacken wird.

Bei mitunter auftretenden Unstimmigkeiten wird man, abgesehen von den verschiedenen Fehlerquellen, auch an das Vorkommen selten auftretender sogenannter „Defekttypen" denken müssen, also Bluttypen, bei denen die gefundene Merkmalseigenschaft mit dem Befund der Serumeigenschaften nicht übereinstimmt.

Ein Beispiel ist in der Abbildung 36 aufgeführt, in der die dort protokollierte Blutprobe 22 gruppenmäßig ohne weiteres als O zu erkennen ist; es fehlt jedoch die zu diesem Blut gehörende Serumeigenschaft Anti-A (im Protokoll durch einen Kreis hervorgehoben), während die gleichzeitig zu erwartende Eigenschaft Anti-B in entsprechender Stärke vorhanden ist. Das Fehlen des Anti-A läßt sich durch den ganzen Versuch verfolgen, ein Zeichen, daß es sich tatsächlich um einen konstanten Befund handelt.

Auf die Untersuchung mit einem einzigen Testblut hin sollte ein Defekttypus noch nicht diagnostiziert werden. Meistens stellt sich bei Heranziehung anderer Testblutkörperchen heraus, daß das zunächst als fehlend angenommene Agglutinin etwas zu schwach war, um mit dem an sich ebenfalls schwachen Testblut zu reagieren. Ein in seinen antigenen Eigenschaften stärkeres Testblut läßt einen schwachen Antikörper sofort sichtbar werden. Defekte Typen werden insbesondere bei Neugeborenen, Säuglingen und alten Leuten beobachtet. Es ist empfehlenswert, bei der Feststellung einer solchen Abnormität hinter dem schriftlichen Befund ein Rufzeichen zu setzen, um damit zu zeigen, daß die Besonderheit bei der Untersuchung aufgefallen ist und zur Kenntnis genommen wurde.

Das oben erwähnte Auftreten von falschen Ergebnissen durch Rezeptorenschwäche führte zu besonderen Untersuchungen über das quantitative Verhalten der Blutkörpercheneigenschaften A und B und der dazugehörigen Isoagglutinine, sowie über ihre gegenseitigen Beziehungen. Selbstverständlich gelten die hier erwähnten Befunde nicht nur für das OAB-System, sondern prinzipiell auch für jedes andere Blutkörperchenmerkmal und seinen Antikörper. Der besondere Grund für die Aufführung der Untersuchungen an dieser Stelle liegt darin, daß Beobachtungen in dieser Richtung vorwiegend am Objekt des OAB-Systems ausgeführt worden sind und hier zu besonders deutlichen Ergebnissen geführt haben. Unter einer größeren Zahl von Gruppenbestimmungen mit verschiedenen Seren und Erythrozytenproben findet man in der Stärke der Reaktionen stets erhebliche Unterschiede. Die Agglutination beginnt bei einer Probe unter Umständen sehr früh und mit erheblicher Stärke von Anfang an. Bei einer anderen Probe aber kann sie auch zunächst ausbleiben, erst später eintreten und dennoch die gleiche Stärke der vorherigen Reaktion erreichen. Sie kann aber auch schwach bleiben. Unterschiede zeigen sich auch bei den Untersuchungen, bei denen geprüft wird bis zu welchen Serumverdünnungsgraden verschiedene Blutkörperchenproben noch eine deutliche Reaktion ergeben. Es ist selbstverständlich, daß bei solchen Versuchen die Methode von großem Einfluß auf das Ergebnis ist, und daß nur solche Ergebnisse auch wirklich vergleichender Weise verwertet werden können, die mit einer bestimmten und gleichbleibenden Technik und unter Heranziehung der gleichen Kontrolle ausgeführt werden. Dies betrifft in erster Linie die Titerangabe von Seren, die ohne Angabe näherer Einzelheiten an anderen Orten kaum verwertet werden können.

Solche Schwankungen der Reaktionsstärke können, bedingt durch die innigen Beziehungen zwischen Antigen und Antikörper, zum Teil vom Serum, zum Teil von den Blutkörperchen abhängig sein. Unter Berücksichtigung evtl. notwendig werdender quantitativer Messungen ist es deshalb ratsam, für genauere Untersuchungen stets die beiden in einer Reaktion aufeinander treffenden Komponenten unverändert zu halten.

Es darf nicht vergessen werden, daß die zur Verfügung stehenden Auswertungstechniken noch sehr grob sind, wie überhaupt brauchbare quantitative Methoden mit ganz wenigen Ausnahmen in der Blutgruppen- und Blutfaktorenserologie fehlen. Diese methodischen Verhältnisse sind der Hauptgrund für die Schwierigkeiten bei der Feststellung stärkerer Unterschiede in der Empfindlichkeit sowohl von Seiten des Blutkörperchenmerkmals als auch von Seiten der Serumeigenschaft. Sind es demnach einerseits nicht abstellbare technische Mängel, die zu nur bedingt brauchbaren Ergebnissen führen, so spielen andererseits auch Momente ein Rolle, die zwar einen nicht zu unterschätzenden Einfluß auf den Versuch ausüben, aber in ihrer beeinträchtigenden Wirkung ausgeschaltet werden können, wenn man sie erkannt hat. Hierher gehört vor allem das sogenannte „Alter" des Versuchsmaterials, ein ganz spezielles Charakteristikum hauptsächlich der biologischen Stoffe. Man versteht darunter die Zeit, die zwischen der Entnahme des Materials und der Verwendung im Versuch verflossen ist. Auch dieser Begriff ist an sich relativ, umfaßt er doch nur eine von einem mechanischen Meßgerät angegebene Zeitspanne, innerhalb der ein und derselbe biologische Vorgang an verschiedenen Proben ganz unterschiedlich ablaufen kann. Hierher gehört auch die Temperatur, die in ihrer Wirkung auf das Versuchssystem eine große Rolle spielt und — die Erfahrung zeigt es immer wieder — auch das jeweilige Wetter beeinflußt gerade die Empfindlichkeit biochemischer Reaktionskomponenten, im besonderen Blutkörperchenagglutinogene und Serumagglutinine in hohem Maße. Auch wenn einige hierher gehörende Momente nur bedingt ausschaltbar sind, so sollte wenigstens der Versuch dazu gemacht werden, um auf diese Weise die Einwandfreiheit der Ergebnisse zu erhöhen.

Betrachten wir zunächst die Unterschiede der individuellen Empfindlichkeit an den Erythrozyten.

Dazu werden in ihrer Dichte möglichst genau ausgeglichene Blutkörperchensuspensionen einer größeren Zahl von Individuen gegen ein und dasselbe serologisch verdünnte Testserum ausgewertet, wobei jedoch zu beachten ist, daß für die jeweilige Eigenschaft (A oder B) ein entsprechendes Testserum verwendet werden muß.

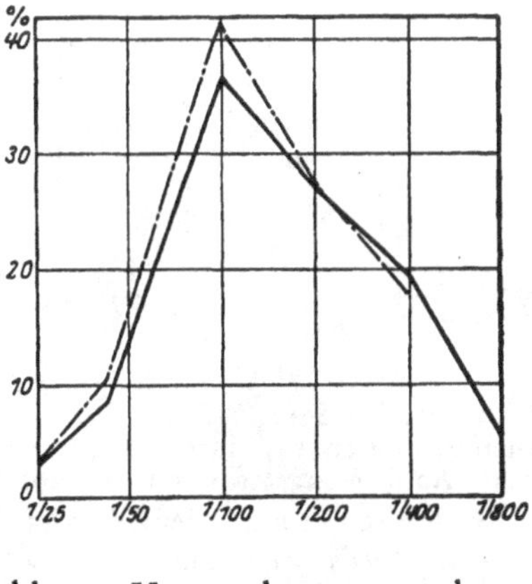

Abb. 57. Variationskurve der Agglutinationsempfindlichkeit von Blutkörperchen der Gruppe A und B (—·—·—) mit entsprechenden Isoantikörpern (nach SCHIFF und HÜBENER)

Die Ergebnisse einer möglichst großen Zahl von Untersuchungen werden gesammelt und in einer Kurve graphisch dargestellt.

Wenn man bedenkt, daß in der dargestellten Kurve die Abstände zweier Punkte beim Fortschreiten von links nach rechts jedes Mal die Verdoppelung der Empfindlichkeit bedeuten, so fällt eine sehr große Variationsbreite auf. Schaltet man jedoch möglichst weitgehend die verschiedenen erwähnten Fehlermöglichkeiten aus, so wird die Schwankungsbreite wesentlich schmäler. Trotzdem bleibt sie jedoch innerhalb eines Rahmens, der ohne weiteres die Differenzen in der Reaktionsstärke der einzelnen Erythrozytenproben erkennen läßt. Ob sich diese Differenzen in der Reaktionsstärke verschiedener Blutkörperchenproben direkt mit der unterschiedlichen Antigenstärke der betreffenden Erythrozyten identifizieren lassen, bedarf noch der eingehenden Nachprüfung, da hier Fragen mit hereinspielen, deren Erörterung in diesem Rahmen zu weit führen würde.

Ähnliche Verhältnisse ergeben sich auch, wenn man zahlreiche Seren einheitlich gegen ein- und dieselbe Erythrozytensuspension titriert und die Ergebnisse ebenfalls in Kurven graphisch darstellt.

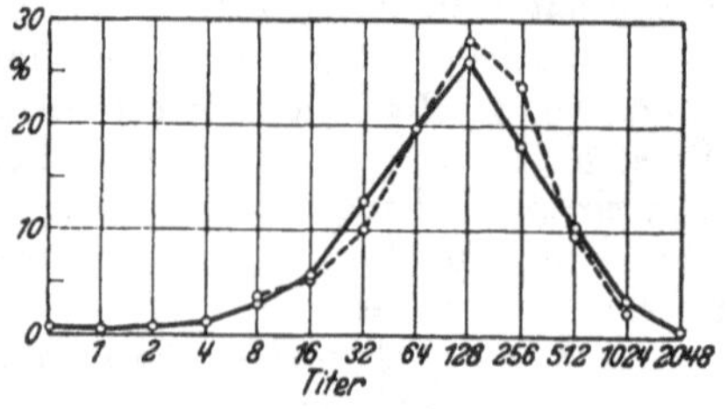

Abb. 58. Kurve für die prozentuale Verteilung von Titern für das Agglutinin Anti-A in Gruppe O (740 Titer) ——— und in Gruppe B (204 Titer) — — — (Nach KETTEL und THOMSEN)

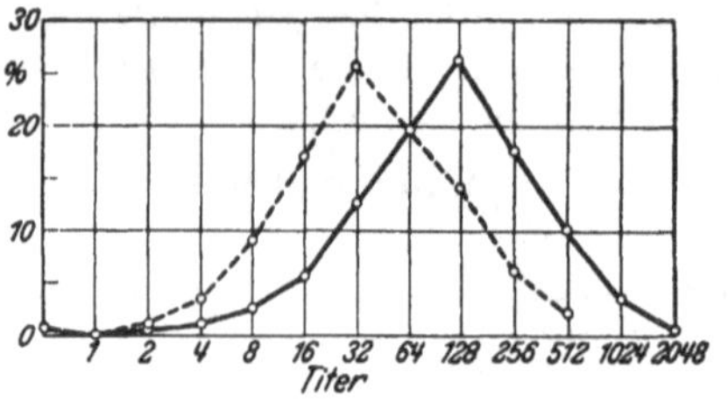

Abb. 59. Kurve für die prozentuale Verteilung der Titer für die Agglutinine in Gruppe O. Anti-A (740 Titer) ———, Anti-B (740 Titer) — — —. (Nach KETTEL und THOMSEN)

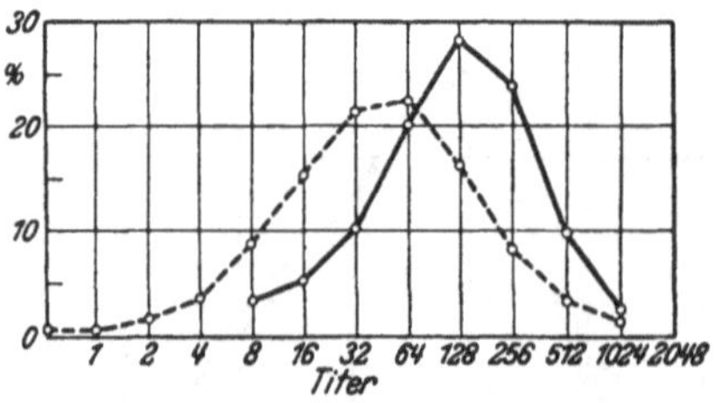

Abb. 60. Kurve für die prozentuale Verteilung von Titern für das Agglutinin Anti-B in der A-Gruppe (758 Titer) ——— und Anti-A in der B-Gruppe (204 Titer) — — —. (Nach KETTEL und THOMSEN)

Die auszuwertenden Seren werden einzeln in einer eigenen Verdünnungsreihe verdünnt und in den jeweiligen Stufen mit einer einheitlichen Suspension von Blutkörperchen mit dem korrespondierenden Antigen zur Reaktion gebracht.

Neben der breiten Basis, die sich zum Unterschied gegenüber der Blutkörperchenempfindlichkeit durch Einengung der Versuchsbedingungen nicht verschmälern läßt, weisen die Kurven noch zwei besondere andere Merkmale auf: Eine typische Eingipfeligkeit und einen deutlichen Unterschied zwischen den beiden Agglutininen für A und B. Im

Durchschnitt sind die ersteren stärker. Dieses Verhalten ist zwar von der Empfindlichkeit der gewählten Testerythrozyten abhängig, ergibt aber in jedem Falle trotzdem ein typisches Kurvenbild, da die Seren bei Verwendung anderer Testblutkörperchen immer wieder einer gleichen, wenn auch von Fall zu Fall mehr oder weniger starken Reaktionseinheit gegenüberstehen.

In logischer Weiterentwicklung der eben beschriebenen Versuche über die Relationen zwischen Antigen und Antikörper gelangt man zu einem besonderen und wesentlichen Gebiet innerhalb des OAB-Systems, zu den Untergruppensystemen.

Untergruppensystem A_1/A_2. v. DUNGERN und HIRSCHFELD haben bereits 1911 erstmals charakteristische Unterschiede innerhalb der Blutgruppe A und des A-Teiles der Gruppe AB auf Grund von Adsorptionsversuchen beschrieben. Sie fanden, daß sich die Seren solcher Menschen, deren Blut das B-Merkmal aufweist, die also entsprechend der LANDSTEINERschen Regel Anti-A besitzen, untereinander verschieden verhalten. Bei ihren Versuchen fanden sie drei Seren, die diese Unterschiede besonders deutlich zeigten.

Schon in der Routinetechnik fallen neben den oben beschriebenen und sich innerhalb bestimmter Grenzen haltenden Differenzen der Reaktionsstärke speziell innerhalb der Blutgruppe A verschiedene Blutproben auf, die im Vergleich zu anderen A-Spezimen wesentlich schwächer reagieren. Wertet man diese Blutkörperchen quantitativ gegen ein Anti-A-Serum aus, so findet man, daß der Titer dieses Serums mit den schwach agglutinierenden A-Blutkörperchen viel niedriger ist, als mit normal reagierenden Blutkörperchen. Man kann diese beiden Sorten von A-Blutkörperchen auf Grund dieses Befundes als A „schwach" und A „stark" oder, wie es von v. DUNGERN und HIRSCHFELD angeregt wurde, als A „klein" und A „groß" bezeichnet. Heute spricht man ganz allgemein von den Untergruppen A_1 und A_2, wobei mit A_1 das „große" oder „starke" A und mit A_2 das „kleine" oder „schwache" A gemeint ist. Neben diesem Titerunterschied besitzen die beiden Untergruppen noch ein weiteres Unterscheidungsmerkmal. Vermischt man Erythrozyten der mit A_1 bezeichneten Untergruppe mit einem Serum der Gruppe B, so wird das Agglutinin Anti-A vollständig adsorbiert. Nach Abzentrifugieren der Erythrozyten hat das Serum die Fähigkeit verloren, Menschenblutkörperchen der Gruppe A zu agglutinieren. Die andere Untergruppe vom Typus A_2 zeigt ein anderes Verhalten. Sie besitzt ein elektives Bindungsvermögen für eine bestimmte Fraktion der Anti-A-Seren, denn ihre Blutkörperchen adsorbieren daraus nur die für ihren eignen Typus spezifischen Agglutinine. Die Blutkörperchen des Typs A_1 werden dagegen auch von dem durch die Adsorption vorbehandelten Serum noch weiter agglutiniert.

Der Typus A_2 ist seltener als der Typus A_1. Nach COCA und KLEIN gehören etwa 25 % der A-Individuen der Untergruppe A_2 an. AKUNE fand für das Gebiet von Berlin bei 700 untersuchten Personen der Gruppe A den schwachen Typus in 20 % der Fälle. Ähnliche Werte erzielte auch KLOPSTOCK in Heidelberg. Diese Beobachtungen sind später von SCHÜTZE, GUTHRIE und HUCK und seither von vielen anderen Autoren bestätigt worden.

Ebenso wie die Gruppenzugehörigkeit bleibt auch die Zugehörigkeit zu dem speziellen A-Typ während des Lebens konstant. SCHIFF rechnet jedoch damit, daß der schwächere A_2-Typus beim Neugeborenen und jüngeren Säugling zunächst noch sehr wenig ausgeprägt ist und sich unter Umständen der Beobachtung entzieht.

Der auffälligste serologische Unterschied zwischen den beiden A-Eigenschaften liegt also darin, daß die Eigenschaft bei A_1 stark und A_2 schwach ist. Dieser Unterschied zeigt sich schon technisch im Verhalten der A_1-Blutkörperchen, die erstens leichter agglutinabel sind als A_2-Blutkörperchen, zweitens mehr Anti-A-Agglutinin binden als die schwache Untergruppe und drittens das Anti-A-Agglutinin fester binden als diese. Diese Tatsachen kommen sehr gut aus dem Adsorptionsschema der Abbildung nach THOMSEN, FRIEDENREICH und WORSAAE zum Ausdruck.

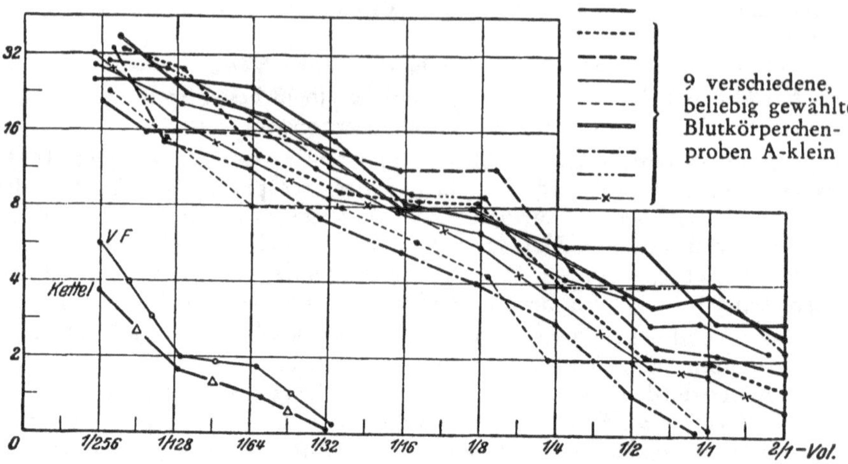

KETTEL VF } 2 beliebig gewählte Blutkörperchenproben A-groß.

Abb. 61. Unterscheidung der Untertypen A-groß (A_1) und A-klein (A_2) im Absorptionsversuch. Abszisse: Steigende Blutkörperchenmengen. Ordinate: Steigende Serumtiter

Die Kurven rechts oben kennzeichnen den Typus A-klein: bei Absorption mit steigenden Blutkörperchenmengen A-klein wird der Titer eines Agglutinins anti-A nur langsam herabgesetzt. Die Kurven links unten: Absorption mit kleinen Blutkörperchenmengen setzt den Agglutinintiter stark herab. (Nach THOMSEN, FRIEDENREICH und WORSAAE)

Die Erörterung darüber, ob zwischen A_1 und A_2 neben einer quantitativen Differenz auch noch qualitative Unterschiede bestehen, werden auch heute noch eifrig diskutiert und vorläufig wohl auch nicht zu einem endgültigen Abschluß gebracht werden können, da diese eine Frage nur einen ganz schmalen Sektor eines ausgedehnten Fragenkomplexes darstellt, über den noch eingehend zu sprechen sein wird.

Bleiben wir zunächst bei der Annahme einer quantitativen Differenz, so ist ohne weiteres die Vermutung berechtigt, daß die Eigenschaft A bei den einzelnen Individuen in verschiedenen Mengen vorhanden ist, die eine Unterscheidung von Untergruppen mit viel Substanz (A_1) und mit weniger Substanz (A_2) ermöglichen. Darüber hinaus lassen sich auch theoretisch Blutproben vermuten, die noch weniger A-Substanz aufweisen als die Untergruppe A_2 besitzt. Diese Vermutung fand — wenn auch relativ spät — ihre Bestätigung, als FISCHER und HAHN 1935 ein Blut beschrieben, bei dem sich die Blutkörperchen durch eine so ausgesprochene Schwäche der unmittelbar nachweisbaren Funktionen des A-Rezeptors auszeichneten, wie sie bisher noch nirgends angetroffen wurde. Die Agglutinabilität der zur Gruppe A gehörenden Blutprobe war noch geringer als diejenige von vergleichsweise herangezogenen Proben der Gruppe A_2B. Bemerkenswert war auch der Umstand, daß dieses schwache A-Merkmal leichter durch Immunseren und Seren der Gruppe O als durch Seren der Gruppe B nachgewiesen werden konnte. 1936 fand FRIEDENREICH in Dänemark ebenfalls Blutproben mit sehr schwacher A-Eigenschaft, die er als A_3 bezeichnete. Die A_3-Blutkörperchen wurden, wie bei der von FISCHER und HAHN beschriebenen Eigenschaft von manchen auch stark wirksamen

Anti-A-Seren überhaupt nicht oder nur sehr schwach verklumpt. GAMMELGAARD und MARCUSSEN konnten 1940 unter 60 000 Blutproben eine sehr schwache A-Eigenschaft nachweisen, die sie mit der Bezeichnung A_4 belegten, weil sie noch schwächer als das bereits bekannte A_3 erschien. HIRSZFELD und AMZEL fanden im gleichen Jahre ebenfalls eine dermaßen schwache A-Eigenschaft, daß sie bei der Veröffentlichung dieses Befundes vorschlugen, neben A_2 und A_3 auch die Bezeichnung A_4 und A_5 zu verwenden. Über die Beobachtung weiterer schwacher und sehr schwacher A-Eigenschaften berichteten gleichfalls MORAWIEKI, WIENER und SILVERMANN sowie KAMMANN.

Um diese einzelnen Typen korrekt unterscheiden zu können, wurden von HIRSZFELD und AMZEL Maßstäbe bzw. Kennzeichen angegeben. Demnach sind Blutproben zu bezeichnen als

A_3-Blut: wenn die Agglutinabilität vergleichsweise ebenso stark ist wie bei A_2B-Blutkörperchen,

A_4-Blut: A-Blutkörperchen, die nur selten von Isoagglutinin-Anti-A verklumpt werden, dagegen häufiger, wenn auch nur schwach durch O-Seren. Im Serum solcher A_4-Blute tritt ein Anti-A-Isoagglutinin noch nicht auf, Anti-B ist vorhanden.

A_5-Blut: Die A-Eigenschaft ist agglutinatorisch kaum oder überhaupt nicht nachzuweisen. Sie erfolgt durch Adsorption oder eine andere feine Methode. Biologisch ist das A-Merkmal so schwach, daß es die Bildung von Anti-A-Isoagglutinin im selben Serum nicht mehr zu verhindern vermag. Das A_5-Blut entspricht entweder einem defekten O ohne Anti-A oder einem O-Blut mit normalem Anti-B und sehr schwachem Anti-A.

Die Auffindung von 5 Stufen der Gruppe A, von denen die Untergruppe A_1 weitaus den größten Prozentsatz ausmacht, ließ auch die Frage auftauchen, ob die Gruppe A_1 in sich homogen ist, oder ob sie sich ebenfalls aufteilen läßt, das heißt, ob es unter den A_1-Bluten wieder stärkere und schwächere Formen gibt, sowie dem eben beschriebenen zufolge auch starke, schwache und ganz schwache A_2-Blute existieren. Mit einem Wort: besteht ein kontinuierlicher oder auch ein schrittweiser Übergang von einem stärksten Typ der Untergruppe A_1 bis zum schwächsten der Untergruppe A_5?

Auch hier führten HIRSZFELD und AMZEL Versuche durch und fanden, daß tatsächlich gewisse Abstufungen in der Rezeptorenstärke feststellbar sind und eine Einteilung in Aj, Ar und Am ermöglichen. Endlich wurde diese Reihe von Untergruppen noch durch einen Typ A_c vervollständigt, der das Vorhandensein eines Maximums an Substanz demonstrieren sollte, so daß die Reihe nunmehr von

$$\begin{array}{l} A_c \\ \quad \text{über} \\ A_1 \left\{ \begin{array}{l} A_j \\ A_r \\ A_m \end{array} \right. \\ A_2 \\ A_3 \\ A_4 \\ A_5 \\ \text{bis } O \end{array}$$

führte, also bis zu einem theoretischen Endglied, das der stetigen Verminderung der A-Substanz entsprechend keine A-Substanz mehr aufweist und als O-Blut imponiert. Auf die theoretischen Folgerungen dieser Aufstellung muß an anderer Stelle nochmals zurückgegriffen werden.

Zur Vervollständigung der Angaben über die Untergruppensysteme innerhalb des OAB-Systems sei erwähnt, daß auf der gleichen Basis wie bei der Gruppe A auch für die Gruppe B besonders von HIRSZFELD und AMZEL eine Untergruppierung versucht worden ist. Allerdings hatten diese Versuche kein durchschlagendes Ergebnis, wenn die Verfasser auch für die Warschauer Bevölkerung eine Untergruppenverteilung in Bezug auf das Merkmal B aufgestellt haben. Nach den bisher bekanntgewordenen Untersuchungen läßt sich jedoch sagen, daß, wenn es überhaupt zu einer Untergruppierung der Gruppe B kommen sollte, diese anscheinend eher von bestimmten Anti-B-Agglutininen ausgelöst werden kann.

Einzig und allein mit der quantitativen Differenz läßt sich die Frage der Untergruppierung innerhalb der Gruppe A jedoch nicht lösen, denn man macht bei der Durchführung der Methodik immer wieder die Erfahrung, daß — wie noch gezeigt werden wird — tatsächlich auch qualitative Faktoren mitwirken. So haben LANDSTEINER und LEVINE irreguläre, hauptsächlich bei niederen Temperaturen wirksame Isoagglutinine beschrieben, welche elektiv den einen oder den anderen der beiden A-Typen agglutinierten, die sogenannten Agglutinine Anti-A_1 und Anti-A_2. Das Anti-A_2 kommt bei Menschen recht selten vor, zumeist wirkt es gleichzeitig auch auf O-Blutkörperchen, was auf eine engere Beziehung der Eigenschaft A_2 zu O hinweist. In Erkenntnis der Notwendigkeit qualitativer Differenzierung der Untergruppen entwickelte deshalb PONSOLD ein Untersuchungsverfahren, das er als Erschöpfungsmethode bezeichnete, welches für das Vorliegen qualitativer Differenzen zwischen A_1 und A_2 spricht. PONSOLD geht dabei von der Überlegung aus, daß bei einem Vorliegen nur quantitativer Unterschiede ein Anti-A-Serum auch durch mehrmalige Absättigung mit einem A_2-Blut vollkommen adsorbiert werden müßte, wie dies aus den Adsorptionsversuchen von THOMSEN, FRIEDENREICH und WORSAAE hervorgeht. Beim Vorliegen qualitativer Differenzen allerdings dürfte eine solche Erschöpfung nicht eintreten, da A_2-Blutkörperchen aus einem Anti-A-Serum nur die Agglutinin-Bestandteile adsorbieren können, die speziell gegen das A_2-Blut als solches gerichtet sind. Sind diese Bestandteile einmal entfernt, so können nur diejenigen Antikörper zurückbleiben, die spezifisch keine Homologie zu A_2-Blutkörperchen aufweisen und müssen demnach auch dann erhalten bleiben, wenn ein solches Serum mehrmals mit A_2-Sediment abgesättigt wird.

Betrachtet man die Untergruppen der Gruppe A ausschließlich serologisch, so kann man sie natürlich mit einer gewissen Berechtigung als verschieden geartete Faktoren einer serologischen Einheit ansehen, denn sie besitzen alle die Eigenschaft, mit einem Anti-A-Serum in Reaktion zu treten. Betrachtet man sie hingegen genetisch, so müssen sie voneinander unabhängig und untereinander gleichberechtigt sein, das heißt, jede Stufe, ob es sich nun um A_1, A_2, A_3 usw. handelt, stellt für sich eine selbständige Erbeinheit, ein im Sinne einer Mutation verändertes Gen dar, also ein Allel, das jedes andere gruppenspezifische Allel vollwertig zu vertreten in der Lage ist. Bezüglich der Dominanz und Rezessivität allerdings herrscht das Gesetz, daß das schwächere Allel gegenüber dem stärkeren Gen stets rezessiv ist und von diesem überdeckt wird. Diese Anschauungen hatte bereits THOMSEN vertreten, als er 1932 seine Vier-Gen-Theorie aufstellte. Aus dieser Vier-Gen-Theorie ist allerdings inzwischen durch die Entdeckung der beschriebenen übrigen Untergruppen eine Mehr-Gen-Theorie entstanden, die aber in keiner Weise an den von BERNSTEIN aufgestellten Gesetzen zweifeln läßt, sie vielmehr nur ergänzt durch die von ihm schon damals geforderte Mutationstheorie der am selben Ort lokalisierten Allele. Unter Berücksichtigung dieser Tatsachen sind genetisch gesehen die aus der Tabelle zu entnehmenden Phänotypen und Genotypen möglich.

Neben dem großen theoretischen Interesse auf genetischem und anderen Gebieten besitzen die A_1/A_2-Untergruppen auch bei der Bluttransfusion und der Unverträglichkeit zwischen Mutter und Kind gewisse Bedeutung. Bei der Transfusion zum Beispiel ist es möglich, daß ein Patient der Untergruppe A_2 angehört, durch die Übertragung von A_1-Blut sensibilisiert wird und einen Antikörper von der Spezifität eines Anti-A_1 bildet. Dieser führt bei einer eventuellen erneuten Transfusion von A_1-Blut unter Umständen zu einer Hämolysereaktion. Auch der umgekehrte Fall soll möglich sein, also die Sensibilisierung eines A_1-Empfängers durch Spenderblut eines A_2-Spenders. Auch hier würde eine erneute Spende von A_2-Blut zu einer Transfusionsstörung führen. Diese Reaktionen

Tabelle 37. Schema der möglichen Genotypen bei Vorhandensein einer erscheinungsbildlichen A-Eigenschaft

Phäno-typen	Genotypen							
A_c	A_cA_c	A_cA_1	A_cA_2	A_cA_3	A_cA_4	A_cA_5	A_cO	—
A_1	—	A_1A_1	A_1A_2	A_1A_3	A_1A_4	A_1A_5	A_1O	—
A_2	—	—	A_2A_2	A_2A_3	A_2A_4	A_2A_5	A_2O	—
A_3	—	—	—	A_3A_3	A_3A_4	A_3A_5	A_3O	—
A_4	—	—	—	—	A_4A_4	A_4A_5	A_4O	—
A_5	—	—	—	—	—	A_5A_5	A_5O	—
A_1B	—	—	—	—	—	—	—	A_1B
A_2B	—	—	—	—	—	—	—	A_2B
A_3B	—	—	—	—	—	—	—	A_3B
A_4B	—	—	—	—	—	—	—	A_4B
A_5B	—	—	—	—	—	—	—	A_5B

sind allerdings sehr selten, genau so selten wie dieselben Verhältnisse bei gegebener Kombination zwischen Mutter und Kind zu einer Sensibilisierung führen können, wenn also eine Erythroblastose auf Grund einer Untergruppendifferenz zustande kommt. Es kann dies dann der Fall sein, wenn die Mutter als A_2 geprägt durch einen A_1-Feten zur Bildung eines Anti-A_1 veranlaßt wird und umgekehrt. Diese Bedeutung im Rahmen der Klinik macht es empfehlenswert, die Untergruppen innerhalb der Gruppe A zu berücksichtigen. Denn allein schon das Wissen, einem Menschen durch die Außerachtlassung dieser Untersuchung möglicherweise schaden zu können, müßte zur Durchführung dieser Untersuchungsmethode verpflichten.

Vom Standpunkt der Technik aus gesehen, wird hier nur die gebräuchlichste und wichtigste Methode besprochen, nämlich die Bestimmung des A_1-Merkmals durch ein sogenanntes Anti-A_1-Serum. Die Bestimmung der Untergruppen durch eine zweite Methode mit einem sogenannten Anti-O-Serum sei hier weggelassen, da diese Methode auch heute noch trotz intensiver Bearbeitung vorerst als zweifelhaft bezeichnet werden muß.

Entsprechend dem Vorgehen von v. DUNGERN und HIRSCHFELD wird ein B- oder ein O-Serum an eine bestimmte Menge eines A_2B-Blutkörperchen-Sedimentes adsorbiert; danach agglutiniert das Serum nur noch A_1- und nicht mehr A_2-Blutkörperchen. Dies erklärt sich nach der Auffasung dadurch, daß das A-Agglutinin in B- und O-Seren aus zwei Fraktionen zu bestehen scheint, von denen die eine sowohl A_1- als auch A_2-Blutkörperchen agglutiniert, die andere dagegen, Anti-A_1 genannt, nur gegenüber A_1-Blutkörperchen wirksam ist. Die Tatsache, daß beide Gruppen die Fähigkeit besitzen, mit einem Anti-A zu reagieren, wäre als Verwandtschaftsreaktion im Sinne eines gemeinsamen Partialrezeptors (EHRLICH) aufzufassen, während die Eigenschaft getrennt voneinander mit einem Anti-A_1 zu reagieren bzw. nicht zu reagieren auf eine ausgesprochene Spezifität zurückzuführen ist.

Die Erkenntnis, daß zur Herstellung von Anti-A_1-Seren nicht alle B- und O-Seren in gleicher Weise geeignet sind, macht es erforderlich, Seren, die für diesen Zweck vorgesehen sind, auf ihre Eignung vorzutesten. Dazu titriert man das betreffende Serum sowohl gegen A_1- als auch gegen A_2-Blutkörperchenaufschwemmung. Besonders geeignet sind, um dies vorwegzunehmen, solche Seren, die bei der Austitrierung zwischen A_1- und A_2-Blutkörperchen möglichst große Titerdifferenzen aufweisen.

Tabelle 38. Versuchsprotokoll der Vortestung eines Anti-A-Serums zur Auswahl für die Herstellung brauchbarer Anti-A_1-Abgüsse

0,1 ccm eines B-Serums nativ, fallend, verdünnt	0,1 ccm einer 3%igen Blutkörperchenaufschwemmung der Gruppen				0,1 ccm eines O-Serums, nativ fallend, verdünnt	0,1 ccm einer 3%igen Blutkörperchensuspension der Gruppen			
	O	A_1	A_2	B		O	A_1	A_2	B
1	—	3	3	—	1	—	3	3	3
1/2	—	3	3	—	1/2	—	3	2	3
1/4	—	3	2	—	1/4	—	3	1	3
1/8	—	2	2	—	1/8	—	3	—	2
1/16	—	2	1	—	1/16	—	2	—	2
1/32	—	2	—	—	1/32	—	2	—	1
1/64	—	1	—	—	1/64	—	1	—	—
Na Cl-Kontr.	—	—	—	—	Na Cl-Kontr.	—	—	—	—

Es ist also ein Serum umso geeigneter, je stärker A_1-Blutkörperchen von ihm agglutininert werden bzw. je schwächer gleichzeitig die Agglutination gegen A_2-Blutkörperchen ausfällt. Hat man durch diese Vortestung ein geeignetes Testserum gefunden, so erfolgt nunmehr die eigentliche Adsorption und die Herstellung eines Anti-A_1-Abgusses.

Zu 2 ccm eines zu adsorbierenden und bereits inaktivierten Anti-A-Serums mit einem Anti-A_2-Titer bis zu 1 : 16 gibt man 1 ccm eines zweimal gewaschenen und dicht zentrifugierten Sediments bekannter A_2-Blutkörperchen. Die Adsorption selbst kann auf verschiedene Weise durchgeführt werden, einmal im Brutschrank bei 37 Grad unter gelegentlichem Aufschütteln und einer Adsorptionszeit von 30 Minuten. Zum anderen Mal kann sie auch — bei allerdings längerer Adsorptionsdauer — bei Zimmertemperatur durchgeführt werden. Nach der Adsorption wird die Mischung zentrifugiert und das überstehende Serum vom Sediment abgegossen. Von dem Abguß wird nun eine Verdünnungsreihe hergestellt und gegen A_1- und A_2-, sowie gegen O- oder B-Blutkörperchensuspension getestet. Der Abguß ist brauchbar, wenn er gegen A_1-Blutkörperchen deutlich in mehreren Stufen reagiert, A_2-Blutkörperchen jedoch nicht mehr agglutiniert. Die Prüfung des Abgusses auf Wirksamkeit und Spezifität soll unbedingt mehreren bekannten A_1- und A_2-Spezimen, jedoch nicht gegenüber dem Adsorptionsblut selbst erfolgen. Zeigt das adsorbierte Serum noch eine geringe Wirkung gegen A_2, so muß an eine entsprechend geringfügige Menge A_2-Sediment nachadsorbiert werden. Es wird der Abguß also nochmals mit einer entsprechenden Sedimentmenge von A_2-Blutkörperchen gemischt, wieder unter gelegentlichem Schütteln stehengelassen und im Anschluß daran abermals zentrifugiert. Der Abguß ist erneut auf Wirksamkeit und Spezifität zu testen.

Es muß jedoch darauf hingewiesen werden, daß solche Angaben nur als relative Anhaltspunkte und nicht als absolute Maßstäbe dienen können, da sowohl die betreffenden Seren als auch die Blutkörperchen, die bei der Adsorption zur Verwendung kommen, in dieser Beziehung unterschiedliche Eigenschaften aufweisen können. So kann man unter Umständen aus einem bestimmten Serum mit einem entsprechenden A_2-Sediment bei relativ kurzer Adsorptionszeit bei Zimmertemperatur bessere Abgüsse erzielen als mit demselben Gemisch bei 37 Grad. Umgekehrt kann wieder eine andere Mischung bei Zimmertemperatur schlechte Ergebnisse liefern und trotzdem bei Anwendung der Brutschrankmethode einen ausgezeichneten A_1-Abguß ergeben. Um solche zeitraubenden Experimente zu vermeiden, ist es zweckmäßig, sowohl über die Seren als auch über die Blutkörperchen, mit denen gute Abgüsse gewonnen werden konnten, genau Buch zu führen und bei erneuter Herstellung von Anti-A_1-Seren immer wieder auf diese bekannten Blutproben zurückzugreifen. Dadurch läßt sich gleichzeitig erreichen, daß die Einheitlichkeit der A_1/A_2-Differenzierung wenigstens im eigenen Laboratorium auf weite Zeitabschnitte hinaus gewahrt bleibt.

Es gehört zu den frühzeitigen Erkenntnissen der Blutgruppenserologie, daß zwischen der A-Substanz des Menschen und gewissen Substanzen von Hammelblutkörperchen eine sogenannte Rezeptorengemeinschaft besteht. SCHIFF und ADELSBERGER haben bereits 1924 angegeben, daß zwischen der A-Eigenschaft des Menschen und den Blutkörperchen des Hammels eine gemeinsame Komponente besteht, die sie AI nannten. Dieses AI hat nichts zu tun mit der Untergruppe A_1. Es soll nur besagen, daß sowohl an menschlichen Blutkörperchen als auch an den Erythrozyten des Hammels Substanzen vorhanden sind, die eine A-Spezifität aufweisen. Immunisiert man Kaninchen mit Hammelerythrozyten, wie das bekanntlich bei der Gewinnung der sogenannten hämolysierenden Ambozeptoren der Fall ist, so kann man die Beobachtung machen, daß neben Hammelhämolysinen auch Hammelagglutinine vom Kaninchen gebildet werden, die sich unter Umständen gegen die A-Substanz der menschlichen Blutkörperchen richten und diese zur Verklumpung bringen. Am besten geht dies bei Kaninchen, die bereits an und für sich in ihrem Serum ein vorgebildetes Anti-A-Agglutinin aufweisen. Aus solchen Anti-A-Immunseren lassen sich nicht nur spezifische A-Agglutinine, sondern auch durch geeignete Adsorption gute A_1-Abgüsse gewinnen. Noch bessere Ergebnisse kann man allerdings erzielen, wenn man solche Kaninchen mit präformierten Anti-A-Antikörpern im Serum von vornherein nicht mit Hammelerythrozyten, sondern mit menschlichen A_1-Blutkörperchen immunisiert. Allerdings muß erfahrungsgemäß berichtet werden, daß sich wiederum nicht jedes A_1-Blut als brauchbar erweist und wohl bei den Kaninchen gute Anti-A-Agglutinine erzeugt aber aus den Seren keine besonderen Anti-A_1-Abgüsse erzielt werden können.

Die Sensibilisierung erfolgt mit 50 %iger Blutkörperchenaufschwemmung von eiweißfrei gewaschenem Sediment, die in 5—6 Dosen von je 5 ccm im Abstand von 3 Tagen dem Kaninchen in die Ohrvene injiziert wird. Nach der letzten Injektion werden acht Tage abgewartet und dem Kaninchen dann eine Probe von 3 bis 5 ccm durch Punktion der Ohrvene entnommen. Mit dieser Blutmenge wird nach Gewinnung des Serums eine Vorprüfung ausgeführt und bei entsprechendem Ausfall derselben das Blut des Kaninchens durch Entbluten aus der Halsschlagader gewonnen.

Für die Herstellung des Anti-A-Immunserums bzw. des Anti-A_1-Abgusses wird das Serum nach seiner Abscheidung vom Blutkuchen abpipettiert, von Blutkörperchen freizentrifugiert und eine halbe Stunde bei 57 Grad im Wasserbad inaktiviert. Dann erfolgt Autitrierung des Serums gegen A_1- und A_2-Blutkörperchenaufschwemmung unter Mitverwendung einer O- und B-Suspension als negativer Kontrolle. Infolge des Vorhandenseins einer unspezifischen Anti-Mensch-Fraktion wird der Ambozeptor am besten bereits 1 : 10 verdünnt als Ausgangsstufe verwendet. Dadurch kommt der größte Teil der Anti-Mensch-Agglutinine in Fortfall und braucht nicht besonders an ein O- oder B-Sediment adsorbiert zu werden, um ein spezifisches Anti-A zu erhalten. Die Austitrierung gegen A_1- und A_2-Blutkörperchen bzw. die Auswertung des fertigen Abgusses wird entsprechend den Angaben bei der Herstellung von Anti-A_1-Seren aus menschlchem Blut vorgenommen. Bei der Verwendung von Immunseren läßt sich die Einheitlichkeit der A_1/A_2-Differenzierung im eigenen Laboratorium ebenfalls gut aufrechterhalten.

Die Angaben über die Haltbarkeit solcher fertiger Abgüsse sind sehr unterschiedlich. Erfahrungsgemäß können sie sich im flüssigen Zustand bis zu einem Monat halten. Jedoch soll aus Sicherheitsgründen die Verwendungszeit nicht über 14 Tage ausgedehnt werden. Die Aufbewahrung erfolgt möglichst in kleinen Mengen bei keimfreier Abfüllung im Kühlschrank, wobei von verschiedenen Autoren der gefrorene Zustand bei —5 Grad empfohlen wird. Ein an A_2-Blutkörperchen adsorbiertes O-Serum eignet sich infolge seines Anti-B-Gehaltes nicht zur Unterscheidung von A_1B- und A_2-B-Blutproben. In diesem Falle muß die Adsorption an ein bekanntes A_2B-Sediment durchgeführt werden.

Bei der Ablesung soll darauf geachtet werden, daß die Ablesungszeit (in der Norm beträgt sie 5—7 Minuten) nicht allzulange ausgedehnt wird, da des öfteren nicht ganz spezifische Abgüsse nach dieser Zeit auf die vorher negativen A_2-Blutkörperchen übergreifen und die Ablesung erschweren. Es sollte darauf geachtet werden, daß bei der Routinebestimmung der Untergruppen grundsätzlich immer eine bekannte A_1- und A_2-Kontrolle mitverwendet wird, erst recht aber dann, wenn es sich um die Bestimmung einer einzelnen Blutprobe handelt.

Zur Technik der Untergruppenbestimmung der Formen A_1 und A_2 gehören nicht nur die Methoden zur Herstellung von Anti-A_1-Abgüssen, also die direkte Bestimmung starker A-Blute und die indirekte Feststellung schwacher A-Formen, sondern auch die direkte Bestimmung schwacher und sehr schwacher A-Eigenschaften.

Da die Agglutinationsmethode mit Anti-A-Serum besonders beim Nachweis der erwähnten schwachen A-Eigenschaften versagt, muß bei diesen Fällen der sogenannte Adsorptionsversuch zu Hilfe genommen werden. Dieser soll den Beweis erbringen, daß Blutkörperchen, die eine schwache, durch Agglutination nicht nachweisbare Eigenschaft aufweisen, trotzdem aus einem Anti-A-Serum einen gewissen Teil seines Agglutinins adsorbieren und dadurch imstande sind, den Titer des Serums zu senken. Es ist dabei erforderlich, nicht nur das fragliche Blut zu untersuchen, sondern auch Kontrollen in Gestalt von B- oder O-Blut als negative Kontrollen und bekanntem A-Blut aller Stärken als positive Kontrollen dafür zu verwenden, um einen Vergleich zu haben, wie stark der Titer entsprechend den Eigenschaften der Blute gesenkt wird. Bei der Untersuchung solcher schwacher A-Eigenschaften werden zweckmäßigerweise die Blutkörperchen mit einer Anzahl hochwirksamer Seren, am besten mit Immunseren geprüft. Allerdings müssen diese Immmunseren nachweislich frei von artspezifischen Anti-Mensch-Agglu-

Tabelle 39. Protokoll eines Versuches zum Nachweis einer schwachen A-Eigenschaft durch ein Anti-A-Immunserum

je 0,1 ccm der Verdünnungsstufe	Normalkontrolle				negative Versuchskontrolle				positive Versuchskontrolle I				positive Versuchskontrolle II				Untersuchungsprobe			
	Anti-A-Immunserum vom Kaninchen																			
	Nativ nicht adsorbiert				adsorbiert an dicht zentrifug. O-Sediment 1/1 Vol. 30′ 37 Grad				adsorbiert an dicht zentrifug. A_1-Sediment 1/1 Vol. 30′ 37 Grad				adsorbiert an dicht zentrifug. A_2-Sediment 1/1 Vol. 30′ 37 Grad				adsorbiert an dicht zentrifug. ?-Sediment 1/1 Vol. 30′ 37 Grad			
	gegen je 0,1 ccm einer 3%igen Blutkörperchensuspension der Gruppen																			
	O	A_1	A_2	B	O	A_1	A_2	B	O	A_1	A_2	B	O	A_1	A_2	B	O	A_1	A_2	B
1	—	3	3	—	—	3	3	—	—	—	—	—	—	3	2	—	—	3	3	—
1/2	—	3	3	—	—	3	3	—	—	—	—	—	—	3	1	—	—	3	2	—
1/4	—	3	2	—	—	3	2	—	—	—	—	—	—	2	—	—	—	2	1	—
1/8	—	2	2	—	—	2	2	—	—	—	—	—	—	1	—	—	—	2	—	—
1/16	—	2	1	—	—	2	1	—	—	—	—	—	—	—	—	—	—	1	—	—
1/32	—	2	—	—	—	2	—	—	—	—	—	—	—	—	—	—	—	—	—	—
1/64	—	1	—	—	—	1	—	—	—	—	—	—	—	—	—	—	—	—	—	—
1/128	—	—	—	—	—	—	—	—	—	—	—	—	—	—	—	—	—	—	—	—
Na Cl	—	—	—	—	—	—	—	—	—	—	—	—	—	—	—	—	—	—	—	—

tininen sein, was durch die Mitverwendung negativ reagierender O- bzw. B-Kontrollen zu beweisen ist. Aus dem angeführten Protokoll eines in erforderlicher Breite angelegten Versuches zum Nachweis einer schwachen A-Eigenschaft ist zu ersehen, daß das geprüfte Blut den Titer des verwendeten Anti-A-Immunserums wesentlich weniger senkt, als die mitlaufenden A_1- und A_2-Kontrollen, mehr jedoch als die negative O-Kontrolle. Eine Verbesserung des Versuchsergebnisses kann unter Umständen noch dadurch erzielt werden, daß man mit größeren Sedimentmengen arbeitet. Auch eine Verlängerung der Adsorptionszeit kann zu genaueren Ergebnissen führen.

Versagt auch die Adsorptionsmethode, so verbleibt noch die Möglichkeit des Nachweises durch Anstellung einer Agglutininabsprengung, die im technischen Teil in ihren wesentlichen Grundzügen eingehend dargestellt ist und nur auf die vorliegenden Verhältnisse modifiziert zu werden braucht.

Als letzte Möglichkeit bietet sich die Feststellung einer schwachen Eigenschaft entweder durch die Hämolysehemmungs- oder durch die äußerst empfindliche Komplementbindungsreaktion. Auch diese Methoden sind im technischen Teil ausgeführt.

Der Verdacht, eine derartige schwache Eigenschaft vor sich zu haben, muß dann auftauchen, wenn bei der Bestimmung der Blutkörperchen- und Serumeigenschaften eines Blutes ein Befund im Sinne eines defekten Typs erhoben wird, das heißt also, wenn bei der allgemeinen Routinetechnik ein O- oder B-Blut erscheint, in dessen Serum das zugehörige Anti-A-Agglutinin fehlt. Hat man ein solches der LANDSTEINERschen Regel widersprechendes Blut gefunden, dann muß man versuchen, durch die angeführten Untersuchungsmethoden das Vorhandensein des zuerst nicht entdeckten schwachen A-Merkmals nachzuweisen oder sein Vorhandensein auszuschließen.

Die Ausscheidung der OAB-Substanzen. Unter den Körperflüssigkeiten, die besonders auf ihren Gehalt an Gruppensubstanzen untersucht werden, fand der Speichel vorwiegend Beachtung. Vor allem fiel es LEHRS bei seinen Untersuchungen auf, daß von zwei Personen der Gruppe B die eine im Speichel verhältnismäßig viel B-Substanz ausschied, während im Speichel der anderen Person die B-Eigenschaft fehlte oder doch jedenfalls nicht mit Sicherheit nachzuweisen war. Dieser quantitative Unterschied zwischen den beiden Personen blieb während der Beobachtungsdauer eines Jahres unverändert. PUTKONEN hat diese Verhältnisse statistisch untersucht und gefunden, daß unter 229 Personen seines Beobachtungsgutes bei annähernd 86 % im Speichel Gruppensubstanz nachzuweisen war. Bei den übrigen 14 % fehlten die nach den Merkmalen des Blutes zu erwartenden Gruppeneigenschaften. Da die Menge der im Speichel der ersten Gruppe von Individuen nachweisbaren Stoffe nach den Beobachtungen von SCHIFF und SASAKI innerhalb weiter Grenzen schwankt, haben diese durch Vernachlässigung kleinerer Unterschiede eine Versuchsordnung aufgestellt, die für das OAB-System zwei scharf zu trennende Typen — Ausscheider und Nichtausscheider — unterscheiden läßt, allerdings blieb offen, ob diese Begriffe als absolut zu verstehen sind oder ob die Nichtausscheider nicht doch kleine Mengen von Stoffen absondern, demnach also dann besser als „schwache Ausscheider“ zu bezeichnen wären. Im allgemeinen sind die Unterschiede zwischen den starken Ausscheidern und den schwachen, bzw. den Nichtausscheidern, jedoch so deutlich ausgeprägt, daß die Zuordnung zu einem der beiden Typen nicht allzu schwer fällt. Wie es für die Individuen der Gruppen A und B offensichtlich ist, daß sie, wenn sie überhaupt Substanz absondern, nur die ihrer Blutgruppe entsprechende ausscheiden, so zeigt sich bei den Angehörigen der Gruppe AB ein gleiches Verhalten. Entweder werden beide Substanzen gleichzeitig ausgeschieden, oder aber gar nicht. Eine getrennte Ausscheidung nur einer der beiden Substanzen wurde bisher nicht beobachtet.

Interessante Erkenntnisse ergaben weiterhin die Versuche der Ausscheidung bei Personen der Blutgruppe O. Die Erythrozyten dieser Gruppe sind keineswegs nur durch das Fehlen einer Eigenschaft und die dadurch bedingte Nichtagglutinierbarkeit durch Anti-A und Anti-B ausgezeichnet. Seit SCHIFF und GREENFIELD wissen wir, daß mit besonders vorbehandelten Rinderseren, sogenannten Anti-O-Seren, O-Blutkörperchen zur Agglutination gebracht werden können. Adsorbiert man ein derartiges Anti-O-Serum an den Speichel eines O-Individuums und setzt dann nachträglich Blutkörperchen der Gruppe O hinzu, so unterbleibt in der Mehrzahl der Fälle eine Agglutination, ein Zeichen, daß es auch bei der Blutgruppe O Ausscheider und Nichtausscheider gibt. Für die Praxis der serologischen Technik im Routineverfahren ist diese Erkenntnis weniger wichtig, da es bei den einfachen Untersuchungen an sich nur die Anti-A- und Anti-B-Agglutinine sind, die mitunter durch eine entsprechende Technik entfernt werden müssen, um bei einer anderen Untersuchung nicht störend zu wirken. Anti-O-Agglutinine, die eine gleichartige Behandlung erfahren müßten, kommen nur in seltensten Fällen vor und fallen deshalb im Rahmen dieser Betrachtung aus.

Merkwürdig ist, daß die einzelnen Speicheldrüsen verschiedenen Gehalt an Gruppensubstanzen aufweisen, daß die rein muköse glandula sublingualis sehr viel, die gemischt mukös-seröse submaxilaris weniger und die rein seröse parotis keine spezifischen Gruppensubstanzen ausscheiden. Über dieses Problem der Ausscheidung wurden zahlreiche Untersuchungen geführt (KIN, FRIEDENREICH und HARTMANN, HAMBURGER, SCHÜTZ und WÖHLISCH u. a. m.) und auch mehrere Hypothesen aufgestellt. Ein definitives Ergebnis konnte trotz allem nicht erzielt werden. Jedoch sprach vieles dafür, daß die Steuerung der Ausscheidung unabhängig von der Blutgruppe erfolgt, eine Erkenntnis, die dadurch gestützt wird, daß die Menge der im Blutserum gelösten und nachweisbaren Gruppensubstanzen vom Ausscheidungstyp unabhängig ist. Der definierte Unterschied einzelner Individuen betrifft also tatsächlich allein die Funktion der Ausscheidung und gab SCHIFF und SASAKI Veranlassung, diesen Funktionsunterschied von zwei Genen, S (Secretor) und s (non secretor) abhängig zu machen. S ist über s dominant, und die Nichtausscheider müssen infolgedessen homozygot ss sein, während die Ausscheider entweder reinerbig SS oder mischerbig Ss sein können.

Um festzustellen, ob im Speichel einer Person Blutgruppensubstanz vorkommt oder nicht, bedient man sich der Methode des Adsorptionsversuches.

Man läßt die zu untersuchende Person Speichel absondern und sammelt diesen in einem Reagenzglas. Nach 10 Minuten langem Abkochen wird der Speichel durch Zentrifugieren von größeren Flocken und festen Bestandteilen gereinigt. Das Abkochen ist erforderlich, da sich neben der Blutgruppensubstanz gleichzeitig ein Ferment findet, welches die Zerstörung der Gruppeneigenschaft auf fermentativem Wege verursacht.

Der eigentliche Adsorptionsversuch kann auf zweifachem Wege durchgeführt werden. Einmal können für die Adsorption mit dem zu untersuchenden Speichel zwei verschiedene Testseren mit getrennten Agglutininen Anti-A und Anti-B verwendet werden, zum anderen aber kann auch ein O-Serum herangezogen werden, das die beiden Agglutinine gemeinsam enthält. Man füllt je eine Portion des betreffenden Testserums in ein Röhrchen, das als Ausgangsröhrchen für die nicht zu adsorbierende Normalkontrollreihe dient und eine zweite Portion in ein zweites Röhrchen, dem im Verhältnis 1 : 1 die Speichelflüssigkeit zugefügt wird. Nach der entsprechenden Adsorptionszeit (20 bis 30 Minuten bei Zimmertemperatur oder Brutschrank) wird auch vom zweiten Röhrchen ausgehend eine Verdünnungsreihe hergestellt und der Titer des adsorbierten O-Serums bzw. der adsorbierten Anti-A und Anti-B-Seren gegen A- und B-Blut und gegen O-Blut als Kontrolle getestet. Die genaue Durchführung der Technik ist im ersten Hauptteil ausführlich geschildert. Es sei jedoch nochmals darauf hingewiesen, daß bei der Verdünnung der adsorbierten Testseren darauf Rücksicht genommen werden muß, daß die an Speichel adsorbierten Testseren durch den Zusatz dieser Adsorptionsflüssigkeit im Verhältnis 1 : 1 bereits um die Hälfte verdünnt sind und deshalb im Vergleich zur Normalkontrolle in der Titerreihe eine Stufe tiefer stehen müssen.

An sich ist es nicht erforderlich, vor der Durchführung des Versuches die Gruppenzugehörigkeit des zu untersuchenden Individuums zu kennen. Wird durch Zusatz des betreffenden Speichels entweder der Anti-A-Titer oder der Anti-B-Titer des Testserums oder auch beide zusammen gesenkt, so läßt sich daraus ohne weiteres auf die vorhandene Gruppensubstanz und auf die Gruppenzugehörigkeit des betreffenden Individuums schließen. Sie muß jedoch dann nachträglich nachgeholt werden, wenn die Titer der Testseren keine Hemmung erfahren haben, um bei diesem negativen Versuchsfall zu entscheiden, ob es sich um einen Nichtausscheider der Gruppe A, B oder AB oder aber auch um einen Angehörigen der Gruppe O handelt, über dessen Ausscheidungsfunktion eine Aussage nur durch die Anwendung eines Anti-O-Agglutinins gemacht werden kann.

Ist festgestellt worden, daß eine Ausscheidung von Gruppensubstanz im Speichel vorliegt, so interessiert weiter, festzustellen, wie groß die Menge ist, die sich in der Speichelflüssigkeit befindet. Dazu dient der quantitative Adsorptionsversuch, der ebenfalls im technischen Teil eingehend dargestellt ist, und auf den hingewiesen sei.

Serochemie und Serogenetik des OAB-Systems

Isolierung und quantitative Analyse. Schon sehr früh konnten Bordet und Nolf im Verlauf ihrer Arbeiten über den Mechanismus der Hämolyse nachweisen, daß die an diesem biochemischen Geschehen beteiligten aktiven Substanzen der Erythrozyten in deren Stromabestandteilen verankert sind und keine Beziehungen zum Hämoglobin aufweisen. Daß auch die Agglutinogene der OAB-Substanzen dabei keine Ausnahme machen, ging aus den Agglutininbindungsversuchen von Schütz, Sirakusa, Hadjopoulos und Burbank, Wagner und Konikoff hervor. Spezielle Beobachtungen, wie die der gruppenspezifischen Stromaagglutination von Dold und Rosenberg, Dold, Ottensooser, Ottensooser und Zurukzoglu oder der — allerdings seltenen — gruppenspezifischen Komplementbindung menschlicher Stromata mit menschlichen Seren von Schiff und Adelsberger weisen ebenfalls auf das Stroma als Sitz der Blutgruppensubstanz hin. Diese Erkenntnisse führten dazu, die gesuchten Substanzen zunächst aus den Blutkörperchengerüsten zu extrahieren.

Die ursprünglichsten Versuche dieser Art waren wohl die von Schiff und Adelsberger sowie von Doelter, die Substanzen aus den Blutkörperchen mit Alkohol zu extrahieren. Auch Landsteiner und van der Scheer erhielten auf die gleiche Weise aus Erythrozyten Substanzen, die mit gruppenspezifischen Immunseren Flockungs- (Landsteiner und van der Scheer) und Komplementbindungsreaktionen (Hooker und Anderson) ergaben.

Diese Versuche wurden vornehmlich mit Blutkörperchen der Gruppe A ausgeführt. Die Verhältnisse beim B-Blut sind weniger Gegenstand der Untersuchungen gewesen, doch will Doelter festgestellt haben, daß auch die B-Substanzen wenigstens teilweise alkohollöslich sind und mit Anti-B-Immunseren vom Kaninchen eine Komplementbindungsreaktion ergibt. Auch Landsteiner, van der Scheer und Witt glaubten mit Anti-B-Serum und B-Extrakt Reaktionen erhalten zu haben. Als endgültig sind beide Befunde nicht zu betrachten, da es bei Doelter zweifelhaft ist, ob es sich um ein echtes Anti-B-Immunserum gehandelt hat, und Landsteiner und seine Mitarbeiter die erhaltene Ausflockung als nur „prävalierend“ bezeichneten. Im übrigen glückte es den meisten Autoren dieser Zeit in nur geringem Grade oder überhaupt nicht, spezifische Anti-B-Seren mit B-Extrakten herzustellen.

Bei der Prüfung der verschiedensten Extraktionsmittel machte man die Entdeckung, daß die gesuchten Substanzen zum Beispiel durch Alkohol um so besser herausgelöst werden konnten, je höher sein Wassergehalt war. Das leitete zu den Versuchen über, die Agglutinogene der menschlichen Blutkörperchen auch durch reines Wasser zu extrahieren.

So fanden SCHÜTZ und WÖHLISCH und nach ihnen HALLAUER und DAVIDSOHN, daß menschliche Blutkörperchen durch wiederholtes Waschen mit isotonischer Kochsalzlösung ihre Gruppenspezifität völlig einbüßten, und daß das hierbei gewonnene Waschwasser die korrespondierenden Isoagglutinine der Sera mehr oder weniger abzusättigen vermochte. Dabei wurde beobachtet, daß schon nach der fünften Waschung die Agglutinabilität der roten Blutkörperchen deutlich vermindert war und nach der 20. bis 25. Waschung kaum mehr nachgewiesen werden konnten. Die Erythrozyten hatten also ihre Gruppenspezifität eingebüßt, obwohl sie sonst äußerlich nicht alteriert erschienen und auch keine Änderung ihrer anderweitigen Antigenbestände eingetreten war. Die Erythrozyten zum Beispiel der Gruppe A, die nach der Waschung mit B-Seren (Anti-A) nicht mehr reagierten, wurden durch ein artspezifisches Kaninchenserum ebensowohl wie durch ein geeignetes FORSSMANsches Serum agglutiniert und enthielten also noch artspezifische Antigene und anscheinend auch Teile der FORSSMANschen Substanz.

Da die aus den Erythrozyten der Gruppe A und B offensichtlich ausgewaschenen Gruppensubstanzen folglich in die Waschwässer übergegangen sein mußten, konnte man sie auf serologischem Wege in demselben nachweisen. Die Verfasser injizierten dazu die Waschwässer Kaninchen zunächst ohne weitere Behandlung und später nach Einengung und Anreicherung der in ihnen enthaltenen Substanzen und erhielten dadurch Immunseren von streng gruppenspezifischem Charakter.

Etwa zu gleichen Zeit stellten DOLD und ROSENBERG aus Blutkörperchenstromata einen wässrigen Extrakt her, um Untersuchungen über die Möglichkeit einer Präzipitierung der Gruppensubstanzen vorzunehmen.

Dazu wuschen die Verfasser zunächst die Blutkörperchen und brachten sie mit 20 Teilen Aqua dest. zur Hämolyse. Dann sedimentierten sie die Stromateilchen durch Zentrifugieren und entfernten das überstehende Hämoglobin möglichst restlos. Nach abermaligem Waschen und Zentrifugieren erfolgte Aufschwemmung des Sediments in etwas Wasser und Besalzung bis zur Isotonie. Diese Suspension stand anschließend über Nacht (etwa 15 Stunden) im Kühlraum bei einer Temperatur von 8—10 Grad Kälte. Nach dieser Zeit wurde sie im Wasserbad bei 50 Grad rasch aufgetaut und nach vollständiger Verflüssigung die festen Bestandteile durch Zentrifugieren vom Extrakt getrennt, der nach vorsichtigem Abpipettieren zu den Versuchen Verwendung fand.

Nach den Testversuchen gelang es mit dieser Methode aus den Erythrozyten klare Extrakte von verschiedenen Eigenschaften zu gewinnen, die nach ihren Präzipitinreaktionen mit Anti-A- und Anti-B-Seren den Blutgruppensubstanzen A und B entsprachen.

Diese Extraktionsmethode übernahm HALLAUER bei der Herstellung wässriger Extrakte zu Immunisierungsversuchen. Die erhaltenen, eindeutig gruppenspezifisch reagierenden Antikörper zeigten die gleichen Ergebnisse wie die Immunseren, die durch Injektion von unbehandelten Erythrozyten erhalten wurden.

OTTENSOOSER gelang es mit einem etwas abgeänderten Verfahren eine größere Ausbeute an A-Substanz zu erzielen. Auch er ging bei der Isolierung vom Stroma aus. Die von ihm jedoch angewandte Methode stützte sich auf die Beobachtung, daß sich die Stromata aus einer hochverdünnten Lösung von Blutkörperchen, also aus einem Medium von geringer Dichte und mäßiger Viskosität in einigen Stunden bei niedriger Tourenzahl vollständig abzentrifugieren lassen. Grundsätzlich ist diese Methode sehr einfach, weil sie mit destilliertem Wasser als einzigem Reagenz auskommt und den Vorteil hat, eine möglichst komplette Hämolyse zu erzeugen sowie chemische Veränderungen des Stromas auf ein Mindestmaß zu beschränken.

Die roten Blutkörperchen wurden mit physiologischer Kochsalzlösung solange gewaschen, bis die Waschflüssigkeit auf Zusatz von Ferrozyankalium-Essigsäure klar blieb. Dann wurden die Erythrozytensedimente mit dem 50fachen Volumen Aqua dest. hämolysiert. Aus diesen 2 %igen, durch Papierfilter filtrierten Lysaten zentrifugierten die Stromata in 2—6 Stunden bei 2500 bis 3000 Touren ab. Nach Absaugen der überstehenden Flüssigkeit wurde wieder die gleiche Menge Aqua dest. hinzugegeben, und dieser Vorgang zwei- bis fünfmal wiederholt. Dabei nahm nach mehreren Waschungen der Bodensatz an Farbe ab und ging über gelbbraun in grau über, ein Zeichen der restlosen Auswaschung von Hämoglobin, das durch die Eiweißprobe während der ersten Waschungen nicht mehr erfaßt werden konnte. Diese Stromata wurden dann mit hochverdünnter Natronlauge extrahiert und anschließend zentrifugiert.

Diese klar zentrifugierten, die Gruppensubstanz enthaltenden Extrakte wirkten nach den Angaben des Verfassers meist stärker als die A-Stromata selbst. Aktiviert wurde die gruppenspezifische Substanz anscheinend durch die Spuren von Alkali. Die Methode hat allerdings den Nachteil, daß schon beim Waschen der Stromata anscheinend erheblich Gruppensubstanz verloren geht.

Schließlich gelang es HALLAUER in ausreichender Menge Gruppensubstanz zu isolieren, so daß er eine quantitative Analyse anstellen konnte. Da nach seiner Anschauung erst die Stromalipoide in Lösung gehen müssen, um das strukturelle Gefüge der Erythrozyten zu lockern, behandelte er die Blutkörperchen ausgiebig mit Alkohol vor. Größere Mengen der Blutgruppe O, A und B wurden so lange mit physiologischer Kochsalzlösung gewaschen, bis die Waschflüssigkeiten einwandfrei waren.

Im Anschluß daran wurde dann das Erythrozytensediment in Vakuum getrocknet, fein pulverisiert und mit dem fünffachen Volumen 96 %igen Alkohols vier Tage bei Zimmertemperatur extrahiert. Der dabei anfallende Extrakt wurde nicht weiter verwendet. Die auf einem Filter gesammelten, alkoholextrahierten Erythrozyten wurden nun durch Alkohol-Wassergemische mit fallendem Alkoholgehalt ausgezogen.

50 % Alkohol Fraktion II
25 % Alkohol Fraktion III
25 % Alkohol Fraktion IV
10 % Alkohol Fraktion V

Jede Extraktion erfolgte wie oben angegeben mit dem fünffachen Volumen Extrakionsflüssigkeit und dauerte vier Tage. Täglich wurde einige Stunden geschüttelt. Nach der letzten Extraktion wurden die klar filtrierten Extraktionsfraktionen II bis V in einem Rundkolben vereinigt und der Alkohol in Vakuum bei etwa 40° abgedampft. Da bei dieser Behandlung neben dem Alkohol große Mengen von Wasser in das Destillat übergingen, wurde gleichzeitig die ursprüngliche Extraktmenge von 5000 auf 200 ccm eingeengt. Nachzentrifugieren des reinwässrigen, anfangs gelb gefärbten und durch Lipoide noch stark getrübten Rückstandes erfolgte Besalzung der überstehenden Flüssigkeit auf einen Kochsalzgehalt von 0,85 % und danach Fällung mit der fünffachen Menge reinen Azetons. Das voluminöse gelblich-weiße Präzipitat wurde zentrifugiert, im Vakuum von Aceton befreit und in physiologische Kochsalzlösung gebracht. Unlösliche Pigmentstoffe konnten durch Zentrifugieren beseitigt werden. Nach mehrmals wiederholter Azetonfällung extrahierte der Verfasser nun die Substanz mit siedendem Alkohol im Rückflußkühler und mit wasserfreiem Äther im Soxleth-Apparat, trocknete dann den endgültigen Rückstand im Vakuum und fällte ihn nach erneuter Auflösung in Kochsalzlösung nochmals mit Azeton.

Die erhaltenen Substanzen waren hellgelbe, hygroskopische Pulver, leicht in Wasser löslich, unlöslich in Alkohol, Azeton, Äther und in kaltem Benzol. Sie zeigten negative Eiweißproben und nach Hydrolyse mit n/2 HCL reduzierende Eigenschaften. Die quantitative Analyse ergab, bezogen auf aschefreie Substanzen,

43,15 % C
8,56 % H
6,88 % N
15,85 % P
2,14 % S

Auf Grund dieser Erkenntnisse kam der Autor zu der Vermutung, daß es sich bei den Substanzen wohl um Kohlehydrate handeln müsse, was im Widerspruch zu den bisher erhaltenen Ergebnissen stand. Im serologischen Versuch zeigten die Stoffe zwar keine antigenen Fähigkeiten, aber ein ausgesprochen spezifisches Antikörperbindungsvermögen.

Stepanow, Kusin, Makajewa und Kossjakow (zit. nach Morgan) gaben 1940 ebenfalls eine Methode bekannt, die zur Darstellung von Gruppensubstanz diente und die nach Kossjakow etwa folgendermaßen verlief:

Verfasser gaben zu 50 ccm viermal gewaschener und dicht zentrifugierter Blutkörperchen 1000 ccm 16 %igen Alkohols, dampften nach 48stündiger Ausschüttelung das Gemisch auf dem Wasserbade bis zur völligen Entfernung des Alkohols ein und gossen es anschließend durch ein Papierfilter. Die erhaltene Flüssigkeit wurde durch weiteres Eindampfen auf dem Wasserbad bis auf 100 ccm konzentriert und durch Zusatz von 12 g kristalliner Trichloressigsäure von Eiweißstoffen befreit. Danach filtrierten sie das Material von neuem, dialysierten es 48 Stunden durch ein Kollodiumfilter und dampften es danach auf 15 bis 20 ccm ein. Mit 100 ccm 96 %igen Alkohols erreichten sie die Fällung der Gruppenstoffe aus der Lösung. Nach 24stündigem Stehen wurde zunächst zentrifugiert, dann der Rückstand getrocknet, dieses Pulver in 5 ccm Wasser gelöst, 30 ccm Alkohol hinzugefügt, der entstehende Niederschlag abermals zentrifugiert und endlich getrocknet.

Die auf diese Weise isolierten Gruppensubstanzen ergaben eine ähnliche Zusammensetzung, wie sie bereits von Hallauer beschrieben worden ist. Sie zeigte Löslichkeit in Wasser und war unlöslich in Alkohol, Äther, Chloroform und Azeton. Gegen Temperatureinwirkungen von 100° war die Substanz beständig und durch Kollodium nicht dialysierbar. Die Eiweißproben fielen negativ aus. Nach Hydrolyse mit 5 n HCL traten reduzierende Eigenschaften auf. Das Polysaccharid reagierte zwar mit seinem spezifischen Antikörper, jedoch war kein immunisatorischer Effekt zu erzielen, eine Tatsache, die für den Haptencharakter sprach.

Um für analytische Vergleichsversuche auch Material aus Blutkörperchen heranziehen zu können, isolierte Rasch aus Erythrozytensedimenten aller drei Gruppen Substanzen mit folgender kombinierter Methode:

Die zweimal gewaschenen Blutkörperchen wurden mit der 20fachen Menge destillierten Wassers zur Hämolyse gebracht und anschließend in spitzen Zentrifugenröhrchen 20 Minuten mit 3000 Umdrehungen ausgeschleudert. Nach dieser Zeit war in den Gläsern eine deutliche Trennung von Hämoglobinlösung und Stroma zu erkennen und das Hämoglobin vom Sediment leicht abzusaugen. Nach Vereinigung der zurückgebliebenen Stromata jeder einzelnen Gruppe in einem Reagenzglas erfolgte mit 1,7 %iger Kochsalzlösung Besalzung auf Isotonie. Nun wurden diese Stromataaufschwemmungen im Tiefkühler über Nacht bei 20° eingefroren, am nächsten Tage im Wasserbad bei 57° für eine halbe Stunde wieder aufgetaut und diese Behandlung ohne die Extraktflüssigkeit zu erneuern — noch zweimal wiederholt, so daß die Stromata insgesamt dreimal einfroren und wieder auftauten. Nach dem dritten Mal wurde 10 Minuten mit 3000 Umdrehungen zentrifugiert und der Stromataextrakt abpipettiert.

Durch Zugabe von 90 %igem Phenol wurde der Extrakt enteiweißt und das gefällte Eiweiß abzentrifugiert. Nach der Extraktion des Phenols mit Äther im Scheidetrichter und Beseitigung des Äthers durch Abdampfen im Vakuum zeigte ein Hemmungsversuch, daß die Substanzen in der klaren Flüssigkeit enthalten waren. Um das in dieser Lösung noch enthaltene Kochsalz zu entfernen, mußte der Extrakt 24 Stunden gegen fließendes Leitungswasser dialysieren. Im Anschluß daran wurde die im Dialysierschlauch befindliche Extraktmenge im Vakuum zum Trocknen eingeengt. Bemerkenswert war, daß die schon zu Beginn schwach gelbliche Extraktflüssigkeit zunächst sattgelb aber klar und nach Einengung auf weniger als 50 ccm auch trüb wurde. Nach Auflösung des 1,775 g schweren Rückstandes in 50 ccm Wasser erfolgte eine Fällung mit der fünffachen Menge wasserfreien Azetons. Schon nach der ersten Azetonfällung ergab der Fällungsrückstand bei Wiederaufnahme in Wasser eine nahezu klare Lösung. Nach zweimaliger Wiederholung der Azetonfällung erfolgte endlich Trocknung des Rückstandes. Dieser hatte ein Gewicht von 1,375 g (Es ist noch zu bemerken, daß von 1400 ccm Blutkörperchensediment je Gruppe ausgegangen wurde).

Bei der chemischen Untersuchung zeigten die Substanzen durchwegs eine positive Molischprobe, negative Eiweißproben, jedoch eine sehr schwach positive Biuret-Reaktion. Die Ergebnisse der Elementaranalyse sind in der Tabelle 40 zusammengefaßt.

Tabelle 40. Quantitative chemische Analyse der aus menschlichen Blutkörperchen isolierten O-, A- und B-Substanzen (nach RASCH)

Substanz	C	H	N	S	Azetyl	Reduz.
A	46,18	5,81	7,13	—	9,86	51,29
B	46,96	6,03	6,36	—	10,07	62,14
O	45,70	6,82	5,92	—	9,83	59,22

Immunisierungsversuche mit diesen Substanzen haben gezeigt, daß die aus den Blutkörperchen isolierten Materialien keine antigenen Fähigkeiten besitzen, denn ohne Serum-Schlepper injiziert, konnten sie keine Antikörperbildung hervorrufen. Die Substanzen liegen somit in dem gewonnenen Material in Haptenform vor. Die mit Serumgemischen gespritzten Tiere dagegen bildeten jeweils einen dem verabreichten Stoff entsprechenden Antikörper von zum Teil erheblichem Titer.

Die Erkenntnis, daß die Blutgruppensubstanzen nicht nur auf die Erythrozyten beschränkt sind, sondern auch in Organen und Körperflüssigkeiten vorkommen, in letzteren oftmals in erheblicher Menge nachgewiesen werden können, hat die Arbeit der Isolierung und der Analyse wesentlich erleichtert und gefördert.

Bei diesen Isolierungsversuchen ist hauptsächlich die Substanz der Gruppe A bearbeitet worden. Schon YOSIDA hat sie im Harn verschiedener zur Gruppe A gehörender Personen festgestellt und ihre Isolierung angestrebt. SCHIFF und seine Mitarbeiter haben dann durch Dialyse und Fällung von Bleiazetat eine erste Fraktionierung vorgenommen, aber erst FREUDENBERG und seinem Arbeitskreis ist es gelungen, die Konzentration erheblich weiter zu steigern. Sie gewannen aus etwa 1000 Litern Harn von A-Individuen etwa 12 g einer Substanz, die sich als N-haltiges Polysaccharid herausstellte, und noch in Mengen von 0,005 Gramm unmittelbar durch Hämolysehemmung nachzuweisen war. Die spezifische Drehung schwankte zwischen +5 und —5 Grad. Fehlingsche Lösung wurde erst nach Säurehydrolyse von ihr reduziert. Quantitativ ermittelten die Autoren

45,5 % C
5,9 % H
5,4 % N
9,5 % Azetyl. Substanzen

Das bei der qualitativen Analyse neben Galaktose gefundene Hexosamin schien als N-Azetyl-Glykosamin vorhanden zu sein, denn die feststellbare Inaktivierung des Präparates durch Alkalien beruhte anscheinend in der Hauptsache auf der Abspaltung von N-Azetyl. Diese Erscheinung konnte nämlich durch Keton, das in Wasser nur Aminogruppen azetyliert, wieder beseitigt werden. Durch das Verdauungsferment der Weinbergsschnecke wird die A-Substanz teilweise abgebaut und die Wirksamkeit vollständig zerstört, wobei N-Azetyl-Glukosamin in der Reaktionsflüssigkeit nachweisbar ist. Nach den Befunden der Verfasser schien ein geringer Gehalt an Uronsäuren vorhanden zu sein, wie auch nach der N-Bilanz in dem Polysaccharid außer N-Azetyl Glukosamin ein weiterer N-haltiger Baustein vorhanden sein mußte.

Das A-Polysaccharid unterscheidet sich nur in der serologischen Wirksamkeit von entsprechenden Kohlenhydraten aus dem Harn von Individuen der Gruppe O und, so weit untersucht, von solchen der Gruppe B. Die Präparate der Gruppe O und B hemmen die A-spezifischen Schafbluthämolysine nur zu 1/5000 des Wertes des A-Polysaccharids. Qualitative oder quantitative chemische Unterschiede konnten nicht gefunden werden.

Im weiteren Verlauf der Forschung wurde bald offenbar, daß der Urin im Vergleich zu anderen Ausscheidungsprodukten eine nicht allzu reichhaltige Quelle für die Gewinnung gruppenspezifischen Materials darstellt; eine Isolierung aus diesem Exkret ist deshalb weigehendst aufgegeben worden. Eine etwas reichhaltigere Quelle wurde in den Absonderungsprodukten des Verdauungskanals ermittelt, so daß durch die Verwendung des Materials kleinere Fortschritte erzielt werden konnten. Witebsky und Klendshoj beschrieben die Isolierung einer B-Spezifität zeigenden Substanz, die sie aus dem Magensaft eines B-Individuums gewinnen konnten. Eine ähnliche Substanz gewannen dieselben Verfasser aus dem Magensaft einer Person der Gruppe O, jedoch reichte auch hier die geringe Menge des erhaltenen Materials nicht für eine verwertbare chemische Untersuchung aus. Obgleich sehr viel Arbeit auf die Isolierung der Gruppensubstanzen aus Speichel verwendet wurde, konnten wiederum nur recht unzulängliche Mengen dieser Stoffe erhalten werden. Landsteiner und Harte zum Beispiel gewannen aus 500-ccm-Portionen von Ausscheiderspeichel etwa 150 mg aktiver Substanz. Im Vergleich zum Trockengewicht des Ausgangsmaterials war das gereinigte Präparat etwa 50mal aktiver als der getrocknete Speichel selbst. Die Reinsubstanzen, die von Ausscheidern der Gruppe A, B und O erhalten wurden, unterschieden sich in ihren Hauptcharakteristiken nicht wesentlich voneinander. Die N-haltigen Polysaccharide enthielten etwa 5,5 % N und ergaben 2,5 % Aminosäure-N, 21—23 % Hexosamin und nach Säurehydrolyse 45—48 % reduzierende Zucker. Das Material ergab negative Farbreaktionen auf Tyrosin und Tryptophan, aber positive Reaktionen für Histidin und Ardinin. Durch all diese Versuche konnte nur bestätigt werden, was Putkonen schon früher erkannt hatte, daß nämlich die Konzentration der spezifischen Substanzen im Speichel und im Magensaft der Ausscheider zwar wesentlich höher ist als in anderen Ausscheidungsprodukten und Gewebsflüssigkeiten, daß hier jedoch nur ein kleiner Teil der Gesamtsubstanz dargeboten wird. Außerdem sind diese Sekretionsprodukte außerordentlich schwer und nicht in ausreichenden Mengen von den einzelnen Individuen zu erhalten.

Die Isolierung reichlichen Ausgangsmaterials wurde durch Morgan und van Heyningen ermöglicht. Sie fanden nämlich, daß die Flüssigkeit pseudomuzinöser Ovarialzysten von Frauen, die dem Ausscheidertyp angehören, besonders verläßliche und reichhaltige Quellen für OAB-Substanzen sind. Denn in gewissen Fällen, wo sich muzinöse Flüssigkeiten beim Menschen als Resultat pathologischer Veränderungen oder von Gewebswucherungen bilden, sind diese Flüssigkeiten den Speichelmuzinen nahe verwandt und können aus diesem Grunde auch gruppensubstanzhaltig sein. Vergleichsweise ergab sich, daß die ursprüngliche A-Zystenflüssigkeit häufig 100mal mehr spezifische Substanz in einem ccm enthielt, als dieselbe Menge eines an sich schon hochtitrigen Speichels. Da das Vorkommen von pseudomuzinösen Ovarialzysten bekanntlich sehr häufig ist, untersuchten Morgau und van Heyningen etwa 100 solcher Kystome, deren Inhalt annähernd zwischen 100 ccm und mehreren Litern schwankte. Mit einer Kombination zweier Methoden, mit denen Morgan und King die A-Substanz aus Schweinemagenschleim, handelsmäßigem Pepton und Pepsin isolierten, wurden aus einzelnen A-Zysten Ausbeuten von mehreren Gramm A-Substanz erzielt. Die elektrophoretisch einheitliche Substanz zeigte folgende chemische Elementaranalyse:

44,8 % C
6,9 % H
6,0 % N
10,0 % Azetyl.

Die optische Drehung betrug +12°. Außerdem wurde die relative Viskosität gemessen. Bezogen auf Kochsalzlösung (1,00) war sie von einer 0,5 %igen Lösung in 0,9 %iger NaCl-Lösung bei 37° 1,9.

Mit WADDEL isolierte MORGAN dann auch die spezifische O-Substanz.

10 Gramm der rohen O-Substanz, die durch Trocknung einer geeigneten Zystenflüssigkeit erhalten worden war, wurde mit 90 %igem Phenol liquefact. bei Zimmertemperatur extrahiert. Dabei löste sich eine beträchtliche Menge des Materials auf, einschließlich des größten Teils gelben Pigments, so daß eine farblose, gelatinöse Substanz übrig blieb. Eine zweite und dritte Extraktion des unlöslichen Materials mit 90 %igem Phenol wurde zur Entfernung der letzten Spuren löslichen Proteins angeschlossen. Wiederholtes Waschen des Rückstands mit Äthylalkohol entfernte das Phenol. Dann erfolgte Auflösung in Wasser, Dialyse und Trocknung aus gefrorenem Zustand. Die gesammelten Phenolextrakte schüttelten die Verfasser sorgfältig mit Alkohol, bis bei einer Alkoholkonzentration von 35 % ein Niederschlag auftrat. Diesen sammelten sie durch Zentrifugieren, wuschen ihn mit Alkohol und trockneten ihn. Das in 90 %igem Phenol unlösliche Material enthielt 7,3 % N, zeigte eine spezifische Drehung von —32° ±2° und hemmte ein für diese Untersuchungen standardisiertes Anti-O-Serum bis zu einer Verdünnung von 1 : 64 000. Diese Fraktion wurde bei 0° in Wasser gelöst, eine Spur Alkali hinzugefügt und dann sofort neutralisiert. Der weitere Verlauf der Verarbeitung war folgender: Erwärmung auf 37°, langsame Zugabe von Na_2SO_4 anhydr. und Sammlung des bei einer Konzentration von 26—33 % ausfallenden Niederschlages durch Zentrifugieren. Anschließend erfolgte Auflösung desselben in Wasser, Dialyse bei 0° bis zur SO_4-Ionenfreiheit und Trocknung im Vakuum aus dem gefrorenen Zustand.

Die Substanz besaß folgende chemische Zusammensetzung:

44,5 % C
6,6 % H
5,9 % N

Die optische Drehung betrug —23° ±3°, die relative Viskosität 2,18. Das Material war etwas hydroskopisch. Die Hydrolyse mit 5 n HCl ergab, daß 43 % des Gesamtstickstoffs als Aminosäure-N vorlag, die Untersuchung nach Hydrolyse der O-Substanz mit 0,5 n HCl bei 100° ein Anwachsen des Hexosamin-Äquivalentes auf 33 % Glukosamin und 49 % Glukose.

Auffallend, daß bei der elektrophoretischen Prüfung bei einem pH von 8 das Material aus zwei Komponenten zu bestehen schien: eine lag in größerer, die andere in kleinerer Menge vor. Die Geschwindigkeit beider war nahezu gleich.

In Anlehnung an die MORGANischen Versuche wurden auch von RASCH spezifische Blutgruppensubstanzen der Gruppen O und A aus pseudomuzinösen Ovarialzysten isoliert.

Annähernd 20 g jeder Substanz wurden mit je 5—6 Litern 90 %igem Phenol bei Zimmertemperatur versetzt und etwa 12 Stunden stehen gelassen. Ein beträchtlicher Teil des Materials ging darauf in Lösung, kleinere Mengen bei einer zweiten und dritten Extraktion, bis endlich eine farblose, gelatinöse Substanz übrigblieb. Der Rückstand wurde, nun wiederholt mit Äthylalkohol und Äther gewaschen, um restliches Phenol zu entfernen, dann in Wasser gelöst, dialysiert und im Vakuum wieder getrocknet. Zur weiteren Reinigung wurde das Material bei O° in Wasser gelöst, leicht alkalisiert und sofort wieder neutralisiert. Nach Erwärmung auf 37° erfolgte Zugabe von $NaSO_4$ anhydr. und Sammlung des bei einer Konzentration von 25—30 % Na_2SO_4 entstandenen Niederschlages durch Zentrifugieren, Wiederauflösung in Wasser, Dialyse in fließendem Leitungswasser und Trocknung im Vakuum. Dieser Vorgang wurde noch zweimal wiederholt.

In Wasser gelöst zeigten beide Substanzen beträchtliche Viskosität und hatten ein Aussehen wie Speichelflüssigkeit. Eiweißproben waren negativ bis auf die Biuretprobe, die positiv ausfiel. Ebenso war die Molischprobe positiv sowie die Fehlingsche Reaktion nach Säurehydrolyse. Die quantitative Analyse des Materials zeigte die in Tabelle 41 zusammengestellten Werte.

Bemerkenswerter Weise sind gruppenstoffähnliche Substanzen von der Spezifität des OAB-Systems nicht nur beim Menschen gefunden worden, sondern auch an Blutkörperchen und in Geweben und Körperflüssigkeiten verschiedener anderer Arten innerhalb der Klasse der Säugetiere. Namentlich die A-Substanz und die anscheinend mit ihr

Tabelle 41. Quantitative chemische Analyse der aus menschlicher Ovarialzystenflüssigkeit isolierten O- und A-Substanzen (nach RASCH)

Substanz	C	H	N	S	Azethyl	Reduz.
A	47,83	5,95	5,90	—	10,92	55,76
O	46,04	6,12	5,98	—	10,41	61,24

in engem Zusammenhang stehende O-Substanz waren hier besonders vorherrschend, während die B-Substanz mehr in den Hintergrund trat. Schon durch die Untersuchung von v. DUNGERN und HIRSCHFELD im Jahre 1911 wurde bekannt, daß die Antigene A und B keine speziell menschlichen Eigenschaften sind, sondern daß sie sich mit Hilfe der Isoagglutinine Anti-A und Anti-B auch an tierischen Zellen nachweisen lassen. Demgegenüber besaßen tierische Seren wiederum gruppenspezifische Agglutinine Anti-A und Anti-B für Menschenblut, deren Spezifität sich aber erst zeigen ließ, nachdem durch Adsorption mit einem bestimmten Menschenblutsediment das auf alle Blutsorten wirkende Artagglutinin aus dem Serum entfernt worden war. Bei der Ausdehnung der Untersuchung auf das Blut verschiedener Säugetiere ergab sich, daß die Eigenschaft B weiter verbreitet zu sein schien, als die Eigenschaft A. V. DUNGERN und HIRSCHFELD adsorbieren menschliche A- und B-Seren an verschiedene Tierblutkörperchen und wiesen nach, daß viele von ihnen das Anti-B aus den Seren entfernten, während das Anti-A unberührt gelassen wurde. Bei weiteren vergleichenden Adsorptionen mit menschlichen und tierischen Blutkörperchen gegenüber Anti-B-Seren anderen Ursprungs wurde von den genannten Autoren festgestellt, daß nur menschliche Blutproben in der Lage waren, das Agglutinin zu entfernen. Sie schlossen daraus, daß die auf B wirkenden Agglutinine in Menschen- und Tierseren, obwohl ein prinzipieller Unterschied nicht vorhanden sei, trotzdem kaum identisch sein könnten.

Am klarsten sind die Äußerungen LANDSTEINERS und seiner Mitarbeiter, die darauf hinausgehen, daß nur Menschenaffen Rezeptoren haben, die mit denen des Menschen identisch sind. Nicht einmal bei niederen Affen will LANDSTEINER eine Übereinstimmung mit dem Menschen anerkennen, sondern spricht von A- und B-ähnlichen Rezeptoren. Auch BROKMANN wie v. DUNGERN und HIRSCHFELD heben hervor, daß es nur eine Ähnlichkeit und keine Identität gibt. Dies gilt im übrigen nicht nur für niedere Affen, sondern viel mehr noch, wie bereits erwähnt, für eine Reihe von Säugetieren, bei denen man häufig A- und B-ähnliche Rezeptoren an den Blutkörperchen findet. Vorsichtiger Weise wird aus diesen Gründen in den Arbeiten zahlreicher Autoren nur von einer Rezeptorengemeinschaft gesprochen. Neben der bekannten von SCHIFF und ADELSBERGER beobachteten Rezeptorengemeinschaft zwischen Hammel- und Menschenblutkörperchen in Bezug auf das Merkmal A hat WITEBSKY eine solche zwischen menschlichen Blutkörperchen der Gruppe A und Bestandteilen von manchen Schweineindiviuen nachweisen können. Untersuchungen von WITEBSKY und OKABE ergaben weiter, daß auch beim Rind, und zwar sowohl in den Blutkörperchen als auch in Seren, Rezeptorfunktionen nachgewiesen werden können, die das Rind mit den menschlichen Eigenschaften gemeinsam hat. Es zeigte sich außerdem, daß diese heterogenetischen Rinderrezeptoren nicht art- sondern gruppenspezifisch sind, das heißt, daß sie nur bei einzelnen Individuen nachweisbar sind, bei anderen dagegen fehlen. Soweit die Berichte über den Nachweis gruppenspezifischer bzw. diesen ähnlichen Substanzen handeln, stützen sie sich stets auf den Nachweis serologischer Art. Man ging deshalb sehr bald dazu über, diese Substanzen auch chemisch anzugehen, sie aus ihrem Substrat zu isolieren und mit den gruppenspezifischen Substanzen des Menschen zu vergleichen. Waren diese Ergebnisse an sich schon wertvoll, so stieg ihre Bedeutung noch durch die Bereicherung der Erfahrungen zur Gewinnung menschlicher Gruppenstoffe.

SCHIFF fand 1930, daß das Pepton, eine Substanz tierischen Ursprungs, einen Stoff enthält, der eine der menschlichen A-Substanz weitgehend entsprechende Spezifität entspricht; denn die A-spezifische Schafbluthämolyse wurde kräftig und spezifisch gehemmt. Dabei zeigte die Reaktion der einzelnen Präparate wechselnde Stärke. Daß es sich nicht um unspezifische Reaktionen, etwa durch Eiweißabbauprodukte handeln konnte, wurde dadurch nachgewiesen, daß Seidenpepton wie Gemische von Aminosäuren in einer dem natürlichen Vorkommen entsprechenden Verteilung keine spezifischen Hemmungen ergaben. Positive Reaktionen wurden noch mit Peptonmengen von 0,1 bis 0,001 mg erhalten. Auch das Komplementbindungsverfahren ergab spezifische Resultate. Die wirksamen Substanzen wurden bei Extraktion mit Alkohol und Wasser gewonnen. Im Komplementbindungsversuch waren jedoch dabei die wasserlöslichen Auszüge weit empfindlicher als die alkohollöslichen.

Auch GÖBEL isolierte aus Pepton eine Substanz mit intensiver A-Wirksamkeit. Er ging von zwei verschiedenen Präparaten aus, deren Firmenbezeichnung hier durch die Benennung Pepton I und II ersetzt werden sollen. Sein Verfahren war folgendes:

500 g Pepton wurden mit 200 g Natriumazetat in 1500 ccm warmen Wassers gelöst. Nach Zugabe von 3.750 ccm 95 %igem Alkohols fiel eine unreine, polysaccharidähnliche Substanz aus. Über Nacht stehen gelassen, wurde die klare überstehende Flüssigkeit abgegossen,, der Niederschlag zentrifugiert, dann möglichst vollständig in 300 ccm Wasser gelöst, unlösliches Material durch Zentrifugieren entfernt und verworfen. Zur überstehenden Flüssigkeit wurden dann 50 g Natriumazetat zugesetzt und die Substanz schließlich mit der 2½fachen Menge Alkohols — bezogen auf das Gesamtvolumen der Lösung — wieder ausgefällt, der Niederschlag nochmals gelöst und erneut gefällt. Nach abermaliger Lösung in 200 ccm Wasser kamen 30 g Natriumazetat hinzu. Der pH-Wert der Lösung mußte durch Zugabe von 95 %iger Essigsäure auf 4,8 eingestellt werden. Dann wurde unter Verwendung von 50 ccm Chloroform und 10 ccm Butyl- oder Amylalkohol so oft enteiweißt, bis die Zugabe von Pikrinsäure in der überstehenden Flüssigkeit kein Eiweiß mehr zeigte. Die Menge des Enteiweißungsmittels war bei den einzelnen Peptonpräparaten verschieden. Endlich wurde das Material aus der enteiweißten Lösung durch Zugabe des 2½fachen Volumens Alkohol ausgefällt, der Niederschlag in 100 ccm Wasser gelöst, durch ein Berkefeld-Filter V gezogen und das Filtrat einige Tage gegen immer wieder erneuertes destilliertes Wasser dialysiert und die hernach klare, farblose Lösung unter Rühren in das 10fache Volumen Azeton gegeben. Nach Sammlung der gefällten Substanz auf gehärtetem Papier erfolgte Waschung mit frischem Azeton und schließlich Trocknung über Schwefelsäure im Vakuum.

500 g des Peptonpräparates I ergaben 14 g Substanz eines typischen Polysaccharids, eine gleiche Menge des Peptons II ergab nur 4 g dieser Kohlenhydrate.

Die chemische Elementaranalyse ergab für die beiden Präparate:

Pepton I:	46,68 % C	Pepton II:	44,86 % C
	6,53 % H		6,23 % H
	5,85 % N		5,58 % N
	0,46 % S		1,96 % S
	9,56 % Azetyl		8,90 % Azetyl
	73,00 % Reduz.		62,00 % Reduz.

Die optische Drehung war für Pepton I +11,5° und für Pepton II +9,6°. Die Lösung der Substanz gab einen positiven Ausfall der Tryptophanreaktion und, wenn auch schwach, der Argininprobe. Die Reaktion nach MILLON und TOLLENS waren ebenso negativ wie die Untersuchungen auf Peptosen. Positiv dagegen waren die Molisch- und Glukosaminprobe.

Ähnliche Untersuchungen über die A-Substanz in Pepton wurden von FREUDENBERG und WESTPHAL durchgeführt, die daraus ein Polysaccharid isolierten, daß in seiner Zusammensetzung den von Göbel gefundenen Werten entsprach. Die optische Drehung jedoch war schwach links drehend. Auch hier konnte nach Säurehydrolyse N-Azetyl-Glukosamin festgestellt werden.

Neben dem Pepton wurden als Quellen für Gruppensubstanzen auch Fermentpräparate, in erster Linie Pepsin und Trypsin verwendet. Die Vermutung, es könnte sich bei diesen Untersuchungen um eine Auswirkung der Entdeckung der Ausscheidung von Gruppensubstanzen in den Sekretionsprodukten handeln, entspricht nicht ganz dem wirklichen Verlauf der Entwicklung und geht auf ganz andere Überlegungen zurück.

Zwar wußte man um 1930 von Schiff und seinen Mitarbeitern, daß sich besonders in der menschlichen Magenschleimhaut und aus diesem Grunde auch in ihren Sekretionsprodukten erhebliche Mengen von gruppenspezifischen Substanzen nachweisen lassen. Der Anlaß für diese Untersuchungen war eine weit zurückliegende Arbeit Jacobys, der 1903 feststellte, daß Extrakte aus dem Magenschleimhautgewebe des Schweins die hämolytische Wirkung des Crotins auf Kaninchenblutkörperchen hemmten. Dementsprechend war anzunehmen, daß die gleichen Rezeptoren, die in den Kaninchenblutkörperchen den Angriffspunkt für das Crotin bilden, als Anti-Hämolysin in der Magenschleimhaut des Schweines vorhanden sind. Es lag hier also eine Rezeptorengemeinschaft vor, wie sie später durch das Forssman-Antigen allgemein demonstriert werden konnte. Das von Jacoby gefundene Antilysin hat mit den menschlichen Gruppensubstanzen und dem Forssmanschen Antigen die Kochbeständigkeit gemeinsam. Da es außer im Magenschleim auch im Pepsin nachgewiesen werden konnte, knüpfte Schiff an diese Befunde an und suchte im Schweinepepsin nach der seiner Meinung nach zur selben Kategorie von Stoffen gehörenden Blutgruppensubstanzen.

Schiff und Weller konnten durch diese Untersuchungen nachweisen, daß das Pepsin noch in starken Verdünnungen die Schafbluthämolyse durch das Anti-A-Immunserum verhindert, dagegen in recht hohen Konzentrationen die Hämolyse von Schafblut durch ein homologes Schafblutimmunserum nicht beeinflußt. Ebenso werden durch die Substanz verschiedene andere heterogenetische Schafbluthämolysine, nämlich Immunseren gegen Shiga-Bazillen nicht beeinflußt.

Trypsinpräparate hemmen das A-spezifische Schafbluthämolysin ebenfalls; allerdings sind im Vergleich zum Pepsin für den gleichen Hemmungseffekt wesentlich größere Mengen erforderlich.

Die Hemmungswirkung der Pepsin- und Trypsin-Präparate hat offenbar mit ihrem Fermentgehalt nichts zu tun; denn es konnte schon früher festgestellt werden, daß die menschlichen Gruppensubstanzen von Pepsin und Trypsin nicht angegriffen werden.

1936 fand Landsteiner im Pferdespeichel eine gruppenspezifische A-Substanz, die nach Isolierung eine chemische Zusammensetzung von

44,56 %	C
6,91 %	H
7,08 %	N
1,78 %	S
0,23 %	P
9,40 %	Azetyl und
57,60 %	reduzierenden

Substanzen zeigte. Im selben Jahre führten Landsteiner und Chase mit Pepsin weitere Untersuchungen durch, wobei sie folgende Methode anwandten:

Sie erhitzen eine 2 %ige Lösung von Pepsin in 1 %iger Kochsalzlösung bei einem pH von etwa 6, hielten sie für 10 Minuten im Dampfbad, kühlten danach ab und befreiten sie durch

Zentrifugieren von Klümpchen. Die überstehende Flüssigkeit säuerten sie mit 50 %iger Essigsäure an, wobei etwa 6 ccm auf 100 ccm Lösung kamen. Nach erneuertem Erhitzen auf 95° wurde sie für weitere 5 Minuten in das Dampfbad gehalten, durch ein Faltenfilter heiß filtriert, das Filtrat mit NaOH neutralisiert und die gleiche Menge 95 %igen Alkohols unter Rühren zugesetzt. Nach etwa einstündigem Stehen bei Zimmertemperatur und gelegentlichem Aufschütteln entfernten die Verfasser den Niederschlag durch Filtration und fällten die aktive Substanz durch Zugabe von Alkohol in Höhe eines Viertels des Gesamtvolumens. Die gummiartige Substanz konnte dann durch Zentrifugieren oder durch einfaches Absetzen gesammelt werden. Anschließend erfolgte Aufschwemmung des Sediments in Wasser — 100 ccm pro 10 g Pepsin — und Entfernung unlöslichen Materials durch Zentrifugieren. Auf je 100 ccm dieser Lösung wurden 1 g Natriumazetat und 100 ccm 95 %igen Alkohols gegeben und die Flüssigkeit durch einen Papierbrei geschickt, um ein vollständig klares Filtrat zu erhalten. Für je 100 ccm Lösung mußte ein neuer Papierbrei verwendet werden. Das nach Alkoholzugabe in Höhe eines Viertels vom Gesamtvolumen entstandene Präzipitat wurde durch Zentrifugieren abgesetzt, mit absolutem Alkohol gewaschen und getrocknet. Die Substanz, die jetzt etwa 16 % des Ausgangsmaterials entsprach, gab immer noch deutliche Xantoprotein- und Ninhydrinreaktion. Zu 100 ccm einer 2 %igen Lösung dieser Substanz, die in heißem Wasser nur langsam eintrat, kamen 1 g Natriumazetat und 110 ccm 95 %igen Alkohols. Die trübe Flüssigkeit wurde so oft durch ein Berkefeld-Filter geschickt, bis die Lösung klar war, dann so viel Alkohol zugegeben, bis bei einer Konzentration von 57 bis 60 % ein Niederschlag auftrat, der durch Zentrifugieren gewonnen, in absolutem Alkohol und in Äther gewaschen und dann getrocknet werden konnte. Es erfolgte nunmehr eine Ausfällung der Substanz aus einer 5 %igen Lösung durch Zugabe von Eisessig. Etwa 18 Volumen waren notwendig. Der Niederschlag wurde mit absolutem Alkohol gewaschen, getrocknet und endlich gemahlen; danach die Essigsäure mit häufig erneuertem 70 %igen Alkohol mehrere Tage ausgewaschen und schließlich wieder getrocknet. Das Ergebnis war etwa 8—10 % der Ausgangssubstanz.

Bei diesem Präparat gab die chemische Elementaranalyse

46,88 % C
6,62 % H
6,16 % N
0,08 % S
0,10 % P
9,95 % Azetyl und
7,07 % reduzierende Substanzen.

Meyer, Smith und Palmer (zit. nach Rasch) isolierten im Verlauf ihrer Arbeiten über das Vorkommen von Glykoproteiden in der Magenschleimhaut aus diesem Gewebe ein Polysaccharid, welches intensive A-Spezifität besaß und aus äquimolekularen Mengen von N-Azetylklukosamin und Galaktose aufgebaut zu sein schien.

Aus der Erfahrungstatsache, daß das aus dem Magenschleim des Schweines gewonnene Substrat in seiner serologischen Charakterisierung der menschlichen A-Substanz sehr ähnlich war und aus diesem Material sehr bequem und in beträchtlichen Mengen gewonnen werden konnte, benutzten Morgan und King dieses Sekret als Ausgangsmaterial für ihre experimentellen Studien. Da die Antigene sich in den bisherigen Untersuchungen als sehr labile Komplexe erwiesen haben, die durch minimale Änderungen ihres Milieus — insbesondere des pH-Wertes oder der Temperatur — in ihrem Charakter verändert werden können, arbeiteten die beiden Autoren zwei Verfahren aus, in denen sie durch möglichst genaue Einhaltung der optimalen Versuchsbedingungen gewisse irreversible Schäden überhaupt vermeiden oder wenigstens auf ein Minimum beschränken konnten.

Methode I: Schweinemagenschleim wird in Kochsalzlösung oder in mit CO_2 gesättigtem Wasser gelöst. Das Material wird in einer Konzentration von etwa 2 % kräftig geschüttelt und unter CO_2-Sättigung gehalten, bis eine dicke visköse Lösung entstanden ist. Gewöhnlich vergehen ein bis zwei Tage, bis die kleinsten harten Teilchen des trockenen Präparates zu quellen beginnen und endlich in Lösung gehen. Die dicke visköse Lösung in einer Konzentration von 1 % wird in einer geschlossenen Schale einer Sharpleszentrifuge eine Stunde lang zentrifugiert und anschließend die leicht opaleszierende, überstehende Flüssigkeit sorgfältig abgenommen. Über ein Drittel der zugegebenen Substanz bleibt ungelöst. Das unlösliche Material wird durch Aufschwemmung in Kochsalz oder in CO_2-gesättigtem Wasser ein paar mal gewaschen und endlich im Vakuum getrocknet. Das Material zeigt keine nennenswerte Aktivität, die entweder im Hämolyse- oder im Agglutinationshemmungstest gemessen wird.

Der verbliebene wässrige Extrakt wird zugleich mit den Waschflüssigkeiten auf ein kleines Volumen eingeengt, auf 35° erwärmt und nun Na_2SO_4 in Substanz zugegeben, in kleinen Portionen unter kräftigem Rühren. Die A-Substanz scheidet sich daraufhin innerhalb scharfer Grenzen von 27—30 % Na_2SO_4-Sättigungsgehalt als eine klebrige, gelatinöse Masse ab und wird durch Zentrifugieren gesammelt. Das zentrifugierte Material wird wieder in Wasser gelöst und erneut mit Na_2SO_4 gefällt. Diese Behandlung kann auch noch ein drittes Mal durchgeführt werden. Endlich wird das wieder in der Zentrifuge gesammelte Material in Wasser gelöst, bei 0° von SO_4-Ionen freidialysiert und im Vakuum aus gefrorenem Zustand getrocknet.

Methode II: Roher Schweinemagenschleim wird in einem Mörser mit 90 %igem Phenol versetzt. Das Lösungsmittel wird schrittweise zugegeben, so daß zuerst eine Paste und dann eine dicke Suspension entsteht. Auf 100 g Substanz ist dazu ein Gesamtvolumen von 2 l Phenol notwendig. Die endgültige Lösung bleibt unter häufigem Schütteln 24—48 Stunden bei Zimmertemperatur stehen. Das rohe Material ist nur teilweise löslich. Die unlösliche Substanz wird von der überstehenden viskösen Lösung in der Zentrifuge getrennt, jede 100-g-Portion in 500 ccm 90 %igem Phenol resuspendiert, 12 Stunden stehengelassen und dann aus der Phenollösung wiedergewonnen. Nach einer weiteren Behandlung mit Phenol wird dieser Rückstand mit Äthylalkohol gewaschen, um das restliche Phenol zu entfernen und im Vakuum getrocknet.

Die überstehende Phenollösung wird zusammen mit dem Waschphenol des unlöslichen Materials mit Alkohol weiter behandelt um die A-Substanz zu fällen. Dazu wird der Alkohol in einer 1 : 1-Phenol-Alkohol-Mischung zugegeben, um eine örtliche Niederschlagsbildung der A-Substanz zu vermeiden, welche aus der Lösung in dem Augenblick ausfällt, in dem die Alkoholkonzentration 10 % erreicht. Der Niederschlag wird gesammelt, in der Hälfte des ursprünglichen Volumens 90 %igen Alkohols wieder gelöst und, um etwaige unlösliche Bestandteile zu entfernen, zentrifugiert. Dann wird die Substanz mit Alkohol erneut gefällt. Diese Behandlung wird anschließend noch ein drittes Mal wiederholt. Die endlich klare, meist farblose, gallertige Substanz wird unmittelbar danach bei 0° dialysiert oder mit Alkohol gewaschen, um die letzten Phenolspuren zu entfernen, dann erst in Wasser suspendiert und für mehrere Tage dialysiert, um eine endgültige Reinigung durchzuführen. Die klare Lösung wird dann bei —20° gefroren und aus diesem gefrorenen Zustand im Vakuum getrocknet.

Bei der Untersuchung der Präparate auf serologische Wirksamkeit, im speziellen Falle auf die Fähigkeit die Isoagglutination zu hemmen, konnte festgestellt werden, daß mit dem Fortschreiten der Isolierung auch die Aktivität eine wesentliche Zunahme erfuhr. Die Elementaranalyse dieser isolierten Substanzen ergab:

Mit Methode I isoliert		Mit Methode II isoliert	
A	B	A	B
44,8 % C	45,9 % C	45,2 % C	45,1 % C
6,4 % H	6,4 % H	6,6 % H	6,7 % H
6,4 % N	6,2 % N	5,9 % N	6,0 % N
9,2 % Azetyl	11,5 % Azetyl	10,7 % Azetyl	10,3 % Azetyl

Der Nachweis, daß gereinigte und in der Elektrophorese anscheinend homogene Präparate von A-Substanzen, die aus Schweinemagenschleim erhalten wurden, sowohl A-, als auch O-Spezifität besitzen, während A-Substanzen aus Ovarialzystenflüssigkeit keine nennenswerte O-Spezifität aufweisen, machte eine eingehendere Untersuchung der Schweinemagen-A-Substanz erforderlich. Die Vermutung, daß es nicht gleichgültig sei, ob das Ausgangsmaterial — Pepton, Pepsin oder Schleim — von Einzelindividuen stammte oder ob es sich um Sammelpräparate handelte, konnten Aminoff, Morgan und Watkins experimentell beweisen. Sie untersuchten insgesamt 24 einzelne Schweinemägen auf ihre serologischen Eigenschaften und fanden darunter 14 mit vorwiegendem A-Charakter und keiner, bzw. einer nur sehr schwachen O-Spezifität. Die restlichen Mägen dagegen besaßen eine mukoide Substanz von starker O-Spezifität und wiesen keinen A-Charakter auf. Diese Befunde zeigen einerseits, daß man nicht jedes Material ohne weiteres auf dieselbe Substanz hin verarbeiten darf. Andererseits geht daraus hervor, daß an Stelle der A-Substanz im Schweinemagenschleim auch mukoides Material vorkommen kann, welches eine der Blutgruppe O ähnliche oder identische Eigenschaft trägt, eine Tatsache, die später noch Gegenstand eingehender Besprechung sein wird und den Zusammenhang zwischen Immunchemie und Immungenetik deutlich demonstriert.

Ein anderer Weg, Gruppensubstanz oder ein wenigstens gruppensubstanzähnliches Produkt aus tierischem Material zu isolieren, wurde von RASCH eingeschlagen.

Schon DÖLTER erhob den Befund, daß man gute Anti-A-Immunseren nur von solchen Kaninchen gewinnen kann, die bereits normalerweise über einen, wenn auch geringen Gehalt an gruppenspezifischen Anti-A-Agglutinin verfügen. Von DÖLTER und von SCHIFF und ADELSBERGER wurde deshalb bereits die Vermutung ausgesprochen, daß diejenigen Kaninchen, die zur Immunisierung gegen A nicht brauchbar waren, selbst A-Rezeptoren in ihrem Organismus enthalten. Der Nachweis, daß der von den eben genannte Autoren vermutete A-Rezeptor im Organismus bestimmter Kaninchen wirklich vorkommt, wurde zuerst von WITEBSKY zunächst für Kaninchenorgane erbracht. Er untersuchte Lunge und Niere und konnte in alkoholischen Extrakten dieser Organe das A-Merkmal im Komplementbindungsversuch nachweisen. Dann erbrachte auch HARA den Beweis, daß Extrakte aus Serum von Kaninchen, die auf Grund des Fehlens gruppenspezifischer A-Agglutinine das A-Merkmal enthalten mußten, im Komplementbindungs- und Hämolysehemmungsversuch positiv reagierten. Der derartige Nachweis von A-Merkmalen im Kaninchenblut ist allerdings nur in alkoholischen Serumextrakten, nicht aber in alkoholischen Blutkörperchenextrakten gelungen, was auch TREIBMANN bestätigt, der angibt, daß Blutkörperchen der A-Kaninchen immer A-merkmalsfrei sind. Sowohl im Antikörperbindungsversuch wie auch im Hämolysehemmungsverfahren ergab sich in gleicher Weise ein Fehlen der A-Merkmale in Kaninchenblutkörperchen. Bei der Untersuchung der einzelnen Kaninchenorgane auf das A-Merkmal machten sich erhebliche quantitative Unterschiede hinsichtlich des A-Gehaltes bemerkbar. MAI konnte den experimentellen Beweis führen, daß der von den oben zitierten Untersuchern angenommene Zusammenhang tatsächlich besteht. Das Vorkommen des A-Rezeptors im Organismus der Mehrzahl der Kaninchen verhindert die Entstehung gruppenspezifischer Anti-A-Antikörper; das Fehlen des A-Rezeptors im Organismus einer Minderzahl von Kaninchen läßt die Erzeugung von A-spezifischen Immunantikörpern zu, auch wenn präformierte Anti-A-Antikörper in nachweisbarer Menge vor der Immunisierung nicht vorhanden sind. FISCHER und KRAH stellten in Ergänzung dieser Forschungen Untersuchungen über die Vererbung dieser beiden Eigenschaften an und fanden, daß der Vererbungsmechanismus nach MENDELschen Gesetzen erfolgt, wobei das dem A-Merkmal zugrunde liegende Gen A dominant ist gegenüber dem die Anti-A-Eigenschaft bedingenden Gen a. Anti-A-Tiere sind dementsprechend homozygot aa, ein wertvoller Hinweis für die Zucht solcher an und für sich in der Minderzahl vorkommender Kaninchen.

Die hier wesentlich erscheinende Aufgabe bestand in dem Versuch, diese A-spezifische Substanz aus Kaninchenseren zu isolieren. Dazu wurde von einer Anzahl serologisch vorgeprüfter A-Tiere durch wiederholte Herzpunktionen möglichst große Blutmengen entnommen, das Serum gewonnen und sofort im Vakuum bei Kühlraumtemperatur getrocknet. Die Gesamtmenge von 320 ccm Serum ergab etwa 35 g Trockensubstanz. Die spröde Konsistenz nach der Trocknung ermöglichte ein Zermörsern zu einem feinen Pulver. Die weitere Verarbeitung wurde nach folgendem Plan vorgenommen:

1. Allmähliches Anreiben von 30 g des direkt aus dem Vakuum entnommenen Puders mit insgesamt 250 ccm 90%igen Phenols. Unter häufigem Schütteln Stehenlassen der zähflüssigen Masse gute 24 Stunden. — 2. Zentrifugieren für drei Stunden mit 3 000 Umdrehungen, wobei sich eine stark visköse Masse von einer etwas zähen Flüssigkeit absetzt. Diese wurde ab-

gegossen und aufbewahrt. Erneutes Anrühren des Rückstandes mit weiteren 200 ccm Phenol und weiteres Stehenlassen für gute 24 Stunden. — 3. Wiederholung des Arbeitsganges. — 4. Entfernung des Phenols aus dem gummiartigen Sediment durch mehrmaliges Waschen mit je 100 ccm Äther. — 5. Trocknung des Sediments bei 0° im Vakuum über $CaCl_2$. — 6. Lösung in 150 ccm Wasser. Erwärmung auf 37° für 24 Stunden. Beim Schütteln bildet die leicht opaleszierende speichelähnliche Flüssigkeit einen anhaltenden Schaum. Da nicht die ganze Substanz gequollen und vollständig gelöst war, wurden die festen Bestandteile abzentrifugiert. — 7. Abkühlung der Lösung auf 0°. Alkalisieren der leicht sauren Flüssigkeit mit n/100 NaOH bis zu einem pH von 8,5. Vorsichtige Neutralisation nach 30 Minuten Eisschrank von 0° mit n/100 HCl. — 8. Zugabe von Na_2SO_4 anhydr. bis zu einer Konzentration von 25—30 % entsprechend der von MORGAN für A-Substanz festgestellten Fällungsgrenze. Abzentrifugieren des entstehenden Niederschlages. Wiederauflösung in 300 ccm Wasser und dialysieren für 48 Stunden gegen fließendes Leitungswasser. — 9. Wiederholung des Arbeitsvorganges 8. — 10. Nochmalige Fällung bei einer Na_2SO_4-Konzentration von 25—30 %. Abzentrifugieren des Niederschlages und Wiederauflösung in 30 ccm Wasser. Dialysieren gegen fließendes Leitungswasser bis zu SO_4-Ionenfreiheit. — 11. Einfrieren der Flüssigkeit. — 12. Trocknung aus dem gefrorenen Zustand im Vakuum über P_2O_5 bei Kühlraumtemperatur. Gewicht der getrockneten Substanz 0,417 g.

Tabelle 42. Zusammenstellung der chemischen Elementaranalysen isolierter OAB-Gruppensubstanzen verschiedener Autoren

Autor	Material	C	H	N	P	S	Acetyl	Reduz.
HALLAUER	menschliche Erythrozyten	43,15	8,56	6,88	15,85	2,14	—	—
FREUDENBERG	Harn	45,5	5,9	5,4	—	—	—	—
MORGAN	A-Ovarien	44,8	6,9	6,0	—	—	10,0	—
MORGAN	O-Ovarien	44,5	6,6	5,9	—	—	—	—
GOEBEL	Pepton I	46,68	6,53	5,85	—	0,46	9,56	73,00
	Pepton II	44,86	6,23	5,58	—	1,96	8,90	62,00
LANDSTEINER	Pferdespeichel	44,56	6,91	7,08	0,23	1,78	9,40	57,60
LANDSTEINER und CHASE	Schweinepepsin	46,88	6,62	6,16	0,10	0,08	9,95	7,07
MORGAN	Schweinemagen-	44,8	6,4	6,4	—	—	9,2	—
und KING	schleim	45,9	6,4	6,2	—	—	11,5	—
	A-Substanz	45,2	6,6	5,9	—	—	10,7	—
		45,1	6,7	6,0	—	—	10,3	—
RASCH	*Erythrozyten*							
	A-Substanz	46,18	5,81	7,13	—	—	9,86	51,29
	B-Substanz	46,96	6,03	6,36	—	—	10,07	62,14
	O-Substanz	45,77	6,82	5,92	—	—	9,83	59,22
	Ovarialzysten-flüssigkeit							
	A-Substanz	47,83	5,96	5,90	—	—	10,92	55,76
	O-Substanz	46,04	6,12	5,98	—	—	10,41	61,24
	Kaninchen-A-Substanz							
	A-Substanz	50,01	6,14	6,18	—	Spur	9,27	58,40

Die mit dem isolierten Material durchgeführten Agglutinationshemmungsversuche zeigten sowohl eine verstärkte Wirksamkeit des angereicherten Stoffes als auch eine offensichtliche Spezifität gegenüber dem korrespondierenden Antikörper. Die mit einer weiteren Portion dieser Substanz ausgeführte chemische Untersuchung ergab eine erst nach Stehen über Nacht positive Molischprobe, eine ebenfalls schwache Biuretreaktion

Tabelle 43. Quantitative chemische Analyse der aus Kaninchenseren isolierten A-Substanz (nach RASCH)

Substanz	C	H	N	S	Acetyl.	Reduz.
Kan.-A	50,01	6,14	6,18	Sp.	9,27	58,40

und im übrigen negative Eiweißproben. Elementaranalytisch wurden die in Tabelle 43 zusammengestellten Werte gefunden.

Die gegenseitigen Beziehungen zwischen der A- und der O-Substanz des OAB-Systems und spezifisch ähnlicher Stoffe aus tierischem Material, die sich in dem eben behandelten Arbeitsgebiet deutlich gezeigt haben, führten zu einer besonderen Herausstellung der O-Substanz und ließen sie teilweise sogar als unabhängiges und selbständiges Antigen erscheinen. Zu den grundlegenden Entdeckungen der Blutgruppenforschung, die mit zu dieser Auffassung führten, gehörte die Feststellung, daß die Blutkörpercheneigenschaft O nicht etwas Negatives ist, sondern daß diesem Merkmal ebenfalls antigene Eigenschaften beiwohnen.

Zwar konnten SCHIFF und HUEBENER bei ihren Versuchen, durch Einspritzung von O-Blutkörperchen bei Ratten und Kaninchen Anti-O-Agglutinine zu erzeugen, keine Erfolge verzeichnen. Jedoch fanden SCHIFF und GREENFIELD, daß im Serum mancher Rinder nach Adsorption einer geeigneten Menge von AB-Blutkörperchen ein vornehmlich gegen O-Blutkörperchen gerichteter Antikörper zurückbleibt, der sich auch zum Nachweis der Ausscheidung von O-Substanz im Speichel von O-Menschen eignet. Sie gingen dabei von der BERNSTEINschen Erbformel aus, nach welcher AB-Individuen keine O-Gene besitzen und deshalb auch keine O-Substanz im Organismus aufweisen können und entfernten mit diesem Blut unter Erhaltung der Anti-O-Antikörper die unspezifischen Anti-Mensch-Agglutinine.

Über weitere natürliche Vorkommen solcher O-Agglutinine beim Rind berichteten FRIEDENREICH und ZACHO, MOUREAU sowie DAHR, beim Kaninchen ebenfalls FRIEDENREICH und ZACHO sowie ELMENHOFF-NIELSEN. DAHR untersuchte noch eine Reihe weiterer Tierarten und fand bei Hunden 5,7 %, bei Katzen 7,6 %, bei Schweinen 3 %, bei Schafen 1,5 %, bei Hühnern über 25 % brauchbarer Anti-O-Seren. Die letztere Angabe wurde von HIRSZFELD und HALLER bestätigt. SUGISHITA stellte im Serum von Anguilla japonica und JONSSON bei Anguilla anguilla über 50 % O-Agglutinine mit zum Teil beträchtlichen Titerhöhen fest. Überdies extrahierte RENKONEN sogar aus Pflanzensamen von Zytisus sessilifolius ebenfalls Antikörper der gleichen Spezifität. Anti-O-Hämagglutinine fand auch KRUEPE bei Lotus tetragonolobus und Laburnum alpinum. Über das natürliche, wenn auch seltene — Vorkommen von Anti-O in menschlichen Seren und zwar in solchen der Blutgruppe A_1B, A_1 oder B berichteten LANDSTEINER und LEVINE, MORGAN und WATKINS, BOORMAN und DODD und GILBEY, sowie DAHR und STOECKLEIN.

Waren die ersten, bereits zitierten Versuche von SCHIFF und HUEBENER sowie von ROSENTHAL und SALOMON zur Erzeugung von Anti-O-Immunseren auch nicht von Erfolg gekrönt, so zeitigten spätere Arbeiten, so vor allem die EISLERschen Immunisierungen von Ziegen mit Shigabazillen wesentlich bessere Ergebnisse. Diese Antikörper wurden jedoch nicht durch die spezifische O-Substanz erzeugt wie die von HOOKER und ANDERSON, ELMENHOFF-NIELSEN und MATTA, die für ihre Immunisierungen O-Körperchen benutzten und bei einzelnen Kaninchen auch Erfolge aufzuweisen hatten. MORGAN und WADDEL berichteten des weiteren über spezifische Anti-O-Seren von Kaninchen, die sie durch Immunisierung mit aus pseudomuzinöser Ovarialzystenflüssigkeit von Frauen der Gruppe O isolierten Substanzen erhalten hatten.

Zusammenfassend kann im allgemeinen gesagt werden, daß es zwar eine große Anzahl von Quellen zur Gewinnung und viele Methoden zur Erzeugung von Anti-O-Agglutininen gibt, daß aber die meisten dieser Antikörper entweder zu schwach in der Wirkung oder zu schwierig in der Herstellung sind. Relativ am leichtesten ist es, aus einer größeren Anzahl von Rindern ein solches mit einem brauchbaren Serum herauszusuchen, weshalb bei den meisten veröffentlichten Arbeiten auch solche Anti-O-Seren vom Rind Verwendung gefunden haben.

Die Agglutinierbarkeit von Blutkörperchen der Gruppe O durch Iso- wie durch Heteroseren besitzt nicht nur, wie dies bereits gesagt wurde, theoretisches sondern auch praktisches Interesse. Abgesehen von Störungen bei Bluttransfusionen, die durch solche irreguläre Agglutinine unter Umständen verursacht werden können, rückt auch die Beantwortung der Frage in den Bereich der Möglichkeit, ob durch direkte serologische Methoden die Homozygotie (AA oder BB) bzw. die Heterozygotie (AO oder BO) von Menschen der Gruppen A und B nachgewiesen werden kann. Die praktische Bedeutung dieser Methode würde also in einer beträchtlichen Erhöhung der Ausschlußmöglichkeiten bei der Vaterschaftsbestimmung bestehen.

Theoretisch ist es ohne weiteres verständlich, daß ein spezifisches Anti-O-Serum nicht nur mit Blutkörperchen der Gruppe O reagiert. Nimmt man die BERNSTEINsche Vererbungsregel als Grundlage, so ist leicht einzusehen, daß ein solches Serum auch mit Blutkörperchen von Personen der Gruppen A und B reagieren muß, wenn die Individuen heterozygoten Typs AO oder BO sind. Das gleiche betrifft auch die heterozygoten Typen der Untergruppen von A, A_1O und A_2O. Nicht reagieren dagegen dürfte ein Anti-O-Serum mit Blutkörperchen von Personen des Genotyps A_1A_1, A_1A_2, A_1A_2, BB sowie A_1B und A_2B. Allerdings muß in diesem Zusammenhang dann auch gesagt werden, daß es sich bei einem solchen Vererbungsmechanismus der Blutgruppeneigenschaften nicht mehr um einen dominant-rezessiven, sondern um einen kombinanten Vorgang handeln würde, das heißt, daß die Eigenschaft O von den beiden anderen Eigenschaften A und B nicht überdeckt wird, sondern neben ihnen nachgewiesen werden kann. Von einer rezessiven Anlage wurde bisher ja nur gesprochen, weil es keine Möglichkeit gab, das Merkmal wirklich positiv zu erfassen, es sei denn in der homozygoten Form OO, die sich durch ihre Nichtagglutinabilität erkennbar macht.

SCHIFF stellte schon 1927 fest, daß auch die mit AB-Blut adsorbierten Rinderseren im Verlauf seiner Untersuchungen mit vielen A- und B-Blutkörperchen in Reaktion traten. Er fand, daß A- und B-Blut zahlreicher Personen O-Agglutinine nicht selten auch adsorbierte und äußerte deshalb die Meinung, daß diese Erscheinung mit dem möglichen Vorhandensein eines „rezessiven" O-Gens im Zusammenhang zu bringen sei. Dieser Ansicht schlossen sich auch GREENFIELD, JADIN, FRIEDENREICH und ZACHO, THOMSON, MATTA, OLBRICH sowie DAHR an.

Diese Theorie blieb jedoch nicht lange unwidersprochen. HIRSZFELD und seine Mitarbeiter, die neben Rinder-Anti-O hauptsächlich das diesem seiner Wirkung identische Shiga-Anti-O von der Ziege benutzten, bezogen die Reaktionen mit den meisten menschlichen Blutproben nicht auf deren Heterozygotie sondern auf einen in diesen Blutkörperchen vorhandenen artspezifischen Rezeptor. Sie begründeten das mit der Annahme, daß die Blutgruppe O die primitivere in phylogenetischer Hinsicht sei, und daß sich aus ihr durch Mutation die Eigenschaften A und B gebildet hätten. Je weitgehender die Mutation von O nach A bzw. B erfolgt sei, um so weniger wäre noch restliche O-Substanz vorhanden. Umgekehrt sei demnach die Menge der an einem A- oder B-Blut noch haftenden O-Substanz um so größer, je weniger vollständig sich bei diesem Blut die Mutation vollzogen hätte. In einem eigenen Pleiaden-Schema

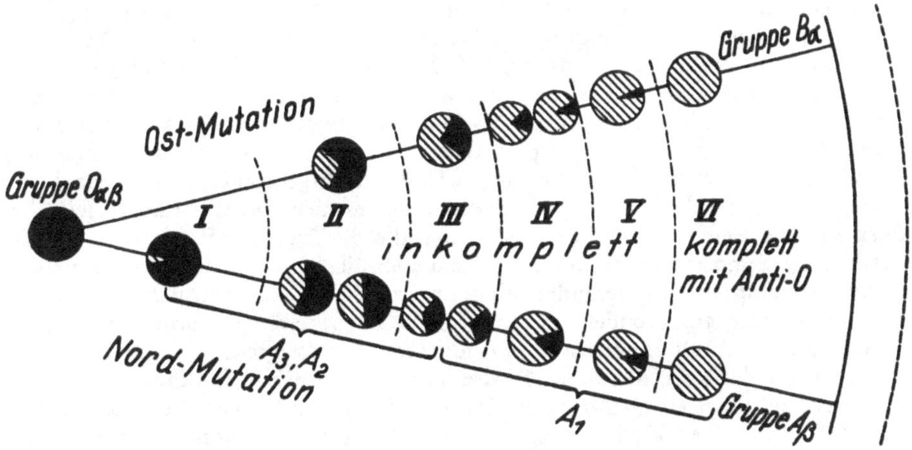

Abb 62. Die serologischen Blutpleiaden nach HIRSZFELD

stellte er diese phylogenetisch fundierte Theorie deutlich heraus und brachte gleichzeitig damit die bereits besprochenen Untergruppenallele der Gruppe A in Verbindung. Parallel dazu hielt er eine gleiche Untergruppierung der Blutgruppe B für möglich.

Nach dieser HIRSZFELDschen Theorie ist ein direkter serologischer Nachweis der Heterozygotie mit Anti-O-Agglutininen nicht möglich, eine Behauptung, die auch MOUREAU vertritt. Er untersuchte die Mitglieder einer Familie, in der folgende Blutgruppenverteilung bei den Eltern vorlag: Vater A_2B, Mutter A_1B. Sämtliche Kinder waren somit als homozygot AA oder BB zu betrachten, konnten also keine O-Gene aufweisen. Trotzdem waren eindeutige Reaktionen mit dem Anti-O-Serum vorhanden.

Zu gleichen Ergebnissen kamen LAMBERT und BRUYNOGHE. 1947 rollte DAHR das Problem erneut auf. Um den offensichtlichen Zwiespalt zwischen der zuletzt in der Hauptsache von ihm vertretenen Anschauung und der HIRSZFELDs zu überbrücken, äußerte er die Meinung, „daß das Anti-O-Agglutinin in den verschiedenen tierischen Seren nichts einheitliches sei, daß die einzelnen Seren vielleicht verschieden Anti-O-Anteile enthalten könnten. Solche, die nur mit dem artspezifischen O-Rezeptor im Sinne von HIRSZFELD reagierten, und andere, die nur mit der O-Eigenschaft eine Reaktion geben, die auf dem Vorhandensein der O-Anlage beruhte, die also eine gruppenspezifische Eigenschaft nachweisen ließen. Nur artspezifische Anti-O-Anteile im Sinne von HIRSZFELD mußten solche Anti-A-Anteile besiten, deren Anti-O-Agglutinin durch Adsorption mit einem Blut ohne O-Anlage, also mit einem A_2B-Blut, vollkommen gebunden werden könnte. Bliebe andererseits in einem Anti-O-Serum nach kräftiger und wiederholter Absättigung mit A_2B-Blut eine deutliche Anti-O-Wirkung zurück, die nicht durch A_2B-Blut, sondern nur durch O-Blut oder durch heterozygotes A_1O- oder BO-Blut entfernt werden könnte, dann müßte es sich dabei um den gruppenspezifischen Anti-O-Anteil im Sinne von DAHR handeln."

Jedoch auch nach dieser neueren Auslegung kommt man bei Arbeiten auf diesem Gebiet immer wieder zu teilweisen unbefriedigten Ergebnissen. BLUMENTHAL und RASCH untersuchten mit einem nach den DAHRschen Angaben hergestellten Anti-O 215 Blutproben aller Gruppen mit bekanntem Genotyp, kamen aber zu dem Ergebnis, daß auch damit ein direkter Nachweis der Heterozygotie durch die serologische Methode nicht möglich ist.

Von englischer Seite wurde das Gebiet in neuester Zeit ebenfalls einer eingehenden Untersuchung unterzogen. MORGAN und WATKINS berichteten in logischer Fortführung der Versuche zur Isolierung gruppenspezifischer Stoffe über den Nachweis eines sogenannten heterogenetischen Antigens. Sie kamen einerseits zu dieser Anschauung, da sie bei ihren Untersuchungen über das O-Material sowohl von menschlichen als auch tierischen Geweben die Feststellung machen konnten, daß O-spezifische Stoffe anscheinend in zwei Arten mit partialrezeptorähnlichen Eigenschaften vorliegen können, die sich auch elektrophoretisch voneinander unterscheiden lassen. Andererseits beobachteten sie eine Reihe menschlicher Seren, die alle die Eigenschaft aufwiesen, O-Blutkörperchen bei Zimmertemperatur zu agglutinieren, die aber Erythrozyten der Gruppe AB nicht verklumpten. Ein besonders eindeutiges Serum dieser Art, das von BOORMAN, DODD und GILBEY aufgefunden und mit „Mrs.G." bezeichnet wurde, reagierte ausschließlich mit den Agglutinogenen O und nicht mit den Antigenen A_1 und B. Die Verfasser nehmen deshalb an, daß dieses Serum nur mit denjenigen Blutkörperchen reagiert, die eine vom zugehörigen O-Gen kontrollierte Substanz enthalten. Sie schließen weiter daraus, daß es in seiner Wirkung gegen O-Blutkörperchen nur von den Produkten des O-Gens gehemmt wird, während andere, bisher fälschlicherweise „O-Substanzen" genannte Stoffe dem Serum „Mrs.G." gegenüber eine solche Wirkung nicht entfalten können. Ihre Agglutinations- und Agglutinationshemmungsergebnisse zeigen, daß die bisher von allen Forschern beschriebenen O-Substanzen keine serologische Affinität zu dem Serum „Mrs.G." aufweisen und deshalb auch keine Produkte des O-Gens sein können. Um diese Substanz von der echten O-Substanz zu unterscheiden, wird sie von MORGAN und WATKINS mit „H" bezeichnet. Dementsprechend bezeichnen sie auch die, die bisher sogenannten Anti-O-Seren, also Antikörper, die zwar vornehmlich mit O-Blutkörperchen, aber auch mit A- und B-, sowie mit AB-Blutproben reagieren, und in ihrer Wirkung mit dem Serum „Mrs.G." nicht identisch sind, als Anti-H-Seren. Durch einen Vergleich mit weiteren menschlichen Seren „Mrs.C". „Mrs.R" und „Mrs.B" wollen die Verfasser auch nachgewiesen haben, daß letztere keine Anti-O- sondern Anti-H-Seren darstellen.

Diese H-Substanz wird in den Arbeiten als „a basic material heterogenetic in charakter" bezeichnet, also als heterogenetische Grundsubstanz, aus der in Angleichung an HIRSZFELDS Pleiaden-Schema die Substanzen des OAB-Systems hervorgegangen sein sollen. BOORMAN, DODD und GILBEY geben dafür die in der Abbildung gezeigte Skizze.

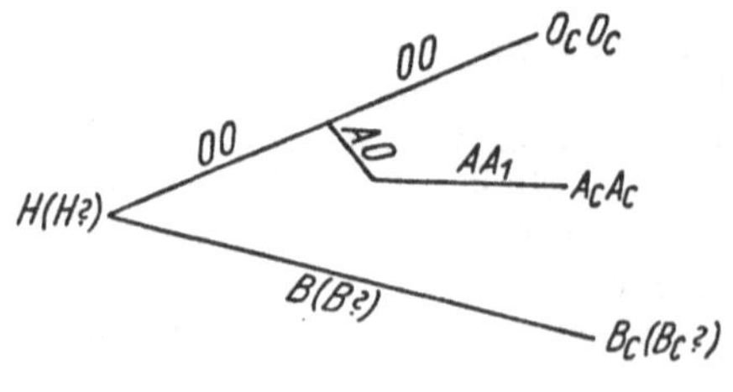

Abb. 63. Phylogenese der OAB-Substanzen beim Menschen nach BOORMAN, DODD und GILBEY

Hier wird also nicht die O-Substanz als Ausgangsmaterial für die Mutation in Richtung nach A_c und B_c angenommen, sondern die H-Substanz, die nach den nunmehr drei Richtungen A_c, B_c und O_c zu mutieren im Stande ist. Aus diesem Schema ist ferner eine enge Verwandtschaft zwischen den beiden Substanzen A und O ersichtlich, die von der Annahme ausgeht, daß sich die Gruppe A nicht direkt aus der

H-Substanz ableitet, sondern erst später aus einem bereits von H teilweise nach O mutiertem Gen hervorgeht.

Auch RASCH hat auf Grund seiner früheren Arbeiten mit dem sogenannten Anti-O vom Rind auf eine solche Verwandtschaft hingewiesen. Anlaß dazu war das wegen seiner eigentümlichen Reaktionen besonders hervortretende Blutgruppenallel A_2. Aus dem kombinierten Vorkommen dieser zwei in gegenseitiger Beziehung stehenden Substanzen A und O ergibt sich eine zu 100 % ergänzende Stufung der Substanzmengen, entsprechend der bereits geschilderten Serie multipler Allele der A-Untergruppen, die sich etwa so skizzieren läßt, wie es die Abbildung 64 zeigt.

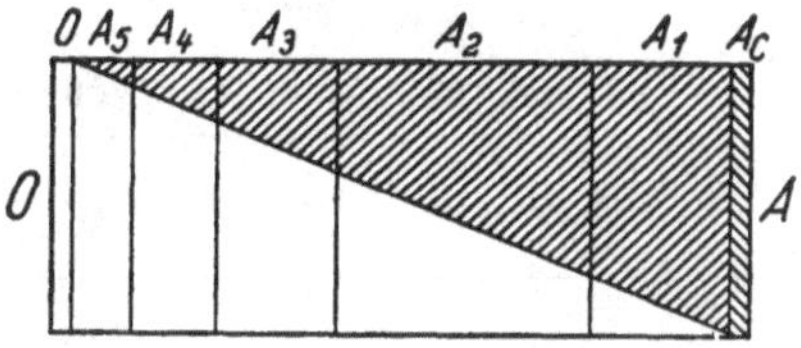

Abb. 64. Quantitative Beziehungen zwischen O (H)- und A-Substanzen nach RASCH

Am Anfang dieser Stufenreihe steht die reine Substanz „O". Im Verlauf der von HIRSZFELD angenommenen Mutationsrichtung von O nach A erfährt die A-Substanz eine Zunahme, die durch eine Diagonale gekennzeichnet werden kann. Man ersieht daraus, daß die für ein A_5-Blut angenommene Menge von A-Substanz sehr gering sein muß, von A_4 über A_3 und A_2 nach A_1 immer größer wird und ihr Maximum am Ende der Reihe erreicht, an dem die Blutkörperchen mit reiner A- und ohne O-Wirkung zu stellen sind. Bei der Blutgruppe B war der praktische Nachweis einer solchen allelen Serie bisher aus nicht genauer — wenn nicht durch eine Reihe bloßer Vermutungen — erklärbaren Gründen nicht möglich.

Durch die Erkenntnisse, daß es sich bei dem Rinder-Anti-O nicht um einen gegen die Eigenschaft O sondern gegen eine heterogenetische Substanz gerichteten Antikörper handelt, muß dieser Hinweis dahingehend abgeändert werden, daß eine Verwandtschaft nicht zwischen O und A sondern zwischen H und A unter partieller Beteiligung von O besteht. Die H-Substanz ist dementsprechend bei dem größten Prozentsatz aller roten Blutkörperchen vorhanden und fehlt nur bei den äußerst seltenen Kombinationen A_cA_c, B_cB_c, A_cO_c, B_cO_c und A_cB_c.

Tabelle 44. Schema über den Nachweis der am Aufbau der einzelnen Gene beteiligten Antigensubstanzen durch ihre korrespondierenden Antikörper

Gene	Anti-A	Anti-A_1	Anti-B	Anti-O	Anti-H	Antigene
Ac	+	+	—	—	—	A,A_1
A_1	+	+	—	—	+	A,A_1,H
A_2	+	—	—	+	+	A,O,H
Bc	—	—	+	—	—	B
B	—	—	+	—	+	B,H
Oc	—	—	—	+	—	O
O	—	—	—	+	+	O,H

Nur die vollständig mutierten Typen A_c, B_c und O_c reagieren nicht mit dem Anti-H. Zwischen diesen und der Ausgangssubstanz H werden durch die Mutationen eine Reihe von Übergangsformen gebildet, die je nach dem Grad der Mutation wechselnde Mengen A und H, B und H und O und H besitzen. Auf dieser Ebene liegt auch die Annahme von RASCH, daß unter Umständen ein O-Blut selbst zwei Antigene, eine „gruppen"-spezifische und eine „art"spezifische O-Substanz (nach den heutigen Erkenntnissen also O- und H-Substanz) gemeinsam erhalten kann. Diese Hypothese gestattet die Annahme, daß bei kompletter Mutation, also bei A_c-, B_c und O_c-Genen eine H-Substanz mehr vorhanden und so die Vorbedingung für das Entstehen eines Anti-H im Serum gegeben ist. Ein solches Blut wird verständlicherweise nicht von einem H agglutiniert, jedoch von einem Anti-O, wenn es in seinem Genotypus ein O-Gen aufweist. Reaktionen dieser Art mit den einzelnen Antiseren sind in der Tabelle 44 gezeigt.

Diese Überlegungen entsprechen im Großen und Ganzen auch den von BOORMAN, DODD und GILBEY zusammengefaßten Untersuchungsergebnissen der Tabelle 45.

Tabelle 45. Reaktionen von Anti-O und Anti-H-Seren mit 232 Blutproben

Gruppe	Anti-O		Anti-H		
	Pos.	Neg.	Pos.	Neg.	Total
O	119	0	119	0	119
A_1	61	8	62	7	69
A_2	22	0	22	0	22
B	15	0	15	0	15
A_1B	0	5	3	2	5
A_2B	2	0	2	0	2
Total	219	13	223	9	232

Sämtliche Blutproben der Gruppe O reagieren neben ihrer Agglutination mit Anti-H auch mit Anti-O. Die Blutgruppe A_1 reagiert teils positiv, teils negativ mit Anti-O, weshalb anzunehmen ist, daß die einen heterozygot und die anderen homozygot sind. Daß auch sämtliche B-Blutkörperchen mit dem Anti-O in Reaktion traten, macht die Annahme wahrscheinlich, daß sämtliche untersuchten Proben heterozygot waren und homozygote in dem Beobachtungsgut nicht auftraten. Daß die fünf Proben der Gruppe A_1B mit dem Anti-O negativ reagierten, ist nach der BERNSTEINschen Theorie nicht verwunderlich. Eine Ausnahme bildet auch hier wiederum die Gruppe A_2. Zwar läßt sich aus den Reaktionen sämtlicher untersuchter A_2-Proben mit dem Anti-O noch keine Besonderheit herleiten, da man ohne weiteres annehmen kann, daß alle untersuchten heterozygot A_2O waren. Jedoch ist merkwürdig, daß auch die Gruppe A_2B, die nach Erbformel kein O-Gen enthält, durch Anti-O agglutiniert wird, eine Erscheinung, für die im Augenblick noch keine wohlbegründete Erklärung gegeben werden kann.

So einleuchtend diese Erklärungen der englischen Autoren sind und so gut sie auch mit den bisherigen Befunden der Literatur in Übereinstimmung gebracht werden können, so sind sie doch nicht in der Lage, die Diskussion über dieses Problem endgültig zum Abschluß zu bringen.

Noch bleibt die Frage nach der immunchemischen Charakterisierung der beiden Substanzen O und H. Allerdings kann, wie das bereits mehrmals geschehen ist, gesagt werden, daß sie trotz ihrer serologisch möglichen Differenzierung sehr nahe verwandt sein müssen, denn MORGAN und WADDEL berichteten bereits bei der Isolierung der damals sogenannten O-Substanz über den auffallenden Befund, daß bei der elektrophoretischen Prüfung das Material aus zwei Komponenten zu bestehen schien, einer größeren und einer kleineren Menge, die sich beide mit annähernd gleicher Geschwindigkeit bewegten. Die in der Elementaranalyse für die O-Substanz genannten Zahlen gelten also zunächst für die H-Substanz. Es ist naheliegend, die auch im Schweinemagenschleim gefundenen sogenannten O-Substanzen als heterogenetische H-Substanzen anzusprechen.

Überblickt man anschließend die von den einzelnen Autoren erhaltenen Untersuchungsergebnisse der Isolierungen, so macht man die bemerkenswerte Feststellung, daß sich alle Befunde der chemischen Elementaranalyse mehr oder weniger gleichen, wie dies aus der Zusammenstellung der Tabelle 42 deutlich hervorgeht. Ob es sich um Material aus menschlichen Blutkörperchen, Körperflüssigkeiten oder pathologischen Produkten oder um tierische Stoffe handelte, weder die serologischen Reaktionen noch die chemischen Zusammensetzungen lassen einen auffallenden Unterschied der homologen und heterologen Substanzen erkennen. Die Abweichungen, die vor allem im S-Gehalt, im Drehungsvermögen, in der serologischen Aktivität und nach der Hydrolyse in der Reduktionsfähigkeit zu beobachten sind, kommen unabhängig von der Quelle des Materials vor. Die aus der Elementaranalyse hervorgehenden Zahlen von annähernd 46 % C, 6 % H, 6 % N und rechnungsmäßig 42 % O sprechen dafür, daß es sich bei den isolierten Substanzen um stickstoffhaltige Kohlenhydrate handeln muß, eine Annahme, die durch den Nachweis von Glukosamin in den meisten untersuchten Präparaten bestätigt wurde. Daß dieser Stickstoff jedoch nicht allein aus den Aminobestandteilen des Polysaccharids herrühren, sondern in einem gewissen Prozentsatz als Aminosäure-N vorliegt, wie schon FREUDENBERG und besonders LANDSTEINER und HARTE nachgewiesen haben, deutet bereits darauf hin, daß es sich bei den heterogenetischen Antigenen um kompliziert gebaute Moleküle handelt, die nicht in reiner Polysaccharidform vorliegen. Daß aber wiederum nicht einmal zwischen den serologisch grundverschiedenen Antigenen A und B analytische Differenzen bestehen, berechtigt zu der bereits einleitend geäußerten Vermutung, daß neben der im allgemeinen noch unbekannten aber doch als verschieden anzunehmenden Struktur der einzelnen heterogenetischen Antigene auch raumisomere Differenzen innerhalb des OAB-Systems eine Rolle spielen.

Qualitative Analyse und Struktur. Wie wir uns heute den Bau eines Antigens vorzustellen haben, geht aus den Untersuchungen von MORGAN und PARTRIDGE hervor, die das Soma-(O)-Antigen besonders beim Shiga- und Typhusbazillus studiert haben und zu folgenden Erkenntnissen gelangt sind:

Die primäre antigene Substanz, die auf Grund der Säurehydrolyse aus einem Polysaccharid, einem Phospholipoid und einem Polypeptid besteht, läßt sich unter Einwirkung von Formamid in verschiedene Teilkomponenten zerlegen. Zuerst wird das Phospholipoid abgespalten ohne die Antigenwirkung zu beeinträchtigen. Diese hängt vielmehr an der Verbindung von Polysaccharid und Polypeptid. Jede dieser beiden Teilkomponenten für sich allein ist kein Antigen mehr. Das Polypeptid ist chemisch möglicherweise ein konjungiertes Nukleoproteid, das nur sehr schwach antigen wirkt und vielleicht dem Rauhantigen entspricht.

Bezugnehmend auf diese Ergebnisse der allgemeinen Immunchemie nahm man zunächst an, daß auch die OAB-Substanz nach dem gefundenen Prinzip gebaut seien. Vor allem deshalb, weil das aus Shiga-Bazillen isolierte Antigen mit dem O-Antigen der menschlichen Blutgruppenmerkmale in Zusammenhang gebracht worden war. Auch hier konnte man bei der Isolierung aus vollantigenem Material durch Abtrennung der Eiweiße eine Substanz gewinnen, die zwar in vitro noch mit ihrem homologen Antikörper reagierte, aber in vivo nicht mehr in der Lage war, einen solchen zu erzeugen. Zwar war im Shiga-Antigen zum Unterschied vom menschlichen A-Antigen noch eine Lipoidkomponente vorhanden, sie wurde aber wegen ihrer anscheinenden Bedeutungslosigkeit bei den Vergleichen nicht weiter in Betracht gezogen. Dieses Hapten hatte bei

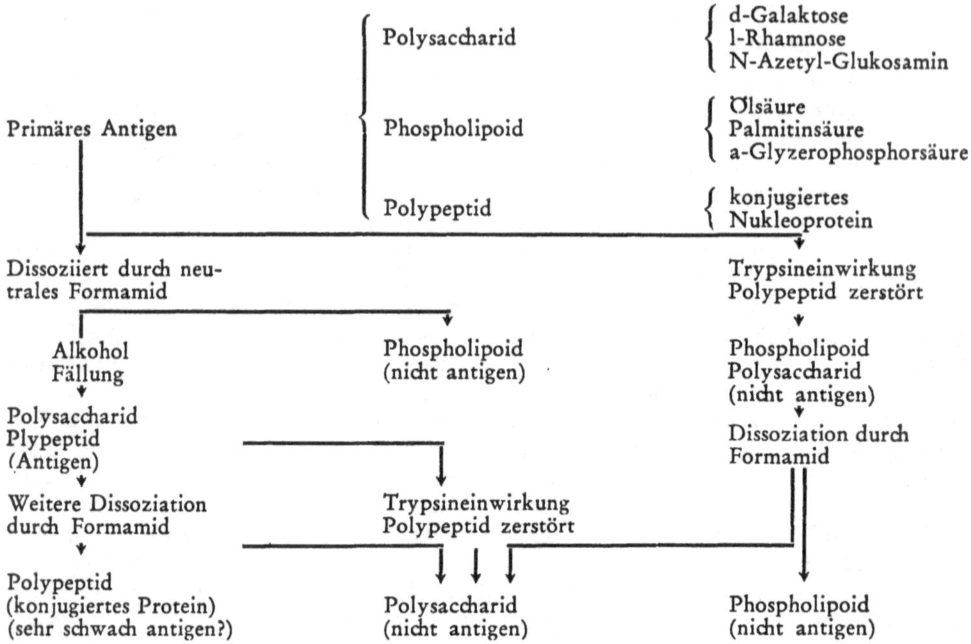

Abb. 65. Der Aufbau des Soma-(O)-Antigens von Bakt. Dis. Shiga
(nach Morgan und Partridge)

oberflächlicher Untersuchung Polysaccharidcharakter und schien dem Polysaccharidanteil des Shiga-Haptens zu entsprechen, denn in beiden Substanzen war Galaktose und Glukosamin nachzuweisen. Daß sie sich jedoch in einer ebenfalls vorhandenen Methylpentose — Rhamnose im Shiga-Hapten und Fucose im A-Hapten — unterscheiden, war weiter nicht beachtenswert, da es sich ja um verschiedene Substanzen handelte und nur der Parallelismus im Aufbau der beiden Substanzen im Mittelpunkt der Betrachtungen stand.

Die beiden Polysaccharidkomplexe waren mit einem Eiweißkörper, einem Polypeptid, verbunden, dessen Abtrennung bei beiden Substanzen die antigene Wirkung aufhob. Hier wurde aber ein bemerkenswerter Unterschied sichtbar, der einen weiteren Vergleich der beiden Substanzen nicht gestattete. Während nach Abtrennung des Polypeptids vom Shiga-Antigen durch Trypsinverdauung ein reiner Polysaccharidkörper übrig blieb, der nicht mehr antigen wirkte, wurde die antigene Wirkung der A-Substanz schon durch die Abtrennung nur eines Teils des Eiweißkörpers aufgehoben. Obwohl noch ein Polypetidrest an dem Polysaccharidkomplex verblieb, war keine Antigenität mehr nachzuweisen. Daß hier kein nur teilweiser Abbau des Eiweißkörpers stattgefunden hat, sondern daß wir es bei den Blutgruppensubstanzen mit zwei voneinander verschiedenen Eiweißen — nämlich um ein Antigenität bedingendes Trägerprotein und um ein dem Haptenkomplex zugehöriges Polypeptid ohne direkte Beziehung zur Antigenität — zu tun haben, mag aus der speziellen Betrachtung des Aufbaues der Gruppenantigene hervorgehen.

Die Untersuchung des Polysaccharidkomplexes aus Blutgruppensubstanz zeigte als charakteristische Teilbausteine Galaktose und Glukosamin, von denen das letztere in azetylierter Form als N- Azetyl-Glukosamin vorliegt. Die Kombination dieser beiden

Hexosen scheint, wie bereits einleitend erwähnt, eine von der Natur beim Aufbau ihrer Substanzen besonders bevorzugte Verbindung zu sein. Wie die strukturelle Bindung zwischen diesen beiden Hauptmonosacchariden gelagert ist, konnte bis jetzt noch nicht ermittelt werden.

Vor allem wurde die Glukosamin-Komponente von MORGAN einer genaueren Untersuchung unterzogen. Die Blutgruppensubstanzen geben mit EHRLICHS Paradimethylaminobenzaldehyd in salzsaurem Alkohol keine Farbreaktion. Erhitzt man sie jedoch vorher kurze Zeit mit 0,05 n Na_2CO_3-Lösung auf 100°, so entsteht eine intensive Purpurfärbung, deren Maximum sich nach etwa 7 Minuten entwickelt. Es entspricht annähernd 16 % oder etwa der Hälfte des gesamten, in den spezifischen Gruppensubstanzen enthaltenen N-Azetyl-Glukosamins. Der Verlauf der Farbentwicklung, der durch Stufenphotometer gemessen wird, ist in der Abbildung 66 dargestellt, aus der das Äquivalent von N-Azetyl-Glukosamin abgelesen werden kann. Der schnelle Abbau der die Färbung verursachenden Substanzen durch weiteres Erhitzen mit Alkali ist deutlich erkennbar. Gleichzeitig kann man aber auch parallel dazu im Agglutinationshemmungstest eine schnelle Abnahme der serologischen Wirksamkeit feststellen (Tabelle 46).

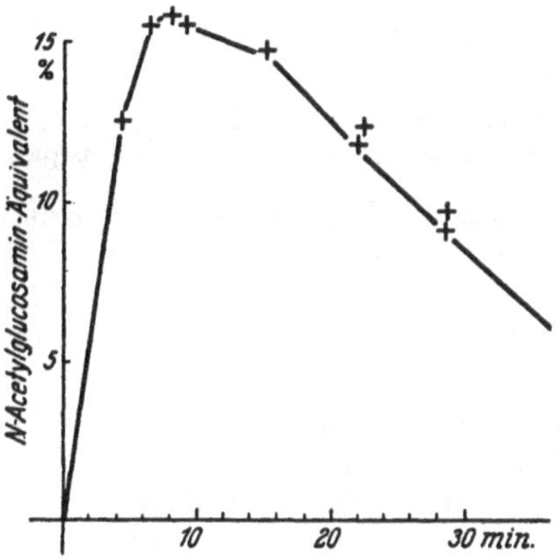

Abb. 66. Verlauf der im Stufenphotometer gemessenen Farbenentwicklung mit Angabe des Aequivalents von N-Azetyl-Glykosamin auf der Ordinate

Tabelle 46. Agglutinationshemmung von Gruppensubstanzen vor und nach der Behandlung mit schwacher Alkalilösung

Erhitzungs-dauer	A-Substanz aus Schweinemagenschleim		A-Substanz aus Ovarialzystenflüssigkeit	
	Vollständige hemmunggebende Verdünnung und Prozente der ursprünglichen Wirkung		Vollständige hemmunggebende Verdünnung und Prozente der ursprünglichen Wirkung	
0	1 : 640	100	1 : 1280	100
4	1 : 20	3,1	1 : 20	1,5
7	1 : 5	0,7	1 : 5	0,3

Es ist anzunehmen, daß diese Behandlung mit schwachen Alkalien bewirkt, daß einige der N-Azetyl-Glukosaminmoleküle innerhalb des spezifischen Blutgruppenkomplexes so umgelagert werden, daß eine reduzierende Aldehydgruppe entsteht.

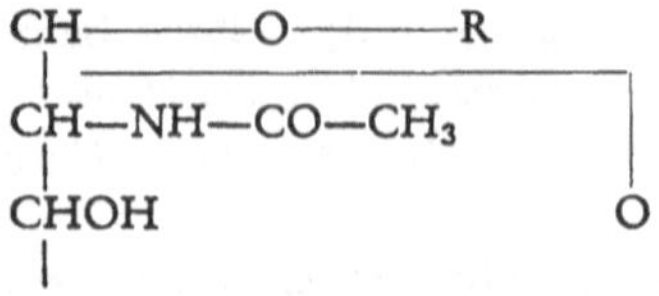

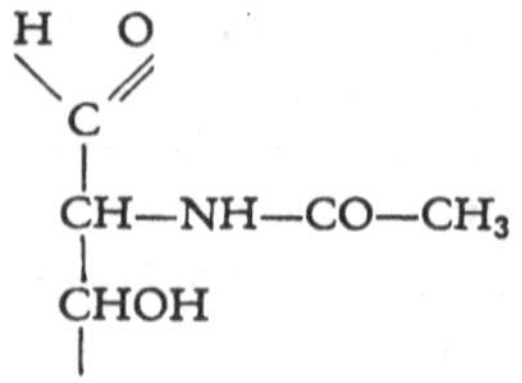

Diese wechselt in Gegenwart von Alkali in die Enolform über

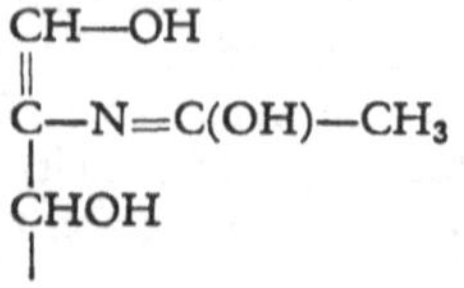

und bildet unter Wasseraustritt einen heterozyklischen Ring

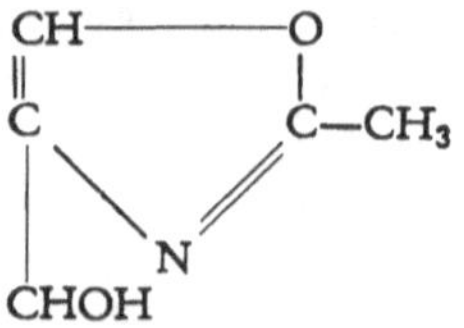

Es handelt sich wahrscheinlich um einen an den C-Atomen 2 und 4 substituierten Oxazolring, der mit p-dimethylaminobenzaldehyd kondensiert und die purpurne Färbung ergibt.

Die Dialyse der A-Substanz nach einer solchen Behandlung mit Alkali bis zum Maximum der Farbbildung ergibt, daß $^2/_3$ des gesamten Materials ein Cellophanfilter passieren. Dieses diffundierende Material enthält etwa 90 % derjenigen Bestandteile, die die Färbung mit Ehrlichs Reagenz verursachen und reduzierende Wirkungen ausüben.

Das Material, welches durch die Cellophanmembran zurückgehalten wird, enthält den größten Teil der Aminosäuren des Komplexes, den Rest von Glukosamin (etwa 50 %) und andere Kohlenhydrate. Dieses Substrat erscheint in der Elektrophorese bei einem pH von 4,0 und 8,0 homogen, sedimentiert in der Ultrazentrifuge einheitlich und besitzt ein Molekulargewicht von annähernd 17 000. Der Komplex zeigt erst nach Säurehydrolyse reduzierende Eigenschaften.

Es ist nicht möglich, sich über den Gesamtgehalt an Glukosamin im Diffusat ein Bild zu machen, da das N-Azetyl-Glukosamin durch die Alkalibehandlung in ein Oxazol umgewandelt wird und diese Umwandlung irreversibel ist. Die Behandlung des Oxazols wiederum mit 0,1 n HCl bei 18° führt zu einem deutlich erkennbaren weiteren Abbau.

Die alkalilabilen Bindungen der spezifischen Substanzen könnte man als glykosidische auffassen, welche von den einzelnen C-Atomen der einzelnen N-Azetyl-Glukosaminmoleküle ausgehen. Es muß jedoch ausdrücklich betont werden, daß N-Azetyl- und N-Benzol-Methylglukosamid unter denselben Bedingungen der Alkalihydrolyse nicht verändert werden können, und man weder Zucker noch einen positiven Ehrlich-Test erhält.

Eine Untersuchung der A-Substanz nach Methylierung und anschließender Säurehydrolyse bei streng alkalischen Bedingungen zeigte einen weitgehenden Zusammenbruch des Molekülkomplexes, der mit einem beträchtlichen Verlust des spezifischen Gruppencharakters verbunden war. Die methylierten Produkte dialysierten leicht durch ein Pergamentfilter, ein Zeichen dafür, daß es sich um sehr kleine Moleküle handeln mußte. Aus dem Rückstand wurde ein einheitliches, methyliertes Kohlenhydrat gewonnen, daß nach Säurehydrolyse folgende Teilkomponenten zeigte:

2 : 3 : 4 : 6	tetramethyl-d-mannose,
2 : 3 : 4 : 6	tetramethyl-d-galaktose,
3 : 4 : 6	trimethyl N-Azetyl-a-methyl-d-glukosamid,
2 : 3 : 4	trimethyl-a-methyl-l-fucosid.

Die Identifizierung der letzten Komponente gab an, daß l-Fucose in dem Molekül eine endständige Stellung haben muß, wie auch die direkte Isolierung eines Trimethyl-Derivates von Glukosamin für eine Endstellung desselben sprach.

Kabat und seine Mitarbeiter untersuchten den Komplex mit anderen Methoden. Sie fanden, daß durch Erhitzen bei einem pH von 1,5—1,8 der größte Teil der Fucose aus dem Polysaccharidmolekül der spezifischen Gruppensubstanzen herausgelöst wird. Nach dieser Behandlung steigt die Fähigkeit sehr stark an, mit Anti-Pneumokokken-Serum XIV zu reagieren, weshalb anzunehmen ist, daß dieses Anwachsen mit dem Freiwerden der Fucosebestandteile zusammenhängt, die als Endgruppen des Polysaccharids zu fungieren scheinen. Da die Verfasser früher zeigen konnten, daß die Präparate von Gruppensubstanzen einzelner Schweine in ihrer Eigenschaft, mit dem Anti-Pneumokokkenserum XIV zu reagieren sehr stark variieren, wäre es von Interesse, festzustellen, ob möglicherweise die Variationsbreite von dem verschiedenen Fucosegehalt abhängt. Durch Anwendung einer besonderen Reaktion für Methylpentose konnte der Fucosegehalt der einzelnen A- und O(H)-Substanzen menschlichen Ursprungs und vom Schwein bestimmt und bemerkenswerte Abweichungen im Methylpentosegehalt der Substanzen verschiedener Herkunft gefunden werden. Dabei zeigte sich eine umgekehrte Beziehung zwischen Fucosegehalt der A- und O(H)-Substanz des Schweines und der Fähigkeit, mit Anti-Pneumokokken-Serum XIV zu reagieren. Merkwürdigerweise jedoch zeigten die menschlichen Substanzen diese Beziehung nicht.

Das Ergebnis dieser bisherigen qualitativ-analytischen Untersuchungen ist die Aufstellung einer annähernden Konstitutionsformel für die A-Substanz:

l-Fucose
l-Fucose
N-Azetyl-Glukosamin
$\left[\begin{array}{l}\text{d-Galaktose}\\ \text{N-Azetyl-Glukosamin}\end{array}\right]_2$
N-Azetyl-Chondrosamin.

Eingehende Betrachtung verdient weiter der bereits erwähnte Eiweißrest der spezifischen Blutgruppensubstanzen nach Entfernung des Trägerproteins, also der dem Hapten eigentümliche Polypeptidanteil.

Schon die von Hallauer durch Waschung menschlicher Erythrozyten erhaltenen Substanzen schienen Eiweißkomponenten zu enthalten, denn die Waschwässer wirkten bei der Immunisierung ausgesprochen antigen. Doch waren diese Extraktionsmethoden zu primitiv, um daraus endgültige Schlüsse ziehen zu können und außerdem hat dieses Eiweiß, wie gesagt nichts mit den Aminosäuren des hier näher zu besprechenden Komplexes zu tun.

Auch Freudenberg und seine Mitarbeiter stellten neben dem Glukosamin einen weiteren N-haltigen Baustein fest, von dem sie annahmen, daß es sich wahrscheinlich um einen Eiweißkörper handelt. Jorpes und seine Mitarbeiter haben ebenfalls aus menschlichem Urin eine A-Substanz isoliert, die auch im gereinigten Zustand eine Proteinreaktion ergab. Die von den Verfassern aus den Ergebnissen gezogenen Schlußfolgerungen, daß die Eiweißkomponente an der Agglutinationserscheinung Anteil hat, während die Polysaccharidkomponente für die lytische Wirkung verantwortlich ist, hat sich durch die Arbeiten von MORGAN und von LANDSTEINER und HARTE nicht bestätigen lassen. Von den letzteren wurde gleichzeitig die Angabe gemacht, daß 42 % des N-Gehaltes auf das Hexosamin und 36,6 % auf Aminosäuren fallen. Von Aminosäuren konnten sie Arginin, Alanin und Histidin feststellen; Tyrosin, Tryptophan, Phenylalanin und Oxyprolin waren nicht nachzuweisen. Es schien also offensichtlich, daß es sich tatsächlich um einen Aminosäurekomplex handelte, der mit dem gruppenspezifischen Polysaccharid verbunden war und der sich mit ihm nicht in einer sozusagen prosthetischen, sondern in einer ausgesprochenen festen Verbindung befand. Genauere Untersuchungen über die Aminosäurevorkommen in den Blutgruppensubstanzen liegen in den chromatographischen Untersuchungen von CONSDEN, GORDON und MARTIN vor, die Threonin, Leuzin, Isoleuzin, Serin, Valin, Alanin, Glyzin. Glutamin, Asparaginsäure, Lysin, Arginin, Phenylalanin, Hydroxyprolin, Histidin und Methionin gefunden haben wollen. Außer den oben schon erwähnten Aminosäuren fehlte auch hier das Zystin.

Es entsteht nun die Frage, warum die A-Substanz, die doch als integrierenden Bestandteil des Molekülkomplexes Eiweiß enthält und bei oberflächlicher Betrachtung den Soma-Antigen gewisser gramnegativer Bakterien ähnelt, keine eigene Antigenität zu entwickeln imstande ist. Genauere Untersuchungen zeigen aber, daß die A-Substanz in Wirklichkeit nicht diesen Bakterienantigenen analog ist. Diese sind nämlich als große, polymolekulare Komplexe aufzufassen und scheinen aus Polysacchariden und Proteinmolekülen aufgebaut zu sein, die durch Nebenvalenzen miteinander verbunden sind. Solche biologisch wichtigen Verbindungen können durch bestimmte Eingriffe — unter Verlust sämtlicher ursprünglichen spezifischen und antigenen Eigenschaften — in ihre molekularen Bestandteile zerlegt werden. Die A-Substanz läßt sich hingegen durch die gleiche Behandlungsweise nicht in ihre Komponenten aufspalten. Es scheint, daß die Aminosäurekomponente hier nicht durch Nebenvalenzen sondern d i r e k t — und zwar sehr kräftig — mit den Kohlenhydratbestandteilen des Polysaccharids verbunden ist.

Wir müssen annehmen, daß diese Aminosäuren entweder als einzelne Moleküle oder als solche für die A-Substanz in der Tat kein vollwertiges Protein darstellen, das als Trägerprotein wirken könnte. Diese Anschauung kann durch die Tatsache gestützt werden, daß die A-Substanz in ein vollwertiges Antigen umgewandelt werden kann, wenn man sie mit einem geeigneten Eiweißkörper mischt. Damit lassen sich dann spezifische Immunseren erzeugen. Die Erfordernis, erst einen solchen hochmolekularen oder polymolekularen Komplex herstellen zu müssen, regt zu der Vorstellung an, daß die speziell immunologischen Eigenschaften dieser Verbindung A-Substanz-Trägereiweiß in der Hauptsache durch die bei einer solchen Komplexverbindung entstehenden Nebenvalenzen verursacht werden. Ein weitere Möglichkeit, die das Fehlen der antigenen Eigenschaften zusätzlich zu erklären vermag, ist die Feststellung, daß eine sehr wichtige Aminosäure, das Tyrosin, in dem Komplex nicht vorhanden ist. Das Fehlen von Tyrosin wird allgemein dafür verantwortlich gemacht, daß solche Proteine keine antigenen Eigenschaften besitzen. Neuerdings werden jedoch auch gegen diesen Gesichtspunkt wieder Einwendungen gemacht.

Demgemäß ist die A-Substanz — und mit ihr die übrigen Gruppensubstanzen und möglicherweise auch Teile der mit ihnen in naher Verwandtschaft stehenden heterogenetischen Antigene — nicht als reines Polysaccharid, sondern als Glykoproteid zu betrachten. Diese Vermutung wird noch dadurch bekräftigt, daß die Substanzen außerhalb der Blutkörperchen in den allermeisten Fällen immer da nachzuweisen sind, wo gleichzeitig Glykoproteide — Muzine und Mukoide — gefunden werden.

Deshalb lohnt es sich für die weitere Betrachtung, auf die Chemie der Glykoproteide näher einzugehen und nach Analogien von Substanzen der bisher besprochenen serologischen Systeme zu suchen. Sollte sich ein solcher Zusammenhang tatsächlich finden lassen, so wäre das für die weitere Forschung auf beiden Gebieten der Chemie der Blutgruppensubstanzen und der Chemie der Glykoproteide von nicht zu unterschätzender Bedeutung, denn sie könnten sich mit ihren Ergebnissen dadurch gegenseitig ergänzen, außerdem aber auch zur Lösung im Sinne der bereits erwähnten immungenetischen Fragestellung beitragen.

Die Bezeichnung Glykoproteid ist an sich irreführend, denn die meisten Eiweißkörper enthalten als intregrale Bestandteile ihrer Struktur Kohlenhydrate.

Daß im Eiweiß eine Kohlenhydrat oder eine kohlenhydratähnliche Gruppe vorhanden sein müsse, ist schon seit dem Ende des vorigen Jahrhunderts behauptet worden. Namentlich aus dem Vorkommen gewisser gemeinsamer Zersetzungsprodukte und aus dem positiven Ausfall der sonst nur für Kohlenhydrate charakteristischen Furfurolreaktionen bei allen Eiweißkörpern wurde dies gefolgert. Außerdem fand man Pentosen und andere Kohlenhydrate unter den Spaltungsprodukten der Nukleoproteide, allerdings nicht als Hauptbestandteil der Eiweißkomponente, sondern in der mit ihr in Verbindung stehenden Nukleinsäure. Die ersten sicheren Feststellungen verdanken wir HAMMARSTEN, der in den Muzinen und ihren Verwandten ein Kohlenhydrat fand. Da er aber nicht annahm, daß es sich dabei um einen Teil der Eiweißmoleküle handelte, stellte er diese Körper den einfachen Eiweißen als Glykoproteide gegenüber.

Heute verstehen wir unter Glykoproteiden Verbindungen aus Eiweiß mit Kohlenhydraten oder anderen Derivaten, die bei der Spaltung Hexosamin liefern. Als solche Stoffe kommen hauptsächlich in Frage:

1. die Schleimstoffe und ihre Verwandten;
2. die Mukoide, die zum Aufbau der Gewebe, der Bindegewebsgruppe, der Knorpel, der Knochen, der Sehnen usw. gehören;
3. Mukoide, die im Serum und in den Aszitesflüssigkeiten vorkommen und
4. das Eieralbumin sowie noch einige andere weniger bekannte Glykoproteide.

Hier soll nun die Klasse der Muzine und der Mukoide eingehender besprochen werden, nicht nur weil sie scharf abgegrenzt und gut kenntlich ist, sondern weil einer ihrer hervorragendsten Vertreter, der Speichel, in der Bluagruppenforschung wegen seines eigentümlichen serologischen Charakters die Aufmerksamkeit auf sich lenkt.

Die Muzine sind saure, phosphorfreie Eiweißkörper, die prozentmäßig viel Sauerstoff enthalten und niedrige Kohlenstoff- und Stickstoffwerte besitzen. Sie zeichnen sich durch einen Kohlenhydratkomplex aus, der besonders von MUELLER und SCHMIEDEBERG aufgeklärt werden konnte. Der kohlenhydrathaltige Komplex ist eine Substanz, die beim Kochen mit Säure zwei Glukosamin- und zwei Hexomoleküle sowie ein Molekül Essigsäure liefert und mit dem Protein fest und nicht prosthetisch verbunden ist. Alle derartigen Stoffe geben positive Millon- und Molischreaktionen und besonders die Biuretprobe, und zwar mit violetter Farbe, wie die eigentlichen Eiweiße.

Sowohl Muzine als auch Mukoide werden durch Erhitzen nicht koaguliert. Sie unterscheiden sich dadurch streng von nativen Eiweißen und den Proteiden. Dagegen lassen sie sich leicht denaturieren, indem sie durch Einwirkung von Säuren und besonders Alkalien, von Alkohol und anderen Fällungsmitteln ihre physikalischen Eigenschaften verändern und ihren Schleimcharakter verlieren. Diese Umwandlung kann so wenig wie die Denaturierung der echten Eiweiße rückgängig gemacht werden, sondern ist eine dauernde. Die Glykoproteide sind ausgesprochene Säuren, die mit Lackmuspapier rot reagieren und meist durch Säuren gefällt werden. Durch beide Eigenschaften, die Nichtkoagulierbarkeit und den Säurecharakter, gleichen die Glykoproteide den Phosphorproteiden, unterscheiden sich aber von ihnen durch den Kohlenhydratgehalt. Als Säuren werden die meisten Glykoproteide durch Essigsäure gefällt und sind auch im Überschuß schwer löslich. Mineralsäuren fällen ebenfalls, lösen aber im Überschuß leichter auf. In Alkalien, kohlensauren Alkalien und in Ammoniak sind Glykoproteide alle sehr leicht löslich und bilden mit ihnen Salze, die neutral, zum Teil auch noch sauer reagieren. Durch einen — auch geringen — Überschuß von Alkali werden sie sehr leicht zersetzt. Man findet in dieser chemischen Charakterisierung unschwer Reaktionsweisen wieder, die auch bei den bereits beschriebenen Isolierungsversuchen der Gruppensubstanzen Anwendung fanden und zum Erfolg geführt haben. Es wäre jedoch zu weit gegangen, schon aus diesem Parallelismus allein auf die Ähnlichkeit oder die Identität der Gruppensubstanzen mit den Glykoproteiden schließen zu wollen. Solche endgültigen Konsequenzen zu ziehen, erlaubt aber die nähere Betrachtung einzelner Arten von Glykoproteiden und der Vergleich ihrer Analyse mit den Untersuchungsergebnissen der im Rahmen der Serologie isolierten Substanzen.

Da bei einzelnen Glykoproteiden gewisse typische Muzinreaktionen und Muzineigenschaften vermißt werden, hat man diese Stoffgruppe in verschiedene Untergruppen eingeteilt. Chemisch ist eine solche Abtrennung heute nicht mehr begründet, da bei den beiden Körperklassen Übergangsstufen aller Arten vorkommen und nur zwischen den ersten und letzten Gliedern dieser Reihe erhebliche Unterschiede der Löslichkeit und der Fällbarkeit bestehen, die Zwischenglieder aber in ihren Reaktionen wechseln und bald den Muzinen, bald den Mukoiden ähnlich sind. Wenn eine solche Einteilung in der vorliegenden Darstellung trotzdem beibehalten wurde, dann zum ersten wegen der einfacheren Darstellung und zum zweiten, da wir diese Einteilung auch auf serologischem Gebiet merkwürdigerweise fast genau so wiederfinden.

Die Muzine kommen in den meisten schleimigen Flüssigkeiten vor und bedingen den Charakter. Sie bilden schon in großer Verdünnung mehr oder weniger schleimige, fadenziehende Lösungen und entstehen teils in den Becherzellen an der Oberfläche aller Schleimhäute, des Verdauungskanals wie des Respirationstraktes, der Gallengänge, der Harnwege, teils in den großen Schleimdrüsen, besonders einer der Speicheldrüsen, der glangula submaxillaris. Sie sind also ein vorwiegend epithelial gebildetes Produkt, das auch in pathologischen Formen vorkommt. So ist die Bildung beim Katarrh so stark, daß die daran beteiligten Zellen ganz verschleimen und daran zugrunde gehen können. Noch stärker ist oft die schleimige Paratrophie in epithelialen Geschwülsten, z. B. in Kystadenomen und Schleimkrebsen. Diese nehmen ihren Ursprung meist in den Epithelien des Magen-Darm-Kanals, gelegentlich aber auch von anderen Organen, wie von der Mamma und den Ovarien.

Das Muzin der Speicheldrüse vom Rind ist, abgesehen von den älteren Forschungen, von LANDWEHR, HAMMARSTEN und seinem Schüler Folin untersucht worden. Die Hauptschwierigkeiten bei der Gewinnung bestand in der Abtrennung von Nukleoproteiden, die in ihrem Löslichkeitsverhältnissen viel Ähnlichkeit mit den Muzinen haben. Das Muzin der Respirationsschleimhaut wurde von MÜLLER, das der Magenschleimhaut des Schweines von SCHMIEDEBERG und von MÜLLER, das der Galle von LANDWEHR, HAMMARSTEN, NEUMEISTER, sowie von BRAUER untersucht. Das Vorkommen von Schleim bei

Wirbellosen und die Ergebnisse ihrer Untersuchungen brauchen hier nicht erwähnt werden, da ihre Beziehungen zu den hier betrachteten Substanzen noch nicht untersucht worden sind. Aus den Analysen konnten die Werte der Tabelle 47 zusammengestellt werden.

Tabelle 47. Quantitative chemische Analyse verschiedener Muzine

Untersuchungsmaterial	C	H	N	S	Autor
Speicheldrüse vom Rind	48,84	6,80	12,32	0,84	HAMMARSTEN
Sputum	48,17	6,91	10,08	1,42	MÜLLER
Pseudomuzin der Ovarien	49,80	6,90	10,27	1,25	HAMMARSTEN
Paramuzin	51,76	7,76	10,70	1,09	MITJUKOW

Es soll hier nicht entschieden werden, ob die mehr oder weniger großen Abweichungen in den Analysen auf der Existenz verschiedener Muzine oder auf der mangelnden Reinheit der Präparate beruhen. Hier sind die Verhältnisse auf serologischem Gebiet wesentlich besser, da als Kontrolle für die Reinheit serologische Wirkungsgrade und für die Spezifität Immunisierungsexperimente herangezogen werden können.

Alle Muzine sind auch in ihren Reaktionen außerordentlich ähnlich, so daß die Schilderung, die HAMMARSTEN vom Muzin der Submaxillarisdrüse entworfen hat, für alle anderen ebenfalls Gültigkeit besitzt.

Bei dem Submaxillarismuzin fanden MÜLLER und SEEMANN 24 % Glukosamin, bei dem Muzin aus dem Respirationstrakt MÜLLER 36,9 %. Von den anderen Spaltungsprodukten fand OBOLENS kY Leuzin und Tyrosin.

In den normalen GRAAFschen Follikeln, auch bei sogenannten Hydrops ovarii kommen nur Eiweißkörper, vermutlich Serumalbin und Globulin, vor. Dagegen enthalten proliferierende, papilläre oder glanduläre Kystome immer Pseudomuzin und haben infolgedessen einen mehr oder weniger schleimigen oder zähflüssigen Inhalt. Der Name Pseudomuzin stammt von HAMMARSTEN und soll besagen, daß der Stoff dem Muzin chemisch zwar sehr nahe steht, aber doch gewisse Eigenschaften besitzt, die ihn vom echten Muzin deutlich unterscheiden lassen. Das Pseudomuzin, wie es HAMMARSTEN aus eiweißfreien oder eiweißarmen Kystomflüssigkeiten durch Alkoholfällung gewonnen hat, stellte im trockenen Zustand ein feines weißes, sehr hygroskopisches Pulver dar. Im Wasser löst es sich leicht und bildet bei geringer Konzentration Lösungen, die sich wie Muzinlösungen verhalten, bei stärkerer Konzentration bildet es eine weißlich, zähe schleimige Flüssigkeit von dem Aussehen eines dicken Gummischleimes. Durch Ansäuern mit Essig- oder Salzsäure wird das Pseudomuzin zum Unterschied von den echten Muzinen nicht gefällt; aber auch Salpetersäure fällt nicht, sondern macht die Flüssigkeit nur noch stärker opaleszierend und dickflüssig. Sonst gibt es die Reaktion der Muzine: es wird durch Ferrozyanwasserstoffsäure und durch Sieden nicht gefällt, wohl aber durch Bleiazetat, Quecksilberchlorid und Gerbsäure. Doch geben die beiden letzteren keine eigentlich flockige Fällung, sondern veranlassen nur die Bildung einer schleimigen Gallerte. Durch Alkohol entsteht ein zähes Gerinnsel wie in Muzinlösungen; eine Denaturierung erfolgt durch Alkohol nur langsam. Das Pseudomuzin gibt die Xanthoprotein-, Millonsche- und Adamkiewiczsche Reaktion. Durch Magnesiumsulfat wird es nicht gefällt, auch nicht bei saurer Reaktion. Durch Kochen mit Säuren entsteht Glukosamin. Aus 100 g Pseudomuzin kann man annähernd 30 g Glukosamin gewinnen.

Die von OTORI durchgeführte Untersuchung auf Aminosäuren ergab:

Leuzin	4,68 g	Arginin	0,29 g
Tyrosin	1,098 g	Guanidin	0,75 g
Lysin	2,64 g	Ammoniak	0,75 g

Die Zahlen beziehen sich auf 100 g untersuchte Substanz. Außerdem wurde Glykokoll, Asparagin- und Glutaminsäure, Glukosamin und dessen Derivate festgestellt.

Eine Abart des Pseudomuzins ist das zuerst von DRECHSEL und MITJUKOFF, später von PANZER, LEATHES und STEUDEL beschriebene Paramuzin. Gelegentlich findet man in den ganzen Ovarialkystomen oder in den einzelnen Zysten der multilokulären Geschwülste keine Flüssigkeit, sondern eine Gallerte, die MITJUKOFF als Paramuzin bezeichnete. Sie ist in Wasser unlöslich, schrumpft durch Säuren und wird durch Alkohol (sauren) in ein feines, nicht hygroskopisches Pulver verwandelt, das durch Anfeuchten mit etwas Alkali von neuem zu einer Gallerte wird. Im Überschuß von Natron- oder Kalilauge löst sie sich zu einer schleimigen Flüssigkeit, welche die gewöhnlichen Reaktionen des Muzins gibt, d. h., sie wird durch Kochen nicht koaguliert, ebensowenig durch Ferrozyanwasserstoffsäure gefällt, wenn auch dabei eine geringe, vielleicht von Eiweißspuren herrührende Trübung entsteht. Tannin, Bleiazetat usw. fällen, ebenso auch — und darin verhält sich das Paramuzin, im Gegensatz zum Pseudomuzin, wie die echten Muzine — Essig- und Mineralsäure, wovon die letzteren im Überschuß lösen.

Die Mukoide umfassen nach HAMMARSTEN eine Reihe von Stoffen, die in ihrer Zusammensetzung und ihren Reaktionen eine große Ähnlichkeit mit dem Muzin besitzen. Sie unterscheiden sich von ihm entweder durch ihre physikalischen Eigenschaften oder durch ihre Unfällbarkeit durch Säuren. Sie können zum Teil in gelöster Form im Blutserum, im Eiereiweiß und in Aszitesflüssigkeiten vor, zum Teil nehmen sie zusammen mit den Kollagen am Aufbau der Gewebe teil. Sie bilden also Schleim bindegewebiger Herkunft. Dieser liegt als gallertige Grundsubstanz zwischen sternförmig verästelten Zellen. Wir finden solches Schleimgewebe beim Embryo, besonders im Nabelstrang als WHARTONsche Sulze, während es normalerweise im extrauterinen Körper nicht vorhanden ist. Geelknhäute, Schleimbeutel und Sehnenscheiden sezernieren eine muzinhaltige Schmiere. Unter pathologischen Verhältnissen können sich durch Ernährungsstörungen die Grundsubstanzen von Knorpel und Fettgewebe in Schleim umwandeln, wobei die Zellen zu sternförmig verästelten Gebilden werden, aber auch selbst verschleimen können. Möglicherweise kann nach Schwund der differenzierten Interzellularsubstanzen die chemisch nachgewiesene mukoide Grundsubstanz sichtbar werden und quellen. Besonders aber können sich aus den verschiedenen Bindegewebssubstanzen gallertige Schleimgewebsgeschwülste entwickeln (Myxome, Myxochodrome und Myxosarkome).

Im Blutserum fand ZANETTI das sogenannte Serummukoid. BYWATERS isolierte aus 1 Liter Serum 0,1—0,25 g und fand

47,32 % C
6,84 % H
11,43 % N
1,81 % S.

Durch Säurespaltung ließen sich 24 % Glukosamin gewinnen. Die Farbreaktionen sind positiv, mit Ausnahme der Schwefelbleireaktion. Bleiazetat fällt allein nicht, wohl aber in Verbindung mit Ammoniak. Das Vorkommen dieses Mukoids ist bei den Angaben über die Abspaltung von Zuckern aus Eiweiß zu berücksichtigen.

In Transudaten der Bauchhöhle sind die Eiweißkörper des Plasmsa und der Lymphe vorhanden. In entzündlichen Exsudaten der Bauchhöhle haben dagegen Hammarsten, Umber, v. Holst und Oswald ein Mukoid gefunden, das den Flüssigkeiten ein opaleszierendes Aussehen und eine eigentümliche klebrige Beschaffenheit verleiht. Es ist in reinem Zustand durch Essigsäure fällbar, in der Aszitesflüssigkeit dagegen erst nach Fällung des Eiweißes und Entfernung der Salze durch Dialyse oder nach starkem Verdünnen. Bei direktem Zusatz von Essigsäure zu der Exsudatflüssigkeit entsteht keine absetzbare Fällung, sondern die Flüssigkeit wird nur opaleszierender und klebriger. Bei der Fällung der koagulierbaren Eiweißkörper wird es mitgerissen, läßt sich aber wieder in Lösung bringen. Umber verdünnte die Flüssigkeiten mit Wasser, fällte mit Essigsäure und reinigte dann mit Alkohol und Äther. Der Körper wird von den Alkaloidreagentien, von Ferrozyankalium, ferner von Salpetersäure, Kupfersulfat, Eisenchlorid und Bleiazetat gefällt und gibt alle Farbreaktionen der Eiweiße. Pepsin und Trypsin lösen vollständig. Oswald vermochte durch Spaltung mit 3 %iger HCl Glukosamin zu gewinnen. Die Menge des Körpers ist wie bei allen Muzinen und Mukoiden sehr gering, jedoch beeinflußt er die physikalische Beschaffenheit der Lösung stark. Umber fand weniger als 0,5 % gegen 3 % koagulierbares Eiweiß. In der Synovialflüssigkeit ist an Stelle oder neben dem Mukoid ein Phosphoproteid vorhanden. Analysen der Stoffe ergaben die Werte der Tabelle 48.

Tabelle 48. Quantitative chemische Analysen verschiedener Mukoide

Untersuchungsmaterial	C	H	N	S	Autor
Bauchhöhle	52,35	6,72	14,91	1,32	Umber
	50,23	6,87	14,32	—	
Bauchhöhle	51,42	6,67	13,27	1,28	v. Holst
Synovia (Rind)	51,05	6,53	13,01	1,34	v. Holst

Ein Mukoid, das mit dem Ovomukoid Ähnlichkeit hat, aber den echten Muzinen näher steht und durch Essigsäure fällbar ist, stellte Mörner aus dem menschlichen Harn dar. 260 Liter lieferten 4,3 g. Es ist teils gelöst, teils bildet es die sogenannten Nubekula. Bei manchen Tieren ist es durch ein Phosphoproteid ersetzt. Außerdem hat die Nukleinsäure aus den Leukozyten des Harns schleimartige Eigenschaften.

Die Mukoide der Gewebe sind sich in ihren Eigenschaften außerordentlich ähnlich. Ein Unterschied besteht nur darin, daß einzelne Mukoitinschwefelsäure enthalten, während in den übrigen Chondroitinschwefelsäure vorhanden ist. Die Mukoitinschwefelsäure ist dadurch ausgezeichnet, daß sie bei der Spaltung Glukosamin abgibt, während aus der Chondroitinschwefelsäure Galaktosamin erhalten wird. Insofern würden die ersteren chemisch gesehen den Muzinen näherstehen.

Aus dem weitverbreiteten Vorkommen der Muzine und Mukoide im Organismus versteht sich die Tatsache, daß auch die ihnen ähnlichen Blutgruppensubstanzen fast in allen Organen nachgewiesen werden können, denn sie müssen überall da auftreten, wo sich Muzine oder deren Verwandte finden. Aus diesem Grunde ist es auch nicht angebracht, wie dies schon einmal erwähnt wurde, von sogenannten Blutgruppen oder Blutgruppensubstanzen zu sprechen. Wenn auch das Wort Blutgruppe eine so allgemeine Verbreitung gefunden hat, daß es schwer sein wird, es im Augenblick durch eine andere ebenso geläufige Bezeichnung zu ersetzen, so sollte trotzdem schon aus Verständnisgründen nicht nachgelassen werden, einen den Tatsachen gerecht werdenden Ausdruck zu finden. Schon WITEBSKY hat vorgeschlagen, dieses Wort durch die Bezeichnung „ZELLgruppe" zu ersetzen. Da indessen diese biochemische Differenzierung nicht nur für Zellen sondern auch für Körperflüssigkeiten gilt, reicht das Wort „Zellgruppe" ebenfalls nicht aus, die Art dieser besonderen, spezifischen Prägung zu umgrenzen. Besser wäre es vielleicht, von einem serologischen oder biologischen Typ zu sprechen, aber aus den eben geschilderten Tatsachen sieht man, daß auch diese Bezeichnung noch zu eng gezogen wäre, wollte man diesen viel allgemeiner zu verstehenden Aufbau des Organismus mit genügender Umsicht charakterisieren.

Die Art und Weise des Ineinandergreifens verschiedener Systeme von muzinösen oder mukoiden Substanzen läßt sich besonders deutlicher Weise am Modell des Speichels demonstrieren, und man wird in der Annahme nicht fehlgehen, wenn man ähnliche komplexe Erscheinungen in noch reichlicherer Zahl in der so vielseitigen Glykoproteidstruktur des Organismus vermutet.

Bei der Analyse der gruppenspezifischen Eigenschaften des Speichels wies SCHIFF darauf hin, daß Untersuchungen über die serologische Spezifität des Speichels als solchen noch ausstünden. SCHIFF und seine Mitarbeiter konnten durch Vorbehandlung mit A-haltigem Speichel beim Kaninchen gruppenspezifische Anti-A-Immunseren erzeugen. Tatsächlich beschäftigten sich nur ältere Arbeiten mit der serologischen Spezifität des Speichels, so ROSENAU und AMOSS, sowie SEITZ. Bei beiden Arbeiten handelte es sich um die Feststellung der sensibilisierenden Wirkung des Speichels beim Meerschweinchen. Zur schockauslösenden Reinjektion wurde in beiden Versuchen Serum verwendet. Die spezifische Wirkungsweise wird freilich durch die Beobachtung von SEITZ beeinträchtigt, nach der auch heterologes Serum in gleicher Weise schockauslösend wirkt, wie auch durch die Angabe, daß menschlicher Speichel sich mitunter als primär toxisch für Meerschweinchen erwies. WELLS, ELLIOT, sowie GOODNER haben die serologische Sonderstellung von Muzin und Mukoid festgestellt. Dabei erwies sich insbesondere das Eiereiweiß (zur Herstellung von Ovomuzin und Ovoumkoid) sowie Extrakte aus den Verdauungsschleimhäuten als geeignetes Ausgangsmaterial. WITEPSKY und HENLE haben sich ebenfalls mit der serologischen Sonderstellung des Speichels befaßt. Durch Vorbehandlung von Kaninchen mit zentrifugiertem, inaktiviertem Menschenspeichel können Antiseren erhalten werden, die vorwiegend mit ihrem homologen Antigen, dem Speichel, reagieren, dagegen nicht, oder nur in geringem Ausmaß auf Menschenserum übergreifen. Der Gehalt an speichelspezifischer Substanz ist unabhängig von dem Gehalt an gruppenspezifischen Substanzen bei Ausscheidern und Nichtausscheidern. Sie ist im Speichel immer vorhanden. Wenn überhaupt hinsichtlich der Ausscheidung speichelspezifischer Substanz Unterschiede bestehen, so scheinen sie jedenfalls nicht oder nicht mit Regelmäßigkeit mit der Ausscheidung von Gruppensubstanz im Speichel verbunden zu sein. Trotz dieser Unterschiede in der serologischen Struktur der Substanzen bestehen aber auch gemeinsame Eigenschaften. So werden beide Stoffe, speichelspezifische Substanz sowohl wie die gruppenspezifische Substanz durch das sogenannte Gruppenferment zerstört, d. h. aber, daß zwischen diesen beiden Substanzen kein prinzipieller, sondern nur ein struktueller Unterschied besteht.

Noch im Fluß befindliche Untersuchungen lassen jedoch bereits jetzt schon erkennen, daß auch innerhalb der speichelspezifischen Substanzen Unterschiede vorhanden sind, die sich auf serologischem Wege unterscheiden lassen, und daß Antikörper existieren, sei es spontan als irreguläre, sei es immunisatorisch durch Injektion der betreffenden Antigene, die erkennen lassen, daß auch die von den Gruppensubstanzen unabhängigen vielleicht speichelspezifischen Stoffe im Speichel verschiedener Individuen unterschiedlich reagieren können. Es scheinen hier Beziehungen möglich zu sein, wie sie bereits vor einigen Jahren im Zusammenhang mit dem LEWIS-Blutfaktorensystem von GRUBB und MORGAN sowie von RASCH beschrieben worden sind. Es wurde beobachtet, daß die serologisch spezifischen Substanzen dieses Systems im Speichel bestimmter Individuen in wasserlöslicher Form ausgeschieden werden. Man konnte dies durch den Agglutinationshemmungstest eines homologen Serums leicht nachweisen. Wenn sich auch diese Ausscheidungsart wesentlich von der des OAB-Systems unterscheidet, wie an anderer Stelle noch darzustellen sein wird, so kann jedoch im Prinzip gesagt werden, daß es sich chemisch dagegen um die gleichen Substanzen handelt, die auch im System der klassischen Gruppen die tragende Rolle spielen: hitzebeständige Körper mukoiden Charakters, die in wasserlöslicher Form im Speichel, Serum, Magensaft und ebenfalls in der Flüssigkeit pseudomuzinöser Ovarialzysten vorkommen und sich von den OAB-Substanzen nur durch strukturelle Unterschiede werden abgrenzen lassen.

Daß neben der morphologischen Verwandtschaft auch eine funktionelle besteht, erkennt man aus dem bemerkenswerten Zusammenhang der beiden, das LEWIS-System kontrollierenden Gene mit denen der Ausscheidungseigenschaft der OAB-Substanzen. GRUBB hatte bereits 1948 in einer vorläufigen Mitteilung darauf hingewiesen, daß die mit einem Anti-Le^a-Serum als homozygot bestimmten Le^aLe^a-Individuen, gleich welcher OAB-Gruppe, im allgemeinen gleichzeitig Nichtausscheider des OAB-Systems sind. War die Beobachtung auch nur an einem kleinen Material gemacht, so wurde sie doch von RACE, SANGER, LAWLER und BERTINSHAW bestätigt und von GRUBB und MORGAN an einem größeren Material nachkontrolliert. Dabei ergab sich, daß bei der Untersuchung von Blut und Speichel von 212 Personen 22,2 % Le (a+) waren, und daß diese Individuen sämtlich zur Gruppe der Nichtausscheider des OAB-Systems gehörten. Es besteht somit die Möglichkeit, daß sich diese engen Beziehungen nicht nur auf die Eigenschaften, sondern auch auf die diese Eigenschaften kontrollierenden Gene Le^a und s erstrecken und damit die Frage entsteht, ob es diese Erkenntnisse gestatten, das Gen Le^a mit dem Gen s zu identifizieren. Für eine so absolute Definition dürfte es jedoch nach dem augenblicklichen Stand der Forschung noch zu früh sein. Da aber auch umgekehrte Beziehungen zwischen den Genen Le^b und S und ihren Eigenschaften aufgefunden werden konnten, so läßt sich mit GRUBB und MORGAN zu mindesten sagen, daß, wenn die Gene Le^a und s sowie Le^b und S auch noch nicht endgültig als identisch angesprochen werden können, sie doch wenigstens in ein und dasselbe System gehören.

Diese Zusammenhänge zeigen, daß der muziöse wie mukoide Aufbau des Organismus weitgehend komplexen Charakter trägt und seinen Ausdruck in dem Satz finden kann, daß die serologisch-spezifische Prägung eines Individuums in der Glykoproteidstruktur seines Organismus begründet ist. Sie zeigen aber auch, daß tatsächlich nicht nur die Verbindung von Serologie und Chemie, die Serochemie Daseinsberechtigung hat, sondern auch eine innige Verschmelzung von Serologie und Vererbungslehre, die Serogenetik erforderlich ist. Erahnen kann man aus diesen Zusammenhängen daneben, daß auch das dritte Glied, die Chemogenetik bei der weiteren Forschung auf diesem Gebiet eine große Rolle spielen wird, denn der Aufbau der Körpersubstanz, die oben erwähnte Glykoproteidstruktur des Organismus ist unbestreitbar die Folge einer Genwirkung und damit der Beweis, daß Chemismus der Körpersubstanz und Funktion der Gene miteinander in Relation stehen.

Das Lewis-System

Entdeckung und Nomenklatur. 1946 berichtete MOURANT über einen irregulären Antikörper im Serum einer Frau (Mrs. Lewis), mit dem die Blutkörperchen von etwa 25 % der englischen Bevölkerung zur Agglutination gebracht werden konnten. Nach den Untersuchungen war diese Agglutination unabhängig von den bekannten Blutkörperchenmerkmalen des OAB-Systems, der MN-Faktoren, der P-Eigenschaft und des Antigenkomplexes Rh. Nach dem Namen der Trägerin dieses Antikörpers bezeichnete MOURANT ihn als Anti-Lewis-Antikörper und die durch ihn nachweisbaren Agglutinogene der Blutkörperchen der betreffenden Individuen als Lewis-Faktor. JAKOBOWICZ, SIMMONS und BRYCE beschrieben ein Jahr später einen Antikörper der gleichen Spezifität.

1947 veröffentlichte ANDRESEN die Entdeckung verschiedener Seren, mit denen er die Blutkörperchen seines Beobachtungsgutes in ähnlichen Prozentsätzen agglutinieren konnte wie MOURANT. Er beobachtete ferner, daß er mit diesen Seren die Blutkörperchen von Kindern verklumpen konnte, deren Eltern mit den gleichen Seren keine Reaktion zeigten. Er schloß daraus, daß mit diesen Antikörpern eine rezessiv mendelnde Eigenschaft erfaßt werden konnte und daß die Individuen,deren Erythrozyten eine Agglutination ergaben, bezüglich dieses Merkmales homozygot sein mußten. Etwas später berichtete der gleiche Autor über die Auffindung eines zusätzlichen Antikörpers, anscheinend desselben Systems, der aber in seiner Reaktionsweise mit den Blutkörperchen umgekehrte Beziehungen zeigte. Während der erste Antikörper mit dem Originalserum von MOURANT identisch war, reagierte dieses zweite Agglutinin nur mit solchen Blutkörperchen, die von dem ersten Serum nicht agglutiniert wurden. Daneben wurde allerdings ein geringer Prozentsatz von Blutproben gefunden, der mit keinem der beiden Seren reagierte.

1949 führten ANDRESEN, CALLENDER, FISHER, GRUBB, MORGAN, MOURANT, PICKLES und RACE in einer gemeinsamen Besprechung eine besondere Nomenklatur für dieses Faktoren-System ein. Man kam überein, das System mit Le zu bezeichnen und die beiden anscheinend beteiligten Faktoren durch Indizes a und b zu unterscheiden. Die beiden Antigene heißen demzufolge Le^a und Le^b, ihre korrespondierenden Antikörper Anti-Le^a (Original-Serum Anti-Lewis nach MOURANT) und Anti-Le^b. Anti-Le^a ist mit dem von ANDRESEN Anti-L_1 genannten Antikörper, Anti-Le^b mit dem Anti-L_2 identisch.

Aus der Kombination der beiden den Substanzen Le^a und Le^b übergeordneten Gene ergeben sich theoretisch folgende Genotypen:

Le^a Le^a,
Le^a Le^b und
Le^b Le^b.

Untersucht man eine Population, die aus diesen 3 möglichen Typen bestehen muß, nur mit einem Antiserum Anti-Le^a, so erhält man zwei Phänotypen, die entweder damit agglutinieren und als Le (a+) oder damit nicht agglutinieren und als Le (a—) bezeichnet werden können. Zu den Le (a+)-Typen gehören nur diejenigen Individuen, die in bezug auf das Gen Le^a homozygot sind, ein Ergebnis, das auch den von ANDRESEN gemachten Beobachtungen und seinen Vermutungen entspricht.

Le^a Le^a = Le (a+)
Le^a Le^b
= Le (a—)
Le^b Le^b

Merkwürdigerweise fallen bei dieser Testung nicht nur die homozygoten $Le^b Le^b$-Typen aus, auch die heterozygoten Formen $Le^a Le^b$, die an und für sich ein Le^a-Gen besitzen.

Erweitert man die Untersuchungen der Phänotypen durch die Anwendung eines Anti-Le^b-Serums, so findet man zunächst, daß die mit dem Anti-Le^a-Serum positiven Typen der Gruppe Le (a+) vom Genotyp $Le^a Le^a$ mit dem Anti-Le^b-Serum negativ sind. Zur Vervollständigung ihres Phänotypus Le (a+) schreibt man deshalb Le (a+b—). Unter Berücksichtigung der phänotypischen Erkennbarkeit der beiden Gene existieren weiterhin die Typen Le (a—b+) und Le (a—b—). Darüber hinaus besteht die Möglichkeit des Typs Le (a+b+). Auffallend ist die Tatsache, daß Individuen, die zwar mit einem Anti-Le^a keine Blutkörperchenagglutinabilität aufweisen und nur mit einem Anti-Le^b-Serum reagieren, trotzdem den Nachweis einer solchen Substanz in den Körperflüssigkeiten durch Adsorptionsversuche ermöglichen. Es besteht also für das Lewis-System eine ähnliche Funktion wie beim OAB-System, nämlich eine Ausscheidung der betreffenden Substanzen in gewissen Körperflüssigkeiten. Es wurde nämlich beobachtet, daß die serologisch-spezifischen Substanzen dieses Systems, die Le^a-Substanz und die Le^b-Substanz im Speichel bestimmter Individuen in wasserlöslicher Form ausgeschieden werden. Wesentlich für das Verständnis dieser Zusammenhänge ist nach den neueren Erkenntnissen die von GRUBB betonte Auffassung, das Lewis-System in erster Linie als ein serologisches Gruppensystem wasserlöslicher Mukoide und nicht als ein spezielles Blutgruppensystem anzusehen. Man kann zwar die Substanzen Le^a und Le^b immer dann im Speichel finden, sofern sie an den Erythrozyten in Erscheinung treten und Ausnahmen von dieser Regel sind noch nicht gemacht worden. Aber die Lewis-Substanzen kommen im Speichel sehr häufig auch in Fällen vor, in denen sie an den Erythrozyten durch Agglutination nicht in Erscheinung treten. Damit im Zusammenhang steht auch die Beobachtung, daß die Menge der Lewis-Substanzen in manchen Körperflüssigkeiten sehr viel größer ist als in den Erythrozyten. Manche Ovarialzystenflüssigkeiten können mehr als 100 000 mal, manche Speichelproben mehrere 100 mal verdünnt werden und hemmen stark agglutinierende Anti-Le^a-Seren immer noch. Außerdem liegen Beweise dafür vor, daß daß Le^a-Antigen aus den Erythrozyten ziemlich leicht ausgewaschen werden kann.

Bisherige Beobachtungen und Untersuchungen. Es konnte, wie gesagt, festgestellt werden, daß alle Individuen, deren Blutkörperchen sich als Le (a+) erweisen, im Speichel Le^a-Substanz ausscheiden. Aber auch ein großer Teil von Individuen der Le (a—)-Gruppe scheidet Le^a-Substanz im Speichel aus. Die Le^b-Substanz tritt als Ausscheidungsprodukt nur in der Le (a—)-Gruppe in Erscheinung, allerdings mit verschiedenen Prozentsätzen, wenn man die Individuen der Phänotypen Le (a—b+) und Le (a—b—) getrennt voneinander betrachtet. Über die Häufigkeit des Auftretens der Substanzen des Lewis-Systems in den Körperflüssigkeiten und die zahlenmäßigen Beziehungen zwischen den Blutkörpercheneigenschaften gibt die Tabelle 49 Aufschluß.

Tabelle 49. Zahlenmäßige Beziehungen zwischen den Lewis-Eigenschaften der roten Blutkörperchen und dem Vorhandensein der Lewis-Substanzen im Speichel

Rote Blutkörperchen	Sekretoren Le^a	Sekretoren Le^b
Le (a+b—)	100 %	0 %
Le (a—b+)	98 %	100 %
Le (a—b—)	70 %	95 %

Entsprechend den GRUBBschen Beobachtungen gehören 18,7 % des beobachteten Personenkreises zu der Erythrozytengruppe Le (a+b—), 52,6 % zur Gruppe Le (a—b+) und insgesamt 28,7 % zur Gruppe Le (a—b—). Es ist jedoch zu betonen, daß ohne Kenntnis der OAB-Gruppenzugehörigkeit nähere Angaben über die letzteren nur bedingten Wert haben, wie noch näher ausgeführt werden wird. Ohne weiteres ist jedoch aus der Tabelle zu entnehmen, daß e i n e Regel ohne Ausnahme gilt: Personen, bei denen die Substanz Le^a oder Le^b an den Erythrozyten festgestellt werden kann, scheiden die entsprechende Substanz im Speichel aus. Aus der Tabelle geht ferner hervor, daß die Le^a- und Le^b-Substanzen sehr häufig im Speichel von Personen zu finden sind, deren Erythrozyten das in Frage stehende Antigen augenscheinlich nicht besitzen. Man kann in der nach den Erythrozyten-Eigenschaften eingeteilten Gruppe Le (a—b—) die Le^a-Substanz im Speichel von 70 % und die Le^b-Substanz bei 95 % der untersuchten Personen nachweisen.

Diese Ergebnisse führen zu der Zusammenstellung der Tabelle 50 in der die Prozentsätze derjenigen Personen erfaßt sind, die Le^a oder Le^b oder keine der beiden Substanzen im Speichel ausscheiden.

Tabelle 50. Prozentsätze der Personen, in deren Speichel die Lewis-Substanzen gefunden bzw. nicht gefunden wurden (nach GRUBB)

Le^a-Substanz vorhanden	90,2 %
Le^b-Substanz vorhanden	79,8 %
Beide Substanzen nicht vorhanden	1,5 %

Zieht man die Ausscheidung der ABH-Substanzen mit in Betracht, so kann man aus diesen drei Eigenschaften: 1. Ausscheidung der ABH-Substanzen, 2. Ausscheidung der Le^a-Substanz und 3. Ausscheidung der Le^b-Substanz bzw. aus der Eigenschaft des Fehlens einer Ausscheidung überhaupt 8 verschiedene Kombinationen zusammenstellen. Die Tabelle 51 zeigt diese Kombinationen und ihre Häufigkeit auf Grund tatsächlicher Beobachtungen.

Tabelle 51. Die zahlenmäßigen Beziehungen zwischen Sekretion und Nichtsekretion der ABH-, Le^a- und Le^b-Substanzen (nach GRUBB)

Möglichkeit	Ausscheidung der Substanzen ABH	Le^a	Le^b	Häufigkeit
1	+	+	+	71,5 %
2	+	+	—	0 %
3	+	—	+	8,3 %
4	+	—	—	0,2 %
5	—	+	+	0 %
6	—	+	+	18,7 %
7	—	—	+	0 %
8	—	—	—	1,3 %

Die tatsächlichen Beobachtungen zeigen demnach, daß drei der acht theoretisch möglichen Kombinationen (die Möglichkeiten 2, 5 und 7) nicht beobachtet werden konnten. Die Kombination 4 war sehr selten. Mit anderen Worten, das Vorkommen bzw. das Fehlen der ABH-Substanzen ist mehr oder weniger gleich dem Vorhandensein oder Fehlen der Le^b-Substanz, eine Tatsache, die sich durch die Tabelle 52 noch deutlicher zum Ausdruck bringen läßt.

Tabelle 52. Beziehung zwischen der Sekretion von ABH- und Le^b-Substanzen (nach GRUBB)

ABH-Substanzen	Sekretion der Le^b-Substanz	n
+	+	796
—	—	202
+	—	2
—	+	0

GRUBB konnte bei solchen Untersuchungen zeigen, daß in 998 von 1000 Fällen das Vorhandensein oder Fehlen der ABH-Substanzen mit dem der Le^b-Substanz zusammenfällt. Er berichtete dabei über zwei Ausnahmen, bei denen der Speichel zwar die ABH-Substanzen, aber keine Le^b-Substanz enthielt. Bei den Proben war keine Le^a-Substanz nachzuweisen. Die beiden Personen gehörten zur Gruppe A_1B Le (a—b—) bzw. A_2 Le (a—b—). Bei Nachkontrollen ergaben alle verfügbaren Testseren dieselben Ergebnisse, ein Zeichen, daß es sich um keinen Beobachtungsfehler, sondern um einen konstanten Befund handelte.

Wie die spezielle Untersuchung der Le^b-Eigenschaft der Blutkörperchen zeigte, lassen sich zwei Tatsachen ziemlich leicht feststellen: 1. wurde ausnahmslos gefunden, daß alle Erwachsenen der Erythrozytengruppe Le (a+) gleichzeitig auch Le (b—) sind, also mit einem Anti-Le^b negativ reagieren; 2. übt der Charakter der Gruppe A_1 anscheinend eine Wirkung aus, die man vielleicht als eine Unterdrückung des Inerscheinungtretens der Le^b-Substanz in den Erythrozyten definieren könnte, wogegen das Vorhandensein der Faktoren O oder A_2 keine derartige Wirkung aufweist.

Daraus resultiert, daß bei der Beobachtung der an den Erythrozyten in Erscheinung tretenden Substanz Le^b die Individuen mit der Kombination O Le a(—) und A_2 Le (a—) besondere Beachtung verdienen. Wenn man nämlich die Erythrozyten- und Ausscheidungseigenschaften dieser Personen zusammenstellt, wie dies in der Tabelle 53 geschehen ist, so ergibt sich, daß in der Le (a—b+)-Gruppe, die bei weitem die größte ist, alle Personen Ausscheider von A-, H- und Le^b-Substanzen sind, und ferner, daß sie praktisch alle Le^a-Substanzen ausscheiden.

Tabelle 53. Zahlenmäßige Erfassung der Personen mit den Erythrozytengruppen O Le(a—) und A_2 Le (a—) unter Berücksichtigung der Ausscheidung von Le^a- und Le^b-Substanzen.

		Le^a-Substanz im Speichel	Le^b-Substanz im Speichel	n
O + A_2	Le (a—b+) Sekretion von A und H	99 %	100 %	370
	Le (a—b—) Sekretion von A und H	20 %	98 %	50
	Le (a—b—) Nicht-Sekretion von A und H	0 %	0 %	5

Der von GRUBB besonders untersuchte Personenkreis von Le (a—b—)-Individuen offenbarte die Tatsache, daß die Gruppe, die A- und H-Substanzen ausscheidet, entschieden größer ist, als die Gruppe Le (a—b—), die die Substanzen A und H nicht ausscheidet. Die letztere Gruppe war einheitlich, da die 5 Personen auch Nichtausscheider von Le^a- und Le^b-Substanz waren. In der Gruppe Le (a—b—), die gleichzeitig A- und H-Substanzen ausschied, schieden von 50 Personen 49 Le^b-Substanzen aus, während nur 10 Le^a-Substanz ausschieden. Es ist hierbei zu vermerken, daß die Erythrozyten von 8 dieser 10 Personen Spuren einer Reaktion auf Anti-Le^b ergaben, das unter den 40 Nichtausscheidern von Le^a nur bei zwei Personen der Fall war.

Interessant ist die Beobachtung von GRUBB, daß die von ihm gebrauchten Anti-Le^b-Seren von Spendern stammten, die beide der Gruppe A_1B angehörten. Daher taucht die

Frage auf, ob diese Beobachtung mehr als zufällig ist. Da nämlich gleichzeitig Anti-Le^b Seren bei Angehörigen der Gruppe O oder A_2 noch nicht beobachtet worden sind, besteht eine gewisse Berechtigung für die Vermutung, daß zwischen dem Anti-Le^b- und dem Anti-H-Serum auf Grund der bereits oben beschriebenen Zusammenhänge bei den heterogenetischen Antigenen eine gewisse Verwandtschaft bzw. eine spezifische Ähnlichkeit besteht.

Vorläufige Erkenntnisse und theoretische Überlegungen. Die genetischen Erkenntnisse des Lewis-Systems sind noch nicht so weit fortgeschritten, daß endgültige Ergebnisse vorliegen. Die Zusammenhänge sind so zahlreich und vielseitig, daß es schwer ist, einen geordneten Überblick über die gesamte Problematik zu erhalten. Davon abgesehen verspricht die Lösung dieses Fragenkomplexes nicht nur die Beantwortung einzelner Fragen eines speziellen serologischen Systems, sondern auch Einblick in Geschehnisse allgemeiner genetischer Bedeutung und in ihre Beziehungen zu den chemischen Strukturen des Organismus. In dieser Hinsicht ist ohne weiteres GRUBBS Auffassung beizupflichten, daß die Grundlage für die im Zusammenhang mit dem Lewis-System stehenden Beziehungen in weitestem Maße chemischer Natur sein werden.

Es empfiehlt sich, bei der Darstellung dieser genetischen Fragen im Wesentlichen GRUBB zu folgen, der in einer zusammenfassenden Darstellung den ganzen Fragenkomplex eingehend behandelt hat.

Es kann auf alle Fälle bereits übersehen werden, daß das Lewis-System nicht nur einzig und allein durch die bisher bekannten Gene Le^a und Le^b beschrieben werden kann. Sollen auch die von dem Grundschema abweichenden Fälle eine sinnvolle Erklärung finden, so muß die Existenz zusätzlicher Gene gefordert werden, die bei der folgenden Besprechung mit RACE und SANGER $Le^?$ genannt werden sollen. Daraus resultiert die erste Frage, ob sich die Le^a-, Le^b- und $Le^?$-Gene an einer einzigen Stelle des Chromosoms befinden, ob sie dementsprechend also Allelogene darstellen. Im bejahenden Falle kann die Häufigkeit ihres Vorkommens in derselben Weise berechnet werden wie bei den OAB-Genen. Die Berechnung muß hierbei allerdings auf Grund der Vorstellung angestellt werden, daß nicht die Testung der Blutkörperchen, sondern die Ausscheidung der Le^a- und der Le^b-Substanz im Speichel oder in einer anderen Körperflüssigkeit herangezogen wird, um auf das Vorhandensein eines entsprechenden Gens bzw. bei Nichtausscheidung auf sein Fehlen zu schließen. Da die Speichel-Phänotypen nach der Tabelle in einer Häufigkeit von

$$\begin{aligned} Le\,(a+b-) &= 18{,}7\,\% \\ Le\,(a-b+) &= 8{,}3\,\% \\ Le\,(a-b-) &= 1{,}5\,\% \\ Le\,(a+b+) &= 71{,}5\,\% \end{aligned}$$

auftreten, berechnet sich die Genhäufigkeit für

$$\begin{aligned} Le^a &= 1 - 0{,}015 + 0{,}083 &&= 0{,}6870 \\ Le^b &= 1 - 0{,}015 + 0{,}187 &&= 0{,}5506 \\ Le^? &= 0{,}015 &&= 0{,}1225 \\ Le^a &+ Le^b + Le^? &&= 1{,}3601 \end{aligned}$$

Nach der Theorie müßte $Le^a + Le^b + Le^?$ zusammen 1 betragen. Da der übliche Fehler gemäß der BERNSTEINschen Grundformel 0,037 beträgt, liegt die Differenz sehr wohl außerhalb des üblichen Fehlers. Aus diesem Grunde muß auch angenommen werden, daß Le^a, Le^b und $Le^?$ entweder überhaupt keine oder aber nicht alle Allelogene desselben Systems sein können. Wie GRUBB, so kamen auch ANDRESEN und seine Mitarbeiter zu einem ähnlichen Schluß, allerdings traten letztere von einer anderen Seite an das Problem heran.

Zu dem Ergebnis, daß die Gene Le^a und Le^b keine Allelogene sind, kommt man auch durch eine andere Überlegung. Dazu muß der Genotyp Le^bLe^b näher betrachtet werden. Das Le^b-Gen muß bei den Individuen vorhanden sein, die der Erythrozytengruppe Le (a—b+) angehören. Angehörige dieser Gruppe stellen etwa 72 % der Gruppe O und A_2. Mit Sicherheit scheint das Le^b-Gen aber auch bei Personen der Erythrozytengruppe Le(a—b—) ziemlich häufig vorhanden zu sein. Eine Schätzung über das Vorkommen des Genotyps Le^bLe^b, ausschließlich auf Grund des Erythrozytennachweises als Le(b+) in den Gruppen O und A_2 berechnet, ergibt 22 % und, berechnet auf Grund des Nachweises im Speichel, 30 % in allen OAB-Gruppen. Diese Annahme, daß Personen vom Genotyp Le^bLe^b der Erythrozytengruppe Le(b+) und nicht der Gruppe Le(b—) angehören, scheint ganz natürlich. 10 % der Gruppen O und A_2 weisen die Erythrozytengruppe Le(a—b—) auf. Da nun die Häufigkeit des Genotyps $Le^b Le^b$ 22—30 % beträgt, kann man nicht alle Personen des Genotyps $Le^b Le^b$ in der Gruppe Le(a—b—) finden, die in den Gruppen O und A_2 10 % ausmacht. Aus diesen Gründen kann behauptet werden, daß in den Gruppen O und A_2 wenigstens die Hälfte der Personen vom Genotyp $Le^b Le^b$ zur Erythrozytengruppe Le(a—b+) gehört. Der Anteil der Personen der Gruppe O + A_2 Le (a—b+) mit dem Genotypus $Le^b Le^b$ liegt zwischen 30/72 und 11/72. Zusammenfassend kann gesagt werden:

1. Der Genotyp $Le^b Le^b$ tritt bei mindestens 20 % auf.
2. Der Genotyp $Le^b Le^b$ stellt einen ziemlich hohen Anteil von Angehörigen der Erythrozytengruppe O+A_2 Le(a—b+).

Wenn nun Le^a und Le^b Allegone sind, haben Personen vom Genotyp $Le^b Le^b$ keine Le^a-Gene. Darum kann das eben Gesagte auch etwas anders ausgedrückt werden. Wenn man die Hypothese, daß Le^a und Le^b Allelogene sind, als richtig annimmt, müßten die Le^a-Gen-Produkte bei wenigstens 20 % aller Personen fehlen und dieses Fehlen müßte gerade bei Angehörigen der Gruppe O und A_2 Le (a—b+) anzutreffen sein. Es hat sich jetzt herausgestellt, daß die Le^a-Substanz in weniger als 10 % der Fälle (Tabelle 3) nicht vorkommt. Darüber hinaus sind Personen der Erythrozytengruppe Le (a—b+) selten. Nichtausscheider der Le^a-Substanz (Tabelle 5 Gruppen O+A_2, Tabelle 1), da beobachtet wurde, daß 99 % dieser Personen die L^a-Substanz ausscheiden. In Anbetracht dieser Gründe scheint es kaum möglich, daß Le^a und Le^b Allelogene sind.

Was die ABH- und Le^b-Substanzen anbetrifft, so stimmt die Zahl der Ausscheider bzw. Nichtausscheider in 99,8 % der Fälle (Tabelle 4) überein. In den beiden abweichenden Fällen wurden ABH-Substanzen, aber keine Le^b-Substanzen ausgeschieden. Welche Bedeutung hat nun dieser sehr enge, aber nicht absolute Zusammenhang? Die einfachste Erklärung ist vielleicht die, daß das, was mit Gen S bezeichnet wird, kein Ganzes darstellt, da es sich um zwei Gene handelt, die beim OAB-System die Ausscheidung bewirken. Eine dieser Gene ist dann mit Le^b identisch, das andere kommt selten vor. Analogien sind in den A_1-, A_2-, A_3- und C-C^w-Reihen der Gene zu finden. Bei einer solchen Vermutung ist man vielleicht in diesem Stadium berechtigt anzunehmen, daß Le^b dasselbe wie S ist.

Die Häufigkeit der vier möglichen Kombinationen des Vorhandenseins bzw. Nichtvorhandenseins von Le^a- und Le^b-Substanzen im Speichel (s. Tabelle 3, S. 7) war wie folgt:

Le^a	Le^b	Häufigkeit
+	+	71,5 %
+	—	18,7 %
—	+	8,3 %
—	—	1,5 %

Wenn man in Betracht zieht, daß das Lewis-Gruppensystem im wesentlichen ein Gruppensystem wasserlöslicher Mucoide ist, so liegt das genetische Problem des Lewis-Systems darin, die Beziehung zwischen den Häufigkeitszahlen festzustellen. Aus den bereits angegebenen Gründen glaubt man, daß 1. das Lewis-System nicht in Form von drei oder mehr Allelogene beschrieben werden kann, daß 2. Le^a und Le^b keine Allelogene sein können und daß 3. das Le^b-Gen und das Ausscheider-Gen S als Synonyme angesehen werden können.

Daher wären, wenn zwei Stellen vorhanden sind, die Gene an diesen Stellen

*) Le^a und Le^α (hypothetisch)
Le^b ($\approx$ S) und Le^β (= s).

Mit Hilfe dieser vier Gene ist es möglich, das in Tabelle 54 gezeigte System abzuleiten. In der Aufstellung sind die Häufigkeitszahlen für das Le^a-Gen der Tabelle 2 entnommen worden, während die Häufigkeit des Le^b-Genes so berechnet wurde, als sei sie mit der Häufigkeit des S-Genes, die der Tabelle 4 entnommen werden kann.

Es ist zu betonen, daß die Häufigkeitszahlen für die Gen-Komplexe in der Aufstellung (Tabelle 54) nicht auf der Grundlage der Bindung berechnet worden sind.

Der Vollständigkeit halber sind in Tabelle 54 auch die Erythrozyten-Phänotypen aufgeführt worden. Die Erythrozyten-Phänotypen sind von den Genotypen, gestützt auf folgende Annahmen, abgeleitet worden:

Tabelle 54. Aufstellung des Lewis-Systems nach GRUBB

Gene: Le^a, Le^α (hypothetisch), Le^b ($\approx$ Gen S), Le^β (= s)
Allelogene: Le^a — Le^α, Le^b — Le^β
Gen-Häufigkeiten: Le^a = 0,6870; Le^α = 0,3130; Le^b = 0,5528; Le^β = 0,4472

Genotypen (Das Zeichen „Le" wurde ausgelassen)	Phänotypen Speichel ABH	Speichel Le^a	Speichel Le^b	Blut	Berechnete Häufigkeit	
aa bb	+	+	+	a—b?	14,4	
aa bβ	+	+	+	a—b?	23,3	
aα bb	+	+	+	a—b?	13,1	72,1 %
aα bβ	+	+	+	a—b?	21,3	
aa ββ	—	+	—	a+b—	9,4	18,0 %
aα ββ	—	+	—	a+b—	8,6	
αα bb	+	—	+	a—b—	3,0	7,8 %
αα bβ	+	—	+	a—b—	4,8	
αα ββ	—	—	—	a—b—	2,0	2,0 %
						99,9 %

b? bedeutet bei den Erythrozyten-Phänotypen: kann + oder — sein, und zwar je nach der ABO-Gruppe und anderen Faktoren, von denen einer wahrscheinlich das Vorhandensein oder Nichtvorhandensein von Le^α ist.

1. Das Nichtvorhandensein der Gene Le^a und/oder Le^b bedeutet Erythrozyten mit dem Merkmal Le (a—) und/oder Le (b—). 2. Das Vorhandensein des Gens Le^b (= S), entweder einmal oder doppelt, bedeutet das Erythrozyten-Merkmal Le (a—b).

*) Die Bezeichnung Le α und Le β werden lediglich dazu benutzt, die Hypothese deutlich zu machen.

3. Das Vorhandensein des Gens Le$^{\alpha}$ in doppelter Menge bedeutet das Erythrozyten-Merkmal Le (b—). Gemäß der Aufstellung ist die Erythrozytengruppe Le (a+b—) — das Lewis-positive Merkmal von Personen, die für das Gen Le$^{\beta}$ (= s) homozygot und für das Gen Le^{a} homozygot oder heterozygot sind, hergeleitet worden.

Aus den bereits angegebenen Gründen ist ersichtlich, daß den Speichel-Phänotypen viel mehr Aufmerksamkeit als den Erythrozyten-Phänotypen geschenkt werden muß. Wir wollen daher die Häufigkeitsziffern der verschiedenen Speichel-Phänotypen mit den nach der Tabelle errechneten und mit den beobachteten vergleichen:

ABH	Le^{a}	Le^{b}	berechnet	beobachtet
+	+	+	72,1 %	71,5 %
—	+	—	18,0 %	18,7 %
+	—	+	7,8 %	8,3 %
—	—	—	2,0 %	1,3 %
+	—	—	0 %	0,2 %
+	+	—	0 %	0 %
—	+	+	0 %	0 %
—	—	+	0 %	0 %

Die Übereinstimmung zwischen beiden ist eng. Daher sieht es so aus, als könnte man den größten Teil der gemachten Beobachtungen in der Weise beschreiben, als handele es sich um zwei Paar Allelogene, die an Stellen vorkommen, welche nicht unbedingt miteinander verbunden zu sein brauchen.

Jetzt wird das Vorhandensein dreier von diesen vier Genen allgemein als gegeben angesehen. Entsprechend der Aufstellung ist das hypothetische vierte Gen Le bei 53 % der Menschen vorhanden. Es mag von einigem Interesse sein, daß Hubinont sein Serum „Ken" als dem Lewis-System verwandt ansah, nachdem es so neutralisiert worden war, daß es nicht wie ein Anti-Le^{b} reagierte und 51 % der Blutproben agglutinierte.

Andresen und seine Mitarbeiter haben, wie bereits kurz angedeutet, ebenfalls eine Theorie über die Genetik der Lewis-Merkmale aufgestellt. Ähnlich wie bei Grubb existieren nach der Ansicht dieser Autoren ebenfalls zwei Systeme, das eigentliche Lewis-System mit den Genen Le^{a} (identisch mit dem Nichtausscheidungsgen s) und Le^{b} (identisch mit dem Ausscheidungsgen S) und ein zweites System mit den Genen X und x. Auch hierbei findet die Beobachtung Berücksichtigung, daß das Gen X für die Entwicklung der Lewis-Phänotypen notwendig ist.

Es mag genügen, die Fragestellungen angeschnitten zu haben, die im Augenblick für das Lewis-System maßgebend sind. Eine endgültige Darstellung zu geben ist nicht möglich, da sich die ganze Forschung noch zu sehr in Fluß befindet. Wenn auch, wie dieses Beispiel zeigt, unabhängig voneinander arbeitende Forscher, die an das Problem von verschiedenen Gesichtspunkten aus herangegangen sind, zu gleichen Schlußfolgerungen gelangt sind, allerdings in ihren Anschauungen gewisse Differenzen aufweisen, so muß es zunächst das Hauptziel sein, diese Differenzen zu beseitigen. Im Augenblick liegt das Hauptproblem darin, die Beziehung zwischen Anti-Le^{a}, Anti-X und Anti-s zu finden. Denn nach allem, was beobachtet werden könnte, scheinen diese Antikörper in ihren spezifischen Eigenschaften sehr ähnlich zu sein. Grubbs Anschauung besteht zu Recht, wenn er sagt, daß dieses Problem in erster Linie ein Problem der Definition und der Bezeichnung sein wird und deshalb kaum von unabhängig voneinander arbeitenden Forschern gelöst werden kann.

Der Antigen-Komplex Rh

Die allgemeinen Grundlagen des Rh Faktors

Entdeckung. Die Entdeckung des Rh-Faktors geht auf die Versuche von LANDSTEINER und WIENER zurück, die im Rahmen ihrer Arbeiten über die serologische Differenzierung der Organismen unter anderem auch Meerschweinchen mit Blutkörperchen vom Rhesusaffen sensibilisierten. Sie erhielten dadurch im Serum des Meerschweinchens Antikörper in Form eines Agglutinins, die auch an menschlichen Erythrozyten durch Agglutinationsreaktionen ein dem Rhesusblutkörperchen zumindest ähnliches, wenn nicht identisches Merkmal anzeigten, welches mit der Bezeichnung Rh belegt wurde. Es zeigte sich sehr bald, daß von den untersuchten Personen nicht alle diesen Faktor an ihren Blutkörperchen aufwiesen, sondern nur etwa 84 % der weißen Bevölkerung positiv reagierten, während die restlichen 16 % negativ blieben. Die positiven Individuen bezeichnete man deshalb mit „Rh" und die negativen sinngemäß mit „rh".

Kurz nach dieser Beobachtung konnten WIENER und PETERS bereits zeigen, daß der Rh-Faktor unter gegebenen Umständen die Ursache einer hämolytischen Transfusionsreaktion sein kann, während LEVINE und seine Mitarbeiter die Zusammenhänge dieses Blutkörperchenmerkmals mit der Neugeborenen-Erythroblastose aufdeckten. Bei beiden Erscheinungsbildern handelt es sich, grundsätzlich gesehen, um die Sensibilisierung eines rh-Individuums durch das Rh-Antigen. Im ersten Falle bildet der merkmalsnegative Empfänger gegen die merkmalspositiven Blutkörperchen einen Antikörper und hämolysiert damit bei einer erneuten Transfusion merkmalspositiven Blutes dessen Rh-Erythrozyten; im zweiten Falle wird eine rh-Mutter durch ihr Kind im Verlaufe der Gravidität gegen das vom Vater ererbte Rh-Merkmal sensibilisiert, wodurch die in den fetalen Kreislauf zurückströmenden Antikörper beim Kinde eine Hämolyse verursachen und zur Entstehung des sogenannten Morbus hämolyticus neonatorum führen.

Die in der Folge durchgeführten Arbeiten vermittelten sehr bald die Erkenntnis, daß der sensibilisierte Empfänger und die Mutter eines Erythroblastose-Kindes nicht immer rh sein müssen. Man vermutete deshalb, daß der Rh-Faktor in sich nicht einheitlich ist, sondern möglicherweise in einzelne Gruppen aufgespalten werden kann. Für diese Vermutungen waren reichliche Anhaltspunkte vorhanden, die alle darauf hinwiesen, daß sich bestimmte Rh-Gruppen zu anderen Rh-Gruppen so verhalten, daß eine Antikörper-Reaktion zustande kommen kann. Wesentlich dabei war vor allem die Beobachtung, daß nicht nur ein rh-Individuum durch ein Rh-Antigen sensibilisiert werden konnte, sondern daß auch der umgekehrte Fall möglich war, daß also bei einem Rh-Individuum ein Antikörper gegen die rh-Antigene gebildet werden konnte. Man fand in den zur serologischen Untersuchung gekommenen Seren von Patienten mit Transfusionsstörungen und Müttern mit Erythroblastose-Kindern immer mehr irreguläre Antikörper, die mit den Testblutkörperchen die verschiedensten Prozentzahlen positiver Reaktionen ergaben: einmal wurden 60 % der Testblutkörperchen agglutiniert, ein anderes Mal 70 %, mitunter auch nur 30 %, in der Mehrzahl der Fälle jedoch fanden sich stets 86 % positiver Reaktionen. Da diese letzte Zahl besonders eindeutig mit den Ergebnissen übereinstimmte, die bei Untersuchungen mit Immunseren vom Meerschweinchen erhalten wurden, erklärte man dieses 86 %-Serum als „Standard"-Serum und bezeichnete alle diejenigen Blutproben, die damit reagierten als positiv (Rh) und diejenigen, die mit ihm keine Reaktion ergaben, als negativ (rh). Darüber hinaus wurde unter Berücksichtigung aller übrigen Reaktionen durch systematische Untersuchungen und statistische Berechnungen ein Untergruppensystem aufgebaut, das neben seiner bereits angeführten klinischen Bedeutung eine weitere, wertvolle Ergänzung unseres Wissens über den biochemischen Aufbau des menschlichen Orginismus bildet.

Nomenklatur. Von dem eben erwähnten „Standard"-Antigen ausgehend wurde unter Berücksichtigung der mit den verschiedenen Antiseren gewonnenen Erfahrungen und auf Grund theoretischer Überlegungen vermutet, daß neben diesem Hauptantigen noch zwei Nebenantigene existieren müssen, die gleich dem Hauptantigen sowohl vorhanden sein als auch fehlen können. Wie durch die Abwesenheit des Hauptantigens Rh an seiner Stelle kein „Loch" im Gengefüge entsteht, sondern eine andere, gewissermaßen antagonistische Eigenschaft rh in Erscheinung tritt, so werden auch durch das Fehlen der beiden zusätzlichen Nebenantigene an deren Stellen Merkmale offenbar, die

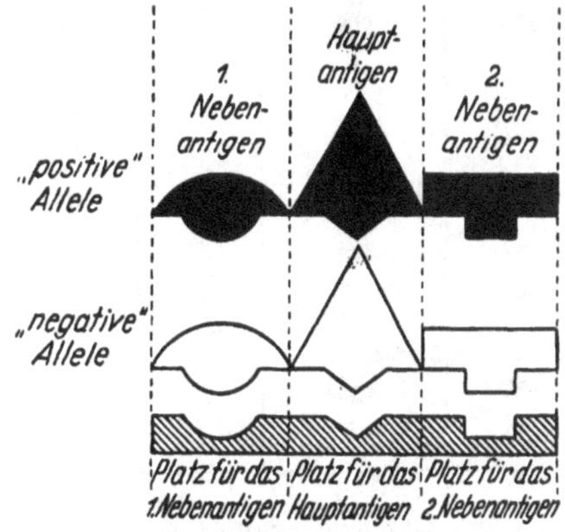

Abb. 67. Schematische Darstellung der Antigenkomplex-Grundlage und der Teil-Antigene des Rh-Faktors

als „negative" Allele der „positiven" Eigenschaften betrachtet werden müssen. Der Rh-Komplex weist demnach sechs verschiedene Teil-Antigene auf. Eine Einschränkung in der Zahl der dadurch möglichen Kombinationen kommt allerdings dadurch zustande, daß von den sechs Teilantigenen jeweils zwei als Allele zusammengehören und nur abwechslungsweise die dafür vorgesehene Stelle der Antigenkomplex-Grundlagen besetzen können. In Abbildung 67 ist dies schematisch dargestellt. Die drei Paare von Antigenen sind symbolisch als plastische Körper gedacht, die mit einer charakteristisch profilierten Basis versehen sind und dadurch nur an eine bestimmte Stelle der Antigenkomplex-Grundlage passen, nämlich an die Stelle mit dem zugehörigen negativen Profil. Auf diese Weise wird verhindert, daß z. B. zwei Halbkugelformen gleichzeitig zwei Orte auf der Antigenkomplex-Grundlage besetzen und dadurch kein Platz mehr für das Hauptantigen oder ein anderes Nebenantigen bleibt. Wird die Antigenkomplex-Grundlage in der vorgesehenen Weise abwechselnd mit den einzelnen Antigenen besetzt, so bilden immer drei zusammen eine charakteristische Antigenstruktur und man erhält die in der Abbildung 69 zusammengestellten Kombinationen.

Es wurde bisher bewußt auf jede Bezeichnung der einzelnen Antigene verzichtet. An Hand der schematischen Darstellung sollte zunächst nur das Prinzip dargelegt werden, das man sich unter dem Antigenkomplex Rh vorzustellen hat.

Im Laufe der Entwicklungsjahre wurden für dieses System mehrere Nomenklaturen geschaffen, von denen sich zwei — die eine von Wiener, die andere von Fisher — bis heute nebeneinander gehalten haben. So sehr verwirrend ein oberflächlicher Blick auf die Reihen der Bezeichnungsweisen erscheinen mag, so bereitet es doch dem Verständnis keine wesentlichen Schwierigkeiten, die bisher nur bildhaften Vorstellungen nunmehr mit den betreffenden Bezeichnungen zu belegen und begrifflich aufeinander abzustimmen, wie dies in den Abbildungen 68 und 69 unter gleichzeitiger Verwendung der WIENERschen Nomenklatur und der von FISHER geschehen ist. Auch die acht möglichen Antigen- bzw. Genkombinationen können an Hand dieser beiden Nomenklaturen bezeichnet werden.

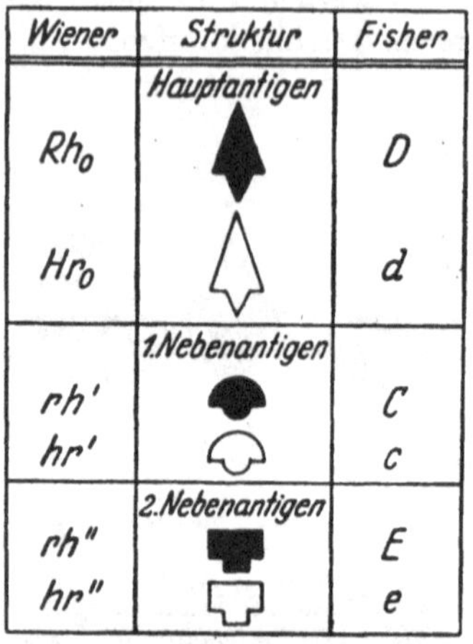

Abb. 68. Gegenüberstellung der Nomenklaturen von WIENER und von FISHER unter Zugrundelegung der für die Antigendarstellung verwendeten Symbole

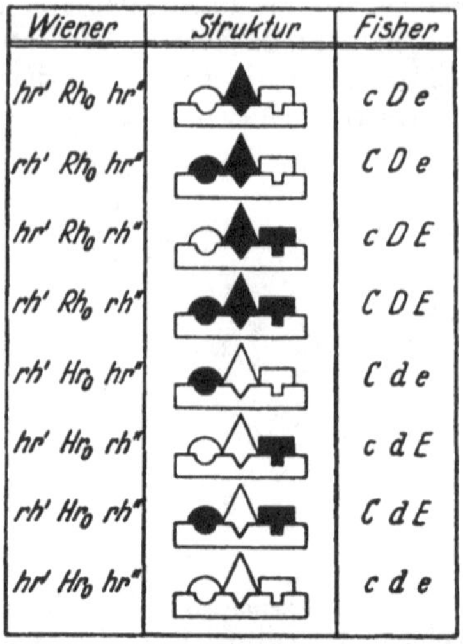

Abb. 69. Genkombinationen in der Bezeichnungsweise von WIENER und von FISHER unter Zugrundelegung der für die Antigendarstellung verwendeten Symbole

Es läßt sich nicht leugnen, daß die Bezeichnungsweise von WIENER gegenüber der von FISHER umständlicher ist, besonders, wenn neben der Schreibweise „Rh" auch noch die Schreibweise „Hr" mitverwendet wird, in der zum Ausdruck kommen soll, daß das Antigen Hr der Antagonist bzw. ein im umgekehrten Sinne wirksames Antigen darstellt. Man ist vielerorts deshalb wieder dazu übergegangen, nur eine der beiden zu gebrauchen und hat deshalb auf die alten Bezeichnungen aus der Anfangszeit des Rh-Faktors zurückgegriffen. Diese gehen ebenfalls von dem Hauptantigen Rh_0 aus, lassen aber die Besetzung der Nebenantigenstellen durch entsprechenden Indizes von Rh erkennen. So ist die Anwesenheit des ersten Nebenantigens neben dem Hauptantigen bei fehlendem zweiten Nebenantigen durch die Bezeichnung Rh_1, die Anwesenheit des zweiten Nebenantigens neben dem Hauptantigen bei fehlendem ersten Nebenantigen durch die Bezeichnung Rh_2 ausgedrückt. Die Bezeichnung Rh_0 besagt, daß zwar das Hauptantigen vorhanden ist, die Nebenantigene aber fehlen, die Bezeichnung Rh_z dagegen, daß sowohl das Hauptantigen als auch die beiden Nebenantigene gemeinsam vorhanden sind. Die Termini werden solange mit einem großen R geschrieben, solange das Hauptantigen in der Struktur anwesend ist. Fehlt es, so werden die Bezeichnungen mit einem kleinen r geschrieben. So besagt der Ausdruck rh' die alleinige Anwesenheit des ersten Nebenantigens, der Ausdruck rh" die des zweiten Nebenantigens. Sind die beiden Nebenantigene gemeinsam ohne das Hauptantigen vorhanden, so schreibt man rh_y, und fehlen alle Antigene, so schreibt man rh. Eine Gegenüberstellung der beiden WIENERschen Bezeichnungsweisen im Vergleich mit den Termini von FISHER zeigt die Tabelle 52. Es ist daraus unschwer zu ersehen, daß die zum Schluß erwähnte

Schreibweise der beiden WIENERschen Möglichkeiten zwar einfacher gestaltet ist, aber zu der FISHERschen keine so engen Parallelen aufweist.

Tabelle 55. Gegenüberstellung der beiden WIENERschen Schreibweisen im Vergleich mit den Termini von FISCHER

Nomenklatur nach FISCHER	Nomenklatur nach WIENER 1.	2
cDe	hr'Rh_0hr''	Rh_0
CDe	rh'Rh_0hr''	Rh_1
cDE	hr'Rh_0rh''	Rh_2
CDE	rh'Rh_0rh''	Rh_z
Cde	rh'Hr_0hr''	rh'
cdE	hr'Hr_0rh''	rh''
CdE	rh'Hr_0rh''	rh_y
cde	hr'Hr_0hr''	rh

Das Schema von FISHER, das in seiner Darstellung einleuchtend und verständlich wirkt, wird in erster Linie von den englischen Autoren verwendet. In amerikanischen und schweizer Arbeiten wird zumeist an der Bezeichnung WIENERS festgehalten. Sehr häufig werden aber auch beide Nomenklaturen miteinander kombiniert, um für jede Richtung möglichst verständlich zu sein. Diese Absicht verfolgt auch die Empfehlung des US Public Health Service, ohne augenblickliche Rücksichtnahme auf das Für und Wider der Nomenklaturen von WIENER und FISHER der geschichtlichen Entwicklung entsprechend die WIENERsche Bezeichnung zuerst zu nennen und das FISHERsche Synonym in Klammern beizufügen, z. B. also „Rh_0 (D)" oder „Rh_2 (cDE)" bzw. „Anti-Rh_0 (Anti-D)" oder Anti-Rh_2 (Anti-D + Anti-E)".

Wenn dies für den Augenblick auch keine befriedigende Lösung des Problems darstellt, so muß man sich dessen bewußt sein, daß es sich bei der sicher erstrebenswerten Einigung bezüglich einer einheitlichen Nomenklatur nicht nur um die ausschließliche Anwendung der einen oder anderen willkürlich gewählten Bezeichnungsweise handelt, sondern um zwei voneinander grundverschiedene, auf genetischen Fragestellungen basierende Auffassungen, deren Zusammenlegung nicht von dem beiderseitigen guten Willen zu einem Übereinkommen abhängt. Hier kann einzig und allein die Größe der geleisteten Untersuchungsarbeit eine Klärung herbeiführen, wie dies WIENER selbst auf dem internationalen Genetiker-Kongreß 1948 in Stockholm ausgedrückt hat, als er sagte, daß es für eine Entscheidung zugunsten einer der beiden Ansichten nach Durchsicht der bisher ausgeführten Untersuchungen noch zu früh sei.

Ohne genetische Fragen vorwegnehmen zu wollen, sei jedoch an dieser Stelle bereits auf den grundlegenden Unterschied der beiden Bezeichnungsweisen eingegangen. Rein vorstellungsmäßig liegt dieser Unterschied darin, daß FISHER bei seiner Theorie von drei einzelnen Genpaaren ausgeht, welche an verschiedenen — wenn auch wahrscheinlich sehr dicht aneinanderliegenden — Orten im Chromosom verteilt und deshalb voneinander unabhängig sind. WIENER dagegen glaubt, daß es sich nur um einen einzigen Ort im Chromosom handelt, der von acht unterschiedlich strukturierten Allelogenen, entsprechend den acht Antigenkombinationsmöglichkeiten, besetzt werden kann. Bildlich gesprochen hält es FISHER also für möglich, daß einzelne Bausteine des Genmosaiks, z. B. das erste Nebenantigen aus dem Gesamtkomplex herausgenommen und durch seinen Antagonisten ersetzt werden kann. WIENER dagegen glaubt, daß in einem solchen

Falle des Versuchs, ein Teilgen zu entfernen, der ganze Antigenkomplex von seiner Grundlage abgehoben werden würde und durch einen entsprechend anders gestalteten Antigenkomplex ersetzt werden müßte. Da dieses Beispiel später noch wesentliche Bedeutung gewinnen und zeigen wird, daß eine Entscheidung über die Richtigkeit der Auffassungen in erster Linie durch genetische Untersuchungen gefällt werden kann, wurde in der Abbildung 70 versucht, die Anschauungen auf dem Wege der Zeichnung verständlich zu machen.

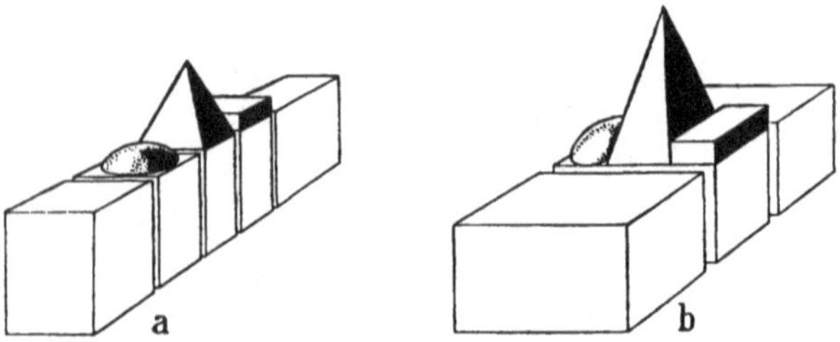

Abb. 70. Zeichnerische Veranschaulichung der beiden Gen-Theorien von FISHER (a) und WIENER (b)

Jedem dieser eben behandelten Antigenkombinationen entspricht ein korrespondierender Antikörper. Die Entstehung derselben vollzieht sich streng nach dem Gesetz des horror autotoxicus. Weicht die Struktur des immunisierenden Komplexes von der Struktur des immunisierten Organismus in bestimmten Teilantigenen ab, so entstehen durch das immunologische Differenzierungsvermögen des betreffenden Organismus Antikörper, denen die Fraktionen fehlen, in denen das Antigen und der immunisierte Organismus übereinstimmen. Da diese Gesetzmäßigkeiten für die Gewinnung spezifischer Antiseren große Bedeutung besitzen, muß nach der Besprechung der genetischen Grundlage auf dieses Problem später nochmals eingegangen werden.

Vererbung. Der Rh-Faktor galt lange Zeit als ein Merkmalssystem, dessen Vererbungsweise auf dominant-rezessiver Grundlage vor sich geht. Diese Auffassung erfuhr jedoch in dem Augenblick eine grundlegende Wandlung, als Antikörper entdeckt wurden, die nach den prozentmäßigen Beobachtungen den bisher als rezessiv erscheinenden Antagonisten zu erfassen schienen und von einer Dominenz aus diesem Grunde nicht mehr gesprochen werden konnte. Bei den Merkmalen des Antigenkomplexes Rh handelt es sich nach der heutigen Auffassung im genetischen Sinne um kombinante Eigenschaften, also um Strukturen, die mit den entsprechenden Seren nebeneinander nachgewiesen werden können und keine gegenseitige Überdeckung zeigen.

Seit den Beobachtungen von v. BENDEN ist bekannt, daß beide Eltern am Aufbau des jungen Organismus mit der gleichen Chromosomenzahl beteiligt sind, wenn man von der Ausnahme des Geschlechtschromosoms absieht. Jeder Elter liefert einen „haploiden" Chromosomensatz. Ein Organismus, der sich aus einer befruchteten Eizelle entwickelt, besitzt daher in allen seinen Zellen einen doppelten — „diploiden" — Chromosomensatz, in dem jedes Chromosom doppelt vertreten ist. Dadurch erfährt, wie es aus der Abbildung 71 hervorgeht, die in bezug auf den Rh-Faktor mit 3 Antigenen ausgestattete und theoretisch bisher auch als solcher behandelter Satz von drei Einzelantigenen eine Verdoppelung, so daß das erbbildliche Genmosaik nicht mehr drei sondern sechs Stellen aufweist und sich dadurch auch biochemisch in einer Verdoppelung der Antigene auswirkt. Jedes Individuum besitzt also sowohl für die Stelle des Hauptantigens als auch für die Stellen der beiden Nebenantigene je zwei Orte, die durch entsprechende Antigene geprägt sein können und dadurch die serologische Spezifität und die Sensibilisierbarkeit bestimmen.

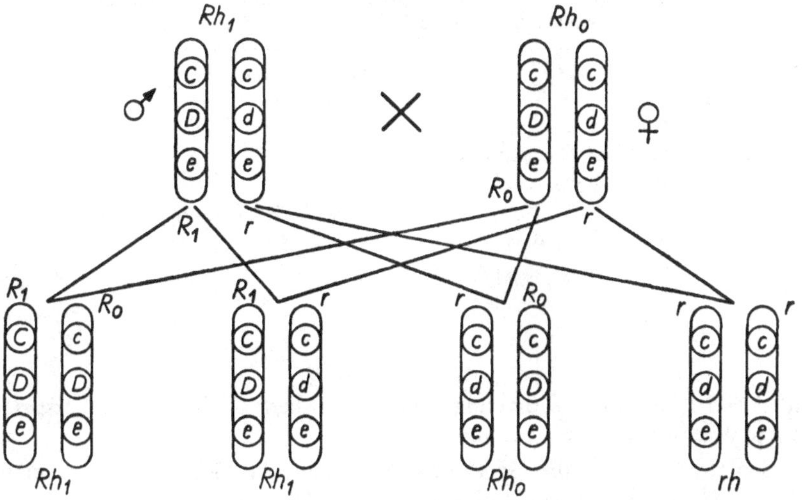

Abb. 71. Beispiel der Vererbung verschiedener Genmodifikationen innerhalb des Antigenkomplexes Rh

Diese Tatsache muß natürlich auch in der Nomenklatur ihre Berücksichtigung finden. Denn in einem Individuum können auf Grund der vielen Möglichkeiten die verschiedensten Kombinationen zusammentreffen. Für die Nomenklatur von FISHER ist die Angabe des sogenannten Genotyps einfach. Man schreibt die beiden Gene durch einen Bruchstrich getrennt entweder hinter- oder untereinander, z. B.

$$\text{cDe/cde} \quad \text{bzw.} \quad \frac{\text{c D e}}{\text{c d e}}$$

Das gleiche gilt auch für die WIENERsche Rh/Hr-Schreibweise, die für das eben gewählte Beispiel folgendermaßen lautet:

$$\text{hr'Rh}_0\text{hr''/hr'Hr}_0\text{hr''} \quad \text{bzw.} \quad \frac{\text{hr' Rh}_0\text{ hr''}}{\text{hr' Hr}_0\text{ hr''}}$$

Für die zweite Bezeichnungsweise von WIENER ist eine andere Schreibart üblich. Das liegt jedoch in erster Linie in der Tatsache begründet, daß diese bereits zu einer Zeit gebraucht wurde, als die dominant-rezessive Vererbung dieses Systems allgemein angenommen wurde und deshalb auch zuweilen Phänotyp und Genotyp unterschieden werden mußte. Das Erscheinungsbild wird durch die Bezeichnung Rh mit dem entsprechenden Index angegeben, das Erbbild dagegen, entsprechend den beiden Keimzellen, durch RR, Rr oder rr ohne h, jedoch auch mit dem entsprechenden Index. Das obengenannte Beispiel lautet demzufolge:

$$\text{Rh}_0 \quad (\text{R}_0\text{r}).$$

Diese Schreibweise ist notwendig, da, wie die Tabelle 56 zeigt, den verschiedenen Phänotypen eine große Anzahl von Genotypen zugrundeliegen kann.

Diese eben besprochenen Tatsachen führen nunmehr zu dem prinzipiellen Unterschied in den Auffassungen der Theorien von WIENER und von FISHER. Um die Grundsätzlichkeit dieses Unterschiedes ganz erfassen zu können, muß eine Erkenntnis der Genetik mitherangezogen werden, deren Anwendung gleichzeitig eines Tages mit-

Tabelle 56. Zusammenstellung der phänotypen und Genotypen innerhalb des Antigenkomplexes Rh in der Rh-Schreibweise von WIENER

Phänotyp	Mögliche Genotypen
Rh_0	R_0R_0, R_0r
Rh_1	R_1R_1, R_1R_0, R_1r', R_1r, R_0r'
Rh_2	R_2R_2, R_2R_0, R_2r'', R_2r, R_0r''
Rh_z	R_zR_z, R_zR_0, R_zR_1, R_zR_2, R_zr', R_zr'', R_zr_y, R_0r_y, R_1r'', R_2r', R_1R_2, R_1r_y, R_2r_y, R_zr
rh_y	r_yr_y, r_yr', r_yr'', r_yr, $r'r''$
rh'	r'r', r'r
rh''	r''r'', r''r
rh	rr,

entscheiden wird, welche Anschauung den natürlichen Verhältnissen entspricht, bzw. ihnen zumindest am nächsten kommt.

Stellt man sich vor, daß die Gene im Chromosom wie Geldstücke in einer Geldrolle angeordnet sind, so sieht man, daß bei der parallelen Anordnung der Chromosomen bei der Kernteilung zusammengehörige Gene, die sogenannten Allelogene nebeneinander zu liegen kommen. Seit der Zeit, in der MORGAN die Drosophila melanogaster zum meistuntersuchten Tier der Genetik gemacht hat, konnte er an diesem ungewöhnlich guten Objekt interessante Phänomene beobachten, die sich bei dem Vorgang des Aneinanderlegens der Chromosomen mitunter abspielen. Es ist nämlich möglich, daß paarweise zusammengehörige Chromosomen sich bei der parallelen Lagerung überkreuzen, entweder einmal, oder auch mehrmals und an diesen Stellen dann auseinanderbrechen. Die beiden einander gegenüberliegenden Bruchstücke des Chromosoms vereinigen sich dadurch und der Erfolg ist, daß nicht nur die Chromosomenbruchstücke gegenseitig ausgetauscht worden sind, sondern auch die Eigenschaften der durch diese vom Austausch betroffenen Gene eine Umlagerung erfahren und dadurch in der nächsten Generation in einem Einzelwesen Eigenschaften zusammen auftreten, die bei den Eltern nicht zusammen vorgekommen sind. Wegen der Wichtigkeit dieses Problems für den Rh-Faktor sei die Frage an einem speziellen Beispiel erläutert.

Kreuzt man nach den klassischen Versuchen MORGANS von der Fruchtfliege die wilde Form mit grauer Körperfarbe und langen Flügeln mit einer schwarzfarbenen, stummelflügeligen Rasse, so erweisen sich die Merkmale grau bzw. wildfarben und langflügelig als überdeckend, da alle F_1-Tiere das Aussehen der wilden Form zeigen. Der genetischen Gepflogenheit entsprechend seien die Merkmale deshalb wie folgt bezeichnet: wildfarben = W, schwarz = w (als rezessives Merkmal zu W), langflügelig = L und stummelflügelig = l (als rezessives Merkmal zu L).

Pflanzt man ein solches F_1-Männchen mit einem schwarzen, stummelflügeligen Weibchen der Elterntiere fort, so erhält man eine F_2-Nachkommenschaft, die aus zweierlei Tieren besteht: wildfarbene, langflügelige und schwarze, stummelflügelige Tiere im Verhältnis 1 : 1. Nach der Unabhängigkeitsregel wären außerdem noch wildfarbene, stummelflügelige und schwarze, langflügelige Tiere zu erwarten. Diese treten jedoch nicht auf, sondern nur die beiden Formen der Ausgangsrassen. Die Merkmale gehen in der nämlichen Vereinigung aus den Mischlingen wieder hervor, wie sie bei der Kreuzung in sie eingetreten sind. Demnach sind die Merkmale grau und langflügelig einerseits sowie schwarz und stummelflügelig andererseits untrennbar aneinander gebunden oder gekoppelt.

Wenn sich auch zunächst der Einwand erheben läßt, daß zwei Merkmale, die man nur für gekoppelt hält, tatsächlich durch eine einzige Erbeinheit kontrolliert werden können, so trifft dies jedoch im vorliegenden Falle nicht zu, denn die weiteren, noch zu besprechenden Versuche MORGANS haben ergeben, daß auch die anderen Formen, also die schwarze, langflügelige und die wildfarbene, stummelflügelige bei entsprechender Versuchsanordnung gebildet werden können. Farbe und Flügelform müssen also auf zwei verschiedenen Erbeinheiten beruhen, denn die Erbeinheit selbst kann nicht auseinandergerissen und auf zwei verschiedene Lebewesen verteilt werden.

Für den vorliegenden Fall muß also die Erbeinheit W mit der Erbeinheit L in einer Kernschleife der einen Stammform gekoppelt sein. Ebenso liegen die entgegengesetzten Erbeinheiten w und l in einer Kernschleife der anderen Stammform.

Der F_1-Mischling bildet nur zwei Sorten von Geschlechtszellen, nämlich WL und wl. Kreuzt man einen derartigen Mischling mit der rezessiven Stammform wl/wl, so sind nur zweierlei Vereinigungen der Geschlechtszellen möglich, WL/wl und wl/wl. Es ent-

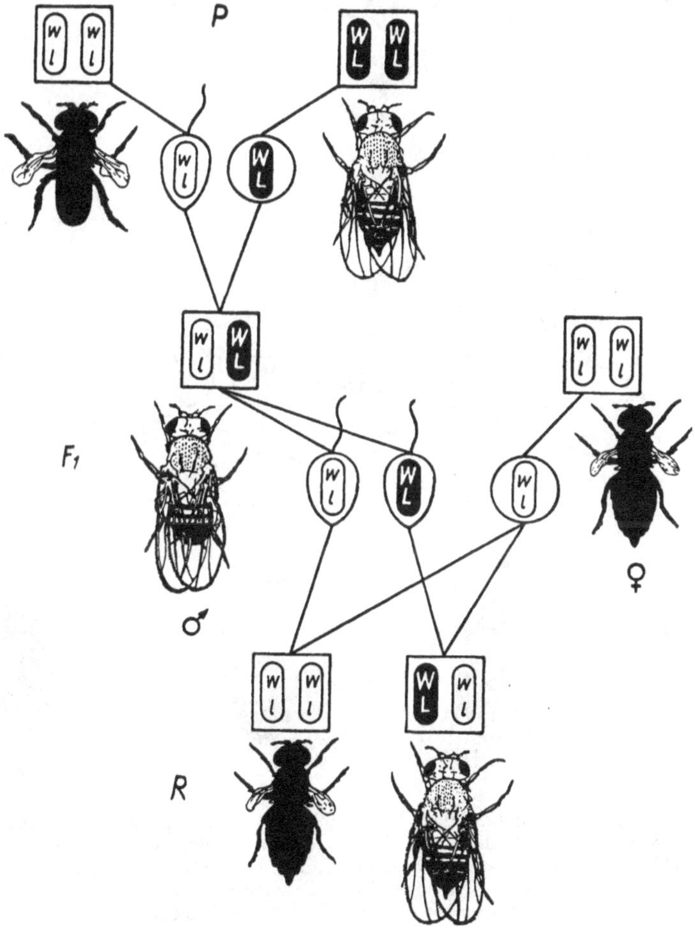

Abb. 72. Koppelung der Erbanlagen bei Drosophila melanogaster. Die Abkürzungen bedeuten W = wildfarben, L = langflügelig, w = schwarz (als rezessives Merkmal zu W) und l = stummelflügelig (als rezessives Merkmal zu L)

stehen demnach zwei Sorten von F_2-Individuen im Verhältnis 1 : 1, die äußerlich vollständig den beiden Ausgangsformen von P gleichen.

Wird nun im Gegensatz zu dem vorhergegangenen Versuch ein Weibchen der F_1-Generation mit einem Männchen der schwarzen, stummelflügeligen Elternform gekreuzt, so erhält man in F_2 vier verschiedene Sorten von Nachkommen, und zwar treten, wie nach der Unabhängigkeitsregel zu erwarten ist, alle überhaupt möglichen Vereinigungen zwischen den beiden in Frage kommenden Merkmalspaaren auf: wildfarben-normalflügelig, schwarz-stummelflügelig, wildfarben-stummelflügelig und schwarz-normalflügelig.

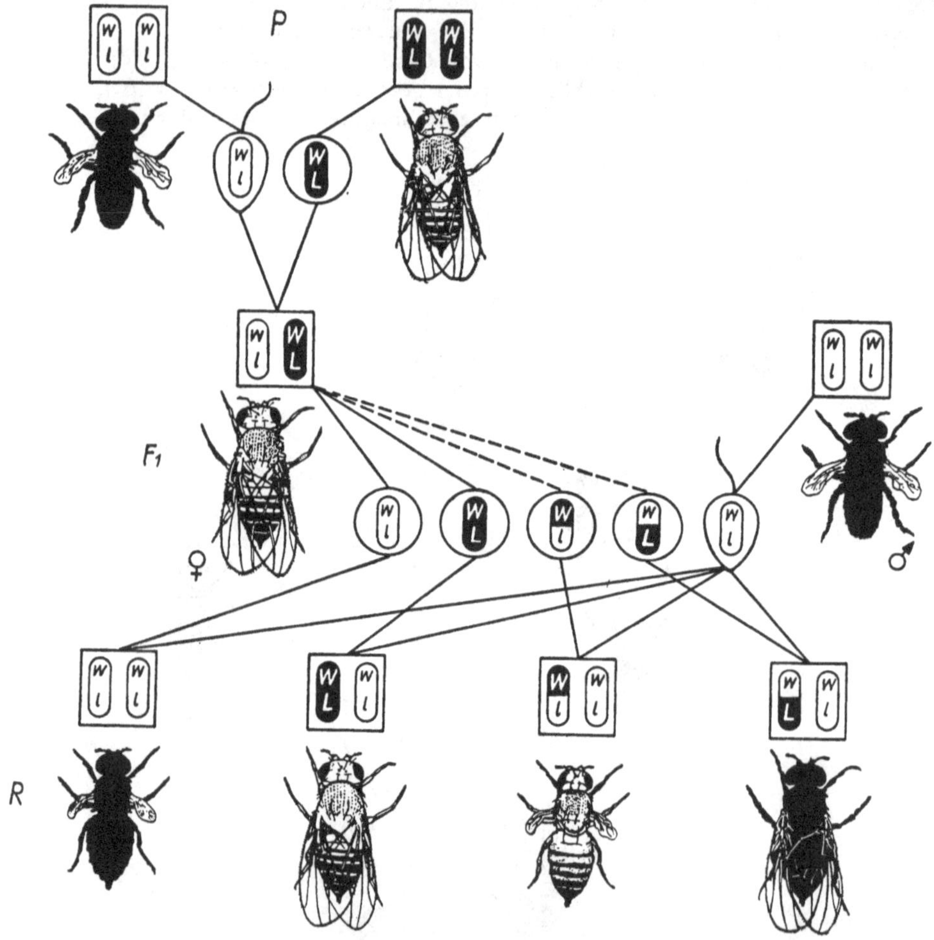

Abb. 73. Austausch von Erbanlagen bei Drosophila melanogaster bei Kreuzung eines schwarzen (w), stummelflügeligen (l) Männchen mit einem wildfarbenen (W), langflügeligen (L) Weibchen sowie Rückkreuzung eines F_1-Weibchens mit einem schwarzen, stummelflügeligen Männchen. Die väterlichen Erbeinheiten sind weiß, die mütterlichen Erbeinheiten sind schwarz gezeichnet. (Nach MORGAN, verändert)

Werden die beiden Versuche miteinander verglichen, so unterscheiden sie sich nur in der Rückkreuzung des F_1-Tieres mit dem einen Elter. Im ersten Falle wurde ein F_1-

Männchen mit einem Elter-Weibchen, im zweiten Falle dagegen ein F_1-Weibchen mit einem Elter-Männchen gekreuzt. Im ersten Versuch lieferte die F_2 nur zwei Sorten von Tieren, und zwar traten die Merkmale in der selben Vereinigung wie bei den Elterntieren auf. Diese Erscheinung findet ihre Erklärung in der Koppelung der Erbanlagen. Das Auftreten von vier Sorten von F_2-Tieren bei dem zweiten Versuch kann also nur durch eine Brechung der Erbanlagen-Koppelung erklärt werden. Dieses Ereignis kann aber nur in dem F_2Weibchen eingetreten sein, da es sich im Falle der Kreuzung eines F_1-Männchens mit einem Elter-Weibchen nicht ereignet[1]). Das F_2-Weibchen ist mischerbig, und zwar sind in einem bestimmten mütterlichen Kernschleifenpaar die Erbanlagen W und L, innerhalb einer väterlichen Kernschleife die Anlagen w und l miteinander vereinigt. Die beiden Erbanlagen W und L, die in einem bestimmten Chromosom zusammengekoppelt sind, müssen also irgendwie voneinander getrennt worden sein. Das Gleiche muß mit den beiden Anlagen w und l auf dem anderen Kernschleifenpaarling geschehen sein. Nach dieser Trennung bzw. diesem Bruch werden die Anlagen W und w gegeneinander ausgetauscht, d. h. die Erbanlage W der mütterlichen Kernschleife tritt an die Stelle der Erbanlage w der väterlichen Kernschleife und umgekehrt, so daß nunmehr einerseits die beiden Anlagen wL in einer Kernschleife vereinigt sind und in eine besondere Keimzelle eintreten, während andererseits auch die Erbeinheiten W und l, in einem Chromosom gekoppelt, in eine andere Geschlechtszelle gelangen. Dieser Austausch der Erbanlagen findet aber nicht bei allen Keimzellbildungen statt, so daß ein Teil der Keimzellen die daneben unverändert gebliebenen Kernschleifen WL und wl bekommt. Das F_1-Weibchen kann demnach im ganzen vier Sorten von Keimzellen bilden, solche mit den Erbanlagen WL und wl und solche mit den Anlagen Wl und wL. Daraus erklärt sich das Zustandekommen der viererlei F_2-Tiere.

Die soeben geschilderten Vorgänge faßt man unter der Bezeichnung Faktorenaustausch oder Austausch der Erbanlagen zusammen. Außerdem hat sich hierfür auch der englische Ausdruck Crossing over eingebürgert. Die Abbildung 74 erläutert, wie man sich das an den Chromosomen ablaufende Geschehen vorzustellen hat.

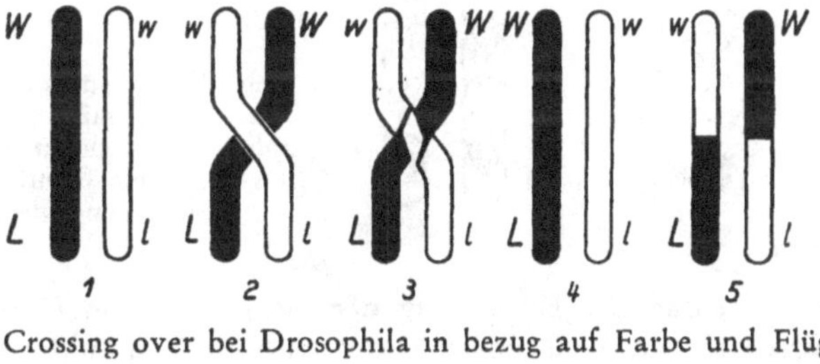

Abb. 74. Crossing over bei Drosophila in bezug auf Farbe und Flügelform

Bei einem solchen Austausch gelangt also, ganz allgemein gesprochen, ein Teil eines väterlichen Chromosoms (weiß gezeichnet) in das mütterliche und ein entsprechend gleicher Teil mütterlicher Erbeinheiten (schwarz gezeichnet) in das väterliche Erbgut.

[1]) Hier wäre die Frage von Interesse, warum ein Faktorenaustausch bei Drosophila nur bei Verwendung von heterozygoten Weibchen, niemals aber bei Männchen auftritt. Da es sich jedoch um einen Spezialfall handelt und bei anderen Organismen der Faktorenaustausch allgemein in beiden Geschlechtern vorkommt, besitzt das hier gewählte Beispiel trotz seiner Sonderstellung ganz allgemeine Bedeutung und braucht nicht näher erläutert zu werden.

In gleicher Weise werden auch mehr als zwei Erbanlagen ausgetauscht. Wie aus der Abbildung 75 hervorgeht, sind vor dem Austausch in der einen Kernschleife z. B. die Anlagen A, B, C und D miteinander vereinigt. Auf der anderen Kernschleife liegen die Anlagen a, b, c und d. Durch ein ein- oder auch mehrmaliges Crossing over eines einzigen Chromosomenpaares wird diese Vereinigung dementsprechend ein- oder mehrmals durchbrochen, so daß die Anlagen in den verschiedensten Kombinationen miteinander gekoppelt werden können. Dies bedeutet aber für die im Vererbungsversuch nachweisbaren äußeren Merkmale nichts anderes als eine Unterbrechung der bestehenden Koppelungsgruppen.

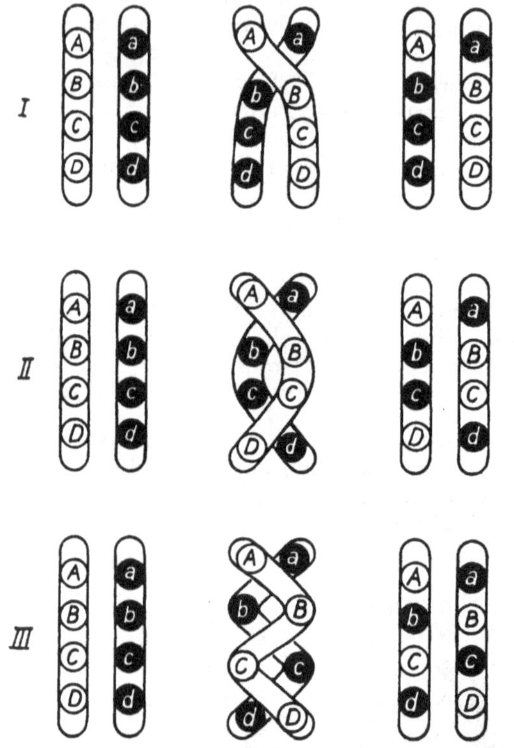

Abb. 75. Austausch zwischen väterlichen (weiß) und mütterlichen (schwarz) Erbanlagen in allgemein gültiger Darstellung bei ein- und mehrmaliger Überkreuzung der Kernschleifen

Daraus geht hervor, daß die Koppelung der Gene in einem Chromosom keine absolute ist. Es müssen in einem Chromosom der einzelnen haploiden Sätze nicht immer die gleichen Gene hintereinander vorkommen, sondern sie können durch das sogenannte Crossing over vertauscht werden.

Übertragen wir diese Erkenntnisse nunmehr auf den Rh-Faktor, so besteht ohne weiteres die Möglichkeit, daß ein solches Crossing over auch bei dem Chromosomenpaar eintritt, in dem die Gene des Rh-Faktors gelagert sind. Dies allerdings nur, wenn wir die Auffassung von FISHER vertreten und annehmen, daß es sich um einzelne Genpaare handelt, die voneinander unabhängig sind. Abbildung 76 zeigt, wie solche Vorgänge ablaufen können. Nimmt man an, daß der eine Elter die beiden Gensätze CDe und cde besitzt und der andere Elter die Gensätze cdE und cde, so besteht zunächst theoretisch die Möglichkeit, daß in einem der Nachkommen die beiden Gensätze CDe cdE zusammentreffen und zwischen den beiden Chromosomen, in dem die Gensätze liegen, ein Crossing over eintritt. Dieses Ereignis kann theoretisch einmal an der Stelle zwischen Lokus C und Lokus D eintreten und neue Gensätze der Formulierung cDe und CdE entstehen lassen. Das neue Individuum könnte also nur mehr Gensätze der Formulierung cDe und CdE weitervererben und nie mehr solche der Formulierung CDe und cdE, wie sie von ihm auf Grund der ihm überkommenen Erbmasse erwartet werden müßten. Das Crossing over kann aber auch zwischen den Orten D und E eintreten. Dadurch würden andere Gensätze von der Formulierung CDE und cde entstehen und auch hier würde das Individuum andere Genkombinationen weitergeben, wie die ihm von seinen Eltern vererbten. Weiterhin besteht eine dritte Möglichkeit des Crossing overs durch zweimalige Überkreuzung, einmal zwischen den Orten C und D und einmal zwischen den Orten D und E. Dadurch käme es zu der Bildung der Gensätze cDE und Cde, die in gleicher Weise in der neuen Kombination weitervererbt werden würden.

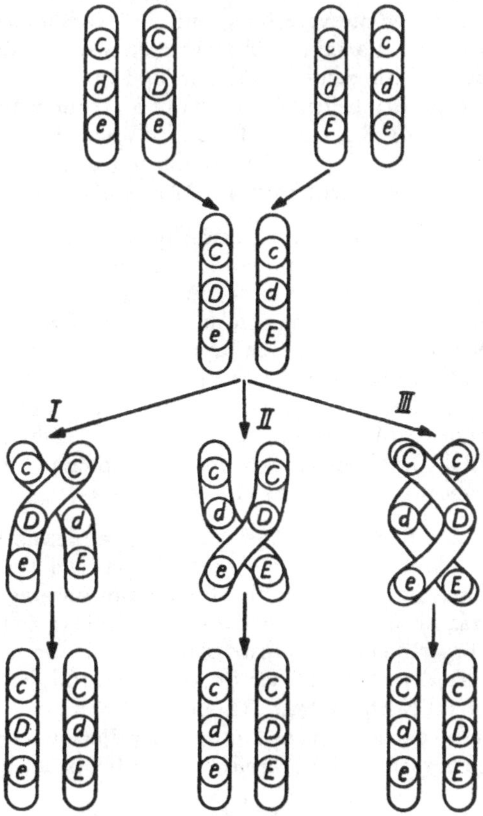

Abb. 76 Hypothetischer Kopplungsbruch an den Loci der Erbeinheiten des Antigenkomplexes Rh unter Zugrundelegung der Fisherschen Anschauung

Wenn nun ein solches Crossing over bis jetzt noch nicht beobachtet worden sein sollte, so spricht das noch nicht gegen die Annahme einer Unabhängigkeit der Rh-Gene. Man kann immer noch den Standpunkt vertreten, daß diese Einzelgene eben so nahe aneinander liegen, daß ein Bruch gerade an dieser Stelle äußerst unwahrscheinlich erscheint. Zweifellos müßte auch bei dieser Erklärung einmal ein Crossing over eintreten, denn statistisch gesehen ist ein Bruch zwischen allen zwei nebeneinanderliegenden Genen zu irgendeinem Zeitpunkt einmal zu erwarten. Aber das Ereignis tritt an den hier interessierenden Stellen eben äußerst selten ein. Im Gegensatz dazu wäre ein Faktorenaustausch von Genen des Rh-Systems viel eher zu erwarten, wenn die Gene weit auseinander, z. B. an je einem Ende des Chromosoms und in der Mitte liegen würden, denn in diesem Falle müßte jedes Crossing over zu einem Austausch der Eigenschaften führen.

Es ergibt sich deshalb von selbst, daß nach der Auffassung von WIENER ein Crossing over, auch wenn es das Chromosomenpaar betrifft, auf dem der Rh-Faktor gelagert ist, das Gengefüge des Antigenkomplexes Rh in keiner Weise beeinträchtigen bzw. verändern kann. Die drei in einem Chromosom seßhaften Bausteine sind nach WIENER auf den Raum eines Gens zusammengedrängt, der von dem Ereignis eines Faktorenaustausches überhaupt nicht betroffen wird, weil der Koppelungsbruch zwischen zwei Genen, aber nie durch ein Gen verläuft. Liegen diese Einzelbausteine auf einem Gen, so können sie nicht voneinander getrennt werden und müssen bei der Weitervererbung auf die Nachkommen auch so weitergegeben werden, wie sie von den Vorfahren übernommen worden sind. Es können also nach WIENER, um bei dem vorhin schon erwähnten und in der Abbildung 76 dargestellten Beispiel zu bleiben, nie aus den beiden Genen R_1 und r'' durch einen Austausch von Genbestandteilen andere Gene wie R_0 und r_y, R_z und r sowie R_2 und r' entstehen. Es kann wohl das Gen R_1 von Generation zu Generation mit allen möglichen anderen Rh-Genen kombiniert werden, aber es tritt stets als R_1 in ein Individuum ein und verläßt es auch wieder als R_1.

In dieser Beziehung erscheint die WIENERsche Schreibweise Rh mit Angabe der Genotypen durch R/r sinnreicher als die Schreibweise Rh/Hr, da durch die letztere der Eindruck entstehen könnte, daß auch hier die einzelnen Teile hr', Hr_0 und hr'' voneinander trennbar sein und einem Crossing over unterliegen können. So wie sich WIENER sein Rh-Gen unteilbar und aus einem Guß vorstellt, so eindeutig ist es auch symbolisiert durch die Bezeichnung R bzw. r. Dies ist auch der Grund, weshalb im weiteren Verlauf der Darstellung nur diese beiden Nomenklaturen Verwendung finden sollen, einmal die auf der Unabhängigkeit der einzelnen Genpaare basierende CDE-Bezeichnung von FISHER und zum anderen die acht Allelogene zur Grundlage habende Rh-Schreibweise von WIENER.

Die Bedeutung des Antigenkomplexes Rh. Die Kenntnis dieser eben besprochenen Strukturen besitzt besondere Bedeutung für die Diagnostik bzw. für die Differenzierung der im Verlaufe von Sensibilisierungsprozessen infolge Übertragung Rh-unverträglichen Blutes oder Unverträglichkeit zwischen Mutter und Kind entstandener Antikörper. Das einfachste Beispiel für die Erklärung der Zusammenhänge dieses Geschehens ist der in der Praxis hauptsächlich vorkommende Fall der Immunisierung eines rh-Individuums mit Rh-Antigen, im besonderen eines Menschen der Typisierung rh (cde/cde) mit einem Antigen der Formulierung Rh_0 (cDe/cDe). Stellt man die beiden Gentypen in der Schreibweise nach FISHER gegenüber

$$\text{I.}\ \frac{c\ d\ e}{c\ d\ e} \qquad\qquad \text{II.}\ \frac{c\ D\ e}{c\ D\ e}$$

so sieht man, daß in der Formel ein Unterschied bezüglich des Merkmals D, eine sogenannte Gendifferenz des Hauptantigens besteht. Diese Gendifferenz kann zur Auslösung eines Antikörpers führen und zwar nicht nur, wenn z. B. Blut eines cDe/cDe-Individuums in den Kreislauf eines solchen mit der Zusammensetzung cde/cde übertragen wird, sondern auch im umgekehrten Falle, wenn also ein Rh-Empfänger rh-Blut infundiert bekommt[1]). Da die Differenz sich nur auf das Gen D bezieht und die Genmosaiken in den übrigen Strukturen übereinstimmen, besteht bei der Aktivierung entsprechender Reaktionsprodukte nur Veranlassung zur Bildung eines Anti-D im ersten und eines Anti-d im zweiten Falle. Etwas anderes ist es, wenn man die beiden zur Reaktion kommenden Genstrukturen wie folgt formuliert:

$$\text{I.}\ \frac{c\ d\ e}{c\ d\ e} \qquad \text{II.}\ \frac{c\ D\ e}{c\ d\ e}$$

Hier herrschen auch Formelunterschiede, aber gewissermaßen nur nach der einen Seite hin. Das Mosaik I besitzt im Gegensatz zum Mosaik II kein D, es besteht also eine echte Gendifferenz. Umgekehrt ist im Mosaik II das Antigen des betreffenden Merkmals aus dem Mosaik I vorhanden, es herrscht also zwar ein Unterschied im Genotyp bezüglich des Merkmalpaares D/d aber es besteht keine Gendifferenz, die zur Ursache eines Sensibilisierungseffektes werde n könnte. Bezüglich einer Sensibilisierung kann also gesagt werden: die Bildung eines Antikörpers kann dann eintreten, wenn zwischen den zur Reaktion kommenden Organismen eine Gendifferenz besteht. Einschränkend muß allerdings hinzugefügt werden, daß das den Antikörper bildende Individuum in bezug auf das zur Sensibilisierung kommende Antigen homozygot negativ sein muß. Ob das Antigen selbst homozygot oder heterozygot ist, ist von untergeordneter Bedeutung und wirkt sich nur auf die Sensibilisierungsstärke des Antigens aus. Ein heterozygotes Blut sensibilisiert erfahrungsmäßig nicht so kräftig wie ein homozygotes Blut, da es vorstellungsmäßig auch nur die Hälfte antigener Substanz besitzt.

Nach diesen Prinzipien erfolgt auch die Bildung aller anderen Antikörper und Antikörperkombinationen. Hier bewährt sich die Bezeichnungsweise von FISHER besonders, da die 6 Grundantikörper den einzelnen Teilantigenen entsprechend benannt

Tabelle 57. Beispiele von Kombinationen zwischen Spender und Empfänger mit der dadurch möglichwerdenden Antikörperbildung

Gen-Mosaik des Empfängers		Gen-Mosaik des Spenders		Möglicher Antikörper
rh	$\frac{cde}{cde}$	Rh_0	$\frac{cDe}{cde}$	Anti-Rh_0 (Anti-D)
rh	$\frac{cde}{cde}$	Rh_1	$\frac{CDe}{CDe}$	Anti-Rh_1 (Anti-C + Anti-D)
rh	$\frac{cde}{cde}$	rh'	$\frac{Cde}{cde}$	Anti-rh' (Anti-C)
Rh_0	$\frac{cDe}{cde}$	Rh_2	$\frac{cDE}{cde}$	Anti-rh'' (Anti-E)
rh'	$\frac{Cde}{Cde}$	Rh_0	$\frac{cDe}{cde}$	Anti-Rh_0 + Anti-hr' Anti-D + Anti-c)

[1]) Daß in diesem umgekehrten Falle der Übertragung eines rh-Blutes auf einen Rh-Empfänger ein Immunisierungseffekt mit Anti-rh-Bildung äußerst selten ist, sei nur am Rande erwähnt.

werden und daraus sämtliche Antikörperkombinationen durch einfache Addition gebildet werden können. So existieren die Antikörper Anti-C, Anti-D und Anti-E sowie Anti-c, Anti-d und Anti-e, die den WIENERschen Antikörper Anti-rh', Anti-Rh_0 und Anti-rh'' sowie Anti-hr', Anti-Hr_0 und Anti-hr'' entsprechen. Antikörperkombinationen sind z. B. Anti-Rh_1 (Anti-C+Anti-D), Anti-Rh_2 (Anti-D+Anti-E) oder Anti-Rh_z (Anti-C+Anti-D+Anti-E). Daneben können aber auch seltenere Kombinationen entstehen, wie sie in der Tabelle 57 mitaufgeführt sind.

Es ist daraus zu ersehen, wie wichtig die Kenntnis des genauen Genotyps ist, vor allem, wenn einer der sechs Hauptantikörper, die für die Testung der Genotypen besonders wichtig sind, eine Auslese getroffen werden muß. So kann z. B. der Hauptantikörper Anti-D auf verschiedene Weise gebildet werden. Abgesehen von dem schon angeführten Fall der Immunisierung eines Individuums der Formel cde/cde mit einem Blut der Struktur cDe/cDe (oder cDe/cde) läßt sich dieser Antikörper auch durch Zusammenstellung anderer Strukturen erzeugen, wenn diese nur in bezug auf D/d eine echte Gendifferenz aufweisen wie dies z. B. auch der Fall ist, wenn ein Organismus Cde/cde mit einer Antigenkombination CDe/CDe (oder CDe/cde, oder cDe/cDe oder cDe/cde) sensibilisiert wird. Der Antikörper Anti-rh' (Anti-C) kann nicht nur bei rh-Individuen erzeugt werden sondern auch bei Rh-Individuen, wenn diese der Untergruppierung Rho (cDe/cDe, cDe/cde) angehören. Durch serologische Auslese entsteht der gesuchte Antikörper durch die Injektion von Blutkörperchen der Formel Rh_1 (CDe/CDe, CDe/Cde, CDe/cde) oder rh' (Cde/Cde, Cde/cde). Bei solchen Versuchen ist möglichst darauf zu achten, daß die zu immunisierende Person in Bezug auf das Merkmalspaar D/d möglichst heterozygot Dd ist, um das — wenn auch sehr seltene, aber immerhin mögliche — Entstehen eines die Spezifität des Anti-C störenden Anti-d zu vermeiden. Dasselbe gilt sinngemäß für die Bildung des Anti-rh" (Anti-E). Es empfiehlt sich überhaupt, bei den Versuchen zur Bildung von Antikörpern des Rh-Systems stets solche Personen heranzuziehen, die nur in bezug auf das Merkmal, gegen welches sie einen Antikörper bilden sollen, homozygot negativ sind. In allen anderen Faktoren des Genmosaik sollen sie möglichst heterozygot sein, um nicht unerwünschte Nebenantikörper bilden zu können. Darüber hinaus ist allerdings wichtig zu wissen, daß solche Nebenantikörper nicht immer dem Antigenkomplex Rh anzugehören brauchen, sondern anderen unabhängig vom Rh-Faktor existierenden Blutkörperchenmerkmalen, die zufällig in solchen Fällen eine für die Bildung eines Reaktionsproduktes geeignete Kombination gefunden haben.

Im Verlauf der zahlreichen beobachteten Sensibilisierungen und deren genauen Auswertung und Differenzierung der entstandenen Antikörper konnte des öfteren die Feststellung gemacht werden, daß einzelne Individuen von der Norm abweichende Antikörperarten bildeten, die zwar die Spezifität des betreffenden Merkmales zeigten, aber andere Agglutinationsverhältnisse aufwiesen. Die Untersuchungen gaben zu der Schlußfolgerung Anlaß, daß solche Antikörper durch eigentümliche Antigene verursacht wurden, die sich von den bekannten Antigenen unterscheiden. Da sie sich an den betreffenden Stellen im Antigenmosaik befanden, die sonst von den normal geprägten Antigenen besetzt waren, hat man sie genetisch als Allele des betreffenden Gens aufgefaßt und mit besonderen Indizes belegt.

So wurde von CALLENDER und RACE an der Stelle des C-Gens ein Allel aufgefunden, das als C^w bezeichnet wurde und dessen Existenz in der Folge auch von anderen Untersuchern, unter anderem von van LOGHEM bestätigt werden konnte. Auch für die Stelle des D-Gens konnte neben den Genen D und d ein weiteres drittes D^u genanntes

Allel ermittelt werden (STRATTON). Desgleichen wurde von CEPPELINI, IKIN und MOURANT ein mit E^u bezeichnetes Allel an der Stelle des E-Gens aufgefunden.

Die Erblichkeit dieser Allelomorphen konnte inzwischen erwiesen werden. Man hat auch versucht, die Tatsache des Auftretens solcher abweichender Teilantigene dazu heranzuziehen, eine Entscheidung im Sinne eines über das Zutreffen der FISCHERschen Gen-Theorie herbeizuführen. Objektiv betrachtet ist diese Beweisführung jedoch nicht stichhaltig, denn die Möglichkeit solcher Mutationen der FISHERschen Elementargene muß an sich auch dem WIENERschen Gesamtgen zugesprochen werden.

Abgesehen von der großen Bedeutung die der Rh-Faktor auf klinischem Gebiet besitzt, besteht ein weiteres Anwendungsgebiet in der individuellen Abstammungsuntersuchung und in der ethnographisch-anthropologischen Forschung.

Da im Dritten Hauptteil auf die einzelnen Anwendungsgebiete der Blutkörperchenmerkmale speziell eingegangen wird, sei hier nur auf die besondere Bedeutung der Eigenheiten des Rh-Faktors im Besonderen kurz hingewiesen. Die Heranziehung der Rh-Bestimmung zur Klärung strittiger Vaterschaften und damit die Erhöhung der Ausschlußmöglichkeiten wurde in erster Linie von WIENER angestrebt, der im Laufe der Jahre auch das umfangreichste Familienmaterial über die Bestätigung der für die Rh-Typen angenommenen Vererbungsweise gesammelt hat. In Deutschland hat sich die Anwendung der Rh-Bestimmung einschließlich der Genotypenfeststellung als zusätzliches Verfahren im Vaterschaftsprozeß noch nicht ganz durchzusetzen vermocht, da durch den Mangel an spezifischen Testseren eine routinemäßige Bestimmung erschwert ist. Dagegen wird im Ausland die Bestimmung des Rh-Faktors und seiner Untergruppen bereits seit mehreren Jahren als den bisher verwendeten Systemen gleichwertig angesehen und als Beweis des Vaterschaftsausschlusses anerkannt. Außer in den USA hat die Heranziehung des Antigenkomplexes Rh auch in Belgien, Brasilien, Holland und in den skandinavischen Ländern, vor allem in Schweden Eingang gefunden.

Ethnographisch-anthropologisch konnte gezeigt werden, daß das prozentuale Vorkommen der Rhesus-Typen bei den verschiedenen Menschenrassen stark schwankt. In bezug auf das Haupantigen Rh (D) wurden z. B. Werte gefunden, wie sie in der Tabelle 58 zusammengefaßt sind. Auf Grund solcher statistischer Erhebungen ist es möglich, im Verein mit den übrigen Blutkörperchenmerkmalen, die Herkunft von Völkerstämmen nachzuweisen.

Tabelle 58. Überblick über das Vorkommen des Hauptantigens Rh_0 (D) bei verschiedenen Rassen

Rasse	Rh_0-positiv	Rh_0-negativ
Kaukasische Rasse	85,8	14,2
Brasilianische Indianer	99,1	0,9
Amerikanische Neger	91,2	8,8
Nordamerikanische Indianer	99,2	0,2
Hindus	100,0	0,0
Bantus	95,0	5,0
Japaner	98,9	1,1
Chinesen	99,3	0,7
Maori	100,0	0,0

Tabelle 59. Statistische Werte über den Antigenkomplex Rh am Beispiel der genau durchuntersuchten britischen Bevölkerung als der typischen Vertreterin der weißen oder kaukasischen Rasse

Phänotypen			Genotypen			Agglutination durch die spezifischen Antiseren					
Wiener	Fischer	Gefundene Häufigkeit in Prozent	Wiener	Fisher	Errechnete Häufigkeit in Prozent	Anti-C 70 %, Anti-Rh'	Anti-D 85 %, Anti-Rh_0	Anti-E 30 %, Anti-Rh''	Anti-c 80 %, Anti-Hr'	Anti-d 63 %, Anti-Hr_0	Anti-e 07 %, Anti-Hr''
rh	cde	15,1	rr	cde/cde	15,1020	0	0	0	+	+	+
rh'	Cde	0,8	r'r'	Cde/Cde	0,0097	+	0	0	0	+	+
			r'r	Cde/cde	0,7644	+	0	0	+	+	+
Rh_0	cDe	2,1	R_0R_0	cDe/cDe	0,0659	0	+	0	+	0	+
			R_0r	cDe/cde	1,9950	0	+	0	+	+	+
rh''	cdE	0,9	r''r''	cdE/cdE	0,0141	0	0	+	+	+	0
			r''r	cdE/cde	0,9235	0	0	+	+	+	+
			R_1R_1	CDe/CDe	17,6803	+	+	0	0	0	+
			R_1r'	CDe/Cde	0,8270	+	+	0	0	+	+
Rh_1	CDe	53,4	R_1R_0	CDe/cDe	2,1585	+	+	0	+	0	+
			R_1r	CDe/cde	32,6808	+	+	0	+	+	+
			$r'R_0$	Cde/cDe	0,0505	+	+	0	+	+	+
			R_2R_2	cDE/cDE	1,9906	0	+	+	+	0	0
			R_2R_0	cDE/cDe	0,7243	0	+	+	+	0	+
Rh_2	cDE	14,1	R_2r''	cDE/cdE	0,3353	0	+	+	+	+	0
			R_2r	cDE/cde	10,9657	0	+	+	+	+	+
			R_0r''	cDe/cdE	0,0610	0	+	+	+	+	+
			r_yr_y	CdE/CdE	0,0000003	+	0	+	0	+	0
			r_yr'	CdE/Cde	0,0001	+	0	+	0	+	+
rh_y	CdE	0,03	r_yr''	CdE/cdE	0,0001	+	0	+	+	+	0
			r_yr	CdE/cde	0,0039	+	0	+	+	+	+
			r'r''	Cde/cdE	0,0234	+	0	+	+	+	+
			R_zR_z	CDE/CDE	0,0006	+	+	+	0	0	0
			R_zR_1	CDE/CDe	0,2048	+	+	+	0	0	+
			R_zR_2	CDE/cDE	0,0687	+	+	+	+	0	0
			R_zr_y	CDE/CdE	0,00002	+	+	+	0	+	0
			R_zr'	CDE/Cde	0,0048	+	+	+	0	+	+
			R_1r_y	CDe/CdE	0,0042	+	+	+	0	+	+
Rh_z	CDE	13,6	R_zR_0	CDE/cDe	0,0125	+	+	+	+	0	+
			R_1R_2	CDe/cDE	11,8648	+	+	+	+	0	+
			R_zr''	CDE/cdE	0,0058	+	+	+	+	+	0
			R_2r_y	cDE/CdE	0,0014	+	+	+	+	+	0
			R_zr	CDE/cde	0,1893	+	+	+	+	+	+
			R_1r''	CDe/cdE	0,9992	+	+	+	+	+	+
			R_2r'	cDE/Cde	0,2775	+	+	+	+	+	+
			r_yR_0	CdE/cDe	0,0003	+	+	+	+	+	+

Spezielle technische Einzelheiten

Für die Verhältnisse in der klinischen Praxis genügt im allgemeinen fast immer die Feststellung, ob ein Blut Rh oder rh ist, also das Merkmal Rh_0 (D) enthält oder nicht. Die übrigen Formen sind an sich schon selten, noch seltener deshalb das Zusammentreffen entsprechender Kombinationen und äußerst selten dadurch zustandekommende Störungen und Krankheitsbilder.

Wie bereits erwähnt, können Antikörper des Rh-Systems sowohl von Versuchstieren als auch von Menschen gebildet werden. Das typische tierische Anti-Rh-Serum ist das Immunserum, welches vom Meerschweinchen durch Injektion von Rhesusaffen-Blutkörperchen gewonnen wird. Dieses Serum ist deshalb sehr wichtig, da es ein spezifisches Anti-Rh_0 (Anti-D) enthält und nur mit denjenigen Blutzellen reagiert, die in ihrer Antigenformel neben anderen das Hauptantigen aufweisen[1]). Kaninchen bilden mitunter auf die Injektion von Rhesus-Blutkörperchen ebenfalls Antikörper, diese sind jedoch so schwach, daß sie nur ganz kräftige Antigene erfassen und schon aus diesem Grunde für die Praxis nicht in Frage kommen. Da solche tierische Seren zunächst schwierig in der Herstellung und dann auch unrentabel in der Verwendung — vor allem bei Routinebestimmungen — sind, empfiehlt sich die Anwendung menschlicher Anti-Rh-Seren von selbst. Trotzdem sollte man jedoch in einem größeren Laboratoriumsbetrieb, in dem häufig Blutgruppen- und Blutfaktorenuntersuchungen durchgeführt werden, ein solches Anti-Rh-Serum vom Meerschweinchen zur Verfügung haben, um in fraglichen Fällen Vergleichsteste anstellen zu können.

Verwendet man nicht direkt die von der Industrie gelieferten und staatlich geprüften Anti-Rh-Seren, so kann man auch die auf eigenen Untersuchungen Rh-Bedingter Transfusionsstörungen und Erythroblastosefällen stammenden Seren heranziehen. Nur muß man sich dessen bewußt sein, daß in den meisten Seren von Transfusionsempfängern und Schwangeren kein reines Anti-Rh_0 (Anti-D) enthalten ist, sondern daß es sich meistens um Antikörperkombinationen der verschiedensten Formen handelt (Anti-Rh_1 (Anti-C+Anti-D), Anti-Rh_2 (Anti-D+Anti-E). Außerdem können mitunter auch Antikörper von der Spezifität Anti-rh' (Anti-C) oder Anti-rh" (Anti-E) vorkommen, die dann beim Gebrauch solcher Seren ein positives Resultat vortäuschen würden. Die Differenzierung solcher Antiseren kann mitunter erhebliche Schwierigkeiten bereiten und deshalb nur unter Heranziehung der beiden an der Bildung des Antikörpers beteiligten Blutsorten durch ihre genaue Bestimmung durchgeführt werden.

Zum Unterschied von der Bestimmung des OAB-Systems ist die Feststellung des Rh-Faktors durch die verschiedenen Formen von Antiseren etwas erschwert. Wie bereits im allgemeinen Teil erwähnt, unterscheidet man neben vollständigen Agglutininen auch unvollständige, die eine Verwendung von in Kochsalz aufgeschwemmten Erythrozyten unmöglich machen und die Anwendung kolloidaler Suspensionsflüssigkeiten erfordern.

Die bivalenten Rh-Antikörper verhalten sich bei der serologischen Untersuchung ebenso wie die menschlichen Isoagglutinine Anti-A und Anti-B, das heißt sie agglutinieren Rh-Blutkörperchen außer in Vollblut auch in Aufschwemmungen von physiologischer Kochsalzlösung und können auch selbst zur Titerbestimmung in physiologischer Kochsalzlösung verdünnt werden. Treten sie überhaupt bei Immunisierungen auf, dann erreichen sie meist keine besonders hohen Agglutinationstiter. Wegen der Einfachheit

[1]) Als besondere Ausnahme muß dabei beachtet werden, daß von Meerschweinchen stammende Anti-Rh-Seren zur Rh-Faktorbestimmung bei Neugeborenen nicht zu verwenden sind, da fetale Erythrozyten mit tierischen Anti-Rh-Seren auch dann reagieren, wenn sie rh sind.

ihrer Anwendung eignen sie sich im allgemeinen recht gut zur Rh-Faktorenbestimmung, jedoch ist die Technik der Rh-Bestimmung mit dem sogenannten unvollständigen Antikörper im Laufe der Zeit so weit ausgebaut und vervollständigt worden, daß diese Methode im Gegensatz zur Bestimmung mit vollständigen Agglutininen kaum mehr größere Schwierigkeiten bieten kann.

Die monovalenten Rh-Antikörper sind diejenigen, die bei Sensibilierungsvorgängen am häufigsten angetroffen werden, und deshalb für die serologische Technik des Rh-Faktors das größere Interesse besitzen. Auf Grund ihrer von den Agglutininen teilweise abweichenden Eigenschaften werden sie als blockierende, univalente oder monovalente Antikörper be zeichnet. Diese Bezeichnungen besagen, daß in physiologischer Kochsalzlösung aufgeschwemmte Rh-Erythrozyten mit den unvollständigen Antikörpern zwar eine Bindung eingehen, aber nicht ohne weiteres zur Verklumpung kommen. Eine vollständige Agglutination tritt erst ein, wenn die Erythrozyten in einem eiweißhaltigen Milieu, wie Blutplasma oder Albuminlösung suspendiert werden oder wenn bestimmte andere kolloide Lösungen wie Gelatine usw. als Suspensionsmedien benutzt werden. Da die monovalenten Rh-Antikörper in der Literatur auch als Glutinine bezeichnet worden sind, werden die erwähnten Suspensionsmittel, welche die Antigen-Antikörperreaktionen komplettieren, auch als Konglutininlösungen bezeichnet. Über die Berechtigung zur Verwendung dieses Ausdruckes ist bereits an anderer Stelle ausführlich gesprochen worden.

Die Routine-Bestimmung. Die Methodik zur Bestimmung des Rh-Faktors und zum Nachweis von Rh-Antikörpern wird je nach dem zur Verwendung kommenden Antiserum entweder im Röhrchen oder auf dem Objektträger durchgeführt. Da fast alle für die Bestimmung des Rh-Faktors heute gebräuchlichen Testseren für die Objektträgermethode geeignet sind, läßt sich auf die Röhrchenmethode weitgehendst verzichten. Jedoch soll man sich bei der Verwendung von Industrieseren möglichst an die Angaben, der den Packungen beigegebenen Gebrauchsanweisungen halten.

Vor allem achte man also stets auf die Art des Serums, ob es sich um vollständige oder um unvollständige Agglutinine handelt. Danach richtet sich die anzuwendende Methode, die hier im Prinzip wiedergegeben sei.

1. **Untersuchungsmethode mit vollständigem Agglutinin.** Auf einen Milchglasobjektträger oder einen gewöhnlichen Objektträger auf weißer Unterlage wird ein Tropfen Anti-Rh-Agglutinin getropft und ein gleich großer Tropfen einer bis 3 %igen Blutkörperchensuspension zugefügt. Dann werden beide Tropfen gut miteinander vermischt.

Die Herstellung der Blutkörperchensuspension erfolgt auf die allgemein übliche und im technischen Teil dargestellte Weise. Jedoch sollen die für die Aufschwemmung benutzten Blutkörperchen nicht zu alt sein, da sonst die Agglutinabilität herabgesetzt ist. Eine zu dichte Suspension würde das Ableseergebnis ebenfalls stören, da die Agglutinine in diesem Falle nicht voll zur Wirkung kommen können.

Der Objektträger soll bei 20 bis 37° annähernd 20 bis 30 Minuten ruhig liegen bleiben. Am besten wird er vor Eintrocknung dadurch geschützt, daß man ihn in eine feuchte Kammer legt. Nach dem Aufenthalt im Brutschrank hebt man die hintere Objektträgerkante so vorsichtig an, daß das Tropfengemisch abwärts zu fließen beginnt. Beim Zurückbringen des Objektträgers in die horizontale Lage und Weiterkanten desselben in die entgegengesetzte Richtung tritt im Sediment des Tropfens bei Rh-Blutkörperchen eine grobflockige Agglutination in Erscheinung, die noch deutlicher wird, wenn man den eben beschriebenen Bewegungsvorgang des Objektträgers noch einmal wiederholt. Öfteres oder gar lebhaftes Schwenken des Objektträgers beeinträchtigt die Zuverlässigkeit des Ablesens wesentlich, da die Agglutinationen durch zu kräftige Bewegungen wieder aufgelöst werden können. Auf einen zweiten Objektträger werden mit bekannten Blutkörperchen die üblichen Rh- und rh-Kontrollen angesetzt, eine Sicherheitsmaßnahme, die gerade bei der Bestimmung des Rh-Faktors eine außerordentliche Bedeutung besitzt.

2. **Untersuchungsmethoden mit unvollständigem Agglutinin.** Die unvollständigen Agglutinine können zur Bestimmung des Rh-Faktors auf die gleiche Weise herangezogen werden wie die vollständigen Agglutinine, das heißt also zur Untersuchung auf dem Objektträger bei 37°

in der feuchten Kammer. Der maßgebliche Unterschied ist jedoch der, daß die Blutkörperchen bei Verwendung des unvollständigen Agglutinins in einem kolloidalen Milieu suspendiert werden müssen. Außer den auch hierbei notwendigen Rh- und rh-Kontrollen muß hier noch eine zusätzliche Kontrolle mitgeführt werden, die aus einem Tropfen der Blutkörperchensuspension allein ohne Zusatz des Testserums besteht. Auf diese Art und Weise soll eine pseudoagglutinationsähnliche Erscheinung durch die Suspensionsflüssigkeit ausgeschlossen werden.

Neben der Untersuchung auf dem Objektträger bei 37° in der feuchten Kammer kann mit den unvollständigen Agglutininen die Rh-Bestimmung auch auf der Heizplatte durchgeführt werden. Für diese im allgemeinen „Schnelltest" bezeichnete Methode verwendet man ein besonderes Gerät, das aus einem um seine Längsachse schwenkbaren Kasten besteht, der nach oben durch eine Milchglasplatte abgeschlossen ist. Glühbirnen beleuchten die Platte aus der Tiefe des Kastens und schaffen die für die Untersuchung nötige Temperatur von etwa 38 bis 45°. Durch Ventilationsöffnungen soll diese Temperatur möglichst konstant gehalten werden. Außerdem soll das Gerät durch einen schweren Fuß stand- und kippsicher sein. Da die Temperatur erst einige Zeit nach dem Einschalten erreicht wird, soll die Glühlampe mindestens 15 Minuten vor Beginn der Untersuchung eingeschaltet werden. Die mit dem Serum-Blutgemisch beschickten Objektträger werden dann zur Untersuchung auf die Milchglasscheibe aufgelegt und in ihrer Lage fixiert. Durch die Kippbewegungen des Kastens werden die Testpunkte hin- und herfließen gelassen, wodurch das Antrocknen verhindert und das Auftreten einer Agglutination im Falle der positiven Reaktion sehr erleichtert wird.

Die Untersuchung mit dem unvollständigen Agglutinin wird wie folgt angesetzt: In die Mitte des Objektträgers tropft man einen Tropfen des Testserums. Darüber und darunter pipettiert man direkt vom Blutkuchen abgeschüttelte Erythrozytenaufschwemmung im eigenen Serum und vermischt diese drei Tropfen sehr intensiv zu einem ovalen Testpunkt. Dieses Gemisch bleibt dann noch etwa 15 Sekunden liegen, wird auf die Milchglasplatte des schwenkbaren Kastens gebracht. Bereits bei den ersten Kippbewegungen treten bei Rh-Blutkörperchen Verklumpungen auf, nehmen die ganze Tropfenfläche ein und vergrößern sich rasch. Bei rh-Blutkörperchen bleibt das Tropfengemisch homogen.

Auch hier sind Kontrollen mit bekannten Rh- und rh-Blut erforderlich. Die Agglutinine sind bei Wärme kräftiger als bei Zimmertemperatur. Im Temperaturbereich von 37 bis 42° bewirkt ein einigermaßen kräftiges, unvollständiges Agglutinin innerhalb von zwei Minuten eine deutliche Agglutination von Rh-Erythrozyten. Bei rh-Erythrozyten bleibt das Tropfengemisch innerhalb der vorgeschriebenen Beobachtungszeit homogen. Später auftretende Verklumpungen — meist sind es Eintrocknungserscheinungen, die vom Rande auftreten — sind diagnostisch nicht zu verwerten.

Serochemie und Serogenetik

Der von Levine und seinen Mitarbeitern erkannte Zusammenhang zwischen dem Rh-Faktor und der Neugeborenen-Erythroblastose förderte die Bestrebungen zur Isolierung des Rh-Antigens ungemein, im Gegensatz zu anderen Blutkörperchenmerkmalen, die keine solche entscheidende klinische Bedeutung besaßen. Dabei stand das Interesse über den chemischen Aufbau nicht so sehr im Vordergrund als vielmehr die Hoffnung, durch eine solche gelungene Isolierung eine mehr oder weniger kausale Therapie des Morbus hämolyticus neonatorum auf der Grundlage der Landsteinerschen Haptentheorie zu ermöglichen. Es wurde bereits einleitend erwähnt, daß man unter Vollantigenen Substanzen versteht, die imstande sind, im Organismus eine Antikörperbildung hervorzurufen. Diese Vollantigene sind aus zwei wesentlichen Teilen aufgebaut: aus einer Eiweißkomponente, welche die Immunisierung in Gang setzt und aus Polysacchariden oder Lipoiden, die dem Immuniserungsvorgang das spezifische Gepräge geben. Allein — ohne die Eiweißkomponente — bewirken diese Polysaccharide oder Lipoide als sogenannte Haptene keine Antikörperbildung. Dagegen können sie Antikörper, die von dem entsprechenden Vollantigen hervorgerufen wurden, spezifisch binden oder neutralisieren. Auch der Rhesus-Faktor besitzt die Fähigkeit Antikörper zu bilden, eine Eigenschaft, die durch das Auftreten von Antikörpern bei rhesussensibilisierten Schwangeren, durch die Pathogenese der Erythroblastose und durch das Vorkommen gewisser Transfusionsstörungen bewiesen ist. Deshalb ist ohne weiteres anzunehmen, daß auch die Rh-Substanz dementsprechend aufgebaut ist und aus einer immunogenen Eiweißkomponente und einem Hapten besteht, von dem man schon sehr früh auf Grund oberflächlicher Untersuchungen vermutete, daß es sich um einen Lipoidkomplex handelt. Die weiteren Überlegungen führten zu der naheliegenden Folgerung, diesen Lipoidkomplex als Hapten vom Trägerprotein abzutrennen und mit seiner Hilfe die im Serum der Mutter während der Gravidität entstehenden Antikörpern zu neutralisieren, ehe sie in den Kreislauf des Kindes eintreten und dort ihre verheerenden Wirkungen auslösen können. Eine zusätzliche Antigenisierung und weitere Erhöhung des Antikörpertiters bei der Mutter kann wegen des Haptencharakters dieser Substanz nicht erfolgen.

Schon 1944 hatten Belkin und Wiener sowie kurz darauf Witebski, Mohn, Howles und Ward gezeigt, daß die Rh-Substanz, ebenso wie die OAB-Gruppensubstanzen, an das Erythrozytenstroma gebunden ist.

Calvin und seine Mitarbeiter Evans, Behrendt und Calvin haben 1946 auf physikalischem und chemischem Wege versucht, die Rh-Substanz aus dem Stroma der roten Blutkörperchen zu extrahieren, sie von anderen Komponenten des Blutkörperchengerüstes zu trennen und Näheres über die Natur und die Fähigkeiten dieses Antigens zu erfahren.

Die zur Isolierung verwendeten Erythrozyten wurden aus zitriertem Blut durch Zentrifugieren und Entfernen des Plasmas gewonnen. Man sammelte auf diese Weise 50 bis 100 verschiedene Blutsorten ohne Rücksicht auf deren Gruppenzugehörigkeit. Die Hämolyse der Blutkörperchensedimente erfolgte durch Hinzufügen von acht bis zehn Teilen Aqua dest., das bis auf 5° abgekühlt worden war. In der Sharpelschen Superzentrifuge wurde diese Lösung mehrmals zentrifugiert und die gewonnene rötliche, geleeartige Masse so lange immer wieder gelöst und sedimentiert, bis sie möglichst hämaglobinfrei war. Wurde das Material zur Weiterverwendung nicht getrocknet, so erfolgte die Aufbewahrung in einer Lösung bei einem pH zwischen 7 und 8. In beiden Substanzen konnte während der Lagerung bei 2° die Beständigkeit für Wochen erhalten werden. Die Wiederauflösung des getrockneten Präparates erfolgte in 10 %iger Konzentration in physiologischer Kochsalzlösung oder in einem Phosphatpuffer.

Die weitere Fraktionierung wurde auf verschiedenem Wege und mit entsprechend verschiedenen Erfolgen vorgenommen. Vor allem erschien es, als ob das Rh-Antigen gegen chemische Methoden außerordentlich empfindlich war und die Anwendung physikalischer Verfahren bessere Ergebnisse hatte. Entsprechend einer Isolierungsmethode von Jorpes bildete sich bei einem pH von 5,5 bis 6,0 aus der Stromasuspension ein schweres und deshalb leicht trennbares Präzipitat, das bei gleichem pH-Wert wiederholt gewaschen wurde, um möglichst viel Hämoglobin zu entfernen. Nach dem Wiederauflösen in einem Milieu von ph 7 bis 8 ergab sich eine wolkige Suspension, die auch nach längerem Stehen keine Sedimentierung zeigte. Nach dem Schleudern in der Sharpelschen Zentrifuge setzte sich ein Stoff ab, der von den Verfassern als Elinin bezeichnet wurde. Die überstehende Flüssigkeit war vollkommen klar, wurde sie jedoch auf ein pH von 5,5 gebracht, so fiel sofort ein schwerer Niederschlag aus, welcher dem Stromatin von Jorpes zu entsprechen schien.

Das Elinin löst sich leicht bei einem pH von 7,5 bis 8,0 und bildet eine milchige Lösung. Diese Substanz ist vom Stromatin sehr verschieden und kann durch seine physikalischen, chemischen und biologischen Eigenschaften gut charakterisiert werden. Der schätzungsweise Ertrag des Stromas betrug etwa 1 bis 2 Gramm auf 250 ccm Erythrozytensediment, von welchen 35 bis 40 % aus Elinin bestehen und der Rest dem Stromatin zuzurechnen ist. Die Fähigkeit, Anti-Rh-Serum im Agglutinationshemmungstest zu beeinflussen, wurde nur im Elinin gefunden.

Nach der Ansicht der Autoren handelt es sich bei dem isolierten Stoff um ein proteinfreies und thermostabiles Produkt, das zwar nicht als Antigen wirkte, jedoch ein Anti-Rh-Serum adsorptiv zu beeinflussen vermochte. Die angegebenen quantitativ analytischen Werte belaufen sich auf

	I		II	
	N	P	N	P
Stromatin	12,3 %	0,42 %	12,1 %	0,25 %
Elinin	9,1 %	1,0 %	8,1 %	1,0 %

Daraus war zu schließen, daß es sich bei diesem in Äther gut löslichen Stoff um ein Lipoid zu handeln schien.

In der Zwischenzeit haben GALLAGHER und PILLISCHER einen weiteren Beweis dafür erbracht, daß sich das Rh-Antigen im Stroma der Erythrozyten befindet, in dem sie Stroma von O Rh-Blutkörperchen dazu verwendeten, um Meerschweinchen gegen das Rh-Merkmal zu immunisieren.

Etwas später versuchte CARTER die Isolierung der spezifischen Rh-Substanz ebenfalls aus Blutkörperchengerüsten.

Gesammelte, gewaschene und dicht zentrifugierte Rh-Blutkörperchen der Gruppe O wurden mit dem gleichen Volumen destillierten Wassers bei 4° geschüttelt und hämolysiert. Dann wurden fünf Volumina 95 %igen Alkohols dazugefügt, um das Protein auszufällen. Dies erfolgte unter kräftigem Schütteln, welches 30 Minuten andauerte. Anschließend wurde ebenso lange zentrifugiert und das Gemisch bei 4° über Nacht stehen gelassen. Am anderen Tage wurde das rote, pulverähnliche Präzipitat durch Filtrieren vom Alkohol getrennt und bei 4° getrocknet. Diesem Pulver wurden fünf Volumina Äther pro narcosi zugesetzt und dann 30 Minuten lang bei 4° zentrifugiert. Diese Extraktion wurde acht Tage lang fortgesetzt und täglich eine halbe Stunde zentrifugiert. Zum Schluß dieses Arbeitsganges erfolgte ein Abtrennen des Pulvers vom Äther durch Filtrieren und ein Verflüchtigen des Äthers vom Filtrat mittels eines Ventilators. Dabei wurde ein möglichst kleines Schälchen verwendet, in welches das Filtrat gefüllt wurde und nach dem Verdampfen stets erneut nachgefüllt werden konnte, da die Menge der gewonnenen inhibierenden Substanz sehr klein ist.

Nach vollständiger Verdampfung des Äthers bleibt als Rückstand eine weiß- bis kremfarbene Fettsubstanz zurück. 800 ccm dicht zentrifugierter Blutkörperchen ergeben ungefähr 300 mg dieser Substanz. Sie ist löslich in 95 %igem Alkohol, in Azeton, Xylol und Chloroform. Außerdem schien sie sehr stark an das Cholesterin des Blutes gebunden zu sein, da sie eine positive LIEBERMANN-BURCHARD-Reaktion und eine positive SALKOWSKI-Reaktion ergab.

Auch hier konnte durch Anwendung des Agglutinationshemmungstestes nachgewiesen werden, daß die Substanz ein Anti-Rh-Serum in einer Verdünnung von 1 : 5 mit einem normalen Gebrauchstiter bis zu einer Verdünnung von 1 : 600 vollständig inhibiert, wenn diese Substanz in einer Konzentration von 0,25 % vorhanden ist. Bei anderen Isolierungsversuchen konnten sogar Substanzen gewonnen werden, die in einer Konzentration von 0,0125 % die gleiche Hemmungswirkung besaßen. Hochtitrige A- und B-Seren wurden dagegen durch die isolierten Stoffe nicht inhibiert.

Immunologisch konnte diese Inhibitor-Substanz bei Meerschweinchen keine Antikörperbildung hervorrufen, wogegen Kontrolltiere, die mit Rh-Blutkörperchen immunisiert wurden, eine ausreichende Sensibilisierung zeigten. Wurde die Inhibitor-Substanz jedoch in 10 %iger Konzentration mit 50 %igem Alkohol und 10 %iger Eieralbuminlösung gemischt und intraperitoneal injiziert, so entwickelten einige der Versuchstiere Agglutinine gegen das Rh-Merkmal. Es erschien deshalb logisch, anzunehmen, daß der ätherlösliche Inhibitor des Anti-Rh-Serums ein Hapten ist. Augenscheinlich ist er allein zur Anregung der Erzeugung von Antikörpern nicht fähig, wohl aber im Zusammenwirken mit einem Protein. Damit schien auch die Vermutung bestätigt zu sein, daß ein solches Rh-Hapten zur Desensibilisierung Rh-sensibilisierter Mütter verwendbar sei.

Angeregt durch diesen Erfolg verbesserte CARTER kurze Zeit später ihre Extraktionsmethode und ging dabei wie folgt vor:

1. Überalterte und gesammelte Erythrozytensedimente von Blutbanken unter möglichster Berücksichtigung sämtlicher Untergruppen-Antigene mit Ausnahme der negativen werden vom Plasma befreit. — 2. Das Gesamtvolumen des Erythrozytensediments wird mit dem halben Volumen destillierten Wassers versetzt und zur Hämolyse gebracht (das heißt: für einen Liter Sediment sind 500 ccm Aqua dest.. zu verwenden). — 3. Um bei dem unter 2. angegebenen Beispiel zu bleiben, werden nun zu dem einen Liter Sediment + 500 ccm Wasser 6 Liter 95 %igen Alkohols zugegeben. Dies geschieht langsam und unter kräftigem Schütteln. Nach der Zugabe des Alkohols wird noch 10 bis 30 Minuten intensiv weiter geschüttelt. Dadurch entsteht

ein dunkelrotes Sediment, das über Nacht bei 4° stehengelassen wird. — 4. Durch Filtrierung wird der Niederschlag vom Alkohol getrennt. Der Niederschlag wird getrocknet, so daß er pulverartige Konsistenz bekommt. Das Alkoholfiltrat wird für evtl. Weiterverarbeitung aufbewahrt. — 5. Zu dem Pulver werden fünf Gewichtsteile 5 %igen Alkohols gegeben und zehn Minuten intensiv geschüttelt. — 6. Nach Filtrierung des Pulvers erfolgt erneute Zugabe von fünf Gewichtsteilen 25 %igen Alkohols und abermaliges intensives Schütteln für zehn Minuten. — 7. Ist der Alkohol wieder abgefiltert und das Pulver getrocknet, werden nunmehr fünf Gewichtsteile Äther pro narkosi zugegeben und intensiv geschüttelt. Dann wird das Gemisch über Nacht bei 4° stehengelassen. Längeres Stehen über mehrere Tage hinweg und mehrmaliges Schütteln täglich steigert die Ausbeute erheblich. — 8. Nach erneuter Filtrierung wird das Filtrat zur Weiterverarbeitung aufbewahrt, das Pulver jedoch verworfen. — 9. Das Ätherfiltrat wird durch einen Ventilator in einem möglichst kleinen Gefäß eingedampft und der Rückstand gewonnen. 10. Dieser Rückstand wird im Exsikkator unter Vakuum bei Anwesenheit von Phosphorpentoxyd getrocknet. Die gelblich-weiße wachsartige Substanz enthält die aktive Fraktion. Sie wird in absolutem Alkohol aufgelöst und abgefüllt.

1948 berichteten LOUGHREY und CARTER als erste über die mit einem solchen Präparat erzielte erfolgreiche Behandlung von Erythroblastose-Kindern.

Etwa zur gleichen Zeit gelang es SIEGERT ein Hapten zu isolieren, das ebenfalls Lipoidcharakter aufzuweisen schien, jedoch in vitro besser wirksam war als CARTERsche Präparate. Hier wurde der Ätherextrakt aus dem eingedampften alkoholischen Extrakt von Rh-Blutkörperchen und nicht der Ätherextrakt aus dem Rückstand der Alkoholextraktion wie bei CARTER verwendet. Außerdem wurde durch Azetonfällungen eine weitere Reinigung angeschlossen. Dieser Azetonfaktor hatte gewisse Eigenschaften eines Hapten; er war eiweißfrei, bei 56° thermostabil und wirkte im Tierversuch nicht als Antigen.

Weiter berichtete SPIELMANN 1949 über die in Zusammenarbeit mit SIEGER durchgeführte Isolierung eines Haptens aus dem Sediment roter Blutkörperchen. Die Präparation dieses Rh-Haptens verlief wie folgt:

1. 800 ccm einmal gewaschene Rh-Erythrozyten (Sediment) werden unter Rühren langsam mit der fünffachen Menge reinen 95 %igen Alkohols versetzt. Man läßt das Gemisch acht Tage bei 37° stehen und schüttelt täglich drei bis vier Stunden kräftig auf der Maschine.

2. Der alkoholische Extrakt wird von dem Blutkörperchenrückstand abgesaugt. Der Rückstand wird zweckmäßigerweise noch zweimal mit Alkohol extrahiert. Ein sich aus der alkoholischen Lösung etwa abscheidender weißer Niederschlag von Kephalin oder ähnlichen Substanzen wird vor der weiteren Verarbeitung durch Zentrifugieren abgetrennt und verworfen. Die gesammelten alkoholischen Filtrate werden bei 25° unter Vakuum bis zur Trockne eingedampft.

3. Der getrocknete Alkoholextrakt wird in Wasser aufgenommen und erschöpfend ausgeäthert. Die gesammelten Ätherauszüge werden mit n/20 HCl und dann mit Wasser gewaschen, über Na_2SO_4 getrocknet und nach Entfernen des Na_2SO_4 auf etwa 20 ccm eingeengt.

4. Die schwachgelbe Ätherlösung wird langsam unter Schütteln mit der fünffachen Menge reinen, eisgekühlten Azetons versetzt. Nach kurzer Zeit scheidet sich ein flockiger, weißer, voluminöser Niederschlag ab. Um die Ausbeute an Lipoidsubstanz zu erhöhen, läßt man das Gemisch zweckmäßigerweise bei 4° über Nacht stehen. Dann wird zentrifugiert und nach Entfernen des „Abgusses", der verworfen wird, im dunklen Vakuumexsikkator unter CO_2 bei 40 bis 50° getrocknet. Die Ausbeute beträgt annähernd 500 bis 600 mg.

5. Zur Reinigung des Rohproduktes wird es in wenig Äther gelöst und in der eben beschriebenen Weise wieder mit Azeton gefällt. Die Umfällung ist vier- bis fünfmal zu wiederholen, wenn man Präparate von annähernd gleicher Reinheit und serologischer Wirksamkeit erhalten will. Die Ausbeute beträgt nunmehr 100 bis 150 mg.

6. Anschließend wurde die Substanz noch chromatografisch gereinigt. Dazu wurde eine möglichst konzentrierte Haptenlösung in Zyklohexan (z. B. 200 mg in 2ccm) hergestellt. Diese wurde langsam durch eine Säule (15 x 1,2 cm), die zu $^3/_4$ mit Aluminiumoxyd gefüllt war, geschickt. Unter der UV-Lampe konnte man während der Elution gut die Wanderung durch die Säule beobachten. Die haptenhaltige Zone zeigte eine blaustichig milchigweiße Fluoreszenz, die sich von der schwach violetten Eigenfluoreszenz des Aluminiumoxydes und Zyklohexans gut abhob. Im oberen Teil der Säule setzte sich ein gelblich fluoreszierender Anteil fest, der am Aluminiumoxyd sehr fest haftete und dadurch von der gereinigten Substanz gut zu trennen war. Da die Elution schwierig war, wurde so vorgegangen, daß das Aluminiumoxyd aus dem oberen

Teil der Säule, in dem die Verunreinigungen enthalten waren, verworfen und das übrige Aluminiumoxyd mit absolutem Alkohol am Rückfluß ausgekocht wurde. Die so gereinigte Substanz wies durchweg einen geringeren N-Wert auf als das nicht chromatografisch gesäuberte Hapten, und die serologische Wirkung wurde etwa auf das doppelte gesteigert. Auf diese Weise konnten als Endprodukt 60 bis 80 mg einer hellbraunen, klebrigen und zuweilen wachsartigen Substanz erhalten werden, welche sich als hochwirksames Rh-Hapten erwies. Die Elementaranalyse des Rohproduktes und der gereinigten Substanz sind in der folgenden Tabelle zusammengestellt.

	Rohprodukt	Durch Umfällen teilweise gereinigte Substanz	Endprodukt
% P	2,9 — 3,1	3,0 — 3,2	3,3 — 3,4
% N	3,0 — 3,2	2,3 — 2,4	1,9 — 2,0
% C	56,8 — 57,0	61,0 — 61,3	62,4 — 62,6
% H	7,44 — 7,48	9,72 — 9,84	11,17 — 11,20
J Z .	43,3	59,2	66,4

Auf Grund seiner Elementaranalysen, der Untersuchungen über die Löslichkeitsverhältnisse und anderer chemischer und physikalischer Eigenschaften sprach Spielmann die Vermutung aus, daß es sich bei dem Rh-Hapten offenbar um ein Phosphatid, wahrscheinlich um ein Monoaminophosphatid handeln müsse. Auf Grund dieser chemischen Struktur ging er zu Vergleichsuntersuchungen mit ähnlich gebauten Körpern wie Lezithin, Kephalin und Cholesterin über, fand aber, daß nur das erstere eine starke Rh-Haptenwirkung nicht nur im Adsorptionstest und in der Komplementfixation, sondern auch bei der Rh-Antikörperadsorption im Tierkörper (Meerschweinchen) besitzt. Andere Isoagglutinine des Blutes werden von diesen Substanzen nicht beeinflußt. Diese Ergebnisse veranlaßten, auch der Frage über die Spezifität der Rh-Haptene nachzugehen. Dabei konnte festgestellt werden, daß alle untersuchten Untergruppenantikörper ungefähr in gleichem Maße von den einzelnen Haptenpräparaten unabhängig davon, welche Rh-Untergruppensubstanz für die Haptenherstellung benutzt wurde, abgesättigt wurden. Auch mit Lezithin konnte der gleiche Effekt erzielt werden. Aus diesen praktischen Ergebnissen folgerte Spielmann deshalb zunächst, daß es sich bei dem Rh-Hapten um ein einheitliches, mit dem Lezithin verwandtes und ubiquitär vorkommendes Phospholipoid handelt, das im allgemeinen am Lezithin haftet, während für die streng spezifische Reaktion der roten Blutkörperchen der verschiedenen Rh-Typen mit den homologen Rh-Antiseren andere, vorläufig noch unbekannte Faktoren verantwortlich sind.

Heute muß jedoch im Zusammenhang mit anderen Arbeiten, besonders auf dem Gebiete der Wirkungen verschiedener kolloidaler Lösungen gegenüber den roten Blutkörperchen, dieses Problem von einem anderen Standpunkt aus betrachtet werden. Besonders gefordert wurde diese Änderung der Anschauung dadurch, daß neben der Agglutinationshemmungsmethode auch andere Verfahren — die Komplementfixation und der Absprengungsversuch — zur Prüfung der Wirksamkeit und Spezifität von Rh-Haptenpräparaten herangezogen wurden. Es zeigte sich nämlich, daß durch diese neuen Techniken die antikörperbindende Wirksamkeit der Rh-Haptene nicht einwandfrei erkannt werden konnte. Da darüber hinaus vergleichsweise die agglutinationshemmende Wirkung der aus Erythrozyten dargestellten Lipoide innerhalb der gleichen Größenordnung und innerhalb derselben Fehlergrenzen liegt wie diejenige gewisser Lezithinpräparate, ist auch das Ergebnis der Agglutinationshemmung als äußerst fraglich zu bezeichnen. Außerdem läßt sich die anscheinend agglutinationshemmende Wirkung besser dadurch erklären, daß sich die Wirkungspunkte dieser sogenannten Haptene offensichtlich nicht an spezifischen Antikörpern befinden, sondern auf der Oberfläche der Erythrozyten, die durch die Anlagerung solcher oberflächenaktiver Lipoide in ihrer Agglutinationsbereitschaft wesentlich gehemmt werden und durch ihre Inagglutinabilität eine

Neutralisation des spezifischen Antikörpers vortäuschen. Da man nach SPIELMANN diese Inaktivierung der Blutkörperchenoberfläche durch kräftige Supplementlösungen ausschalten kann, scheint die Wirkungsweise der beschriebenen Lipoidhaptene des Rh-Systems eher in einer Anti-Supplementfunktion zu bestehen als in einer Absättigung spezifischer Antikörper.

So sind diese Untersuchungen und Isolierungen zunächst auf eine berechtigte Skepsis hinsichtlich der praktischen Anwendung von Haptenpräparaten in der Klinik zur Behandlung der Erythroblastose bei Neugeborenen zur Prophylaxe während der Schwangerschaft gestoßen. Trotzdem müssen zunächst auch die weiteren Isolierungsversuche und Isolierungsergebnisse zur Kenntnis genommen werden, allerdings mit der Einschränkung einer möglichst objektiven Kritik.

Neben BOORMAN und DODD, die bereits 1943 im Rahmen ihrer Untersuchungen über das Vorkommen gruppen- und faktorenspezifischer Substanzen auch das Auftreten des Rh-Antigens in Körpergeweben und Körperflüssigkeiten erforschten, haben besonders MURRAY und seine Mitarbeiter nicht nur aus Blutkörperchen sondern auch aus Gehirn und Plazentagewebe wirksame Hemmsubstanzen isoliert und chromatografisch gereinigt. Unabhängig davon hat RASCH 1949 ebenfalls zusammen mit KLEIN aus Plazenten von Rh-Feten und mit FRIEDRICH aus Gehirnen von Rh-Individuen die Isolierung der Rh-Substanz mit wechselnden Ergebnissen versucht. Diese Stoffe, die auf Grund ihres Vermögens, die Rh-Agglutination zu hemmen, als Inhibitoren bezeichnet werden, können wegen der erhaltenen Befunde keine echten Haptene darstellen, da sich ihre Wirkung nicht auf die univalenten Antikörper erstreckt und in vivo auch nicht verhindert werden kann, daß sich die Antikörper mit den Erythrozyten verbinden. MURRAY hat mit seinen Mitarbeitern mehrere solcher Inhibitoren voneinander getrennt:

der Inhibitor M kann durch Azetonextraktion, Schütteln mit siedendem Petroläther und anschließender Reinigung an der Al_2O_3-Säule gewonnen werden;

der Inhibitor P ist in der Phosphatidfraktion zu finden und sehr fest an dieselbe gekoppelt;

dagegen konnten im Cholestrinanteil der extrahierten Lipoide keine wirksamen Inhibitoren gefunden werden.

SPIELMANN hält den MURRAYschen Inhibitor mit dem von ihm isolierten „Rh-Hapten" identisch, eine Möglichkeit, die auch für die von RASCH und KLEIN sowie von RASCH und FRIEDRICH isolierten Substanzen gilt.

Das Beispiel der bereits Jahrzehnte andauernden Isolierungsarbeit der OAB-Substanzen, welche in der ersten Zeit die divergierendsten Ergebnisse aufzuweisen hatte, mag zeigen, daß die Erringung wirklich grundlegender Erkenntnisse nur durch tiefschürfende und ausdauernde Untersuchungen garantiert werden kann. Man wird auch für den Antigenkomplex Rh die heute geäußerten Vermutungen eines Tages bestätigen können, daß es sich bei ihm nicht nur um ein an den Blutkörperchen befindliches Merkmal handelt, sondern daß er eine weitere Art der biochemischen Spezifizierung darstellt, die ubiquitär über den ganzen Organismus verbreitet ist. Möglicherweise wird diese Bestätigung jedoch unter einer Anschauung erfolgen, die unserer heutigen Denkweise nicht mehr entsprechen wird.

Die OAB-Substanzen, sowie die mit ihnen in engerem Zusammenhang stehenden heterogenetischen Antigene haben sich als Stoffe polysaccharidartiger Natur erwiesen. Für sie trifft die Theorie vom Hapten, seiner Spezifität und seiner Funktion sicher zu. Muß die Haptentheorie deshalb auch für Stoffe von Lipoidcharakter zutreffen? Ist nicht anzunehmen, daß die Bindung von Lipoiden an einen Eiweißträger ganz anders charakterisierte Stoffe ergibt wie die Kopplung von Polysacchariden an das Trägerprotein? Allein schon die Tatsache, daß sich innerhalb solcher grundverschiedener Molekülkonstruktionen auch unterschiedliche Kräfteverteilungen bilden und nach außen mit wesentlichen Effektdifferenzen wirksam werden, spricht dafür, daß sich unsere heutige Auffassung von der prinzipiellen Gültigkeit des Haptenbegriffes möglicherweise nicht halten lassen wird. Schon bei der Untersuchung der antigenen Struktur von Shiga- und Typhusbazillen ergab sich, daß Lipoide zwar Teile des komplexen Antigens sein können, die enterotoxische Eigenschaft desselben vielleicht sogar auf die Fettsäuren in den Lipoiden zurückzuführen ist, daß aber trotzdem Lipoide allein ohne Eiweiß und auch allein (ohne Polysaccharid) an das Protein gebunden, keine antigenen Wirkungen entfalten können. Auch allgemein-serologische Untersuchungen haben gezeigt, daß für die Erzielung von Antikörpern gegen Lipoide Verunreinigungen derselben eine große Rolle spielen, da mit hochgereinigten Präparaten solche Effekte nicht erzielt werden konnten. Unter der Voraussetzung also, daß sich die vermutete Lipoidnatur der Rh-Antigene auch bewahrheitet, würde diese Feststellung dafür sprechen, daß zwar die isolierten Rh-Substanzen weder antigene noch haptene Eigenschaften besitzen können, eingebaut jedoch in einen Molekülkomplex durch Unterstützung antigen wirkender Stoffe ohne weiteres eine ihrem chemischen Aufbau entsprechende Spezifität erwerben können, die völlig unabhängig ist von den verschiedenen sonstigen Spezifitäten des Grundkomplexes. Aber auch wenn sich die Vermutung über die Lipoidstruktur der Rh-Substanzen nicht bestätigen sollte, wäre die Möglichkeit einer solchen aufgepfropften oder Okulations-Spezifität auch durch die Anwesenheit der Polypeptidketten am Molekül der OAB-Substanzen und deren nach dem jeweiligen Bau wechselnden Wirkungen gegeben.

Die Faktoren M und N

Die allgemeinen Grundlagen der Faktoren M und N

Entdeckung und Vererbung. 1927 wurde von Landsteiner und Levine ein Nachweis weiterer serologisch exakt definierbarer Typenstoffe geführt. Sie spritzten einer Anzahl von Kaninchen rote Blutkörperchen bestimmter Menschen ein und fanden im Serum dieser Tiere nach entsprechender Adsorptionsbehandlung Antikörper, welche die Bestimmung zweier neuer, von OAB-System unabhängiger Blutkörperchenmerkmale ermöglichten.

Wegen ihrer außerordentlichen Bedeutung und der im Vergleich zum OAB-System vollkommen anders gelagerten Verhältnisse seien die Versuche von Landsteiner und Levine ausführlich besprochen. Die Schwierigkeiten bei der Ausarbeitung dieser Untersuchungsmethode bestand darin, daß im Gegensatz zum OAB-System keine normal vorkommenden Isoantikörper in den menschlichen Seren zur Verfügung stehen. Ein Nachweis der Eigenschaften an den Blutkörperchen war nur durch eine spezifische Sensibilisierung und durch eine Testung mit den dadurch neugeschaffenen Immunantikörpern möglich. Nun gehört es zur serologischen Erfahrung, daß sensibilisierte Versuchstiere nicht nur Antikörper gegen das spezielle Merkmal sondern auch ganz allgemein gegen die Art Mensch bilden. Diese Anti-Mensch-Antikörper können aus dem Immunserum entfernt und der spezifische Antikörper rein dargestellt werden, wenn das betreffende Serum durch eine Adsorption mit den Erythrozyten einer Person behandelt wird, welche die spezifische Eigenschaft nicht enthalten und deshalb auch die spezifischen Antikörper nicht adsorbieren können. Aus diesem Grunde verdünnten Landsteiner und Levine bei ihren Versuchen das erhaltene Immunserum 20fach und versetzten es mit den Erythrozyten eines bestimmten Menschen. Nach einer gewissen Adsorptionszeit wurde das verklumpte Sediment abzentrifugiert und der verbleibende Abguß gegen die roten Blutkörperchen von zwölf verschiedenen Menschen geprüft. Das aus der Tabelle 60 ersichtliche Ergebnis zeigt, daß das Adsorptionsblut, außerdem aber auch das

Blut von drei anderen Versuchspersonen nicht mehr agglutiniert wurde, während die verbleibenden acht Proben mehr oder weniger starke Reaktionen ergaben. Die drei negativen Blutproben gehörten sowohl der Blutgruppe O als auch der Gruppe B an, eine Feststellung, die nach Ausdehnung der Versuche zu der Erkenntnis führte, daß die hier auftretende Differenzierung in keiner Beziehung zum OAB-System steht. Das Versuchsergebnis ließ sich am einfachsten durch die Annahme erklären, daß die acht positiven Blutproben ein bestimmtes Merkmal aufwiesen, welches dem zur Adsorption benützten Blut und ebenso den auf das adsorbierte Serum nicht mehr ansprechenden Blutproben fehlte. Diese Annahme hat sich in zahlreichen späteren Versuchen auch bestätigt. Für den nachgewiesenen positiven Faktor wurde von LANDSTEINER und LEVINE die Bezeichnung „M" eingeführt.

Tabelle 60. Agglutination menschlicher Erythrozyten durch Kaninchenimmunserum nach elektiver Adsorption mit geeignetem Menschenblut. (Nach LANDSTEINER und LEVINE verändert.)

Blut Nr. Gruppe	815 O	816 O	819 B	822 O	825 B	826 O	829 B	830 O	831 A	832 O	833 A	834 O	Adsorptionsblut
Immunserum Anti-M	++±	+±	++±	—	+++	++±	—	—	+++	++±	+++	++±	—

Neben den Seren vom Typus eines Anti-M fanden sich auch Kaninchen-Immunseren, welche bei entsprechender Behandlung in ganz ähnlicher Weise einen Antikörper anderer Spezifität enthielten. Sie wurden als Anti-N bezeichnet und das ihnen entsprechende Blutkörperchenmerkmal „N" genannt.

Tabelle 61. Agglutination menschlicher Erythrozyten durch Kaninchenimmunserum Anti-M und Anti-N nach Adsorption mit geeignetem Menschenblut. (Nach LANDSTEINER und LEVINE verändert.)

Blut Nr.	815	816	819	822	825	826	829	830	831	832	833	834	Adsorptionsblutproben	
Gruppe	O	O	B	O	B	O	B	O	A	O	A	O	M	N
Immunserum Anti-M	++±	+±	++±	—	+++	++±	—	—	+++	++±	+++	++±	+++	—
Immunserum Anti-N	—	±	++	++±	++±	±	+++	++±	+	+±	—	++	-	+++

Rein serologisch gesehen läßt sich an Hand der Tabelle 61 wie bei den Gruppensubstanzen A und B eine Einteilung der Menschen je nach dem Auftreten von M und N vornehmen. Nach den Regeln der Kombinatorik wären ebenfalls vier verschiedene Typen zu erwarten, nämlich zwei, welche je einen der beiden Faktoren enthalten, einen dritten, welcher die beiden Faktoren nebeneinander aufweist und endlich einen vierten „Nulltyp", welcher diejenigen Individuen umfassen müßte, denen sowohl das Merkmal M als auch das Merkmal N fehlt. Auffallenderweise aber existiert ein solcher Typ nicht, denn auch im Rahmen größter statistischer Untersuchungen wurde nie über die Beobachtung eines in bezug auf M u n d N negativen Blutes berichtet. Es ergaben

Tabelle 62. Einteilung der Menschen in drei Typen entsprechend der mit Anti-M- und Anti-N-Serum festgestellten Eigenschaften

Möglichkeit	Antiseren Anti-M	Antiseren Anti-N	Festgestellte Antigene	Typ
I	+	—	Antigen M allein vorhanden	M
II	—	+	Antigen N allein vorhanden	N
III	+	+	Antigene M und N zusammen vorhanden	MN

sich mit der serologischen Methode entgegen der theoretischen Überlegungen nur drei Möglichkeiten für die Kombination der beiden Merkmale, wie sie in der Tabelle 62 zusammengestellt sind.

Tabelle 63. Häufigkeit der Typen M, N und MN bei verschiedenen Völkern. (Nach SCHIFF.)

Untersuchte Population	und Autor	Anzahl	M %	N %	MN %
I. Weiße					
Deutsche	SCHIFF	8144	29,7	19,6	50,7
Berlin und Umkreis, darunter Einzelpersonen aus Berlin selbst	SCHIFF	3635	30,65	19,5	49,75
Frankfurt a. M.	LAUBENHEIMER	2000	30,0	20,0	50,0
Hamburg, Einzelpersonen	LAUER	1293	29,46	19,27	48,87
Köln	BLAUROCK	2000	29,4	21,5	49,1
Stuttgart	MAYSER	2053	28,05	23,44	48,51
Danzig	WAGNER	1500	29,6	19,2	51,2
Wolgadeutsche	SCHIFF	180	23,4	27,8	48,8
Dänen	THOMSON-CLAUSEN	1485	29,96	21,15	48,89
darunter Einzelpersonen	THOMSON-CLAUSEN	335	28,3	26,3	45,4
Schweden, Einzelpersonen	WOLFF	410	35,6	17,1	47,3
Finnländer	ELOVUORI	400	23,0	17,5	59,5
Polen	AMZEL	480		22,3	
Belgier (Löwen)	SHOCKAERT	559		27,2	
	SHOCKAERT	557	38,96		
Franzosen (Paris)	KOSSOVITCH	400	33,0	21,2	45,8
Italiener	LATTES-GARRASI	430	27,2	15,3	57,4
Nordamerikaner (New York)	LANDSTEINER u. LEVINE	1708		19,1	
	LANDSTEINER u. LEVINE	532	26,1	20,3	53,6
	WIENER u. VAISBERG	904	30,53	21,24	48,23
	WIENER, ROTHBERG u. FOX	958	29,33	20,15	50,52
II. Japaner	SHIGENO (2. u. 3. Serie)	202	30,2	23,8	46,0
III. Neger (New York)	LANDSTEINER u. LEVINE	181	27,6	24,9	47,5
		730		28,1	
IV. Indianer	LANDSTEINER u. LEVINE	205	60,0	4,9	35,1

Die Häufigkeit der beiden Eigenschaften ergibt sich in großen Zügen ebenfalls aus den Versuchstabellen. Betrachtet man das Auftreten von M und N unabhängig voneinander, so sind Personen, welchen die Eigenschaften fehlen bei beiden Merkmalen seltener als solche mit der betreffenden Eigenschaft. Die Personen mit M machen rund 80 %, die mit N rund 70 % der Bevölkerung aus. Die Häufigkeit der drei beobachteten Typen M, N und MN bei verschiedenen Völkern ist aus der Tabelle 63 ersichtlich.

Das Fehlen des vierten Typs, der „Nullform" im M/N-System ist theoretisch deshalb von Interesse, weil es zunächst beweist, daß sich die beiden Eigenschaften grundlegend von den Merkmalen des OAB-Systems unterscheiden, daß sie aber untereinander in bestimmten gegenseitigen Beziehungen stehen. Diese Überlegung hatte die Aufstellung einer Vererbungstheorie zur Folge bei der man von der Annahme zweier allelomorpher, sich gegenseitig nicht überdeckender Gene ausging, die, entsprechend der allgemeinen Chromosomentheorie der Vererbung überhaupt entweder einzeln in doppelter, also homozygoter Ausfertigung bei den M-Typen als MM und N-Typen als NN oder aber auch miteinander beim Typ MN in heterozygoter Form vorkommen können (Abbildung 77). In diesem System existiert demzufolge kein drittes rezessives Gen wie

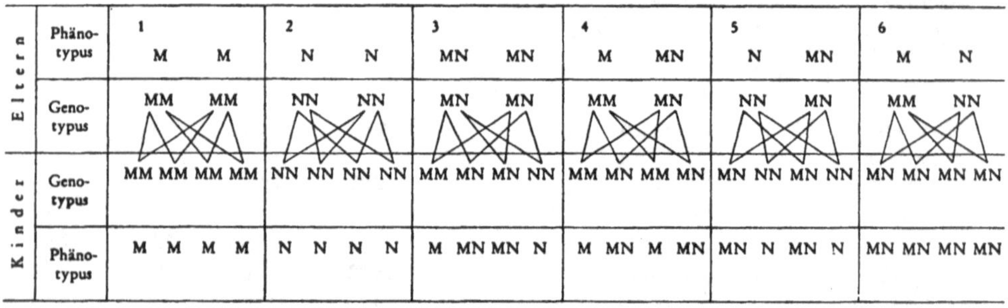

Abb. 77. Die Vererbung der Faktoren M und N

im OAB-System, so daß damit das Fehlen der „Nullform", die beim Zusammentreffen zweier rezessiver Gene entstehen würde, erklärt ist. Gleichzeitig geht daraus aber auch hervor, daß Typen, die nur eines der beiden Merkmale aufweisen, stets homozygot MM bzw. NN sein müssen. Durch die statistischen Berechnungen, wie sie bereits in der Einleitung des zweiten Hauptteils durchgeführt worden sind, wurde die Richtigkeit dieser Vererbungstheorie voll und ganz bestätigt.

Schwache Eigenschaften. Aus dieser Vererbungstheorie ergibt sich, daß reinerbige Kinder der Formulierung MM oder NN nicht von einem Elternteil abstammen können, die das entgegengesetzte Merkmal in reinerbiger Form aufweist. Diese Erkenntnis veranlaßte CROME 1935 über eine Vaterschaftssache zu berichten, in deren Verlauf ein von den Vererbungsgesetzen anscheinend abweichender Befund erhoben wurde.

Alle Personen, das Kind, die Kindesmutter und der angebliche Vater wiesen die BlutgruppeO auf. Bezüglich des M/N-Systems gehörten auf Grund der Agglutinations- und Adsorptionsversuche der angebliche Vater zur Typisierung MN, die Mutter zum Typ M und das Kind zum Typ N. Die Möglichkeit einer Vertauschung der Blutproben wurde durch eine Wiederholung der Untersuchung ausgeschlossen, eine Vertauschung des Kindes bei der Geburt war ebenfalls nicht möglich, da die Mutter zu Hause entbunden hatte. Von den daraufhin konsultierten Gutachtern THOMSEN (Kopenhagen), LAUER (Hamburg) und MAYSER (Stuttgart) bestätigten LAUER und MAYSER die Befunde. Allerdings fiel beiden ein außergewöhnliches Verhalten des Faktors M auf, indem dieser schwächer reagierte, als dies sonst bei homozygoten Bluten der Fall ist.

LAUER bemerkte, daß der Faktor M weniger bindungsfähig gewesen sei, entsprechend einem mischerbigen M. MAYSER beobachtete sogar eine Verklumpung des mütterlichen Blutes mit einem Anti-N-Serum, hielt diesen Befund aber nicht für so ausschlaggebend, um an der MM-Struktur des Blutes Zweifel zu äußern. THOMSEN hingegen glaubte, daß es sich doch um die Blutgruppe MN handele, allerdings um einen Typ mit einem sehr schwachen N, und zwar mit einem so schwachen N, daß dieses sehr wahrscheinlich unaufgedeckt geblieben wäre, wenn man nicht aus dem Typus des Kindes auf das Vorhandensein eines N-Rezeptors bei der Mutter hätte schließen müssen.[1])

In diesem Zusammenhang ist der Standpunkt LANDSTEINERS interessant, den dieser auf eine Befragung CROMES einnahm, als er erklärte, daß zwar bei der Kindesmutter die Eigenschaft N nicht mit Sicherheit nachgewiesen wurde; worauf es aber hier ankomme, sei, die Abwesenheit von N zu beweisen und dieser Nachweis scheine ebensowenig erbracht worden zu sein.

Eine Sicherung für das Vorhandensein eines N-Rezeptors bei der Kindesmutter konnte durch CROME insofern erbracht werden, als er bei der Mutter der Kindesmutter die Formel NN nachwies. Die Kindesmutter mußte dementsprechend von ihrer reinerbigen NN-Mutter zweifellos ein N übernommen und dieses wiederum auf ihr reinerbiges NN-Kind weitergegeben haben.

1936 berichtete PIETRUSKY, daß er in diesem Falle CROME bei der Kindesmutter mit sogenannten eingeengten Seren die schwache N-Eigenschaft zweifelsfrei feststellen konnte. In der weiteren verwandtschaftlichen Umgebung dieser Frau fand er mit derselben Untersuchungsmethode noch weitere solcher schwachen N-Eigenschaften. Seine Einengungsmethode wurde jedoch von vielen Seiten, so von CLAUBERG, LAUER, HOLZER und vor allem von OLBRICH einer scharfen und ablehnenden Kritik unterzogen.

Folgt man der Darstellungsweise von DAHR, so wurde damit die Existenz der durch die PIETRUSKYsche Methode nachgewiesenen — an der Grenze der Nachweisbarkeit stehenden — N_2 genannten Rezeptoren überhaupt in Frage gestellt.

Dazu würden auch die von LANGENBERG 1940 publizierten Fälle gehören, da sich dieser in seiner Methodik neben einem eigenen Zentrifugierverfahren im wesentlichen an die PIETRUSKYsche Technik anlehnte. Über die von MASAKI und ARAI berichteten, aus einer Reihe von 76 Individuen herausgefundenen zwei Spezimen von schwachen N kann in dieser Hinsicht nichts gesagt werden, da aus dem deutschen Referat der japanischen Arbeit keine genauen Angaben zu entnehmen sind.

Dagegen soll ein von FRIEDENREICH 1936 beschriebenes Blut eine echte N_2-Eigenschaft aufgewiesen haben. FRIEDENREICH beobachtete einen ähnlichen Fall wie CROME und konnte durch seine Untersuchungen feststellen, daß das mütterliche Blut die Eigenschaft MN aufwies. Auch hier war der Faktor N so schwach entwickelt, daß er mit gewöhnlichen Gebrauchsseren nur ganz schwach nachgewiesen werden konnte. FRIEDENREICH untersuchte aus dem Verwandtenkreis dieser Frau auch deren Mutter und Schwester und stellte fest, daß bei ihnen die gleichen Eigenschaften nachzuweisen waren.

Desgleichen berichtete LAUER über ein ähnliches schwaches N. Grund für eine Abgrenzung dieser beiden Fälle gegen das von PIETRUSKY angegebene Merkmal war die Tatsache, daß sie gekennzeichnet waren durch etwa ein Viertel der Agglutinabilität einer normalen N-Eigenschaft und durch den Agglutinationsversuch nachgewiesen werden konnten. Abgesehen davon, daß, wie bereits darauf hingewiesen wurde, LAUER und MAYSER im Falle CROME Beobachtungen gemacht haben, die den Beweis der Abwesenheit einer schwachen N-Eigenschaft nicht erbringen ließen und die quantitative Abschätzung von Agglutinationsergebnissen in vielen Fällen Schwierigkeiten mit sich bringen kann, hat die serologische Erfahrung mehr und mehr gezeigt, daß es bei allen serologisch feststellbaren Merkmalen keine feststehenden Quantitäten gibt, sondern eine nahezu kontinuierliche Stufung der betreffenden Allelenreihe nach den auftretenden Substanzmengen in den einzelnen Genen möglich ist. Besonders am Beispiel der Allelenreihe des Merkmals A innerhalb des OAB-Systems konnte dies deutlich herausgestellt werden.

[1]) Es muß hier bemerkt werden, daß LAUER und MAYSER nichts von der Verwandschaft der beiden Blutproben gewußt haben, während THOMSEN aus Äußerungen CROMES die Zusammenhänge ahnen und zum Ausgangspunkt seiner Überlegungen machen konnte.

Eine ganz ähnliche Erscheinung wird in dieser Hinsicht noch beim Faktor P zu besprechen sein. In diesem Sinne besteht deshalb keine Veranlassung, an der Existenz des PIETRUSKYschen N_2 zu zweifeln. Dieses Gen stellt möglicherweise das letzte Allel in einer Reihe dar, die von dem normal starken und serologisch ohne weiteres agglutinatorisch nachweisbaren N über die nur durch Agglutination mit starken Anti-N-Seren faßbaren Typen schwacher und schwächerer Prägung bis zu dem an der Grenze der Nachweisbarkeit stehenden Allel führt.

Das Gleiche wie für die schwache N-Eigenschaft gilt auch für den Faktor M. PIETRUSKY beschrieb 1943 eine M-Eigenschaft, von ihm M_2 genannt, die durch eine besondere Schwäche ausgezeichnet war. Dieser Rezeptor war mit allen guten Anti-M-Seren, die einen Titer von 1 : 64 bzw. 1 : 128 aufwiesen, im Agglutinationsversuch zu erkennen.

Durch den Nachweis dieser schwachen Eigenschaften innerhalb des M/N-Systems erweitert sich die Zahl der allelomorphen Gene und damit naturgemäß auch die Zahl der dadurch möglichen Genotypen. Dabei ist zu berücksichtigen, daß die schwachen Eigenschaften von den starken überdeckt werden und bei den in Bezug auf die betreffende Eigenschaft homozygoten Typen nicht festgestellt werden können, während sie sich gegenüber dem entgegengesetzten Merkmal kombinant verhalten und infolgedessen unter Umständen schwierig, aber immerhin serologisch faßbar sind. Auf Grund dieser Tatsache kommt man zu der Aufstellung der Tabelle 61, in der die einzelnen Phänotypen den Genotypen gegenübergestellt sind. Über die vererbungsmäßigen Folgerungen in Bezug auf die Verwertung im Vaterschaftsgutachten wird an anderer Stelle noch zu sprechen sein.

Tabelle 64. Gegenüberstellung der Phänotypen und Genotypen innerhalb des M/N-Systems unter Berücksichtigung der schwachen Eigenschaften

Serologische Typisierung	Phänotypus	Genotypus
M	M_1	M_1M_1 M_1M_2
	M_2	M_2M_2
N	N_1	N_1N_1 N_1N_2
	N_2	N_2N_2
MN	M_1N_1 M_1N_2 M_2N_1 M_2N_2	M_1N_1 M_1N_2 M_2N_1 M_2N_2

Besondere Beobachtungen und Ergebnisse. Auf Grund des Fehlens normaler Anti-M- und Anti-N-Isoagglutinine scheint das M/N-System im Rahmen der Bluttransfusion keine wesentliche Rolle zu spielen. MESSERSCHMIDT und CHRISTLIEB gaben 1942 im Rahmen eines ausgedehnten Untersuchungsmaterials an, daß sich hinsichtlich der Faktoren M und N bei Bluttransfusionen Zwischenfälle nicht erkennen ließen. Möglich wären solche Störungen jedoch durch Sensibilisierung des Empfängers durch ein M/N-unverträgliches Blut. Über eine solche direkte Bildung von Immun-Anti-M oder Immun-Anti-N im Verlauf von sensibilisierend wirkenden Transfusionen ist bisher nur von WIENER und FORER 1941 und von WIENER 1942 berichtet worden. Auch BROMAN hat einen Fall beschrieben, in dem ein Empfänger mit dem Merkmal N nach wiederholten Blutübertragungen bei einer erneuten Infusion eines MN-Blutes einen schweren Transfusionsschaden erlitt, der durch das Vorhandensein eines Anti-M-Agglutinins im Serum des Patienten aufgeklärt werden konnte. Ähnlich wies SINGER bei einem M-Menschen anläßlich eines Transfusionszwischenfalles als Ursache ein deutliches Anti-N-Agglutinin nach, das mit dem übertragenen N-Blut zur Reaktion kam. Es ist aber anzunehmen, daß in den beiden letztgenannten Fällen diese Antikörper nicht erst durch die vorausgegangenen Transfusionen entstanden sind, sondern daß es sich auch hier um sogenannte präformierte Antikörper gehandelt hat, wie sie in den letzten Jahren mehrfach beschrieben worden sind. PHANSOMBOON, IKIN und MOURANT, in deren Arbeit auch auf die Berichte anderer Autoren über präformierte Antikörper hingewiesen ist[1]), haben ein solches Anti-N näher untersucht und gefunden, daß das Serum bei Zimmertemperatur weitaus besser reagiert als bei 37°. Der Titer ging bei Zimmertemperatur bis zu einer Verdünnungsstufe von 1 : 8, mit MN-Blutproben gab das unverdünnte Serum nur zweifelhafte Reaktionen. Eine Verstärkung der Reaktion konnte durch die Verwendung von Blutkörperchensuspensionen in Albuminlösung kaum bewirkt werden, ein Zeichen, daß es sich bei dem Agglutinin um spontan vorkommende bivalente und nicht um monovalente — also auf Sensibilisierung schließen lassende — Antikörper handelte. Anamnestisch wurden auch keine Angaben gemacht, welche die Entstehung des Antikörpers auf diesem Wege wahrscheinlich gemacht hätten.

Interessant sind die Berichte von PATERSON und seinen Mitarbeitern, von McFARLANE sowie von BOWLEY und DUNSFORD aus den Jahren 1942, 1945 und 1949, in denen das Vorkommen von Anti-M-Agglutinin während der Schwangerschaft in insgesamt vier Fällen beschrieben wird.

In allen diesen Fällen handelte es sich um typische Kälteagglutinine, die zwischen +4 bis +20° am aktivsten waren. Bei 37° reagierten sie gar nicht bis auf eines, das bei Körpertemperatur einen Titer von 1 : 128 aufwies[2]). In keinem der Fälle konnte bei den Kindern dieser Mütter eine hämolytische Neugeborenen-Erkrankung festgestellt werden. Dazu im Gegensatz steht allerdings ein 1948 von de KROMME und van der SPEK beschriebener Fall, bei dem das Vorkommen eines Anti-N-Agglutinins bei der Mutter mit einem Morbus haemolyticus neonatorum beim Kinde verbunden war.

Daß in Bezug auf diese Anti-M-Agglutinine keine Sensibilisierung vorlag, konnten BOWLEY und DUNSFORD durch die Anwendung einer eben bereits erwähnten, von BOORMAN und DODD angegebenen Methodik nachweisen, in dem sie vergleichsweise die Titer in kristalloidem und kolloidem Milieu gegenüberstellten und keine wesentliche Erhöhung im letzteren beobachten konnten. Da dies ein Zeichen dafür ist, daß keine Immunantikörper vorhanden sind, schlossen sie daraus, daß es sich speziell in den von ihnen beschriebenen Fällen um normalerweise vorkommende, sogenannte irreguläre Anti-M-Agglutinine handelte.

Warum diese nicht zum Auftreten eines Morbus haemolyticus neonatorum bei den Kindern geführt haben, wird von BOWLEY und DUNSFORD unter Erwähnung TOVEYS damit erklärt, daß menschliches Gewebe die Fähigkeit besitzt, gerade Anti-M- und -N-Agglutinine auf unspezifischem Wege abzusättigen.

Das Vorkommen außerhalb der Erythrozyten in den Körperorganen und Geweben ist zwar mehrfach untersucht worden, führte aber zu keinen übereinstimmenden

---

[1]) ALLOT und HOLMAN, CALLENDER und RACE, de KROMME und van der SPEK, GASSER und GRUMBACH sowie SINGER.

[2]) In einer Fußnote erwähnen BOWLEY und DUNSFORD einen weiteren Fall eines Anti-M-Agglutinins mit der gleich hohen Wärmeamplitude, der ihnen von TOVEY mitgeteilt wurde und ein im Verlauf einer Schwangerschaft von DUNSFORD entdecktes Anti-M, welches ebenfalls keine Schädigung des Kindes verursacht hatte.

Ergebnissen. ZACHO, CLAUSEN, BOYD und BOYD sowie MUSTAKALLIO konnten die Antigene M und N nicht oder nicht sicher feststellen. KUSUMOTO, KOSSJAKOW und TRIBULEW sowie BOORMAN und DODD dagegen berichten über einwandfrei positive Resultate. Außerdem sollen nach ZACHO maligne Tumoren in der Mehrzahl der Fälle M- bzw. N-haltig sein. In gleicher Weise in den Meinungen wechselnd sind die Berichte über das Vorkommen der M- und N-Substanzen in den Körperflüssigkeiten. CLAUSEN, BOYD und BOYD, KUSUMOTO, SASAKI sowie BOYD konnten den Nachweis nicht führen im Gegensatz zu SCHIFF, CROME, BRUYNOGHE, PIETRUSKY und BOORMAN und DODD, die positive Befunde angeben. Wie bereits THOMSON steht neuerdings KRAH auf dem Standpunkt, daß positive Befunde in den Organen möglicherweise dem Umstand zuzuschreiben sind, daß das Vorhandensein von Blut eine große Rolle als Fehlerquelle spielen und deshalb ein nicht eindeutiges Resultat bedingen kann. In primär blutarmen Geweben stört der Blutgehalt nicht. Blutreiche Organe dagegen bedürfen einer intensiven Waschung ihrer Zellsuspensionen. Nach KRAH üben Organzellen zwar eine unspezifische Adsorptionswirkung auf die M- und N-Agglutinine aus, die mit wachsender Zellmenge ansteigt, jedoch lassen sich die spezifischen Rezeptoren M und N selbst in den Zellen menschlicher Organe und Tumoren nicht nachweisen. Die Körperzellen der drei Faktorentypen verhalten sich gegenüber M- und N-Antiseren gleich und binden aus diesen keine faktorenspezifischen Antikörper.

Die beiden Eigenschaften sind bereits im Fetalleben nachzuweisen und beim Neugeborenen kräftig ausgeprägt. Sie halten sich während des ganzen Lebens konstant, ein Wechsel der Typeneigenschaften durch äußere Einwirkungen oder im Verlaufe von Erkrankungen ist bisher nicht beobachtet worden.

Untersuchungen über die chemische Natur der Merkmale M und N liegen noch nicht vor.

Die Technik der M/N-Bestimmung

Die Gewinnung von Rohseren. Abgesehen von vereinzelt berichteten Sensibilisierungserfolgen bei Ziegen (HAEBARA), Schafen (KUSUMOTO) und Meerschweinchen (RENKONEN) finden für die Gewinnung von Anti-M- und Anti-N-Seren in erster Linie Kaninchen Verwendung. Da bei solchen Versuchen nicht nur mit Ausfällen infolge Schockwirkung gerechnet werden muß, sondern auch die unterschiedliche Qualität der Seren zu berücksichtigen ist, empfiehlt es sich, stets eine größere Anzahl von Versuchstieren heranzuziehen. Entscheidend für eine rationelle Gewinnung brauchbarer Testseren sind drei Faktoren: 1. die Blutkörperchen, 2. das Tiermaterial und 3. die Immunisierungstechnik.

Die zur Sensibilisierung verwendeten Blutproben können vom Standpunkt des Antigens aus nicht geeignet sein. Die Verwendung willkürlich gewählter, gerade vorhandener M- oder N-Blutproben ist deshalb weniger angebracht. Vielmehr soll man versuchen, sich einen Bestand an Spendern zu schaffen, deren Bluteigenschaften bekannt sind und sich bereits bei mehreren Sensibilisierungsversuchen bewährt haben.

Das Tiermaterial kann insofern das Ergebnis der Sensibilisierung beeinflussen, als die einzelnen Kaninchen anscheinend ein verschieden starkes Differenzierungsvermögen gegen die Antigene besitzen. Nach WHEELER, SAWIN und STUART scheint besonders die Fähigkeit bestimmter Kaninchen, Anti-M-Agglutinin zu bilden, erblich zu sein. WILDFÜHR erhielt die besten Sensibilisierungsergebnisse mit grauen Kaninchen, während sich gescheckte Tiere weniger eignen sollen.

Nicht zuletzt spielt verständlicherweise die technische Durchführung eine wesentliche Rolle für den Ausgang der Sensibilisierung. Ohne die Anwendung von Hilfsmitteln oder speziellen Techniken erhält man gewöhnlich in 20—25 % der Fälle brauchbare, d. h. den Forderungen der Richtlinien entsprechend mindestens fünfstufige Seren. HILGERMANN versuchte deshalb unter Zuhilfenahme des anaphylaktischen Fiebers diese Prozentzahl zu steigern. Er empfahl, vier bis acht Wochen nach der erfolglosen ersten Injektionsserie den Kaninchen, die ungenügende Seren gebildet haben, dreimal in Abständen von etwa einer Woche je zwei Injektionen einer Blutkörperchensuspension täglich intravenös zu machen. Dadurch erhalte man seinen Angaben entsprechend 100 % brauchbare Seren. OLBRICH erzielte gute Erfolge mit einer Methode der kombinierten passiv-aktiven Immunisierung. Er spritzte den Kaninchen in dreitägigem Abstand intravenös viermal je 1,5 ccm Anti-N-Serum ein und ließ dann nach einer Woche die übliche aktive Immunisierung folgen. Er erhielt so 100 % hochwertige Seren, die besonders leicht unter Erhaltung des spezifischen Titers zu reinigen waren. Der Nachteil dieser Methode besteht jedoch darin, daß große Mengen von Immunserum zur Herstellung neuer Rohseren verbraucht werden. Deswegen empfahl OLBRICH später, für die passive Immunisierung Seren zu verwenden, deren niedriger Titer die Verwendung als Testserum unmöglich macht. Seinen Erfahrungen entsprechend bewährten sich sogar größere Mengen niedrigstufiger Seren besser als kleinere Mengen hochstufiger. MOLNAR prüfte in Vergleichsuntersuchungen die von HILGERMANN und OLBRICH angegebenen Methoden nach und fand sie mit ihren Resultaten von 50—60 % brauchbarer Seren beide gleichwertig. WILDFÜHR bestätigte zwar OLBRICHS Methode als Verbesserung, berichtete aber ähnlich wie MOLNAR nur über 50—60 % Erfolge. Er selbst benützte auf Grund der Zusammenhänge zwischen dem Vitamin C und dem Immunisierungsgeschehen l-Askorbinsäure in Form von Redoxon pro injektione und kombinierte infolge der guten Wirkung die passiv-aktive Immunisierung OLBRICHS mit Gaben von Vitamin C.

Für die Immunisierung selbst wird das vorgesehene Blut vom Spender entnommen, in der üblichen Natriumzitratlösung aufgefangen und nach den im allgemeinen Teil beschriebenen Angaben vorbereitet. Erfahrungsgemäß hat sich eine 50%ige Aufschwemmung serumfrei gewaschener M- bzw. N-Blutkörperchen der Gruppe O am besten bewährt. In erster Linie deshalb, weil Kaninchen auf die Einspritzung von Blutkörperchen nur sehr schwer, in den meisten Fällen gar keine spezifischen Anti-O-Agglutinine bilden. Wohl aber entstehen bei der Immunisierung mit A- oder B-Blutkörperchen unter Umständen Anti-A- oder Anti-B-Agglutinine, die infolge ihrer Titerhöhe nur schwer adsorbierbar sind, ohne die gleichzeitig vorhandenen Anti-M- oder Anti-N-Antikörper zu beeinflussen. Von der mit Kochsalzlösung bereiteten 50%igen Blutkörperchensuspension injiziert man am besten mit dreitägigem Abstand sechsmal je 5 ccm in die Ohrvene. Eine Woche nach der letzten Injektion gewinnt man entweder durch Herzpunktion oder durch einen kleinen Aderlaß ebenfalls aus der Ohrvene für die orientierende Auswertung des Serums einige Kubikzentimeter Blut.

Von angloamerikanischer Seite wird die Technik der täglichen Injektion vorgezogen. WHEELER, SAWIN und STUART gaben 1939 eine Immunisierungstechnik an, wonach drei bis fünf je einwöchige Immunisierungsreihen mit täglichen Einspritzungen vorgenommen werden sollen. Zwischen zwei Immunisierungswochen soll jeweils eine injektionsfreie Woche eingeschoben werden. Die Quote brauchbarer Seren betrug nach Angaben der Autoren 82 %. TAYLOR und IKIN spritzten bei der Bereitung ihrer Anti-M- und -N-Seren je 1 ccm der betreffenden Blutkörperchensuspension an fünf aufeinanderfolgenden Tagen in die Ohrvene. Zu Beginn jeder weiteren Immunisierungswoche erfolgte die erste Injektion allerdings intraperitoneal, um den Angaben von WIENER, ZINSHER und SELKOWE entsprechend ein Minimum an anaphylaktischen Ausfällen zu erzielen. Die Blutentnahme für die Beurteilung des Sensibilisierungseffektes erfolgt am achten bis zehnten Tag nach der letzten Injektion. Über die Erfolgsquoten mit dieser Methode wurden von den Verfassern keine Angaben gemacht.

Die Adsorption der Rohseren. Das zur Auswertung entnommene Probeblut läßt man gerinnen und gewinnt durch Zentrifugieren das Serum. Nach einer 30 Minuten bei 57° vorgenommenen Inaktivierung wird das Serum zunächst im nichtadsorbierten Zustand verdünnt und gegen M-, MN- und N-Blutkörperchensuspensionen getestet. Dadurch zeigt sich im allgemeinen bereits in großen Zügen die charakteristische Spezifität des jeweiligen Serums, wie dies aus der Tabelle 65 zu ersehen ist. Ein Anti-M-Serum weist bereits als Rohserum den höchsten Titer gegen M-Blutkörperchen auf und hat einen relativ niedrigen Titer gegen N-Blutkörperchen, während der Titer gegen MN-Blutkörperchen ungefähr das Mittel zwischen den beiden vorgenannten Titerhöhen einnimmt. Umgekehrt soll ein Anti-N-Serum am stärksten mit N-Blutkörperchen, etwas schwächer mit einer MN-Suspension und am schwächsten mit einer M-Aufschwemmung reagieren. Allerdings trifft diese Regel nicht immer zu. Es kann sehr leicht der Fall sein, daß ein Rohserum bei der Austitrierung gegen die drei Blutkörperchensuspensionen kaum Titerdifferenzen aufweist und nach der ersten Adsorption doch einen brauchbaren Abguß ergibt. Die spezifischen Titer solcher Seren erreichen jedoch dann meist nur knapp die Grenze der in den Richtlinien vorgeschriebenen Wertigkeit.

Tabelle 65. Orientierende Auswertung zweier Rohseren der Spezifität Anti-M und Anti-N gegen Blutkörperchensuspensionen der Typisierung M, MN und N

0,1 ccm Rohserum Anti-M 1088	0,1 ccm einer 3%igen Blutkörperchensuspension der Typisierung			0,1 ccm Rohserum Anti-N 1090	0,1 ccm einer 3%igen Blutkörperchensuspension der Typisierung		
fallend	M	MN	N	fallend	M	MN	N
1	3	3	2	1	3	3	3
1 : 2	3	3	3	1 : 2	4	3	4
1 : 4	4	4	4	1 : 4	4	4	4
1 : 8	4	4	3	1 : 8	3	4	4
1 : 16	4	3	3	1 : 16	2	4	4
1 : 32	3	3	2	1 : 32	2	3	3
1 : 64	3	3	2	1 : 64	1	3	3
1 : 128	3	3	1	1 : 128	—	2	3
1 : 256	3	2	1	1 : 256	—	2	3
1 : 512	3	2	—	1 : 512	—	1	2
1 : 1024	3	1	—	1 : 1024	—	—	2
1 : 2048	1	—	—	1 : 2048	—	—	1
1 : 4096	—	—	—	1 : 4096	—	—	—
Na-Cl-Kontr.	—	—	—	Na-Cl-Kontr.	—	—	—

Nunmehr wird eine erstmalige Adsorption vorgenommen. Anti-M-Seren werden dazu mit N-Blutkörperchensediment, Anti-N-Seren mit M-Blutkörperchensediment abgesättigt. Dabei erscheint es zweckmäßig, die Rohseren bei der ersten Auswertung nicht nur an e i n N- oder M-Blut zu adsorbieren, sondern mit mehreren verschiedenen Sedimenten der gleichen Typisierung. Es besteht nämlich die Möglichkeit, daß Seren nach Adsorption mit einem bestimmten Blut unspezifische Fraktionen behalten, die sich bei der nachfolgenden Testung in störender Weise bemerkbar machen, die mit einem anderen Adsorptionsblut dagegen entfernt werden können. Desgleichen soll man zur Testung nie die Blutkörperchensuspension des zur Adsorption verwendeten Blutes allein benutzen, sondern andere Aufschwemmungen der betreffenden Typisierung heranziehen. Gegen das Adsorptionsblut wird nach ausreichender Sättigung der Abguß aller Wahrscheinlichkeit nach negativ sein, während durch andere Testblute etwaige unspezifische Reaktionen oder eine nicht genügende Absättigung aufgedeckt werden können. In erster Linie verwendet man vor allem für die Adsorption der Rohseren nicht wie bei der Sensibilisierung OM- bzw. ON-Blut, sondern Blutsorten der Gruppe A, weil Kaninchen des öfteren ein natürliches Anti-A im Serum aufweisen können, wenn nicht, wie FISCHER und KRAH betont haben, für die Gewinnung von Anti-M- und -N-Seren sogenannte A-Kaninchen sensibilisiert worden sind. Entsprechend der eigenen Erfahrung ergeben bei etwaigen notwendigwerdenden Nachadsorptionen Absättigungen mit A_2M- und A_2N-Blutkörperchensedimenten gute Ergebnisse, weil sie auf Grund ihrer artspezifischen Verwandtschaft mit den O-Blutkörperchen die bei der Sensibilisierung mit O-Blutkörperchen entstehenden, vom M/N-System unabhängigen Antikörper spezifischer Prägung besonders gut entfernen.

Eine Adsorption benötigt etwa dreißig bis sechszig Minuten und wird nicht im Brutschrank sondern bei Zimmertemperatur oder darunterliegenden Temperaturen (bis +5° C) vorgenommen. Für beide Punkte, sowohl für die Zeit als auch für die Temperatur der Adsorption müssen die besonderen Eigenheiten der jeweiligen Seren berücksichtigt werden, die in Vorversuchen festzustellen sind. Besondere Beachtung verdient die Menge des zur Adsorption notwendigen Sediments. Als Anhaltspunkt für die Abschätzung ungefähr notwendiger Mengen richtet man sich nach der Höhe des unspezifischen Titers der orientierenden Auswertung. Als solcher Anhaltspunkt kann auch die Tabelle 66 dienen. Für die in dem Versuchsprotokoll der Tabelle 65 beispielsweise orientierend ausgewerteten Rohseren 1088 und 1090 heißt das, daß sie an je $^1/_2$ bis $^1/_3$ Volumen entsprechenden Blutkörperchensediments adsorbiert werden müssen. Selbstverständlich sind die in der Tabelle genannten Werte nur als Anhaltspunkte und nicht als allgemein gültiges, gesetzmäßiges Schema aufzufassen. Jedes Serum hat, wie bereits darauf hingewiesen, auch in bezug auf seine Artagglutinine individuelle Eigenschaften.

Tabelle 66. Schätzungsweise notwendige Sedimentmengen für die Adsorption von Anti-M- und -N-Seren an Hand der Höhe des unspezifischen Anti-Art-Titers

Höhe des unspezifischen Anti-Art-Titers (Titer gegenüber heterologem Blut)	Für die Adsorption ungefähr notwendige Sedimentmenge in Volumteilen
1 : 64 — 1 : 32	$^1/_2$ — $^1/_3$
1 : 16 — 1 : 8	$^1/_3$ — $^1/_4$
1 : 4 — 1 : 2	$^1/_4$ — $^1/_5$
1 : 2 — unverdünnt	$^1/_5$ — $^1/_{10}$

Für die weiteren Adsorptionsversuche sättigt man eine bestimmte Menge Rohserum (z. B. 2 ccm Anti-M 1088) mit einer entsprechenden Sedimentmenge des betreffenden Blutes (1 ccm A_1N-Blut) bei Zimmertemperatur 45 Minuten ab und prüft dann laut Tabelle 67 den Agglutinationstiter gegen M-, MN- und N-Blutkörperchen. Nach dieser erstmaligen Absättigung braucht der Abguß noch nicht völlig von artspezifischen Antikörpern befreit zu sein. Er kann unter Umständen noch ziemlich stark mit heterologem N-Blut reagieren. Man schließt deshalb eine zweite Adsorption an und zwar adsorbiert

Tabelle 67. Versuchsprotokoll eines Absättigungsversuches für die Reinigung eines Rohserums der Spezifität Anti-M

0,1 ccm Rohserum Anti-M 1088 1 : 20 verdünnt adsorbiert 45 Minuten bei Zimmertemperatur an ½ Volumen A_1N-Blutkörperchensediment fallend	0,1 ccm einer 3%igen Blutkörperchensuspension der Typisierung M	MN	N
1	3	3	3
1 : 2	3	3	3
1 : 4	3	3	3
1 : 8	3	3	2
1 : 16	3	3	1
1 : 32	3	3	—
1 : 64	3	3	—

Tabelle 68. Versuchsprotokoll über den Absättigungsversuch eines Anti-M-Abgusses mit verschiedenen Volumina von Blutkörperchensediment zur Erzielung wirksamer und spezifischer Testseren

0,1 ccm Rohserum Anti-M 1088 adsorbiert 45 Minuten bei ZT an ⅓ Vol. A_2N-Sediment fallend	0,1 ccm einer 3%igen Blutkörperchensuspension der Typisierung M	MN	N	0,1 ccm Rohserum Anti-M 1088 adsorbiert 45 Minuten bei ZT an ¼ Vol. A_2N-Sediment fallend	0,1 ccm einer 3%igen Blutkörperchensuspension der Typisierung M	MN	N	0,1 ccm Rohserum Anti-M 1088 adsorbiert 45 Minuten bei ZT an ⅕ Vol. A_2N-Sediment fallend	0,1 ccm einer 3%igen Blutkörperchensuspension der Typisierung M	MN	N
1	3	3	—	1	3	3	2	1	3	3	3
1 : 2	3	3	—	1 : 2	3	3	1	1 : 2	3	3	2
1 : 4	3	3	—	1 : 4	3	3	—	1 : 4	3	3	1
1 : 8	3	3	—	1 : 8	3	3	—	1 : 8	3	3	(1)
1 : 16	3	3	—	1 : 16	3	3	—	1 : 16	3	3	—
1 : 32	3	2	—	1 : 32	3	3	—	1 : 32	3	3	—
1 : 64	2	1	—	1 : 64	3	2	—	1 : 64	3	3	—
1 : 128	(1)	—	—	1 : 128	2	(1)	—	1 : 128	3	2	—
1 : 256	—	—	—	1 : 256	1	—	—	1 : 256	2	1	—
NaCl-Kontr.	—	—	—	NaCl-Kontr.	—	—	—	NaCl-Kontr.	—	—	—

man von der nach der ersten Prüfung verbliebenen Menge von 1,5 ccm wiederum an Hand der Werte der Tabelle je

1. 0,5 ccm mit ⅓ Volumen = 0,3 ccm A_2N-Sediment,
2. 0,5 ccm mit ¼ Volumen = 0,25 ccm A_2N-Sediment und
3. 0,5 ccm mit ⅕ Volumen = 0,2 ccm A_2N-Sediment.

Nach dieser Absättigung mit verschiedenen Volumina werden die Abgüsse abermals auf ihre Brauchbarkeit — nun jedoch auf Wirksamkeit und Spezifität — untersucht (Tabelle 68). Aus dem Versuchsprotokoll dieser Tabelle ist zu ersehen, daß die mit ¼ und ⅕ Volumen abgesättigten Serumportionen immer noch mit den heterologen N-Erythrozyten reagieren. Lediglich der mit ⅓ Volumen behandelte Zweitabguß kann für die Routinetechnik Verwendung finden. Trotzdem brauchen die beiden ersten Abgüsse nicht verworfen zu werden, sondern können durch eine nachfolgende dritte Absättigung eine Befreiung von ihren artspezifischen Resten erfahren.

Es hat sich gezeigt, daß sich Adsorptionen besser durchführen lassen, wenn man das Rohserum nicht im unverdünnten Zustand absättigt, sondern in einer Verdünnung von 1 : 5, 1 : 10 oder 1 : 20 in Kochsalzlösung mit dem Adsorptionsblut zusammenbringt. Allerdings muß dabei berücksichtigt werden, daß sich in diesem Falle die Angaben über die notwendigen Volumina der Adsorptionssedimente stets auf die Menge des Rohserums und nicht auf das Gesamtquantum des verdünnten Serums bezieht. Muß dementsprechend ein Rohserum mit $^1/_2$ Volumen Sediment versetzt werden, so heißt das, daß 1 ccm Rohserum mit $^1/_2$ ccm Blutkörperchensediment vermischt werden muß, wobei es nebensächlich ist, ob das Rohserum nun in 4 ccm Kochsalzlösung auf 1 : 5, in 9 ccm Kochsalzlösung auf 1 : 10 oder in 19 ccm auf 1 : 20 verdünnt worden ist.

Brauchbar hinsichtlich Wirksamkeit und Spezifität ist ein Anti-M- bzw. Anti-N-Abguß dann, wenn er nach der endgültigen und die Spezifität gegenüber dem heterologen Blut garantierenden Adsorption noch einen Titer von mindestens 1 : 16 (fünf Stufen) aufweist. Seren, die erst nach wiederholten Adsorptionen und starken Einbußen an homologen Antikörpern ihre Spezifität bei vier, drei und noch weniger Verdünnungsstufen erreichen, soll man als untauglich verwerfen. Hierzu ist allerdings zu sagen, daß sowohl die Güte der erzielten Abgüsse als auch die Zahl der brauchbaren Seren mit der wachsenden Erfahrung des Untersuchers steigen. Erst das serologische Fingerspitzengefühl bringt es mit sich, die individuelle und optimale Adsorptionstechnik hinsichtlich Verdünnung des Serums und der zu verwendenden Adsorptionsblutmenge zu ermitteln und aus Rohseren noch spezifische Abgüsse gewinnen zu können, die ein weniger Geübte bereits als unbrauchbar bezeichnen würde.

Ist die Brauchbarkeit des Serums erwiesen, dann wird das Kaninchen möglichst am gleichen oder am nächsten Tage aus der Halsschlagader entblutet. Bei sauberer Arbeit kann je nach der Größe des Tieres eine Blutmenge zwischen 70 und 130 ccm gewonnen werden. Man fängt das Blut in einem sterilen Meßzylinder auf, läßt es gerinnen und löst mit einem sterilen Glasstab nach einer Weile den Blutkuchen von der Glaswand ab. Die Aufbewahrung des Blutes bis zum Abgießen des Serums erfolgt erfahrungsgemäß am besten bei Zimmer- oder höherer Temperatur und n i c h t im Kühlschrank. Das abzentrifugierte Serum wird in sterilen Ampullen etwa in Mengen von 5 ccm eingeschmolzen und in diesem Zustand 30 Minuten bei 37° inaktiviert. Bei der Verwendung kann die Inaktivierung nochmals wiederholt werden. Die Aufbewahrung soll kühl erfolgen. Über die Trocknung von M- und N-Seren liegen noch keine größeren Erfahrungen vor.

Hat man die Rohseren keimfrei eingeschmolzen und auf diese Weise haltbar gemacht, so ist man jederzeit in der Lage, auf Grund der Voruntersuchung unter Verwendung desselben Adsorptionsblutes einen Abguß der gleichen Qualität herzustellen.

Von einer gewissen Bedeutung ist dabei die Frage, ob die Herstellung der Abgüsse unter sterilen Kautelen zu erfolgen hat. ELBEL betont, daß die Herstellung von sterilen Abgüssen mit größten Schwierigkeiten verbunden ist und zitiert im gleichen Sinne LANDSTEINER. Allgemeingültig dürfte die Auffassung sein, daß man bei der Herstellung von Abgüssen zur Routinetechnik auf Keimfreiheit verzichten kann. Die unter Außerachtlassung strenger Asepsis bereiteten Abgüsse bleiben nämlich mindestens ebensolange — im allgemeinen vier Wochen — haltbar, wie absolut keimfreie Abgüsse, die für besondere Untersuchungen ohne weiteres aus den steril aufbewahrten Ampullen mit Rohserum hergestellt werden können.

Weitaus größere Bedeutung für eine serologisch saubere und einwandfreie Technik der Adsorption besitzt die Frage der Hämolyse. Die meisten in der Literatur angegebenen Adsorptionsverfahren vermeiden es, den besten Adsorptionseffekt durch mehr als zweimaligen Zusatz von Blutkörperchen zu erreichen. Dies hauptsächlich n i c h t aus Gründen der Sparsamkeit an Material und Zeit, oder um stärkere unspezifische Bindungen und damit Titerverluste zu verhüten, sondern in erster Linie deshalb, weil die Seren sonst unvermeidlich hämolytisch werden. Starke lytische Zerstörungen des Adsorptionsblutes können unter Umständen bei manchen Seren trotz ausgiebiger Inaktivierung auch bereits bei der ersten Adsorption beobachtet werden.

Deshalb hat LATTES (zit. nach ELBEL) ein Verfahren angegeben, bei dem mit gekochtem Blutkörperchensediment gearbeitet wird und das sehr gute Ergebnisse aufweist.

Das kräftig ausgeschleuderte Blutkörperchensediment wird dreimal mit physiologischer Kochsalzlösung gewaschen, damit eine 2—3 %ige Suspension hergestellt und diese tropfenweise in ein Gefäß mit siedender Kochsalzlösung gegeben. Wurde das Blut des betreffenden Spenders nicht direkt in Natriumzitratlösung aufgefangen, sondern liegt es in geronnenem Zustand vor, so kann der Blutkuchen mit einem Pistill oder der Kuppe eines Reagenzglases durch ein feines Drahtsieb gepreßt und in physiologischer Kochsalzlösung gesammelt werden. Nach anschließender Filterung durch ein Faltenfilter zur Entfernung gröberer Konglomerate wird das Blut ebenfalls serumfrei gewaschen und in 3 %iger Suspension in siedende Kochsalzlösung eingetropft. Die Blutkörperchen fallen infolge der Denaturierung der Eiweißstoffe sofort als feste Flocken zu Boden, so daß die Kochsalzlösung nach Beendigung des Vorgangs von dem Sediment durch Abgießen getrennt werden kann.

Auf diese Weise behandelte Blutkörperchen können beliebig lange Zeit steril abgefüllt in brauchbarem Zustand aufbewahrt werden. Dieser Vorteil ermöglicht es, das für die gesamte Menge eines Rohserums zur Herstellung der optimalen Abgüsse notwendige Quantum des brauchbarsten Adsorptionsblutes für die Bereitung stets gleichmäßig reagierender Abgüsse bereitzustellen. Allerdings weist ein solches gekochtes Blutkörperchensediment nach den Angaben von LATTES und ELBEL sowie nach eigenen Erfahrungen den Nachteil auf, daß das Bindungsvermögen gegenüber frischen Blutkörperchen herabgesetzt ist. Die Verlängerung der Adsorptionszeit ändert an dieser Tatsache nichts, jedoch wird dieser Nachteil wettgemacht durch die Möglichkeit einer mehrmaligen Adsorption ohne die Gefahr einer Hämolyse. Die mit gekochten Blutkörperchen hergestellten Abgüsse behalten stets die ursprüngliche Farbe des Serums bei und auch nach mehrmaligem Blutkörperchenzusatz sind sie immer noch heller als Seren, die man nur einmal mit frischen Blutkörperchen abgesättigt hat.

KRAH hat im Rahmen seiner Untersuchungen über den Gehalt menschlicher Organe an M/N-Substanzen ein weiteres Verfahren zur Herstellung spezifischer Anti-N-Abgüsse angegeben, bei dem er an Stelle des üblichen Blutkörperchensediments zur Absättigung Zellsuspensionen menschlicher Organe verwendet. Aus den Versuchen ergab sich, daß gewaschene Zellen normaler Organe und bösartiger Tumoren zwar ein gewisses Adsorptionsvermögen für faktorenspezifische Antikörper besitzen, welches aber entsprechend der Wirkung heterologer Blutzellen unspezifischer Natur ist und keinen Anhalt für die Existenz der Faktoren M und N außerhalb der Erythrozyten bietet. Abgesehen von theoretischen Erörterungen können also blutfreie Organe als frei von Faktorenantigenen betrachtet werden. Auf Grund dieses Fehlens einer nachweisbaren faktorenspezifischen Prägung menschlicher Organe und der trotzdem vorhandenen Adsorptionsfähigkeit braucht bei einer Adsorption mit Gewebssuspensionen vorteilhafterweise auf deren M/N-Typisierung keine Rücksicht genommen zu werden.

Nach den Versuchen beeinflussen Zellen von Herz und Niere unabhängig vom jeweiligen Faktorentypus bei der Adsorption eines Anti-N-Rohserums den Anti-N-Titer nicht, wohl aber den heterologen Anti-M-Titer, wenn sie ihn auch nur um zwei bis drei Stufen herabsetzen. Die Absättigung desselben Anti-N-Rohserums mit dem gleichen Volumen M-Blutkörperchensediment ergab in jedem Falle eine stärkere Senkung des heterologen Titers bzw. sogar einen völligen Schwund der mit M-Blutkörperchen reagierenden Agglutinine. Dementsprechend ist also die Bindungsfähigkeit der Organzellen für artspezifische Antikörper geringer als die von Blutzellen. Es war deshalb verständlich, durch Erhöhung der zur Adsorption verwendeten Organzellenmenge zu versuchen, eine vollständige Entfernung der artspezifischen Antikörper aus Anti-N-Seren anzustreben.

Das Beispiel der Tabelle 66 zeigt, daß, wie angenommen, relativ große Mengen von Organzellensediment in der Lage sind, sämtliche heterologen bzw. artspezifischen Antikörper eines Anti-N-Serums zu adsorbieren und trotzdem eine die ausreichende Wirksamkeit garantierende Menge homologer Agglutinine zurückläßt. Allerdings nimmt mit steigender Dosierung der Organzellen nicht nur der heterologe Titer wesentlich ab, sondern auch der homologe. Trotzdem hat es den Anschein, als ob durch die Absättigung der Rohseren mit Organzellen höhere spezifische Titer zu erzielen sind als durch Adsorption an Blutkörperchensedimente.

Tabelle 69. 40fach verdünntes N-Antiserum nativ sowie nach Adsorption an 1 : 5, 5 : 4 und 5 : 1 Volumen MN-Herzzellensediment in steigenden Verdünnungen gegen M- und N-Blutkörperchen austitriert und in seiner Agglutinationswirkung nach 60 Minuten abgelesen. (Nach KRAH.)

Serum-verdünnung	Agglutination von M- und N- Blutkörperchen durch Anti-N-Serum							
	nativ		nach Adsorption an MN-Herzzellen					
			1 : 5 Vol.		5 : 4 Vol.		5 : 1 Vol.	
	M	N	M	N	M	N	M	N
1 : 40	+++	+++	+++	+++	++	+++	—	+++
1 : 80	+++	+++	++	+++	+	+++	—	+++
1 : 160	+++	+++	+	+++	—	+++	—	+++
1 : 320	+++	+++	—	+++	—	+++	—	+++
1 : 640	++	+++	—	+++	—	+++	—	+++
1 : 1280	—	+++	—	+++	—	+++	—	+++
1 : 2560	—	+++	—	+++	—	+++	—	+
1 : 5000	—	+++	—	++	—	+	—	—
1 : 10000	—	++	—	±	—	—	—	—
1 : 20000	—	±	—	—	—	—	—	—
1 : 40000	—	—	—	—	—	—	—	—

Da die Beschaffung frischer menschlicher Organzellen mit gewissen Schwierigkeiten verbunden ist, schlägt KRAH vor, größere Mengen von Geweben in Form von Trockenpulver zu konservieren.

Gewaschene Zellen der betreffenden Organe (Herz, Niere) werden zu diesem Zweck im Brutschrank getrocknet und zu einem feinen Pulver zerrieben. Solche Trockenpulver lassen sich nach KRAH ohne weiteres ein Jahr aufbewahren, ohne daß ihr artspezifisches Bindungsvermögen durch die Lagerung eine Beeinträchtigung erfährt. Bei der Verwendung werden dann die Pulver zunächst in physiologischer Kochsalzlösung aufgenommen (Mischung im Mörser), einmal gewaschen und dann in verschiedener Dosierung zur Absättigung benutzt.

Die Tabelle 70 zeigt das Ergebnis eines Adsorptionsversuches an ein Organzellen-Trockenpulver nach einjähriger Lagerung.

Tabelle 70. 20fach verdünntes Anti-N-Rohserum nativ und nach Adsorption an Mengen von 2,0 ccm mit Trockenpulver von 0,5, 1,0, 2,0 und 4,0 g (Sediment in physiologischer NaCl-Lösung) in steigenden Verdünnungen gegen M- und N-Blutkörperchen austitriert und in seiner Agglutinationswirkung nach 60 Minuten abgelesen. (Nach KRAH.)

Serum-verdünnung	Agglutination von M- und N- Blutkörperchen durch Anti-N-Serum									
	nativ		nach Adsorption an MN-Herzzellen							
			0,5 g		1,0 g		2,0 g		4,0 g	
	M	N	M	N	M	N	M	N	M	N
1 : 20	+++	+++	+++	+++	+++	+++	++	+++	—	+++
1 : 40	+++	+++	+++	+++	++	+++	±	+++	—	+++
1 : 80	+++	+++	+++	+++	+	+++	—	+++	—	+++
1 : 160	+++	+++	+	+++	—	+++	—	+++	—	+++
1 : 320	+++	+++	±	+++	—	+++	—	++	—	+
1 : 640	++	+++	—	++	—	+	—	+	—	±
1 : 1280	+	+++	—	+	—	±	—	—	—	—
1 : 2560	±	+++	—	—	—	—	—	—	—	—
1 : 5000	—	+++	—	—	—	—	—	·	—	—
1 : 10000	—	++	—	—	—	—	—	—	—	—
1 : 20000	—	+	—	—	—	—	—	—	—	—
1 : 40000	—	—	—	—	—	—	—	—	—	—

Die Testung durch Agglutination. Ehe man die neugewonnenen Immunseren in der Routinetechnik der M/N-Bestimmung einsetzt, soll man sich erst durch Vergleichsuntersuchungen mit anderen bereits erprobten Seren eine Zeitlang davon überzeugen, ob sie in ihrer Wirksamkeit und Spezifität der Qualität der bisher gebrauchten Seren gleichwertig sind. Gleichzeitig soll man diese Probezeit auch dazu benützen, um die individuellen Eigenheiten der Seren kennenzulernen und in ihren Auswirkungen einwandfrei beurteilen zu können.

Methodisch kann die M/N-Bestimmung sowohl auf dem Objektträger als auch im Röhrchen durchgeführt werden. Für die Diagnostik bei der Ausführung gerichtlicher Blutgruppenuntersuchungen ist die Anwendung der beiden Methoden nebeneinander unter Berücksichtigung des zur Verfügung stehenden Materials sogar vorgeschrieben. Außerdem soll selbstverständlich sein, daß wenigstens je zwei Anti-M- und Anti-N-Abgüsse benützt werden, da unter Umständen das Anti-M bzw. Anti-N verschiedener Immunseren in qualitativer Beziehung voneinander abweicht, ebenso wie auch die M- bzw. N-Eigenschaft verschiedener Menschen qualitative Differenzen aufweisen kann. Dadurch schließt man die Gefahr aus, daß eine M- oder N-Eigenschaft durch ein einzelnes Serum nicht erfaßt wird.

Die Auswertung des Agglutinationsergebnisses einer M/N-Bestimmung ist offensichtlich. Wird die Blutprobe nur von einem der beiden Antiseren verklumpt, so weist sie den dem Antikörper entsprechenden homologen Faktor auf. Bei Agglutination durch Anti-M ist sie also phänotypisch als M und genotypisch als MM anzusprechen, bei Agglutination durch Anti-N umgekehrt phänotypisch als N und genotypisch als NN. Tritt eine Verklumpung der Blutprobe durch beide Antiseren ein, so handelt es sich um die Typisierung MN, bei der infolge der kombinanten Vererbungsweise der Faktoren der Phänotyp mit dem Genotyp identisch ist.

Im Protokoll der in Tabelle 71 gezeigten M/N-Bestimmung werden die Blutkörperchen der Probe 116 eindeutig von sämtlichen Anti-M- und sämtlichen Anti-N-Seren

Tabelle 71. Protokoll einer Bestimmung der Blutfaktoren M und N im Rahmen eines gerichtlichen Gutachtens

0,1 ccm Abguß eines Testserums der Spezifität	0,1 ccm einer 3 %igen Blutkörperchensuspension bekannter Typisierung			0,1 ccm einer 3 %igen Blutkörperchenaufschwemmung der Untersuchungsproben		
	M	MN	N	116	117	118
Anti-M (Asid Nr. staatl. gepr.)	3	3	—	3	3	3
Anti-M 1087	3	2	—	3	3	3
Anti-M 1088	4	3	—	4	4	4
Anti-N (Asid Nr. staatl. gepr.)	—	3	3	2	—	—
Anti-N 1090	—	3	4	4	—	1
Anti-N 1092	—	3	4	4	—	2

stark agglutiniert. Die Merkmalszugehörigkeit der betreffenden Person (im Rahmen des gerichtlichen Gutachtens handelt es sich um das Kind) ist somit MN. Die Blutkörperchen der Probe 117 (die mütterliche Probe) werden in klarer Form nur von den Anti-M-Seren agglutiniert. Somit gehören sie der Typisierung M (MM) an. Die Merkmalszugehörigkeit der Blutprobe 118 (des als Vater in Anspruch genommenen Mannes) ist ohne weiteres auf Grund des Agglutinationsversuches nicht klar zu entscheiden, da die Blutkörperchensuspension zwar von den Testseren Anti-M deutlich, aber nur von zwei der Anti-N-Seren und überdies nicht allzu stark verklumpt ist. Aus dem agglutinatorischen Verhalten der Blutkörperchen allein ist also nicht festzustellen, ob der Mann zur Typisierung M (MM) oder MN gehört, wobei an das Vorhandensein eines schwachen Faktors N_2 zu denken ist. Es ist deshalb erforderlich, Adsorptionsversuche durchzuführen, um die Diagnose endgültig zu sichern. Dies vor allem dann, wenn wie im vorliegenden Falle von dieser Sicherung des Ergebnisses der Ausschluß oder Nichtausschluß des betreffenden Mannes abhängt.

Die Testung durch Adsorption. Es empfiehlt sich, solche Absättigungsversuche als Gegenkontrolle stets dann vorzunehmen, wenn durch negative Agglutination das Fehlen eines Faktors offensichtlich ist, z. B. bei der Blutprobe 117 des Protokolls der Tabelle 68. Es kann nicht genug hervorgehoben werden, jedes agglutinatorische Fehlen, vor allem des Blutkörperchenmerkmals N auch bei der Verwendung denkbar bester Testseren durch das Fehlen eines Agglutininbindungsvermögens im Absättigungsversuch als Gegenprobe zu sichern. Selbstverständlich sind bei solchen Absättigungsversuchen Kontrollabsättigungen mitzuführen und zwar wenigstens zwei, erstens die Absättigung mit sicher N-freien Erythrozyten und zweitens eine Absättigung mit sicher N-haltigen Blutkörperchen. Dazu verwendet man vorteilhafterweise nicht Blutkörperchen von homozygoten N-Proben sondern von heterozygoten MN-Proben, um einen annähernden quantitativen Anhalt über die Bindungsstärke einer einfachen Gendosis zu erhalten.

Leider sind in den Richtlinien diese unerläßlichen Kontrollabsättigungen weder hervorgehoben noch beschrieben. Für die Ermittlung des Agglutininbindungsvermögens unbekannter Blutkörperchen ist jedoch die vergleichende gleichzeitige Beurteilung des Agglutininbindungsvermögens bekannter Erythrozyten selbstverständlich Voraussetzung. Es wurde bereits darauf hingewiesen, daß die Adsorbierbarkeit der einzelnen Testseren nicht ohne weiteres bekannt ist. Sie kann ab und an ein sehr unterschiedliches Verhalten zeigen. Die Erfahrung lehrt, daß Anti-M-Abgüsse auch nicht in geringem Maße durch Adsorption mit N-Erythrozyten beeinflußt werden. Anti-N-

Seren dagegen erleiden fast immer durch Absättigung mit heterologen M-Blutproben eine geringgradige unspezifische Hemmung. Diese unspezifische Adsorbierbarkeit ist ohne weiteres durch Kontrollabsättigung mit Blutproben bekannter Typisierung aufzudecken und bei der Auswertung der Absättigungsabgüsse zu berücksichtigen. Wenn z. B . die Adsorption eines Anti-N-Abgusses mit bekannten M-Blutkörperchen eine spezifische Hemmung von einer Stufe ergibt, also von 1 : 64 auf 1 : 32 sinkt, so erfordert der Nachweis der echten N-Eigenschaft bei bekannten MN-Blutkörperchen mindestens eine Titersenkung von drei bis vier Stufen, also von 1 : 64 auf 1 : 8 oder 1 : 4. Erst dann garantiert das betreffende Serum die wirkliche Erfassung einer N-Eigenschaft. Sind die Differenzen zwischen unspezifischer und spezifischer Titersenkung nicht so ausgeprägt, so eignet sich entweder das betreffende Serum für den Nachweis der N-Eigenschaft durch den Absättigungsversuch nicht oder aber die für die Adsorption verwendete Blutkörperchenmenge war zu gering. Bei erforderlich werdender Änderung der für die Absättigung benutzten Sedimentmenge ist das Volumen für alle im Absättigungsversuch gleichzeitig laufenden Blutproben und Kontrollen gleichmäßig zu erhöhen bzw. zu vermindern.

Zur Vervollständigung und Sicherung des im Protokoll der Tabelle 71 erhaltenen Versuchsergebnisses müssen deshalb folgende Absättigungen vorgenommen werden: je 0,5 ccm gebrauchsfertig adsorbierter und geprüfter Anti-N-Abguß wird abgesättigt mit

1. 0,2 ccm Erythrozytensediment von bekanntem M-Blut,
2. 0,2 ccm „ „ „ MN-Blut
3. 0,2 ccm „ „ Blut 117 u.
4. 0,2 ccm „ „ Blut 118.

Die unter gleichen Adsorptionsbedingungen (60 Minuten bei ZT) gewonnenen Abgüsse sind auf ihren Agglutiningehalt zu prüfen und mit dem zum Absättigungsversuch benützten gebrauchsfertig adsorbierten Anti-N-Abguß zu vergleichen, wie es das Protokoll der Tabelle 72 zeigt.

Tabelle 72. Protokoll der Auswertung eines Absättigungsversuches

0,1 ccm eines Anti-N-Abgusses 1092 nicht adsorbiert fallend	0,1 ccm einer 3 %igen Blutkörperchensuspension der Typisierung			0,1 ccm eines Anti-N-Abgusses 1092 30 Minuten bei ZT 1 : 1 an ein ON-Sediment adsorbiert fallend	0,1 ccm einer 3 %igen Blutkörperchensuspension der Typisierung			0,1 ccm eines Anti-N-Abgusses 1092 30 Minuten bei ZT 1 : 1 an ein OM-Sediment adsorbiert fallend
	M	MN	N		M	MN	N	
1	—	4	4	1	—	(1)	(1)	1
$^1/_2$	—	3	4	$^1/_2$	—	—	—	$^1/_2$
$^1/_4$	—	3	3	$^1/_4$	—	—	—	$^1/_4$
$^1/_8$	—	2	3	$^1/_8$	—	—	—	$^1/_8$
$^1/_{16}$	—	1	2	$^1/_{16}$	—	—	—	$^1/_{16}$
$^1/_{32}$	—	1	1	$^1/_{32}$	—	—	—	$^1/_{32}$
$^1/_{64}$	—	—	1	$^1/_{64}$	—	—	—	$^1/_{64}$
NaCl-Kontrolle	—	—	—	NaCl-Kontrolle	—	—	—	NaCl-Kontrolle

Wenn in den Richtlinien (II 6[3]) gesagt ist, daß das vorhandene Anti-N beim Vorhandensein des Merkmals N von den unbekannten Erythrozyten vollständig adsorbiert werden wird, so daß das abzentrifugierte Serum nach Zusatz von Blutkörperchen mit bekanntem N-Gehalt keine Agglutination mehr gibt, so ist dazu zu sagen, daß eine solche vollständige Adsorption des Anti-M bzw. Anti-N durchaus nicht immer erfolgt. Infolgedessen ist es notwendig, daß man zur Prüfung einer erfolgten Bindung den Agglutiningehalt quantitativ — also mit fallenden Serumkonzentrationen — ermittelt, wie dies in dem in der Tabelle 69 gezeigten Versuch geschehen ist. Da die im Agglutinationsversuch der Tabelle 68 unklar gebliebenen Erythrozyten der Probe 118 im Adsorptionsversuch der Tabelle 69 wesentliche Mengen Anti-N adsorbiert haben, nämlich fast ebensoviel wie die bekannten MN-Blutkörperchen, müssen die Blutkörperchen N-haltig sein. Demgegenüber haben die Blutkörperchen der Probe 117 nur eine ähnlich minimale Menge Anti-N adsorbiert, wie sie bereits auch durch sicher N-freies Blut gebunden wird; die Blutkörperchen der Probe 117 sind demnach N-frei und nur M-haltig. Durch Testung mit weiteren Seren kann dieses Ergebnis sicher auch auf agglutinatorischem Wege bestätigt werden.

Das Wesentliche eines solchen Absättigungsversuches als Gegenprobe ist also der Nachweis, daß agglutinatorisch nicht festgestellte N-Blutkörperchenmerkmale auch kein Bindungsvermögen für Anti-N-Seren besitzen, d. h. also tatsächlich nicht vorhanden sind. Ebensowenig dürfen agglutinatorisch nicht nachgewiesene M-Merkmale ein Bindungsvermögen für Anti-M-Seren besitzen.

Die Bestimmung der schwachen Eigenschaften M_2 und N_2 ist insofern mit besonderen Schwierigkeiten verbunden, da im Gegensatz zum OAB-System eine Gegenkontrolle durch das zugehörige Serum nicht möglich ist. Die Feststellung einer Eigenschaft B ohne ein durch Gegenkontrolle nachgewiesenes Anti-A im Serum würde sofort Veranlassung geben, nach einer möglicherweise vorhandenen schwachen A-Eigenschaft zu suchen, wenn es sich nicht angabengemäß um die Blutprobe eines Neugeborenen oder einer sehr alten Person handelt. Das Vorhandensein einer schwachen M- oder N-Eigen-

zum Abschluß bzw. Nachweis schwacher Eigenschaften des M/N-Systems

0,1 ccm einer 3 %igen Blutkörperchensuspension der Typisierung			0,1 ccm eines Anti-N-Abgusses 1092 30 Minuten bei ZT 1 : 1 an das Sediment 117 adsorbiert fallend	0,1 ccm einer 3 %igen Blutkörperchensuspension der Typisierung			0,1 ccm eines Anti-N-Abgusses 1092 30 Minuten bei ZT 1 : 1 an das Sediment 118 adsorbiert fallend	0,1 ccm einer 3 %igen Blutkörperchensuspension der Typisierung		
M	MN	N		M	MN	N		M	MN	N
—	4	4	1	—	4	4	1	—	2	3
—	3	4	1/2	—	4	4	1/2	—	2	2
—	3	3	1/4	—	3	3	1/4	—	(1)	1
—	2	3	1/8	—	2	3	1/8	—	—	—
—	1	2	1/16	—	1	2	1/16	—	—	—
—	(1)	1	1/32	—	1	1	1/32	—	—	—
—	—	—	1/64	—	—	—	1/64	—	—	—
—	—	—	NaCl-Kontrolle	—	—	—	NaCl-Kontrolle	—	—	—

schaft kann sich durch das Fehlen des betreffenden Antikörpers nicht bemerkbar machen, da die entsprechenden Agglutinine normalerweise im Serum nicht enthalten sind. Der Nachweis schwacher Eigenschaften des M/N-Systems muß also — will man nicht nur auf Verdacht arbeiten — in allen den Fällen angestellt werden, in denen agglutinatorisch das Fehlen eines der beiden Merkmale imponiert. Da dieser Nachweis auf dem eben eingehend besprochenen Wege der Adsorption geführt werden muß, dürfte sich ein weiteres Eingehen auf diesen Sonderfall der M/N-Bestimmung erübrigen.

Das System S/s

Es sei von vornherein betont, daß der Terminus S/s für ein mit dem M/N-System in engem Zusammenhang stehenden Merkmalspaar unglücklich gewählt ist, da bereits von Schiff und Sasaki 1932 diese beiden Buchstaben als Bezeichnung für Ausscheider und Nichtausscheider der OAB-Gruppensubstanzen verwendet worden sind. Es wäre wünschenswert, daß in dieser Beziehung durch internationale Übereinkunft eine einheitliche Nomenklatur geschaffen wird, um nicht bei weniger Eingeweihten den Eindruck zu erwecken, als stünden die beiden Faktoren M und N über das S/s-System mit der Ausscheidung der OAB-Substanzen in irgendeiner Beziehung.

Bei ihren Untersuchungen menschlicher Seren auf das Vorkommen von Anti-Rh-Antikörpern fanden Walsh und Montgomery 1947 im Serum einer Frau, deren fünfte Schwangerschaft mit einer hydropischen Totgeburt endete, ein Agglutinin mit einer bis dahin offensichtlich unbekannten Spezifität. 1948 fand Pickles ein weiteres Serum der gleichen Art. Inzwischen konnte diese Zahl noch um einige Beispiele vermehrt werden. Da ein das antagonistische Allel „s" erfassendes Serum Anti-s bisher noch nicht aufgedeckt werden konnte, ist dieses Gen vorerst noch als rezessiv zu betrachten. Seine Gegenwart kann also auf positivem Wege nicht nachgewiesen werden, so daß auch keine Entscheidung darüber zu treffen ist, ob jemand auf Grund der Reaktion seiner Blutkörperchen mit einem Anti-S zu den homozygoten Typen SS oder zu den heterozygoten Formen Ss gehört. Solche Entscheidungen sind zur Zeit nur an Hand von Familienuntersuchungen durch Rückschlüsse aus den Befunden der Eltern möglich.

Sanger und Race konnten sehr bald nach der Entdeckung des ersten Anti-S-Serums zeigen, daß sich mit diesem Agglutinin eine besondere Unterteilung der drei Typen M, MN und N vornehmen läßt. Eine Unterteilung überhaupt läßt sich zwar mit jedem beliebigen Antiserum spezifischer Prägung, z. B. mit einem Anti-A oder Anti-B, Anti-Rh oder Anti-P, durchführen, die Unterteilung mit einem Anti-S jedoch zeigt eben gerade innerhalb des M/N-Systems eine eigenartige Charakteristik. Untersucht man beispielsweise zahlenmäßig die Verteilung des Merkmals P auf die Merkmale M und N, unterteilt also mit einem Anti-P-Serum die einzelnen Typen M, MN und N in P-positive und P-negative Individuen, so erhält man Werte, wie sie in Tabelle 73 zusammen-

Tabelle 73. Die zahlenmäßige Verteilung des Blutfaktors P auf die Merkmale M und N[1])

		M	MN	N
P	absolut	112	224	70
	%	76,71	79,71	77,77
p	absolut	34	57	20
	%	23,29	20,29	22,23

Tabelle 74. Die zahlenmäßige Verteilung des Blutfaktors S auf die Merkmale M und N[1])

		M	MN	N
S	absolut	101	155	40
	%	74,26	60,08	32,60
s	absolut	35	103	83
	%	25,74	39,92	67,40

[1]) Die Zahlenwerte stammen aus eigenen, bisher unveröffentlichten Untersuchungen.

gefaßt sind. Abgesehen von der für eine statistische Auswertung zu kleinen Zahl von Untersuchungen ist jedoch aus der Tabelle 70 deutlich zu ersehen, daß die Prozentsätze von P-positiven und P-negativen Individuen in den einzelnen Gruppen M, MN und N ungefähr gleiche Werte aufweisen, daß sich also das Merkmal P unabhängig von den beiden Merkmalen ganz gleichmäßig auf die einzelnen Typen verteilt. Sowohl in den Gruppen M, MN als auch N machen die P-positiven Individuen ungefähr gleichmäßig 77,5 % aus, während die P-negativen Individuen den Rest von 22,5 % bilden. Für das Merkmal S besteht eine solche Unabhängigkeit nicht, denn hier zeigt die Betrachtung der zahlenmäßigen Verteilung ganz andere Verhältnisse. Hier ist keine so gleichmäßige Aufteilung der drei Gruppen M, MN und N in S-positive und S-negative Individuen festzustellen, sondern es hat den Anschein, als würde S bei den Individuen der Typisierung M gehäuft auftreten, während umgekehrt bei den Individuen vom Typ N eine relative Seltenheit zu verzeichnen ist. Die Mittelstellung der Individuen vom Typ MN ist vom rechnerischen Standpunkt aus verständlich (Tabelle 74).

Wenn auch das Gen S innerhalb der Typengruppe M gehäuft auftritt, so erscheint es trotzdem auch in der Typengruppe N und bei der kombinanten Form MN. Daraus geht hervor, daß die Allele M und N mit dem Genpaar S/s folgendermaßen kombiniert sein können: MS, Ms, NS und Ns, woraus sich nach der Tabelle 75 alle möglichen Geno-

Tabelle 75. Die 16 möglichen Genotypen aus der Kombination der beiden Merkmalspaare M/N und S/s

	Mütterliche Gene								
	MS		Ms		NS		Ns		
1	MSMS	2	MsMS	3	NSMS	4	NsMS	MS	
5	MSMs	6	MsMs	7	NSMs	8	NsMs	Ms	Väterliche
9	MSNS	10	MsNS	11	NSNS	12	NsNS	NS	Gene
13	MSNs	14	MsNs	15	NSNs	**16**	NsNs	Ns	

typen ableiten lassen. Von diesen 16 möglichen Genotypen fallen die mit den Nummern 5, 9, 10, 13, 14 und 15 bezeichneten Felder für die weitere Betrachtung aus, da sie in den verbleibenden zehn Feldern nochmals wiederkehren und es für die rein formelmäßige Betrachtung der Genotypen in diesem Zusammenhang unwesentlich ist, von welchem Elternteil das jeweilige Gen vererbt worden ist. Für die Formulierung des Genotyps spielt es keine Rolle, ob die individuellen Kombinationen MsNS der Felder 7 und 10 dadurch zustande gekommen sind, daß in dem einen Falle das Gen Ms vom Vater und das Gen NS von der Mutter stammt und in dem anderen Falle umgekehrt das Gen Ms von der Mutter und das Gen NS vom Vater vererbt worden ist. Formelmäßig imponieren sie beide als MsNS und sind deshalb als identisch zu werten. Es verbleiben demnach zehn charakteristische Genotypen, die sich auf Grund der serologischen Nichtfaßbarkeit des Gens s auf sechs Phänotypen reduzieren lassen, wie dies aus der Tabelle 76 hervorgeht. Eine tatsächliche Erfassung der Genotypen auf serologischem Wege und damit eine Unterscheidung z. B. der Formulierung MSMS von der MSMs, die beide phänotypisch als MS imponieren, wird erst nach der Entdeckung eines Anti-s-Serums möglich sein, denn es ist mit großer Wahrscheinlichkeit damit zu rechnen, daß ein solches analog zu vielen anderen Blutmerkmalspaaren noch aufgefunden werden wird.

Auf Grund der mit den Seren Anti-M, Anti-N und Anti-S durchgeführten und gesammelten Untersuchungen von Walsh und Montgomery, Sanger und Race sowie Pickles von 580 Personen legte Fisher (zit. nach Race, Sanger, Lawler und

Tabelle 76. Gegenüberstellung von Genotypen und Phänotypen der kombinierten Merkmalspaare M/N und S/s entsprechend den Feldnummern der Tabelle

Feld-Nr. der Tabelle	Genotyp	Phänotyp
1	MSMS	MS
2	MSMs	
6	MsMs	M
3	MSNS	MNS
4	MSNs	
7	MsNS	
8	MsNs	MN
11	NSNS	NS
12	NSNs	
16	NsNs	N

BERTINSHAW) rechnerisch die Häufigkeit der vier möglichen Kombinationen zwischen M und N sowie S und s folgendermaßen fest:

MS = 0,25585
Ms = 0,27863
NS = 0,08113
Ns = 0,38439.

Daraus ergibt sich durch einfache Addition die Häufigkeit der Gene

S = 0,33698 und
s = 0,66302

sowie die Häufigkeit der drei Genotypen

SS = 0,11356
Ss = 0,44685 und
ss = 0,43960.

Über die wahren Zusammenhänge der engen Beziehungen zwischen dem M/N- und S/s-System ist bisher nichts bekannt. Man kann nur entweder vermuten, daß die beiden Gensysteme im Chromosom sehr eng aneinander gekoppelt sind, daß ein — bisher noch nicht beobachtetes — crossing over nur sehr selten, möglicherweise auch überhaupt nicht eintreten kann, oder es handelt sich bei dem Merkmal S um einen besonderen Teil der Gene M und N. Die Annahme einer solchen unterschiedlichen Bauart einzelner M- und N-Gene ist nicht ohne weiteres von der Hand zu weisen, denn die Erfahrungen auf diesem Gebiete haben gezeigt, daß es sich bei ihnen um Agglutinogene mit einer ganz besonders gearteten Teilantigenzusammensetzung handelt. Auf die Frage der Teilantigenbauweise in Bezug auf die Faktoren M und N ist bereits mehrmals hingewiesen worden, allerdings in einem Sinne, der die Existenz des Faktors S noch nicht in Erwägung ziehen konnte. Die Befunde von DOMBROWSKI sowie FRIEDENREICH und LAURIDSEN an menschlichen M- und N-Blutproben und von LANDSTEINER und WIENER sowie DAHR und LINDAU an M-ähnlichen Agglutinogenen von Affenblutkörperchen veranlaßten DAHR einen hypothetischen Erklärungsversuch dieser angenommenen Aufbaudifferenzen zu geben. Er nimmt an, daß die verschiedene Zusammensetzung der Immunagglutinine nicht nur auf die Verschiedenheit des M oder N bei den verschiedenen Personen zurückgeführt werden kann, sondern auch darauf, daß bei den zur Immunisierung verwendeten Kaninchen M- bzw. N-Teile vorhanden sein könnten und auf diese Weise eine Differenzierung der Agglutininbestandteile erfolgt. Er hat diese auf der Annahme von fünf Antigenteilstücken basierende Überlegung in einer Tabelle zusammengefaßt, die hier wiedergegeben sei (Tabelle 74).

Tabelle 77. Hypothetischer Aufbau von Antigenstrukturen nach DAHR

M-Teile bei den immunisierten Kaninchen	M-Teile bei den injizierten Blutkörperchen	Anti-M der Immunseren	M-Teile der geprüften Blutkörperchen	Stärke der Reaktion
2,3	1,2,3	Anti-1	1,2,3	+
2,3	1,2,3	Anti-1	2,3,4	—
—	1,2,3	Anti-1,2,3	1,2,3	+++
3,4	2,3,4	Anti-2	1,2,3	+
1,5	2,3,4	Anti-2,3,4	1,3,5	+
1,5	2,3,4	Anti-2,3,4	2,3,4	+++

Für die hier zur Diskussion stehende Frage ist diese serologische Differenzierung weniger ausschlaggebend als vielmehr der Gedanke, daß die Faktoren M und N aus mehreren Teilen zusammengesetzt sein können. Diese Teile müssen nach RASCH miteinander in irgendeiner Weise verbunden sein und es ist auf Grund der nachgewiesenen serologischen Spezifizierung durch stereochemische Differenzen ohne weiteres möglich, daß eine bestimmte Form der Bindung zwischen den einzelnen Teilantigenen die Spezifität S hervorruft, während eine andere räumliche Bindung das Fehlen der Spezifität S demonstriert. Die stereochemisch gleiche Art der Bindung zwischen den N-Antigenbausteinen würde eine S-Spezifität auch am Gesamtkomplex des Faktors N in Erscheinung treten lassen, bzw. bei anderer Konfiguration ihr Fehlen erklären. Die Annahme, daß die M-Bestandteile, bedingt durch ihre chemischen Eigenschaften, mehr dazu neigen, eine Bindung im Sinne der S-Spezifität anzustreben, während die N-Bestandteile leichter in Bindungen nach Art der s-Spezifität eingehen, könnte erklären, warum serologisch gesehen der Faktor S prozentmäßig häufiger in der Merkmalsgruppe M als in der Merkmalsgruppe N auftritt.

Auch diese eben dargelegte Überlegung stellt nur eine Hypothese dar. Es läßt sich jedoch nicht umgehen, solche Hilfsvorstellungen heranzuziehen, um den gemachten Beobachtungen verständnismäßig näher zu kommen, so lange nicht grundlegende Erkenntnisse für einwandfreie theoretische Unterlagen existieren.

Das Blutkörperchenmerkmal P

Allgemeine Grundlagen

Entdeckung und Feststellung. Die menschliche Blutkörpercheneigenschaft P wurde von LANDSTEINER und LEVINE gleichzeitig mit den Merkmalen M und N bei der Untersuchung von Kaninchenimmunseren entdeckt. Ähnlich wie bei diesen fanden sie, daß sich Blutproben verschiedener Menschen dadurch unterscheiden können, daß an den Blutkörperchen der einen das Merkmal nachgewiesen werden kann, während es an den Erytrhozyten anderer fehlt. Während jedoch die Untersuchungen über M und N intensiv und erfolgreich weitergeführt werden konnten, wurde dem Faktor P zunächst weniger Beachtung zuteil. Dies lag vor allem daran, daß die Gewinnung brauchbarer Testseren erhebliche Schwierigkeiten bereitete. Abgesehen von diesen bestimmten Schwierigkeiten ist nach den Angaben LANDSTEINERS die Feststellung des Merkmals P im Prinzip auf drei verschiedenen Wegen möglich und zwar entweder durch Testung mit Immunseren, menschlichen Isoseren, sogenannten Exraagglutininen, oder mit tierischen Heteroseren.

1. Immunseren. Die Entdeckung des Merkmals gelang mit Immunseren von Kaninchen, welche bei der Immunisierung unter anderem auch auf das Antigen P-haltiger Blutkörperchen angesprochen haben. Unter Berücksichtigung der Tatsache, daß bereits diese ersten Seren nur eine verhältnismäßig geringe Wirksamkeit aufwiesen und in ihrer Anwendung mit gewissen Schwierigkeiten verbunden waren, ist sicher die Annahme berechtigt, daß die serologische Differenzierung solcher Immunseren für die zu dieser Zeit weniger erfahrenen anderen Untersucher keine leichte Aufgabe boten. Jedenfalls ist es der Literatur entsprechend in der Folge nicht mehr geglückt, solche Immunisierungen in einer für die Untersuchungstechnik erforderlichen Güte zu reproduzieren, wie sich aus den Arbeiten von LANDSTEINER, STRUTTON und CHASE, SCHIFF, DAHR und seinen Mitarbeitern, STOWASSER, BLUMENTHAL und STOWASSER sowie HENNINGSEN ergibt, in denen entweder Pferde- oder Schweineseren verwendet wurden. Erst in neuester Zeit konnten KRAH und HARTER über entsprechende Erfolge auf diesem Gebiet berichten.

2. Extraagglutinine. Bereits LANDSTEINER und LEVINE haben darüber berichtet, daß in menschlichen Seren mitunter ein „nicht selten“ vorkommendes Extraagglutinin I existiert, das zur Testung des Faktors P herangezogen werden kann. Das Vorkommen solcher Extraagglutinine ist mehrfach bestätigt worden (ANDRESEN, HENNINGSEN, DUNSFORD, HENNEMANN und RASCH) wenn auch ihr Auftreten anscheinend doch nicht so häufig zu beobachten ist, wie dies aus dem Bericht LANDSTEINERS hervorgeht. So gibt DAHR an, daß sein Mitarbeiter HUNTGEBURTH bei der Untersuchung von 3000 Menschenseren kein einziges miteinem brauchbaren Anti-P finden konnte. KRAH und HARTER dagegen fanden unter 79 AB-Blutproben immerhin mehrere mit schwächeren P-Agglutininen und eines mit dem spezifischen Maximaltiter von 1 : 32 bei 4—6° C. Außerdem suchten sie sicher P-negative Individuen dadurch zu ermitteln, daß sie im Serum solcher Menschen nach P-Agglutininen suchten. Auf diese Weise konnten sie bei 3 von 19 O-Menschen P-Antikörper mit Titern bis zu 1 : 16 feststellen. In einem besonderen Falle war trotz der positiven Reaktion der Blutkörperchen mit einem tierischen Anti-P gleichzeitig im Serum ein P-Agglutinin nachzuweisen, so daß es scheint, als könne die P-Eigenschaft der Blutkörperchen gelegentlich die Entwicklung eines Anti-P-Agglutinins im Serum des gleichen Individuums nicht verhindern. Eine ähnliche Erscheinung beobachteten auch HENNEMANN und RASCH. Wie alle anderen Untersucher machten auch KRAH und HARTER die Beobachtung, daß es sich bei den irregulären Anti-P-Agglutininen vornehmlich um Kälteagglutinine handelt, die ihr Wirkungsoptimum bei einer Temperatur von annähernd + 5° C entfalten. Schon deshalb, weil es sich dementsprechend um ausgesprochene Kälteagglutinine handelt, bei deren Anwendung die Reaktionen zweckmäßigerweise im Kühlschrank ablaufen müssen und dieses Verfahren eher umständlich als praktisch ist, sowie auch auf Grund der Erkenntnis, daß menschliche Anti-P-Seren mit guter Wirkung Ausnahmebeobachtungen darstellen, kommen in den veröffentlichten Arbeiten menschliche Anti-P-Seren nur vereinzelt zur Anwendung.

Die Möglichkeit des Auftretens menschlicher Isoantikörper mit P-Spezifität gibt Veranlassung, die Frage aufzuwerfen, ob diese Agglutinine, ähnlich wie andere Antikörper, zur Ursache einer Unverträglichkeit zwischen Mutter und Kind werden können. DUNSFORD ist dieser Frage an Hand von zwei Fällen nachgegangen, bei denen das Anti-P während der Gravidität entdeckt wurde. Beide Seren agglutinierten OP-Blutkörperchen schwach bei 37°, gaben stärkere Reaktionen bei Zimmertemperatur und reagierten am kräftigsten bei +4°. Der Titer beider Antikörper war 1 : 4. Auch nach Ersatz des kristalloiden Milieus durch ein Kolloid (BOORMANN und DODD) konnte keine Verstärkung des Titers beobachtet werden, ein Zeichen dafür, daß durch die Schwangerschaft keine Bildung von unvollständigen Antikörpern ausgelöst worden war. Die Kinder waren bei der Geburt völlig normal und zeigten keinerlei Zeichen einer hämolytischen Erkrankung. Die Zusammenfassung aller Befunde und Überlegungen veranlaßten DUNSFORD, den Schluß zu ziehen, daß in beiden Fällen das Agglutinin natürlichen Ursprungs war, mit der Schwangerschaft in keinem ursächlichen Zusammenhang stand, und daß dementsprechend solche natürlich vorkommenden Agglutinine offensichtlich keine pathologischen Erscheinungen auslösen.

3. Tierische Heteroseren. Am gebräuchlichsten für die P-Bestimmung sind im allgemeinen tierische Normalseren, die ein gegenüber dem Faktor P wirksames und spezifisches Heteroagglutinin enthalten. Namentlich Pferd, Schwein, Schaf und Kaninchen kommen für solche Untersuchungen in Betracht. Entsprechend den Erfahrungen der Mehrzahl der Untersucher ist die Ausbeute an brauchbaren Pferdeseren nicht nur besonders groß, sondern die Gewinnung überhaupt bietet wesentlich weniger Schwierigkeiten als die der Schweineseren, die allerdings in ihrer Güte den Pferdeseren auf keinen Fall nachstehen.

Nomenklatur. Es liegt in einer besonderen Eigenart dieses Merkmals begründet, daß sich auf Grund der Untersuchungstechnik nicht nur P-positive und P-negative Blutkörperchen unterscheiden lassen, sondern daß innerhalb der Eigenschaft P selbst mehrere Stärken unterschieden werden können. Eine solche Einteilung wurde bereits von LANDSTEINER und LEVINE vogenommen und zwar unterschieden diese beiden Forscher innerhalb der P-positiven Proben drei verschiedene Stärken. Dagegen glaubte DAHR bei seinen Arbeiten 1939 mit nur zwei Stärkeklassen auskommen zu können, einem „P (stark)“ und einem „P (schwach)“, da seiner Ansicht nach die niedrigen Titer der Gebrauchsseren eine definitive Abgrenzung mehrerer verschiedener Antigenstärken auf Grund nur geringer Agglutinationsdifferenzen nicht rechtfertigte. Auch MOURANT spricht innerhalb des P-Systems von zwei wohldefinierten Stärken positiver Reaktionen. ANDRESEN und JUNGMICHEL wiederum hielten an einer 3-Stufen-Einteilung fest, wenn auch JUNGMICHEL darauf hinweist, daß die Einteilungen der einzelnen Autoren nicht genau übereinstimmen und Differenzen in den einzelnen Gruppen vorhanden sind. Nunmehr hat sich jedoch auf Grund zahlreicher Bestrebungen gegenseitiger Übereinkunft die ursprüngliche Bezeichnungsweise P_1, P_2 und P_3 nach ANDRESEN durchgesetzt und findet bei der Mehrzahl der Untersucher Anwendung. Die Termini sind dabei so zu verstehen, daß die Bezeichnung P_1 das stärkste Antigen definiert und die Agglutinationsstärke mit steigendem Index abnimmt, P_2 also ein wesentlich schwächeres und P_3 ein ganz schwaches Antigen darstellt, während das Fehlen der Eigenschaft P an den Blutkörperchen mit p bezeichnet wird.

Vererbung. Nach den Beobachtungen über die Vererbung dieses Merkmals dominiert die Eigenschaft P über das Nichtvorhandensein p. Infolgedessen kann beim Auftreten des Faktors P an den Blutkörperchen das Erbbild der betreffenden Person entweder homozygot PP oder heterozygot Pp sein. Das Erbbild einer Person vom Phänotyp p dagegen muß wegen der Rezessivität dieses Gens pp sein. Da der Genotyp durch Untersuchungen — abgesehen von solchen ganzer Sippen — in den meisten Fällen nicht festgestellt werden kann, muß bei Schlußfolgerungen in Alimentationsprozessen der mischerbige Typ Pp unterstellt werden. Daraus ergibt sich — wie in Abbildung 78 dargestellt — daß eine Elternkombination P x P, d. h. im ebengenannten Sinne Pp x Pp, Kinder der Erbbilder PP, Pp und pp, also P-positive und P-negative Kinder haben kann. Das gleiche gilt für Eltern der Kombination P x p. Nur die Eltern der Kombination p x p können einzig und allein P-negative Kinder haben.

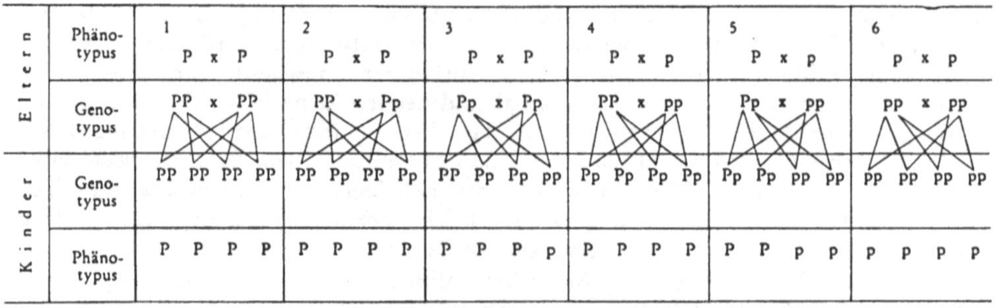

Abb. 78. Die Vererbung des Blutkörperchenmerkmals P

Die erwähnte Stufung innerhalb der Antigenstärke ändert am Prinzip dieser Vererbungsweise selbst nichts. Sie ermöglicht jedoch über die Erbbilder PP, Pp und pp hinaus eine weitere Aufteilung des Beobachtungsgutes in insgesamt 10 Genotypen, wobei sich die vier allelomorphen Gene P_1, P_2, P_3 und p wie folgt verhalten: Das Gen P_1 ist über sämtliche anderen Allele dominant. Das Gen P_2 wird von P_1 überdeckt, ist selbst aber über die Allele P_3 und p dominant. P_3 dominiert nur über p und wird von P_1 und P_2 überdeckt, während das rezessive Gen p nur indirekt durch den Ausfall der Agglutinationsreaktion phänotypisch in Erscheinung tritt, wenn es in homozygoter Form vorkommt, da es in allen anderen Fällen von den positiven Allelen überdeckt wird. Die innerhalb des P-Systems möglichen zehn Genotypen sind in der Tabelle 78 zusammengestellt.

Tabelle 78. Übersicht über die zehn möglichen Genotypen innerhalb des P-Systems bei Annahme von vier allelomorphen Genen

Phänotyp	Genotypen
P_1	P_1P_1, P_1P_2, P_1P_3, P_1p
P_2	P_2P_2, P_2P_3, P_2p
P_3	P_3P_3, P_3p
p	pp

Im allgemeinen stimmen diese theoretischen Überlegungen mit den praktischen Untersuchungsergebnissen überein. So fand DAHR bei seinen Zwillingsuntersuchungen, daß eineiige Zwillinge stets die gleiche Reaktionsstärke zeigten. Bei vier Familien legte er die Stärke der P-Reaktion durch Austitrierung fest. Seine Untersuchungen schienen die Vermutung zu bestätigen, daß in Familien, bei denen beide Eltern ein schwaches P haben, nur Kinder mit schwachem P geboren werden können. Ferner glaubte er, daß Eltern mit starkem P sowohl Kinder mit starkem als auch Kinder mit schwachem P erzeugen könnten. Dagegen standen die Beobachtungen anderer Autoren, wie LANDSTEINER und LEVINE sowie JUNGMICHEL, daß von Eltern mit schwachen Reaktionen auch Kinder mit starken Reaktionen abstammen können. So gibt z. B. JUNGMICHEL eine Familie an, in der beide Eltern sehr schwach reagierten, drei von fünf Kindern dieselbe Reaktionsstärke aufwiesen, während ein Kind eine mittelmäßige und ein weiteres eine starke Agglutination zeigten. In einer weiteren Familie, deren einer Elternteil P überhaupt nicht und deren anderer Elternteil nur ein schwaches P besaß, wiesen die beiden Kinder sowohl eine schwache als auch eine starke Agglutination auf.

JUNGMICHELS Untersuchungen sind nach seinen eigenen Angaben an demselben Tage und mit den gleichen Seren vorgenommen worden. Die Möglichkeit einer Erklärung dieses Verhaltens durch Unterschiedlichkeiten in der Untersuchungstechnik entfällt somit und es ist kaum anzunehmen, daß diese serologische Grundregel, Vergleiche nur dann zu ziehen, wenn die Untersuchungen streng unter den gleichen Bedingungen — d. h. im allgemeinen gleichzeitig — vorgenommen werden, von anderen Untersuchern bei ihren Arbeiten nicht beobachtet wurde. Deshalb wurde allerorts nach einer diesbezüglichen Erklärung für dieses sonderbare Verhalten der Blutkörperchen in Bezug auf P gesucht und man nahm an, daß die P-Eigenschaft nicht auf einem einzelnen mendelnden Faktor beruhe, sondern aus verschiedenen Erbfaktoren zusammengesetzt sei. DAHR spezifizierte diese Anschauung dadurch, daß er die Möglichkeit in Erwägung zog, die verschiedene Stärke der P-Eigenschaft sei dadurch bedingt, daß daneben noch eine agglutinable Eigenschaft bestehe, deren Erbeinheit sich zu dem Gen für die P-Eigenschaft kombinant verhalte. Daneben sollte jedoch nicht eine Möglichkeit übersehen werden, die sich aus der von MOURANT gemachten Überlegung ergibt, daß die Agglutinationsstärke abhängig ist von der vorhandenen Antigenmenge und diese wiederum ein Resultat des Erbbildes darstellt. Ein homozygoter Typ besitzt demnach die doppelte Antigendosis der heterozygoten Form. Demnach wäre es theoretisch ohne weiteres möglich, daß sich z. B. unter den Nachkommen zweier Eltern der Erbformel P_3p, die also beide schwach reagieren würden, Kinder finden, die auf Grund ererbter Homozygotie P_3P_3 an ihren Blutkörperchen die doppelte Antigenmenge besitzen und deshalb stärkere Agglutinationen zeigen, als die beiden Eltern. Für die entscheidende Beantwortung dieser Frage, ob die starken Reaktionen innerhalb des P-Systems durch Homozygotie oder durch stärkere Gene oder durch einen zusätzlichen Faktor bedingt sind, hält MOURANT quantitative Teste an einer großen Zahl von Familien notwendig.

Auftreten. Über das Auftreten des Faktors P, d. h. seine prozentmäßige Verteilung in den verschiedenen Populationen wichen die Angaben der Autoren in der ersten Zeit mehr oder weniger erheblich voneinander ab. Die Gründe dafür dürften auf verschiedenen Gebieten liegen. Abgesehen davon, daß die Untersuchungstechnik erst einen gewissen Stand erreichen mußte, um überhaupt zu verwertbaren Ergebnissen zu kommen, ließen sich auch deshalb nicht sofort absolute Werte erzielen, weil der Faktor in verschiedenen Stärken auftrat, die trotz aller Bestrebungen nur eine prinzipielle gegenseitige Abgrenzung ermöglichten und nach den allgemeinen Erfahrungen mehr oder weniger fließende Übergänge zwischen dem extrem stark und dem äußerst schwach ausgeprägtem P aufwiesen. Diese fließenden Übergänge machen es mitunter auch heute noch unmöglich, eine scharfe Grenze zwischen P-Positiven und P-Negativen zu ziehen. Seltene Fälle dieser Art, die bei der ersten Untersuchung als P erscheinen und bei einer Nachuntersuchung p werden und umgekehrt, werden auch bei Anwendung hochwertiger Anti-P-Seren immer wieder einmal vorkommen (KRAH und HARTER). Daß bei Verwendung nur schwach wirksamer Seren solche Entscheidungen noch schwieriger zu treffen sind und die Quote an P-Negativen mit der abnehmenden Güte der Seren zunimmt, ist ohne weiteres verständlich. Hier spielt nicht nur die quantitative Brauchbarkeit, die im Titer zum Ausdruck kommt, sondern auch die nach der Spezifität zu bewertende Qualität eine Rolle, denn es ist offensichtlich, daß bei der Verwendung von — vornehmlich tierischen — Seren verschiedener Herkunft und abweichender Bestimmungsmethoden ein exakter Vergleich unmöglich ist. Darüber hinaus muß auch erwähnt werden, daß besonders bei Säuglingen und Kleinstkindern einwandfreie P-Diagnosen überhaupt sehr schwierig, mitunter sogar unmöglich sind, obgleich das Merkmal nach Angaben der meisten Autoren bereits im Fetalleben nachzuweisen ist. Auf Grund dieser Überlegungen werden die unterschiedlichen Angaben des Schrifttums über die

Häufigkeit des P-Vorkommens, wie sie in der Tabelle 79 zusammengestellt sind, ohne weiteres verständlich.

Tabelle 79. Absolute und Prozentzahlen über das Auftreten von P beim Menschen nach den Untersuchungsergebnissen verschiedener Autoren

Autor	Gesamtzahl der Untersuchungen	absolute Zahl der P	absolute Zahl der p	Prozentzahl der P	Prozentzahl der p	Fehler
LANDSTEINER und LEVINE						
Weiße	265	—	—	81,9	18,1	—
Neger	276	—	—	97,8	2,2	—
DAHR	7429	5487	1942	74,0	26,0	—
JUNGMICHEL						
Säuglinge	62	41	21	66,1	33,9	—
Kinder	—	—	—	70,0	30,0	—
Erwachsene	1586	1198	388	75,54	24,46	—
ANDRESEN	506	—	—	82,3	17,7	—
HENNINGSEN						
Erwachsene	2345	1849	496	78,9	21,1	± 0,84
Kinder	933	697	236	—	25,3	± 1,4
GROJEAN und MOURANT	776	589	187	75,78	24,22	± 1,55
Eigene Untersuchungen	545	431	114	78,69	21,31	—

Technische Einzelheiten für die Bestimmung des P-Faktors

Herstellung von Anti-P-Seren. Waren für die Entdeckung des Merkmals in erster Linie Immunseren maßgebend und kamen Extraagglutinine sowie tierische Heteroseren erst in zweiter Hinsicht in Betracht, so nahm die Entwicklung der Routinetechnik den entgegengesetzten Verlauf. Dies vor allem deshalb, weil die Beschaffung entsprechender Tierseren unvergleichlich leichter durchzuführen war als eine serologische Differenzierung einer großen Zahl menschlicher Seren. Abgesehen davon bestand viel eher die Möglichkeit, vor allen in Pferdeseren ein Anti-P zu finden, als in menschlichen Seren, die auf Grund der zahreichen anderen möglicherweise vorkommenden irregulären Agglutinine reichlich Gelegenheit für Verwechslungen boten. Deshalb sei der Aufbau einer Routinetechnik an Hand dieser Entwicklung besprochen.

1. Tierische Heteroseren. Die Methoden für die Auffindung von Anti-P-Agglutininen in tierischen Seren richtet sich vor allem danach, ob Personen mit dem negativen Merkmal p zur Verfügung stehen oder nicht.

Kennt man keine Person des negativen Typs, so müssen die einzelnen Rohseren getrennt voneinander an die Sedimente verschiedener Individuen adsorbiert und nach der Absättigung gegen eine Reihe von Blutproben getestet werden, die möglichst die gleiche Gesamtblutformel besitzen, wie die zur Adsorption verwendeten Blutkörperchen. Agglutiniert der mit einer bestimmten Blutprobe hergestellte Abguß noch verschiedene der Testblute, so ist einerseits anzunehmen, daß in dem Serum wahrscheinlich ein Anti-P vorhanden ist, andererseits berechtigt der Befund zu der Vermutung, daß der Blutprobe, mit der der Abguß hergestellt wurde, das Merkmal P fehlt. Ein Beispiel dieser zwar langwierigen und mühseligen, aber für die betreffende Lage nicht zu umgehende Methode ist in dem Versuchsprotokoll der Tabelle 77 an Hand der Untersuchung einer Reihe Pferdeseren dargestellt.

Tabelle 80. Versuchsprotokoll über die orientierende Voruntersuchung von sechs Pferdeseren mit mehreren in Bezug auf P unbekannten Adsorptionsblutproben

0,1 ccm Serum mit physiologischer Kochsalzlösung 1 : 4 verdünnt und adsorbiert an Blutkörperchensedimente der Gruppe O im Verhältnis 1 : 1 zwei Stunden bei Zimmertemperatur		0,1 ccm einer 3%igen Aufschwemmung von Blutkörperchen der Gruppe O Nr.						
		1	2	3	4	5	6	7
Serum Nr. 1	O-Sediment Nr. 1	—	—	—	—	—	—	—
	O-Sediment Nr. 2	—	—	—	—	—	—	—
	O-Sediment Nr. 3	—	—	—	—	—	—	—
	O-Sediment Nr. 4	—	—	—	—	—	—	—
	O-Sediment Nr. 5	—	—	—	—	—	—	—
	O-Sediment Nr. 6	—	—	—	—	—	—	—
	O-Sediment Nr. 7	—	—	—	—	—	—	—
Serum Nr. 2	O-Sediment Nr. 1	—	—	—	—	—	—	—
	O-Sediment Nr. 2	—	—	—	—	—	—	—
	O-Sediment Nr. 3	—	—	—	—	—	—	—
	O-Sediment Nr. 4	—	—	—	—	—	—	—
	O-Sediment Nr. 5	—	—	—	—	—	—	—
	O-Sediment Nr. 6	—	—	—	—	—	—	—
	O-Sediment Nr. 7	—	—	—	—	—	—	—
Serum Nr. 3	O-Sediment Nr. 1	—	—	—	—	—	—	—
	O-Sediment Nr. 2	—	—	—	—	—	—	—
	O-Sediment Nr. 3	—	—	—	—	—	—	—
	O-Sediment Nr. 4	—	—	—	—	—	—	—
	O-Sediment Nr. 5	—	—	—	—	—	—	—
	O-Sediment Nr. 6	—	—	—	—	—	—	—
	O-Sediment Nr. 7	—	—	—	—	—	—	—
Serum Nr. 4	O-Sediment Nr. 1	—	—	—	—	—	—	—
	O-Sediment Nr. 2	—	—	—	—	—	—	—
	O-Sediment Nr. 3	—	—	—	—	—	—	—
	O-Sediment Nr. 4	—	—	—	—	—	—	—
	O-Sediment Nr. 5	—	—	—	—	—	—	—
	O-Sediment Nr. 6	—	—	—	—	—	—	—
	O-Sediment Nr. 7	—	—	—	—	—	—	—
Serum Nr. 5	O-Sediment Nr. 1	—	—	—	—	—	—	—
	O-Sediment Nr. 2	—	—	—	—	—	—	—
	O-Sediment Nr. 3	2	2	—	1	2	3	—
	O-Sediment Nr. 4	—	—	—	—	—	—	—
	O-Sediment Nr. 5	—	—	—	—	—	—	—
	O-Sediment Nr. 6	—	—	—	—	—	—	—
	O-Sediment Nr. 7	—	—	—	—	—	—	—
Serum Nr. 6	O-Sediment Nr. 1	—	—	—	—	—	—	—
	O-Sediment Nr. 2	—	—	—	—	—	—	—
	O-Sediment Nr. 3	—	—	—	—	—	—	—
	O-Sediment Nr. 4	—	—	—	—	—	—	—
	O-Sediment Nr. 5	—	—	—	—	—	—	—
	O-Sediment Nr. 6	—	—	—	—	—	—	—
	O-Sediment Nr. 7	—	—	—	—	—	—	—

Das Tierblut wird nach der Entnahme zweckmäßigerweise für einige Zeit in den Kühlschrank gestellt, um unspezifische Kälteagglutinine an den Blutkuchen zu binden. Dann wird das Serum abzentrifugiert und im Wasserbad bei 57° inaktiviert. Für die orientierende Vortestung verdünnt man das Serum mit physiologischer Kochsalzlösung 1 : 4, d. h. man vermischt einen Teil Serum mit drei Teilen NaCl-Lösung und adsorbiert nun einzelne Portionen an ein bestimmtes Volumen der betreffenden Blutkörperchensedimente z. B. im Verhältnis 1 : 1 zwei Stunden bei Zimmertemperatur.

Die überlegungsmäßige Auswertung einer solchen orientierenden Voruntersuchung geht etwa folgendermaßen vor sich: Die Seren 1, 2, 3, 4 und 6 bieten kein besonderes Interesse, da sie durch die Adsorptionsbehandlung eine vollständige Erschöpfung ihres gesamten Agglutiningehaltes erfahren haben. Selbstverständlich könnte angenommen werden, daß eines dieser fünf Seren zunächst ein Anti-P enthalten hat, daß dieses jedoch durch die sieben Sedimente, deren P-Faktor vorerst noch nicht bekannt ist, adsorbiert wurde und deshalb nicht mehr in Erscheinung treten kann. Sollte bei der Untersuchung einer größeren Reihe von Seren ein in allen Reaktionen negatives Ergebnis erhalten werden, so kann dies selbstverständlich daran liegen, daß wirklich kein brauchbares Anti-P in der augenblicklichen Serie von Seren enthalten ist, es muß aber auch an die Möglichkeit gedacht werden, daß sich unter den verwendeten Sedimenten lauter P-positive Proben befinden und dadurch ein zwar vorhandenes Anti-P trotzdem nicht zur Geltung gelangen kann, weil es durch sämtliche Sedimente aus seinem Serum entfernt wird. Es ist deshalb angebracht, im Falle eines solchen Ergebnisses zweckmäßigerweise die Adsorptionssedimente gegen solche anderer Personen auszuwechseln und dadurch die Gelegenheit zu schaffen, daß sich unter den neuen Proben ein p-Blut befindet und das Reaktionsergebnis dadurch ein anderes Bild bekommt. Bei dem im Protokoll der Tabelle 77 niedergelegten Versuches ist diese Überlegung und die daraus erwachsende praktische Schlußfolgerung des Austausches der Adsorptionssedimente nicht erforderlich. Das Ergebnis des Serums Nr. 5 zeigt, daß eines der Sedimente einen Antikörper in diesem zurückgelassen hat, der eine gewisse Spezifität zu bestimmten Blutkörperchen zu besitzen scheint, da er mit fünf der Testblutaufschwemmungen mehr oder weniger stark agglutinierte, während er außer mit dem Adsorptionsblut noch mit einer weiteren Probe nicht reagierte. Daraus kann mit großer Wahrscheinlichkeit geschlossen werden, daß einerseits das Serum Nr. 5 ein Agglutinin von der Spezifität eines Anti-P enthält, und daß andererseits die Blutproben 1, 2, 4, 5 und 6 als P-positiv, die Proben 3 und 7 dagegen als P-negativ zu betrachten sind.

Etwas weniger mühevoll dürfte es sein, mit einem anderen Institut in Erfahrungsaustausch zu treten um entweder dort eine Reihe von Testbluten bestimmen zu lassen oder mit einem von dort stammenden einwandfreien Anti-P-Serum im eigenen Beobachtungsgut Testungen vorzunehmen. Abgesehen davon empfiehlt es sich sowieso, die auf die eben angegebene Weise selbst erarbeiteten Befunde von P-Individuen in einem anderen, auf diesem Gebiet erfahrenen Laboratorium bestätigen zu lassen, um vor unliebsamen Täuschungen geschützt zu sein.

Steht eine Person mit p zur Verfügung, so adsorbiert man die zu untersuchenden Rohseren nacheinander mit diesen p-Blutkörperchen und testet sie dann wieder gegen eine Reihe von Blutkörperchenaufschwemmungen, die in ihrer Formulierung mit Ausnahme des zu untersuchenden Faktors P dem Adsorptionsblut möglichst entsprechen. Man vermeide, eine Aufschwemmung der Adsorptionsblutkörperchen bei der Testung gleichzeitig als negative Kontrolle zu verwenden. Die bereits erwähnten Schwierigkeiten bei der Abgrenzung P-Positiver von P-Negativen können gerade dadurch zustande kommen, daß das Adsorptionsblut zwar genügend unspezifische Antikörper adsorbiert, um selbst bei der nachfolgenden Testung als negativ zu erscheinen, aber eben nicht genügend Agglutinine neutralisiert, um ein anderes P-negatives Blut ebenfalls als solches erscheinen zu lassen. Erfahrungsgemäß läßt sich in einem Untersuchungsmaterial mindestens eine p-Probe auffinden, wenn etwa 20 verschiedene Blutproben zur Beobachtung kommen.

Unter diesen Umständen vereinfacht sich die orientierende Voruntersuchung von Seren auf eine Weise, wie sie in der Tabelle 81 dargestellt ist.

Der Auswertung des Versuchsprotokolls entsprechend enthalten die Seren 5, 7 und 8 aller Wahrscheinlichkeit nach Anti-P-Agglutinine, während die Blutkörperchen der Proben 1, 2, 4, 5 und 6 P-positiv und die der Proben 3 und 7 negativ sind.

Tabelle 81. Versuchsprotokoll über die orientierende Voruntersuchung von zwölf Pferdeseren bei bekannten P-negativen Adsorptionsblut

0,1 ccm Serum 1 : 4 mit physiologischer Kochsalzlösung verdünnt und an Op-Sediment im Verhältnis 1 : 1 zwei Stunden bei Zimmertemperatur adsorbiert	0,1 ccm einer 3 %igen Suspension menschlicher Blutkörperchen der Gruppe O Nr.						
	1	2	3	4	5	6	7
Serum Nr. 1	—	—	—	—	—	—	—
2	—	—	—	—	—	—	—
3	—	—	—	—	—	—	—
4	—	—	—	—	—	—	—
5	2	2	—	2	1	3	—
6	—	—	—	—	—	—	—
7	1	1	—	1	(1)	1	—
8	3	3	—	3	1	3	—
9	—	—	—	—	—	—	—
10	—	—	—	—	—	—	—
11	—	—	—	—	—	—	—
12	—	—	—	—	—	—	—

Daß durch eine präzisierte Adsorptionstechnik weitgehende qualitative Verbesserungen der einzelnen Seren zu erzielen sind, wurde bereits bei der Gewinnung von Anti-M- und Anti-N-Seren erwähnt. Dies trifft nicht nur im übertragenen Sinne auch für die Anti-P-Immunseren zu, von denen noch zu sprechen sein wird, sondern spielt auch bei der Herstellung von Anti-P-Agglutininen aus tierischen Heteroseren eine große Rolle. Variation der Menge des Adsorptionssedimentes, Änderungen der Adsorptionszeit und der Adsorptionstemperatur ermöglichen eine weitgehende Beeinflussung des Adsorptionsergebnisses und damit der Qualität des Abgusses. Durch die individuellen Eigenarten der einzelnen Seren ist es nur möglich eine prinzipielle Technik zu besprechen und keine rezeptmäßigen Verfahren anzugeben. Es bedarf deshalb einer mehr oder weniger großen Erfahrung des Untersuchers, aus dem Verhalten der Seren bei der orientierenden Voruntersuchung die notwendigen Schlüsse für die weitere Bearbeitung zu ziehen.

So kann das in den orientierenden Voruntersuchungen der Tabellen 77 und 78 angegebene Verhältnis von 1 : 1 zwischen Serum und Sediment bereits ein Zuviel sein und man erzielt durch Verminderung der Sedimentmenge (z. B. durch das Verhältnis 1 : 0,8 oder 1 : 0,5) eine Verstärkung des Anti-P. Aus einem an unspezifischen Kälteagglutininen reichen Rohserum lassen sich durch Adsorption bei einer kühleren Temperatur als bei Zimmerwärme ebenfalls bessere Abgüsse erzielen.

Am Beispiel des Serums Nr. 5 aus den Versuchen der Tabellen 80 und 81 sei deshalb ein solcher präzisierter Adsorptionsversuch im Protokoll der Tabelle 82 dargestellt.

Tabelle 82. Protokoll eines Adsorptionsversuches zur qualitativen Verbesserung eines Anti-P-Serums durch Variierung der Sedimentmenge und der Adsorptionstemperatur

0,1 ccm Serum Nr. 5 1 : 4 mit physiol. Kochsalzlösg. verdünnt und adsorbiert 60 Min. bei	0,1 ccm einer 3 %igen Blutkörperchen-aufschwemmung der Gruppe O								0,1 ccm einer 3 %igen Blutkörperchen-aufschwemmung der Gruppe O								0,1 ccm einer 3 %igen Blutkörperchen-aufschwemmung der Gruppe O						
ZT								12° C								5° C							
an Op Sediment im Verhältnis	Nr. 1	2	3	4	5	6	7		Nr. 1	2	3	4	5	6	7		Nr. 1	2	3	4	5	6	7
1 : 1								1 : 1								1 : 1							
1 : 4	2	2	—	2	1	3	—	1 : 4	2	2	—	2	1	3	—	1 : 4	3	3	—	2	1	3	—
1 : 8	2	2	—	1	1	2	—	1 : 8	2	2	—	1	1	2	—	1 : 8	2	2	—	2	1	2	—
1 : 16	1	1	—	(1)	—	2	—	1 : 16	1	1	—	1	1	2	—	1 : 16	1	1	—	1	—	2	—
1 : 32	—	—	—	—	—	1	—	1 : 32	1	1	—	—	—	1	—	1 : 32	—	—	—	—	—	1	—
1 : 64	—	—	—	—	—	—	—	1 : 64	—	—	—	—	—	—	—	1 : 64	—	—	—	—	—	—	—
NaCl	—	—	—	—	—	—	—	NaCl	—	—	—	—	—	—	—	NaCl	—	—	—	—	—	—	—
1 : 0,8								1 : 0,8								1 : 0,8							
1 : 4	2	2	—	2	1	3	(1)	1 : 4	3	3	—	2	2	3	—	1 : 4	3	3	—	2	2	3	1
1 : 8	2	2	—	1	1	2	(1)	1 : 8	2	2	—	2	1	2	—	1 : 8	2	2	—	1	1	2	—
1 : 16	1	1	—	1	1	2	—	1 : 16	1	1	—	1	1	2	—	1 : 16	1	1	—	1	—	1	—
1 : 32	1	1	—	(1)	—	1	—	1 : 32	1	1	—	(1)	—	1	—	1 : 32	(1)	(1)	—	1	—	1	—
1 : 64	—	—	—	—	—	(1)	—	1 : 64	—	—	—	—	—	1	—	1 : 64	—	—	—	—	—	(1)	—
NaCl	—	—	—	—	—	—	—	NaCl	—	—	—	—	—	—	—	NaCl	—	—	—	—	—	—	—
1 : 0,5								1 : 0,5								1 : 0,5							
1 : 4	3	3	1	2	2	3	2	1 : 4	3	3	(1)	3	3	3	1	1 : 4	3	3	1	3	3	3	1
1 : 8	2	2	(1)	2	1	2	1	1 : 8	2	2	—	2	2	2	—	1 : 8	2	2	—	2	2	2	(1)
1 : 16	2	2	—	1	1	2	(1)	1 : 16	1	1	—	1	1	2	—	1 : 16	1	1	—	1	1	1	—
1 : 32	1	1	—	1	(1)	1	—	1 : 32	1	1	—	1	—	1	—	1 : 32	1	1	—	1	—	1	—
1 : 64	1	1	—	(1)	—	1	—	1 : 64	(1)	—	—	—	—	1	—	1 : 64	—	—	—	—	—	1	—
NaCl	—	—	—	—	—	—	—	NaCl	—	—	—	—	—	—	—	NaCl	—	—	—	—	—	—	—

Finden diese durch Adsorption an ein Op-Blut gewonnenen Abgüsse nicht nur zur Testung von O-Blutkörperchen sondern auch solcher anderer Gruppen Verwendung, so wird man die Beobachtung machen, daß sie trotz ihrer ausgesprochenen Spezifität gegenüber OP- und Op-Blut in solchen Fällen doch nicht ganz einwandfrei arbeiten. Diese Erscheinung rührt von den teils spezifisch teils unspezifisch reagierenden Agglutininresten des Rohserums her, die durch das O-Blut nicht entfernt werden konnten und sich hauptsächlich gegen die Antigene A und B oder gegen Partialantigene derselben richten. Man muß deshalb sehr oft an die Adsorption an ein O-Blut noch eine weitere an ein Ap- (zweckmäßigerweise an ein A_1p-)Blut oder ein Bp-Blut oder auch an beide anschließen. Entsprechend der eigenen Erfahrung genügt meistens die Absättigung des Rohserums mit einem Op- und einem A_1p-Sediment. A_1Bp-Sedimente haben sich ebenfalls bewährt, jedoch ist deren Beschaffung im Bedarfsfalle nicht immer möglich. Von Vorteil ist in diesem Falle ein Vorrat von gekochtem Blutkörperchensediment der betreffenden Blutformel, wie er bei der Adsorptionstechnik der Anti-M- und Anti-N-Seren besprochen wurde. Die Adsorptionszeit bei diesen Nachadsorptionen mit A_1p-, Bp- oder A_1Bp-Sediment kann erheblich kürzer gehalten werden als die vorausgegangene Absättigung mit Op-Sediment und kann im Durchschnitt mit einem Viertel dieser Zeit veranschlagt werden.

2. Menschliche Extraagglutinine. Hat man in einem menschlichen Serum ein irreguläres Agglutinin aufgefunden und vermutet aus bestimmten Gründen (so z. B. weil die Blutkörperchen p sind), daß es sich um ein Anti-P handeln könnte, so prüft man am besten auf der Platte erst gegen eine Reihe P-positiver und P-negativer Testblutkörperchen der Gruppe O. Man kann den Kreis der Testblutkörperchen auch erweitern, in dem man Proben derjenigen klassischen Gruppe hinzuzieht, der das zu untersuchende Blut selbst angehört. Bei der Verwendung im Sinne des OAB-Systems unverträglicher Proben würden die natürlichen Isoagglutinine Anti-A und Anti-B störend in Erscheinung treten, eine Tatsache, auf die auch bei der Untersuchung auf andere irreguläre Antikörper Rücksicht genommen werden muß. Tritt eine deutliche Reaktion mit P-positiven Blutkörperchen auf, während sie bei den P-negativen ausbleibt, so handelt es sich um ein Anti-P-Agglutinin, das nun seinerseits ohne weiteres für Testungen auf den Faktor P Verwendung finden kann. Allerdings müssen bei solchen Seren von Blutproben der Gruppen O, A und B erst die Anti-A- und Anti-B-Agglutinine durch Absättigung entfernt werden. Bei einem A-Serum müßte also an Bp-Blut, bei einem B-Serum an A_1p-Blut adsorbiert werden und aus einem Anti-P-haltigen O-Serum könnten die gruppenspezifischen Agglutinine mit einem A_1Bp-Sediment entfernt werden. Für die Technik dieser Adsorption gilt ebenfalls das bereits bei den tierischen Heteroseren Gesagte.

3. Tierische Immunseren. Nach den schon kurz zitierten neueren Forschungen von Krah und Harter lassen sich sowohl Meerschweinchen als auch Kaninchen mit dem menschlichen P-Antigen erfolgreich sensibilisieren und bilden spezifische Immunagglutinine. Jedoch sind die Anti-P-Immunseren von Meerschweinchen in der Regel wegen zu schwacher Titer nicht brauchbar. Unter den Anti-P-Immunseren von Kaninchen hingegen fanden sich mehrere, deren Titer über den der gebräuchlichen Anti-P-Normalseren vom Tier hinausgingen.

Angaben über besondere Eigenschaften und Merkmale derjenigen Tiere, die besonders gute Immunseren gebildet haben, die also anscheinend eine Prädestination für Anti-P-Bildung besaßen, konnten bisher nicht gemacht werden. Doch dürfte auf Grund der allgemeinen serologischen Beobachtungen die Annahme naheliegen, daß die beste Reaktion gegenüber dem P-Antigen von solchen Tieren zu erwarten ist, die bereits über ein — wenn auch schwaches — natürliches Anti-P verfügen.

Entsprechend den Angaben von Krah und Harter verliefen die Immunisierungsversuche an Kaninchen wie folgt:

„Die Tiere erhielten zweimal wöchentlich je 5,0 ccm einer 20 %igen Blutkörperchensuspension OMrhP-stark i. v. injiziert. Nach der sechsten Injektion erfolgte eine Aderlaßprüfung, welche zeigte, daß bei allen Tieren eine starke Artagglutininbildung vorhanden war, die M-Agglutinine vollständig fehlten und teilweise auch eine P-Agglutininbildung eingesetzt hatte. Die Vorbehandlung wurde ohne Unterbrechung noch für 14 Tage fortgesetzt. Bei der neuerlichen Serumprüfung ergab sich keine wesentliche Zunahme der Artagglutinine; auch eine über zwei Stufen hinausgehende M-Agglutininbildung war bei keinem Tier zu verzeichnen. Im Laufe der 5wöchigen Immunisierung waren sechs Kaninchen teils im Schock, teils interkurrent eingegangen, so daß noch 16 Tiere für die Prüfung auf P-Agglutininbildung zur Verfügung standen.“

Von diesen 16 Tieren hatten 11 P-Immunagglutinine gebildet. Ein ungefähres Bild über den Umfang der Antikörperproduktion geht aus dem Protokoll der Verfasser in Tabelle 83 hervor, in dem die Ergebnisse der orientierenden Serumprüfungen zusammengestellt sind.

„Die Kaninchenseren wurden i. a. 10fach mit physiologischer Kochsalzlösung verdünnt und dann je nach der Rohtiterstärke mit 1½ bis 2¾ Volumina A_1B MN p-Blutsediment zwei bis drei Stunden im Kühlschrank adsorbiert. Die Auswertung der Abgüsse geschah in Röhrchen gegen p-negative und P-starke OMN-Blutkörperchen in der üblichen Weise; abgelesen wurde nach 3½stündigem Stehen bei Zimmertemperatur.“

Tabelle 83. Versuchsprotokoll über die Agglutinationswirkung von adsorbierten Anti-P-Kaninchen-Immunseren gegenüber OMNP- und OMNp-Blutkörperchen nach KRAH und HARTER

Abgußverdünnung	Agglutinationswirkung von absorbierten Anti-P-Kaninchen-Immunseren auf OMN-Blutkörperchen																					
	1124		1147		1184		1205		1211		1212		1235		1239		1249		1254		1331	
	P	p	P	p	P	p	P	p	P	p	P	p	P	p	P	p	P	p	P	p	P	p
1 : 1	+++	–	+++	±	+++	–	+++	(±)	+++	+++	+++	±	+++	+	+++	+	+++	+	+++	+	++	+
2	++	–	+	–	++(±)	–	+++	–	+++	+(±)	+++	–	+++	–	+++	–	++(+)	+	+(+)	–	+	(+)
4	+	–	(+)	–	+(+)	–	+	–	+++	+	+++	–	++	–	++	–	+(+)	±	+	–	(+)	–
8	–	–	–	–	+	–	+	–	+	±	++	–	+	–	+(+)	–	+(+)	–	±	–	(+)	–
16	–	–	–	–	±	–	(+)	–	+	–	+	–	–	–	±	–	+	–	–	–	–	–
32	–	–	–	–	–	–	±	–	±	–	+	–	–	–	–	–	(+)	–	–	–	–	–
64	–	–	–	–	–	–	–	–	–	–	–	–	–	–	–	–	(+)	–	–	–	–	–

Auch hier spielt wie schon darauf hingewiesen, die Adsorptionstechnik für die Qualität der Abgüsse eine wichtige Rolle.

Man kann bei der Herstellung von Immunseren ganz allgemein die Beobachtung machen, daß nach einer bereits länger zurückliegenden Sensibilisierung ohne Zeichen eines Erfolges eine erneute Injektion des betreffenden Antigens eine stärkere Reaktion und eine intensivere Antikörperbildung verursacht. KRAH und HARTER konnten diese Erfahrungen bei ihren Versuchen zur Gewinnung von Anti-P-Immunseren nicht bestätigen. Sie hatten eher den Eindruck „als führe die einmalige längere Vorbehandlung leichter zum Ziele“ und „als lägen die Verhältnisse bei der P-Immunisierung ähnlich wie bei der M-Immunisierung“, allerdings mit dem Unterschied, daß relativ hochwertige Anti-P-Seren viel seltener gebildet werden.

In wie weit bei Sensibilisierungsversuchen zur Gewinnung von Anti-P-Immunseren die Kombination des P-Antigens mit dem Faktor M eine Rolle spielt, ist bisher noch nicht zu entscheiden. Da Kaninchen erfahrungsgemäß häufiger auf das N-Antigen ansprechen als auf das M-Antigen, ziehen KRAH und HARTER einerseits bei der PN-Immunisierung eine verstärkte Konkurrenz der Antigene in Erwägung, die bei der PM-Immunisierung bis jetzt anscheinend weniger ins Gewicht fällt. Andererseits lassen die Autoren jedoch auch die Möglichkeit einer gegenseitigen Adjuvation der Antigene offen, falls weitere Versuche in Zukunft zeigen sollten, daß bei der P-Vorbehandlung in Kombination mit dem Faktor N bessere Ergebnisse zu erzielen sind.

Davon abgesehen scheint die individuelle Empfänglichkeit des Kaninchens für das P-Antigen tatsächlich die Hauptrolle zu spielen.

Der Faktor Q

Im Jahre 1935 entdeckten FURUHATA und IMAMURA bei etwa 1 % der von ihnen untersuchten Schweine im Serum einen präformierten Antikörper, mit dem an einem bestimmten Prozentsatz menschlicher Blutproben ein korrespondierendes Antigen nachweisbar war. Die Autoren nannten dieses Merkmal Q und stellten ihm eine rezessive Eigenschaft q (Nicht-Q) gegenüber, da sie beobachteten, daß von zwei Eltern mit dem Merkmal Q auch Kinder ohne diese Blutkörpercheneigenschaft abstammen können, die entsprechend den Erbregeln demnach qq sein mußten.

Die Gewinnung von Anti-Q-Serum erfolgt auf ähnliche Weise wie die der Anti-P-Seren unter Verwendung von q-Blut zur Adsorption unspezifischer Agglutinine sowie Q- und q-Blutproben zur Testung der angefertigten Abgüsse auf Spezifität gegenüber dem Merkmal Q. Es besteht die Möglichkeit, daß, abgesehen von den in der Mehrzahl vorkommenden Schweineseren, die keinerlei P- oder Q-spezifische Agglutinine enthalten, diese Antikörper nicht nur getrennt voneinander in den verschiedenen Seren vorkommen, sondern auch gemeinsam in ein und demselben Serum vertreten sein können. Bei der Differenzierung solcher Agglutinine ist deshalb die Erfahrung von großem Wert, daß man aus Mischseren durch Absättigung mit einem Pq-Sediment gut brauchbare Anti-Q-Seren herstellen kann.

In Bezug auf das Vorkommen von Q und q weichen die Befunde der einzelnen Autoren, wie die Tabelle 84 zeigt, etwas voneinander ab. Zwar lassen sich die Zahlen von WIENER, von DAHR sowie von CAZAL und MATHIEU in weitgehendem Maße miteinander vergleichen. Dagegen hat IMAMURA bei den Japanern in der Gruppe der Q-Negativen einen höheren Prozentsatz festgestellt, eine Tatsache, die sicherlich nicht auf falschen Testungen beruht sondern ihre Erklärung in rassemäßigen Ursachen findet.

Tabelle 84. Die Verteilung von Q und q auf Grund der Angaben verschiedener Autoren

Autor	Anzahl der Bestimmungen	Q %	q %
IMAMURA	38	52,7	47,3
WIENER	10	70,0	30,0
DAHR	83	73,5	26,5
CAZAL und MATHIEU	504	65,47	34,52

Man hat auf Grund von Beobachtungen und Berechnungen die Erfahrung gemacht, daß das Faktorenpaar Q und q von den übrigen Merkmalssystemen unabhängig ist. Dies zeigt sich z. B. dadurch, daß das Verhältnis der Q-Positiven zu den Q-Negativen innerhalb der Gruppe A abgesehen von geringen Fehlerprozenten praktisch gleich dem innerhalb der Gruppe B oder O ist. Auch für den Rh-Faktor und das MN-System trifft dies zu. Eine Ausnahme allerdings bildet das P/p-System. Hier weichen die Zahlenverhältnisse von den erwarteten Werten erheblich ab und es ist deshalb daraus zu schließen, daß zwischen den Merkmalen P und Q gegenseitige Beziehungen bestehen. Diese engen Wechselbeziehungen wurden bereits durch frühere Statistiken von IMAMURA, von WIENER und von DAHR nachgewiesen (siehe Tabelle 85) und durch die neueren Forschungen von CAZAL und MATHIEU sowie von RASCH bestätigt. Nach den Angaben dieser letzteren Autoren gibt es unter den P-Positiven nicht wie erwartet etwa 34 % Individuen mit dem Merkmalq sondern weitaus weniger, nämlich nur 26 %, während der Prozentsatz von q-Individuen innerhalb der Gruppe der P-Negativen über

Tabelle 85. Die zahlenmäßige Verteilung der Kombinationen zwischen den Merkmalen P und Q nach den Angaben verschiedener Autoren

Autor	Anzahl Bestimmungen	Absolute Zahlen für PQ	Pq	pQ	pq
Imamura	38	16	7	4	11
Wiener	10	7	0	0	3
Dahr	83	57	5	4	17
Cazal und Mathieu	492	297	105	18	72
Rasch	519	305	119	17	78

die zu erwartenden 34 % bis auf annähernd 80 % anwächst. Diese Ergebnisse widersprechen offensichtlich den Zahlenwerten, die bei einer Unabhängigkeit der Faktoren etwa mit 52, 22, 19 und 7 % zu erwarten sind.

Sowohl Cazal und Mathieu wie auch Rasch haben über ein zahlenmäßig ausreichendes Beobachtungsmaterial berichtet, aus dem zumindest annähernd brauchbare Prozentsätze zu gewinnen sind. Die Ergebnisse der beiden Arbeiten sind in der Tabelle 86 zusammengestellt.

Tabelle 86. Das Verhältnis zwischen den Merkamlen P und Q bei den einzelnen Autoren.

Autor	Absolute Zahlen				insgesamt	Prozentzahlen				samt insge-
	PQ	Pq	pQ	pq		PQ	Pq	pQ	pq	
Cazal und Mathieu	297	105	18	72	492	60,3	21,3	3,7	14,6	99,9
Rasch	305	119	17	78	519	58,76	22,92	3,47	15,03	100,18

Aus diesem Abhängigkeitsverhältnis zwischen den Merkmalen P und Q ergibt sich, daß die beiden Merkmalspaare anscheinend auf demselben Chromosom liegen. Infolgedessen kann nicht nur von Phänotypen und Genotypen der Merkmalspaare P und Q gesprochen werden, sondern es lassen sich vier Chromosomentypen bilden, die mit

PQ oder π_1
Pq oder π_2
pQ oder π_3
pq oder π_4

bezeichnet werden können. Die paarweise Zusammenstellung dieser Chromosomenmöglichkeiten im Chromosomensatz bestimmen die Struktur bzw. den Genotyp der verschiedenen PQ-Gruppen, wie sie in der Tabelle 84 nach Phäno- und Genotyp geordnet sind.

Tabelle 87. Phänotypen und Genotypen der PQ-Kombination durch paarweise Zusammenstellung der vier Chromosomenmöglichkeiten.

Phänotyp	Genotyp
PQ	$\pi_1\pi_1$, $\pi_1\pi_2$, $\pi_1\pi_3$, $\pi_1\pi_4$, $\pi_2\pi_3$,
Pq	$\pi_2\pi_2$, $\pi_2\pi_4$,
pQ	$\pi_3\pi_3$, $\pi_3\pi_4$,
pq	$\pi_4\pi_4$.

Nach den Berechnungen weisen die Frequenzen für diese vier Chromosomentypen folgende Werte auf: $\pi_1 = 35$ %, $\pi_2 = 22$ %, $\pi_3 = 4$ % und $\pi_4 = 39$ %.

Die neueren Blutfaktoren

Die auf dem Gebiete der Blutfaktorenforschung weiterhin gemachten Fortschritte sind nicht allgemein bekannt geworden. Dies liegt in erster Linie daran, daß diese neueren Blutfaktoren in ihrer klinischen Bedeutung den beiden Hauptsystemen der klassischen Gruppen und des Rh-Faktors zwar gleichwertig sind, jedoch auf Grund ihrer Genverteilungen nur in seltenen Fällen zu erwarten sind. Außerdem kommen ihre Antikörper meistens in Gemeinschaft mit anderen, leichter zu differenzierenden Antikörpern in ein und demselben Serum vor, so daß ihre Erkennung nicht selten entweder nur sehr schwer oder überhaupt nicht möglich ist. Das bedingt natürlicherweise, daß der Vorrat an solchen Testseren nur ein entsprechend seltener und geringer sein kann, so daß sich nicht jedes Laboratorium mit der Bestimmung dieser Blutkörperchenmerkmale beschäftigen kann. Solche Bestimmungen können deshalb nur in größeren Instituten und Speziallaboratorien vorgenommen werden und auch hier ist es mitunter möglich, daß spezielle Seren für die Bestimmungen gerade nicht zur Verfügung stehen.

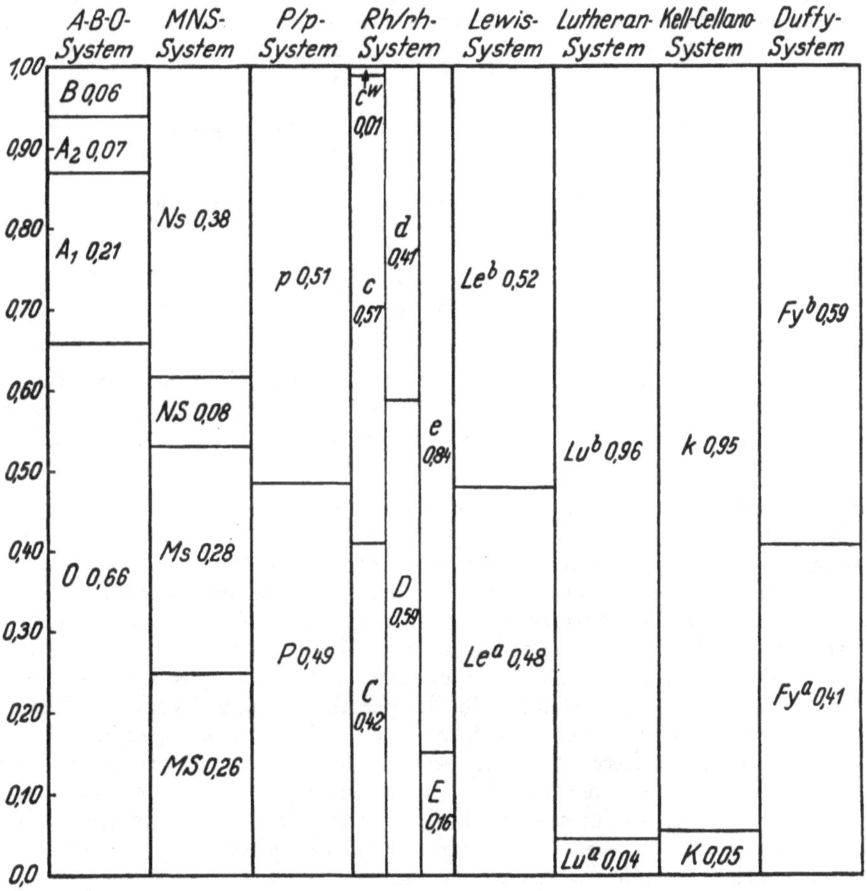

Abb. 79. Graphische Darstellung der Genverteilung unabhängig voneinander vererbbarer Blutkörpercheneigenschaften. (Nach ORTH)

Zum Teil liegt es jedoch auch daran, daß bisher relativ wenig über die Tatsache ihrer erstmaligen Entdeckung hinaus bekannt geworden ist.

Wichtig ist, darauf hinzuweisen, daß diese Blutkörperchenmerkmale alle voneinander unabhängig sind und in dieser gegenseitigen Unabhängigkeit auch vererbt werden, wie dies in der Einleitung des speziellen Teiles eingehend geschildert worden ist. Darüber hinaus ist die klinische und allgemeine Bedeutung dieselbe wie für die übrigen in dieser Hinsicht bereits intensiv durchuntersuchten Systeme, die eben besprochen worden sind.

1. Das Blutkörperchenmerkmal Lutheran. CALLENDER und RACE beschrieben im Jahre 1946 den Fall eines komplizierten Antikörpers, den sie bei einem Patienten mit Lupus erythomatodes gefunden hatten, und der offensichtlich im Verlaufe zahlreicher Transfusionen von neun Spendern der Gruppe O wegen einer schweren Anämie entstanden sein mußte. Insgesamt enthielt dieses Serum einen Komplex von fünf verschiedenen Antikörpern, von denen drei bis dahin unbekannt waren. Der eine dieser neuaufgefundenen Antikörper wurde Anti-Lutheran genannt. Das Blutkörperchenmerkmal selbst erhielt die Bezeichnung Lutheran. Entsprechend den allgemeinen Vererbungsgesetzen beruht dieses Antigensystem auf zwei allelen Genen, die mit Lu^a und Lu^b bezeichnet wurden. SANGER und RACE erhielten auf Grund von Untersuchungen an 582 Personen als prozentmäßige Verteilung dieses Merkmals die Angaben der Tabelle 88.

Tabelle 88. Phänotypen, Genotypen und Frequenz innerhalb des Systems Lutheran

Phänotyp	Genotyp	Frequenz
Lu (a+)	$Lu^a Lu^a$ $Lu^a Lu^b$	7,9 %
Lu (a—)	$Lu^b Lu^b$	92,1 %

MAINWARING und PICKLES beschrieben 1948 ein Agglutinin vom gleichen Typ. Van LOGHEM versuchte Antikörper durch Immunisierung zu erzeugen, konnte jedoch nur bei zwei Fällen von acht Versuchen nach Infusion erheblicher Mengen Blutes die Bildung eines Antikörpers Anti-Lu^a hervorrufen.

2. Das System Kell-Cellano. COOMBS, MOURANT und RACE fanden 1946 im Serum der Mutter eines erythroblastotischen Kindes einen neuen Antikörper. Die entsprechende Eigenschaft wurde Kell genannt. 1947 beschrieben WIENER und SONN-GORDON ein Antiserum, das nach einem Transfusionszwischenfall gewonnen werden konnte. Sie nannten die damit nachweisbare Blutkörpercheneigenschaft Si. Sehr bald stellte jedoch MOURANT fest, daß die beiden Antikörper Anti-Kell und Anti-Si und infolgedessen auch die durch sie angezeigten Antigene identisch waren. COOMBS sowie WIENER und ihre Mitarbeiter beschrieben den neuen Antikörper als Glutinin. Über einen Antikörper der gleichen Spezifität aber vom Charakter eines vollständigen Agglutinins berichtete DUNSFORD 1949. Ein weiteres Anti-Kell-Serum wurde von SANGER im Jahre 1949 gefunden, seine Reaktionen waren jedoch bedeutend kräftiger als diejenigen des ursprünglich entdeckten Anti-Kell-Serums. In zwei Fällen waren Antikörper univalenten Charakters offensichtlich die Ursache, daß hydropische Kinder geboren wurden, da eine Rh-Unverträglichkeit ausgeschlossen werden konnte.

Die Kell-Eigenschaft stellt ein Blutkörperchenmerkmalsystem mit einer Phänotypenverteilung von 10,17 % Kell-Positiven (K) und 89,83 % Kell-Negativen (k) dar.

1949 fanden LEVINE und seine Mitarbeiter WIGOD, BACKER und PONDER im Serum einer Frau Cellano einen Antikörper, der nach ihr benannt wurde. LEVINE untersuchte mit diesem Antikörper 2500 Blutproben und konnte bei nur 0,2 % keine Reaktion beobachten. Nach gegenseitiger Übereinkunft mit den Entdeckern des Kell-Merkmals wurde schließlich diese neue Eigenschaft Cellano als die der Kell-Eigenschaft antagonistische beschrieben. Es ergaben sich dementsprechend für die Verteilung der beiden Eigenschaften die in Tabelle 89 genannten Werte.

Tabelle 89. Genotypen und Frequenzen innerhalb des Systems Kell/Cellano

Anti-Kell	Genotyp		Anti-Cellano
88,83 %	kk	CC	91,2 %
9,90 %	Kk	cC	8,6 %
0,27 %	KK	cc	0,2 %

Nomenklatorisch mußten aus diesem Grunde das „dominante" Cellano-Merkmal C dem „rezessiven" Kell-Merkmal k und das „rezessive" Cellano-Merkmal c dem „dominanten" Kell-Merkmal K gleichgestellt und die einzelnen Faktoren sinngemäß umbenannt werden.

Die beiden Untersuchungsreihen sind in ihrem Ergebnis fast übereinstimmend. Minimale Unterschiede sind durch den Fehler der kleinen Zahl bedingt, denn es sind vorläufig noch verhältnismäßig zu wenig Menschen mit diesen Antiseren untersucht worden, um zu statistisch definitiv eindeutigen Werten zu kommen.

Die Wahrscheinlichkeit des Auftretens eines Anti-Cellano-Serums ist sehr gering, denn nur in jeder 500. Ehe kann die erforderliche Kombination (Mann: Cellano-positiv, Frau: Cellano-negativ) erwartet werden. Mit Seren, die ein Anti-Kell enthalten, kann bedeutend öfter gerechnet werden, es ist aber nicht immer gesagt, daß in der betreffenden Ehe, in der die notwendige Kombination zusammentrifft, der entsprechende Antikörper auch mit Sicherheit entsteht.

Es wurden bisher verschiedene Seren beschrieben und auch verschieden benannt, die sich nach entsprechender Überprüfung als Anti-Kell-Seren differenzieren ließen:

1. Kell . . . . COOMBS, MOURANT und RACE,
2. Si. . . . . WIENER und SONN-GORDON,
3. Drizen . . . . . . SANGER und ABELSON,
4. AND . . . . . . DUNSFORD,
5. Lazarus . . . . . LEVINE, RAUCH und BLOCK,
6. P. L.. . . . . . . VOGEL und ROSENFIELD.

3. Das Blutkörperchenmerkmal Duffy. 1950 entdeckten CUTBUSH, MOLLISDN und PARKIN durch Anwendung des COOMBS-Testes bei einer Transfusionsreaktion den mit Duffy bezeichneten Antikörper, dessen Antigen mit Fy^a bezeichnet wurde. Interessanterweise war dieser erste Anti-Fy^a-Antikörper in dem Blute eines Hämophiliekranken enthalten, der sich im Verlauf von annähernd zwanzig Jahren einer Reihe von Transfusionen hatte unterziehen müssen. Ferner gelang der Nachweis nur durch den indirekten RCT, mit dessen Hilfe sich die meisten aller bisher gegen Bluteigenschaften aufgefundenen Antikörper, die wegen unvollständiger oder sonst irgendwie gehemmter Reaktionsfähigkeit keine direkten Agglutinationen ergeben, erkennen lassen.

Auch die danach entdeckten Fy^a-Antikörper ließen sich nur mit Hilfe des indirekten COOMBS-Testes auffinden. Von den bisher beschriebenen fünf weiteren Fällen hatten vier zahlreiche Transfusionen erhalten. Von ihnen litt der eine an einem Magenulkus (Ikin, Mourant und Plaut), eine zweite Patientin bekam nach der zweiten bzw. vierten Blutübertragung je einen Transfusionszwischenfall (Allen). Die beiden übrigen waren wie der allererste Fall Bluter, so daß der Eindruck eines Zusammenhanges zwischen Fy^a-Antikörpern und der Hämophilie entstehen könnte. Jedoch ist ein so direkter Zusammenhang zwischen einem Blutkörperchenmerkmal und einer Erkrankung wohl wenig glaubhaft, und es dürfte sich wohl, wenn überhaupt Zusammenhänge bestehen, um andere Mechanismen handeln. Ein an Prostata-Hypertrophie erkrankter (Rosenfield, Vogel und Race) zeigte bereits nach der ersten Bluttransfusion eine leichte hämolytische Reaktion.

Während bei verschiedenen anderen Systemen die Aufdeckung des antagonistischen Vererbungsmerkmals nicht gelungen war, wurde innerhalb des Duffy-Systems der erwartungsgemäß als Anti-Fy^b zu bezeichnende Antikörper 1951 von Pettenkofer, Blumenthal, Ikin und Mourant im Serum einer Wöchnerin aufgefunden, die von ihrem dritten Kinde entbunden worden war. Bei normalem Status der Wöchnerin erfolgte die Spontangeburt eines 3500 g schweren lebensfrischen Mädchens, das am 9. Tage nach der Geburt bereits sein Ausgangsgewicht wiedererreichte und sich ohne Auftreten eines Icterus neonatorum weiter normal entwickelte.

Wie aus der Tabelle nach Pettenkofer ersichtlich ist, handelte es sich bei dem neuen Agglutinin um einen Antikörper, dessen spezifische Reaktionsfähigkeit nicht zu den bisher bekannten Blutkategorien paßt. Die Parallele mit einem Fy^a-Antikörper legte jedoch die Vermutung nahe, daß es sich um das bereits vermutete und lange gesuchte Anti-Fy^b handelte. Denn von den untersuchten Proben zeigten alle mit dem in London vorhandenen Anti-Fy^a-Serum negativen Blute mit dem Serum Hahn positiv an, und umgekehrt waren alle mit Serum Hahn negativen Blutproben mit dem Fy^a-Antikörper positiv. Kein Blut reagierte also mit beiden Antikörpern negativ.

Race, Holt und Thompson haben in ihrer letzten Arbeit mit Hilfe von Untersuchungen mit einem Anti-Fy^a Untersuchungen und Berechnungen über die Häufigkeit des Vorkommens der Gene innerhalb des Duffy-Systems angestellt. Danach waren unter 460 Blutproben 300 = 65,22 % Fy (a+) und 160 = 34,78 % Fy (a—). Die Autoren berechneten auf Grund der Annahme von Cutbush und Mollison, daß das Duffy-System aus zwei Allelomorphen Fy^a und Fy^b besteht, die

$$\text{Genhäufigkeit für das Gen } Fy^b = \sqrt{0{,}3478} = 0{,}5898$$
$$\text{und für das Gen } Fy^a = 1 - 0{,}5898 = 0{,}4102.$$

Nach obigen Voraussetzungen muß der Phänotyp Fy(a—) dem Genotyp Fy^bFy^b entsprechen.

Nach der Formel $(a+b)^2 = a^2+2ab+b^2$ errechnet sich das zahlenmäßige Auftreten der Duffy-Genotypen wie folgt:

$$Fy^aFy^a \quad 0{,}4102^2 = 0{,}1683$$
$$Fy^aFy^b \quad 0{,}4102 \cdot 0{,}5898 \cdot 2 = 0{,}4839$$
$$Fy^bFy^b \quad 0{,}5898^2 = 0{,}3478$$

Demnach müßte nach Race und Mitarbeitern ein Anti-Fy^b-Serum mit 48,39 + 34,78 = 83,17 % aller Blute positiv anzeigen.

Im Verlaufe der Untersuchungen wurden mit dem Serum Hahn sowohl in Berlin als auch in London insgesamt 167 Blutproben untersucht. Der Mittelwert betrug 80,2 % positive Reaktionen. Die geringe Abweichung von annähend 3 % ließ sich mit dem Fehler der kleinen Zahl erklären. Aus der Tatsache, daß mit dem Serum Hahn im Durchschnitt der erwartete Wert erzielt wurde, konnte mit großer Wahrscheinlichkeit die Berechtigung der Annahme hergeleitet werden, daß der Antikörper mit dem gesuchten Anti-Fy^b identisch war.

Nach diesen Befunden würden sich die Genhäufigkeiten für das DUFFY-System folgendermaßen errechnen:

$$\text{Genhäufigkeit für } Fy^a = \sqrt{0{,}1980} = 0{,}4450$$
$$\text{Genhäufigkeit für } Fy^b = 1 - 0{,}4450 = 0{,}5550$$
$$Fy^aFy^a \quad 0{,}4450^2 = 0{,}1980$$
$$Fy^aFy^b \quad 0{,}4450 \cdot 0{,}5550 \cdot 2 = 0{,}4940$$
$$Fy^bFy^b \quad 0{,}5550^2 = 0{,}3080.$$

Nun haben RACE und SANGER des weiteren gefunden, daß mit Hilfe von Austitrierungen (nach CALLENDER und RACE) bei mehreren Bluten eine verschieden starke Titerhöhe mit Anti-Fy^a-Serum festgestellt werden konnte und demnach ein Schluß auf die Homo- bzw. Heterozygotie in Bezug auf das Merkmal Fy^a möglich sein sollte. Die in Kombination mit dem Anti-Hahn-Serum und einem Fy^a-Serum durchgeführten Kontrollen führten zur Bestätigung dieser Befunde und dadurch gleichzeitig zu der erneuten Bestätigung, daß Anti-Fy^b und Hahn-Serum identisch waren.

Es muß also schematisch angenommen werden:

System	DUFFY
Gene	Fy^a und Fy^b
Genotypen	Fy^aFy^a, Fy^bFy^a, Fy^bFy^b,
Phänotypen	Fy(a+b—), Fy(a+b+), Fy(a—b+)
Antikörper	Anti-Fy^a, Anti-Fy^b.

Das DUFFY-System stellt ein selbständiges Blutgruppensystem dar, das durch zwei allele Gene Fy^a und Fy^b kombinant und unabhängig von den anderen Blutgruppen- und Blutfaktorengenen vererbt wird.

Als Ursache fötaler Erkrankungen ist der DUFFYfaktor von FREIESLEBEN beobachtet worden.

Das DUFFY-Merkmal ist besonders vom anthropologischen Standpunkt aus interessant, da sich in verschiedenen Ländern und bei verschiedenen Rassen prozentual große Unterschiede haben aufdecken lassen. Z. B. wurden bei den Chinesen 97—99 % Häufigkeit von Fy^a gefunden, desgleichen bei den norwegischen Lappen, 91 % in Nordwest-Pakistan, 26 % bei Negern in USA und 0 % bei den reinrassigen Indianern Brasiliens, wie dies von HOLLÄNDER angegeben wurde.

4. **Die Faktoren E, G, H und X.** Über diese bereits vor längerer Zeit beschriebenen Faktoren ist mit Ausnahme des Faktors E seit den Jahren ihrer Entdeckung nichts weiteres mehr veröffentlicht worden.

Nach FURUHATA, SUGISHITA und TANIMURA läßt sich mit einem in Aalseren vorkommenden und Anti-E genannten Agglutinin ein Blutkörperchenmerkmal nachweisen, das dementsprechend mit E zu bezeichnen ist und dem ein Fehlen dieses Merkmals, das rezessive Gen e gegenüber steht. Nach den bisherigen Beobachtungen scheinen gewisse Beziehungen zu der Gruppe O des klassischen Systems zu bestehen, wie dies bereits von JONSSON und neuerdings wieder von KLEIN und PETROFF GEORGIEFF angegeben wurde. JONSSON stellte diese Hypothese auf, weil er die Beobachtung machte, daß der Phänotypus E entweder zwei O-Gene oder zwei E-Gene oder je eines von beiden voraussetzt und demnach folgende Genotypen umfaßt: OOEE, OOEe, OOee sowie AAee AOEe, AOEE, ABEE, BBEE, BOEe und BOEE. Demnach dominiert das E bei Anwesenheit eines O-Gens über e und umgekehrt e bei Abwesenheit eines O-Gens über E. KLEIN und PETROFF GEORGIEFF kommen in ihrer Arbeit zu der Vermutung, daß die

Verteilung von E und e in den einzelnen Blutgruppen dem anteilmäßigen schwankenden Anteil der O-(H)-Substanz entspricht und das Agglutinin des Aales ein Anti-H darstellt.

1932 berichtete SCHIFF über einen Faktor G, der sehr häufig und zwar zu 95 % vorkommen soll und der vor allem bei der Immunisierung von Kaninchen mit menschlichen Blutkörperchen miterzeugt wird. Jedoch wird er bei der Adsorption mit menschlichen Blutkörperchen zur Entfernung des artspezifischen Anti-Mensch durch die große Häufigkeit meistens wieder entfernt und entgeht dadurch dem Nachweis. Merkwürdigerweise sollen bei der Untersuchung mit einem Anti-G-Serum Blutkörperchen der Gruppe O nicht agglutiniert werden, auch wenn sie das G-Merkmal enthalten und sich durch ihre adsorbierenden Fähigkeiten von den G-losen Blutkörperchen der Gruppe O unterscheiden. Es werden nur solche Blutzellen agglutiniert, die neben ihre G-Struktur noch A- oder B-geprägt sind.

Es ist bisher nicht nachgeprüft worden, ob der von ANDRESEN beschriebene und von ihm bei etwa 94 % der Menschen gefundene Faktor X mit dem SCHIFFschen Faktor G identisch ist.

Ferner soll es nach SCHIFF auch einen Faktor H geben, der mit einer Häufigkeit von annähernd 68 % auftritt und dominierend über den Charakter „Nicht-H" vererbt wird.

5. **Weitere neue Blutkörperchenmerkmale**[1]**.** Ein Anti-Levay genannter Antikörper wurde von CALLENDER und RACE bei der Untersuchung eines Transfusionszwischenfalles 1946 gefunden.

GILBEY fand 1947 im Serum einer Schwangeren, die später von einem Rh-negativen Kind entbunden wurde, neben einem Anti-Rh einen Antikörper, der sich gegen ein „Jobbins" genanntes korrespondierendes Antigen richtete. Dieses Jobbins-Antigen wurde bei der Testung von 120 Rh-negativen Blutproben 9mal, d. h. in 7,5 % angetroffen. Nach van LOGHEM und van der HART soll sich jedoch bei vergleichenden Nachprüfungen herausgestellt haben, daß es sich bei diesem Anti-Jobbins nicht um einen selbständigen Antikörper sondern um ein Anti-Fy^a handelte.

ELBEL und seine Mitarbeiter berichteten 1951 über ein Blutkörperchenmerkmal, das durch Syphilis des Ehepartners zur Sensililisierung der Frau und damit zur Totgeburt geführt haben soll. Gleichzeitig wurde über die Erblichkeit dieses Merkmals „Becker" in der Familie berichtet.

Von ALLEN, DIAMOND und NIEDZIELA wurde 1951 ein bei der Mutter eines erythroblastotischen Kindes gefundener und Anti-Kidd genannter Antikörper beschrieben. Das mit Ik^a bezeichnete Antigen kommt nach den Angaben der Autoren in 77 % bei der weißen Bevölkerung vor. Da neben diesen positiven Phänotypen Ik(a+) auch negative Ik(a—) existieren, nimmt man an, daß es neben dem Gen Ik^a noch ein solches Ik^b gibt. Dementsprechend würden den beiden genannten Phänotypen die Genotypen Ik^aIk^a, Ik^aIk^b und Ik^bIk^b zugrunde liegen.

In einer Familie mit einem hämolytisch schwer erkrankten Neugeborenen fanden ebenfalls 1951 LEVINE und seine Mitarbeiter einen Antikörper, der sich gegen ein „Miltenberger" genanntes Antigen mit der gewählten serologischen Bezeichnung Mi^a richtete. Das Vorkommen dieses Faktors scheint außerordentlich selten zu sein. Von 425 verschiedenen Blutproben reagierte keines mit dem Anti-Mi^a der Mutter. Der üblichen genetischen Auffassung entspricht dem dieser serologischen Struktur zugrundeliegenden Gen ein antagonistisches Allel Mi^b. Kommt das Mi^a, wie im vorliegenden Falle heterozygot schon sehr selten vor, so muß es in homozygoter Form noch viel seltener sein. Demnach wäre Mi^b

[1]) Auf dem V. Internationalen Bluttransfusionskongreß wurde von DUNSFORD über ein neues Merkmal Wright (Wr) berichtet und von van LOGHEM über drei weitere Merkmale Rm, Ven und Vw.

andererseits so häufig, daß man nach LEVINE eine Isoimmunisierung gegen die Gruppen A und B bei hämolytischen Erkrankungen von Neugeborenen erst dann in Erwägung ziehen dürfte, nachdem die Immunisierung innerhalb des Mi-Systems ausgeschlossen ist. Inwieweit Beziehungen vom Mi^a zu anderen Blutkörperchenmerkmalen vorliegen, ist noch nicht bekannt. Von LEVAY ist Mi^a nach RACE sicher verschieden. Es entspricht andererseits auch nicht dem von GRAYDON 1946 beschriebenen Gr, da der Antikörper zu diesem anscheinend natürlich vorkommt.

Besonderes Interesse biete noch der zuerst von BOBBIT entdeckte Antikörper, der 1951 zusammen mit LEVINE näher untersucht worden ist. Er wurde bei einer an Adeno Ca des Magens leidenden Frau „JAY" gefunden und erhielt die Bezeichnung Anti- Tj^a, wobei gleichzeitig ein hypothetisches, alleles Gen Tj^b in Erwägung gezogen wurde. Adsorptionsversuche zeigten, daß der JAY-Faktor, der sich bei dieser Frau in den Tumorzellen fand, in den Blutzellen fast aller Menschen vorhanden ist. Nur bei der betreffenden Patientin und ihrer Schwester war er nicht in den Blutzellen zu finden. Dieser Befund läßt daran denken, daß durch genetische Mutation in Tumorzellen neue Strukturen auftreten und dadurch zur Sensibilisierung führen können.

Die unspezifischen Systeme

Bisher standen sogenannte spezifische Systeme im Mittelpunkt der Betrachtung, d. h. Erythrozytenagglutinogen und Serumagglutinin traten miteinander nur dann in Reaktion und führten zur Agglutination, wenn zwischen Antigen und Antikörper eine Korrelation auf strukturchemischer Basis bestand. Im Gegensatz dazu müssen aber auch Vorgänge zur Kenntnis genommen werden, bei denen von einer Spezifität als Grundlage für den Eintritt einer echten Antigen-Antikörper-Reaktion keine Rede mehr sein kann.

Es spielt bei diesen morphologisch als Agglutination imponierenden Vorgängen keine Rolle, ob es sich bei den zur Verklumpung kommenden Substraten um solche fremder Organismen oder um solche des eigenen Körpers handelt. Deshalb schien in früherer Zeit ein Widerspruch mit dem EHRLICHschen Gesetz des horror autotoxicus offensichtlich, denn die Auffassung der zahreichen Untersucher wie LANDSTEINER, HIRSZFELD und KETTEL, die diese Erscheinung als eine Antigen-Antikörper-Reaktion im immunologischen Sinne werteten war unvereinbar mit der Ansicht, daß der Organismus keine gegen seine eigene Substanz gerichteten Antikörper hervorbringen könne. In der neueren Zeit drang jedoch mehr und mehr die Erkenntnis durch, daß dieser Widerspruch eigentlich gar nicht besteht, denn sowohl der Begriff der Antigen-Antikörper-Reaktion als auch der damit zwangsläufig verbundene Begriff der Spezifität entbehren bei den zur Diskussion stehenden Vorgängen jeder Grundlage. Es handelt sich hier in erster Linie um konglomeratorische Fähigkeiten besonderer Serumstrukturen, die sich nicht gegen klassifizierbare Substanzen zellulärer Bestandteile richten, sondern nach den heutigen Auffassungen nur die physikalisch-chemische Zustandsform dieser Materialien beeinflussen.

Die Tatsache, daß diese Agglutinine nicht nur mit organismusfremden sondern auch mit körpereigenen Zellen — vorwiegend innerhalb niedriger Temperaturbereiche — reagieren, hat zu der Frage geführt, ob diese Kälteagglutinine mit den Autoagglutininen identisch sind, oder ob es nicht doch darüber hinaus eigentliche Autoagglutinine gibt, die unter besonderen pathologischen Bedingungen entstehen und sich von den Kälteagglutininen auf Grund unterschiedlicher Verhaltungsweise abgrenzen lassen.

NOGALSKI, HÜMMELER und MARIENBERG lehnen die Existenz eines echten „Autoagglutinins" ab, sowohl im strengen Sinne des Wortes überhaupt als auch unter der Definition, wie sie TISCHENDORF, FRANK und PUNIN in ihrer Einteilung der Agglutinine gegeben haben. Nach ihren Angaben ist ein echtes „Autoagglutinin" noch nie einwandfrei beschrieben worden und konnte auch von ihnen nicht gefunden werden. Sie sind der Ansicht, daß alle „Autoagglutinine" Panagglutinine im Sinne MINOS sind und auf einer abnormen Vermehrung der indifferenten, für die Blutkörperchensedimentation verantwortlichen Serumglobuline beruhen und nicht auf echte, adsorbierbare Agglutinine zurückzuführen sind. Eigene Erfahrungen geben Veranlassung, den gleichen Standpunkt zu vertreten und die Bezeichnung „Autoagglutinin" zweckmäßigerweise überhaupt fallen zu lassen, um Mißverständinisse zu vermeiden. In diesem Sinne kann auch der Versuch von BRÜGGEMANN und HAHN gewertet werden, die von Kälte p a n agglutination sprechen. Sie heben diese Bezeichnung deswegen besonders hervor, um einen zweiten, von ihnen beobachteten Typus von Agglutininen schärfer abgrenzen zu können, der im Gegensatz zu den Kälteagglutininen ausgesprochenen Wärmecharakter aufwies[1]).

Dem bisher Gesagten entsprechend seien also in der Gruppe der unspezifischen Systeme diejenigen Formen der Hämagglutination zusammengefaßt, die keine direkten Zusammenhänge mit den Blutkörperchenmerkmalen aufweisen. Sie besitzen eine eigene serologische Charakteristik und weisen grob gesehen nur rein technisch bedingte Beziehungen zur Blutgruppen- und Blutfaktorenserologie auf, wenn auch in gewissen Reaktionsweisen Analogien besonders zu den unvollständigen Antikörpern, die vornehmlich durch den Rh-Faktor und seine Technik bekannt geworden sind, zu bestehen scheinen.

Die Kälteagglutination

Allgemeine Grundlagen der Kälteagglutination

Sehr bald nach der Entdeckung der klassischen Blutgruppen wurde von LANDSTEINER eine Art der Hämagglutination beobachtet, bei der durch ein bestimmtes Serum neben den eigenen auch die Blutkörperchen aller anderen Menschen unabhängig von der Blutgruppe verklumpt werden. Die Temperatur, bei der diese Reaktion vor sich geht, liegt gewöhnlich bei 0—4° C und hat dazu geführt, für diese Erscheinung die Bezeichnung Kälteagglutination zu prägen. Bei Erwärmung auf Körpertemperatur löst sich die Verklumpung wieder auf, ein Zeichen dafür, daß diese Reaktion reversibel ist.

Daß bei diesem Vorgang das morphologische Bild einer Agglutination auftritt, ist eine Folge rein physikalisch-chemischer Ereignisse, welche auf keine Weise das Vorliegen einer Antigen-Antikörper-Reaktion im immunbiologischen Sinne beweisen kann. Im Gegenteil spricht gerade das Fehlen einer offensichtlichen Spezifität — Verklumpung jeder menschlichen Blutkörperchenaufschwemmung — und das Vorhandensein eines gewissen Normaltiters sowie eine mehr oder weniger reichliche Antikörperproduktion auf verschiedene, uncharakteristische pathologische Reize hin für eine Verneinung der Antikörpernatur der zur Verklumpung der Blutzellen führenden Serumbestandteile.

Die Kälteagglutination ist in den ersten vierzig Jahren nach ihrer Entdeckung nur wenig beachtet worden und spielte innerhalb der klinischen Untersuchungsmethoden abgesehen von wenigen Ausnahmen praktisch keine Rolle. In erster Linie beanspruchte sie nur serologisches Interesse, da sie bei der Blutgruppenbestimmung immer wieder störend in Erscheinung trat. LANDSTEINER selbst maß der Reaktion im Hinblick auf pathologische Vorgänge keinerlei Bedeutung bei. Dagegen wurde ihr größeres Interesse

[1]) Die Bezeichnung „Pan"-Agglutination ist terminologisch auch insofern unspezifischen Charakters, als sich dadurch die Kälteagglutination von einer solchen spezifischen Prägung unterscheiden läßt, wie sie z. B. innerhalb des A_1/A_2-Untergruppensystems und beim Blutkörperchenmerkmal P gefunden werden.

zuteil, nachdem PETERSON, HAM und FINLAND das Auftreten erhöhter Kälteagglutinationstiter bei der Viruspneumonie nachweisen konnten. Von diesem Zeitpunkt an rückte die klinische Bedeutung der Kälteagglutinine sehr stark in den Mittelpunkt des Interesses, ohne daß nach LIPPELT und NOGALSKI die serologischen und biologischen Grundlagen der Reaktion fest umrissen waren. So wurden erhöhte Kälteagglutinationstiter bei vielen Lebererkrankungen gefunden. Ferner bei verschiedenen Infektionskrankheiten wie Scharlach, Mumps, Malaria, Trypanosomiasis, peripheren Gefäßstörungen (RAYNAUD) und besonders bei gewissen erworbenen hämolytischen Anämien.

Leider wichen die Ergebnisse der meisten Untersucher sowohl hinsichtlich der Feststellung des Normaltiters als auch in Bezug auf die pathologischen Veränderungen in starkem Maße voneinander ab. Der Grund für diese Differenzen war wohl zunächst hauptsächlich in einer ungenügenden Technik zu suchen, dann aber auch darin, daß in der Vielzahl der Untersuchungen das Problem von ganz speziellen Gesichtspunkten aus angegangen wurde und so eine übersichtliche Betrachtung von vornherein unmöglich machte. Außerdem herrschte überdies keine klare Vorstellung über das Wesen dieser besonderen Art der Hämagglutination an sich. In richtiger Erkenntnis dieser Umstände versuchte deshalb PESTALOZZI mit einer genau festgelegten Technik eine Abgrenzung der verschiedenen Erkrankungen hinsichtlich der Kälteagglutination vorzunehmen. Auch seine Ergebnisse sind allerdings nur bedingt zu verwerten, da einerseits seine Methode der Serumtrennung bei Zimmertemperatur nicht die tatsächlich vorhandenen Titer liefert und andererseits durch die ein- oder auch zweimalige Titerbestimmung bei einem Fall kein eindeutiges Bild von dem Verhalten der Kälteagglutination bei den einzelnen Erkrankungen gewonnen werden kann.

Aus diesem Grunde gaben LIPPELT und NOGALSKI 1949 eine von ihnen entwickelte Methode bekannt, die erstmals allen biologischen Forderungen Genüge leistete und trotzdem so einfach war, daß sie umfangreiche Beobachtungen ohne größere technische Schwierigkeiten erlaubte. Mit diesem Verfahren führten NOGALSKI, HÜMMELER und MARIENBERG an einer großen Zahl verschiedener Erkrankungen Untersuchungen über Vorkommen und Verhalten der Kälteagglutinine im Verlaufe des Krankheitsgeschehens durch. Die umfassende Darstellung, mit der die allgemeine Problematik des gesamten Fragenkomplexes in diesen beiden Veröffentlichungen erfaßt wurde, gibt Veranlassung, bei der weiteren Besprechung dieses besonderen Gebietes der Serologie auf diesen grundlegenden Arbeiten zu fußen.

Die von PETERSON, HAM und FINLAND festgestellte Erhöhung des Kälteagglutinationstiters bei der Viruspneumonie wurde mehrfach bestätigt. Allerdings zeigte sich bei allen Untersuchungen eine ziemliche Variationsbreite der Ergebnisse, die übersichtsmäßig eine Steigerung der Kälteagglutinationstiter in 504 aller Viruspneumonien erkennen lassen. Daß nur bei 50 % der Fälle eine Erhöhung des Kälteagglutinationstiters eintritt, hängt zweifellos mit der nicht einheitlichen Genese der Viruspneumonien zusammen. So glaubten schon DREWS und WILLIAMS, daß es sich bei den Viruspneumonien um eine Gruppe von Erkrankungen mit zwar ähnlicher Manifestation aber mit verschiedenen Äthiologien handelt. WILLIAMS versuchte sogar, die Kälteagglutination zur Differentialdiagnose heranzuziehen, in dem er sein Beobachtungsgut in Kälteagglutinations-Positive und Kälteagglutinations-Negative einteilte. Für die Form der Viruspneumonie mit positiver Kälteagglutination glaubte er weiterhin eine bestimmte Trias aufstellen zu können, die neben der Erhöhung des Kälteagglutinationstiters ein typisches fleckiges Röntgenbild und eine Wanderung des Prozesses unabhängig von den Lappengrenzen in sich vereinigt und der in ihrer Genese ein ganz bestimmter Virus entsprechen soll. Die Titer bei diesem Krankheitsbild zeichnen sich nach NOGALSKI, HÜMMELER und

MARIENBERG durch Werte zwischen 1 : 512 und 1 : 1024 aus und bleiben in dieser Höhe mindestens bis zum 15., in der Mehrzahl der Fälle sogar bis zum 30. Tag. Es muß aber darauf hingewiesen werden, daß die Reaktion nicht pathognomonisch ist und bei negativem Ausfall eine Pneumonie viraler Genese nicht ausschließt.

Stellt man diesen Erkrankungen viraler Genese entsprechend den Untersuchungen von NOGALSKI, HÜMMELER und MARIENBERG die Ergebnisse bei bakteriellen Infektionen des Respirationstraktes gegenüber, so kann man feststellen, daß bei dieser Gruppe von Erkrankungen die höchsten Titer um 1 : 128 liegen. Dies traf vor allem zu für Fälle schwerer lobärer Pneumonie mit bakteriologisch gesicherter Diagnose (Pneumokokken Typ I und II), während bei Lungen und Miliartuberkolose der verschiedensten Stadien in keinem Falle Titer über 1 : 64 gefunden werden konnten. Durch fortlaufende Kontrollen wurde fast in jedem Falle während der Rekonvaleszenz ein Absinken des auf dem Höhepunkt der Erkrankung gefundenen Titers beobachtet. Insofern hat demnach bei Erkrankungen des Respirationstraktes die Kälteagglutinationsreaktion differentialdiagnostischen Wert, denn ausnehmend hohe Titer treten, wie von allen Untersuchern übereinstimmend bestätigt wird, nur bei Viruspneumonien auf.

Ein nicht weniger interessantes Objekt für die Kälteagglutination stellt die Gruppe der Lebererkrankungen dar. Das bereits früher festgestellte Auftreten von Kälteagglutininen bei Leberschäden wurde durch die Untersuchungen von NOGALSKI und seinen Mitarbeitern erneut bestätigt, welche insgesamt 20 Fälle, darunter solche von Hepatitis epidemica, Leberlues, Salvarsan- und Verschlußikterus umfaßten. Nach diesen Beobachtungen stieg der Titer bei der Hepatitis epidemica in der ersten Krankheitswoche nur wenig, meistens bis 1 : 32, selten bis 1 : 64. Bei der weiteren Verfolgung der Titerkurve konnten jedoch zwei verschiedene Verlaufsformen konstatiert werden. Entweder normalisierte sich der Titer bereits langsam gegen Ende der zweiten Woche oder er erfuhr ein kontinuierliches Steigen bis zum 25. Krankheitstag. Der geringe Anstieg bei der ersten Art der Fälle, der die Mehrzahl der leichten Krankheitsbilder betraf, wurde von den Autoren auf die zweifellos vorhandenen rein entzündlichen Vorgänge analog den Infekten der Luftwege zurückgeführt. Aus der starken Steigerung des Titers bei der zweiten, die seltener zu beobachtenden schweren Hepatitiden betreffende Form schlossen die Verfasser auf Zusammenhänge mit einer bei diesen Fällen fast immer auftretenden, größeren Leberparenchymschädigung im Sinne einer konsekutiven Zirrhose. Die Maximalwerte des Titers wurden hier teilweise erst erreicht, als die akuten Erscheinungen (Fieber, Leberschwellung und Ikterus) bereits im Abklingen begriffen waren. Seine Normalisierung trat im allgemeinen nie vor der 7. Woche ein und ging nicht unter 1 : 32. In der Mehrzahl der Fälle konnte sie sogar wegen der Entlassung der Patienten überhaupt nicht beobachtet werden.

Dieses zeitliche Verhalten der Kälteagglutination spricht allein schon für ihre Abhängigkeit von dem Ausmaß der degenerativen Prozesse und in ihrem späteren Verlauf für eine mehr oder weniger vollständige kompensatorische Hyperplasie des restlichen Lebergewebes. Aber auch aus der Höhe der Titer lassen sich die gleichen Zusammenhänge ersehen. So berichten NOGALSKI, HÜMMELER und MARIENBERG im allgemeinen bei den mittelschweren Hepatitiden über Maximalwerte zwischen 1 : 256 und 1 : 512, während sie bei einer Patientin, bei der am 15. Krankheitstag ein vollständiger Zusammenbruch der Leberfunktion drohte, ein Ansteigen des Kälteagglutinationstiter am 21. Tag auf 1 : 2048 mit einer thermischen Amplitude von 26° C beobachten konnten. Trotz der schnellen klinischen Besserung sank der Titer jedoch bis zum 35. Tag nur verhältnismäßig langsam um zwei Stufen auf 1 : 512.

Zum Vergleich vom klinisch-chemischen Standpunkt aus sei erwähnt, daß bei diesen schweren Hepatitiden die TAKATA-ARA-Reaktion in allen Fällen positiv war.

Fälle von Salvarsan- und Verschlußikterus wiesen keine erhöhten Kälteagglutinationstiter auf. Dagegen zeigte ein Patient mit einer Leberlues während des 8wöchigen Krankenhausaufenthaltes ständig Kälteagglutinine bis zu einem Titer von 1 : 512 und zuletzt noch von 1 : 256. Gleiche Befunde wurden bereits früher von CLOGH und RICHTER sowie von LI CHEN PIEN erhoben.

Demnach kann also festgestellt werden, daß im Gegensatz zu den unkomplizierten Lebererkrankungen die mit ausgedehnten zirrhotischen Prozessen verlaufenden Schädigungen zu erhöhten Kälteagglutinationstitern führen. Eine Infektion als solche — dies wurde bereits bei den Infekten der Respirationsorgane konstatiert — und zwar die virusbedingte Hepatitis epedemica als auch die Cholangitis mit bakterieller Äthiologie ruft, wenn überhaupt, dann nur einen leichten Titeranstieg hervor. Erst bei stärkeren degenerativen Veränderungen kommt es — wahrscheinlich auf dem Wege der allgemeinen Leberfunktionsstörung — neben anderen Veränderungen der Serumstruktur zu solchen, die in vermehrtem Maße kälteagglutinatorische Fähigkeiten bewirken. Ein Anstieg des Kälteagglutinationstiters in der zweiten und dritten Krankheitswoche bei einer Hepatitis epedemica auf 1 : 1000 und darüber hat wohl immer eine derartig schwere Funktionsstörung zur Grundlage. In Hinsicht auf diese Leberveränderungen hat der Kälteagglutinationstiter sicher gewisse differenzialdiagnostische Bedeutung. Ob ihm jedoch prognostischer Wert ähnlich einer Leberfunktionsprüfung zukommt, kann ohne weiteres nicht entschieden werden. Eine solche Klärung kann, wie NOGALSKI, HÜMMLER und MARIENBERG ausdrücklich feststellen, „nur durch eingehende Untersuchungen an einer größeren Zahl von Patienten mit Berücksichtigung aller klinischen Daten bei engster Zusammenarbeit von Klinik und Laboratorium" herbeigeführt werden.

Weniger einprägsame, aber bemerkenswerte Ergebnisse wurden bei der Untersuchung zahlreicher Infektionskrankheiten erzielt. Das von YORKE beschriebene Auftreten von Kälteagglutininen bei Trypanosomiasis konnte von NOGALSKI, HÜMMELER und MARIENBERG nicht nachgeprüft werden, da entsprechende Patienten nicht zur Verfügung standen. Jedoch berichteten die Autoren über Tierversuche mit Trypanosomiasis gambiense an Ratten. Bei den infizierten Tiere wurden Agglutinine beobachtet, die nur in der Kälte wirksam waren und vom 16. bis 18. Tag nach der Infektion serologisch in Erscheinung traten. Da die Ratten in der Regel zu diesem Zeitpunkt verendeten, war es nicht möglich, das Verhalten des Kälteagglutinintiters während eines größeren Zeitraumes zu verfolgen. Das Verhalten der Kälteagglutination bei Malaria tertiana war insofern bemerkenswert, als sich bei allen Fällen Kälteagglutinine fanden, allerdings in sehr unterschiedlicher Menge. Bei der größten Zahl der Patienten wurden Titer zwischen 1 : 8 bis 1 : 32 gefunden. Der höchste beobachtete Titer war 1 : 512. Von den untersuchten Scharlachpatienten zeigten einige eine Titererhöhung über den Wert von 1 : 16 hinaus. Der höchste beobachtete Titerwert betrug 1 : 1024 und wurde entsprechend der im Zusammenhang mit den Lebererkrankungen erwähnten differentialdiagnostischen Bedeutung auf einen toxischen Leberparenchymschaden, wie er bei Scharlach gefunden werden kann, bezogen. Bei Masernerkrankungen zeigten sich nie höhere Titer als 1 : 64. Untersuchungen an Keuchhustenpatienten hatten das gleiche Ergebnis. Parallel zu der von HEGGLIN und TURNER beschriebenen Erhöhung des Kälteagglutinationstiters bei Mumps und PFEIFFERschem Drüsenfieber wurden ebenfalls Titersteigerungen mit einem Höchstwert von 1 : 1024 beobachtet. Herpes zoster verursachte Titer bis zu einer Höhe von 1 : 512. Morbus HODGKIN, Virusmeningitis und Queenslandfieber dagegen ließen den Kälteagglutinationstiter unbeeinflußt.

Bei den nicht mit hämolytischen Krisen einhergehenden Blutkrankheiten wurden von nahezu sämtlichen Untersuchern die allgemeinen Beobachtungen gemacht, daß die Titer durchschnittlich unter der mittleren Höhe bleiben und die Grenze von 1 : 256 und 1 : 128 kaum überschreiten und deshalb keiner grundsätzlichen Erwägung bedürfen. Selbst Unterschiede von 1 : 256 und 1 : 64 oder 1 : 32 verlieren an Bedeutung, wenn man die Titerhöhen betrachtet, die bei besonderen Formen von hämolytischen Anämien zur Beobachtung kommen können.

Dieser Zusammenhang der Kälteagglutination mit bestimmten Fällen von hämolytischen Erkrankungen hat innerhalb der Blutkrankheiten ein neues Interessengebiet erschlossen. In einer umfangreichen Arbeit wurden diese Krankheitsbilder von HEILMEYER, HAHN und SCHUBOTHE aus dem Bereich der übrigen Krankheitsbilder als „Hämolytische Anämie auf der Grundlage abnormer serologischer Reaktionen" herausgelöst und einzelne typische Beispiele an Hand von Fällen beschrieben. Auf die Ätiologie und Pathogenese, die gewissermaßen als Unverträglichkeit innerhalb desselben Organismus imponiert, muß an anderer Stelle noch besonders eingegangen werden. Hier seien nur allgemeine Fragen gestreift, soweit sie sich speziell auf das „Symptom" der Kälteagglutination beziehen.

So interessiert vor allen Dingen die Frage nach der Herkunft der Kälteagglutinine. Ist man bei den Lebererkrankungen bis jetzt der Anschauung, daß der zirrhotische Prozeß über eine Beeinflussung des parenchymatösen Gewebes zu einer Verschiebung des Albumin/Globulin-Quotienten führt und auf diesem Wege die normalen Stabilitätsverhältnisse des Blutes stört, so ist bei den hämolytischen Anämien eine derartige einigermaßen fundierte Erklärung bis jetzt noch nicht möglich. Wenn von verschiedener Seite die Frage diskutiert worden ist, ob die Ursache für die gesteigerte Agglutininproduktion in einem vermehrten Zerfall von Blutkörperchen gesucht werden kann, so lag dieser Versuch einer Erklärung in dem Bestreben begründet, in der Kälteagglutination eine Antigen-Antikörper-Reaktion zu sehen. Namentlich AMZEL und HIRSZFELD sowie KOEPPLIN, denen eine erhöhte Kälteagglutination nur bei Anämien bekannt war, vertraten diese Auffassung. Von NEUDA wurde sie später dahingehend erweitert, daß grundsätzlich jeder Gewebszerfall für eine vermehrte Agglutininbildung verantwortlich zu machen sei. In diesem Sinne erklären auch HEILMEYER, HAHN und SCHUBOTHE das Vorhandensein von Normalagglutininen, indem sie den ständigen physiologischen Gewebsabbau für die Ursache dafür halten, daß die Agglutinine stets in gleichem Maße abgebaut bzw. durch gewebseigene Rezeptoren abgesättigt werden. Eine Häufung von Kälteagglutininen im Serum soll dementsprechend durch eine größere Gewebsschädigung — bei Infektionen — oder durch eine mangelhafte Neutralisation der Agglutinine — bei Anämien — zustande kommen.

Dieser Anschauung muß zunächst hauptsächlich deshalb widersprochen werden, weil sie mit vielen Ergebnissen der neueren Forschung nicht zu vereinbaren ist. Als Beispiel nennen LIPPELT und NOGALSKI Typhus und Karzinome (mit Ausnahme der Leberkarzinome). Trotzdem bei diesen Erkrankungen keineswegs weniger Blutkörperchen oder Zellen zerfallen als etwa bei der Viruspneumonie, zeigen gerade diese Erkrankungen — meistens sogar die schwersten Fälle — ausgesprochen niedrige Titer, oft sogar ein Fehlen des Normaltiters überhaupt. Auch das Verhalten der Kälteagglutinine bei Malaria wäre als Argument in dem genannten Sinne zu werten, denn die beobachteten Titer stehen in keinem Verhältnis zu dem während eines Schubes stattfindenden Zellzerfalles.

Die oben genannte Auffassung ist aber auch durch die Erkenntnis überholt, daß in der Kälteagglutination keine echte Antigen-Antikörper-Reaktion spezifischer Prägung gesehen werden kann. Dennoch können die physikalisch-chemischen Vorgänge bei dieser

Art von Hämagglutination im Prinzip die gleichen wie bei einer spezifischen sein und auch eine ausgesprochen krankmachende Wirkung auslösen, wenn die thermische Amplitude so nahe an die Körpertemperatur heranreicht, daß es in vivo zu einer Reaktion kommen kann. Der Wert der Kälteagglutination für die hämolytischen Anämien erfährt dadurch keinerlei Einschränkung, denn sie gestattet trotzdem die Erfassung eines pathogenetischen Faktors und leistet für die Abgrenzung gegen den kongenitalen hämolytischen Ikterus wertvolle Dienste.

Stellt man übersichtsmäßig kurz zusammen, daß bei gewissen Formen von Viruspneumonien erhöhte Titerwerte beobachtet werden, daß der Kälteagglutination eine gewisse Bedeutung für die Diagnose von Leberparenchymschäden zukommt und hier erfahrungsgemäß die Erhöhung des Titers mit der Schwere des Leberschadens parallel zu gehen scheint, und daß außerdem aus dem Formenkreis der hämolytischen Anämien durch das Auftreten von Kälteagglutininen ganz bestimmte Krankheitsbilder abgegrenzt werden können, so fühlt man die Notwendigkeit, trotz der fehlenden Zusammenhänge zwischen den einzelnen Krankheitsbildern auf Grund des gemeinsamen Vorkommens einer Kälteagglutination auch eine gemeinsame Basis für dieses Symptom Kälteagglutination zu suchen. Naheliegend ist, die Kälteagglutination als eine Reaktion des retikuloendothelialen Systems zu betrachten. Dieses ist sowohl für die Zusammensetzung der Plasmaeiweißkörper in ihrer Gesamtheit als auch für die Produktion der spezifischen Immunglobuline verantwortlich zu machen. Deshalb ist auch der Gedanke nicht abwegig, daß die Kälteagglutinine innerhalb dieser Grenzen zum RES ebenfalls enge Beziehungen besitzen. Durch genaue Beobachtungen des Verhaltens der Kälteagglutination bei verschiedenen Erkrankungen konnte diese Annahme durch Lippelt und Nogalski bestätigt werden. „Es fand sich nämlich ein geringer Titeranstieg der Kälteagglutination bei den meisten Infektionen, z. B. bei jeder bakteriellen Pneumonie, die ja bekanntlich immer eine plasmazelluläre Reaktion aufweist. Extrem hohe Titer zeigten jene Erkrankungen, die entweder mit einer besonders starken plasmazellulären oder lymphomonozytoiden Reaktion einhergehen (Viruspneumonie, Hepatitis epidemica), oder bei denen sich das pathologische Geschehen sogar im Retikuloendothel selbst abspielt (Pfeiffersches Drüsenfieber, Agranulozytose)."

Der Versuch einer Heranziehung des retikuloendothelialen Systems zur Erklärung der Kälteagglutination kann vorerst nur eine Hypothese sein, für deren Bestätigung jedoch außer den bereits erwähnten klinischen Parallelen auch eine ganze Reihe von Beobachtungen auf klinisch-chemischem Gebiet in Frage kommen. Den allgemeinen Erfahrungen entsprechend werden vom Retikuloendothel unter bestimmten Umständen und auf eine besondere Art von Reizen differente Eiweißkörper gebildet und in das Serum abgegeben, die zu einer veränderten Stabilisationsfähigkeit der Blutflüssigkeit führen und deren Effekt unter anderen die Kälteagglutination ist. Dies entspricht im Prinzip vollkommen der vermehrten Produktion jener Globulinanteile des Plasmas, die eine Beschleunigung der Blutkörperchensenkungsgeschwindigkeit bewirken. Die ausgesprochene Ähnlichkeit des klinischen Verhaltens der Kälteagglutination und der Blutsenkung führen zu der Auffassung, daß diese beiden Reaktionen lediglich bestimmte Ausdrucksformen einer eigenartigen physikalisch-chemischen Struktur des Serums sind, die eine mehr oder minder starke und mit verschiedenen Methoden auf die eine oder andere Weise feststellbare Destabilisierung der festen Bestandteile zur Folge haben. Eine Parallelität dieser Erscheinungen braucht dabei nicht zu bestehen, wie das am Beispiel der manifesten Leberparenchymschäden gezeigt werden kann, bei denen meistens niedrige Blutsenkungswerte mit erhöhten Kälteagglutinationstitern einhergehen.

Solche Überlegungen müssen in Erwägung gezogen werden, wenn man dem Gedanken nähertreten will, die Kälteagglutination als diagnostisches Hilfsmittel heranzuziehen und sie etwa der Blutsenkungsreaktion gleichzustellen, weil der Schluß naheliegt, in einer Verstärkung der beiden Reaktionen den Ausdruck eines pathologischen Geschehens im Organismus zu erblicken. Aus dem im Zusammenhang mit der Viruspneumonie, den Leberparenchymschäden und den hämolytischen Anämien Gesagten geht eine solche in erster Linie differentialdiagnostische Bedeutung ohne weiteres hervor. Jedoch darf die Einschränkung nicht außer Acht gelassen werden, daß die Kälteagglutination ihren Wert für die Diagnostik nur bedingt und unter klinisch klaren Voraussetzungen behält.

Wenn auch normale Senkungsreaktionen eine Krankheit nicht ausschließen, so ist doch ihre Erhöhung als Ausdruck einer Reaktion des Organismus zu werten, die in objektiver Weise unter allen Umständen auf ein pathologisches Geschehen hinweist, die allerdings keine direkte zeitliche Gleichsetzung mit dem Vorhandensein einer eigentlichen Krankheit erlaubt. So wie von der Blutsenkungsreaktion grundsätzlich nicht mehr verlangt werden kann, als diese Methode in ihrer Einfachheit und Unspezifität bieten kann, so wenig darf auch die Kälteagglutinationsreaktion in ihrer Leistungsfähigkeit überfordert werden. Dies um so weniger, als zwar das Auftreten von Kälteagglutininen im Blut ebenfalls als Ausdruck einer bestimmten Reaktionslage des Organismus aufzufassen ist, dem jedoch ein weit verwickelterer Vorgang zu Grunde liegen dürfte. Die Kälteagglutination kann deshalb bis zur weiteren Klärung der zahlreichen, noch offen stehenden Fragen für den klinischen Gebrauch nichts weiter sein als eine grobe orientierende Untersuchungsmethode. Vollkommen wertlos ist eine einmalige Titerbestimmung. Erst die im Verlauf des Krankheitsgeschehens auftretenden Titerschwankungen sowie die Fixierung eines Normaltiters lassen gewisse Schlüsse innerhalb der hier abgesteckten Grenzen zu. Es ist unbiologisch gedacht, mit einer vorerst „zwecklosen" Untersuchung zu warten, bis sie „sowieso wahrscheinlich wieder normal ist" (Lippelt und Nogalski).

Die technische Durchführung der Kälteagglutination

Um eine optimale Genauigkeit, Stärke und Empfindlichkeit der Kälteagglutination zu erreichen, verlangen Lippelt und Nogalski in der von ihnen angegebenen Technik die Erfüllung folgender Grundvoraussetzungen:

1. Erfassung aller in der Blutprobe vorhandenen Agglutinine in dem von den Blutkörperchen getrennten Serum.
2. Erhaltung der agglutinierenden Serumeigenschaften und der zur Reaktion verwendeten Blutkörperchen in der optimalen Reaktionsfähigkeit.
3. Einwirkung der in den Serumverdünnungen vorhandenen Agglutinine auf ein möglichst kleines Blutkörperchenquantum.
4. Ablauf der Reaktion bei dem am stärksten wirksamen Kältegrad und Ablesung zu einem Zeitpunkt, bei dem die größtmögliche Festigkeit der Agglutininbindung eingetreten ist.

Diese Forderungen resultieren aus den verschiedenen im Schrifttum niedergelegten Beobachtungen und zahlreichen bei der Entwicklung einer geeigneten Methode gemachten Erfahrungen und sollen hier entsprechend den Anregungen von Lippelt und Nogalski näher erläutert werden.

Zu 1. Bereits früher schon machten Mino sowie Neuda und neuerdings wieder Heilmeyer, Hahn und Schubothe sowie Brüggemann und Hahn die Beobachtung, daß die Wärmeamplitude auch für Kälteagglutinine bei besonderen Fällen bis nahe an die Körpertemperatur heranreichen kann. Dann natürlich tritt eine Bindung von Agglutininen an die Erythrozyten bereits bei diesen Temperaturen ein, so daß eine Abkühlung der Blutprobe bei ihrer Gewinnung dazu führen muß, daß ein großer Teil der vorhandenen Kälteagglutinine schon während des Gerinnungsvorganges an den Blutkuchen gebunden wird. Da es sich bei diesen Agglutininen vornehmlich um die avidesten Plasmabestandteile handelt, die gerade die Ursache für besonders hohe Titer sind, muß eine Trennung von Blutkörperchen und Serum bei zu niedriger Temperatur vermieden werden. So fanden HEILMEYER, HAHN und SCHUBOTHE in einem bei Körpertemperatur vom Blutkuchen getrennten Serum einen Titer von 1 : 4000, der auf 1 : 512 absank, wenn die Trennung bei Zimmertemperatur vorgenommen wurde und nur 1 : 32 zeigte, wenn die Serumabscheidung bei 10° C eintrat. LIPPELT und NOGALSKI berichteten über die gleichen Erfahrungen an vier Proben, die bei der Serumgewinnung bei 37° C Titer von 1 : 2048, 1 : 1024, 1 : 512 und 1 : 128 und bei der Abscheidung bei 20° C von nur 1 : 256, 1 : 256, 1 : 128 und 1 : 64 zeigten. Daraus ist zu schließen, daß gerade bei den diagnostisch wertvollen Seren die hohen Titer nur erhalten werden, wenn die Serumgewinnung bei 37° C durchgeführt wird.

Dieser Forderung ist am besten nachzukommen, wenn bei der Abnahme der Blutprobe die auch sonst in der Klinik gebräuchliche 3,8%ige Natriumzitratlösung verwendet wird. PESTALOZZI wie auch LIPPELT und NOGALSKI bestätigen in agglutinatorischer Hinsicht die qualitative Identität des Zitratplasmas gegenüber dem Nativserum, ja es wird sogar von einer gewissen Überlegenheit gesprochen. Diese betrifft vor allem die Möglichkeit eines nochmaligen Aufschüttelns und einer späteren Trennung der Flüssigkeit vom Sediment im Brutschrank bei den Fällen, die durch äußere Umstände nicht von Anfang an bei Brutschranktemperatur gehalten werden konnten. Dadurch wird nachweislich die Zurückführung der bereits gebundenen Agglutinine in das Plasma wesentlich erleichtert. Diese Tatsache erlaubt auch, Blutproben, wenn sie nicht sogleich untersucht werden können, zunächst ohne weiteres bei Zimmertemperatur aufzubewahren. Eine Stunde vor der weiteren Verarbeitung werden sie dann gut aufgeschüttelt in den Brutschrank gebracht und während dieses Aufenthaltes erneut sedimentiert. Hat das Blut jedoch länger als 24 Stunden bei Zimmertemperatur oder noch kälter gestanden, so liefert es im allgemeinen keine sicheren Ergebnisse mehr.

Ist es je nach der geübten serologischen Technik üblich, die zur Untersuchung kommenden Seren zur Ausschaltung thermolabiler Hämolysine zu inaktivieren, so läßt sich auch das gewonnene Zitratplasma ohne weiteres eine halbe Stunde bei 56° C inaktivieren. Allerdings muß dann das ausfallende Fibrin abzentrifugiert werden, wodurch man ein klares Serum erhält. Die Titerunterschiede zwischen normalem Zitratplasma und inaktiviertem Zitratplasma sind nicht beträchtlich.

In dieser Hinsicht läßt sich bezüglich der bereits erwähnten Parallelität zwischen Kälteagglutination und Blutsenkungsreaktion ohne weiteres sagen, daß direkte Beziehungen zwischen den beiden Reaktionen demnach nicht existieren, d. h. die Plasmakonstellation, die eine Kälteagglutination verursacht, kann nicht identisch sein mit der Plasmastruktur, die für die Blutsenkungsgeschwindigkeit bestimmend ist. Beim Vergleich dieser beiden Untersuchungsmethoden muß berücksichtigt werden, daß sich der Senkungsvorgang allein im Blutplasma abspielt, wobei das Fibrinogen maßgebend, und zwar noch stärker als die Globuline beteiligt ist. Offensichtlich besitzt das Fibrinogen bei der Kälteagglutination kaum eine Bedeutung, da nach Entfernung des Fibrins durch Inaktivierung die Kälteagglutinine in kaum verminderter Stärke persistieren.

Erwähnung finden muß auch die durch den Zitratzusatz eintretende Verdünnung des zu untersuchenden Blutes. Wird zweckmäßigerweise das auch für die Vorbereitung einer Blutsenkungsreaktion übliche Volumenverhältnis von 1 ccm 3,8%igem Natriumzitrat und 4 ccm Blut verwendet, so erhält man von diesen 5 ccm Zitratblut etwa 2 ccm Plasma und muß wegen des Zitratzusatzes berücksichtigen, daß dieses Plasma bereits als auf 1 : 2 verdünnt aufzufassen ist. Diese Angabe kann natürlich nur als grobe pauschale Richtlinie gewertet werden, denn es ist erklärlich, daß das Plasma einer Probe, bei der sich mehr Flüssigkeit abgesondert hat, weniger verdünnt ist als dasjenige einer Probe, aus der nur relativ wenig zu gewinnen war.

Zu 2. Die Möglichkeit, kälteagglutininhaltige Plasmen zu inaktivieren zeigt, daß eine Beeinträchtigung der Agglutinine bis zu einer Temperatur bis zu 56° C nicht erfolgt. Nach KETTEL tritt eine Schädigung erst nach einstündigem Erwärmen auf 60° C ein. Wird kälteagglutininhaltiges Plasma unter optimalen Bedingungen gewonnen und vom Blutkuchen getrennt, so läßt es sich ohne wesentliche Titereinbuße bis zu 8 Tagen im Kühlschrank aufbewahren. Nicht zu verwerten sind ältere Seren und solche, die durch Verkeimung agglutinatorische Eigenschaften nach der Art des THOMSONschen Phänomens erworben haben.

Berücksichtigt man die Isoagglutinine des zu untersuchenden Blutes, so sind als Testblutkörperchen für die Kälteagglutination alle menschlichen Blutkörperchen zu verwenden. Für O-Plasmen dementsprechend die Blutkörperchen aller anderen O-Proben, für A-Plasmen Blutkörperchen der Gruppen A und O, für B-Plasmen Blutkörperchen der Gruppen B und O und für AB-Plasmen Blutkörperchen aller Gruppen ohne Einschränkung, sofern nicht sonst noch irgendwelche irreguläre Agglutinine wie z. B. Antikörper vom Typ eines Anti-A_1 oder Anti-A_2 eines Anti-P oder Anti-Rh vorhanden sind. Liegen mehrere Blutproben gleichzeitig zur Untersuchung vor, so wird am besten ein bestimmtes — zweckmäßigerweise ein O-Blut — als Testblut herangezogen um gleichmäßige Versuchsergebnisse zu erzielen. Die Testblutkörperchen sollen möglichst frisch und nicht älter als 2, höchstens 3 Tage alt sein, da sie sonst nicht mehr genügend agglutiniert werden. Ältere Blutkörperchen sind unbrauchbar. Da sie durch zu starkes Waschen sowie durch längeren Aufenthalt in Kochsalzlösung ebenfalls langsam ihre Agglutinibilität einbüßen, sollen sie auch nicht kräftiger als höchstens 3mal 5 Minuten bei niederer Tourenzahl serumfrei gewaschen und bei 0° C in der für die Aufbewahrung günstigsten Konzentration einer 10%igen Aufschwemmung vorrätig gehalten werden. Wegen der nicht unerheblichen Empfindlichkeit der Blutkörperchen gegen schädigende Einflüsse liegt in der Aufschwemmung der Testblutkörperchen zweifellos eine der größten Fehlerquellen der Methode. LIPPELT und NOGALSKI betonen deshalb mit Recht, daß selbst bei absolut einheitlicher, konsequenter und sauberer Technik bei der Kälteagglutination durch die genannten verschiedenen Empfindlichkeiten der Erythrozyten eine Fehlerbreite von ± 1 Röhrchen unvermeidlich ist. Durch Verwendung ein und desselben O-Spenders innerhalb eines Laboratoriums kann sie aber ohne weiteres um einen gewissen Grad verringert werden.

Zu 3. Nach LIPPELT und NOGALSKI bewirkt die Adsorption einer bestimmten Agglutininmenge durch ein Blutkörperchenquantum um so eher eine Agglutination, je kleiner das Blutkörperchenquantum ist. So ist der Titer bei Verwendung einer 1%igen bzw. 0,5%igen Blutkörperchenaufschwemmung gegenüber einer 0,25%igen um 2 bzw. 1 Röhrchen niedriger. Außer der größeren Empfindlichkeit der Reaktion bei Verwendung der niederkonzentrierten Aufschwemmungen ist die Reaktion durch die bessere Durchsichtigkeit der Suspension auch leichter ablesbar. Es muß ihnen auch beigestimmt werden in der Ansicht, daß sich die Verdünnung der Blutkörperchensuspension nicht unbegrenzt steigern läßt. Nach den vorliegenden Erfahrungen muß die 0,5%ige Aufschwemmung als die optimale Suspensionskonzentration betrachtet werden, weil sie bei der Ablesung bei Tageslicht im abgeblendeten Agglutinoskop die besten Beobachtungsmöglichkeiten bietet und die Methode nicht unnötigerweise kompliziert wie die von

PESTALOZZI vorgeschlagene Ablesung im verdunkelten Raum vor einer künstlichen Lichtquelle bei Verwendung einer 0,25%igen Blutkörpersuspension.

Zu 4. Der am stärksten wirksame Kältegrad für die Kälteagglutination ist eine Temperatur von 0° C. Bei noch tieferer Temperatur muß mit einer Schädigung der Erythrozyten gerechnet werden. Zur Erzielung einwandfrei verwert- und vergleichbarer Ergebnisse ist deshalb der Ablauf der Reaktion zwischen 0° C und 4° C am zweckmäßigsten. Bei 4° C ist der Titer allerdings um 1/2 Röhrchen niedriger und hier auftretende ±-Reaktionen sind deshalb noch als positiv zu werten. Nach Ansetzen des Versuches muß dieser sofort in den Kühlschrank oder in den Kühlraum gebracht werden. Es ist dabei zu beachten, daß die Bindung bei der Kälteagglutination um so langsamer vor sich geht, je tiefere Temperaturen zur Anwendung kommen. Ein Kälteagglutinationsversuch soll deshalb möglichst längere Zeit stehen, um ein Maximum der Bindung erreichen zu können. Erfahrungsgemäß ist dieser Zeitpunkt nach 15 Minuten erreicht und die Ablesung liefert dann die optimalen Ergebnisse. Es kann auch bereits früher, jedoch nicht vor 6 Stunden abgelesen werden. Spätere Ablesungen geben ebenfalls brauchbare Werte. Länger als 24 Stunden abzuwarten hat dagegen keinen Sinn, da nach PESTALOZZI die Titer dann meist niedrigere Werte ergeben sollen, als sie bei einer Ablesung um die 15-Stundengrenze zeigen.

Zu erwähnen ist als nicht zu vernachlässigende Fehlerquelle eine mitunter auftretende Spontanagglutination der Blutkörperchensuspension. Zwar hemmen die hohen Verdünnungen des Plasmas meistens an sich schon die Spontanagglutination, manchmal tritt sie aber auch trotzdem auf und kann dann nur durch die genaue Betrachtung des Kontrollröhrchens ausgeschlossen werden, das in diesen Fällen ebenfalls eine Agglutination zeigt.

Zur Ablesung selbst sei gesagt, daß die Beurteilung am besten nach den ersten Sedimentschlieren erfolgt, die bei leichtem Drehen des Röhrchens im Agglutinoskop aufgewirbelt werden. Bei einiger Erfahrung ist die homogene Suspension ohne weiteres von der leichten bis starken Körnung der Blutkörperchensuspension zu unterscheiden. Ein Hinweis für eine mehr oder weniger starke Agglutination ist die „Kuppenfestigkeit" des Sediments, die nicht besteht, wenn die Agglutination ausgeblieben ist und in diesem Falle bei der Schräglage des Röhrchens im Agglutinoskop durch ein deutliches Fließen des Sediments nach dem tiefsten Punkt des Röhrchens ersetzt wird.

Zusammenfassend sei hier auf Grund der beschriebenen Erfahrungen die Methode von LIPPELT und NOGALSKI wiedergegeben, die auch nach eigenen Erfahrungen einwandfreie Ergebnisse liefert.

a) Blutentnahme. 1 ccm Na-Zitrat (3,8%ig) + 4 ccm Blut (= 5 ccm Zitratblut) ergibt 2 ccm Plasma, welches durch das Zitrat bereits 1 : 2 verdünnt ist.

b) Trennung des Plasmas. Die Blutprobe sedimentiert im Brutschrank bei 37° C. Konnte eine Abkühlung des Blutes nach der Verarbeitung nicht vermieden werden, so soll sie vor der eigentlichen Verarbeitung unter mehrmaligem Aufschütteln mindestens zwei Stunden im Brutschrank bei 37° C gehalten werden. Anschließend wird das angewärmte Blut in warmen Zentrifugengläsern rasch mindestens 3 Minuten mit 2000 Touren zentrifugiert und dann das Plasma abgehoben.

c) Verdünnung des Serums. Es werden für eine zu untersuchende Probe 10 Röhrchen mit je 0,5 ccm Kochsalzlösung versetzt. In das erste Röhrchen mischt man 0,5 ccm Plasma (so daß hier also bereits eine Verdünnung 1 : 4 besteht), gibt davon 0,5 ccm Mischung in das zweite Röhrchen und fährt so fort bis zum vorletzten Röhrchen, in dem 1 ccm verbleiben, falls auf Grund des Ergebnisses eine Verlängerung der Reihe erforderlich werden sollte. Das letzte, 10 Röhrchen läuft ohne Plasma nur mit Blutkörperchensuspension als Kontrolle. Bei Verwendung von Serum ist in das erste Röhrchen 0,75 ccm Kochsalzlösung und 0,25 ccm Serum zu pipettieren um die übliche Verdünnung 1 : 4 zu erreichen und in derselben Weise zu verfahren.

d) Blutkörperchenaufschwemmung. Die eigenen oder anderen Testblutkörperchen werden dreimal mit der fünffachen Menge physiologischer Kochsalzlösung 5 Minuten bei höchstens 2000 Touren gewaschen. Der letzte Bodensatz wird als 100 % gerechnet. Er wird im Zentrifugenröhrchen mit der gleichen Menge Kochsalzlösung verdünnt, was durch weitere fünffache Verdünnung eine 10%ige Stammaufschwemmung ergibt, die nur bis zum nächsten Tag im Kühlschrank haltbar ist. 0,5 ccm dieser Stammaufschwemmung ergeben mit 9,5 ccm Kochsalzlösung die 0,5 %igen Gebrauchsaufschwemmungen.

e) Ansetzen des Hauptversuches. In jedes Röhrchen der Verdünnungsreihe kommen je 0,5 ccm der 0,5%igen Blutkörperchenaufschwemmung mit Ausnahme des vorletzten Röhrchens das für die eventuelle Weiterverdünnung vorgesehen ist. Die Titer erhöhen sich somit sämtlich auf das Doppelte, so daß im ersten Röhrchen eine Verdünnung von 1 : 8 und im achten Röhrchen eine solche von 1 : 1000 herrscht. Im neunten Röhrchen befindet sich dann 1 ccm der 1000fachen Verdünnung ohne Blutkörperchen für die Weiterverdünnung und im zehnten Röhrchen lediglich die Blutkörperchen mit Kochsalzlösung zur Kontrolle.

f) Ablauf der Reaktion. Der Versuch wird ohne Verzögerung in 0° C bzw. auch in 4° C gebracht.

g) Ablesung der Reaktion. Nach 15 Stunden, frühestens nach 6 Stunden, spätestens aber nach 24 Stunden erfolgt die Ablesung, wobei Erwärmen und stärkeres Schütteln zu vermeiden sind. Die Ablesung erfolgt bei Tageslicht im abgeblendeten Agglutinoskop, wobei die erste, nach leichtem Schütteln oder Drehen des Röhrchens aufsteigende Blutkörperchenflocke beobachtet wird. Das letzte fragliche ±-Röhrchen ist bei 0° C als negative, bei +4° als positiv zu bewerten.

Inkomplette Kälteagglutinine. Die bisher behandelten Kälteagglutinine zeigten bei ihren Reaktionen ein Verhalten nach der Art vollständiger oder bivalenter Agglutinine. Daneben wurden in letzter Zeit mitunter auch solche beobachtet, die typische Eigenschaften unvollständiger Antikörper aufwiesen, wie sie auch bei Sensibilisierungen durch spezifische Systeme, namentlich durch den Rh-Faktor bei Schwangerschaften und nach Bluttransfusionen festzustellen sind. Dacie beobachtete bei Patienten mit hochtitrigen Kältehämagglutininen gleichzeitig inkomplette Kälteantikörper und fand, daß die Blutkörperchen solcher Patienten — meist handelte es sich um Fälle von Viruspneumonien — durch Antiglobulinseren agglutiniert werden können, wenn das Blut ohne Abkühlung gewonnen und bei 37° C mehrmals gewaschen worden war. Mit den Seren solcher Blutproben lassen sich nach Dacie auch Blutkörperchen von Normalpersonen sensibilisieren und nach mehrmaliger Waschung zur Entfernung der kompletten Kälteantikörper mit einem Antiglobulinserum verklumpen. Weitere Untersuchungen ergaben, daß auch die kompletten Kälteagglutinine im Serum gesunder Personen von inkompletten Kälteantikörpern aller Gruppen begleitet sein können. Diese lassen sich in der Kälte oder bei Zimmertemperatur ebenfalls an Blutkörperchen anlagern und nach Waschung bei 37° C mit Hilfe von Antiglobulinserum nachweisen. Von den inkompletten Immunantikörpern spezifischer Prägung unterscheiden sich die unvollständigen Kälteantikörper jedoch dadurch, daß sie auf Antiglobulinserum nicht immer und unter Umständen ganz verschieden ansprechen. Ob die Ursache für dieses Verhalten auch an den Antiglobulinseren liegen kann, ist noch nicht geklärt.

Krah fand im Serum eines Patienten, der wegen eines Retothelsarkoms mit mehreren gruppengleichen Bluttransfusionen behandelt worden war, durch Ausschluß einer Isoimmunisierung gegen ein Rh- oder ein anderes Gruppenmerkmal einen Kälteantikörper, der sich in mehrfacher Hinsicht vor ähnlichen Beobachtungen auszeichnete und vor allem gerade für das eben über das Verhalten mit Antiglobulinserum Gesagte ein typisches Beispiel bot. Das ohne Abkühlung gewonnene Serum wurde in frischem Zustand nach den üblichen Methoden — Auswertung in physiologischer Kochsalzlösung, in verschiedenen kolloiden Milieus und mit Hilfe der Antiglobulinprobe — mit eigenen und mit fremden O-Blutkörperchen und bei differenten Temperaturen untersucht und zeigte die in der Tabelle 87 zusammengefaßten Ergebnisse. Bemerkenswert war vor allem, daß im Vergleich zur Agglutination in Kochsalzlösung, die nur bei 5° C zu erzielen war, die Reaktion in kolloidem Milieu einen viel größeren Temperaturbereich umfaßte. Auffallenderweise blieb im Serummilieu innerhalb des ganzen Temperaturbereiches jede Agglutination aus, was auf die Existenz eines Hemmstoffes im Sinne eines in vivo wirksamen Schutzmechanismus hindeuten könnte. Das Auftreten einer Prozone dürfte nach Art einer sogenannten Überschußhemmung auf einen Überschuß an Antikörpern zurückzuführen sein. Bei einem derart starken Gehalt des Serums an inkompletten Antikörpern wäre auch eine intensive Agglutination im Antiglobulintest zu erwarten gewesen. Diese Reaktion wurde auch mit mehreren hochwirksamen Antiglobulinseren unter verschiedenen Temperaturbedingungen ausgeführt, ohne daß auch nur in einem einzigen Falle ein positives Ergebnis zu verzeichnen war.

Die Technik des Nachweises solcher inkompletter Kälteagglutinine erfolgt nach den im allgemeinen Teil gemachten Angaben bei der Untersuchung inkompletter Antikörper.

Tabelle 90. Versuchsprotokoll über die Untersuchung eines blockierenden Antikörpers nach Krah

Methode	37° C	25° C	17° C	5° C	Bemerkungen
			a) Reaktionen mit eigenen Blutkörperchen		
in physiologischer Kochsalzlösung	—	—	—	1 : 32	Prozone
in Serum	—	—	—	—	—
in Albuminplasma	—	—	—	1 : 256	Prozone
in Gummiarabikum-Lösung	—	1 : 128	1 : 256	1 : 512	Prozone bei 25, 17 u. 5° C
in Gelatine-Lösung	—	1 : 256	1 : 1024	1 : 8000	Prozone bei 25, 17 u. 5° C
			b) Reaktionen mit fremden O-Blutkörperchen		
in physiologischer Kochsalzlösung	—	—	—	1 : 1024	geringere Prozone
in Serum	—	—	—	—	—
in Albuminplasma	—	1 : 8	1 : 256	1 : 1024	geringere Prozone bei 25, 17 und 5° C
in Gummiarabikum-Lösung	—	1 : 2000	1 : 8000	1 : 32 000	geringere Prozone bei 25° C
in Gelatine-Lösung	—	1 : 4000	1 : 16 000	1 : 64 000	keine Prozone

Die Wärmeagglutination

Die im Gegensatz zu den Kälte agglutininen als existent anzunehmenden Wärme-agglutinine wurden eingehend von HAHN und LÜTTGEN und von BRÜGGEMANN und HAHN beschrieben. Bei verschiedenen Fällen, die klinisch sämtlich in die Gruppe des hämolytischen Ikterus gehörten, fanden sie eine besondere Form von Antikörpern, die auch nach den Erfahrungen anderer Autoren für den sogenannten erworbenen hämolytischen Ikterus eine besondere pathogenetische Bedeutung besitzen, weil die hier besonders hoch reichende Wärmeamplitude die Möglichkeit einer Blutschädigung in vivo ergibt.

Ein auffallendes Phänomen dieser Agglutinine ist, daß ihre Agglutinationswirkung — ähnlich den inkompletten Kälteagglutininen — keine Verdünnung des Serums mit Kochsalz verträgt. Auch die Erythrozyten dürfen nicht in Kochsalzlösung suspendiert werden, sondern müssen als unverdünntes Sediment zum Serum gegeben werden. Dieses Verhalten erinnert an die Reaktionsweise der sogenannten blockierenden Antikörper des Rh-Systems und zwar deshalb besonders, weil beobachtet werden konnte, daß die Verdünnung mit Kochsalzlösung nicht die Bindung des Agglutinins an sich beeinflußt, sondern nur das Zustandekommen einer Agglutination verhindert. Das Agglutinin läßt sich aus seinem Serum restlos an normale Blutkörperchen binden und bei erhöhter Temperatur auch wieder absprengen. Der Nachweis des abgesprengten Agglutinins gelingt natürlich nur, wenn man zur Absprengung normales (gruppengleiches oder AB-Serum) benutzt. Auch von den Patientenerythrozyten läßt sich das Agglutinin durch wiederholte Waschungen bei höherer Temperatur als Körperwärme abwaschen. Infolge der hohen Wärmeamplitude ist es anscheinend nur selten möglich, das Agglutinin frei zu fassen, weshalb auch sein Nachweis so schwer sein dürfte. Eine mitunter bestehende Resistenz gegen die bereits erwähnten Abwaschversuche kann sehr groß sein und beweist sowohl die Festigkeit der Bindung als auch die hohe Wärmeamplitude.

Das Aussehen der Agglutination uterscheidet sich nach BRÜGGEMANN und HAHN von demjenigen der Kälteagglutination. Sie ist feinflockiger, leicht zerschüttelbar, um jedoch bei ruhigem Stehen sofort wiederzukehren. Mikroskopisch besteht das Bild echter, d. h. auf unregelmäßiger Erythrozytenverklumpung beruhender Agglutination.

Ob die Wärmeagglutinine dieselbe genetische Wurzel haben wie die Kältepanagglutinine ist noch nicht geklärt. WIENER und HANDMAN haben sie für die vollständigen und unvollständigen Antikörper des Rh-Faktors zugunsten einer einheitlichen Auffassung beantwortet. Nach BRÜGGEMANN und HAHN spricht das gleichzeitige Vorkommen von Wärme- und Kälteagglutininen für die gleiche Möglichkeit, wobei daran zu denken ist, daß es von den Umständen abhängig sein kann, welcher Typ der beiden zu besonderer Produktion angeregt wird und damit in den Vordergrund tritt.

Anhang zum speziellen Teil

Die serologische Prüfung auf Unverträglichkeit (Der Kreuztest)

Der Rh-Faktor und seine klinische Bedeutung hat ein neues und wichtiges Gebiet für Forschung und Klinik erschlossen. Er hat gezeigt, daß es zwischen zwei Organismen auf dem Wege der Sensibilisierung zu blutmäßigen, zunächst nicht bestehenden Unverträglichkeiten kommen kann, wobei es rein serologisch gesehen im Prinzip gleichgültig ist, ob es sich bei diesen Unverträglichkeiten um solche zwischen Spender und Empfänger bei einer vorzunehmenden Bluttransfusion oder zwischen Mutter und Kind beim Vorliegen einer Erythroblastose handelt. Wie bei einer rh-Frau durch die Rh-Frucht Antikörper erzeugt werden können, so kann auch gelegentlich durch ein- oder mehrmalige Bluttransfusionen von Rh-Blut ein rh-Empfänger zur Bildung von Antikörpern angeregt werden. Die weiteren Erfahrungen haben ergeben, daß dies nicht nur allein für den Rh-Faktor sondern auch für andere Blutkörperchenmerkmale gilt und veranlaßten die Ausarbeitung von Methoden, um die Möglichkeit des Eintretens solcher Unverträglichkeiten frühzeitig erkennen zu können. Das Prinzip dieser Methoden hat hauptsächlich als sogenannte serologische Kreuzprobe vor Bluttransfusionen in die Klinik Eingang gefunden. Weniger bekannt geblieben ist die Tatsache, daß dieselbe Technik auch zur Aufdeckung der blutmäßig bedingten Erythroblastosen herangezogen wird. Aus diesem Anlaß seien die serologischen Prüfungen auf Unverträglichkeit an dieser Stelle gemeinsam behandelt.

Die Feststellung der Unverträglichkeit zwischen Spender und Empfänger. Seit der Feststellung der vier klassischen Gruppen wurde die Frage der Transfusionszwischenfälle auf eine exakte Grundlage gestellt und es gelang durch die Voruntersuchung der serologischen Eigenschaften von Spender und Empfänger die Gefahren der Transfusion — eine einwandfreie Technik vorausgesetzt — wesentlich einzudämmen.

Bereits damals wurde namentlich von klinischer Seite versucht, durch einfache Verfahren die zeitraubende Blutgruppenbestimmung zu umgehen und durch Vermischung des in Aussicht genommenen Spenderblutes mit dem des Empfängers eine Unverträglichkeit ausschließen. Wie heute hielt man es für wünschenswert, daß Spender und Empfänger möglichst der gleichen Gruppe angehören, daß aber im Notfall auch ein Spender der Gruppe O als Universalspender herangezogen werden darf, da beobachtet wurde, daß das Vorhandensein von Hämagglutininen im Spenderserum in der Regel keine bedrohlichen Transfusionskomplikationen auslöst. Dagegen hielt man es für unzulässig, einen Spender zu verwenden, dessen Blutkörperchen vom Serum des Empfängers agglutiniert werden, weil dabei fast ohne Ausnahme unangenehme Folgeerscheinungen auftreten.

Auf diesen Erkenntnissen basierte sowohl die von Nürnberger angegebene „Dreitropfenmethode" als auch die „Viertropfenmethode" von Mandelstamm. Die genauen Einzelheiten und Angaben der technischen Durchführung seien übergangen, da sie dem heutigen Stande unseres Wissens nicht mehr entsprechen. Auch die weiteren in der Folge publizierten und sich nur durch geringe Modifikationen unterscheidenden Verfahren sollen keine besondere Erwähnung finden, da erst die Entdeckung der inkompletten Agglutinine zu einem Ausbau der Technik geführt hat, der allen Erfordernissen der neuzeitlichen Erfahrung Rechnung trägt.

Grundsätzlich gesehen ist bei der Durchführung der Kreuzprobe sowohl das Serum des Empfängers gegen die Blutkörperchen des Spenders als auch das Serum des Spenders gegen die Blutkörperchen des Empfängers zu testen. Aus den bereits kurz dargelegten

Gründen kann jedoch im klinischen Betrieb im allgemeinen auf die zweite Hälfte der Kreuzprobe — Spenderserum gegen Empfängerzellen — verzichtet werden. Wird nämlich ein O-Spender als Universalspender herangezogen, so würde diese Probe auf jeden Fall positiv ausfallen, es sei denn, auch der Empfänger gehört zufällig der Gruppe O an. Allerdings sollen als Universalspender nur solche Personen Verwendung finden, deren Anti-A- und Anti-B-Titer nicht über 1 : 16 liegt. Ist aus irgend einem Grunde zu vermuten, daß der Spender selbst einen irregulären Antikörper besitzt (z. B. ein Anti-A_1 oder ein Anti-Rh), so ist die Probe Spenderserum gegen Empfängerblut jedoch durchzuführen und eventuell auch der Titer dieses Antikörpers zu bestimmen. Ist er höher als 1 : 16 und richtet sich eindeutig gegen den Empfänger, so ist von der Verwendung dieses Blutes Abstand zu nehmen.

Bei der Anstellung des Kreuztestes wird mancherorts in korrekter Ausführlichkeit mit zwei verschiedenen Blutkörperchensuspensionen gearbeitet. Einmal wird aus herkömmlichen Gründen eine Aufschwemmung der Erythrozyten in Kochsalzlösung verwendet, in der sämtliche Antikörper vom Charakter bivalenter Agglutinine erfaßt werden. Zum anderen wird außerdem seit Entdeckung der blockierenden Antikörper außerdem eine Blutkörperchenaufschwemmung in kolloidem Milieu herangezogen, um auch Agglutinine univalenter Wirkungsweise aufzudecken. Da die vollständigen Agglutinine nicht nur in der Kochsalzlösung sondern auch in diesem kolloiden Milieu arbeiten, umgekehrt aber die unvollständigen Antikörper einzig und allein unter Kolloidzusatz aktionsfähig sind, kann, ohne die Sicherheit der Methode zu gefährden, zur Vereinfachung der Technik die Aufschwemmung der Erythrozyten in physiologischer NaCl-Lösung weggelassen werden.

Entsprechend diesen genannten Einschränkungen hat sich im Laufe der letzten Jahre eine Routinetechnik herausgearbeitet, die mit Ausnahme einiger unwesentlicher Varianten etwa folgendes Grundschema einhält:

Man entnimmt dem Empfänger 5 ccm Venenblut und trennt es in Blutkuchen und Serum. Hat sich das Serum bei der Verarbeitung noch nicht abgesetzt, so wird das Blut sofort zentrifugiert. Dadurch setzen sich die geformten Bestandteile zu Boden und lassen eine gelbe Gallerte überstehen, die aus Serum und bereits ausgeschiedenen Fibrin besteht. Mit einem Glasstab wird das pfropfenähnliche Gebilde von der Glaswand abgelöst und die gesamte Probe nochmals kurz zentrifugiert. Eine in seltenen Fällen dabei auftretende mehr oder weniger starke Hämolyse ist für den weiteren Verlauf der Untersuchung bedeutungslos. Eine Inaktivierung des Serums ist nicht erforderlich, aus sachlichen Gründen nicht einmal angebracht, um möglicherweise vorhandene Hämolysine nicht zu übersehen.

Bezüglich der benötigten Blutkörperchen, sowohl der des Empfängers als auch der des Spenders ist entscheidend, ob man mit einer Suspension oder mit Vollblut (Konzentrat) arbeiten will. Außerdem hängt es auch zum Teil von der Art der zur Verfügung stehenden Blutproben ab. Das Blut des Empfängers liegt meistens in Form von Nativblut vor, von dem in der eben angegebenen Weise das Serum gewonnen wurde. In diesem Falle schwemmt man am besten vom Blutkuchen durch nicht allzukräftiges Schütteln Blutkörperchen in das noch verbliebene Serum ab und kann nun von diesem Konzentrat eine geringe Menge direkt verwenden oder aber auch davon eine annähernd 3—5%ige Aufschwemmung in einem kolloiden Milieu herstellen. Am geeignetsten erscheint hierzu AB-Serum, jedoch kann bei einiger Erfahrung auch Gelatine oder eine andere kolloide Lösung dazu gebraucht werden. Wird als Spenderblut eine Konserve infundiert, so sind ebenfalls keine besonderen Vorbereitungen erforderlich, da der Konserve ein Begleitröhrchen beigefügt sein muß, in dem sich häufig Nativblut befindet, so daß damit genau so verfahren werden kann wie mit dem Empfängerblut. Enthält das Röhrchen Zitratblut, so entnimmt man ihm mit der Pipette eine geringe Menge Sediment und stellt sich davon entweder wieder eine Aufschwemmung her oder verwendet das Sediment — dann jedoch in entsprechend geringerer Menge — direkt für den Versuch. Muß ein Spender herangezogen werden, so genügt es, durch einen Einstich in das Ohrläppchen 1—2 Tropfen Blut zu gewinnen und diese in 1 ccm AB-Serum aufzufangen, wodurch man eine Aufschwemmung erhält, die für den vorgesehenen Zweck genügt. Zu beachten ist in jedem Falle, daß die Aufschwemmungen oder auch die Konzentrate homogene Gemische ergeben und keine Gerinnsel enthalten, die zu Fehlschlüssen führen können.

Das Ansetzen des Versuches erfolgt entweder im Röhrchen oder auf der Platte. Es genügt an sich die eine oder andere Technik allein schon, um zu einem brauchbaren Ergebnis zu kommen. Hat man aber die Blutproben von Empfänger und Spender wie eben beschrieben vorbereitet, so bedeuetet die gleichzeitige Durchführung des Röhrchen- und des Objektträgerversuches keine Mehrbelastung und bietet überdies eine zusätzliche Sicherheit gegen möglicherweise vorhandene Fehlerquellen.

In zwei Röhrchen wird je 0,1 ccm unverdünntes Empfängerserum pipettiert. In das erste Röhrchen gibt man 0,1 ccm einer Blutkörperchenaufschwemmung des Spenders in der erwähnten Konzentration von 3—5 % oder aber auch eine Spur des Konzentrats der Spenderblutkörperchen. Dabei ist unter einer Spur diejenige Blutmenge zu verstehen, die gerade an der Spitze eines Platindrahtes oder eines ausgezogenen Glasstabes haften bleibt. Eine Öse ist zweckmäßigerweise nicht zu verwenden, da durch sie eine zu große Menge von Konzentrat in das Serum gebracht wird. Auf die gleiche Weise wird das zweite Röhrchen mit einer Blutkörperchensuspension des Empfängers beschickt, die ebenfalls eine annähernd 3—5 %ige Konzentration aufweisen oder aber aus Konzentrat bestehen soll. Nach kräftigem Durchschütteln der Gemische werden die Röhrchen entweder 20 Minuten in den Brutschrank gestellt und dann nach vorsichtigem Aufschütteln abgelesen oder aber sie werden sogleich nach der Mischung zwei Minuten scharf zentrifugiert. Besonders die Zentrifugiertechnik liefert recht gute und eindeutige Ergebnisse, da schon durch das entsprechende Aussehen des Kuppenbelages auf eine ausgebliebene oder eingetreten Verklumpung geschlossen werden kann. Das Aufschütteln zu einer homogenen Suspension gelingt nur, wenn keine Agglutination stattgefunden hat, der Kreuztest also negativ ist. Ist der Kreuztest positiv ausgefallen, so ist dies an der mehr oder weniger festen Beschaffenheit des hochgeschüttelten Sedimentes zu ersehen.

Auf der Platte wird der Versuch prinzipiell in der gleichen Anordnung ausgeführt. Von dem Empfängerserum werden je 0,1 ccm nebeneinander aufgetropft und nach Zugabe der Blutkörperchensuspension des Spenders in den einen Tropfen und der des Empfängers in den anderen auf eine ovale Fläche von annähernd 4—5 cm Länge und 1—2 cm Breite verrieben. Nach 3—5 Minuten langem Stehenlassen beginnt man mit leichten Schaukelbewegungen, die man innerhalb der Gesamtbeobachtungszeit von 20 Minuten gelegentlich wiederholt. Besser ist allerdings, die Platte für 20 Minuten in einer feuchten Kammer in den Brutschrank zu bringen und erst nach dieser Zeit einmal und endgültig abzulesen.

Der in der beschriebenen Form auf Angaben von DAHR zurückgehende Test ist von verschiedener Seite kritisiert, ja sogar „als praktisch unbrauchbar" bezeichnet worden. SCHACKOW berichtete über 100 nach der DAHRschen Methode ausgeführte Kreuzteste, bei denen er in keinem Falle ein einwandfrei brauchbares Ergebnis erzielen konnte. Der Zweifel des Verfassers, daß in 88 von 100 Versuchen blockierende Antikörper vorhanden gewesen sein sollen, ist sicher berechtigt. Jedoch an Stelle die Grundsätzlichkeit der Methode abzulehnen, wäre die Überprüfung der technischen Durchführung anzuraten. Um so mehr, als es eine Reihe von Fehlerquellen gibt, die einen etwas weniger erfahrenen Untersucher unsicher machen können und deshalb hier kurz skizziert seien.

1. Das für die Versuche verwendete AB-Serum muß einwandfrei sein. Es darf keine irregulären Agglutinine enthalten und soll steril aufbewahrt werden, um keine durch Verkeimungen hervorgerufenen Strukturveränderungen zu erleiden.

2. Eine fälschlich positive Kreuzprobe kann durch Kälteagglutinine hervorgerufen werden. Die Serumeigenschaft, Blutkörperchen bei niederen Temperaturen zu verklumpen, kann auch bei einer Raumtemperatur von 18° C noch erhalten sein und unspezifische Reaktionen vortäuschen. Ein derartiger Fehler läßt sich durch das Einbringen des Objektträgers in den Brutschrank vermeiden.

3. Bei verschiedenen Erkrankungen muß mit einer starken Steigerung des unter Umständen bereits normalerweise vorhandenen Kälteagglutinationstiters gerechnet werden, so daß die Wärmeamplitude des Serums bis 37° C reicht. Auch das Auftreten ausgesprochener Wärmeagglutinine muß berücksichtigt werden. Da es sich bei dieser Art von Agglutinationen um unspezifische Vorgänge handelt, kann eine Übertragung ohne weiteres gewagt werden. Transfusionsstörungen durch solche Antikörper sind bisher noch nicht bekannt geworden.

4. Auch das Vorkommen von Pseudoagglutininen muß erwähnt werden. Eine Unterscheidung von einer echten Agglutination ist hier durch Zusetzen von Kochsalzlösung jedoch nicht möglich,

da bei diesem Vorgehen auch Agglutinationen durch univalente Antikörper aufgelöst werden können. Hier beseitigt in erster Linie der Röhrentest bestehende Zweifel.

Die Mitführung einer Kontrolle, wie sie hier durch die Mischung von Empfängerserum und Empfängerblutkörperchen angegeben wurde, ist nach dem Gesagten unbedingt zu empfehlen. Sie zeigt an, daß eventuelle Fehler nicht an der Kreuzprobe selbst liegen, sondern auf Quellen innerhalb der zur Verwendung kommenden Blutproben zurückzuführen sind. Entsprechend der eigenen Erfahrung scheint es auch geraten, als Kontrolle ein Gemisch aus Serum und Blutkörperchen des Empfängers mitreagieren zu lassen und nicht, wie bei ORTH angegeben, ein solches aus Spenderserum und Spenderblutkörperchen, da in der durch die Krankheit gegebenenfalls veränderten Struktur des Empfängerblutes mehr Fehlerquellen liegen als im Blut des als gesund zu betrachtenden Spenders. Es ist deshalb angebracht, für die endgültige Beurteilung eines Kreuztestes stets die Probe mit dem Eigenblut des Empfängers heranzuziehen und den Kreuztest zunächst selbstverständlich immer nur dann als negativ zu bewerten, wenn beide Proben einwandfrei homogen suspendiert geblieben sind.

Die Kreuzprobe kann aber auch als negativ bewertet werden, wenn nicht nur zwischen Empfängerserum und Spenderblutkörperchen, sondern auch im Eigenblut des Empfängers mehr oder weniger starke Agglutinationen — jedoch in gleicher Intensität — aufgetreten sind. Diese Erscheinungen stellen in der Regel eine unspezifische Wirkung des Empfängerserums dar und sind für den Effekt der Transfusion bedeutungslos. Ebenfalls als negativ anzusehen sind Kreuzproben, bei denen die Reaktion im Eigenblut des Empfängers stärker ist als zwischen Empfängerserum und Spenderblutkörperchen.

Als positiv dagegen ist jeder Kreuztest zu bewerten, bei dem es zu — wenn auch ganz schwachen — Reaktionen zwischen Empfängerserum und Spendererythrozyten gekommen ist, während eine Eigenagglutination des Empfängerblutes nicht beobachtet werden kann. Besonderer Aufmerksamkeit bedürfen auch die Ergebnisse, die zwar zwischen Empfängerserum und Spenderblutkörperchen eine eindeutige Reaktion zeigen, die aber auch eine — allerdings bedeutend schwächere — Eigenblutreaktion aufweisen. Wenn auch anzunehmen ist, daß das Empfängerserum unspezifische Eigenschaften besitzt, die Agglutinationen herbeiführen können und deshalb gegenüber den Spendererythrozyten berücksichtigt werden müssen, so würde hier doch ein gewisser Grad an Agglutinationsstärke verbleiben, der eine andere Ursache hat und deshalb die Heranziehung eines anderen Spenders oder einer anderen Konserve angeraten sein läßt.

Ausdrücklich zu betonen ist, daß der Kreuztest eine genaue Blutformelbestimmung nicht unnötig macht. Sie ist auf alle Fälle durchzuführen, wenn dies auch erst im Anschluß an den Kreuztest mit der notwendigen Sorgfalt möglich sein sollte. Umgekehrt macht dagegen wiederum die Kenntnis der Blutformeln von Spender und Empfänger die Anstellung eines Kreuztestes vor jeder erneuten Transfusion für denselben Patienten nicht entbehrlich.

Es ist kein Argument, wenn dieser serologischen Forderung entgegengehalten wird, daß dies überflüssig wäre, wenn man öfters und in kurzen Zeitabständen für denselben Patienten den gleichen Spender verwendet und die Kreuzprobe vor der ersten Spende negativ gewesen ist. Gerade durch die Übertragung desselben Blutes besteht bei der serologischen Nichtfaßbarkeit sämtlicher Antigenunterschiede die Möglichkeit, daß eine Sensibilisierung gegen ein besonderes Merkmal des Spenders eintritt und bei späteren Transfusionen zu Reaktionen führt, die bei vorheriger Durchführung des Kreuztestes erkannt werden können.

Eine wesentliche Rolle spielt die Kreuzprobe in Verbindung mit den beiden Anwendungsmöglichkeiten des RACE-COOMBS-Testes bei der Aufklärung von Zwischenfällen nach Blutübertragungen. Entsprechend ihren theoretischen Voraussetzungen läßt er in dieser Form nur die Störungen erkennen, die auf spezifischer Basis durch Blutkörperchenmerkmale verursacht worden sind. Außerdem gibt er Hinweise auf veränderte Serumstrukturen, die auf unspezifischer Basis mögliche, bis jetzt jedoch noch nicht bestätigte Reaktionen im Verlaufe von Bluttransfusionen auslösen können. Keinen Anhaltspunkt bietet die Kreuzprobe in allen ihren Modifikationen für die Erkennung aller außerhalb dieser Grenzen gelegenen Störungen z. B. allergischer oder pryogener Natur.

Die Feststellung der Unverträglichkeit zwischen Mutter und Frucht. Die Dringlichkeit, die des öfteren für die Durchführung eines Kreuztestes bestehen mag, dürfte bei der Untersuchung einer Unverträglichkeit zwischen Mutter und Frucht nicht vorhanden sein. Hier können in aller Ruhe und mit sämtlichen zu Gebote stehenden Mitteln die einzelnen erprobten Verfahren zur Anwendung kommen.

Ist beim Kreuztest das Empfängerserum das ausschlaggebende Untersuchungsobjekt so tritt bei der Untersuchung einer Unverträglichkeit zwischen Mutter und Kind vor allem das mütterliche Serum in den Mittelpunkt der Beobachtung. Die gebildeten Antikörper richten sich gegen ein sensibilisierendes Agens, das sich an den Blutkörperchen des Kindes befindet, so daß diese in Analogie zur Kreuzprobe an die Stelle der Spendererythrozyten treten. Man wird also im allgemeinen das Serum der Mutter gegen die Blutkörperchen des Kindes zu prüfen haben. Es können jedoch auch Gelegenheiten eintreten, in denen das Blut des Kindes noch nicht oder nicht mehr zugänglich ist. Dies ist dann der Fall, wenn bei einer bestehenden Schwangerschaft aus dem Verhalten der Serumveränderungen bei der Mutter eine Prognose über die Lebensfähigkeit des Kindes gestellt oder bei vorausgegangenen Früh-, Fehl- oder Totgeburten eine Beurteilung der Lebensmöglichkeiten weiterer Kinder erfolgen soll. Da auf Grund der genetischen Erkenntnisse das sensibilisierende Agens des Kindes vom Erzeuger stammt, kann unter diesen Umständen auf das Blut des Vaters zurückgegriffen und das mütterliche Serum mit seinen Blutkörperchen geprüft werden.

Wesentlich ist bei der Untersuchung auf Unverträglichkeit zwischen Mutter und Frucht, daß bei einem möglichen Nachweis von Antikörpern zwischen Agglutininen vollständigen und unvollständigen Charakters sowie ihren Titern genau zu unterscheiden ist. Es muß also sowohl mit Blutkörperchensuspensionen in physiologischer Kochsalzlösung als auch mit solchen in kolloidem Milieu gearbeitet werden, um zutreffende Aussagen über eventuell eingetretene Sensibilisierungen der betreffenden Frau zu machen.

Um das notwendige Serum in ausreichender Menge zur Verfügung zu haben, gewinnt man von der Patientin etwa 10 ccm Venenblut. Wenn es die gesundheitlichen Verhältnisse erlauben, entnimmt man eher etwas mehr als zu wenig und verarbeitet das Blut gemäß den im allgemeinen Teil gemachten Angaben. Vom Kinde oder vom Ehemann genügt eine weitaus geringere Menge, etwa 1 ccm. Von diesem Blut ist nach der Routinevorbereitung besonders, wie schon erwähnt, eine Blutkörperchensuspension in NaCl- und Kolloid-Lösung zu bereiten.

Grundsätzlich ist vor jeder Untersuchung auf Unverträglichkeit zwischen Mutter und Frucht eine exakte Bluformelbestimmung der Beteiligten auszuführen, die sich mindestens auf die klassischen Blutgruppen und den Rh-Faktor [Rh_0(D)] erstrecken soll. Zweckmäßigerweise soll sie auch die Untergruppen A_1 und A_2 umfassen. Von der Bestimmung der Teilantigene des gesamten Antigenkomplexes Rh wird im klinischen Betrieb abgesehen werden müssen, da diesem Unterfangen nicht nur der Mangel an entsprechenden Testseren sondern wahrscheinlich auch bisweilen das Fehlen ausreichender Erfahrung. hindernd im Wege stehen dürfte. Eine soweit gehende Differenzierung der möglicherweise unverträglichen Blutproben ist jedoch auch nicht erforderlich, da durch die Bestimmung der genannten Systeme das Auftreten der hauptsächlichsten Antigenunterschiede, die zur Unverträglichkeit führen können, bereits erfaßt ist.

Als solche Antigendifferenz ist zunächst jede Abweichung von gemeinsamen Blutkörperchenmerkmalen der beiden zu untersuchenden Blutproben aufzufassen. So z. B. wenn — um das landläufigste Beispiel zuerst zu nennen — das mütterliche Blut rh und das kindliche (väterliche) Blut Rh ist oder umgekehrt. Eine Differenz besteht auch, wenn zwischen den beiden Blutproben Gruppenunterschiede, z. B. O und A, O und B oder A und B herrschen. Außerdem sind unterschiedliche A_1- und A_2-Untergruppen bei Mutter und Kind (Mann) als Antigendifferenz aufzufassen. Einschränkend muß allerdings gesagt werden, daß nicht jede beobachtete Antigendifferenz allein schon für eine Unverträglichkeit oder für eine Sensibilisierung spricht. Sie ist nur als ein Hinweis dafür zu betrachten, wo sich Schwerpunkte für die Untersuchung befinden können. Vor allem deshalb, da erfahrungsgemäß nur ein geringer Prozentsatz aller möglichen Antigendifferenzen überhaupt zur Sensibilisierung führt und hier wiederum nur einige wenige Kombinationen im Vordergrund des Interesses stehen. Dies besagt selbstverständlich nicht, daß es bei gewissen Differenzen in vereinzelten Fällen entgegen allen erfahrungsmäßigen Erwartungen nicht doch einmal zur Unverträglichkeit kommen kann.

Da bei gleicher Gruppenzugehörigkeit der beiden Blutproben eine Unverträglichkeit von dieser Seite nicht erwartet zu werden braucht, kann ohne Rücksicht auf Isoagglutinine sofort eine Untersuchung auf Sensibilisierung von Seiten des Rh-Faktors ausgeführt werden. Häufig besteht jedoch bereits innerhalb des OAB-Systems ein Unterschied, so daß das mütterliche Serum nicht ohne weiteres gegen die als Antigen in Frage kommenden Blutkörperchen getestet werden kann.

Nach eigenen Erfahrungen hat es sich deshalb als vorteilhaft erwiesen, in solchen Fällen zunächst erst den Titer der mütterlichen Isoagglutinine Anti-A und Anti-B zu bestimmen und zwar mit den beiden vorbereiteten Blutkörperchensuspensionen gleichzeitig. Auf diese Weise erhält man bereits einen Einblick in die Verhältnisse dieser Antikörperform, ob hier nicht vielleicht schon neben den meist natürlicherweise anwesenden vollständigen Agglutininen unvollständige Antikörper vorhanden sind und auf eine Sensibilisierung schließen lassen. Außerdem unterrichtet man sich auf diese Weise über die Höhe der betreffenden Agglutinine und erhält dadurch einen Anhaltspunkt über die für die nachfolgende Adsorption ungefähr notwendige Menge von Adsorptionsantigen.

Das mütterliche Serum wird also entsprechend der Anweisungen des allgemeinen Teiles einmal mit Kochsalzlösung und einmal mit Kolloidlösung verdünnt und gegen die kristalloide und kolloide Blutkörperchensuspension des Kindes (Vaters) getestet. Daß bei diesen Untersuchungen eine ausreichende Zahl von Kontrollen, d. h. Blutkörperchenaufschwemmungen der verschiedensten Gruppierungen und in den speziellen Milieus eine große Rolle spielen, sei nochmals besonders erwähnt und ist auch aus den noch zu bringenden Beispielen deutlich ersichtlich.

Die Diagnose einer Sensibilisierung durch das OAB-System kann sicher immer dann gestellt werden, wenn der Titer des kolloiden Milieus den des kristalloiden um einige (mindestens zwei) Stufen übersteigt, da damit die Anwesenheit unvollständiger Antikörper nachgewiesen ist, die erfahrungsgemäß immer dann auftreten, wenn es zu sensibilisierenden Vorgängen gekommen ist. Eine Sensibilisierung kann aber auch zumindest vermutet werden, wenn der Isoagglutinintiter über die Norm gesteigert erscheint, also z. B. Werte von über 1 : 256 erreicht werden. Hier kann ein endgültiges Urteil selbstverständlich nur dann gefällt werden, wenn auf Grund früherer Untersuchungen Vergleichsmöglichkeiten bestehen, die eine tatsächliche Agglutininvermehrung erkennen lassen. Oder man muß durch mehrere in bestimmten Zeitabständen vorgenommene Untersuchungen beobachten, wie die Titerkurve weiterverläuft, ob sie im Verlaufe einer bestehenden Schwangerschaft weiter ansteigt oder nach einer überstandenen Gravidität fallende Tendenzen zeigt.

Wenn auch Sensibilisierungen durch die Gruppen A und B nach JONNSON ohne Zeichen der Unverträglichkeit beim Kinde öfters nachzuweisen sind, so treten Unverträglichkeiten selbst innerhalb des OAB-Systems doch relativ selten auf. Hat also die Untersuchung kein Ergebnis der beschriebenen Art gezeigt, so ist nunmehr die Adsorption der Isoagglutinine anzuschließen, um nach deren Beseitigung auf andere Systeme prüfen zu können.

Da die genaue Technik solcher Adsorptionsversuche im allgemeinen Teil ausführlich beschrieben ist, sollen an dieser Stelle nur prinzipielle Fragen der Methodik erörtert werden.

Die Adsorption ist unter Berücksichtigung verschiedener Gesichtspunkte vorzunehmen, die für das Untersuchungsergebnis wesentlich sind. Vor allem handelt es sich um die Frage, in welcher Form das Adsorptionsantigen für die Absättigung verwendet werden soll. In dieser Hinsicht gibt es drei Möglichkeiten: 1. Absättigung mit frischem Blutkörperchensediment, 2. Absättigung mit gekochtem Blutkörperchenkoagulat und 3. Absättigung mit Ausscheiderspeichel. Alle drei Verfahren sind in der Anwendung durch ihre Vor- und Nachteile als ziemlich gleichwertig zu betrachten. Will man an Blutkörperchensediment adsorbieren, so ist in erster Linie die Beachtung der Blutformel dieses Sedimentes erforderlich, denn es darf selbstredend nicht den Faktor aufweisen, gegen den eine Sensibilisierung vermutet wird. Hierbei kann als allgemeine Regel aufgestellt werden, daß das Adsorptionsblut hinsichtlich des zu untersuchenden Systems mit dem mütterlichen Blut identisch sein soll. Eine Differenz darf nur bezüglich der klassischen Gruppe bestehen, um das betreffende Isoagglutinin entfernen zu können. Für die Adsorption mit Blutkörperchenkoagulat gilt das gleiche. Schwierigkeiten bestehen nur insofern, als es mitunter nicht immer möglich ist, ein Sediment von der (auch Untergruppen —) Formulierung des mütterlichen Blutes zu beschaffen. Auf diese Weise besteht die Gefahr, daß unter Umständen durch diese Ungenauigkeiten aus einem Antikörperkomplex einzelne Agglutinine bestimmter Spezifität ungewollt adsorbiert werden und sich so dem Nachweis entziehen. Besonders für die Auffindung einzelner Untergruppen-Antikörper des Antigenkomplexes Rh ist diese Überlegung wichtig. Diese Einschränkung entfällt jedoch, wenn mann sich dazu entschließt, an A- oder B-Ausscheiderspeichel zu adsorbieren, da Rh-Substanzen im Speichel nicht nachgewiesen werden konnten und dementsprechend dadurch auch nur die Isoagglutinine beeinflußt werden. Dem steht aber wiederum der Nachteil gegenüber, daß durch Speichelzusatz zum mütterlichen Serum ab und an die Reaktionsfähigkeit beeinträchtigt werden kann und deshalb kein objektives Bild erhalten wird. Eine Verbesserung dieses Nachteils kann jedoch dadurch herbeigeführt werden, daß man durch Speicheltitrierung die Verdünnung des zu untersuchenden Serums auf ein Minimum beschränkt. Einen derartigen Nachteil kann natürlich eine Methode nicht aufweisen, die bestrebt ist, das zugefügte Adsorptionsantigen nach der erfolgten Absättigung wieder aus dem Serum zu entfernen, wie dies bei der Verwendung von Blutkörperchensedimenten ohne weiteres erfolgen kann. Sowohl die Verdünnungsfrage als auch die zu vermeidende Milieuveränderung — wie sie bei der Verwendung von frischen Blutkörperchensedimenten durch die Waschwässer ebenfalls wenn auch minimal eintreten kann — gaben deshalb Veranlassung, zu der Verwendung trockener Blutkörperchenkoagulate überzugehen.

Das adsorbierte mütterliche Serum wird dann wiederum in zwei verschiedenen Verdünnungsreihen, einmal mit Kochsalzlösung und einmal mit Kolloidlösung, verdünnt und gegen entsprechende Aufschwemmungen von Blutkörperchen getestet.

Die Diagnose einer Sensibilisierung gegen das Hauptantigen Rh_0(D) des Rh-Komplexes dürfte keine besonderen Schwierigkeiten bieten, wenn das Serum gegen eine Reihe von Rh-positiven und Rh-negativen Blutproben verschiedener Gruppenzugehörigkeit getestet wird und nur mit den Rh-Blutkörperchensuspensionen reagiert, während Agglutinationen der rh-Blutproben ausbleiben. In diesen Fällen kann natürlich nur gesagt werden, daß das Serum mindestens ein Anti-Rh_0(Anti-D) enthält. Schwieriger ist die Entscheidung ob es sich um Mischantikörper vom Typ Anti-Rh_1(Anti-C + Anti-D), Anti-Rh_2(Anti-D + Anti-E) oder Anti-Rh_z(Anti-C + Anti-D + Anti-E) handelt. Solche Urteile können endgültig nur gefällt werden, wenn die Möglichkeit besteht, eine Reihe der verschiedensten, bekannten Testblutkörperchen mit in die Untersuchung einzubeziehen.

Eine solche Untersuchung sei an Hand von RASCH angegebenen und in den Tabellen 91 bis 97 wiedergegebenen Falle beschrieben. Die mitaufgeführte Testung mit Rh-Untergruppenseren hat hier, wie noch zu zeigen sein wird, für die differentialdiagnostischen Überlegungen keine Bedeutung. Sie bestätigt nur die Richtigkeit der Überlegung.

Tabelle 91. Versuchsprotokoll 470/471 über die Prüfung auf Unverträglichkeit zwischen elterlichen Blutproben (Nach RASCH)

	O Rh MNP	O rh M P	A_2Rh MNP	A_1rh MNP	B Rh N p	B rh M P	470	471
Serum O	—	—	3	3	3	3	3	3
Serum A	—	—	—	—	3	3	—	3
Serum B	—	—	3	3	—	—	3	—
Anti-A_1	—	—	—	3	—	—	3	—
Anti-M	4	4	4	4	—	4	4	4
Anti-N	4	—	4	4	4	—	—	—
Anti-P	2	2	2	2	—	2	—	—
Anti-rh'(Anti-C)	2	—	2	—	—	—	3	—
Anti-Rh_0(Anti-D)	2	—	2	—	2	—	3	—
Anti-rh"(Anti-E)	—	—	—	—	—	—	—	—
Anti-hr'(Anti-c)	2	2	—	2	2	2	—	2
Anti-hr"(Anti-e)	2	2	2	2	2	2	2	2
Serum 470	—	—	—	—	3	3	—	3
Serum 471	1	—	3	3	2	—	3	—

Aus dem Protokoll der Tabelle 91 ist ersichtlich, daß die Blutformeln des Ehepaares folgendermaßen lauten müssen.

$$♂\ (470/49)\ A_1\ M\ p\ Rh_1 \frac{CDe}{C?e} (R_1R_1 \text{ oder } R_1r').$$

$$♀\ (471/49)\ B\ M\ p\ rh\ \frac{cde}{cde} (rr).$$

Ferner ist aus dem Protokoll zu entnehmen, daß sich in dem Serum 471 ein Antikörper irregulärer Art befand, der sich gegen Rh-positive Blute richtete. Dieser Antikörper zeigte sich sowohl in dem in der Tabelle dargestellten kristalloiden Milieu als auch jedoch viel stärker in kolloidem Milieu. Verständlich ist außerdem ohne weiteres, daß das Serum der Frau auch die Blutkörperchen des Ehemannes verklumpte. Diese Reaktion ist auf das im Serum der Frau normalerweise vorhandene Isoanti-A-Agglutinin zurückzuführen.

Um nun eine Aussage darüber machen zu können, ob der gefundene irreguläre Antikörper auch gegen die Blutkörperchen des Ehemannes gerichtet ist, mußte erst das Serum der Patienten durch Adsorption an einen A-Ausscheiderspeichel von seinem Anti-A befreit und noch eine weitere Testung gegen das Blut des Ehemannes ausgeführt werden. Die Reaktion war zwar immer noch positiv, mußte aber jetzt auf das Rh-System bezogen werden, da Arh-Blutproben negative, ARh-Blutproben positive und die A_1Rh-Blutprobe des Ehemannes ebenfalls positive Reaktionen zeigten.

Tabelle 92. Testung eines mütterlichen Serums im Verlaufe einer Unverträglichkeitsuntersuchung nach Adsorption gegen verschiedene Testblutproben und das Blut des Ehemannes

Testblutkörperchen	O Rh	O rh	A Rh	A rh	B Rh	B rh	470
Serum 471 adsorbiert	1	—	1	—	1	—	2

Der im Serum der Patientin aufgefundene Antikörper war demnach als Anti-Rh zu diagnostizieren. Für die Feststellung einer vorliegenden Sensibilisierung war dieser Befund ausreichend. Trotzdem war die Differentialdiagnose von serologischem Interesse, ob es sich um ein reines Anti-Rh_0(Anti-D) oder um einen komplexen Antikörper mit C- oder E-Komponenten handelte. Die Prüfung gegen 10 Blutproben mit teils bekannter Genstruktur ergeben laut Tabelle 93 einen Kombinations-Antikörper von der Spezifität Anti-Rh_1(Anti-C + Anti-D).

Tabelle 93. Serologische Differentialdiagnose eines bei Unverträglichkeit im mütterlichen Serum gefundenen Antikörpers des Rh-Systems mittels Testblute bekannter Genstruktur

Testblutkörperchen	bekannten Genotyps					unbekannten Genotyps				
	0 Rh CDe	0 rh' Cde	0 Rh_0 cDe	0 rh'' cdE	0 rh cde	0 Rh	0 rh	0 Rh	0 rh	0 rh
Serum 471	2	2	2	—	—	2	2	2	—	—

Schwierig war bei einem weiteren von Rasch beschriebenen Fall die Entscheidung, ob es sich bei dem gefundenen Antikörper um ein Anti-hr' (Anti-c) oder um das sehr seltene Anti-Hr_0(Anti-d) handelte. Durch die Untersuchung ergaben sich für die Eheleute folgende Formulierung:

$$♂\ 654/49\quad O\quad MNP\quad rh\ \frac{cde}{cde}(rr)$$

$$♀\ 655/49\quad B\quad M\ P\quad Rh_1\frac{CDe}{C?e}(R_1R_1\ \text{oder}\ R_1r')$$

Ein Antikörper gegen die kleinen Faktoren mußte es sein, da er mit den Rh-negativen Bluten immer und am stärksten reagierte. Bei Reaktionen mit Rh-positiven Bluten war an deren Heterozygotie zu denken. Ein Entscheidung konnte in diesem Falle nur durch Heranziehung der beiden elterlichen Blutproben gefällt werden. Ein Anti-hr" konnte es nicht sein, da beide Blute homozygot ee waren. Auch die Möglichkeit eines Anti-Hr_0

Tabelle 94. Versuchsprotokoll 654/655/49 über eine Prüfung auf Unverträglichkeit zwischen elterlichen Blutproben (nach Rasch)

	O Rh MNP	O rh M p	A_2Rh MNP	A_1rh MNP	B Rh N p	B rh M P	654	655
Serum O	—	—	3	3	3	3	3	3
Serum A	—	—	—	—	3	3	—	3
Serum B	—	—	3	3	—	—	—	—
Anti-A_1	—	—	—	2	—	—	—	—
Anti-M	4	4	4	4	—	4	4	4
Anti-N	4	—	4	4	4	—	4	—
Anti-P	2	2	2	2	—	2	2	2
Anti-rh'(Anti-C)	2	—	2	—	—	—	—	2
Anti-Rh_0(Anti-D)	2	—	2	—	2	—	—	2
Anti-rh''(Anti-E)	—	—	—	—	—	—	—	—
Anti-hr'(Anti-c)	2	2	—	2	2	2	2	—
Anti-hr''(Anti-e)	2	2	2	2	2	2	2	2
Serum 654	—	—	3	3	3	3	—	—
Serum 655	2	2	3	3	2	2	3	—

konnte ausgeschlossen werden, nachdem die Reaktion mit einem rh'-Blut ($\frac{Cde}{Cde}$ r'r') negativ ausfiel. Es mußte aber zum mindesten an die Möglichkeit einer solchen Bildung gedacht werden, da die Testung beim Ehemann dd ergab und die Frau, wenn sie nun zufällig DD war (eine Frage, die wegen des fehlenden Anti-d-Serums nicht entschieden werden konnte) in der Lage sein konnte, eine Anti-Hr_0(Anti-d) zu bilden. So bleibt nur eine Möglichkeit, der rh-Ehemann war homozygot cc, die Frau Rh_1 (entweder R_1R_1 $\frac{CDe}{CDe}$ oder R_1r' $\frac{CDe}{Cde}$, auf alle Fälle also homozygot CC, wodurch die Möglichkeit zur Bildung eines Anti-hr'(Anti-c) gegeben war.

Aus methodischen Gründen muß noch ein weiterer Fall Erwähnung finden, weil er besonders deutlich zeigt, wie wesentlich die Mituntersuchung entweder des kindlichen oder des väterlichen Blutes ist und daß trotzdem eine Sensibilisierung bestehen kann, auch wenn sie unter Mißachtung dieser serologischen Forderung nicht sofort nachzuweisen ist.

Tabelle 95. Versuchsprotokoll 433/48 über die Prüfung eines mütterlichen Serums auf Sensibilisierung (nach RASCH)

	O Rh MNP	O rh M P	A Rh MNP	A rh MNP	B Rh N p	B rh M p	433
Serum O	—	—	3	3	3	3	—
Serum A	—	—	—	—	3	3	—
Serum B	—	—	3	3	—	—	—
Anti-A_1	—	—	—	3	—	—	—
Anti-M	4	4	4	4	—	4	4
Anti-N	4	—	4	4	4	—	4
Anti-P	2	2	2	2	—	2	2
Anti-Rh_1(Anti-C+Anti-D)	2	—	2	—	2	—	2
Anti-Rh_0(Anti-D)	2	—	2	—	2	—	2
Anti-hr'(Anti-c)	3	3	—	3	3	3	3
Anti-hr''(Anti-e)	2	2	2	2	2	2	2
Serum 433	—	—	3	3	3	3	—

Bei der üblichen Untersuchung auf Blutgruppe und Blutfaktoren ergab sich bei der betreffenden Patientin nach dem Protokoll der Tabelle 95 die Blutformel O MNP Rh. Wegen der Isoagglutinine konnte das Serum auf irreguläre Antikörper nur wieder gegen verschiedene Testblute der Gruppe O geprüft werden. Wie aus dem Protokoll der Tabelle 96 ersichtlich ist, war jedoch kein Antikörper gegen die zur Verfügung stehenden Testblute mit bekanntem Genotyp und andere noch vorhandene Rh-positive und Rh-negative O-Blutproben aufzufinden. Eine Sensibilisierung schien deshalb zwar nicht ausgeschlossen, aber mindestens unwahrscheinlich.

Tabelle 96. Versuchsprotokoll einer Testung des mütterlichen Serums 433/48 der Tabelle 95 gegen Testblutkörperchen der Gruppe O mit teils bekanntem, teils unbekanntem Rh-Genotyp (nach RASCH)

	Bekannten Genotyps				Unbekannten Genotyps					
Testblutkörperchen	O Rh_1 CDe	O rh' Cde	O Rh_0 cDe	O rh cde	O Rh	O Rh	O Rh	O rh	O rh	O rh
Serum 433	—	—	—	—	—	—	—	—	—	—

Auf das Drängen der Patientin, die durch Veröffentlichungen in der Presse aufmerksam geworden war und nachträglich angab, daß zwei Geschwister von ihr bei der Geburt an einer schweren Gelbsucht gestorben seien, wurden weitere Untersuchungen durchgeführt. Vor allem wurde nun der Ehemann miteinbezogen. Dieser erwies sich als O M p Rh, und seine roten Blutkörperchen wurden außerdem von dem Serum seiner Frau stark agglutiniert.

Tabelle 97. Versuchsprotokoll einer Testung des mütterlichen Serums 433/48 der Tabelle 95 gegen Testblutkörperchen der Gruppe O mit teils bekanntem, teils unbekanntem Genotyp sowie gegen die Blutkörperchen des Ehemannes (nach RASCH)

	Bekannten Genotyps				Unbekannten Genotyps					Ehemann
Testblutkörperchen	O Rh_1	O rh'	O Rh_0	O rh	O Rh	O Rh	O Rh	O rh	O rh	
	CDe	Cde	cDe	cde		cDE?				
Serum 433	—	—	—	—	—	2	—	—	—	3

Da eine OAB-Unverträglichkeit nicht in Frage kam, mußte das Serum der Patientin also doch einen irregulären Antikörper enthalten. Damit war tatsächlich eine Sensibilisierung nachgewiesen und als Ursache einer Unverträglichkeit wahrscheinlich gemacht. Es bestand jetzt nur noch die serologische Frage nach der Spezifität des Antikörpers. Durch Überlegungen konnte jedoch der Antikörper alsbald in das Rh-System eingegliedert werden. Jedenfalls mußte er gegen einen der drei Faktoren C, D oder E gerichtet sein, denn die rh-Blutproben reagierten nicht mit ihm. Ein Anti-Rh_0(Anti-D) konnte es auf keinen Fall sein; denn beide Partner wiesen das zugehörige Gen in ihrem Erbbild auf. Weiter konnte es kein Anti-rh'(Anti-C), viel weniger ein Anti-Rh_1(Anti-C + Anti-D) sein, denn in all den Fällen hätten bereits bei den vorausgehenden Versuchen Reaktionen auftreten müssen. Als Anti-Rh_2(Anti-D + Anti-E) war es ebensowenig anzusprechen, denn auch hier wären bei den Testbluten der Formel Rh_1(CDe) oder Rh_0(cDe) Agglutinationen zu erwarten gewesen. Es blieb also nichts weiteres übrig, als ein Agglutinin Anti-rh''(Anti-E) anzunehmen. Ein bei dem Versuch zufällig vorhandenes Blut der Gruppe O mit der wahrscheinlichen Typisierung Rh_2 bestätigte die Vermutung.

Das prinzipiell gleiche Untersuchungsschema für die Feststellung einer Unverträglichkeit auf dem Gebiete der Untergruppen A_1/A_2 braucht in dieser Ausführlichkeit nicht wiedergegeben zu werden, da die theoretischen Überlegungen für die Klärung des Zusammenhanges nicht so kompliziert sind, wie für den Antigenkomplex Rh. Überdies kommen Unverträglichkeiten dieser Spezifität äußerst selten vor (FINCK und BOCK).

Ohne auf die bereits beschriebene Technik eingehen zu wollen, muß darauf hingewiesen werden, daß auch der RACE-COOMBS-Test in seinen beiden Variationen der direkten und der indirekten Methode in den Rahmen einer korrekten Prüfung auf Unverträglichkeit zwischen Mutter und Frucht gehört.

Konnte durch diese beschriebenen Methoden innerhalb irgend eines Systems ein irregulärer Antikörper festgestellt werden, so interessiert natürlich auch seine Höhe, seine Zusammensetzung in Bezug auf vollständige und unvollständige Agglutinine sowie sein weiteres Verhalten, das durch fortlaufende Untersuchungen in bestimmten Zeitabständen zu verfolgen ist. Hat man die Spezifität differenzieren können, so braucht man bei den weiteren Untersuchungen das Kind oder den Mann nicht mehr mit heranzuziehen; es genügt dann die Bereitstellung der Probe eines gleichformulierten Testblutes. Nicht zu umgehen ist die Mituntersuchung von Kind oder Vater in den Fällen, in denen die Spezifität des mütterlichen Antikörpers nicht sofort zu klären ist, bei denen es sich also entweder um Antikörper gegen im Testmaterial nur selten vorkommende Antigene, z. B. um ein rh''(E) wie in dem letzten beschriebenen Beispiel oder auch um Antikörper gegen schwer bestimmbare Antigene (LEWIS, LUTHERAN, KELL usw.) handelt, sowie um Antikörper gegen besondere individuelle Systeme, die zwar spezifischen Charakter tragen, jedoch noch nicht definierbar sind.

Abschließend muß auf den Umstand hingewiesen werden, daß im Rahmen des eben Gesagten zwei Begriffe nebeneinander verwendet wurden, die auf keinen Fall miteinander identifiziert werden dürfen. Es handelt sich um die Begriffe, der Sensibilisierung und der Unverträglichkeit. Auf die gegenseitigen Beziehungen dieser beiden Vorgänge soll an anderer Stelle noch besonders eingegangen werden. In diesem Zusammenhang sei nur die Notwendigkeit einer klaren Unterscheidung zwischen den beiden hervorgehoben, die sich schon daraus ergibt, daß zwar Sensibilisierung und Unverträglichkeit im allgemeinen Hand in Hand gehen, daß aber sehr wohl auch die eine Erscheinung ohne die andere auftreten kann. So kann z. B. beobachtet werden, daß Frauen, in deren Serum während der Schwangerschaft kräftige irreguläre Antikörper nachzuweisen waren, vollkommen gesunde Kinder zur Welt bringen. An den Blutkörperchen dieser Kinder fehlt dann in vielen Fällen das betreffende Antigen, dessen korrespondierender Antikörper im mütterlichen Serum festgestellt wurde. Diese Erfahrung rechtfertigt die Annahme, daß unspezifische Reize diesen von früher stammenden spezifischen Antikörper zu neuer Bildung angeregt haben. Im Gegensatz zu diesen Sensibilisierungen ohne nachweisbare Unverträglichkeit können auch Unverträglichkeiten ohne nachweisbare Sensibilisierung in Erwägung gezogen werden, ein Symptomenkomplex, in den man zur Zeit habituelle Fehl- und Frühgeburten sowie Schwangerschaftstoxikosen rechnet. Aus dieser symptomatischen Feststellung einer fehlenden Sensibilisierung kann nur gefolgert werden, daß es entweder im Augenblick noch nicht möglich ist, bei diesen Fällen auf Grund einer unzureichenden Methodik eine Sensibilisierung zu erkennen, oder daß es sich bei diesen unbezweifelbaren „Unverträglichkeiten“ zwischen Mutter und Frucht nicht um Unverträglichkeiten in dem hier zur Diskussion stehenden Sinne handelt.

Aus diesen Bemerkungen geht nicht nur die Notwendigkeit einer klaren Begriffsbestimmung hervor, sondern ist auch gleichzeitig zu ersehen, daß die durch die augenblicklich übliche serologische Methodik zu erhaltenden Ergebnisse nicht immer eine zuverlässige Prognose und eine sichere Beurteilung erlauben. Dementsprechend sind auch die im Verlaufe einer Schwangerschaft durchgeführten Titeruntersuchungen zu bewerten. Es muß stets daran gedacht werden, daß einerseits ein minimaler, unter Umständen schwankungslos oder sogar mit fallender Tendenz verlaufender Titer auf keinen Fall erlaubt, bei der Geburt des Kindes auch nur eine der notwendigen Maßnahmen außer Acht zu lassen. Andererseits soll ein bei der Mutter gefundener hoher Titer auch nicht zu voreiligen Schritten oder zur Anwendung übertriebener therapeutischer Maßnahmen verleiten.

Trotz dieser Einschränkungen erfährt natürlich der Wert der Untersuchungen auf Unverträglichkeit zwischen Mutter und Frucht in keiner Weise eine Minderung, wenn man sich bei der Anwendung der Methodik stets über die Grenzen ihrer Leistungsfähigkeit bewußt ist und Entscheidungen immer nur fällt unter Berücksichtigung aller das komplexe Geschehen der Unverträglichkeit bildenden Einzelheiten.

III. Teil

Die Anwendungsgebiete der Blutgruppen- nnd Blutfaktorenserologie

Es ist begreiflich, im Anschluß an eine eingehende Betrachtung der allgemeinen und speziellen Blutgruppen- und Blutfaktorenserologie die Frage aufzuwerfen, welche Anwendungsgebiete sich dieser Forschungsrichtung eröffnen, beziehungsweise welche Nutzanwendungen aus solchen Ergebnissen gezogen werden können. Möglichkeiten bestehen in vielseitigen Richtungen und heute mehr denn je. Zweckmäßigerweise gliedert man diese Anwendungsgebiete in einen praktisch-klinischen Teil, der die Anwendungsmöglichkeiten in der Medizin umfaßt und in einen theoretisch-wissenschaftlichen Teil, der die Bedeutung für die gerichtliche Medizin, für die Vererbungslehre und für die Anthropologie behandelt. Daneben sei jedoch — eingedenk der Unvollständigkeit dieser Systematik — darauf hingewiesen, daß darüber hinaus noch zahlreiche weitere Anwendungsmöglichkeiten und Grenzgebiete wie die physiologische Chemie und die Biochemie existieren, deren Besprechung hier zurückstehen muß, da sie die gesteckten Grenzen dieses Buches zu weit überschreiten würde.

Die praktisch-klinische Bedeutung der Blutgruppen und Blutfaktoren

Für die klassischen Blutgruppen LANDSTEINERS war die Bedeutung von Anfang an offensichtlich und scharf umgrenzt. Für den Arzt der damaligen Zeit gehörten Blutgruppenforschung und Bluttransfusion eng zusammen. Wenngleich das Transfusionsproblem eine intensive Bearbeitung fand, schienen damit aber auch die Anwendungsmöglichkeiten für die Klinik zunächst erschöpft zu sein. Trotzdem betrachtete man es immer wieder als eine der hervorragendsten Aufgaben der experimentellen Blutgruppen- und Blutfaktorenforschung, den Zusammenhang mit der praktischen Medizin, mit der Klinik nicht zu verlieren. Aber erst in den vierziger Jahren dieses Jahrhunderts erfuhr die klinische Anwendbarkeit eine außerordentliche Erweiterung. Heute hat sie einen Stand erreicht, der zwar noch keinen lückenlosen Aufschluß über die gegenseitigen Beziehungen zahlreicher Einzelheiten ermöglicht, aber immerhin das allgemeine Grundprinzip der verschiedenen klinischen Anwendungsgebiete erkennen läßt. Dieses Grundprinzip besteht in einer stofflichen Verschiedenheit zweier Rezeptoren genannter Körpersubstanzen, deren spezifische Abstimmung eine relative Beeinflussung verursacht und in der allgemeinen Serologie als Antigen-Antikörper-Reaktion bezeichnet wird.

Bis heute sind auf klinischem Gebiet drei Möglichkeiten pathologischer Erscheinungen erkannt worden, denen eine durch Blutgruppen oder Blutfaktoren bedingte Antigen-Antikörper-Reaktion zugrunde liegt. Und wie sie sich in logischer Entwicklung aufeinander aufbauen, so lassen sie sich auch unter dem jetzt allgemeinen üblichen Begriff der „biologischen Unverträglichkeit" zusammenfassen.

Ausgehend von der Entdeckung des Kreislaufes durch HARVEY und der Feststellung korpuskulärer Elemente im Blut durch SWAMMERDAM trug die auf reiner Empirie beruhende Entwicklung der Bluttransfusion bis zur Aufdeckung der Blutgruppen durch LANDSTEINER zur stetigen Ausweitung der Erkenntnis bei, daß sich die Blutsorten verschiedener Individuen ungleich verhalten. Wird Blut mit bestimmten Individualeigenschaften in den Kreislauf eines fremden Organismus mit anderer biochemischer Struktur künstlich überführt, so kann es dadurch zu krankhaften Erscheinungen im Sinne einer Unverträglichkeit kommen. Dabei ist es grundsätzlich unwesentlich, ob die Störung sofort oder erst später eintritt.

Die Konstatierung, daß durch den weitgehend individualspezifischen Aufbau der Körpersubstanzen unabhängiger Einzelwesen eine Unverträglichkeitsreaktion herbeigeführt werden kann, wenn man Blut — aber auch andere Körperbestandteile — austauscht, führte zu einer naheliegenden, weiteren Überlegung. Müssen nicht auch ähnliche Verhältnisse eintreten, wenn eine biochemische Differenz bei solchen Organismen besteht, die zwar an sich voneinander unabhängig sind, die aber in engem, gegenseitigem Stoffaustausch stehen, wie das besonders beim Zusammenleben zwischen mütterlichem und fetalem Organismus der Fall ist? Trotz minimaler Anhaltspunkte wurde diese Frage immer wieder angeschnitten, bis nach vielen fruchtlosen Versuchen die bloße Vermutung doch ihre Bestätigung erfuhr in der Aufdeckung des ursächlichen Zusammenhanges zwischen verschiedenen Blutkörperchenantigenen und dem Krankheitsgeschehen des erytrhoblastotischen Symptomenkomplexes.

Die Weiterverfolgung der Idee der Unverträglichkeit führte schließlich zu dem Gedanken, ob es neben der Unverträglichkeit zwischen zwei gänzlich fremden Individuen und einer Unverträglichkeit zwischen zwei in enger Gemeinschaft lebenden Organismen nicht auch zur Unverträglichkeit zwischen verschieden gebauten Stoffen ein und desselben Körpers kommen kann. Daß daraus pathologische Erscheinungen resultieren müssen ist selbstverständlich, denn mit dem Eintritt eines solchen Ereignisses, das die Übertragung des Gesetzes vom horror autotoxicus bedeutet, geht der Organismus dazu über, seinen eigenen Bestand anzugreifen, ein Geschehen, das unter keinen Umständen mehr im Bereich der physiologischen Funktionen liegen kann. Wenn auch über die hämolytischen Anaemien ein definitives Wort noch nicht gesprochen ist, so kann jedenfalls daran nicht gezweifelt werden, daß es sich bei diesen Erkrankungen um Erscheinungsbilder der eben gegebenen Grundforderung handelt, um Unverträglichkeiten zwischen Körpersubstanzen ein und desselben Organismus.

Im Vordergrund dieser Unverträglichkeitsreaktionen steht nach dem augenblicklichen Wissen der Effekt einer zur Zerstörung der roten Blutkörperchen führenden Antigen-Antikörper-Reaktion, der Hämolyse, die eine Ausschüttung freien Hämoglobins in die Blutbahn zur Folge hat. Darauf baut sich ein komplexes Geschehen pathologischer Erscheinungen auf, das wechselweise von einem klinischen Bild auf das andere übergreift und gerade auf Grund dieser wechselseitigen Vergleichsmöglichkeiten in den letzten Jahren dem allgemeinen Verständnis in vermehrtem Maße zugänglich gemacht werden konnte.

Ob jedoch das durch die Zerstörung der roten Blutkörperchen frei werdende Hämoglobin allein für sämtliche Erscheinungen im Rahmen des Gesamtgeschehens verantwortlich gemacht werden kann, ist mehr als fraglich. Nach dem, was wir heute über die Blutgruppen und Blutfaktoren, sowie über die biochemische Prägung des Gesamtorganismus wissen, daß nämlich nicht nur die Blutkörperchen, sondern fast sämtliche Körperzellen mit Antigenen ausgerüstet sind, ist dies nicht anzunehmen. Schon Kritschewski und Friede haben gezeigt, daß Krankheitserscheinungen, die infolge eines Zusammentreffens von Antigen und Antikörper im Organismus auftreten, sich besonders auch im Gebiete der fixierten Zellen abspielen können. Die im Blutstrom vor sich gehenden Prozesse spielen dagegen ihrer Auffassung nach eine mehr oder weniger bedeutende Rolle, indem sie den angreifenden Rezeptor von den empfindlichen Reaktionskomponenten des Gewebes ablenken. Allergische Reaktionen innerhalb der Transfusionsstörungen sprechen für das Vorliegen eines solchen Geschehens und es ist nicht abzuleugnen, daß identische Vorgänge — z. B. Veränderungen der Gefäßwände durch Antigen-Antikörper-Reaktionen — auch bei den anderen Erkrankungsformen mitwirken. Diese Reaktionen allergisch-anaphylaktischer Genese schränken durch die Verlagerung der Antigen-Antikörper-Reaktionen aus der Blutbahn in das Gewebe den Begriff der biologischen Unverträglichkeit keineswegs ein, im Gegenteil, sie vervollständigen ihn dadurch in sinnvoller Weise.

Die Bluttransfusion

Geschichte der Bluttransfusion

Die Geschichte der Bluttransfusion und ihrer Entwicklung kann ziemlich weit zurückverfolgt werden, allerdings unter der Einschränkung, daß viele Berichte sehr mit Vorsicht aufgenommen werden müssen. Es ist jedoch schwer zu bestimmen, wann die Auffassung begründet wurde. Wahrscheinlich war diese Ansicht schon vor der Zivilisation vorhanden, bestimmt aber entstand sie gleichzeitig mit der medizinischen Wissenschaft selbst.

Der Hofmedicus SCHEEL, Stadtphysikus von Kopenhagen, hat sich um die historische Forschung auf dem Gebiete der Blutübertragung besonders verdient gemacht. Er fand die ersten Spuren im siebenten Buche der Metamorphosen OVIDS, in denen der Dichter die Geschichte des Aesons erzählt, der durch die berühmte Zauberin Medea durch Verabreichung eines geheimnisvollen Saftes unbekannter Herkunft eine Verjüngung erfährt, nachdem sie ihm vorher einen Aderlaß gemacht hatte.

„Mit gezogenem Schwerte die Gurgel öffnet Medea dem Greis und läßt das verjährte Blut aus, füllt dann wieder mit Saft, und sobald die Mischung Aeson durch Kehl' und Wunde hineinzog, plötzlich verschwindet Bart und greisendes Haar und wallet in dunkelen Locken. Runzeln und Magerkeit fliehen, der Wulst und die Blässe verziehen, voll von erneuertem Blute gedrängt sind die gehöhlten Adern. Jugendlich schwelget der Wuchs und neu geschaffen staunt Aeson und fühlet sich so wie einst vor dem vierzigsten Jahre."

Klarer zutage tritt der Gedanke einer Übertragung von Blut noch an einer anderen Stelle der Geschichte des Aeson. Medea verleitet die Töchter des Pelias zum Vatermorde mit dem Versprechen, den Vater genau so verjüngen zu wollen wie Aeson.

„Über die Schwelle hinein mit der Colcherin traten die Töchter und sie umgingen das Bett; Was nun, Feigherzige, säumt ihr? Zückt doch, sprach sie, das Schwert und schöpfet aus, das Blut, das verjährte, auf das ich fülle mit jungem Blut ihm die Adern."

Es ist fraglich, ob diesem Geschehen bei OVID reale Erlebnisse oder Berichte zugrunde liegen. Wahrscheinlich entsprangen diese Gedanken der Phantasie des Dichters. Sonst findet man in keiner Aufzeichnung des griechischen und römischen Altertums ähnliche Berichte.

Martin de la MARTINIERE, ein Mitglied der Pariser medizinischen Fakultät, zugleich ein Zeitgenosse von DENIS, der im Jahre 1667 mit die ersten Tierblutübertragungen am Menschen wagte, ist ebenfalls historischen Forschungen auf dem Gebiete der Blutübertragung nachgegangen. Wenn er auch als Berichterstatter für unzuverlässig gehalten wird — in erster Linie aus persönlichen Gründen, da er ein energischer Gegner der Bluttransfusion war — so sind jedoch seine Arbeiten als Quellenangaben keinesfalls wertlos. Er will im antiken Kulturgut eine ganze Reihe von Hinweisen auf die Verwendung von Blut zu Heilzwecken gefunden haben. So in Tempelschriften altägyptischer Dynastien, die schon ziemlich früh Spuren des Gedankens aufweisen, einem Menschen Blut einzuverleiben. Daneben wird von Herrschern berichtet, daß sie

Blutbäder zur Wiederbelebung und Erholung bzw. zur Kräftigung genommen haben. Aus dem Buch der Weisheit der Tanaquil, der Frau des Tarquinius, geht hervor, daß auch sie in der Kunst Transfusionen auszuführen, bewandert war. Desgleichen soll in der anatomischen Überlieferung der alexandrinischen Schule des HEROPHILUS der Gedanke der Blutübertragung vertreten gewesen sein. Und ein älterer jüdischer Autor berichtet von einem syrischen Prinzen, den das Einflößen von frischem Blut Heilung vom Aussatz gebracht habe.

Die Umgehung klarer Definitionen über die Anwendungsweise des Blutes liegt wahrscheinlich in der Tatsache begründet, daß es in dieser Zeit, die von der Existenz eines Blutkreislaufes noch keine Ahnung hatte, auch keine Vorstellungen darüber geben konnte, wie man Blut einem Menschen einverleiben sollte, wenn nicht durch Trinken. So ist das „Zusichnehmen" und die „Übertragung" in den alten Schriften wahrscheinlich nicht nur nicht verwechselt, sondern als identische und einzig mögliche Applikationsweise aufgefaßt worden. HIPPOKRATES hat z. B. den Genuß von Blut bei Fallsucht empfohlen, denn die Anwendung des Blutes in der Heilkunst war eng mit der Vorstellung verknüpft, daß das Blut der Sitz der Seele sei. Von den Römern berichtet man, daß sie nach den Schaukämpfen in die Arena zu eilen pflegten, um frisch fließendes Blut sterbender Gladiatoren zu trinken. Diese Auffassung von der oralen Anwendung hielt sich bis zum ausgehenden Mittelalter.

Noch Marsilius FICINUS, der berühmte Platoniker am Hofe der Medici, machte im 15. Jahrhundert den Vorschlag, zur Wiederherstellung der Kräfte einem Jüngling die Armvene aufzuschneiden, um daraus „Blut zu saugen". Bekannt ist ferner der historische Bericht über den Papst Innocenz VIII.

Nach VILLARI war der Papst, der im Jahre zuvor einen Schlaganfall erlitten hatte „für einige Zeit in einen Schlafzustand verfallen, der mitunter so tief war, daß ihn der gesamte Hof für tot hielt. Alle Mittel, die entschwundene Lebenskraft wieder zu heben, waren bereits erschöpft, als ein jüdischer Arzt vorschlug, dem Papst mit Hilfe eines neuen Instrumentes das Blut eines jungen Menschen zu übertragen, ein Experiment, das bis zu diesem Zeitpunkt nur bei Tieren durchgeführt worden war. Das Blut des altersschwachen Papstes wurde also in die Venen eines jungen Menschen geleitet, dessen Blut wieder in die Vene des alten Mannes übertragen wurde. Das kostete drei Jünglingen das Leben — wahrscheinlich weil Luft in die Venen gekommen war —; das Leben des Papstes konnte jedoch nicht gerettet werden."

Dieser Bericht ist von jeher ein Gegenstand eifriger Diskussionen gewesen. Schon deshalb, weil anscheinend durch den Autor in der Anwendungstechnik zeitlich vorgegriffen wurde und dem damaligen Stande des Wissens entsprechend ein anderer Bericht weit mehr den Tatsachen gerecht wird.

Danach handelte es sich „um einen Juden, der von drei zehnjährigen Knaben, die kurz darauf verschieden, Blut abgezapft hat, um daraus nach chemischen Verfahren ein Träufelmittel herzustellen und es dem Papst zu trinken zu geben. Sobald Innocenz davon Kenntnis erhielt, verfluchte er die Untat und befahl dem Juden sich eilig zu entfernen."

In der weiteren Entwicklungsgeschichte der Blutübertragungstechnik begann eine neue Periode durch die Entdeckung des Blutkreislaufes, die HARVEY seit dem Jahre 1616 in seinen Vorlesungen verkündete und 1628 in seinem Werke „de motu cordis" veröffentlichte. Es ist ganz offensichtlich, daß ohne diese Erkenntnis vom Vorhandensein eines Blutkreislaufes eine Transfusionstechnik in der Art, wie sie heute ausgeübt wird, als unmöglich angesehen werden muß. Dementsprechend müssen aber auch alle vor dieser Entdeckung gemachten Angaben von Blutübertragungsverfahren in beträchtlichem Maße angezweifelt werden. Allerdings läßt sich das Durchbrechen der Erkenntnis zeitlich nicht genau festlegen und auch nicht jede kurz vor diesem Zeitpunkt überlieferte Angabe einer entsprechenden Übertragungstechnik für unmöglich erklären. Ohne das Verdienst HARVEYS schmälern zu wollen, muß in Erwägung gezogen werden, daß zwar HARVEY in seinem Werk die erste Definition des Kreislaufes gegeben hat, daß aber nicht nur er um die Existenz eines Röhrensystems im Organismus gewußt haben mag. Ist es doch in der Wissenschaftsgeschichte ganz allgemein bekannt, daß große Ideen meistens nicht nur an einer Stelle geboren werden. Die Idee des Kreislaufes wird damals genau so in der Luft gelegen haben wie annähernd dreihundert Jahre später der Gedanke gelegentlicher Unverträglichkeit individuell verschiedener Blutsorten. Nur, die Idee zu einer Theorie verdichtet und eine prinzipielle Gesetzmäßigkeit daraus abgeleitet haben, war in einem Falle das Verdienst HARVEYS und im anderen Falle die Leistung LANDSTEINERS.

Es ist schwer, einigermaßen genau festzustellen, wann die erste Bluttransfusion in modernem Sinne ausgeführt worden ist und wer sie durchgeführt hat. Eine einwandfreie Entscheidung über Prioritätsansprüche kann also ohne weiteres nicht gefällt werden.

Erste präzise formulierte Vorstellungen vom Wesen der Bluttransfusion liegen mehrere vor. Zunächst von einem Deutschen, dessen Name nicht überliefert worden ist.

„Der Arzt soll silberne, ineinander passende Röhrchen nehmen. Er öffne die Arterie des Gesunden, bringe eine Röhre hinein und befestige sie. Darauf öffne er auch die Ader des Kranken und befestige die andere Röhre darin. Beide Röhrchen füge er zusammen und aus dem Gesunden fließt das warme, geistige und artielle Blut in den Kranken, verschafft ihm die Quelle des Lebens und vertreibt alle Mattigkeit."

Erwähnung findet dieser Autor in der Schrift des Gelehrten Andreas LIBAVIUS, einem Chemiker aus Halle, später Doktor der Medizin und Professor am Gymnasium zu Coburg, der Bluttransfusionen ausgeführt haben soll und Einzelheiten für die Technik festlegte. Gleichzeitig nimmt er zu den Äußerungen seines Landsmannes kritisch Stellung.

„Aber auf welche Weise wird nun der Kräftige nicht geschwächt? Man gebe ihm gute Stärkungsmittel und Speisen. Dem Arzt aber gebe man Nieswurz."

Die Einstellung des LIBAVIUS zur Blutübertragung ist nicht ganz klar zu definieren. Während man einerseits glauben könnte, LIBAVIUS sei ein ernst zu nehmender Verfechter der Bluttransfusion, erweckt er andererseits den Eindruck, daß seine kleinlichen Angaben und überspannten Ansprüche nur ein Ausdruck der Ironie seien und er dem Verfahren an sich verächtlich gegenübergestanden habe. Auch der Italiener CARDANUS äußerte sich zur Blutübertragung:

„Es gibt Leute, die hoffen, mit einem Jüngling guter Sitten und mittels zweier Röhrchen oder auch nur eines, Blut austauschen zu können."

Der in Padua dozierende Professor COLLE sah in der Blutübertragung ein ernsthaftes Mittel zur Verlängerung des Lebens. Er schenkte der Methode große Beachtung und beschrieb eine Technik, welche die Durchführung möglich machen sollte.

„Alles das, was durch Arzneien bezweckt werde, kann man weit leichter erreichen durch die Überführung des Blutes mittels einer Röhre, die dasselbe aus der Vene eines vollkommen gesunden Jünglings in die Vene eines Greises überleitet, wobei der Jüngling ausatmet, der Greis aber anzieht und einatmet, damit das Blut des Jünglings vom Greis aufgesogen werden kann."

Ebenfalls genannt werden muß in diesem Rahmen der Rostocker Professor Magnus PEGEL. Wer von diesen fünf Gelehrten und ob überhaupt einer von ihnen die erste Blutübertragung ausgeführt hat, ist unsicher, jedenfalls standen sie aber alle in dem Rufe, wenn auch nicht Bluttransfusionen durchgeführt, so aber doch zumindest ihre Möglichkeit erkannt und erwähnt zu haben. Nach ULLERSPERGERS Studien allerdings gebührt „das volle Recht, Idee und Theorie der Transfusion festgelegt zu haben, Magnus PEGEL", dessen Arbeit „das Privileg hat, bereits während der Regierungszeit Kaiser Rudolf II. im Jahre 1593 gedruckt worden zu sein, wenn sie auch erst im Jahre 1604 veröffentlicht wurde".

Die epochale Entdeckung des Kreislaufes und der nie ganz erlöschende Volksglaube über die Bluterneuerung und ihre mystischen Kräfte gab den Forschern der ganzen damaligen Welt einen mächtigen Anstoß, sich mit der Anwendung dieser unvoraussehbaren Erfolge versprechenden Therapie zu beschäftigen. Man befaßte sich allerdings vorläufig nur mit den leichter durchführbaren Experimenten von Infusionen, der Einverleibung verschiedenster Flüssigkeiten und Drogen in die Blutbahn. Zur Erprobung dieser Methode wurden dem Kreislauf wahl- und kritiklos alle nur erdenklichen Substanzen einverleibt und es gab praktisch kaum einen Stoff, der nicht in irgendeiner Form infundiert worden ist.

„Es seien nur einige wenige davon aufgezählt: Tabaköl, Opiate, Brechmittel, Bier, Wein, Milch, Fleischbrühe, Gerstenschleim, Essig, Öl, Zucker, Saltatari, Urin, Salmiak, Kampfer, Weingeist, Terpentin, Senna, Vitriol, Quecksilber, Arsenik, Säuren und Alkalien aller Art, Gummilösung, Guaiakol, Hefe, Arnika. Derartige Infusionsversuche waren damals allgemein verbreitet. Auch schweizer Ärzte haben sich damit beschäftigt, so der Arzt ZOLLIKOFER aus St. Gallen, sowie WEPFER und PEYER in Schaffhausen, der Züricher Stadtarzt Johann von MURALT 1645—1730 und HARDER in Basel. Der deutsche Arzt und spätere Professor der Medizin in Kiel, Johann Daniel MAJOR, erhob Anspruch auf die Erfindung der Infusion von Heilstoffen, Patienten mit Herzschwäche spritzte er Kampferwein in die Venen. Ein deutscher Feldscher namens Matthias Gottfried PURMANN war ein besonders eifriger Verfechter der Medikamenteninfusion. Er schreckte nicht davor zurück, sich selber heroisch anmutende Einspritzungen geben zu lassen. Wegen einer schweren Krätze ließ er sich Engelwurzspiritus mit Wacholderöl und Kampfergeist einspritzen. Obschon er ohnmächtig hinfiel und am Arm eine langdauernde Eiterung davontrug, ließ er sich ein Jahr später wegen Fieber ein anderes unmögliches Mittel in die Venen spritzen, diesmal einen Saft aus Löffelkraut mit einer senfölartigen Substanz vermischt. In diesem Zusammenhang sei noch kurz die Geschichte des Rittmeisters Georg von Wahrendorff erzählt: Anno 1642 hat Hans Gürge von Wahrendorff, Rittmeister in Oberlausitz, im Dorfe Luhe (oder Luhre) infusoriam practicieret, indem seine Jäger Hunden zum öfteren durch Hühnerknochen spanischen Wein infundiert, wovon sie ganz trunken worden."

Auch in England versuchte Sir Christopher WREN, Architekt und Astronom, eine neue Methode der Bluttransfusionstechnik zu entwickeln und machte während seines Aufenthaltes in Oxford Experimente mit Hunden, denen er verschiedene Flüssigkeiten wie Bier, Wein und Opium intravenös verabfolgte. Weitere Experimente solcher Art wurden auf seinen Vorschlag von CLARKE, BOYLE, HENSHAWE, KING sowie von den Brüdern COXE, allerdings mit geringem Erfolg angestellt. Sie führten jedoch in logischer Entwicklung in eine erste Phase der wirklich sinnvollen Erforschung der Blutübertragung hinein, in dem Zeitabschnitt, der hauptsächlich den Transfusionsversuchen von Tier zu Tier gewidmet war.

Solche Experimente der direkten Blutübertragung von einem Spendertier auf ein Empfängertier stellte zunächst LOWER an. Ihm gebührt das Verdienst, die ersten erfolgreichen Transfusionen ausgeführt zu haben. In seinem lateinisch abgefaßten Buch „Tractatus de corde" beschreibt LOWER eine derartige Transfusion.

„Ich verband die Jugularvene eines Hundes mit einer Röhre und diese mit der Vene eines anderen Hundes. Das verhältnismäßig langsam fließende venöse Blut verklumpte jedoch sofort und blockierte die Röhre. Dann beschloß ich einen anderen Plan zu verfolgen, der dem natürlichen Wege mehr entsprach und so übertrug ich das Blut (aus der Arterie) eines Tieres in die Vene eines anderen Tieres."

Im gleichen Werk erwähnt er seine eigenen Gedanken über die Bluttransfusion.

„Ich weiß nicht, ob früher als in den letzten drei Jahren irgend einem Menschen der Gedanke oder die Hoffnung gekommen ist, Blut von einem Tier auf ein anderes zu übertragen, denn als diese Operation, die sich als ein großer Segen für die Medizin erweisen möchte, zum ersten Male öffentlich vorgeschlagen wurde, schreckten viele vor den damit verbundenen Schwierigkeiten zurück oder es war ihnen die Methode zu neuartig; so rührten sie ihre Hände überhaupt nicht, um dieses Experiment auszuführen oder aber sie erreichten nichts."

Die LOWERschen Experimente lenkten bald die Aufmerksamkeit der Royal Society auf sich, die in dem Bestreben nach wissenschaftlicher Objektivität auf einer Konferenz im Jahre 1665 dafür eintrat, die Versuche zum Ausbau der Transfusionstechnik zu unterstützen. Da jedoch zu diesem Zeitpunkt keine geeigneten Vorrichtungen zur Verfügung standen, blieben mehrere Versuche erfolglos. Erst eine von LOWER zusammen mit KING 1666 vor der Gesellschaft durchgeführte Bluttransfusion von Hund zu Hund verlief erfolgreich. Gleichzeitig berichtete LOWER über die Heilung eines räudigen Hundes, die zehn Tage nach der Blutübertragung von einem gesunden Hund erfolgte. Er heilte auch einen an akuter Anämie leidenden Hund, der als Folge einer Splenektomie einen hohen Blutverlust erlitten hatte. Hinweise auf LOWERS Transfusionsexperiment vor der Königlichen Gesellschaft finden sich in dem Tagebuch von Samuel PEPYS.

„Am 14. November 1866 schreibt er: „Dr. Croone erzählte mir von einer heute Abend im Gresham College abgehaltenen Sitzung, die jetzt anscheinend an jedem Mittwoch stattfinden soll, in der ein interessantes Experiment mit dem Blut eines Hundes angestellt wurde; es wurde das Blut dieses Hundes so lange, bis er starb, einem anderen Hunde an der einen Körperseite eingeführt, während dessen gesamtes eigenes Blut auf der anderen Seite herauslief. Der erste Hund starb sofort, während es dem anderen gut ging und er wahrscheinlich ganz gesund werden wird."

Im weiteren Verlauf dieser Forschungen fand der Versuch LOWERS bei verschiedenen englischen Ärzten Nachahmung, so daß in kurzer Zeit eine Anzahl Blutübertragungen am Tier zur Durchführung kamen. So übertrug man von Schaf zu Schaf, von Hund zu Hund, von Hund zu Schaf und von Kalb zu Schaf. Auch einem Fuchs wurde bei dieser Gelegenheit Lammblut transfundiert. Weitere Versuche wurden in Frankreich und Italien durchgeführt. Beachtenswert ist ein Blutwechselversuch zwischen zwei Lämmern von Dominicus CASSINI aus Bologna. Er entblutete ein Lamm durch Öffnung der Halsschlagader, ersetzte ihm aber gleichzeitig das Blut durch eine Übertragung von dem zweiten Lamm. Der Blutaustausch konnte so lange durchgeführt werden, bis das Spendetier versagte.

Die Folge dieser mehr oder weniger brauchbaren Ergebnisse leiteten eine Zeitspanne ein, in der man sich vornehmlich damit beschäftigte, Blutübertragungen vom Tier zum Menschen zu versuchen. Im Verlaufe des Jahres 1667 wurde mehrmals von solchen Unternehmungen berichtet. Ende November 1667 übertrug LOWER auf Mister Arthur Coga, „einem leicht melancholischen, geisteskranken Mann", Lammblut.

In dem bereits schon einmal zitierten Tagebuch des Samuel PEPYS ist darüber folgendes zu lesen: „30. November 1667. Ich habe mich vor allem gefreut, den Mann zu sehen, dessen Blut ersetzt worden ist. Er spricht gut und gab der Gesellschaft heute einen in lateinischer Sprache gehaltenen Bericht darüber. Er sagte, daß er sich seitdem viel besser fühle, nahezu wie ein neuer Mensch; er ist jedoch ein bißchen verrückt im Kopf, obgleich er sehr vernünftig und sehr gut spricht. Als Entschädigung für seine Leiden erhielt er nur 20 Shilling, und falls er sich noch einmal dazu hergeben würde, sollte er die gleiche Summe bekommen. Er war der erste gesunde Mann in England, der diesen Versuch an sich ausführen ließ. Außer ihm gibt es nur noch eine solche Seltenheit, einen französischen Dienstmann, der für diese Prozedur eine Bezahlung erhielt."

Augenscheinlich handelt es sich bei diesem erwähnten Fall um einen Transfusionsversuch von DENIS, der an einem Sänftenträger gegen Geldentschädigung ausgeführt wurde. Auch diese Transfusion verlief günstig.

Nach einem Aderlaß von 10 Unzen wurde dem Manne etwa die doppelte Blutmenge aus der Schenkelschlagader eines Lammes in die Armvene einverleibt. Nach der Transfusion hat der Mann das Lamm geschlachtet, mit seinen Kameraden verzehrt und das verdiente Geld im Wirtshaus verpraßt.

Bekannt geworden ist auch eine von DENIS vor der eben geschilderten Transfusion durchgeführte und geglückte Übertragung, bei der ein 16jähriger Jüngling als Empfänger diente. Er litt an hartnäckigem Fieber und hatte bereits zwanzigmal Aderlässe über sich ergehen lassen, eine Kur, die den Geist des Kranken abgestumpft und sein Gedächtnis verkümmert haben soll. Auch diesem Jüngling waren vor der Transfusion drei Unzen Blut abgenommen worden, worauf ihm DENIS und sein Assistent EMMERIZ ungefähr die dreifache Menge Blut aus der Halsschlagader eines Lammes in die Armvene einführten. Der Erfolg soll verblüffend gewesen sein. Abgesehen von etwas Nasenbluten verschwanden Schlafsucht und geistige Umnachtung. Trotz dieser Erfolge entbrannte jedoch gegen DENIS eine heftige Opposition von seiten der Pariser Ärzte, weil er als Philosoph und Mathematiker weder ihres Standes war, noch der medizinischen Fakultät angehörte. Nichtsdestoweniger setzte DENIS jedoch seine Transfusionen fort und soll damit noch einen infolge Schlaganfalles einseitig Gelähmten und einen Wahnsinnigen geheilt haben. Ein dritter Versuch, den er an einem moribunden Patienten ausführte, vermochte den Tod des Kranken nur um einige Stunden aufzuhalten. Der tragische Ausgang der vierten Transfusion, bei der der Kranke angeblich einer Unverträglichkeit des übertragenen Blutes zum Opfer gefallen sein soll, gab den Gegnern von DENIS endlich Gelegenheit, ihn verhaften zu lassen und wegen Mordes vor Gericht zu stellen.

Bei diesem letzten Patienten handelte es sich um jenen Geisteskranken, der durch DENIS schon vorher zwei Bluttransfusionen erhalten hatte und die vorübergehend auch erfolgreich waren. Die dritte Transfusion sollte auf ausdrücklichen Wunsch seiner Frau ausgeführt werden. Den Berichten zufolge hatte sich DENIS auch bereit erklärt, die Transfusion noch einmal anzuwenden. Nach Angaben von Martin de la MARTINIERE, eines der Gegner von DENIS, soll die Operation tatsächlich ausgeführt worden sein. Trotz der Beschwerden, über die der Empfänger kurz nach Beginn der Transfusion geklagt haben soll, wurde die Transfusion nicht abgebrochen und der Patient kam zu Tode. Einem anderen Bericht zufolge soll wohl die Halsschlagader eines Kalbes bereits präpariert gewesen sein, jedoch nahm DENIS von der Operation Abstand, da der im allgemeinen vorher geübte Aderlaß nicht gelingen wollte. In der Nacht verstarb der Kranke, vermutlich an einem Gift, welches ihm von seiner Frau beigebracht worden war.

Die gerichtsmedizinische Untersuchung des Falles ergab jedoch eine einwandfreie Arsenvergiftung durch die Frau des Verstorbenen, DENIS wurde entlastet und konnte nicht verurteilt werden. Zu einem Verbot der Transfusion ist es zu diesem Zeitpunkt, wie mancherorts behauptet wird, noch nicht gekommen. Allerdings brauchte man für die Durchführung einer Transfusion fortan die Zustimmung der Fakultät. Dies kam jedoch praktisch einem Verbot gleich, da die einflußreichsten Mitglieder der Faculté Medicine ausgesprochene Gegner der Blutübertragung waren.

In Italien wurden Tierblutübertragungen auf den Menschen ebenfalls im Jahre 1667 durch den Anatomen und Wundarzt Guielmus RIVA, dem Leibarzt des Papstes Clemens IX., durchgeführt. Er übertrug Lammblut drei Menschen, die keinerlei Schaden genommen haben sollen. Allerdings war durch die Transfusion aber auch kein Nutzen zu verspüren. In Deutschland folgten im Jahre 1668 der Regimentschirurg Balthasar KAUFMANN aus Küstrin und sein Schüler PURMANN dem Beispiel englischer, französischer und italienischer Ärzte. Der Patient, ein Leprakranker, soll durch wiederholte Übertragungen von Lammblut geheilt worden sein. Außerdem wurden drei weitere Lammblutübertragungen bei zwei skorbutischen Soldaten und bei einem Fischer mit fressenden Ausschlägen von PURMANN beschrieben. Trotz der guten Wirkung dieser Übertragungen wird jedoch allseits als Nachteil der Transfusion empfunden, daß sich die Patienten auch nach Jahr und Tag nicht von ihrer „Schaf-Melancholey" erholt hätten.

Abgesehen von den schweren Mängeln hinterließ die Zeit der Tierbluttransfusionen jedoch auch positive Erkenntnisse. Rein technisch gesehen erwies sich die Bluttransfusion prinzipiell als durchführbar, denn es gelang, ein ausgeblutetes Tier durch eine Bluttransfusion zu retten. Interessant war die Feststellung, daß im allgemeinen vor der Transfusion ein Aderlaß ausgeführt wurde. Man hatte noch keine Vorstellung von der elastischen Anpassung des Gefäßsystems sondern dachte sich den Blutkreislauf als eine starre Röhrenanlage. Dementsprechend konnte also eine neue Flüssigkeit nur dann infundiert werden, wenn vorher ein deplethorischer, das heißt ein die Blutmenge vermindernder Aderlaß gemacht worden war. Blutübertragungen in Fällen von akutem Blutverlust wurden nur wenig oder gar nicht ausgeführt. Im Vordergrund standen die möglichen Folgen in geistiger Beziehung, die Behandlung der vom Wahn oder Melancholie befallenen Kranken; außerdem galt großes Interesse der Wiedererlangung jugendlicher Kraft alter Personen durch eine Blutübertragung, sowie der Besserung von fortgeschrittenen Lungen- und Darmkrankheiten, von Apoplexie und Epilepsie, von fistelartigen Geschwüren und Juckreiz. Zu dieser Zeit fehlten der Transfusion immer noch wirklich tiefere wissenschaftliche Grundlagen, und man konnte sich nicht erklären, warum artfremdes Blut, also Tierblut, in vielen Fällen nicht vertragen wurde.

Darüber hinaus galt die Blutübertragung vielerorts als unehrenhaftes und gefährliches Verfahren, eine Einstellung, die zusammen mit dem Auftreten von unberechenbaren Zwischenfällen, zusammen mit persönlichen Intrigen und religiösen Bedenken heftige Widerstände von seiten der Universitäten und der Kirche auslöste und dieser Frühperiode nur ein kurzes Leben erlaubte, so daß die Zeit der Tierblutübertragung auf den Menschen praktisch nur wenige Jahre dauerte. Den formaljuristisch ausschlaggebenden Abschluß bildete das zehn Jahre nach dem Prozeß gegen Denis ausgesprochene Verbot der Durchführung von Transfusionen in Frankreich. Die Royal Society schloß sich diesem Vorgehen an und entzog weiteren Operationen solcher Art ihre Unterstützung. Desgleichen sorgten auch die italienischen Behörden für die Abschaffung der Bluttransfusion. Dadurch erlosch das Interesse an der Blutübertragungstechnik nach und nach ganz und gelangte trotz des anfänglichen Auftriebes, der ihm durch die verdienstvollen Arbeiten von Lower und Denis gegeben worden war, beinahe eineinhalb Jahrhunderte überhaupt nicht mehr zur Anwendung.

Ganz vereinzelt wurden während dieses Zeitraumes weniger bekanntgewordene Versuche durchgeführt. Darunter sind die von Nuck (1714) und von Cantwell (1749) besonders zu erwähnen, da sie einen neuen Gedanken in die Auffassung von der Indikation der Blutübertragung einbrachten, als sie erklärten, daß Blutübertragungen bei schwerer Hämorrhagie und ernsten Unglücksfällen eine wertvolle Hilfe bedeuteten. Im Jahre 1783 stellte Michel Rosa aus Modena Forschungen über die Blutübertragung an und 1792 nahm Harwood Transfusionen an Hunden vor, außerdem heißt es von Russel, daß er einen Jungen durch die Übertragung von Lammblut von der Tollwut geheilt habe.

Im Jahre 1802 veröffentlichte Scheel seine umfangreiche Monographie, in der er die bereits angestellten Versuche mit Blutübertragungen in allen Einzelheiten beleuchtete und sich zum eifrigen Verfechter dieses Verfahrens machte, um zu erreichen, daß die Forschungen auf diesem Gebiet wieder in Fluß kamen. Vor allem wurde der Gedanke in den Vordergrund gestellt, den Menschen selbst als Blutspender zu verwenden. Dieser Gedanke war nicht neu und Hinweise finden sich schon zur Zeit der Tierbluttransfusion.

Nach verschiedenen Schriftstellern soll der Italiener Francesco Folli, ein florentinischer Arzt, die erste Transfusion am 13. August 1654 in Gegenwart des Großherzogs Friedrich II. durchgeführt haben. Folli benützte dazu eine Silberröhre, die in die Arterie des Spenders eingeführt und durch eine aus dem Blutgefäß eines Tieres gefertige Hohlröhre mit einer Kanüle aus Knochenbein zur Befestigung in der Patientenvene verbunden war. Mayerhofer äußerte sich anläßlich seiner Nachprüfung dieses

Verfahrens dahingehend, daß FOLLI diese Methode dem Großherzog Friedrich wahrscheinlich nur beschrieben, die Operation selbst jedoch nie ausgeführt habe. Die Franzosen beanspruchen das Vorrecht der erstmaligen Durchführung einer Blutübertragung von Mensch zu Mensch ebenfalls für sich. Sie begründen dies mit der Erklärung, daß Robert des GABETS, ein Benediktinermönch aus Cluny, die Möglichkeit einer Transfusion erstmalig im Jahre 1653 demonstriert und die Operation fünf Jahre später auch wirklich ausgeführt habe. Das von ihm benützte Instrument bestand aus zwei kleinen Silberröhren, die durch einen Lederball von der Größe einer Walnuß miteinander verbunden waren und von denen jede ein Ventil zur Regulierung des Blutflusses enthielt. Die Franzosen führen außerdem weiter an, daß bezüglich eines Prioritätsanspruches auch TARDI einen solchen für sich fordern könne. In seinem im Jahre 1667 geschriebenen Werk „Traitté des ecovlement du sang d'un homme dans les venes d'un autre et ses utilitiez" (Abhandlung über die Überleitung des Blutes eines Menschen in die Venen eines anderen und die daraus zu folgernden Nutzanwendungen) erklärte TARDI, daß er einer der „Erfinder" der Blutübertragung sei und beschrieb im einzelnen die Methode, Blut von der Arterie eines Menschen in die Venen eines anderen Menschen zu übertragen.

In einem Brief an Le BRETON aus dem Jahre 1667 wies TARDI auf diese Abhandlung über die Bluttransfusion hin und schrieb: „Wenn kein tüchtiger Chirurg zur Stelle ist, kann ich die Transfusion allein vornehmen, da ich sie mein ganzes Leben lang nicht nur durch Operationen an Toten sondern auch an Lebenden ausprobiert habe."

Es blieb einem Engländer, dem Londoner Physiologen und Geburtshelfer BLUNDELL vorbehalten, das allgemeine Interesse der medizinischen Forscher an der Bluttransfusion im Jahre 1818 neu zu beleben. Angeregt durch die furchtbare Hilflosigkeit und Unfähigkeit bei der Bekämpfung einer großen Zahl tödlich verlaufener puerperalen Hämorrhagie wandte BLUNDELL, angeregt durch die Gedanken von NUCK und CANTWELL, seine besondere Aufmerksamkeit der Möglichkeit zu, das Blut der ausgebluteten Patientinnen zu ersetzen. Auf wissenschaftlicher Grundlage begann er eine Reihe experimenteller Untersuchungen an Hunden, um festzustellen, „ob das Blut, nachdem es das Instrument passiert hat, weiterhin in der Lage sein würde, die Funktionen des tierischen Körpers zu erfüllen." Er stellte fest, daß das Blut durch diese Manipulation keine seiner lebenswichtigen Eigenschaften verloren hatte, und daß das venöse Blut genau so wertvoll ist wie Arterienblut. BLUNDELL entwarf des weiteren einen „Impellor" genannten Apparat, der aus einem trichterförmigen Behälter zur Aufnahme des Blutes bestand und durch einen Zwei-Wege-Hahn mit der Spritze verbunden war, von der aus das Blut durch eine Röhre und Kanüle den Patienten injiziert wurde. Im Jahre 1823 fand sich dann erstmalig die Gelegenheit, einem Menschen Menschenblut zu übertragen.

„Ein Mann in der Mitte der Dreißiger, welcher an Magenkrebs litt, wurde in das Guys-Hospital aufgenommen. Die ganze Gestalt des Kranken verriet eine mangelhafte Ernährung und Blutbereitung. Das Aussehen dieses Menschen war im eigentlichen Sinne das eines mit einer gelben Haut überzogenen Skeletts, die Glieder waren ausgetrocknet und konnten kaum bewegt werden, der Puls war sehr klein und schwach, die Venen gleichsam ausgetrocknet, und hin und wieder auf der Haut kleine livide Flecken." Als man dem Kranken den Vorschlag machte, an sich eine Bluttransfusion vornehmen zu lassen, willigte er ein. Eine Armvene wurde freigelegt und zwölf bis vierzehn Unzen Blut eingespritzt. Die Transfusion verlief zwar ohne Störungen, sie konnte jedoch das vorgezeichnete Schicksal des Kranken nicht aufhalten. „Einige Stunden darauf hatte er unwillkürlichen Stuhlgang, bald darauf Erbrechen, die äußeren Gliedmaßen wurden kalt, es stellten sich gelinde Delirien ein und dann erfolgte der Tod 56 Stunden nach der Operation."

Die zweite Transfusion von Menschenblut glückte im folgenden Jahre bei einer ausgebluteten Wöchnerin. Die Blutmenge betrug 14 Unzen und wurde von mehreren Anwesenden gegeben. Der Erfolg trat schlagartig ein und die Patientin konnte gerettet werden. So gehörte BLUNDELL das Verdienst, das Verfahren der Blutübertragung wieder aufgenommen und es auf eine gesunde und klinisch vernünftige sowie auf eine wissenschaftliche Basis gestellt zu haben. Auch seine technischen Entwicklungen spiegeln sich noch heute in verschiedenen Geräten und Methoden wider.

Obgleich eine Reihe von Chirurgen und Geburtshelfern den Versuch machten, BLUNDELLS Beispiel zu folgen, standen der Anwendung dieser therapeutischen Maßnahme, die zwar gelegentlich ausgezeichnete Ergebnisse zeigte, mehrere Hindernisse im Weg, die dem Stande des Wissens der damaligen Zeit entsprechend entweder überhaupt nicht erkannt oder aber auch nur nicht verhindert werden konnten. Dazu gehörten namentlich das Problem der Blutunverträglichkeit sowie die Erscheinung der Blutgerinnung. Trotzdem wurden in der zweiten Hälfte des XIX. Jahrhunderts auf Grund der Erfahrungen Bluttransfusionen immer häufiger vorgenommen. Bis zum Jahre 1859 hatte MARTIN 57 Fälle in der Literatur veröffentlichter Transfusionen gezählt, die bei postpartalen Blutungen durchgeführt worden waren. Er gab an, daß die Patienten in 45 Fällen gesundeten, und keiner der eingetretenen Todesfälle auf die Transfusion zurückzuführen war. BLASIUS verzeichnete im Jahre 1863 bereits über 116 Transfusionen, die aus den vorangegangenen 40 Jahren stammten und in 66 Fällen erfolgreich verlaufen waren. BELINA SWIONTKOWSKI hatte bis zum Jahre 1869 155 Fälle von Bluttransfusionen gesammelt. 1875 endlich faßte LANDOIS in einer umfassenden Monographie die Literatur bis zur Neuzeit zusammen, wobei er feststellte, daß bisher 347 Transfusionen mit menschlichem Blut und 129 mit tierischem Blut vorgenommen worden waren.

Tabelle 98. Statistische Erfassung von 347 Menschenblut- und 129 Tierbluttransfusionen aus der Zeit von 1666 bis 1874 durch LANDOIS (1875)

Anzahl der Transfusionen von 1666—1874			
Menschenblut	347	Tierblut	129
Günstiger Ausgang	150	Günstiger Ausgang	42
Ungünstiger Ausgang	180	Vorübergehende Besserung und zweifelhafter Erfolg	25
Zweifelhafter Ausgang	12	Keine Besserung und Tod	62
Erfolg nicht zu erwarten	3		
Tod durch Operation	2		

Außerdem erschien auch eine Reihe anderer Berichte, in denen das Grundprinzip, die Anwendungsgebiete und die Übertragungstechnik besprochen wurden. Es geht daraus allgemein hervor, daß man zunächst versuchte, sich dem Problem mehr von der physiologischen Seite zu nähern. MAGENDIE, BROWN-SEQUARD, PANUM, LANDOIS, MUELLER, BERNS sowie von BERGMANN lieferten bedeutsame Beiträge über die Physiologie des Blutes. CHADWICK klassifizierte die Fälle, in denen eine Transfusion angezeigt war, in vier Gruppen und sagte voraus, daß weitere Untersuchungen physiologischer Art eine viel genauere Unterscheidung ermöglichen und zu einer bedeutend rationelleren Anwendung der Transfusionen führen würden. BARKER trat als Erster dafür ein, dieses Verfahren unter keinen Umständen als letztes Hilfsmittel zu betrachten, sondern die Transfusion schon in früheren Krankheitsstadien anzuwenden und bemerkte, daß eine Transfusion nicht nur in jenen verzweifelten Fällen angewandt werden solle, in denen günstige Resultate kaum mehr erwartet werden könnten. Sie sollten schon dann gemacht werden, bevor der Patient in diesen hoffnungslosen Zustand verfällt. BARKER bevorzugte auch die Verwendung von Vollblut und erklärte bei der Kommentierung der physiologischen Vorteile, daß „zweifellos in den Fällen, in denen gewöhnlich zu einer Transfusion gegriffen wird, die Kraft des Blutes, die Gewebe mit Sauerstoff zu versorgen, herabgemindert ist; dadurch wird die Zufuhr einiger zusätzlicher Unzen Blut notwendig, um dem Blutkreislauf neue Kraft zu geben, das heißt, es ist notwendig, eine Überbrückungszeit zu schaffen, um dem Kreislauf frischen Sauerstoff zuzuführen.

Aus unerklärlichen Gründen lebte um diese Zeit die Anwendung von Tierblut, besonders von Lammblut, wieder auf. Wahrscheinlich mag dazu beigetragen haben, daß menschliche Blutspender nur sehr schwierig zu beschaffen waren. Verfechter dieser rückständigen Methode waren GESELLIUS in Petersburg und HASSE in Nordhausen. Der Letztere gab an, daß er Transfusionen mit Lammblut in 15 Fällen durchgeführt habe, bei denen nur in einem Fall ein Todesfall, aber in 10 Fällen eine Besserung eingetreten sei. Er beschrieb bereits im einzelnen einwandfrei die charakteristischen Merkmale einer Unverträglichkeitsreaktion, schrieb diese jedoch einer akuten Plethora zu. Die eingetretenen ernsten und auch tödlichen Folgen sowie das inzwischen mehr und mehr wissenschaftlich fundierte Verständnis verhinderten glücklicherweise eine allgemeine Anwendung und Ausbreitung dieser Methode. Eine Reihe von Forschern machte eindringlich auf ihre Gefahren aufmerksam. HOTZ verwandte in neun Fällen Lammblut und erklärte, daß es in sechs Fällen ein Mißerfolg gewesen und ein Patient daran gestorben sei. In einem Kommentar zu HASSEs Empfehlung, Tierblut zu verwenden, erklärte FREER, daß „er daraus folgern müsse, daß HASSE stark von einer Theorie eingenommen sei, die dazu diene, seine Urteilskraft zu verdunkeln". Im Jahre 1874 wurde dieses Thema in einem Leitartikel der „Philadelphia Medical Times" diskutiert und die Ansicht geäußert, daß „die verschiedenen Forscher sich von dem klinischen Gedanken leiten ließen, ohne die noch immer sehr unvollständige physiologische Basis, auf die er begründet sei, überhaupt zu beachten". Das Fazit aus diesem Rückfall in alte Methoden zog der auch als Märchendichter bekanntgewordene und in Halle dozierende Chirurg VOLKMANN in der zweiten Hälfte des Jahrhunderts, indem er das Wort prägte: „Zur Übertragung von Schafsblut gehören drei Schafe: eines, dem man das Blut entnimmt, ein zweites, das es sich übertragen läßt und dazu ein drittes Schaf, das die Übertragung ausführt."

Leider standen den Erfolgen bei Transfusionen von Mensch zu Mensch auch Mißerfolge gegenüber. Besonders gefürchtet waren die plötzlich eintretenden Zwischenfälle, die man nie voraussehen konnte. Die Kranken verfielen nach Beginn der Transfusion in einen schockartigen, bedrohlichen Zustand, der nicht selten zum Tode führte. Die Gründe blieben zunächst verborgen. Zwar hatte der Nürnberger Arzt MERKLIN 1672 auf Grund der Zwischenfälle, die nach Tierblutübertragungen auftraten, vermutet, daß nur die Transfusion von Mensch zu Mensch im Bereich des natürlichen Lebens läge. Aber auch später wußte man nur, daß die Zwischenfälle immer nur dann auftraten, wenn die gespendeten Blutkörperchen im Empfängerblut aufgelöst wurden, eine Beobachtung, die man besonders häufig bei der Vermischung von Tier- und Menschenblut oder des Blutes verschiedener Tierarten machte. Bis COHNHEIM endlich im Jahre 1882 die Gefahren einer Übertragung von Tierblut auf den Menschen erörterte, auf einer Basis, die später auch die endgültige Aufklärung bringen sollte, und auf die Tatsache hinwies, daß das Serum einer bestimmten Art geradezu Gift für die Blutkörperchen einer anderen Art sei. Um diese Zeit wurden auf immunologischem Gebiet die ersten Entdeckungen gemacht und die Agglutination sowie die Hämolyse sogenannter heterologer Blutkörperchen von einer Reihe von Forschern wie CREITE 1869, LANDOIS 1875, BORDET 1895 sowie von EHRLICH und MORGENROTH 1900 beschrieben. Man zog daraus den Schluß, daß sich das Blut verschiedener Arten nicht verträgt und sprach deshalb von der Artspezifität des Blutes. Damit blieb aber immer noch die Frage ungelöst, warum auch menschliches Blut mitunter nicht vertragen wurde. Diese Beobachtung führte im letzten Viertel des XIX. Jahrhunderts dazu, daß das Interesse an der Bluttransfusion eine, wenn auch kurze aber immerhin merkbare Einbuße erlitt und nicht eher wieder ernstlich in Erwägung gezogen wurde, bis zu Beginn des XX. Jahrhunderts die Entdeckung der Blutgruppen durch LANDSTEINER auch dieses anscheinend letzte Hindernis einer gefahrlosen Anwendung der Blutübertragung von Mensch zu Mensch beseitigt war, durch den kurzen aber um so präziseren Satz in der Originalarbeit LANDSTEINERS: „Endlich sei noch erwähnt, daß die angeführten Beobachtungen die wechselnden Folgen therapeutischer Menschenbluttransfusionen zu erklären gestatten."

Die weitere Erfahrung zeigte, daß die Zufuhr von ungeeignetem Blut unter Umständen schon dann bedrohlich werden kann, wenn auch nur kleine Mengen unverträglichen Blutes in den Kreislauf des Empfängers gelangen. Wertvoll war weiterhin die Beobachtung, daß sich solche Erscheinungen innerhalb kürzester Zeit bemerkbar machen. Diese Erkenntnis nutzte besonders OEHLECKER und ermittelte vor allem bereits in der Zeit vor dem allgemeinen Bekanntwerden der serologischen Technik den geeigneten Spender dadurch, indem er dem Empfänger zunächst eine kleine Menge Blut einspritzte. Die Durchführung der eigentlichen Bluttransfusion schloß er erst an, wenn dieser — seither die OEHLECKERsche biologische Vorprobe genannte — Test ohne die typischen Zeichen einer Unverträglichkeit verlaufen war. Auch nach der Verbreitung einer serologischen Vorprobe blieb die biologische Vorprobe eine wertvolle Sicherheitsmaßnahme vor der Durchführung einer Blutübertragung, eine letzte Instanz, um gefährliche Irrtümer in der Blutgruppenbestimmung auszuschließen.

Freilich beobachteten die Ärzte, die häufig Blutübertragungen durchführten, auch weiterhin ähnliche, unvorhersehbare Zwischenfälle, die auch nach der OEHLECKERschen Methode nicht erkannt werden konnten. Diese Störungen traten nämlich im allgemeinen erst viel später auf, als die gleichen, durch die klassischen Blutgruppen ausgelösten Erscheinungen. Meistens erst nach Stunden, also zu einem Zeitpunkt, an dem die Blutübertragung selbst in der Mehrzahl der Fälle bereits abgeschlossen war. Man beobachtete ferner, daß Patienten, denen mehrmals Blut verabreicht werden mußte, trotz sorgfältigster Anpassung des Spenderblutes mittels der üblichen Methoden dieses immer schlechter vertrugen und darauf mit zunehmend schwereren Reaktionen antworteten. Solche Störungen vermochten jedoch in keiner Weise mehr die hohe Wertschätzung zu beeinträchtigen, welche der Bluttransfusion inzwischen als Therapeutikum zuteil geworden war. Um so mehr, als diese Berichte vereinzelt und unzusammenhängend blieben, bis LANDSTEINER und WIENER im Jahre 1940 den Rh-Faktor entdeckten und kurz darauf WIENER und PETERS an Hand eines von ihnen beobachteten Zwischenfalles den Zusammenhang zwischen Rh-Faktor und Transfusionsstörungen bei Gruppengleichheit von Spender und Empfänger aufklären konnten.

Damit war die Bluttransfusion endgültig zu einem der wichtigsten und allgemein anerkannten therapeutischen Mittel geworden, das sich bald auf allen Gebieten der klinischen Medizin eine überragende Stellung eroberte. In der Chirurgie bei Blutungen, Schock und Kollaps sowie bei Verbrennungen und Wundinfektionen, in der inneren Medizin bei Blut- und Infektionskrankheiten, Vergiftungen und Ernährungsstörungen und in der Kinderheilkunde der letzten Jahre besonders bei der Behandlung der fetalen Erythroblastose.

Komplikationen der Bluttransfusion

Man sollte sich stets dessen bewußt sein, daß die Durchführung einer Bluttransfusion für den Patienten in jedem Falle einen schwerwiegenden Eingriff darstellt. Denn die Zuführung von Blut greift verständlicherweise in zahlreiche Funktionsbezirke direkt ein und wirkt sich dadurch, wohl oder übel, indirekt auf den ganzen Organismus aus. Aus diesem Grunde ist es leicht erklärlich, daß man Reaktionsfolgen auf den verschiedensten Gebieten erwarten muß, die sich nicht unbedingt innerhalb von wenigen Stunden nach dem Eingriff auszuwirken brauchen, sondern sich unter Umständen auch noch nach Tagen und Wochen bemerkbar machen können. Es ist deshalb unerläßlich, daß der Patient nicht nur vierundzwanzig oder vielleicht sogar achtundvierzig Stunden unter dem Gesichtspunkt der erhaltenen Transfusion beobachtet wird. Dieses Ereignis muß auch nach längerer Zeit immer wieder Anlaß erneuter Beobachtung und Untersuchung sein.

Die mehr und mehr über die Entwicklungsstufe der indirekten Frischblutübertragung in den Vordergrund getretene Anwendung der Blutkonserve hat zweifellos neben der wesentlichen Vereinfachung der Technik auch eine vermehrte Zahl von Gefahrenquellen mit sich gebracht. Sie sind jedoch bei sorgfältiger Arbeit und Einhaltung entsprechender Sicherheitsmaßnahmen bis auf wenige Ausnahmen biologischen Geschehens durchaus unter Kontrolle zu halten. Die wesentlichste Kontrollmaßnahme für eine einwandfreie Arbeitsweise ist die Führung einer genauen Zwischenfallstatistik. Nur die genaue Verfolgung jeder einzelnen Konserve und ihrer Verträglichkeit ergibt ein objektives Bild über die Exaktheit der Entnahme von Blut, seiner weiteren Verarbeitung und Verwendung.

Sowohl beobachtete als auch theoretische Fehler führen zu einer Systematik der Transfusionsreaktionen, wie sie hier unter spezieller Berücksichtigung der im Rahmen vorliegender Darstellung besonders bedeutungsvollen hämolytischen Reaktionen versucht wurde.

An erster Stelle dieser Einteilung stehen die Störungen, die durch eine Zerstörung von Erythrozyten im Kreislauf des Empfängers hervorgerufen werden, die hämolytischen Reaktionen. Davon betroffen werden namentlich die Erythrozyten unverträglichen Spenderblutes, aber auch die Blutkörperchen des Empfängers können eine solche Schädigung erleiden. Um die Unverträglichkeiten des OAB-Systems von denen des Rh-Faktors unterscheiden zu können, spricht man der internationalen Nomenklatur zufolge bei Zwischenfällen durch das OAB-System von **Intergruppen-Reaktionen.** Störungen durch Rh-Faktor und andere Merkmale bezeichnet man dagegen als **Intragruppen-Reaktionen.** Verständlicherweise gilt diese Bezeichnungsweise, ob nun Spenderblutkörperchen oder auch Empfängerblutkörperchen die Ursache der hämolytischen Reaktion sind.

I n t e r g r u p p e n - R e a k t i o n e n gehören zu den schwersten Komplikationen der Bluttransfusion, besonders, wenn die Spenderblutkörperchen für den Empfänger unverträglich sind, dann nämlich, wenn er Antikörper gegen die zugeführten Erythrozyten besitzt. Möglichkeiten für Intergruppen-Reaktionen sind gegeben, wenn einem O-Patienten A-, B- oder AB-Blut gegeben wird oder wenn ein B-Empfänger A- oder AB-Blut bekommt (bzw. umgekehrt ein A-Empfänger B- oder AB-Blut). Intergruppen-Reaktionen können aber auch zustandekommen durch Abbau der Empfängerblutkörperchen, wenn bei Übertragungen zum Universalspender gegriffen wird und dieser zu hohe Agglutinintiter aufweist. Es ist zwar richtig, daß diese Antikörper in der Blutflüssigkeit des Empfängers verdünnt werden und damit ihr Titer eine starke Minderung erfährt. Der Endtiter aber hängt immer von der Höhe des Ausgangstiters ab, und wenn dieser schon an und für sich sehr hoch ist, dann wird er durch die Verdünnung nicht so weit gesenkt, daß keine Agglutinationen mehr auftreten. Außerdem muß man daran denken, daß, auch wenn der Titer des übertragenen Spenderblutes erheblich gesenkt wird, die Antikörper deswegen nicht aus der Blutbahn verschwinden,

Tabelle 99

A. Komplikationen auf serologisch-bakteriologischer Grundlage.

I. Unverträglichkeitsreaktionen.
 a) Hämolytische Reaktionen.
  1. Intravasale Hämolyse unverträglicher Spenderblutkörperchen.
  2. Intravasale Hämolyse der Empfängerblutkörperchen.
  3. Intravasale Hämolyse verträglicher Spenderblutkörperchen.
  4. Übertragung hämolysierten Blutes.
 b) Reaktionen auf allergischer Grundlage.
 c) Pyrogene Reaktionen.
II. Übertragung von Krankheiten.

B. Komplikationen von seiten des Kreislaufes.

Autor	Transfusionen	Beobachtete		Aufgliederung der Todesfälle			
		Hämolyt. Reaktionen	Todesfälle	Hämolyt. Schock	Anaphilakt. Schock	Kreislaufstörungen	Verschiedenes
BERNHEIM	800	15	10	4	2	4	
PEMBERTON	1036	12	3	3			
COPHER	245	2	2	2			
KORDENOT und SMITHIES	764						
BRINES	4000		2		2		
WITTS	3430	4	5	4			1
TIBER	1467	2	2	2			
BECK	2300						
SEGGEL	2105	7	1				1
GOLDRING und GRAEF	2000	7	3	3			
De GOWIN	3500	8	7	5		2	
HESSE	2360	6	2	2			
WIENER, OREMLAND, HYMAN und SAMWICK	3000	2	1				1
HOXWORTH und SKINNER	3077	2	1	1			
DIECKMANN und KRAMER	1200	8	4	4			
SPIEDEL	2000	2	1	1			
JONES und RATHWELL	5000						
De BAKEY	5000	3	1	1			
Gesamtzahl	43 284	80	45	32	4	6	3
Prozente		0,18	0,14	0,07	0,009	0,01	0,007

sondern höchstwahrscheinlich eine Absättigung erfahren, also dennoch Antigen-Antikörper-Reaktionen eintreten, über deren Wirkungen wir noch keine Kenntnisse besitzen. Man sollte es deshalb nach Möglichkeit vermeiden, O-Spender, auch wenn deren Anti-A- und Anti-B-Agglutinine niedrig sind und die also nicht zu den gefährlichen O-Spendern gehören als Universalspender zu verwenden, beziehungsweise einen Patienten der Gruppe AB der Gefahr einer Antigen-Antikörper-Reaktion dadurch auszusetzen, daß man ihn als Universalempfänger betrachtet und ihm das Blut einer anderen Gruppe transfundiert, das im Falle von A- oder B-Blut Antikörper gegen eines, im Falle von O-Blut Antikörper gegen jedes seiner Agglutinogene enthält. Die durch serologische Arbeiten auf diesem Gebiet erbrachten Erkenntnisse sollten dazu anregen, daraus die Nutzanwendungen zu ziehen und darauf zu achten, daß bei Transfusionen Spender und Empfänger der gleichen Blutgruppe angehören, eine Forderung, der bei der augenblicklichen Organisation der Spenderzentralen ohne weiteres Folge geleistet werden kann, da im Blutspenderbestand einer Zentrale ungefähr derselbe Prozentsatz der Gruppenverteilung herrscht, wie in der übrigen Bevölkerung und folglich auch im Patientengut eines Krankenhauses, das ja keine Auslese, sondern einen Durchschnitt darstellt.

Intragruppen-Reaktionen können ebenfalls zu ernsten Folgen führen, wenn der Empfänger durch vorangegangene Transfusionen ausgiebig vorsensibilisiert wurde und im Besitze eines kräftigen irregulären Antikörpers ist. Es wird sich bei solchen Zwischenfällen in erster Linie um rh-Empfänger handeln, die im Verlaufe therapeutischer Maßnahmen mehrmals Blut von Rh-Spendern erhalten haben. Wenn sonst ein rh-Individuum wiederholte Transfusionen von Rh-Blut empfängt, ist die erste Transfusion normalerweise ohne Symptome und die übertragenen Zellen können in dem Blutkreislauf des Empfängers weiterleben ohne geschädigt zu werden. Bei weiteren Übertragungen werden jedoch die Blutkörperchen des Blutspenders schneller als gewöhnlich zerstört und ein nutzbringender Erfolg von Dauer kann nicht erzielt werden. Wenn auch in den meisten Fällen eine Transfusion mehrmals wiederholt werden muß, ehe eine Isoimmunisierung eintritt, so kann jedoch auch ausnahmsweise schon eine einzige Transfusion einen solchen Prozeß einleiten und bei einer zweiten Transfusion zur Unverträglichkeit führen. Seltener sind die Rh-Untergruppen Anlaß für eine Störung und in solchen Fällen verläuft der Zwischenfall nie unter den drastischen Erscheinungen, wie bei der Übertragung von Rh-Blut auf einen sensibilisierten rh-Empfänger.

Es soll an dieser Stelle noch darauf hingewiesen werden, daß bei Transfusionsstörungen in ganz seltenen Fällen sogenannte präformierte, irreguläre Antikörper eine Rolle spielen können, die praktisch von der Spezifität sämtlicher Systeme existieren und in der Mehrzahl der Fälle nur zu schwachen Reaktionen führen. Bei wiederholten Transfusionen sieht man bisweilen auch, daß ein Blut, welches der gleiche Kranke früher gut vertragen hat, trotz Blutformelgleichheit bei einer späteren Transfusion leichtere oder schwerere Störungen hervorruft, ohne daß der Rh-Faktor oder seine Untergruppen dafür verantwortlich gemacht werden können. Hier muß man vor allem daran denken, daß die früheren Transfusionen zur Bildung von Antikörpern gegen besondere antigene Stoffe des Spenderblutes geführt haben. Hierher gehören die Fälle, in denen ein Angehöriger der Gruppe A_2 mehrmals Transfusionen von zwar gruppengleichem Blut erhält, das jedoch der Untergruppe A_1 angehört und nun die Bildung eines Anti-A_1 auslöst, das bei all den Transfusionen Störungen hervorrufen wird, bei denen A_1-Blut übertragen wird (und umgekehrt). Da es sich hier nicht um Individualantigene, sondern um Typenantigene handelt, so bestehen Gefahren dieser Art etwa nicht nur dann, wenn mehrfach ein- und dieselbe Person Blut spendet, sondern es kann auch ganz allgemein eine Störung eintreten, wenn eine andere Person, aber von der gleichen Typisierung für die Blutspende herangezogen wird.

Neben den hämolytischen Reaktionen auf Grund von Antigen-Antikörper-Reaktionen wurden des öfteren Zwischenfälle beobachtet, die dadurch zustande kamen, daß an sich in jeder Hinsicht verträgliches Spenderblut einem hämolysierenden Vorgang anheim fiel, wenn dasselbe irgendwelche Verminderungen seiner physiologischen Wertigkeit erfahren hatte. Diese intravasalen Hämolysen der nach serologischem Ermessen durchaus verträglichen Spenderblutkörperchen ereignen sich mitunter prompt nach der Infusion von Blut, das nicht mit der notwendigen Sorgfalt oder auch zu lange bei ungeeigneten und unregelmäßigen Temperaturverhältnissen gelagert wurde. Glücklicherweise sind die Vorkommnisse mit solchem Effekt sehr selten und nicht allzu schwerwiegend, wenn das Blut nicht schon vorher deutliche Zeichen einer Hämolyse zeigt. HASSE berichtete über eine große Zahl übertragener Blutkonserven, die ein Alter von vier Wochen und mehr aufwiesen und gut vertragen wurden. Jedenfalls zeigten sie prozentmäßig keine erhöhte Zwischenfallsrate. Allerdings waren sie alle unter optimalen Verhältnissen gelagert worden. Außerdem wurde mehrmals davon berichtet, daß Patienten 500 ccm überaltertes Blut übertragen bekamen, welches im Empfängerkreislauf nur wenige Stunden nachzuweisen war und bei denen trotzdem weder subjektiv noch objektiv Symptome in Erscheinung getreten sein sollen. Verständlicherweise besitzt eine solche Transfusion für den Patienten nur geringen Wert. Wenn jedoch der Fall einer akuten Hämolyse tatsächlich eintritt, freies Hämoglobin also die Blutbahn massiv überflutet, dann wird es innerhalb kurzer Zeit in Bilirubin umgewandelt als solches nachweisbar. Hämoglobin selbst kann im Plasma ebenfalls nachgewiesen werden.

Außerdem läßt sich noch eine weitere Gruppe anschließen, die sich von den vorangegangenen drei Gruppen nur dadurch unterscheidet, daß der eigentliche Vorgang der Hämolyse bereits vor dem Eintritt des Blutes in die Empfängerblutbahn erfolgt ist, jedoch zu demselben Effekt, zum intravasalen Auftreten freien Hämoglobins führt. Die Transfusion bereits hämolysierten Blutes muß nicht, aber sie kann fatale Folgen beim Empfänger zeigen. An sich verträgt der Organismus relativ (!) viel freies Hämoglobin in der Blutbahn, ohne daß er darauf reagiert, jedoch sind solche Angaben nicht zu verallgemeinern und es wurden mehrere Fälle veröffentlicht, bei denen es durch solche Transfusionen zu den allgemeinen nach Hämolysen auftretenden Schäden gekommen ist.

Trotzdem erscheint es nach RASCH sowie HASSE sehr fraglich, ob wirklich das freie Hämoglobin für das so gefürchtete Ereignis des Hämolyseunfalles allein verantwortlich gemacht werden kann. Sie neigen vielmehr zu der Ansicht, daß das Auftreten der Hämolyse nur ein relativ leicht erfaßbares Symptom eines übergeordneten allgemeinen Geschehens ist, das, hervorgerufen durch eine Antigen-Antikörper-Reaktion, auf Grund physikalisch-chemischer Veränderungen zu einer erhöhten Permeabilität der Zellmembranen besonders in der Niere, Leber und an den Erythrozyten führt, das jedoch darüber hinaus, wenn auch nicht so augenfällig, den gesamten Organismus, besonders auch die zentral nervösen vegetativen Regulationsorgane beeinflußt. Dafür sprechen unter anderem jene Transfusionszwischenfälle, die mit Schock, Ikterus, Kreislaufversagen und Anurie unter dem gleichen Symptomenbild verlaufen, wie der Hämolysezwischenfall, nur daß die Hämolyse selbst nicht nachgewiesen werden kann. Ob in diesen Fällen ein bisher noch nicht faßbarer Anlaß, z. B. ein Plasmafaktor, verantwortlich ist, bedarf noch des Nachweises.

Seine Auffassung glaubte HASSE durch einen Selbstversuch beweisen zu können. Er ließ sich im Abstand von fünf Tagen dreimal je 155 ccm A_1B rh-Blut i. v. injizieren und erlebte die typischen Hämolysesymptome für die das infolge der maximalen Unverträglichkeit freiwerdende Hämoglobin verantwortlich gemacht wird. Wurden 15 ccm eines durch Zugabe von 15 ccm Aqua bidest völlig lysierten A_1B rh-Blutes injiziert, blieben die auftretenden Symptome unverändert.

Völlig reaktionslos dagegen verlief die Injektion von lysiertem A_1B rh-Blut, aus dem durch zweistündiges Zentrifugieren bei 3500 U/Min. die Erythrozytentrümmer und damit der größte Teil der A- und B-Antigene entfernt, das freie Hämoglobin dagegen in gleicher Menge vorhanden war. Auch die intravenöse Injektion von 20 ccm des völlig lysierten eigenen Orh-Blutes löste keinerlei Symptome aus.

Oehlecker hat die klinischen Erscheinungen solcher intravasaler Hämolysen eindrucksvoll geschildert: „Beobachtet man den Empfänger nach der Transfusion von fünf bis zehn Kubikzentimetern passenden Blutes, so bietet er in seinem Verhalten nichts besonderes. Liegt aber eine gefährliche Kombination vor, tritt also Hämolyse ein, so bemerken wir, wie der Kranke nach ein- bis eineinhalb Minuten unruhig wird, tief atmet, stöhnt, über Beklemmungen, vielleicht auch über Schmerzen im Kreuz oder in der Magengegend klagt, wie sich Erbrechen einstellt und wie vor allem der Puls, der von Anfang an als gut beobachtet wurde, schwächer wird oder in der Peripherie ganz verschwindet. Oft sehen wir auch ein eigentümliches Wechseln der Farbe: die blassen Patienten werden plötzlich auffällig rot, diese Farbe schlägt aber sehr bald in eine graublasse Farbe um; oder die Patienten werden beim Eintreten in die alarmierenden Symptome sofort schlecht aussehend und noch fahler und blasser, soweit dies bei den vorliegenden Anämien überhaupt noch möglich ist."

Leichtere Hämolysesymptome sind unter anderem Frösteln, mäßiger Temperaturanstieg, Muskelschmerzen, Lendenschmerzen unter direkter Lokalisation in die Nierengegend und Übelkeit. Eine hochgradige Hämolyse zeigt allerdings weit heftigere Erscheinungen: Schüttelfrost, Erbrechen, Vasomotoren-Kollaps mit hoher Pulszahl, Oligurie beziehungsweise Anurie sowie — wenn der Zustand sich über längere Zeit ausdehnen kann — Leber- und Milzschmerzen. Objektiv läßt sich später eine Leber- und Milzanschwellung auch feststellen. Im weiteren Verlauf tritt dann ein typischer Ikterus mit Gelbfärbung der Skleren, Erhöhung des indirekten Serumbilirubins und positiver Urobilinogenreaktion im Urin auf.

Die Vielfalt der einzelnen Symptome war lange Zeit mehr oder weniger unübersichtlich. Die Erforschung ihrer gegenseitigen Beziehungen hat jedoch in den letzten Jahren beträchtliche Fortschritte gemacht, da bei der Aufklärung anderer Krankheitskomplexe, vor allem der hämolytischen Anämie und der fetalen Erythroblastose, Erfahrungen und Ergebnisse gesammelt werden konnten, die für das Verständnis des hämolytischen Transfusionsschadens wertvolle Hinweise geben. Daß die Hämolyse stark in den Vordergrund der Betrachtung gesetzt werden muß, hat seinen tieferen Grund nicht nur in der Anschauung, daß die zur Hämolyse führende Zerstörung der Erythrozyten ausschlaggebende Rolle im pathologischen Geschehen spielt, sondern in der gefährlichen toxischen Wirkung des durch diesen hämolysierenden Vorgang in größeren Mengen frei werdenden Hämoglobins auf die verschiedenen Organe, in erster Linie auf die Niere. Ein charakteristisches Zeichen für diese Nierenbeteiligung nach unverträglicher Bluttransfusion ist die Oligurie bzw. die Anurie, die zur Urämie führen kann. Die früher im Schrifttum erwähnte Hypothese, daß es mechanisch zur Verstopfung der Harnkanälchen durch Hämoglobin- und Eiweißzylinder kommt, ist heute als Ursache wohl fast volkommen aufgegeben worden, da nach den neueren pathologisch-anatomischen Untersuchungen sich keine derart ausgedehnten Befunde haben nachweisen lassen, daß die enorme Störung der Nierenfunktion dadurch allein hätte erklärt werden können. Auch die Theorie des Nierenglaukoms hat nicht überzeugen können. In den letzten Jahren machte vor allem Zollinger im Rahmen seiner Untersuchungen über die nichteitrige, interstitielle Nephritis wertvolle Beobachtungen, daß es z. B. bei der Verbrennung, Quetschung und anderen mit einem Abbau körpereigener Substanz einhergehenden Prozessen zur Entstehung von Eiweißspaltprodukten mit toxischen Eigenschaften kommt. Er setzt diese in Parallele zur pathogenetischen

Bedeutung des beim Transfusionszwischenfalles durch die Hämolyse entstehenden Hämoglobins. Bedeutungsvoll für die Komplexizität des Krankheitsbildes ist dabei die Uniformität der renalen Reaktionsweise. Daß es sich dabei nicht um eine spezielle Art der Nierenaffektion handelt, ersieht man daraus, daß das gleiche Bild schon lange beim Schwarzwasserfieber und bei anderen, z. B. durch Arzneimittel hervorgerufenen Hämoglobinämien bekannt ist. Durch experimentelle Erzeugung hämolytischer Anämien im Tierversuch lassen sich ebenfalls solche Erscheinungen reproduzieren und alles spricht dafür, daß hier im pathogenetischen Sinne eine Eiweißvergiftung eintritt, die, wie auch bei der Myolyse, beim Kollaps, bei der Pankreasfettgewebsnekrose sowie bei der Eklampsie und beim Ikterus zu einer interstitiellen (vorwiegend-serös-intertubulären) Nephritis führt. Es ist selbstverständlich, daß solche Nephritiden beim Hämolyse-Unfall in ihrer ganzen Ausdehnung nur dann entstehen können, wenn größere Mengen unverträglichen Blutes transfundiert worden sind, durch den hämolytischen Schock nicht ein vorzeitiges Ende eintritt und die Veränderungen in der Niere sich ausbilden können.

Die bisher besprochenen Angaben reichen jedoch in keiner Weise aus, um die zahlreichen gegenseitigen Beziehungen einwandfrei zu übersehen und in logische Zusammenhänge zu bringen. Die vielen Einzelprobleme, die hier eine Rolle spielen, und die mannigfachen, möglichen Erscheinungen, die durch den an sich einfachen Vorgang einer Hämolyse ausgelöst werden, zeigen, daß der Hämolysezwischenfall ein komplexes Geschehen kompliziertester Genese darstellt.

Um eine Erklärung für die Oligurie und Anurie zu finden, kann man auch die Möglichkeit heranziehen, daß es sich bei der Abnahme der Harnmenge nicht um die Ursache, sondern um die Folge einer Ödembildung handelt, d. h. daß es zu einer sogenannten extrarenalen Wassersucht kommt, die unabhängig von der Nierenfunktion auftritt. Diesem Ödem, auch wenn es klinisch latent bleibt, muß sicher eine besondere Bedeutung geschenkt werden. Um seine Entstehung zu erklären, können zunächst Ursachen herangezogen werden, die in das Gebiet der Kolloidchemie gehören und es kann dadurch die Entstehung eines Ödems leicht begreiflich gemacht werden. Veränderungen in der Zusammensetzung eines Kolloid-dispersen Systems, und als solches muß das Blut aufgefaßt werden, haben eine Veränderung des kolloidosmotischen Druckes der Blutflüssigkeit zur Folge, d. h. eine Veränderung der wasseranziehenden Kraft, die in ihrem positiven oder negativen Sinne von der Menge und der Art der Eiweißkörper abhängt. Für den Fall einer hämolytischen Transfusionsreaktion würde das heißen, daß es durch Antikörperbildung und Hämolyse und insbesondere durch eine Schädigung der Kapillaren, von der noch näher zu sprechen sein wird, zur Abwanderung kolloid-disperser Eiweißteile ins Gewebe kommt, und hierdurch eine wesentliche Verschiebung der Eiweißverhältnisse eintritt. Da die kleindispersen Eiweißanteile bekanntlich die Träger des größten Wasserbindungsvermögens sind, resultiert hieraus eine Veränderung des kolloidosmotischen Druckes, der schließlich zur Abwanderung von Flüssigkeit in die Gewebe, zum Ödem führt.

Der Schädigung der Kapillaren kommt bei der Entstehung der Ödeme eine wesentliche Bedeutung zu. Dabei kann die Quellung der Endothelien eine maßgebliche Funktion besitzen. Sie kann jedoch nicht mit Sicherheit behauptet werden. Ob es durch Zunahme des Blutvolumens nach der Transfusion zur Erhöhung des Filtrationsdruckes innerhalb der Kapillaren kommt, ist ebensowenig bestimmt. Nach Volhard hat die Endothelveränderung sicher eine Bedeutung. Wesentlich erscheint, daß bei den von Orth serologisch untersuchten Transfusionszwischenfällen histologisch eine auffallende Endothelquellung vorhanden gewesen ist, die auch von Krücke und Semmel-

ROCH beschrieben wird. Es sind außerdem wiederholt petechiale Schleimhautblutungen gesehen worden. Sicher haben die Kapillarendothelien eine vitale Fähigkeit — möglicherweise kommt es an ihnen sogar zu einer Antigen-Antikörper-Reaktion.

Abgesehen von diesen heute nur noch vereinzelt zu beobachtenden Hämolysereaktionen dürfte der größte Prozentsatz aller auftretenden Transfusionsreaktionen in eine Gruppe von Zwischenfällen gehören, die mit den sogenannten Hämolyse-Unfällen, sowohl mit den sofort eintretenden bei OAB-Unverträglichkeit als auch mit der durch den Rh-Faktor verursachten Spätreaktion nichts zu tun haben, obwohl sie den genannten Erscheinungsbildern in manchen Einzelheiten relativ ähnlich sehen.

Das schnelle Umsichgreifen der Infusionstherapie in den letzten Jahren, die parenterale Verabreichung größerer Flüssigkeitsmengen hat die Erkenntnis gebracht und bewiesen, daß es sich bei dieser Art von Transfusionsreaktionen nicht um hämolytische Folgeerscheinungen handeln kann. Man machte nämlich die Beobachtung, daß auch Flüssigkeiten, die kein Hämoglobin enthielten bzw. keine hämolysierenden Eigenschaften besaßen, also auch zu keiner intravasalen Hämolyse führen konnten, die gleichen Reaktionen auszulösen in der Lage waren. Man mußte die Ursache dieser Störungen in einer Verunreinigung der Infusionsflüssigkeit suchen. Diese Verunreinigungen faßte man auf Grund ihrer am meisten ins Auge fallenden Eigenschaften, Fieber zu erzeugen, unter dem Sammelbegriff „Pyrogene" zusammen und nannte die durch sie hervorgerufenen Störungen pyrogene Reaktionen.

Wenn man auch durch das Fehlen entsprechender Untersuchungsmethoden heute noch nicht in der Lage ist, diese Stoffe zu erfassen und nur ganz allgemeine biologische Reaktionen kennt, um ihr Vorhandensein nachzuweisen, so lassen sie sich trotzdem wenigstens empirisch in drei hauptsächliche Kategorien einteilen:

1. Pyrogene anorganischer Herkunft,
2. Pyrogene organischer Herkunft und
3. Pyrogene organismischer Herkunft.

Unter die Prognose anorganischer Herkunft fallen die chemischen Unreinheiten von Wasserenthärtungsmitteln und sonstige gelöste Substanzen sowohl aus dem Spülwasser als auch aus nicht chemisch reinen Stoffen. Metallspuren aus Wasserleitungen und Destillationsapparaten, Alkalibeimengungen aus weichem Ampullenglas bzw. Konservierungsflaschen niedriger hydrolytischer Klassen. Auch der feinverteilte, in der früheren Gummifabrikation verwendete Schwefel kann als ähnliches Agens wirken.

Als Pyrogene organischer Herkunft sind zu betrachten sämtliche Stoffe, die aus der Fabrikation von Blutkonserven stammen, wie z. B. Plasmaproteine und Reste von Blutkörperchen, die in nicht- oder schlechtgereinigten Apparaturen und Geräten verkrustet und angelegt sind und durch Erhitzen — Auskochen — eine Denaturierung erfahren haben.

Für die eigentlichen und hier zu besprechenden pyrogenen Nachreaktionen und ihre katastrophalen Folgen für den Organismus können den Erfahrungen zufolge die eben genannten Pyrogene anorganischer und organischer Herkunft im großen und ganzen außer acht gelassen werden. Natürlich können auch sie in entsprechender Menge vorübergehendes Frösteln und Fieber erzeugen. Treten jedoch durch die Anwendung von Blut- oder Plasmakonserven beim Empfänger bedrohliche Zustände auf, so handelt es sich in der Regel um Verunreinigungen der Konserve in Form von Pyrogenen organismischer Herkunft, vor allem um bakterielle Verkeimungen durch in erster Linie apathogene Bakterien, Sporen, deren Wuchsformen und ihrer Toxine, die bei der Herstellung der Konserve in das zu konservierende Blut gelangt sind und sich auf diesem ausgezeichneten Nährboden über alle Maßen vermehren konnten.

Die dadurch zustandekommenden Zwischenfälle stellen ein absolut selbständiges, unabhängiges und eigenartiges Krankheitsbild dar, das sehr einprägsam ist und unter mehr oder weniger drastischen Sensationen zu einem katastrophalen Ende führen kann.

Bemerkenswert ist in erster Linie die Tatsache, daß die Empfänger die Infusion im allgemeinen gut vertragen und sich danach subjektiv wie objektiv recht wohl befinden. Etwa ein bis zwei Stunden nach der Infusion setzt dann jedoch ein leichter Schüttelfrost ein, der sich unter Temperatursteigerung bis auf 40° zusehends verstärkt. Gleichzeitig werden die Kreislaufverhältnisse labil und unter merklichem Blutdruckabfall steuern die Patienten bei kleinem, nach und nach kaum mehr tastbarem Puls, einem Kollaps entgegen, aus dem sie, wenn überhaupt, nur sehr schwer und durch Anwendung drastischer Mittel zu retten sind. In den meisten Fällen tritt unter den Zeichen des Kreislaufversagens der Exitus ein.

Die Begleiterscheinungen dieses Geschehens sind recht vielseitig. Außer rein subjektiven Befunden, wie Kopfschmerzen, Druckempfindungen in den verschiedensten Körperpartien, Glieder- und Gelenkbeschwerden sowie Bedrängnisgefühl finden sich auch objektiv eindeutige Zeichen eines bedenklichen Zustandes: Schweißausbruch, Erbrechen, unwillkürliches Urinieren und Durchfall, livide Verfärbung der Haut und Zyanose der Schleimhäute.

Dieser eben geschilderte Ablauf dauert von seinem Beginn etwa ein bis zwei Stunden (mitunter auch schon früher) nach der Infusion wechselnderweise Stunden bis Tage. In der Mehrzahl der Fälle vollzieht sich das Geschehen so schnell, daß sich das pathologisch-funktionelle Bild pathologisch-anatomisch überhaupt nicht manifestieren kann und der Sektionsbefund, abgesehen von den morphologischen Merkmalen der Grundkrankheiten, recht arm an Hinweisen und Tatsachen ist, die einen Beweis für die Transfusion als Todesursache liefern könnten.

Im allgemeinen steht man auf dem Standpunkt, daß die vorzeitige Hämolyse bzw. eine unverhältnismäßig starke Hämolyse bereits nach relativ kurzer Lagerung ein Zeichen dafür ist, daß sich in der Konserve eine bakterielle Verunreinigung befindet. Diese Annahme trifft sehr oft auch zu, dann nämlich, wenn sie einen Keim enthält, der hämolysierende Fähigkeiten aufweist. Es muß jedoch festgestellt und ausdrücklich darauf hingewiesen werden, daß eine solche stattgefundene „Infektion" das Aussehen der Konserve nicht unbedingt zu verändern bzw. zu beeinträchtigen braucht. Das Plasma ist mehr oder weniger klar, bernsteingelb, mitunter etwas grünlich opaleszierend. Die Grenze zwischen Plasma und Sediment ist scharf und ohne jede hämolytische Kennzeichnung. Auf der Oberfläche des Erythrozytensediments liegt eine dünne, graublau schimmernde Haut samtartiger Beschaffenheit — der sogenannte Leukozytenfilm. Nicht einmal ein schmaler Lipoidsaum, der zu Verwechslungen mit einer bakteriellen Verunreinigung führen könnte, muß vorhanden sein. Von einer auf eine Infektion hinweisenden Kahmhaut ist keine Spur.

Schüttelt man die Konserve jedoch auf und macht nun einen Blutausstrich, so läßt sich bei einer Färbung nach Gram die stärkere oder schwächere Infektion im mikroskopischen Bild ohne weiteres erkennen. Die gefundenen Keime sind nicht einheitlich. Aus derselben Charge von Konserven können — unsauberes Arbeiten vorausgesetzt — ganz verschiedene und in ihren Wirkungen äußerst unterschiedliche Keime isoliert werden. So konnten z. B. Staphylokokken und Bakterium coli gezüchtet werden. Abgesehen von diesen zu gut bekannten Spezies gehörenden Keimen konnten des weiteren Bakterien isoliert werden, die systematisch-morphologisch nicht so leicht einzugruppieren sind. Es fanden sich gramnegative, nicht sporenbildende Stäbchen, gramlabile Keime nach Art von Heubazillen, sowie ein bewegliches grampositives Stäbchen, das mit eigenartigen Winkelbildungen und Verzweigungen wuchs und an Korynebakterien erinnerte. Außerdem hatte dieser Keim die eigentümliche Eigenschaft, die Erythrozytenoberfläche anscheinend auf fermentativem Wege zu verändern, so daß die Blutkörperchen nach

Art einer Panagglutination durch das eigene Serum verklumpt wurden. Mit Ausnahme der beiden ersten Keime, dem Staphylokokkus albus und dem Bakterium coli wuchsen die anderen gefundenen Keime am besten bei 20°, gut bei kühleren Temperaturen (im Kühlraum bei 2—4°) und ausgesprochen schlecht bei 37°. Ein unbewegliches gramnegatives Stäbchen war bei 37° überhaupt nicht entwicklungsfähig. Die Keimvermehrung geht vor allem im Erythrozytensediment vor sich, ein Hinweis, der zusammen mit der Kenntnis von den optimalen Wachstumstemperaturen für die weitere Züchtung und vor allem für den Nachweis solcher Keime in den Konserven sehr wichtig war.

Entsprechend der vielseitigen Morphologie ist auch die Herkunft dieser Keime sehr verschieden. In der Mehrzahl handelt es sich um apathogene Keime, die ubiquitär sind. Eine Einschleppungsgefahr dieser an sich harmlosen Keime besteht vor allem durch die Haut des Spenders oder durch die Oberfläche des Konservenstopfens, bzw. kann auch das Innere eines nicht genügend gereinigten Spenderschlauches Ursache einer Infektion der Konserve sein. Bei einem einigermaßen sauberen, d. h. anti- und aseptischen Vorgehen ist diese Gefahr jedoch als gering zu werten. Gefährlicher ist schon das Einströmen ungefilterter Luft in das Vakuum einer leeren oder teilgefüllten Konservenflasche durch ungeschickte Handhabung bei der Füllung, da die noch bevorstehende Lagerungszeit dem eingeschleppten Keim die Möglichkeit zu reichlicher Vermehrung gibt. Als dritte und größte Gefahrenquelle muß die Aufbereitung bzw. Herstellung des Konservierungsgerätes genannt werden.

Die Bedeutung der Blutgruppen und Blutfaktoren für die Unverträglichkeit zwischen Mutter und Frucht bei Mensch und Tier

Geschichtliche Entwicklung

Es ist sehr wenig bekannt, daß die theoretischen Voraussetzungen für die Aufklärung der Unverträglichkeit zwischen Mutter und Frucht bei Mensch und Tier viel weiter zurückliegen als im allgemeinen angenommen wird. Nicht erst der Rh-Faktor hat den Gedanken aufgeworfen, daß es zwischen Mutter und Frucht zu einer geweblichen Differenz und auf dieser Basis zu Unverträglichkeiten kommen kann, sondern das alte, seit 1901 bekannte klassische OAB-System.

Die Entdeckung des mendelnden Charakters dieses Blutgruppensystems und die Tatsache der dominant-rezessiven Erbweise machte es möglich, daß je nach dem Blutgruppenerbbild der Eltern A- oder B-Mütter O-Kinder und O-Mütter dementsprechend A- oder B-Kinder sowie A-Mütter B-Kinder und B-Mütter A-Kinder bekommen können. Aus Gründen genauer Begriffsbildung spricht man von einer homospezifischen Schwangerschaft dann, wenn das Blut des Kindes und der Mutter den gleichen Gruppen, von einer heterospezifischen Schwangerschaft, wenn es verschiedenen Gruppen angehört.

Entsprechend der Änderung biochemischer Eigenschaften der Zelle während der Entwicklung und des Wachstums nahm man früher an, daß gelegentlich auch die Ausbildung gruppenspezifischer Eigenschaften manchmal erst im postembryonalen Leben auftritt. Es wurde aber bald durch zahlreiche Untersuchungen nachgewiesen, daß die Gruppenprägung des Organismus bereits während der fetalen Entwicklung erfolgt und bei der Geburt längst abgeschlossen ist. Auf anderer Grundlage beruht das relativ späte Erscheinen von Isoantikörpern im Serum des Säuglings. Das Serum der Neugeborenen enthält in der Regel keine solchen. Treten Antikörper auf, dann entspricht es den Erfahrungen von Hirszfeld, daß dieselben dann von der Mutter stammen und über die Plazenta in den Kreislauf der Frucht eingedrungen sind. Es können jedoch unter diesen

Umständen nur Isoantikörper nachgewiesen werden, die auch bei der Mutter vorhanden sind. Die Fähigkeit, autochthon Antikörper zu bilden, setzt erst in der zweiten Hälfte des ersten Lebensjahres ein.

Tabelle 100. Isoagglutinine und Hammelbluthämolysine bei Neugeborenen (nach HIRSZFELD und ZBOROWKSI)

Gruppen		Isoagglutinine		Hammelbluthämolysine	
Mutter	Kind	Anzahl der Fälle	bei der Frucht nachweisbar in %	Anzahl der Fälle	bei der Frucht nachweisbar in %
O	O	83	87,5	75	33,3
	A	38	21	34	20,5
	B	15	66,6	14	42,8
	AB	—	—	—	—
A	O	38	13	34	17,6
	A	72	9,7	61	23
	B	10	—	12	16.6
	AB	7	—	7	—
B	O	25	20	25	16
	A	7	—	13	15
	B	34	32,6	34	17,6
	AB	5	—	5	—
AB	O	bei der Mutter		—	—
	A			10	20
	B	nicht vorhanden		10	10
	AB			10	50

Offensichtlich bestehen also bei heterospezifischer Schwangerschaft gewisse Schutzmechanismen, sie müssen sogar bestehen, um die Frucht vor den Antikörpern der Mutter zu schützen. Ein solcher Schutzmechanismus ist z. B. die relative Undurchlässigkeit der Plazenta. Daß dieser Schutz nur ein relativer ist, bestätigt sich durch das eben beschriebene mitunter auftretende Vorkommen mütterlicher Antikörper im kindlichen Kreislauf. Außerdem konnte von HIRSZFELD und ZBOROWSKI nachgewiesen werden, daß der Titer der Isoagglutinine im Retroplazentarblut (also in Anteilen des mütterlichen Blutes) für die Gruppe des Kindes gewöhnlich niedriger ist, als der durchschnittlichen Höhe entspricht. Bezeichnet man Titer von 1 : 4 als normal und registriert die Höhe der Titer bei den einzelnen Müttern, geordnet nach der Gruppe der Kinder, so erhält man Resultate in dem eben erwähnten Sinne.

Diese Abschwächung soll nach HIRSZFELD und ZBOROWSKI allerdings nur im Retroplazentarblut deutlich, im Kreislauf selbst weniger ausgesprochen sein. Da man von dem Vorhandensein gelöster Gruppensubstanzen in Körperflüssigkeiten bereits wußte, erachtete man es daher ohne weiteres für möglich, daß es sich bei dieser Verminderung der Antikörper im Retroplazentarblut nicht um eine Abwesenheit oder Abnahme der Isoantikörper an sich handelt, sondern um eine spezifische Hemmung, die von den gelösten gruppenspezifischen Substanzen der Frucht bewirkt wird. HIRZSFELD selbst vor allem hielt dies für eine Tatsache von besonders tiefer biologischer Bedeutung, indem irgendwelche von der Frucht ausgehenden gelösten Substanzen gleichsam einen Mantel um die gruppenfremde Frucht bilden und sie dadurch vor den Isoagglutininen der Mutter schützen.

Tabelle 101. Titer der Isoagglutinine im Retroplazentarblut unter Berücksichtigung der Gruppen von Mutter und Kind (nach HIRSZFELD und ZBOROWSKI)

Gruppen Mutter	Gruppen Kind	Anzahl der Fälle	Isoagglutinine fehlen bzw. haben Titer unter 1 : 4 in % der untersuchten Fälle	
	O	85	Anti-A	5,9
			Anti-B	12,9
O	A	38	Anti-A	57,0
			Anti-B	10
	B	16	Anti-A	12
			Anti-B	50
	O	42	Anti-B	21
	A	69	Anti-B	10
A	B	14	Anti-B	50
	AB	10	Anti-B	70
	O	26	Anti-A	11
	A	13	Anti-A	100
B	B	34	Anti-A	5,8
	AB	6	Anti-A	66

Im Vergleich dazu hielten v. OETTINGEN und WITEBSKY die Plazenta für ein zwischen Mutter und Frucht eingeschaltetes neutrales Organ, da sie in der Plazenta keine Gruppenmerkmale finden konnten, die Dezidua in ihrer gruppenspezifischen Differenzierung dagegen derjenigen der Mutter entsprach. TSCHERIKOWER und SEMZOWA bestätigten nur ganz allgemein das Fehlen von gruppenspezifischen Substanzen im Plazentagewebe. Spätere Untersuchungen von WITEBSKY und REICH beschäftigten sich mit diesen Fragen eingehender und ergaben, daß in der Dezidua an sich das Merkmal der Mutter zwar vorkommt, daß aber die decidua basalis beträchtlich weniger Gruppensubstanz enthält als die decidua parietalis. Nur in den Plazentarzotten, also in dem Teil der Plazenta, der mit dem mütterlichen Blut direkt in Berührung steht, ist das Merkmal nicht zu finden.

Das Vorhandensein biologischer Sicherheitsmaßnahmen berechtigte zu den Vermutungen, daß solche Mechanismen auch einmal versagen können und daß sich in diesen, wenn auch seltenen Fällen dieser Unterschied in der biochemischen Struktur dann zum Nachteil eines der beiden Beteiligten auswirken müßte.

Zunächst wurde in der Hauptsache angenommen, daß eine heterospezifische Schwangerschaft bei der Mutter zu Schäden führen könne. Besonders wurde die Frage diskutiert, ob die Eklampsie öfters bei heterospezifischer Schwangerschaft auftritt oder sogar durch sie bedingt wird. Die erste Arbeit dieser Art ging auf DIENST zurück, blieb jedoch unbeachtet, obwohl sie namentlich OTTENBERG besonders hervorhob. Diesbezügliche Untersuchungen wurden von OTTENBERG selbst dann 1915 vorgenommen und schließlich von McQUARRIE, der im Jahre 1923 Schwangerschaftstoxikosen in 70 % der Eklampsiefälle bei heterospezifischer Schwangerschaft fand. Die meisten anderen

Autoren, CHAVASSE, GUERIN, DOSSENA, COLLON, PISTUDDI, OHNESORGE, sowie CATHALA, die diese Frage bearbeiteten, konnten sich von den Zusammenhängen zwischen heterospezifischer Schwangerschaft und Eklampsie nicht überzeugen. Schließlich hat noch ALLEN 375 gesunde und 104 an Toxämien leidende Frauen untersucht und eine heterospezifische Schwangerschaft bei den Gesunden in 20,8 und bei Toxämien in 21,4 %, differenzmäßig also keinen Unterschied gefunden. Auch HEIM konnte keine ursächlichen Zusammenhänge aufdecken. Die Mehrzahl der Befunde spricht dafür, daß die Bedeutung der heterospezifischen Schwangerschaft, zumindest in diesem Sinne, als fraglich erscheinen mußte.

Wesentlich für die Weiterentwicklung des Gedankens, daß es durch heterospezifische Schwangerschaften zu pathologischen Erscheinungen kommen könnte, waren die Ideen HIRSZFELDS, der in seiner festen Überzeugung, daß die um diese Zeit noch nicht genügend erforschte Biologie der gruppenfremden Schwangerschaft eines Tages doch noch große praktische Bedeutung haben werde, immer wieder auf die Bearbeitung dieses Problems hinwies. Vor allem äußerte er als erster die Auffassung, daß eigentlich weniger die Mutter, als vielmehr das Kind auf irgendwelche Weise darunter leidet, wenn es sich in einem gruppenfremden Milieu entwickeln muß. Zusammen mit ZBOROWSKI ging HIRSZFELD dieser Frage nach und untersuchte das nächstliegendste und leicht faßbare Symptom, welches über das Entwicklungsmaß des Kindes näheren Aufschluß geben konnte, das Gewicht. Die Augenfälligkeit des Befundes und seine Bedeutung für die weitere Richtung der Forschungsarbeit auf diesem Gebiet macht es notwendig, diese Untersuchungen einer näheren Betrachtung zu unterziehen.

Die Gewichte von 720 Neugeborenen wurden in 10 Rubriken verteilt und in jeder Rubrik die Anzahl der Kinder vom entsprechenden Gewicht unter der Berücksichtigung der Gruppe der Mutter und der Kinder angegeben.

Die Tabelle zeigt, daß die Anzahl der Kinder von einem bestimmten Gewicht eine binomiale Variationskurve bildet. Der Gipfel liegt für die homospezifischen Kinder in Polen in der 5. Rubrik. Wir sehen nun, daß der Gipfel der Kurve bei den heterospezifischen Kindern sich bei manchen Gruppenkombinationen nach links verschiebt. Die homospezifischen Kinder weisen somit einen größeren Prozentsatz der Gewichte über 3200 g auf als die heterospezifischen, wie die Zusatztabelle zeigt. Diese Feststellung gilt zunächst bei den Blutgruppen O und A in ihren gegenseitigen Beziehungen, wo auch die Zahlen am größten und relativ am beweisendsten sind. Für die Gruppe B sind die Ergebnisse nicht übersichtlich. Die Gewichte der B-Kinder in A-Müttern weisen sogar relativ größere Werte als in B-Müttern auf, und auch die A-Kinder bzw. O-Kinder scheinen sich in den B-Müttern „ungestört“ zu entwickeln. Es scheint somit, daß die B-Mütter für alle Kinder gleich gute Entwicklungsbedingungen liefern, sowie auch, daß die B-Kinder sich in gruppenfremden Müttern zurechtfinden. Wir möchten daher den Befund, daß die Heterospezifität einen gewissen ungünstigen Einfluß auf das Gewicht der Frucht auszuüben scheint, zunächst nur auf die Gruppe A und O in ihren gegenseitigen Beziehungen beschränken. Die Zahlen für die Gruppe AB sind zu gering.

HIRSZFELDS Untersuchungen wurden von den Nachuntersuchern des öfteren nicht bestätigt. So fand COLLON bei seinen Untersuchungen keinen wesentlichen Gewichtsunterschied zwischen den Kindern aus gruppengleichen und gruppenfremden Schwangerschaften, wie auch KOLLER überhaupt keine Zusammenhänge zwischen Gruppenfremdheit und Pathologie der Schwangerschaft festgestellt haben will.

Mit diesem, von HIRZSFELD selbst bescheiden als einen ersten und unvollkommenen Versuch bezeichneten und heute von ihm als überholt erkannten Unternehmen, die Physiologie gruppenfremder Schwangerschaften unter Berücksichtigung auch geringster abnormer Symptome zu erfassen, war das Problem jedoch angebahnt und fand, wenn auch spärlich, immer wieder weitere Bearbeitung. Die bereits erwähnten Feststellungen HIRZSFELDS, daß die Isohämagglutinine die Plazentaschranke von der Mutter zum Feten hin überschreiten können. wurden später von POLAYES, LEDERER und WIENER bestätigt und im Sinne HIRSZFELDS dahingehend gedeutet, daß bei heterospezifischer Schwangerschaft die Schäden des Kindes naheliegender sind als die der Mutter. Dann wurde 1936 von JONSSON auf experimentell-statistischer Basis der Beweis geführt, daß die OAB-Gruppensubstanzen innerhalb des menschlichen Organismus antigen wirken können, d. h. daß bei Zuführung von gruppengleichem Antigen der Titer des korrespondierenden Antikörpers eine Steigerung erfährt. Er konnte nachweisen, daß in einem größeren Vergleichsmaterial O-Frauen höhere Anti-A- und Anti-B-Lysintiter besaßen, als O-Männer und daß es hier wieder diejenigen Frauen waren, die kurz vorher A- und B-Kinder geboren hatten. Gerade dieser offensichtliche Zusammenhang zwischen dem Erscheinen von Anti-A-Isolysin und A-Schwangerschaft bzw. von Anti-B-Isolysin und B-Schwangerschaft bei O-Müttern spricht für eine gruppenspezifisch antigene Wirkung der A- und B-Rezeptoren der Feten gegenüber den betreffenden Antikörpern der Mutter.

In diese immer mehr stagnierende als langsam voranschreitende Entwicklung griff die Entdeckung des Rh-Faktors durch LANDSTEINER und WIENER befruchtend ein und brachte durch die Arbeiten von LEVINE und seinen Mitarbeitern KATZIN, BURNHAM und VOGEL die endgültige Bestätigung der von HIRSZFELD nahezu ein Vierteljahrhundert vorher geahnten Wirkung einer heterospezifischen Schwangerschaft auf die Frucht. Es konnte im Rahmen dieser Arbeiten der Nachweis geführt werden, daß die Kinder aus der Ehe eines homozygoten Rh-Mannes mit einer rh-Frau alle das Rh-Merkmal vererbt bekommen. Dadurch besteht die Möglichkeit, daß die rh-Mutter gegen den vom Rh-Vater mit dem Faktor ausgestatteten Feten einen Antikörper bildet, der wiederum durch den Übergang aus dem Kreislauf der Mutter über die Plazenta in das Blut der Frucht dort pathologische Erscheinungen auslöst. Die Anamnesen von Familien, in denen ein solches Ereignis aufgetreten ist, zeigen, daß die Sensibilisierung der Mutter langsam erfolgt, und der Antikörper in ihrem Serum erst eine gewisse Höhe erreichen muß, ehe er in den Kreislauf des Kindes übertritt und dort seine gefährliche Wirkung entfaltet. Deshalb sieht man im allgemeinen das Auftreten solcher Erkrankungen fast nie bei Erstgeborenen, vielmehr nehmen sie mit steigender Kinderzahl zu, weil mit ihr die Sensibilisierung der Mutter parallel ansteigt. HIRSZFELDS Ahnung, daß große serologische Differenzen die Befruchtung oder die Entwicklung der Frucht gefährden und zur Unfruchtbarkeit mancher Ehen führen können, hat ihre, wenn auch nicht direkte aber doch in einem übertragenen Sinne zutreffende Bestätigung erfahren, da in solchen Familien, die einmal von diesem Unglück betroffen wurden, kaum mehr mit gesunden oder lebenden Kindern zu rechnen ist.

Sehr bald wurde aber beobachtet, daß die meistenteils gefundene Verteilung von Rh-Vater und Rh-Kind bei rh-Mutter nicht immer zu finden ist. Diese abnormen Konstellationen führten einerseits zu der Vermutung über das Vorhandensein von Untergruppen des Rh-Faktors und zur Auffindung mehrerer solcher Untergruppenantikörper, andererseits förderten sie jedoch die Erkenntnis, daß nicht nur der Rh-Faktor für das Auftreten krankhafter Erscheinungen beim Kind verantwortlich zu sein braucht, sondern auch andere bereits längst bekannte Systeme, wie z. B. die klassischen Blutgruppen. Dieser Beweis wurde namentlich von LEVINE und POLAYES von BOORMAN, DODD und MOLLISON von KELSALL von WIENER und vielen anderen geführt. Darüber hinaus wurde man durch erkrankte Kinder auf weitere Antikörper im Serum ihrer Mütter aufmerksam, so daß in schneller Folge eine Reihe neuer, vom klassischen System und vom Rh-Komplex unabhängiger Blutkörperchenmerkmale aufgedeckt wurde: von COOMBS, MOURANT und RACE der Kell-Faktor, von CALLENDER

Tabelle 102. Beziehungen zwischen Gewicht und Gruppenzugehörigkeit von Neugeborenen (nach HIRSZFELD und ZBOROWSKI)

Gruppen		Zahl der Kinder																				Übersicht				Zusammen	Durchschnittsgewicht in g
		1. von 2000 g bis 2299 g		2. von 2300 g bis 2999 g		3. von 2600 g bis 2899 g		4. von 2900 g bis 3199 g		5. von 3200 g bis 3499 g		6. von 3500 g bis 3799 g		7. von 3800 g bis 4099 g		8. von 4100 g bis 4399 g		9. von 4400 g bis 4790 g		10. von 4800 g bis 5100 g		weniger als 3200 g		mehr als 3200 g			
Mutter	Kind	abs.	%	abs.	%	abs.	%	abs.	%	abs.	%	abs.	%	abs.	%	abs.	%	abs.	%	abs.	%	abs.	%	abs.	%		
O	O	3	1,9	9	5,6	21	13,0	36	22,4	**45**	27,9	26	16,1	17	10,6	4	2,5					69	42,9	92	**57,1**	161	**3236**
	A	2	3,2	4	6,4	11	17,7	15	24,2	11	17,7	9	14,5	7	11,3	2	3,2			1	1,6	32	51,6	30	48,3	62	3173
	B			2	7,4	5	18,5	9	33,3	8	30,0	2	7,4	1	3,7							16	59,2	11	40,7	27	3080
A	O	5	5,4	8	8,6	9	9,7	27	29,0	17	18,3	17	18,3	7	7,5	2	2,1			1	1,0	49	52,7	44	47,2	93	3163
	A	5	3,6	5	3,6	24	17,5	22	16,0	**43**	31,4	23	16,8	8	5,8	4	2,9	2	1,4	1	0,7	56	40,7	81	**59,3**	137	**3250**
	B			3	12,5	3	12,5	4	16,7	3	12,5	5	20,8	4	16,7	1	4,1	1	4,1			10	41,7	14	58,3	24	3334
	AB					4	23,5	4	23,5			6	35,8	3	17,6							8	47,0	9	52,9	17	3284
B	O			12	4,7	4	9,5	9	21,4	8	19,0	10	23,8	4	9,5	4	9,5	1	2,4			15	35,6	27	64,2	42	3225
	A					3	11,5	9	34,6	8	30,7	3	11,5	2	7,7	1	3,8		1,7			12	46,1	14	53,9	26	3240
	B	3	5,2	4	6,9	9	15,5	11	18,9	**15**	25,8	10	17,2	5	8,6			1				27	46,5	31	**53,3**	58	3168
	AB	1	10,0	1	10,0	1	10,0	3	30,0	1	10,0	3	30,0									6	60,0	4	40,0	10	3033
AB	O											1												1		1	
	A	1	3,8	2	7,7	4	15,4	4	15,4	6	23,0	6	23,0	3	11,5							11	42,3	15	57,7	26	3135
	B			2	9,5	2	9,5	4	19,0	7	33,3	5	23,8	1	4,7							8	38,2	13	61,8	21	3223
	AB	1	6,6	1	6,6	1	6,6	3	20,0	6	40,0			3	13,3	1	6,6					6	40,0	9	**60,0**	15	**3234**
																										720	**3211** [1]

[1]) Allgemeines Durchschnittsgewicht.

und RACE das Lutheran-System, von MOURANT der Lewis-Faktor, von GILBEY das Blutkörperchenmerkmal JOBLINS, von LEVINE und seinen Mitarbeitern das Merkmal Cellano in Relation zum Kell-Faktor und von CUTBUSH, MOLLISON und PARKIN sowie von PETTENKOFER und BLUMENTHAL in Zusammenarbeit mit MOURANT und IKIN das Duffy-System.

Alle diese Blutkörperchenmerkmale sind in der Lage, bei entsprechender Konstellation durch den bei der Mutter gebildeten Antikörper beim Feten ein pathologisches Geschehen auszulösen, das in seinen Ausdrucksformen von der allgemeinen und angeborenen Wassersucht bis zur einfachen Anämie sehr stark wechselt. Diese Erscheinungsbilder wurden bisher unter dem Sammelbegriff des erythroblastotischen Symptomenkomplexes zusammengefaßt. Heute jedoch erscheint diese Bezeichnung etwas zu eng gezogen, um sämtliche als Ausdruck einer geweblichen Unverträglichkeit aufgefaßten Krankheitsbilder umfassen zu können.

Zunächst gehören in diese Krankheitsgruppe die bereits erwähnten drei Kardinalformen des erythroblastotischen Symptomenkomplexes, der Hydrops congenitus universalis, der Icterus gravis neonatorum und die Anaemiea neonatorum. Mit diesen drei Krankheitsbildern ist jedoch die Bedeutung der serologischen Unverträglichkeit für die Pathologie nicht erschöpft. HENDERSON beschrieb 1942 ein weiteres Krankheitsbild, das ebenfalls in den Symptomenkomplex der hämolytischen Fetosen miteinbezogen werden muß: eine Leberzirrhose, die in den allermeisten Fällen mit weitgehender Mazeration der Frucht vergesellschaftet ist. Daß besonders die Leber und die mit ihr im hepatolienalen System zusammengefaßte Milz an dem pathologischen Geschehen beteiligt ist, geht auch aus der Mitteilung von DRUMMOND und WATKINS hervor, die in Ergänzung zu den Arbeiten WIENERS über die Beteiligung von Leber und Milz bei kongenitalen hämolytischen Erkrankungen Familien mit älteren Kindern beschrieben, die Leber- und Milzvergrößerungen zeigten und deren Mütter Anti-Rh-Antikörper aufwiesen. Diese Untersuchungsergebnisse führten zu dem Schluß, daß Hepatomegalie und Splenomegalie im jugendlichen Alter evtl. als Spätäußerungen einer Unverträglichkeit zwischen Mutter und Kind angesehen werden kann, wie die Untersuchung in den betreffenden Familien zeigte.

In neuerer Zeit trat auch MOHRHARDT dafür ein, ein weiteres Krankheitsbild in den erythroblastotischen Symptomenkomplex einzugliedern: die angeborene zystische Pankreasfibrose.

Dieses Krankheitsbild, das in den Jahren 1905—1938 eingehend von LANDSTEINER, FANCONI und ANDERSEN (zit. nach MOHRHARDT) studiert wurde, wurde von GLANZMANN wie folgt beschrieben: der Bauch ist stark aufgetrieben, es wird kein Mekonium entleert und die beobachteten Erscheinungen führen zu der Diagnose Ileus. Die Stuhlentleerung setzt erst nach Prostigminbehandlung in Form einer reichlichen und klebrigen Mekoniummasse von mastixähnlicher Beschaffenheit ein, die grün verfärbt ist und auf Grund ihrer veränderten Konsistenz die Ursache für die Hinderung einer geregelten Peristaltik sein soll.

LANDSTEINER beobachtete bei solchen zur Sektion kommenden Fällen eine Fibrose des Pankreas mit zystischen Erweiterungen der Ausführungsgänge. Später fügte GLANZMANN diesem Befund noch die Feststellung hinzu, daß solche Patienten auch pathologische Veränderungen an den Bronchien und den Lungen in Form von Bronchiektasen und Emphysemen aufweisen können. Er nannte dieses Syndrom Dysporia entero-broncho-pancreatica congenita familiaris. Congenita familiaris deshalb, weil die Krankheit zwar nicht vererbt wird, aber in bestimmten Familien gehäuft auftritt (siehe auch BLAUBAUM, MIDDELHOVEN, RINIKER).

Wegen verschiedener anderer Symptome und anamnestischer Begleitumstände, vor allem teilweise bei den Kindern festgestellte Erythroblastose und die Beobachtung, daß in zwei Fällen die Kinder Rh und die Mutter rh waren, veranlaßten den Autor anzunehmen, daß es sich bei dem beschriebenen Symptomenkomplex um eine essentielle kongenitale Erythroblastose handeln müsse, die in den Formenkreis der übrigen Rh-bedingten Neugeborenenerkrankungen einzugliedern wäre.

In der Vorgeschichte von Erythroblastosefamilien wird häufig über Totgeburten sowie über Fehl- und Frühgeburten berichtet. HENDERSON gibt zum Beispiel an, daß besonders die mit Leberzirrhose behafteten Früchte als Frühgeburten ausgestoßen werden. Eine besondere Aufmerksamkeit muß deshalb dem seit langen beobachteten Zusammenhang zwischen der Unverträglichkeit zwischen Mutter und Kind und den möglicherweise dadurch zustandekommenden habituellen Aborten geschenkt werden. Im Gegensatz zu STADTMÜLLER, der einen Zusammenhang nicht finden konnte, berichtete RASCH über fünf von ihm beobachtete Fälle, bei denen das Auftreten von gehäuften Fehl- und Frühgeburten mit einer Sensibilisierung der Mutter innerhalb des Antigenkomplexes Rh parallel ging.

Außerdem muß an eine weitere Form der Unverträglichkeit zwischen Mutter und Frucht gedacht werden, die sich nicht auf die Frucht sondern auf die Mutter auswirkt und in den Kreis der Schwangerschaftstoxikosen zu zählen ist.

In das bestehende Für und Wider im Zusammenhang zwischen pathologischen Anschauungen und einem sensibilisierenden Geschehen hat wiederum HIRSZFELD neue Hinweise und Erklärungsmöglichkeiten gebracht. Nach seinen Untersuchungen haben die Folgen heterospezifischer Schwangerschaft weit größere biologische und soziologische Bedeutung, denn die Zahl der durch sie neben den Erythroblastosen bedingten Aborte beträgt bis zu 18 % aller Schwangerschaften (PFAUNDLER). Der Nachweis des Zusammenhanges allerdings ist schwierig zu führen, denn es zeigt sich ein wesentlicher Unterschied zwischen Frauen mit erythroblastotischem und solchen mit Abort-Syndrom: bei den ersten sind fast immer Antikörper irgendeiner Spezifität nachzuweisen, bei den zweiten fast niemals. Die Nichtnachweisbarkeit von Antikörpern mit den augenblicklichen Methoden schließt ihre Existenz jedoch nicht aus. Es besteht nur die Frage, welche genetische Konstellation bei den einzelnen Fällen vorliegen muß, um eine Wirkung verzeichnen zu können. Die LANDSTEINERsche Regel besagt, daß keine Antikörper gegen die eigenen Blutkörperchen, wohl aber gegen die einer fremden Gruppe vorhanden sein können. Damit wird erklärt, warum AB-Individuen keine Isoantikörper gegen A und B aufweisen. Außerdem ist die Gruppe AB der Ausdruck dafür, daß sich die beiden Merkmale genetisch gesehen gegenseitig nicht überdecken. Für den Antigenkomplex Rh gilt dieselbe Feststellung. Bei der Testung mit den entsprechenden Antikörpern ist im Phänotypus bei heterozygoten Frauen sowohl die Eigenschaft Rh-positiv als auch Rh-negativ nachzuweisen. Analog zu den AB-Individuen können heterozygote Rh-Frauen demnach keine Rh-Antikörper in der Blutflüssigkeit enthalten und somit auch keine erythroblastotischen Kinder zur Welt bringen. Das erythroblastotische Syndrom ist somit lediglich bei homozygoten Frauen denkbar. Die Blutkörperchen der heterozygoten Frauen müßten etwaige gegen die Frucht gerichtete Antikörper schon im eigenen Kreislauf neutralisieren. Es ist somit verständlich, daß Konflikte zwischen heterozygoter Mutter und heterospezifischer Frucht sich nicht in humoralen Vorgängen manifestieren können.

Es besteht natürlich die grundsätzliche Frage, ob bei heterozygoten Frauen überhaupt serologische Konflikte während der Schwangerschaft auftreten und welcher Art diese dann sein können. Um auf diese Frage näher einzugehen, muß auf die Theorie der Antikörperbildung kurz eingegangen werden. EHRLICH hat den Begriff des horror autotoxicus auf Grund der Beobachtung aufgestellt, daß gegen die eigenen Antigene vom Organismus auch keine Antikörper gebildet werden können. Diese Formulierung trifft jedoch nicht den Kern der Sache, denn sie berücksichtigt nicht die verschiedenen Bedingungen, unter welchen Antikörper entstehen können. Es ist z. B. möglich, den Organismus gegen verschiedene körpereigene Zellen zu immunisieren (z. B. Anti-Sperma-Agglutinine). Um diesen Tatsachen Rechnung zu tragen, haben v. Dungern und Hirszfeld eine erweiterte Formulierung vorgeschlagen und angegeben, daß keine Antikörper existieren können, welche mit den in der Zirkulation vorhandenen Antigenen bei Körpertemperatur reagieren können. Die idiosynkratischen Reaktionen gegenüber der eigenen Haut, die Möglichkeit gegen die Lipoide der eigenen Blutkörperchen zu immunisieren, falls man sie als Hapten injiziert (Hirszfeld und Halber), die Antikörper gegen das Gehirngewebe und die Möglichkeit durch Immunisierung mit Gehirnsubstanzen der eigenen Art Encephalitiden hervorzurufen (Freund) und die Anwesenheit von Antikörpern gegen das verkäste Gewebe bei Tuberkulosen (Milgrom im Laboratorium von Hirszfeld) können als Stützen dieser Auffassung betrachtet werden. Trotzdem wird auch dadurch die Situation noch nicht ganz erfaßt. Es existieren bekanntlich im Serum Antikörper, die sich bei entsprechender Abkühlung gegen die eigenen Blutkörperchen richten und die durch bestimmte Vorgänge so vermehrt werden können, daß sie nicht nur bei erniedrigter sondern auch bei Körpertemperatur mit den eigenen Erythrozyten reagieren. Bei manchen Formen hämolytischer Anämien ist der Race-Coombs-Test positiv, ein Beweis, daß die Blutkörperchen auch bei Körpertemperatur durch körpereigene Plasmabestandteile sensibilisiert werden können. Dies beruht vermutlich darauf, daß im Kreislauf manchmal Substanzen existieren, die das Antigen vor den Antikörpern schützen. Für das Problem der Aborte interessiert die Schlußfolgerung, daß deshalb Antikörper also auch bei heterozygoten Frauen denkbar sind, aber in Form von zellständigen und von der Zirkulation getrennten Antikörpern, die als sessile Antikörper gedacht werden können. In die Zirkulation abgestoßen, müßten sie durch die Blutantigene der Mutter abgefangen werden. Klinisch gesehen müßte sich aber die Anwesenheit sessiler Antikörper in Form von allergischen Reaktionen dokumentieren. Nun aber beruht die allergische Reaktion am Uterus auf der Kontraktur der Uterusmuskulatur (Schulz-Dale), somit auf einen Vorgang, der sich ohne weiteres klinisch als Abort äußern könnte. Auf diese Weise könnte der Mangel von Antikörpern bei auf der Grundlage einer Unverträglichkeit abortierenden Frauen verständlich gemacht werden. Diese Erklärung könnte auch auf andere pathologische Symptome der Schwangerschaft, bei denen keine Antikörper bisher nachgewiesen werden konnten, übertragen werden. Falls die allergische Reaktion nicht in der Uterus- sondern in der Magenmuskulatur zur Wirkung kommt, könnte sie klinisch zwar nicht als Abort, wohl aber als Erbrechen in Erscheinung treten. Da es bei solchen allergischen Reaktionen zu vermehrten Histaminbildungen kommt, so muß überlegt werden, ob die verschiedenen pathologischen Symptome der Schwangerschaft nicht auf eine Histamintoxikation zurückgeführt werden könnten. Selbst Hydrops fetalis könnte durch eine Histaminwirkung erklärt werden und es wäre denkbar, daß manche Ödeme der Schwangeren dem Hydrops fetalis pathogenetisch gleichzusetzen wären als Folge der abnormen Histaminbildung, welche die Gefäßwände der Frucht und der Mutter in gleicher Weise durchlässig macht. Und damit tritt die Schwangerschaftspathologie in das Gebiet der Allergie.

Ätiologie und Pathogenese. Nach Ansicht der Pathologen um die Jahrhundertwende handelt es sich bei der allgemeinen angeborenen Wassersucht um eine vermehrte Anhäufung von Gewebslymphe, welche zu einer unförmigen Gestaltung des gesamten Körpers führen kann. Als Ursachen für das Entstehen dieser Erkrankung wurden entsprechend der pathologischen Auffassung rein mechanische Bedingungen verantwortlich gemacht: kardiale und renale Störungen, Strömungshemmungen der Abflußlymphe, Querschnittsverlegungen der Lymphbahnen, Änderungen der Blutdruckverhältnisse im Venensystem und damit im Zusammenhang stehend eine größere Durchlässigkeit der Gefäßwände durch Schädigungen, wie sie in gewissem Umfang bei jeder chronischen Stauung eintreten.

Bereits 1910 trennte SCHRIDDE aus diesem mehr oder weniger einheitlichen Erkrankungsbild von den rein mechanisch bedingten Formen einen offensichtlich „ohne Ursachen“ entstandenen Typ ab. Wenn seine Auffassung auch keine weitere Verbreitung fand, so war sie dennoch infolge eines noch näher zu besprechenden Befundes wohl begründet und man kann diesen speziellen Fall deshalb mit Recht als den SCHRIDDEschen Typ der allgemeinen Wassersucht bezeichnen. Die augenfälligen Erscheinungen dieses Krankheitsbildes waren das hochgradige Ödem des Unterhautzellgewebes an Rumpf und Gliedmaßen und der mehr oder weniger stark entwickelte Höhlenhydrops. Außerdem imponierte die Vergrößerung von Leber und Milz.

Ein weiterer wichtiger Befund wurde jedoch vor allem histologisch erhoben, in einer offensichtlichen Störung der Blutbildung. In Leber und Milz, sowie in anderen embryonalen Blutbildungsstätten, deren Tätigkeit um die Zeit der Geburt längst hätte beendet sein müssen, wurde eine ausgesprochene Erythropoese gefunden, die zur Folge hatte, daß unreife Erythrozyten, die Erythroblasten, auch in den peripheren Kreislauf ausgeschwemmt wurden und dort zu finden waren. RAUTMANN stellte bei erneuter Beschreibung eines solchen Falles allgemeiner Wassersucht diese abnorme Blutbildung in den Vordergrund der Betrachtung und sprach wegen der im Blutbild stark hervortretenden Erythroblasten von einer Erythroblastose. Diese Hervorhebung des Symptoms findet sich später auch bei v. GIERKE, der in einer Reihe von Arbeiten ein Krankheitsbild, den Iktus gravis neonatorum beschrieb und dadurch veranlaßt wurde, dieses Krankheitsbild in die Gruppe der Erythroblastosen einzureihen. Später erfolgte aus gleicher Veranlassung die Eingliederung der Anaemia neonatorum in den Formenkreis der Erythroblastose durch LEHNDORFF. Es zeigte sich jedoch schon damals, daß der Grad dieser Erythroblastose sehr stark wechselte und mit der Schwere der übrigen Erkrankung nicht parallel zu gehen brauchte, ja daß es Fälle schwerster Wassersucht ohne jedes Anzeichen einer Erythroblastose gab. Zwar wurden die angenommenen engen Beziehungen zwischen Hydrops universalis congenitus, Ikterus gravis und Anaemia neonatorum weiter aufrechterhalten, aber man ging immer mehr zu der Auffassung über, daß der Schwerpunkt des Symptomkomplexes beim Hydrops liegt und die Erythroblastose nur ein häufiges, aber kein regelmäßiges Symptom ist. Was die Häufigkeit des Auftretens anbelangt, so schwanken die Zahlen etwas, da sich das Beobachtungsmaterial wegen der relativ niedrigen Zahlen statistisch nicht ganz einwandfrei auswerten läßt. Im Durchschnitt wird ein typischer Fall auf etwa 500 Geburten angegeben. Dabei steht nach HENDERSON der Ikterus gravis mit 67,1 % an der Spitze. Ihm folgt der Hydrops universalis kongenitus mit etwa 22,9 % und die Anaemia neonatorum mit 10 %. Der Hydrops ist die schwerste Form der Erkrankung. Alle mit allgemeiner Wassersucht geborenen Kinder kommen tot zur Welt oder sterben in den ersten Lebensstunden. Auch die bald nach der Geburt an schwerer Gelbsucht erkrankenden Neugeborenen haben eine sehr geringe Lebenserwartung; 80 % sterben in den ersten Lebenstagen und, soweit sie überhaupt durchkommen, bleiben häufig zerebrale Störungen (Kernikterus) bei den Kindern zurück. Die leichtere Form der Erkrankung ist die Anaemie der Neugeborenen, bei der die Sterblichkeit nach LEHNDORFF um etwa 12 % liegt.

Beim Tier war dieser Symptomenkomplex zwar nicht unbekannt aber doch sehr selten LEVENS berichtete 1913 beim Rind über das Auftreten sogenannter Speck- oder Mondkälber, die unbehaart waren und einem Maulwurf sehr ähnlich sahen. Kopf, Ohren und Beine sind klein und ragen aus dem zylinderförmigen, wulstigen Körper wie Warzen hervor. Ähnlich beschrieb LARSSON die von ihm beobachteten Fälle. JOHANSSON bestätigte die Ansammlung der Flüssigkeit im subkutanen Gewebe und in den Körperhöhlen und äußerte sich über die enorme Variationsbreite dieses Erscheinungsbildes. Während manche Tiere mit diesen Erkrankungen kaum verändert aussehen, die Gewichte solcher Feten betragen um 40 kg, was ungefähr dem Normalgewicht entspricht, nehmen die schwersten Fälle durch die enorme Ansammlung von Flüssigkeit ein Gewicht von nahezu 100 kg an. Leider sind von den Autoren keiner histopathologischen und hämatologischen Untersuchungen gemacht worden, so daß keine Vergleiche mit menschlichen Erkrankungsformen angestellt werden konnten. Dies wurde erst möglich, dann allerdings in einer ausführlichen Arbeit, als NACHTSHEIM und KLEIN einen Hydrops congenitus universalis beim Kaninchen auffinden konnten.

Wie bei den von JOHANSSON beschriebenen Rinderfeten ist auch hier der Grad der hydropischen Erscheinungen beim Kaninchen einem sehr starken Wechsel unterworfen. Vom schwer hydropischen bis zum makroskopisch anscheinend normalen Tier gibt es sämtliche Übergangsformen. Hier war die Erythroblastose histologisch nachzuweisen. Über ähnliche Erscheinungsbilder, die in diesen Symptomenkomplex einzugruppieren sind, berichteten LEVINE beim Pferd, BRUNER, HULL und DOLL beim Fohlen und BRION und GORET ebenfalls beim Fohlen sowie beim Maultier.

Diese Entdeckungen gestatteten es, an den vielgestaltigen Fragenkomplex im Modellversuch heranzutreten und mit Hilfe dieser vergleichenden experimentellen Methoden lassen sich auch für das Verständnis der menschlichen fetalen Blutkrankheiten wichtige Erkenntnisse gewinnen. Die umfassenden Beziehungen, die dieser Symptomenkomplex nicht nur beim Menschen besitzt, ermöglichen, ja erfordern es geradezu, das pathologische Geschehen nicht nur vom Standpunkt eines Lebewesens aus zu betrachten, sondern sämtliche möglichen Formen aller Säugetiere heranzuziehen, um daraus Schlüsse zu ziehen, die für die Beantwortung prinzipieller Fragen notwendig sind.

So zahlreich die Mitteilungen über diesen interessanten Symptomkomplex sind, so verschiedenartig waren zunächst auch die Auffassungen über die möglichen Ursachen.

Daß die Syphilis als auslösendes Moment nicht in Frage kam, darüber war man sich sehr bald einig. Auch eine Nephritis der Mutter während der Schwangerschaft schloß man aus. Mehr neigte man der Ansicht zu, daß der Hydrops als Folge einer Schwangerschaftstoxikose zu betrachten sei oder daß es sich um eine Erkrankung der Frucht allein bei gesundem mütterlichen Organismus handelt. Gegen die erste Annahme sprechen die Mitteilungen von LAHM, nach denen bei Zwillingen nur der eine hydropisch, der andere dagegen völlig normal war. Zur zweiten Ansicht bekannte sich schon SCHRIDDE, der den Hydrops als primäre Stoffwechselerkrankung des Feten betrachtete. RÖSSLE und BÜNGELER sprachen sich 1913 für die angeborene Wassersucht als eine angeborene Leukämie aus. LAHM hielt sie für eine durch unbekannte Noxe verursachte Anämie mit hochgradiger reparatorischer Blutbildung und RAUTMANN und GIERKE waren für eine primäre Erythroblastose. Dazu kam 1938 noch LIEBEGOTT, der bei seinen eigenen Fällen und dem nachuntersuchten, von SCHRIDDE aus dem Jahre 1910 stammenden Fall einen Hyperinsulinismus feststellen konnte und das Ödem als eine Folge einer Insulinisierung erklärte.

Ebenso geteilt wie über die Pathogenese waren die Anschauungen über die Erbbiologie. Zunächst glaubte man, daß dieser Erkrankung eine erbliche Keimentartung zugrunde liegt. Man hat lange darüber diskutiert, ob diese Erkrankungen umweltbedingt seien, oder ob sie zu den Erbkrankheiten gehören. Wenn auch eine sippenmäßige Häufung der Krankheiten außerordentlich selten ist, so treten doch in Geschwisterschaften hingegen oft zahlreiche erkrankte Kinder auf, wobei die drei Krankheitsformen in der Familie alternierend sind. Auffällig ist, daß die ersten Kinder in diesen Familien in den meisten Fällen gesund sind, wird aber erst einmal ein krankes Kind geboren, so folgen oft vier, fünf, sechs und mehr kranke Kinder nacheinander. Nach einer Zusammenstellung von PACHE sind in Geschwisterschaften mit Erythroblastose 13 % der Erstgeburten erkrankt, bei der zweiten Geburt steigt der Prozentsatz bereits auf 46 %, beim dritten Kind auf 64 % usw. um bei der Geburt des sechsten bis 15. Kindes ungefähr 72 % zu erreichen. Dazu kommen dann in solchen Familien noch Aborte, Totgeburten und Frühtode ohne Erythroblastose in ebenfalls mit der Geburtennummer steigenden Zahl, so daß in Geschwisterschaften mit sechs und mehr Kindern nur noch 7 % normaler Geburten zu verzeichnen sind.

Auch die Zwillingsforschung in Erythroblastosefamilien erbrachte keine eindeutigen Ergebnisse. Meist sind beide Zwillinge krank, doch kann die Krankheitsform verschieden sein. Es kommt aber auch vor, daß der eine Zwilling die schwerste Form den Hydrops congenitus aufweist, während der andere Zwilling gesund ist. Über die Eiigkeitsverhältnisse fehlten leider in den meisten Fällen Angaben. Mehrfach ist beobachtet worden, daß in Geschwisterschaften aus mehreren Ehen einer Frau die Kinder des einen Mannes gesund, die des anderen Mannes krank waren. Dasselbe berichtet auch LEVENS, der angibt, daß in einem Stalle innerhalb eines Jahres fünfmal Speckkälber zur Geburt kamen. Obgleich dieselben alle von verschiedenen Müttern stammten, so hatten doch alle denselben Vater. Da der Stier daraufhin abgeschafft wurde, sind weitere Fälle nicht mehr zur Beobachtung gekommen. Das alles schien nun wieder mehr für eine Erblichkeit zu sprechen. Trotzdem ließen sich die Beobachtungen mit einem der bisher bekannten Erbgänge nicht in Einklang bringen.

DARROW gab, rückschauend gesehen, den treffendsten Hinweis für einen in den letzten Jahren vor der endgültigen Aufklärung näher in Erwägung gezogenen exogenen Faktor, indem er als Ursache für den Erkrankungskomplex am ehesten eine Antigen-Antikörper-Reaktion in Betracht ziehen zu können glaubte. In den Jahren nach der Entdeckung des Rh-Faktors durch LANDSTEINER und WIENER von 1940 an konnte für diese Anschauung auch tatsächlich die nötige Basis erarbeitet, gleichzeitig aber auch ein dermaßen komplex aufgebautes Krankheitsgeschehen aufgerollt werden, das bis heute in seinen engeren Zusammenhängen noch nicht restlos geklärt werden konnte.

Sowohl bei der Rh-bedingten wie auch bei den anderen Unverträglichkeiten zwischen Mutter und Kind ist heute als Ursache eine Gendifferenz zweier an sich voneinander unabhängiger Individuen zu sehen. Ganz allgemein erbt die Frucht von ihrem Erzeuger eine Gewebsstruktur, die bei der Mutter nicht vorhanden ist. Auf Grund dieses auf einer Gendifferenz beruhenden Gewebsunterschiedes kommt es zu einem Immunisierungsvorgang, wobei jedoch auch heute noch die grundsätzliche Frage unbeantwortet ist, wie das fetale Antigen in den Kreislauf der Mutter gelangt. Als Antwort auf diesen antigenen Reiz bildet der mütterliche Organismus spezifische Antikörper, die dann in den Kreislauf der Frucht zurückkehren. Die zweite, ebenfalls noch nicht eindeutig beantworete Frage ist die nach der Art und Weise, wie diese Rückkehr vor sich geht. Im fetalen Organismus treten die Antikörper dann mit ihren korrespondierenden Antigenen in Reaktion und führen zu den verschiedensten pathologischen Manifestationen. Ehe diese jedoch in ihren Einzelheiten besprochen werden, sollen die einzelnen Stadien dieser Entwicklung etwas eingehender betrachtet werden.

Eine wichtige Frage ist, wie bereits kurz angedeutet, die nach dem Antigenübertritt von der Frucht zur Mutter. Ohne weiteres verständlich wäre der Sensibilisierungsvorgang, wenn man Läsionen der Plazenta in Erwägung zieht, die den kindlichen Erythrozyten den Eintritt in den Kreislauf der Mutter gestatten. Da jedoch nicht anzunehmen ist, daß allen Fällen von Erythroblastosen Plazentaläsionen zugrunde liegen, erhebt sich also die Frage, ob ein Übertritt kindlicher Blutkörperchen in den mütterlichen Kreislauf nur immer bei mehr oder weniger großen Defekten des Mutterkuchens oder auch bei völlig intakter Plazenta stattfindet. Wenn es auch äußerst wahrscheinlich ist, daß entgegen den bisherigen Annahmen von der absoluten Trennung der beiden Kreisläufe kindliche Erythrozyten selbst in jeder normalen Schwangerschaft in den mütterlichen Kreislauf gelangen können, so fehlen sichere Beweise für diese Annahme bisher noch immer. Darüber hinaus muß natürlich auch an andere Möglichkeiten des Antigenübertrittes gedacht werden, die durch die biochemische Prägung des fetalen Gesamtorganismus einschließlich des Mutterkuchens zustande kommen können. Voraussetzung für die erschöpfende Klärung dieses Fragenkomplexes ist natürlich der Nachweis, ob das Antigen nur auf die kindlichen Erythrozyten beschränkt ist, oder ob auch mit seinem Vorhandensein in anderen Organen, Geweben oder Flüssigkeiten gerechnet werden muß. In den nicht allzu zahlreich veröffentlichten Arbeiten werden beide Auffassungen vertreten, so daß darüber noch keine abschließende Entscheidung möglich ist. Auf die Schwierigkeiten solcher Untersuchungen ist bereits hingewiesen worden.

Damit in Zusammenhang steht die Frage nach dem Zeitpunkt des Antigenübertritts und dem Beginn der Sensibilisierung. Ist das Antigen tatsächlich nur auf die Erythrozyten beschränkt, so kann die Sensibilisierung erst mit dem Auftreten derselben im kindlichen Kreislauf einsetzen. Ist das Antigen dagegen im gesamten Organismus verbreitet, so kann der Immunisierungsvorgang auch entsprechend früher einsetzen.

Ein weiteres Problem ist das Antikörperbildungsvermögen bei der Mutter. Die Erfahrung hat gezeigt, daß z. B. nicht alle rh-Mütter während der Schwangerschaft eines Rh-Kindes Rh-Antikörper bilden. Dieselbe Beobachtung kann auch bei der Übertragung Rh-positiven Blutes auf einen Rh-negativen Empfänger gemacht werden. Zur Erklärung dieser Erscheinung prägte man den Begriff der Sensibilisierungsbereitschaft. WIENER hält sie abhängig von einem konstitutionellen Faktor „K"[1]), der für die Fähigkeit, auf die Zufuhr eines Antigens mit der Bildung von Antikörpern zu reagieren verantwortlich sein soll. Die Hypothese einer genetischen Verankerung dieser Fähigkeit durch ein Paar alleler Gene K und k würde in der Tat ebenso einfache wie einleuchtende Erklärung der klinischen wie serologischen Beobachtungen sein. Nach WIENERS Schätzung gehören 97 % aller Individuen dem Genotyp kk an und besitzen demnach den für die Sensibilisierungsbereitschaft maßgebenden Faktor nicht. Etwa 30 % wären also mit dem Faktor K ausgestattet, wovon etwa 0,02 % als homozygot KK zu veranschlagen wären. Diese letzteren müßten besonders leicht zu sensibilisieren sein, während bei den übrigen Kk-Typen eine gewisse Erschwerung der Antikörperbildung bestünde. Zwischen den Genotypen Kk und kk besteht nach WIENER kein absoluter Unterschied in dem Sinne, daß nur die Angehörigen der Typisierung Kk sensibilisiert werden können, sondern es bestehen sicherlich fließende Übergänge. Wenn auch diese Sensibilisierungsbereitschaft der Mutter oder des Empfängers im Vordergrund steht, so ist in zweiter Linie zumindest daran zu denken, daß auch die antigenisierende Kraft einzelner Strukturen gleichen Charakters verschieden sein kann.

Der Übergang der mütterlichen Antikörper auf die Frucht war insofern ein unwesentlicher Anlaß für Diskussionen, weil aus der allgemeinen Immunitätsforschung seit langem bekannt ist, daß die aus dem Immunisierungsgeschehen bei der Mutter stammenden Antikörper bei Masern, Scharlach, Diphtherie und Tetanus die Plazenta ohne weiteres passieren. Jedoch bestehen nachweisbar Unterschiede in der Passierbarkeit der Plazenta zwischen den einzelnen Antikörperformen, die von WIENER dahingehend definiert worden sind, daß die Plazenta für die unvollständigen Agglutinine wegen ihrer gerin-

[1]) Diese Bezeichnung K ist nicht zu verwechseln mit der Bezeichnung K für das Blutkörperchenmerkmal Kell.

geren Molekülausdehnung durchlässig ist, während die vollständigen Agglutinine auf Grund ihrer Größe zurückgehalten werden. Wenn diese Auffassung auch keine ungeteilte Anerkennung gefunden hat, so scheint trotzdem die pathogenetische Bedeutung vorwiegend der inkompletten Antikörper keinem Zweifel zu unterliegen. Daraus wäre der Schluß zu ziehen, daß aus der Höhe des mütterlichen Titers unvollständiger Antikörper eine Prognose der kindlichen Erkrankung gefolgert werden kann. Über diese besondere Art der serologischen Diagnostik ist wegen ihrer außerordentlichen klinischen Bedeutung an anderer Stelle berichtet worden.

Neben dem diaplazentaren Übertritt der Antikörper von der Mutter auf das Kind ist noch ein zweiter Weg zu erwähnen, der ebenfalls berücksichtigt werden muß, wenn seine Bedeutung auch erst post partum einsetzt: die Einverleibung von Antikörpern durch die Milch. Vor allem WITEBSKY konnte zeigen, daß besonders das Kolostrum einen hohen Antikörpergehalt besitzt. Allerdings sinkt der Titer sehr schnell, wenn das Kolostrum in Milch umgebildet wird. Während nämlich der Antikörpertiter des Kolostrums etwa dem des Serums entspricht, erreicht er in der Milch nie eine solche Stärke. Die Feststellung, daß die Resorption relativ geringer Antikörpermengen mit der Milch beim Säugling eine deutlich erkennbare Verstärkung der Hämolyse verursachen kann, läßt es zweckmäßig erscheinen, erythroblastotischen Neugeborenen die Milch der eigenen Mutter vorzuenthalten.

Durch den Eintritt der mütterlichen Antikörper in den Kreislauf des Kindes sind die Voraussetzungen für den Eintritt einer Antigen-Antikörper-Reaktion gegeben. Diese wird zum Ausgangspunkt zahlreicher ineinandergreifender pathologisch- physiologischer Prozesse und pathologisch-morphologischer Veränderungen, die sich entsprechend dem augenblicklichen Stande unseres Wissens nach dem Schema der Abbildung 80 zusammenfassen lassen.

Durch den Antikörper der Mutter entsteht zunächst im Kreislauf des Feten eine Hämolyse, die zum gesteigerten Erythrozytenzerfall führt. Dieser wiederum verursacht eine Anämie. Man hat die Erythroblastose früher als Kompensationserscheinung des erhöhten Erythrozytenverschleißes durch die Hämolyse angesehen und zwar als eine überstürzte Ersatzleistung der blutbildenden Gewebe, die infolge nicht ausreichender Produktion normaler Erythrozyten dazu übergehen, auch unreife Erythrozyten, Erythroblasten, in die Blutbahn auszuschütten. Diese Auffassung ist heute jedoch fast ganz aufgegeben worden zugunsten der Erkenntnis, daß das Symptom Erythroblastose mit allen seinen Erscheinungen — Auftreten von Erythroblasten in der Blutbahn, Erythropoese in den blutbildenden Geweben und Erhaltung sekundärer Blutbildungsherde in früheren diese Tätigkeit ausführenden Embryonalbezirken — der Ausdruck des beim Feten und Säugling noch sehr großen Potenzspektrums ist, in welchem der adventitielle Apparat auf eine toxische Schädigung — durch das freiwerdende Hämoglobin — reagieren kann.

Abgesehen davon führt die hierdurch bedingte Anämie — sei es durch das Fehlen der von Erythrozyten überhaupt oder auch infolge des Vorhandenseins nur unreifer und funktionsuntüchtiger Erythroblasten — zu einer chronischen Asphyxie im Organismus des geschädigten Kindes. Ehe jedoch von dieser Asphyxie und ihren Folgen gesprochen werden soll, sei noch eine zweite in der Literatur vertretene und in Erwägung zu ziehende Möglichkeit eingeflochten, die ebenfalls am Zustandekommen eines Asphyxie beteiligt sein kann. Die bereits erwähnte von HELLMANN und HERTIG angenommene Plazentaveränderung soll nämlich insofern eine wesentliche pathogenetische Bedeutung besitzen, als sie was auch MELLINGHOFF und RANDERATH bestätigten, bei Hydrops schwere Veränderungen aufweisen und meistens doppelt so schwer sind. Bei angeborener

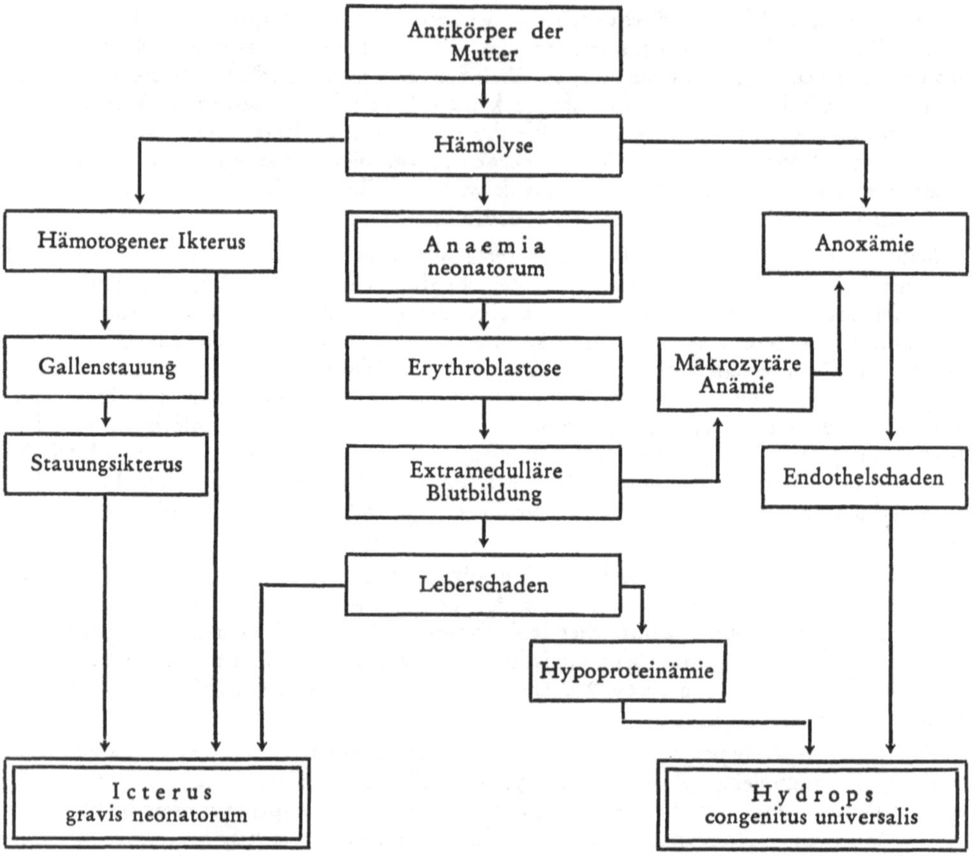

Abbildung 80. Schema über die Beziehungen innerhalb des erythroblatstotischen Symptomenkomplexes. (Nach RASCH)

Gelbsucht ist das Gewicht durchschnittlich nur um die Hälfte schwerer, obgleich das pathologische Bild in beiden Fällen das gleiche ist: erhaltene LANGHANSsche Schicht, gefäßarmes Stroma und Blutbildungsherde. Diese Verhältnisse sollen die intrauterine Atmung der Frucht soweit einengen, daß eine leichte chronische Asphyxie entsteht. Die in der Blutbildung eintretenden Veränderungen sind unter diesen Umständen als Auswirkung eines asphyktischen Dauerzustandes aufzufassen. Eine Stütze dieser Auffassung wird in der Tatsache gesehen, daß Erythroblastose, Hydrops und Schwere der Plazentaerkrankung parallel gehen. Allerdings erscheint die umgekehrte Möglichkeit weniger beachtet worden zu sein und man kann deshalb der geäußerten Anschauung nicht ganz zustimmen, denn mit demselben Recht kann umgekehrt behauptet werden, daß die Plazentaveränderung ein Ausdruck einer Gesamterkrankung der Frucht ist. Jedenfalls wird diese als formale Möglichkeit anzusehende Auffassung dem ganzen Formenkreis der hydropischen Erkrankungen gegenüber ebenfalls nicht gerecht. Es gibt sowohl Hydrops congenitus mit Erythroblastose, wie nach de LANGE auch fetale Erythroblastosen ohne Hydrops und ohne gleichsinnige Plazentaveränderungen.

Die Auffassung einer chronischen Asphyxie im Organismus des geschädigten Kindes führt zu einer weiteren Erscheinung des Erkrankungskomplexes. Chronische Sauerstoffnot bzw. Anoxämie der Gewebe führt nämlich zu einer Erscheinung, die sich hauptsächlich an der terminalen Strombahn auswirkt. Durch die anoxydativen Prozesse kommt es zu einem Undichtwerden der Gefäße und zu einem Austritt von Plasma aus der Strombahn in die Gewebe, also zum Ödem.

Zur pathologischen Physiologie dieses Vorganges sei erwähnt, daß hier möglicherweise Gefäßaktive Stoffe eine Rolle spielen, eine Tatsache, die in die Richtung Schock bzw. Kollaps weist. Dafür spricht überzeugend die Feststellung, daß sich Blutungen in Lunge, Leber usw. nachweisen lassen, wie das auch MOON, BLALOCK u. a. (zit. nach SCHWIEGK) beim Schock infolge von Verletzungen der Extremitäten berichteten und wie sie auch auftreten, wenn Injektionen von Histamin oder Muskel und Leberautolysaten verabreicht werden. BLALOCK (zit. nach SCHWIEGK) hat bei seinen Versuchen außerdem gezeigt, daß ähnliche Beschädigungen an inneren Organen allein schon nach Blutverlusten auftreten können, wenn das Versuchstier bei einem niedrigen Blutdruck mehrere Stunden am Leben erhalten wird. Es scheint also die starke Durchblutungsdrosselung in der Peripherie bei längerer Dauer wahrscheinlich infolge Sauerstoffmangel zur Schädigung der Kapillaren mit Ausbildung von Stase, Ödem und kapillaren Blutungen zu führen. Außerdem müssen natürlich auch die Möglichkeiten in Betracht gezogen werden, die sich bei der Besprechung der Pathogenese des extrarenalen Ödems beim Hämolyse-Unfall als in Frage kommend erwiesen haben: die Antigen-Antikörper-Reaktionen, die durch die von der Mutter stammenden Antikörper mit den zellständigen Antigenen des Endothelgewebes zustande kommen können, also Reaktionen auf allergisch-anaphylaktischer Basis. Hier zeigt sich wieder die enge Verflechtung der beiden Gebiete „Unverträglichkeit zwischen Spender und Empfänger" und „Unverträglichkeit zwischen Mutter und Kind" die auch in das Gebiet der Unverträglichkeit im gleichen Organismus hinüberspielt.

Jedenfalls besteht — auf verschiedenen Wegen — die Möglichkeit einer Schädigung der terminalen Strombahn, die dem Plasma den Durchtritt ins Gewebe und auf diese Weise die Ausbildung von Ödemen oder einer allgemeinen Wassersucht des Unterhautzellgewebes ermöglicht.

Wenn diese Schädigung der terminalen Strombahn sich am gesamten Gefäßapparat abspielt, dann ist auch damit zu rechnen, daß sich diese Vorgänge besonders an einem Gewebe bzw. Organ bemerkbar machen, das an sich schon infolge seiner Aufgaben innerhalb des Stoffwechselgeschehens eine erhöhte Permeabilität der Gefäße besitzt: an der Leber. Infolge dieser hochgradigen Empfindlichkeit — besonders gegen Sauerstoffarmut — kommt es nach RÖSSLE in der Leber besonders leicht zu Durchtrittserscheinungen und Flüssigkeitsansammlungen im Gewebe, zur serösen Entzündung, die an der Leber besonders häufig, besonders typisch und besonders folgenschwer ist.

Freilich handelt es sich bei der Heranziehung der serösen Entzündung nach RÖSSLE zur Aufklärung der stark ödematösen Leber bei der Erythroblastose um die Entscheidung, ob dieser Hydrops eine echte seröse Entzündung ist. Diese Frage dürfte jedoch im bejahenden Sinne zu beantworten sein, denn RÖSSLE gibt an, daß sich die örtlich bis zur Entzündung gesteigerten Austritte von Blutflüssigkeit mit denen allgemeiner Natur vereinen, wobei die örtliche Durchlässigkeit der Kapillarwände für Plasmaeiweiß schon vom erniedrigten Venendruck und der verschlechterten Sauerstoffversorgung abhängig gefunden wird. Außerdem muß eine gleichzeitige, sei es auch nur kurz dauernde anoxämische Schädigung der Organzellen zu der Exudation hinzutreten, um die Folgen der serösen Entzündung zu zeitigen.

So ist es nicht schwer, die Verbindung mit dem Krankheitsbild der zirrhotischen Leberveränderung bei mazerierten Feten herzustellen, wie sie HENDERSON beschrieben hat. In seinem klinischen Beobachtungsgut konnte er unter 70 Fällen 8 Zirrhosen neben 47 Fällen von Ikterus gravis, 8 Fällen von Hydrops und 7 von Anaemia neonatorum feststellen. Man hat sich die Entstehung so vorzustellen, daß aus der die Leberzellen wenig angreifenden, höchstens zur Dissoziation führenden, aber das Mesenchym der Leber lösenden serösen Hepatitis sich nach RÖSSLE häufig eine Zirrhose auf mesenchymotoxischer Grundlage entwickelt. Weitere Verbindungen bestehen auf diesem Wege auch zu den von DRUMMOND und WATKINS beschriebenen Fällen von Hepatomegalie und Splenomegalie als Spätfolge einer Unverträglichkeit zwischen Mutter und Kind.

Die eben erwähnte Toxikose als Ursache wird namentlich von ZOLLINGER vertreten. In seinen Betrachtungen über die nichteitrige interstitielle Nephritis stellt er die direkt toxische Wirkung in den Vordergrund und betrachtet die bei Feten und Säuglingen auftretenden Blutbildungsherde als Analogon der beim Erwachsenen bekannten lymphoplasmozytären Infiltrate. Trotz Ablehnung der allergischen Genese der interstitiellen Nephritis muß er jedoch die Möglichkeit einer allergischen Komponente zugeben, die aber dann seiner Meinung nach nur für die Permeabilitätstörungen der Kapillaren verantwortlich sein kann.

Das veränderte Mesenchym selbst als Ursache erscheint auch bei NACHTSHEIM und KLEIN, die bei ihren Erythroblastosekaninchen von interstitiellen Ödemen in der Niere berichten, in denen sie vereinzelte — allerdings nie sehr große — Erythroblastenherde gefunden haben.

Ergänzend sei noch erwähnt, daß es in der Hauptsache anglo- amerikanischen Autoren und in Deutschland besonders TISCHENDORF und seinen Mitarbeitern gelungen sein soll, durch Injektionen von Agglutininen bei Versuchstieren hämolytische Anämien zu erzeugen. Dabei sind neben hämoglobinurischen Nephrosen Retikulozytosen und hyperregeneratorische Erythropoese des Knochenmarkes mit lebhafter extramedullärer Kompensation und Erythroblasten sowie Spärozyten beobachtet worden.

Die Therapie der hämolytischen Fetosen. Es ist hier nicht der Ort und würde den Rahmen des vorliegenden Leitfadens wesentlich überschreiten, wollte man eine ausführliche Darstellung der Therapie der hämolytischen Fetosen und die Entwicklung der einzelnen Techniken zur Durchführung dieser Methoden beschreiben. Es kann sich hier verständlicherweise nur um die Darstellung des Prinzips an sich handeln, bzw. um die Erwähnung derjenigen Überlegungen, die zu dessen Anwendung geführt haben. Nähere Besprechungen allerdings werden diejenigen Therapien erfahren, die bei der Behandlung der an sich schon eng mit den Blutgruppen und Blutfaktoren in Zusammenhang stehenden Erkrankungsformen Methoden erfordern, die selbst sehr enge Beziehungen zu diesen Forschungsgebiet aufweisen, beziehungsweise aus Grundüberlegungen dieser Wissenschaft selbst erwachsen sind.

Auf der inzwischen gesicherten Erkenntnis über die pathogenetischen Zusammenhänge zwischen — abgesehen von wenigen auf anderer Blutgruppenunverträglichkeit beruhenden Ausnahmen — Rh-Faktor und Hämolytischen Fetosen ergeben sich sinngemäß nicht nur Angriffspunkt und Zeitpunkt therapeutischer Maßnahmen, sondern damit auch alle anderen theoretischen Möglichkeiten prophylaktischer und therapeutischer Tätigkeit.

Zur Zeit beschränkt sich die allgemeine Behandlungsmethode lediglich auf die noch lebensfähigen und nicht zu stark geschädigten erythroblastotischen Neugeborenen. Ausgehend von der Überlegung, daß sich in ihrem Kreislauf von der Mutter stammende Antikörper befinden, die gegen die eigenen Erythrozyten gerichtet sind und diese zerstören, ging man bei der Behandlungsweise dazu über, zu versuchen, die durch die Zerstörung reduzierten Blutkörperchen zu ersetzen. Es war jedoch verständlich, daß sie durch Blutkörperchen eines Blutes ersetzt werden mußten, die dem im kindlichen Kreislauf noch wirksamen Antikörper nicht gleich wieder zum Opfer fielen, sondern sich erst einige Zeit unter Erhaltung ihrer physiologischen Funktionen aufhalten können. Bis 1946 stellte diese einfache Bluttransfusion mit rh-Blut — für den allgemein bekannten Normalfall — in Mengen von 80—100 ccm die Therapie der Wahl dar. Sie wurde jedoch erst beim Einsetzen der Krankheitserscheinungen angewendet und zwar unabhängig vom Grade der Anämie. In den Fällen mit normalen Hb-Werten erreichte man auch einen Ersatz der zerstörten Blutkörperchen durch funktionstüchtige fremde und vielleicht auch wie man sich vorstellte, eine Verdünnung des Antikörpergehaltes im kindlichen Blut. Die schweren Erkrankungsformen blieben jedoch durch diese Maßnahme unbeeinflußt. Deshalb wird die einfache Transfusion in Zukunft wohl nur für diejenigen Fälle vorbehalten bleiben, bei denen in der späteren Neugeborenenperiode eine sekundäre Anämie auftritt. Sinkt der Hb-Wert nach der ersten Blutübertragung erneut unter 50—60 %, so sind wiederholte Blutübertragungen notwendig. Man will beobachtet haben, daß das rh-Blut auf die Neubildung von Rh-Erythrozyten einen dämpfenden Einfluß ausübt. Einige Tage nach der Transfusion sind nach mehreren Beobachtungen eine Reihe von Wochen keine Rh-Blutkörperchen mehr nachweisbar, womit dementsprechend auch kein weiterer Zerfall kindlichen Blutes möglich wäre. Die transfundierten rh-Erythrozyten, die nunmehr als alleinige Sauerstoffüberträger während dieser Zeit fungieren, sollen mit einer Rate von annähernd 1 % pro Tag zugrundegehen. Auf diese Weise bleibt dem kindlichen Organismus eine weitere Auseinandersetzung mit Zerfallsprodukten der Hämolyse erspart.

In der Schweiz wird anstelle der einfachen Bluttransfusion bei den hämolytischen Neugeborenenerkrankungen eine Tutofusin-Infusion oder die Übertragung eines anderen kristalloiden Substitutionsmittels vorgenommen. Diesem Behandlungsverfahren liegt die serologische Erfahrung zugrunde, daß die univalenten, blockierenden Rh-Antikörper, die in der Mehrzahl der Fälle zur Wirkung kommen, nur unter Mitwirkung bestimmter Serumproteine reagieren und durch Kochsalz inaktiviert werden können. Die Neugeborenen erhalten in den ersten Lebenstagen täglich bis zu 400 ccm Tutofusin als intravenöse Dauertropfinfusion, womit gleichzeitig eine Leberschutztherapie in Form von Leber- und Traubenzuckerinjektionen durchgeführt wird. Zu einem Nachteil dieser Methode muß man es rechnen, daß durch diese Behandlung die toxischen Allgemeinerscheinungen zwar nahezu aufgehoben und die kindliche Mortalität bis auf fast 10 % herabgedrückt werden konnte, daß dagegen aber die Anzahl der Restschäden in Form von Kernikterus angestiegen ist. Wenn man bedenkt, daß Kinder mit Kernikterus schwachsinnig werden oder schwere extrapyramidale Ausfallserscheinungen zurückbehalten können, wird der Wert dieses Behandlungsverfahrens problematisch.

Die Austauschinfusion hat sich in den angelsächsischen Ländern sehr bald und in Deutschland nunmehr auch als Behandlungsverfahren der Wahl durchgesetzt. Die Methode ist nicht nur theoretisch gut begründet und nach dem Ausbau der Technik relativ leicht anwendbar, sondern sie bietet auch den praktischen Vorteil, daß die gesamte Therapie mit einem einmaligen Eingriff auskommt bzw. erledigt ist.

Die Austauschtransfusion geht auf Hart zurück, der bereits vor mehr als 20 Jahren — lange vor Kenntnis der Rh-Unverträglichkeit — ein Kind auf diese Weise erfolgreich behandelte. 1946 wurde die Austauschtransfusion von Wallerstein in den USA wiedereingeführt. Bei den ersten Austauschtransfusionen durch Wallerstein wurde das kindliche Blut aus dem Sagittalsinus entzogen und gleichzeitig die entsprechende Menge Spenderblutes in die Vena saphena infundiert. Diamond ändert 1947 das Verfahren dahingehend ab, daß er einen feinen biegsamen Katheder durch die Nabelwand in die Vena cava vorschob. Wiener und Wexler geben ein Verfahren an, bei dem Blutentnahme und Transfusion gleichzeitig erfolgt. Das Blut wird am Knöchel durch die Vena saphena zugeführt und der Arteria radialis am Handgelenk entnommen.

Vorzeitige Beendigung der Schwangerschaft durch Kaiserschnitt wurde ebenfalls in Erwägung gezogen und des öfteren auch ausgeführt. Die Möglichkeit der Behandlung ergibt sich besonders für die schwerste Form der kindlichen Erkrankung durch die Überlegung, daß die Kinder gegen Ende der Schwangerschaft, wenn offenbar die Antikörperpassage durch die Plazenta hindurch besonders leicht ist, ihre Hauptschädigung erleiden bzw. absterben. Dieser Gedanke liegt besonders nahe in den Fällen, wo in der Geburtenanamnese der Mutter ein solches Ereignis bereits stattgefunden hat. Es drängt sich die Frage auf, ob man nicht ein Kind durch die künstliche vorzeitige Beendigung der Gravidität hätte retten können, das bei rechtzeitiger Geburt kurz vorher abgestorben ist oder aber mit schweren Schädigungen zur Welt kommt.

Dem steht allerdings die Überlegung gegenüber, daß die vorzeitige Entbindung unreife Frühgeburten zur Welt bringt, die den großen Eingriff bei der Austauschtransfusion weniger gut gewachsen sind. Es wird daher empfohlen, den Kaiserschnitt nicht vor der 36. bis 37. Woche und nur ausnahmsweise schon in der 34. Schwangerschaftswoche in Erwägung zu ziehen. Auch sollte man stets die Operationsgefährdung der Mutter berücksichtigen. Endgültig wird dieser Fragenkomplex erst nach Sammlung größerer Erfahrung beantwortet werden können. Die vorzeitige Schwangerschaftsbeendigung kommt also vorläufig vorwiegend in den Fällen in Frage, wo Totgeburten vorangegangen sind und sie hat das Ziel, das Neugeborene in einem möglichst wenig geschädigten Zustand der Austauschtransfusion zuzuführen, die nach einer Spontanentbindung am Ende der Zeit vielleicht zu spät kommt. Sie hat nicht das Ziel, die Austauschtransfusion überflüssig zu machen.

Eine weitere, auf rein serologischen Grundlagen aufgebaute Behandlungsform der Erythroblastose stellt die vielzitierte Haptenbehandlung dar. Man geht dabei, wie dies bereits in der speziellen Blutfaktorenserologie des Rh-Faktors dargestellt worden ist, von der Überlegung aus, die für das Kind schädlichen Antikörper im Kreislauf der Mutter bereits hier zu adsorbieren durch eine Substanz, die zwar in der Lage ist, Antikörper spezifisch abzubinden, jedoch nicht neu hervorzubringen. In den letzten Jahren sind über diese Rh-Haptenbehandlungen und ihre klinische Bedeutung sowohl im Ausland als auch in Deutschland eine beträchtliche Zahl von Veröffentlichungen erschienen. Es gibt kaum ein Gebiet der Blutgruppenserologie, in welchem in kurzer Zeit so verschiedenartige zum Teil entgegengesetzte Resultate erzielt und Ansichten geäußert wurden. Es scheint angebracht, diese Behandlungsweise kritisch etwas näher zu betrachten. Im speziellen Teil wurde bereits davon gesprochen, daß eine spezifische Wirkung durch die bisher isolierten Rh-Haptene nicht zu erwarten sei. Trotzdem könnte es natürlich sein, wie dies Spielmann und seine Mitarbeiter annehmen, daß solche Präparate trotz ungenügender Wirksamkeit in vitro auf Grund anderer unspezifischer Funktionen in vivo einen gewissen Heilerfolg oder eine Senkung des Antikörpertiters zeigen können. Man kann sich z. B. vorstellen, daß diese Lipoide die Erythroblastose in ähnlich günstiger Weise beeinflussen wie das Vitamin C (Burnham). Auch dieses soll in vitro agglutinationshemmend wirken. Desgleichen kann eine Behandlung mit Nebennieren- und Sexualhormonen sowie Vitamin-K-Präparaten begrenzte Erfolge zeigen. Da die meisten ursprünglich als Hapten angesprochenen Inhibitoren weder toxische noch antigene Eigenschaften besaßen, erschien eine klinische Erprobung schon aus dem Grund angezeigt, da Carter und Loughrey sowie Carter schon vor etwa fünf Jahren über erstaunliche Erfolge mit ihrem Hapten berichtet hatten. Oft sollte eine einzige intramuskuläre Injektion von 20 mg Hapten während der ganzen Schwangerschaft ausgereicht haben, die Antikörper endgültig herabzumindern oder in einigen Fällen zum völligen Verschwinden zu bringen. Meist waren jedoch mehrmalige Haptengaben erforderlich und dennoch übersteigen diese Erfolge immer noch alle Erwartungen, wenn man auf Grund der Wirksamkeit in vitro den möglicherweise in vivo erreichbaren Effekt grob abschätzt. Tatsächlich konnten auch in Amerika die Ergebnisse Carters nur von Goldsmith bestätigt werden, während eine große Anzahl anderer Autoren keinerlei auf die Haptenbehandlung zurückführbare klinische Erfolge gesehen hat. In Deutschland sind dagegen seltsamerweise in der Mehrzahl günstige Ergebnisse bei der klinischen Erprobung von Lipoidhapten veröffentlicht worden, wenn man von den Arbeiten von SIEGERT, SPIELMANN und SCHWENZER sowie PROKOP absieht, in denen Lezithinpräparate verschiedener Herkunft verwendet wurden. Betrachtet man diese Arbeiten jedoch näher, so hat man den Eindruck, daß es sich im allgemeinen nur um eine Herausstellung weniger, im günstigen Sinne verlaufener Therapien handelt, bei denen die Zurückführung des Erfolges auf das angewandte Mittel unmöglich ist, da entweder Vergleichsfälle nicht angegeben sind bzw. die Erfolgschancen so verteilt sind, daß sie zu der Annahme berechtigen, daß die behandelten Kinder auch dann gesund geblieben wären, wenn sie keine Behandlung erfahren hätten. Daß solche Kinder außerdem Gefahr laufen, der wirklich rettenden Austauschtransfusion zu entgehen, weil möglicherweise der Ikterus gravis erst sehr spät nach der Geburt auftritt, ein Zeitpunkt der für eine wirklich wirksame Austauschtransfusion bereits zu spät ist, sei nur am Rande erwähnt.

Es ist deshalb nicht möglich, eine Entscheidung über den Wert der sogenannten Haptentherapie an dieser Stelle zu geben. Auf Grund der bisherigen Beobachtungen und Erfahrungen sollte jedoch der Schluß gezogen werden, daß man bei den bisher isolierten Präparaten von der Anwendung des Begriffes Hapten absieht und sie besser als Inhibitoren bezeichnet. Wenn solche Substanzen auch die Fähigkeit haben sollten in vivo den Antikörper zu senken, so liegt die Entscheidung über den Erfolg einer Haptenbehandlung nicht bei der Beurteilung des Titerverlaufes während der Schwangerschaft sondern allein in dem Befund des Klinikers am Krankenbett. Das soll aber nicht heißen, daß damit die Möglichkeit jeder echten Haptentheorie abgelehnt wird. Es soll damit nur eine Mahnung ausgesprochen werden, die Isolierung bzw. Darstellung echter und wirklicher Haptenpräparate abzuwarten, ehe diese Behandlungsweise von neuem zur Diskussion gestellt wird.

Hämolytische Anämien auf der Grundlage abnormer serologischer Verhältnisse

Begriffsbestimmung und Systematik. Unter dem Begriff der hämolytischen Anämien werden nach dem heutigen Wissensstand alle jene Anämieformen zusammengefaßt, bei denen die Zeichen eines beschleunigten Blutzerfalles im Vordergrund stehen. Charakteristisch für diese Gruppe der hämolytischen Anämien ist neben dem erhöhten Blutzerfall die gleichzeitige enorme Steigerung der Regeneration, im Gegensatz zu anderen Anämieformen, z. B. dem Morbus BIERMER, bei denen zwar auch ein hochgradiger Zer-

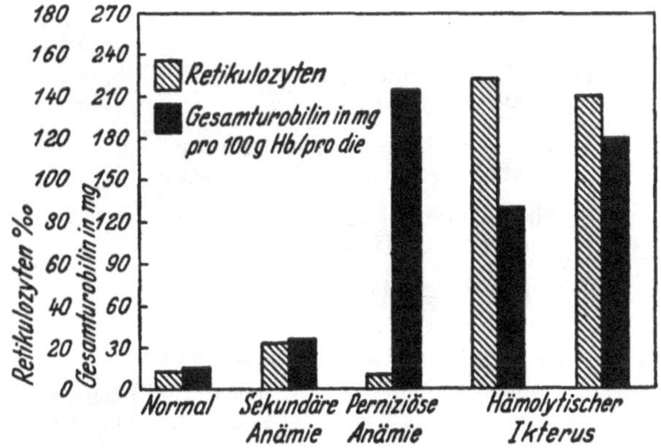

Abb. 81. Die Regenerations- und Zerfallgrößen bei verschiedenen Formen der Anämie (nach HEILMEYER)

fall vorliegen kann, dem aber keine entsprechende Regeneration gegenübersteht. Einen anschaulichen Vergleich ermöglicht eine Darstellung HEILMEYERS, in der das Wesentliche dieser Erscheinungsbilder besonders dann deutlich zum Ausdruck kommt, wenn man eine Bilanz der Blutmauserung aufstellt, wenn also die Zahl der Retikulozyten des peripheren Blutes der durchschnittlichen täglichen Gesamtausscheidung von Urobilinkörpern in Stuhl und Harn gegenübergestellt wird.

Die systematische Einordnung der nach den eben genannten Kennzeichen abgesonderten hämolytischen Anämien bereitet verständlicherweise insofern gewisse Schwierigkeiten, weil man zu ganz verschiedenen Ergebnissen kommen muß, je nachdem man der Einteilung entweder die Ätiologie, das pathogenetische Geschehen oder die klinischen Symptome zugrundelegt. Am übersichtlichsten erscheint nach HEILMEYER das Vorgehen YOUNGS, die hämolytischen Anämien in intrakorpuskulär und in extrakorpuskulär bedingte einzuteilen, je nachdem die ursächliche, für die Zerstörung der Erythrozyten verantwortliche Schädigung in den Blutkörperchen selbst zu suchen ist oder von außen kommt, d. h. also im Milieu vermutet werden muß. Diese Zweiteilung in intra- und extrakorpuskulär bedingte hämolytische Anämien hat ihren gut fundierten Grund, da man durch Transfusionsversuche die Zugehörigkeit der Erkrankung eines bestimmten Patienten zu einer dieser beiden Gruppen festlegen kann. Ist die hämolytische Anämie eines Patienten intrakorpuskulär bedingt, d. h. liegt die Zerstörungsursache in den Erythrozyten selbst, so behalten diese roten Blutkörperchen ihre kurze Lebensdauer, auch wenn sie einem Gesunden einverleibt werden. Daß das Milieu an diesem Untergang keine Verantwortung trägt, läßt sich daran erkennen, daß von Gesunden stammende Erythrozyten ihre normale Lebensdauer behalten, wenn sie in den Kreislauf eines Patienten verbracht werden, der an einer intrakorpuskulär bedingten hämolytischen Anämie leidet. Umgekehrt liegen die Verhältnisse bei extrakorpuskulär bedingten hämolytischen Anämien. Die schädlichen Einflüsse auf die Lebensdauer der Erythrozyten haben ihren Sitz außerhalb derselben in der Umgebung bzw. in dem betreffenden Milieu. Wird ein an sich gesunder Erythrozyt aus diesem Milieu, das ihn innerhalb kurzer Zeit zerstören

Tabelle 103. Einteilung der hämolytischen Anämien nach HEILMEYER

EINTEILUNG DER HÄMOLYTISCHEN ANÄMIEN

I. Intrakorpuskulär bedingte hämolytische Anämien (Hämolytische Anämien auf Grund eines Erythrozytendefektes).

a) Elliptozytenanämie,

b) Sichelzellenanämie,

c) Thalassemia maior (COOLEY), Thalassemia minor,

d) Atyoische hämolytische Anämien (HADEN, YOUNG u. a.),

e) Marchiafava-Anämie (Typ I) mit verminderter Säureresistenz,

f) Neoplastische Fehlbildungen.

II. Extrakorpuskulär bedingte hämolytische Anämien (Hämolytische Anämien auf Grund einer schädigenden Milieuveränderung).

a) Blutgiftanämien,

b) physikalisch bedingte Anämien (Verbrennungen),

c) durch Infekitonserreger bedingte hämolytische Anämien (Malaria, Bartonella, hämol. Streptokokken),

d) serologisch bedingte hämolytische Anämien,

e) durch Hypersplenie ausgelöste Anämien.

III. Gemischt-Formen

Kongenitaler hämolytischer Ikterus (Kugelzellen und Hypersplenie).

würde, entfernt und in ein anderes, normales Milieu, z. B. in die Blutbahn eines gesunden Menschen gebracht, so behält er auch weiterhin seine normale Lebensdauer. Normale Erythrozyten dagegen, die anläßlich einer Bluttransfusion von einem gesunden Spender aus ihrer normalen und gesunden Umgebung in das pathologisch veränderte Milieu des Patienten gebracht werden, erleiden durch das schädliche Agens innerhalb kurzer Zeit eine erhebliche Beeinträchtigung ihrer Leistungsfähigkeit und verfallen der Zerstörung.

Zieht man noch die Möglichkeit des Auftretens von Mischformen in Betracht, so ergeben sich demgemäß für eine systematische Einteilung drei Hauptgruppen, wie sie in dem nach HEILMEYER aufgestellten Schema enthalten sind.

Aus diesem Komplex der klinisch als hämolytische Anämien imponierenden Erscheinungsformen muß im Rahmen der vorliegenden Darstellung eine Gruppe von Erkrankungen des erythropoetischen Systems besonders herausgehoben werden, die klinisch ein einheitliches Bild bietet und in ihrer Pathogenese die Besonderheit aufweist, daß sich durch (serologische) Untersuchung des Blutes abnorme serologische Verhältnisse aufdecken lassen, die zum Krankheitsgeschehen selbt in enger Beziehung stehen, unter Umständen sogar für die Entstehung der Erkrankung verantwortlich gemacht werden können.

Tabelle 104. Einteilung der serologisch bedingten hämolytischen Anämien (nach HEILMAYER)

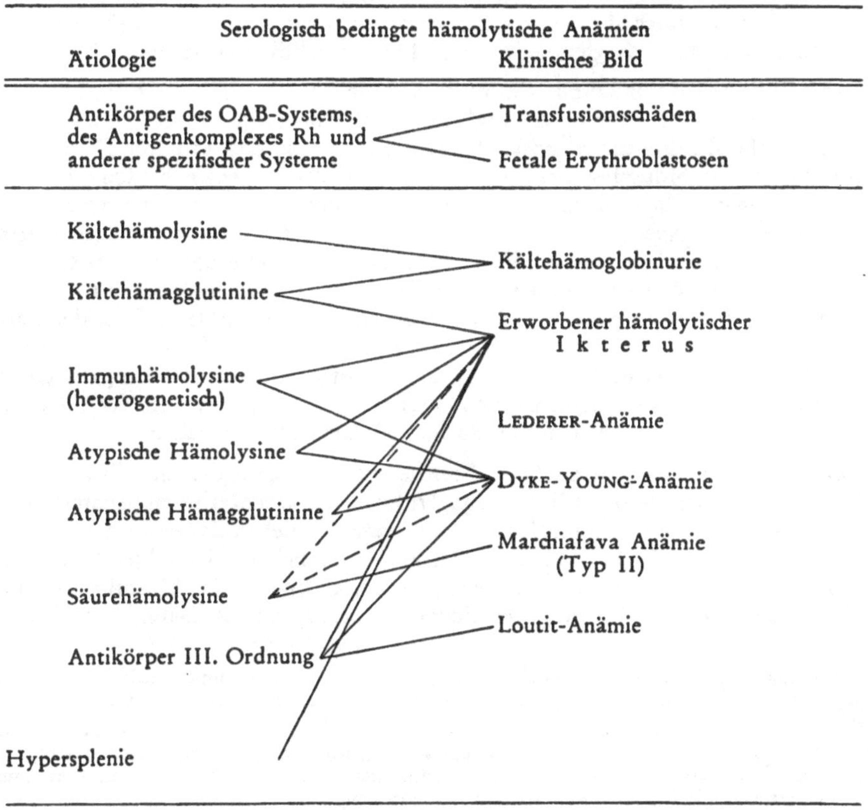

Bei den hämolytischen Anämien mit abnormen serologischen Verhältnissen handelt es sich, wie die Einteilung zeigt, um extrakorpuskulär bedingte Einflüsse, die auf die an sich normalen Blutkörperchen eine schädigende Wirkung ausüben. Wenn auch die Antikörper der spezifischen Systeme, namentlich des OAB-Systems und des Antigenkomplexes Rh mit aufgeführt sind, so muß doch darauf hingewiesen werden, daß sie bei den hier zu behandelnden hämolytischen Anämien keine direkte Rolle spielen, sondern nur auf der Basis eines Vergleiches herangezogen werden können. Gewiß entstehen auch durch Hämolyseunfall und fetale Erythroblastose hämolytische Anämien, aber sie haben doch einen ganz anderen Charakter[1]). Sie gehören, wie bereits erwähnt, zu einer Gruppe von Unverträglichkeiten, die dadurch besonders ausgezeichnet sind, daß für das Zustandekommen solcher Erscheinungen die Mitwirkung spezifischer, in der Körpersubstanz erbmäßig festgelegter Faktoren, also das Zusammenwirken verschiedener biochemischer Strukturen von zwei an sich unabhängigen Individuen erforderlich ist. Nur unter diesen Umständen ist es möglich, daß die weitere Schädigung der roten Blutkörperchen ihr Ende finden kann und die Anämie zum Stillstand kommt. Dann nämlich, wenn das schädigende Hämagglutinin erschöpft ist und keine weitere Zufuhr mehr erfolgt, sei es durch die Vermeidung erneuter Transfusionen unverträglichen Blutes, sei es durch die Beendigung der Gravidität. Bei den hämolytischen Anämien der hier zu besprechenden Gruppe besteht keine Möglichkeit, in den pathogenetischen Mechanismus erfolgreich und vor allem mit einem Erfolg von Dauer einzugreifen. Wenn hier die pathologischen Prozesse einmal entfacht und ins Rollen gebracht sind, scheinen sie in den allermeisten Fällen mit zunehmender Heftigkeit bis zum Ende weiter zu laufen, gleich einer Lawine, die, einmal ins Rollen gebracht, durch ihre stetige Zunahme an Masse mehr und mehr Bewegungsenergie erhält und dadurch gleichzeitig eine kontinuierlich anwachsende Wucht erhält.

Die hämolytischen Anämien mit abnormen serologischen Verhältnissen sind also offensichtlich die Auswirkung einer Unverträglichkeit von Körpersubstanzen ein und desselben Organismus. Ihr Zustandekommen stellt man sich so vor, daß es unter Durchbrechung der physiologischen Sicherung des horror autotoxicus[2]) zu einer Bildung von Autoantikörpern kommt, die mit gewissen Strukturen der Körpersubstanz reagieren und durch die Auslösung eines Autoimmunisierungsprozesses die Lawine ins Rollen bringen, von der bereits gesprochen wurde. Wenn auch ausnahmsweise über spezifische Systeme berichtet wurde, die an einem solchen Geschehen beteiligt waren, so scheint es sich auch hier um solche Systeme zu handeln, die in ihrer Reaktionsweise denjenigen der unspezifischen Systeme nahestehen. So wurden fast nur Kälte- und Wärmehämolysine und Kälte- und Wärmeagglutinine beschrieben, die in Form von Autoantikörpern das sichtbare Zeichen der abnormen serologischen Verhältnisse bilden und zu der Abgrenzung dieser hämolytischen Anämien von den übrigen Formen geführt haben.

Ätiologie und Pathogenese. Das klinische Bild ist durch die mittelbaren und unmittelbaren Folgen der hochgradigen, regeneratorischen hämolytischen Anämie und der enormen Blutmauserung bestimmt. Da im Gegensatz zur Lebensdauer normaler Erythrozyten, die annähernd 120 bis 150 Tage beträgt, diese bei den hämolytischen Anämien mitunter bis auf einige Tage verkürzt sein kann, zeigt sowohl das Blutbild als auch das Knochenmark alle Zeichen des Regenerationsversuches: in der Blutbahn Vermehrung der

---

[1]) Wenn man sie als extrakorpuskulär bedingte hämolytische Anämien auffassen will, dann allerdings nicht auf Grund einer eigenen Plasmaveränderung, sondern einer fremden.

[2]) Ob sich der horror autotoxicus in dem eigentlichen Sinne seiner Bedeutung bei den unspezifischen Systemen wirklich anwenden läßt, ist fraglich, da die besonderen unspezifischen Systeme der Kälte- usw. -agglutination auch serologisch gesehen einer anderen Gesetzmäßigkeit zu unterstehen scheinen wie die spezifischen Systeme.

Retikulozyten, in den Blutbildungszentren ausgesprochenes Normoblastenmark. Dabei ist die Qualität der Neubildungen im Gegensatz zur perniziösen Anämie und zur Erythroblastose in keiner Weise verändert, ein Zeichen dafür, daß der Neubildungsvorgang im Knochenmark lediglich eine stark gesteigerte physiologische Leistung darstellt, mit dem Ziele, den abnorm starken Zerfall zu kompensieren. Da die Kompensation jedoch immer eine unvollkommene bleibt und der Zerfall überwiegt, zeigen die Patienten zunächst eine auffallende Blässe. Darüber hinaus ist ihre Haut stets mehr oder weniger ikterisch verfärbt, eine Folge des über die Norm erhöhten Bilirubingehaltes im Blutserum, die sich auch in einem an hämatogenen Farbstoffen reichen Harn bemerkbar macht. Die Galle ist dickflüssig und pleiochrom, der Stuhl sehr farbstoffreich. Die tägliche Sterkobilinausscheidung beträgt das 5- bis 10fache der Norm.

Sucht man nach der Ätiologie dieser meistenteils erworbenen hämolytischen Anämien oder hämolytischen Krisen, so ergeben sich zunächst rein klinisch betrachtet keinerlei Anhaltspunkte, auf welche Weise der hochgradige Erythrozytenzerfall zustande kommt. Sehr häufig treten sie während oder im Anschluß an schwere Leberparenchymerkrankungen auf. Außerdem werden sie auch bei Allgemeinerkrankungen und bösartigen Tumoren beschrieben. In diesem Zusammenhang muß an die Möglichkeit einer primären Autoantikörperbildung durch die zerfallenden Zellen gedacht werden. Vornehmlich treten sie jedoch im Zusammenhang mit gewissen Faktoren auf, wie z. B. die Viruspneumonie die Kenntnis von der Antikörperbildung in Form von Kälteagglutininen vermittelt hat. Diese Kältehämagglutinine können sehr hohe Titer mit großer Wärmeamplitude bis knapp an die Körpertemperatur heran aufweisen. Auch die infektiöse Mononukleose ist dafür bekannt, daß sie zum Auftreten sogenannter heterogenetischer Antikörper führt. Außerdem scheint auch das Hepatitisvirus Anlaß zur Entstehung von Antikörpern geben zu können. Gear glaubt, daß auch das Schwarzwasserfieber bei Malaria auf ähnlicher Basis entsteht und formuliert seine Hypothese folgendermaßen: der Erythrozyt in Verbindung entweder mit dem Malariaparasiten oder mit dem Antimalariamittel oder aber auch mit beiden zusammen bildet als neuentstandener Komplex für den Organismus ein antigenes Material, das in Form eines sogenannten Autoantigens über das Retikuloendotheliale System zur Bildung eines Autoantikörpers führt (s. Schema). Dieser ist für die Zerstörung der roten Blutkörperchen verantwortlich zu machen.

Hypothetische Pathogenese des Schwarzwasserfiebers bei Malaria durch Autoantikörperbildung nach Gear.

Erythrozyt + Malariaparasit
oder
Erythrozyt + Antimalariamittel
oder
Erythrozyt + Malariaparasit und Antimalariamittel
} Autoantigen

Autoantigen ·······→ RES ——→ Autoantikörper

Wenn die Zitierung der Gearschen Hypothese auch bereits in pathogenetische Bezirke eingreift, ohne daß die Ätiologie eine ausführliche Besprechung erfahren hat, so hat diese Tatsache ihren ausschließlichen Grund in den hier besonders eng gelagerten Beziehungen zwischen Ätiologie und Pathogenese. Die eben geschilderten möglichen Ursachen, die dem hochgradigen Blutzerfall voraus gehen können, zeigen Möglichkeiten eines Zusammenhanges mit bekannten spezifischen und unspezifischen Vorgängen serologischer Reaktionen, die sehr wohl eine indirekte, unter Umständen sogar auch eine direkte Beteiligung am hämolytischen Prozeß selbst möglich erscheinen lassen.

CHAUFFARD und TROISIER haben bereits 1908 einen von ihnen beobachteten Blutzerfall auf das Auftreten von Hämolysinen bezogen und daraufhin den Begriff des Hämolysinikterus aufgestellt. Seitdem sind immer wieder ähnliche Fälle beschrieben worden, ohne daß jedoch der Zusammenhang mit der Blutkrankheit geklärt werden konnte. In der Zwischenzeit hat man nunmehr gelernt, bei solchen Fällen im Blut serologische Veränderungen nachzuweisen, die nicht immer nur in Form von Hämolysinen aufzutreten brauchen, sondern auch einer anderen Antikörperart angehören können. Nach der Ansicht der überwiegenden Mehrheit der Autoren reichen diese Befunde ohne weiteres aus, um dadurch mit größter Wahrscheinlichkeit den dadurch enorm gesteigerten Erythrozytenzerfall erklären zu können.

Im Rahmen der Arbeiten über die verschiedenen Agglutinationsformen innerhalb des Antigenkomplexes Rh konnten von WIENER und RACE unabhängig voneinander sogenannte unvollständige Antikörper oder blockierende Antikörper aufgedeckt werden, die dadurch charakterisiert sind, daß sie, wie dies im allgemeinen Teil eingehend besprochen wurde, einmal eine Agglutination von Blutkörperchen nur in einem kolloidalen und nicht in einem kristalloiden Milieu herbeiführen können, daß sie aber auch zum anderen im kristalloiden Milieu mit dem Antigen in eine Verbindung eingehen, wenn es auch nicht zur Verklumpung kommt. Die Blutkörperchen sind dadurch für ein auch in kristalloidem Milieu wirkendes Agglutinin unangreifbar — blockiert — und werden nicht mehr agglutiniert. Daneben gibt es aber auch noch andere Antikörper, sogenannte Cryptagglutinoide, die durch einfache kolloide Medien nur noch sehr schwach oder gar nicht faßbar sind. Am besten können sie mit dem Anti-Globulin-Serum nachgewiesen werden. Die Serologie hat den Beweis erbringen können, daß nicht nur die spezifischen Systeme zur Bildung von unvollständigen Antikörpern fähig sind. Auch für die unspezifischen Systeme muß heute die Existenz solcher Serumformen angenommen werden. HAHN und LÜTTGENS, HAHN und BRÜGGEMANN sowie KRAH wiesen das Vorhandensein solcher unvollständiger Antikörper aus den Gruppen der Kälte- und Wärmehämagglutinine nach, wie sie auch von LOUTIT und seinen Mitarbeitern als Antikörper bei hämolytischen Anämien aufgefunden worden sind.

Man kann diese unvollständigen Antikörper nach dem Vorgehen von COOMBS, MOURANT und RACE dadurch nachweisen, daß man mit dem COOMBS-Serum, das in spezifischer, gegen die Eigenschaft „Globulin" gerichteter Weise alle inkompletten Antikörper spezifischer und unspezifischer Prägung, die durch unbekannte Vorgänge eine Fixierung an Erythrozyten gefunden haben, wegen ihres Globulincharakters erfaßt und so eine sogenannte „Sensibilisierung der Erythrozyten" nachweisen läßt. Nicht besetzte Erythrozyten, also normale bzw. nicht erkrankte, fallen mit diesem RACE-COOMBS-Test (siehe allgemeiner Teil) negativ aus, während geschädigte Blutkörperchen eine positive Reaktion ergeben. Man hat diese Reaktion auch als Developing-Test (HILL und HABERMANN) bezeichnet. LOUTIT und seine Mitarbeiter haben 1946 erstmals den Gedanken in die Tat umgesetzt, mit diesem Test einen extrakorpuskulären Faktor bei hämolytischen Anämien aufzudecken und ihn zur Diagnose, wenn auch nur bestimmter Formen der hämolytischen Anämien zu verwenden. Seitdem sind solche unvollständigen Antikörperformen vielfach beobachtet und mit den dadurch in Zusammenhang stehenden Erkrankungen hämolytischer Anämien in ursächliche Beziehungen gebracht worden.

Die biologischen Anwendungsgebiete der Blutgruppen- und Blutfaktorenserologie

Während mit Ausnahme der Bedeutung auf dem Gebiete des Transfusionswesens die Erkenntnisse über die klinischen Zusammenhänge der Blutgruppen- und Blutfaktorenserologie relativ neueren Datums sind, wurden die Anwendungsmöglichkeiten auf allgemein-biologischen Forschungsrichtungen schon sehr früh erkannt. Die Zurückführung des serologischen Geschehens auf konstitutionelle Momente, wobei die Bezeichnung „konstitutionell" im Sinne HIRSZFELDS mit dem genotypisch Bedingten gleichzusetzen ist, bedeutet — wie dies in der Einleitung bereits eingehend geschildert wurde —, daß individualspezifische serologische Eigenschaften existieren, die vorgebildet und vererbbar sind. Das bedeutet aber gleichzeitig, daß die immunologischen Antworten des Organismus dementsprechend innerhalb bestimmter biochemischer Grenzen erfolgen müssen und keineswegs nur eine unkontrollierbare, summarische Reaktion auf äußere, in großer Mannigfaltigkeit einwirkende Reize darstellen. Daraus resultiert sowohl in Bezug auf die Struktur als auch in Hinsicht auf die Reaktionsweise eine serologische Differenzierungsmöglichkeit, die einerseits in individualspezifischer Richtung eine Bearbeitung genetischer Fragen innerhalb der einzelnen Arten erlaubt, andererseits aber auch auf dem Gebiet der Artspezifität Einblick in stammesgeschichtliche Probleme gestattet.

Neben den Beiträgen allgemeiner genetischer Bedeutung, die für die einzelnen Merkmale im speziellen Teil eine eingehende Würdigung erfahren haben, fand die individualspezifische Differenzierung in der Praxis ihre wichtigste Anwendung in der serologischen Abstammungsuntersuchung. Auf anthropologischem Gebiet richtete sich das Hauptaugenmerk auf die Blutgruppen- und Blutfaktorenverteilung bei den einzelnen Völkerschaften und auf Versuche, aus dieser Verteilung abstammungsmäßige Beziehungen aufzudecken. Diese Versuche nach abstammungsmäßigen Beziehungen blieben nicht nur auf Untersuchungen innerhalb der Art Mensch beschränkt, sondern dehnten sich auch auf die stammesgeschichtliche Problematik der Primaten im engeren und der Säugetiere im weiteren Sinne aus. Selbstverständlich kann man von diesen Untersuchungen keine endgültigen und definitiven Ergebnisse erwarten. Sie können bestenfalls nur Teilergebnisse für die Lösung des Gesamtproblems liefern, durch die die Erkenntnisse auf den einschlägigen Forschungsrichtungen sinngemäß ergänzt werden können.

Auf allen diesen hier noch zu besprechenden Gebieten hat sich besonders in den letzten Jahren durch die Arbeit zahlloser Autoren in allen Ländern ein reichhaltiges Material angesammelt. Da infolge dieser Vielfalt die Untersuchungsergebnisse in ihrer Gesamtheit kaum noch zu übersehen sind und ein eingehendes Studium erfordern, um sämtliche Einzelergebnisse voll zu erfassen, soll im Rahmen der vorliegenden Darstellung nur das Grundsätzliche erörtert und auf viele Einzelheiten verzichtet werden.

Die serologische Astammungsuntersuchung

Historische Entwicklung

Die geschichtliche Entwicklung der Abstammungsuntersuchung überhaupt und der serologischen im besonderen hat durch SCHIFF eine so eingehende und interessante Bearbeitung erfahren, daß es als eine unumgängliche Notwendigkeit erscheint, diese Studie im Prinzip der eigentlichen Besprechung des Themas voranzustellen.

Historisch gesehen konnte es ein Problem der Vaterschaft erst geben, nachdem die physiologischen Beziehungen zwischen Geschlechtsverkehr und Empfängnis erkannt worden waren. Daß diese Erkenntnis nicht von vornherein existierte, beweisen die bei allen Völkern wiederkehrenden mythologischen Vorstellungen über Kinder, die von Göttern und Dämonen erzeugt worden sein sollen. Im altkeltischen Heldenepos ist es nichts ungewöhnliches, daß für einen Helden gleichzeitig mehrere Väter angegeben werden. Trotzdem wird man wohl annehmen dürfen, daß derartige mythologische Vorstellungen später auch trotz Kenntnis der natürlichen Zusammenhänge weitergesponnen wurden.

Ihre Bedeutung gewann die Frage der Vaterschaft von dem Augenblick an, als die ersten Formen einer Ehegemeinschaft in der menschlichen Gesellschaft auftauchten, wenn auch natürlich eine gewisse Unsicherheit in dieser Hinsicht weiterbesteht, die im römischen Rechtsgrundsatz „pater semper incertus" sogar soweit geht, daß das Problem aufhört ein Problem zu sein. Nicht viel anders scheint auch die Einstellung im alten Babylon gewesen zu sein. Dort hat es — im Zusammenhang mit der Tempelprostitution — eine große Zahl Kinder unbekannter Väter gegeben. Für eine bestimmte Kategorie, die Kinder von Priesterinnen der zweiten Klasse, Sal-Me genannt, war ausdrücklich festgelegt, daß sie den Namen der Mutter zu tragen hatten. Wenn auch eine bis ins kleinste gehende Adoptionsgesetzgebung für solche Kinder vorliegt, so existieren jedoch keine Anweisungen über Versuche zur Ermittlung des jeweiligen Vaters.

Schiff erwähnt, daß bei Adoptionen zur Feststellung der Identität das Fußmaß der adoptierten Personen gemessen und urkundlich beglaubigt wurde. Es scheint ihm nicht ausgeschlossen, daß hier Fuß a b d r ü c k e gemeint sind. Aus solchen Fußspuren wurde Berichten späterer Zeit zufolge bei den Arabern eine Entscheidung über die Vaterschaft getroffen, und es ist ohne weiteres möglich, daß jene arabische Kunst schon im alten Babylon bekannt war und geübt wurde.

Eine durchaus positive Einstellung zum Problem der Vaterschaftsbestimmung ist in dem chinesischen Hsi-Yüan-Lu festzustellen, einem gerichtsmedizinischen Werk hohen Alters, das bis in unsere Zeit von den Behörden für ihre Entscheidungen herangezogen worden ist. Hier wird genau beschrieben, wie man vorzugehen hat, wenn man die Abstammung eines Kindes von einem bestimmten Manne prüfen will, ein Verfahren, das seltsamerweise äußerlich an unsere heutige Blutdiagnostik erinnert: Man läßt das Blut des Kindes und des vermeintlichen Vaters in ein Gefäß mit Wasser fallen. Kommt es zur Gerinnung, so ist die Vaterschaft bewiesen. Um die Abstammung von einem Verstorbenen zu untersuchen, bringt man das Blut des Kindes auf einen Knochen des Toten. Läßt sich das Blut nicht wieder abwaschen, so ist der Tote der Vater. Dieses Motiv findet sich auch anderwärts. Neben jenem altchinesischen Gesetzbuch taucht es u. a. in altjüdischen Berichten und in der Gesta romanorum, einer im 12. Jahrhundert in England niedergeschriebenen Sammlung von Erzählungen, auf.

Auf diese und andere Versuche, auf mehr oder weniger mystischem Wege die Vaterschaft zu bestimmen, soll hier nicht näher eingegangen werden. Die Frage erschien für den menschlichen Verstand allein so wenig lösbar, daß man selbst Gottesurteile, Wasser- und Feuerproben herangezogen hat. Eine wirklich rationelle Grundlage hat allein das Urteil Salomons. Aber es dient gerade zur Hervorhebung seiner übermenschlichen Weisheit, daß die für den gewöhnlichen Menschenverstand nicht aufzuklärende Frage der Abstammung — in diesem Falle allerdings speziell der Mutterschaft — durch seine praktische Psychologie gelöst wurde.

Alle Versuche früherer Zeit, die Frage der Abstammung auf rationelle Weise, auf — wenn dieser Ausdruck hier angebracht ist — biologischer Grundlage zu beantworten, gehen naturgemäß von der Ähnlichkeit aus. Ähnlichkeit gilt als Beweis der Vaterschaft, Unähnlichkeit stimmt den Ehemann zumindest mißtrauisch. Zur Klärung schwieriger

Fälle hat man auch eine Vererbungstheorie des Altertums herangezogen, die allerdings von den modernen wissenschaftlichen Anschauungen beträchtlich abweicht: die Lehre vom Versehen der Schwangeren. Sie ist nämlich eine durchaus konsequente und scheinbar auch auf Beobachtungen gestützte Vererbungstheorie, die sich auch heute im Volksglauben mitunter hartnäckig hält, ja selbst vor Gericht hat sie gegen Ende des vorigen Jahrhunderts noch Anerkennung gefunden. Aus Dänemark hat THOMSEN über das uneheliche Kind eines Dienstmädchens berichtet. Das Kind besaß als Abnormität einen überzähligen Finger wie der Dienstherr der Mutter. Die Unterhaltsklage wurde (wie gesagt in den 70er Jahren) vom Gericht abgewiesen, weil das Versehen der Mutter die Abnormität ausreichend erklärte.

Eine Fülle von Beispielen aus antiker und späterer Zeit hat BLOCH gesammelt. Daß dem Arzt besondere Sachkunde zuerkannt wurde, zeigte eine altgriechische Erzählung. Eine Mutter war in den Verdacht der Untreue geraten, weil das sehr schöne Kind niemanden aus der Familie ähnlich sah. Ein Arzt sprach die Vermutung aus, es könne sich in dem Schlafzimmer der Frau ein dem Kinde ähnliches Bild befunden haben und dieses Bild fand man wirklich. In einem griechischen Roman wird die Geburt eines weißen Kindes durch Persinna, die Gemahlin des Äthiopierkönigs, auf die gleiche Weise erklärt.

Praktisch ist es nicht möglich, sich einfach mit der Unlösbarkeit des Problems abzufinden. Zu viele Einzelfälle des Rechtslebens, die Entscheidungen fordern, hängen mit der Vaterschaft zusammen und so zeigen uns die Prozeßberichte der letzten Jahrhunderte immer wieder, in welcher Weise man zu einer Lösung zu gelangen sucht. Im Vordergrund steht im allgemeinen die Prüfung der Ähnlichkeit, mit der man außer den Gerichtsärzten mit Vorliebe auch Maler betraute. Neben der allgemeinen Ähnlichkeit achtete man vor allem darauf, ob sich besondere Kennzeichen des Kindes bei dem Mann und seiner Familie wiederfinden. Bei einem solchen Vorgehen mögen gute Beobachter in einzelnen Fällen wohl das Richtige getroffen haben. Im allgemeinen aber war der Gutachter in einer schwierigen Lage, weil er ohne das Fundament einer Vererbungswissenschaft aus zufälligen Einzelbefunden nach Gutdünken seine Schlüsse ziehen mußte. Aus dem 18. Jahrhundert kennen wir zwei berühmte englische Prozesse, den um die Peerschaft der Douglas und den Townshend Peerage Case, in denen die Ähnlichkeit geprüft wurde. Im Townshend Case wurde dem Prätendenten die Legitimität auf Grund der eidlichen Aussage eines Zeugen abgesprochen, der angegeben hatte, die Ähnlichkeit des Kindes mit dem Ehebrecher sei so groß, daß er es daran unter 500 Kindern erkannt haben würde.

Das letzte berühmte Beispiel für diese Art der Begutachtung stellte in Deutschland der Prozeß Kwilecki dar. Hier handelte es sich nicht allein um die Vaterschaft, sondern vor allem um die Mutterschaft, denn es bestand der Verdacht der Kindesunterschiebung. Das Gericht sah Kindesunterschiebung nicht als erwiesen an, eine Entscheidung, die auf Grund der Ähnlichkeitsuntersuchung gefällt wurde. Beispiele MENDELscher Vererbung beim Menschen waren damals noch kaum bekannt, so daß im Prinzip nicht viel anders vorgegangen werden konnte, als etwa in den ähnlichen Fällen früherer Jahrhunderte.

Aber auch die allmählich durchdringende Erkenntnis, daß die MENDELschen Regeln in weitestem Umfang auch auf den Menschen angewendet werden dürfen, blieb zunächst für die Prüfung der Vaterschaft praktisch ohne Bedeutung. Denn die Merkmale, die man zugrunde legen wollte, waren entweder so selten, daß sie nur ausnahmsweise Bedeutung besaßen — das gilt insbesondere für die vielen mendelnden Merkmale pathologischer Art — oder aber es waren Eigenschaften, deren Vererbungsweise nicht mit genügender Sicherheit feststand. Die Einführung der Blutgruppen brachte hier schlagartig einen Umschwung. Hier lag ein scharf abgegrenztes, häufig benutzbares Merkmal mit einer klar hervortretenden und nach den gemachten Erfahrungen durchaus regelmäßigen Vererbungsweise vor. Das neue Merkmal „Blutgruppe" bildete gleichsam das Schema dafür, wie man überhaupt bei einer exakten Erblichkeitsprüfung vorzugehen habe. Allerdings führte die Anwendung dieses Merkmals „Blutgruppe" nur zu einem Teilerfolg. Denn es kann nicht gesagt werden, wer von zwei Männern mit der gleichen Blutgruppe als Vater zu gelten hat. Die neue Betrachtungsweise führte also zu einer Verschiebung der Fragestellung. Wir müssen uns zunächst zufrieden geben, wenn das Studium der Vererbungsverhältnisse auf ein Teilproblem — nämlich Ausschließung der Abstammung — eine sichere Antwort liefert, also immer dann, wenn die Vererbungsgesetze nicht erfüllt sind und aus der Untersuchung sich ergibt, daß der behauptete Vater nicht der Erzeuger sein kann.

Je mehr faßbare Einzelmerkmale für diese Untersuchungsweise zur Verfügung stehen und herangezogen werden können, um so größer werden natürlich die Chancen für den zu Unrecht als Vater in Anspruch genommenen Mann, auf Grund eines dieser die Vererbungsgesetze nicht erfüllenden Merkmals als Erzeuger ausgeschlossen zu werden. Man darf jedoch nicht dem Fehlschluß unterliegen, mit der steigenden Zahl von Merkmalen der positiven Abstammungsaussage bzw. dem positiven Vaterschaftsnachweis näher und näher zu kommen. Die Ausschlußmöglichkeiten werden sich zwar mehr und mehr steigern, eine Aussage darüber, ob der betreffende Mann der Vater wirklich ist, wird sich jedoch auf diesem Wege nicht erbringen lassen.

So sichere und je nach der Zahl der herangezogenen in ihren Prozentsätzen errechenbare Ergebnisse mit dem Ausschlußverfahren zu erzielen sind, so umstritten ist das noch relativ neue Verfahren des positiven Vaterschaftsnachweises. Wie bereits die Bezeichnung erkennen läßt, soll mit dieser Methode versucht werden, im Gegensatz zum Ausschlußverfahren aus einer Reihe von Männern denjenigen zu bestimmen, der auf Grund seiner biochemischen Struktur einzig und allein als Erzeuger in Frage kommt. Der Wert eines solchen, in seinen Ergebnissen sicheren Verfahrens ist unverkennbar und es dürfte den Einsatz erheblicher Mittel lohnen, hier einen zuverlässigen Weg zu finden. Zumal, wie bereits erwähnt, auch auf die Art und Weise des mehr und mehr differenzierten Ausschlusses n i e ein dem positiven Vaterschaftsnachweis gleichwertiges Ergebnis erzielt werden kann.

Die serologische Abstammungsuntersuchung durch das Ausschlußverfahren

Genetische Grundlagen. Das Grundprinzip, dessen sich die serologische Abstammungsprüfung mittels des Ausschlußverfahrens bedient, nämlich die erfahrungsmäßige Feststellung, daß die beim Kinde auftretenden Merkmale von den Eltern stammen müssen und Personen als Eltern nicht in Frage kommen können, wenn sie nicht im Besitze der beim Kinde aufgefundenen Merkmale sind, gilt für alle mendelnden Merkmale in gleicher Weise, mögen sie physiologischen oder pathologischen Charakter tragen. Nur ist zu bedenken, daß die pathologischen Erscheinungen zwar augenfällige Merkmale darstellen, dafür aber in ihrem Vorkommen selten sind.

Es ist dabei gleichgültig, ob es sich um eine dominant-rezessive oder um eine intermediäre Vererbungsweise der betreffenden Merkmale handelt. Jedoch ist die Beurteilung über den Erbgang einer rezessiven Eigenschaft ungleich schwieriger und unterliegt wegen der Nichtbestimmbarkeit[1]) einer solchen schwerwiegenden Einschränkungen, die selbstverständlich den Wert der Methodik mehr oder weniger herabsetzen.

Nimmt man beispielsweise als mendelndes Faktorenpaar die Merkmale X und Y an, von denen X über Y dominiert, so ist offensichtlich, daß nur die homozygoten Typen YY das Merkmal Y phänotypisch erkennen lassen. Die als X erscheinenden Individuen können entweder homozygot XX oder heterozygot XY sein. Letztere vererben demnach unter Umständen das Merkmal Y auf ihre Nachkommen, ohne daß dies aus ihrem Erscheinungsbild vorauszusehen ist. Unter der Nachkommenschaft zweier X-Individuen können also ohne weiteres Y-Individuen auftreten, da die Eltern beide genotypisch XY sein und das rezessive Y weitergeben können (Abbildung 83).

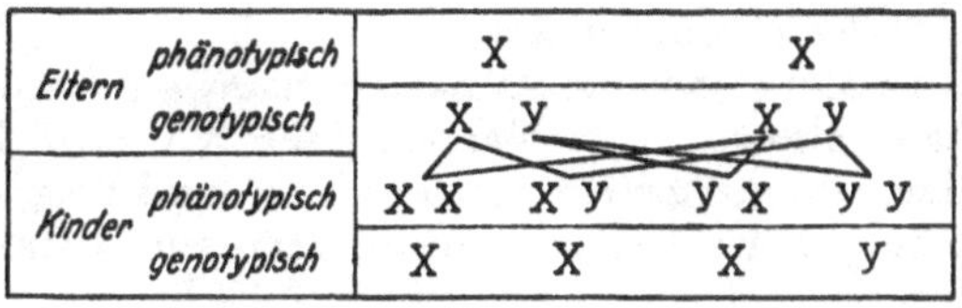

Abb. 82. Erbgang zweier multipler Allele X und Y bei angenommener Dominanz von X über Y

Liegt also ein Fall vor, in dem die Mutter X und das Kind Y ist, so kann kein Mann mit Sicherheit als Erzeuger des Kindes ausgeschlossen werden, da ein Y-Gen von der Mutter stammen und das zweite Y-Gen dementsprechend von einem Mann vererbt worden ist, der in seinem Genotyp ebenfalls eine Y-Eigenschaft besitzt. Dies ist selbstverständlich bei Männern der Typisierung YY und auch bei Männern, die phänotypisch als X erscheinen, weil bei diesen angenommen werden muß, daß sie in ihrem Genotyp XY sind. Die gleiche für einen Ausschluß unmögliche Situation besteht, wenn Mutter und Kind das Merkmal X zeigen. Hier ist selbstverständlich, daß Männer mit dem Merkmal X nicht ausgeschlossen werden können, gleichgültig ob man sie als XX oder XY anspricht. Aber auch Y-Männer kommen für einen Ausschluß nicht in Frage, weil als Genotyp des Kindes die Formel XY angenommen werden muß und in diesem Falle das X von der Mutter stammen kann und das vom Vater vererbte rezessive Y von dem mütterlichen X überdeckt wird. Die einzige Möglichkeit für einen Ausschluß liegt in der Kombination Mutter Y, fraglicher Vater Y und Kind X. Denn die Mutter kann dem Kinde nur Y-Gene vermitteln, so daß das X des Kindes von einem Erzeuger stammen muß, der ein solches in seinem Erbgut aufweist. Männer mit dem Merkmal Y können unter diesen Umständen ausgeschlossen werden. Es ist daraus ersichtlich, daß die Einschränkung der Ausschlußmöglichkeit dadurch bedingt wird, daß beim dominant-rezessiven Erbgang stets heterozygote Typisierungen unterstellt werden müssen. Das typische Beispiel für diese Vererbungsweise existiert auf dem Gebiete der Blutgruppen- und Blutfaktorenserologie im System der klassischen Blutgruppen. Hier wären die Möglichkeiten eines Ausschlusses viel zahlreicher, wenn es gelingen würde, das rezessive Gruppenallel O bei den Heterozygoten AO und BO sicher und verläßlich nachzuweisen[2]).

[1]) Rezessive Merkmale sind serologisch stets als nicht direkt faßbar zu betrachten. Zu vielen Merkmalen, deren eines Allel als rezessiv gilt, wurden im Laufe der Zeit Antikörper gefunden, so daß die bis dahin dominant-rezessiven Erbgänge in kombinante umbenannt werden mußten.

[2]) Die theoretischen Grundlagen dieser Problematik wurden im speziellen Teil ausführlich besprochen. Aber auch wenn die Lösung dieses Fragenkomplexes in Kürze zu erwarten wäre, müßte die Richtigkeit der Methode erst statistisch erhärtet werden, ehe sie in der juristischen Praxis Anwendung finden könnte.

Handelt es sich um ein Merkmalspaar, das der intermediären Vererbungsweise folgt, bei dem also die Form XY als solche nachweisbar ist, so liegen die Möglichkeiten des Ausschlusses einer Vaterschaft wesentlich günstiger. In diesem Falle gibt es drei ohne weiteres differenzierbare Sorten von Individuen, nämlich X (XX), XY und Y (YY). Handelt es sich bei diesen Individuen um Kinder, so gilt für alle, daß sich die jeweiligen Merkmale X oder Y auch bei den Eltern finden müssen. Fehlt das betreffende Merkmal bei der Mutter, so muß es beim Vater vorhanden sein. Fehlt es auch bei dem als Vater in Anspruch genommenen Mann, so kann dieser nicht der Erzeuger sein. Gegenüber dem vordem zitierten Dominanzfall besteht also der Vorteil, daß sich ein Schluß nicht nur in Bezug auf das Merkmal X sondern auch in Bezug auf das Allel Y ziehen läßt. Außerdem bietet sich aber hier auch der Vorteil, daß bei reiner Ausprägung des Merkmals beim Kinde (z. B. XX oder YY) über die Beschaffenheit der Erbformel des Vaters auch ohne die Kenntnis einer solchen bei der Mutter eine Aussage gemacht werden kann. Der Vater eines Kindes XX z. B. kann also nur entweder ebenfalls XX oder XY sein. Männer der Typisierung YY sind von vornherein auszuschließen und umgekehrt. Das typische Beispiel dieser Vererbungsweise kennen wir in dem von Landsteiner und Levine entdeckten M/N-System.

Für Merkmale, die sich in ihrem Erbgang nicht so einfach verhalten, lassen sich die hier besprochenen Grundsätze sinngemäß abändern. So z. B. für den Antigenkomplex Rh, dessen Vererbungsweise nach Aufspaltung in die drei Teilgenpaare im Sinne von Fisher und Race in einfacher Form auf die eben besprochene Art und Weise für den Vaterschaftsausschluß herangezogen werden kann.

Es wurde bereits erwähnt, daß es für die Abstammungsuntersuchung an sich gleichgültig ist, ob dem erblichen Merkmal eine physiologische oder eine pathologische Basis eigen ist. Gegenüber den pathologischen Merkmalen haben jedoch die physiologischen den Vorteil einer durchschnittlichen Häufigkeit. Dadurch kann nicht nur der Erbgang leichter studiert werden, die Häufigkeit eines Merkmals ist auch deshalb von praktischer Bedeutung, weil die Chancen für eine Vaterschaftsausschließung hiervon abhängen. Diese Beziehung ist naturgemäß relativ. Je häufiger das Merkmal in der Bevölkerung vertreten ist, desto geringer sind die Aussichten, weil damit zu rechnen ist, daß sich das Merkmal rein zufällig bei allen Beteiligten findet. Umgekehrt wird ein sehr seltenes Merkmal nur wenig herangezogen werden können, weil es dann zumeist auch bei allen Beteiligten fehlt. Selbstverständlich kann ein seltenes Merkmal in Einzelfällen gerade wegen seiner Seltenheit besondere Bedeutung erlangen. Auf Grund der verschiedenen Häufigkeiten der einzelnen Merkmale bzw. Merkmalspaare ist auch die Ausschlußerwartung bei den einzelnen Systemen verschieden. Die Zusammenhänge zwischen Gen-, Merkmals- und Vererbungshäufigkeiten sowie Ausschlußerwartungen sind mathematisch begründet und seien hier im Prinzip kurz an den beiden hypothetischen Merkmalen X und Y dargelegt.

Wenn die Summe der Merkmalshäufigkeit gleich 100 ist (berechnet nach den Prozentzahlen des Beobachtungsgutes), so muß die Summe der Genhäufigkeiten $\sqrt{100} = 10$ sein. Diese Überlegung läßt sich am besten graphisch durch das bereits auf Seite 123 für die Faktoren M und N skizzierte Quadratbeispiel darstellen. Wurde bei der Untersuchung von 100 Personen eine Zahl von 36 X-Proben gefunden, so errechnet sich die Genhäufigkeit für X zu $\sqrt{36} = 6$. Da vorausgesetzt wurde, daß die Summe der Genhäufigkeiten gleich 10 sein muß, so resultiert aus $x = 6$ (x ist Genhäufigkeit für X) ein y (Genhäufigkeit für Y) von $10 - 6 = 4$. Aus diesen Genhäufigkeiten $x = 6$ und $y = 4$ läßt sich nun die Merkmalshäufigkeit nach der Formel $a^2 + 2ab + b^2$ als

Tabelle 105. Planimetrische Darstellung der Genhäufigkeiten aus den beobachtbaren Prozentzahlen eines in der Bevölkerung auftretenden hypothetischen Merkmalspaares X und Y.

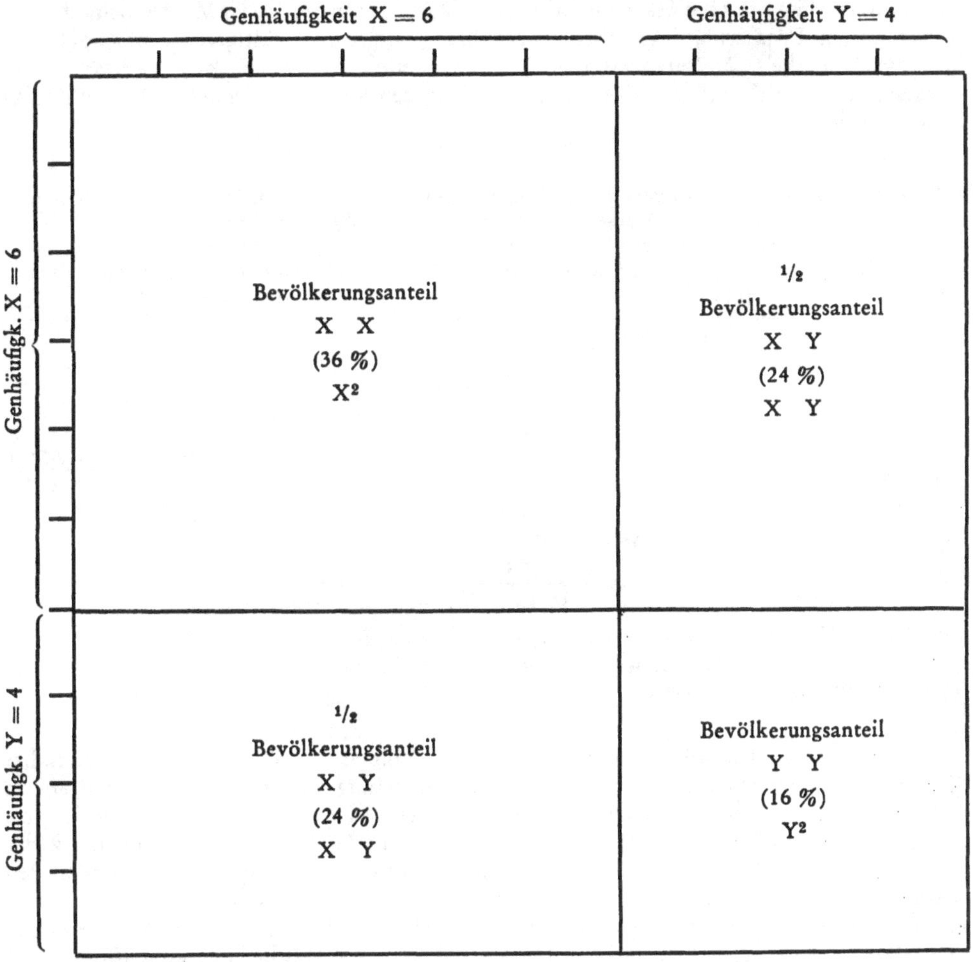

$x^2 + 2xy + y^2$ berechnen und man erhält demnach 16 (%) homozygote YY + 36 (%) homozygote XX + 48 (%) heterozygote XY-Individuen. Daraus ergibt sich ganz allgemein, daß die Merkmalshäufigkeiten 2. Potenzen der Genhäufigkeiten darstellen.

Es kann für das Prinzip der Berechnung unberücksichtigt bleiben, ob der Vererbungsgang des Merkmalspaares intermediär oder dominant-rezessiv verläuft. Im letzteren Falle muß allerdings dann von der Bevölkerungsgruppe, die das rezessive Merkmal in unverdeckter Form zeigt, also von den homozygot rezessiven Individuen ausgegangen werden.

Die Vererbungshäufigkeiten ergeben sich aus dem eben Gesagten durch folgende Überlegung. Da die Genverteilung — bei nicht geschlechtsgebundenen Merkmalen — sowohl beim männlichen als auch beim weiblichen Geschlecht im allgemeinen als identisch anzunehmen ist, treffen bei 100 Paarungen die gleichen Merkmalsverteilungen aufeinander, aus denen 10 000 Möglichkeiten resultieren. Das rechnerische Ergebnis ist in

Tabelle 106 zusammengefaßt. Man ersieht daraus, daß sich prozentmäßig wiederum das Verhältnis von 36 % XX : 48 % XY : 16 % YY ergibt, bei einer gleichmäßigen Durchuntersuchung der Bevölkerung, also keine Verschiebungen in der Merkmalshäufigkeit eintreten. In Ergänzung des oben angeführten allgemein gültigen Satzes, daß die Merkmalshäufigkeit 2. Potenzen der Genhäufigkeiten darstellen, kann weiter gesagt werden, daß es sich bei den Vererbungshäufigkeiten um 4. Potenzen der Genhäufigkeiten handelt.

Tabelle 106. Vererbungserwartungen bei 10 000 Kindern aus den Paarungen von Müttern und Vätern mit der hypothetischen Merkmalshäufigkeit von X = 36 %, XY = 48 % und Y = 16 %

Ehen				Zahlenmäßige Daten					Nachkommenschaft aufgespalten in		
				Mütter		Männer		Kinder	X-Kinder	XY-Kinder	Y-Kinder
1.	X	·	X	36	·	36	=	1296	1296		
2.[1]	X	·	XY	36	·	48	=	1728	864	864	
3.	X	·	Y	36	·	16	=	576		576	
4.[1]	XY	·	X	48	·	36	=	1728	864	864	
5.[2]	XY	·	XY	48	·	48	=	2304	576	1152	576
6.[1]	XY	·	Y	48	·	16	=	768		384	384
7.	Y	·	X	16	·	36	=	576		576	
8.[1]	Y	·	XY	16	·	48	=	768		384	384
9.	Y	·	Y	16	·	16	=	256			257
								10 000	3600	4800	1600

[1]) Die Nachkommenschaft dieser Paarung spaltet als im Verhältnis 50 : 50 % auf.

[2]) Die Nachkommenschaft dieser Paarung spaltet infolge der Heterozygotie beider Eltern im Verhältnis von 25 : 50 : 25 auf.

Um auf die Ausschlußerwartungszahlen zu kommen, ist es erforderlich, zunächst Werte für eine sogenannte Mutter-Kind-Paar-Erwartung zu finden, um diese dann in Relation zu den Merkmalshäufigkeiten der Männer stellen zu können. Dabei ist von der Überlegung auszugehen, daß bei den Kindern nur der halbe Chromosomensatz des Vaters zur Auswirkung kommt, daß es sich also nicht um einen Effekt zwischen den Merkmalshäufigkeiten der Mütter und denen der Väter handeln kann, sondern nur um eine Kombination zwischen den Merkmalshäufigkeiten der Mütter (formelmäßig $x^2 + 2xy + y^2 = [x + y]^2$) und den Genhäufigkeiten der Männer (formelmäßig $x + y$) und das Ergebnis demnach als 3. Potenz der Genhäufigkeiten erscheint nach der Formel

$$(x + y)^2 \cdot (x + y) = (x + y)^3.$$

Berücksichtigt man außerdem, daß, wie schon gesagt, die Häufigkeiten von Vererbungserwartungen Produkte zweier Merkmalshäufigkeiten und damit 4. Potenzen der Genhäufigkeiten sind, so müssen sich dementsprechend die Vererbungserwartungen durch Division mit der Summe der Genhäufigkeiten auf Werte reduzieren lassen, die ebenfalls in der 3. Potenz liegen und den Mutter-Kind-Paar-Erwartungen identisch sind.

$(x+y)^2$	·	$(x+y)^2$	:	$(x+y)$	=	$(x+y)^2 + (x+y)$
Merkmalshäufigkeit der Frauen		Merkmalshäufigkeit der Männer		Summe der Genhäufigkeiten		Mutter-Kind-Paar-Erwartung
Vererbungserwartung						

Zieht man in der Tabelle 107 die bei den verschiedenen Müttern gefundenen Werte der Kinder gleicher Typisierung zusammen, so erhält man aus 1) + 4) + 7) = 36 % XX aus 2) + 5) + 8) = 48 % XX und aus 3) + 6) + 9) = 16 % YY, Zahlen, die sowohl der Merkmalshäufigkeit als auch der Vererbungserwartung entsprechen. Stellt man die errechneten Werte der Mutter-Kind-Paar-Erwartung den entsprechenden Merkmalshäufigkeiten der Männer gegenüber, die für einen Ausschluß überhaupt in Frage kommen, so findet man durch Addition der einzelnen Teilwerte im vorliegenden Falle ($x = 6$, $y = 4$) eine Gesamterwartung von 18,24 %, d. h. bei 100 Kindern von 100 Müttern sind von 100 falsch beschuldigten Männern maximal annähernd 18 auszuschließen.

Tabelle 107. Zahlen- und prozentmäßige Zusammensetzung der Mutter-Kind-Paarung bei einer angenommenen Genhäufigkeit von $x = 6$ und $y = 4$

	Von Müttern des Genotyps	stammen mögliche Kinder des Genotyps	nach der Formel	unter Zugrundelegung von $x = 6$, $y = 4$	in %
1		XX	x^3	216	21,6
2	XX	XY	x^2y	144	14,4
3		YY	—	—	—
4		XX	x^2y	144	14,4
5	XY	XY	x^2y+xy^2	240	
6		YY	xy^2	96	9,6
7		XX	—	—	—
8	YY	XY	xy^2	96	9,6
9		YY	y^3	64	6,4
Zusammen nach der Formel $(x+y)^2 \cdot (x+y)$				1000	100,0

Rein rechnerisch gesehen stellen die Zahlen der Ausschlußerwartung 5. Potenzen der Genhäufigkeiten X und Y dar, die durch Multiplikation der Werte für Mutter-Kind-Paarung (3. Potenz) und für die Merkmalshäufigkeit der Männer (2. Potenz) zustande kommt. Für eine prozentmäßige Beurteilung müssen diese 5. Potenzen auf 2. Potenzen reduziert werden, wie dies aus der Tabelle zu ersehen ist.

Tabelle 108. Berechnung der Ausschlußerwartungszahlen für ein hypothetisches Merkmalspaar und den Genhäufigkeiten $X = 6$ und $Y = 4$

	Kinder		Mütter	Männer		Ausschlußmöglichkeiten
	Werte	Genotyp	Genotyp	Werte	Genotyp	auf % reduziert
1	216	XX	XX	16	YY	3,456
2	144	XY	XX	36	XX	5,184
3	144	XX	XY	16	YY	2,304
4	96	YY	XY			3,456
5	96	XY	YY	16	YY	1,536
6	64	YY	YY	36	XX	2,304
					Insgesamt	18,240

Zusammenfassend kann also festgestellt werden, daß sich die verschiedenen für die vorliegende Betrachtung wesentlichen Werte aufeinander aufbauen und als Basis die Genhäufigkeiten des betreffenden Merkmals haben. Die Häufigkeiten des Merkmals in der Bevölkerung sind die Produkte dieser Genhäufigkeiten, also 2. Potenzen. Die Häufigkeiten der Merkmals- bzw. der Vererbungserwartungen entstehen durch Multiplikation zweier Merkmalshäufigkeiten und sind demnach 4. Potenzen der Genhäufigkeiten. Die 4. Potenzen können durch Division mit der einfachen Summe der Genhäufigkeiten auf 3. Potenzen reduziert werden und lassen dadurch die direkten Beziehungen zu den Zahlen der Mutter-Kind-Paar-Erwartungen, ebenfalls 3. Potenzen, sichtbar werden. Die Häufigkeiten von Ausschlußerwartungen sind 5. Potenzen und kommen zustande durch Multiplikation von Mutter-Kind-Paar-Erwartungszahlen (3. Potenzen) oder von durch Division mit der einfachen Summe der Genhäufigkeit auf 3. Potenzen reduzierte Vererbungshäufigkeiten der 4. Potenz mit den Merkmalshäufigkeiten der für einen Ausschluß in Frage kommenden Männer.

OAB-System und Untergruppen. Bei der Vererbung der klassischen Blutgruppen handelt es sich nach der BERNSTEINschen Erbformel um die Auswirkung dreier multipler Allele, von denen in einem Individuum stets nur zwei zur Auswirkung kommen. Die Genhäufigkeiten lassen sich für eine Bevölkerung aus den aufgefundenen prozentualen Häufigkeiten leicht errechnen. Die Häufigkeiten der einzelnen Gene werden mit kleinen Buchstaben bezeichnet und lauten für das O-Gen r, für das A-Gen p und für das B-Gen q. Infolge des dominant-rezessiven Erbganges geht man für die Berechnung von den reinerbigen O-Typen aus und setzt $r = \sqrt{O}$. Auf Grund der Voraussetzung, daß die Gesamtsumme der Genhäufigkeiten aller multipler Allele gleich 10 ist, errechnet sich p aus $\sqrt{O + A} - \sqrt{O}$ und q aus $10{,}0 - \sqrt{O + A}$. Anschaulich sind diese Ansätze aus dem Quadratbeispiel der Tabelle 109 zu ersehen.

Tabelle 109. Planimetrische Darstellung der Gen- und Merkmalshäufigkeiten bei den klassischen Blutgruppen

Die Darstellung ist nicht maßstabgerecht

10	← r →	← p →	← q →
r	OO r^2	OA rp	OB rq
10 p	OA rp	AA p^2	AB pq
q	OB rq	AB pq	BB q^2

In den folgenden Berechnungen sind Werte zugrundegelegt, die von FISCHER durch Auswertung der gerichtlichen Gutachten aus den Jahren 1938 und 1939 erhalten wurden und einen prozentualen Bevölkerungsdurchschnitt von

O = 38,7506 %
A = 43,8411 %
B = 12,1862 % und
AB = 5,2221 %

zeigten und sich zahlenmäßig in Genotypen nach der Tabelle 110 aufspalten lassen.

Tabelle 110. Genhäufigkeiten und Merkmalshäufigkeiten des OAB-Systems

Genhäufigkeiten	Genotypenhäufigkeiten	Phänotypenhäufigkeiten
	OO = r^2 = 38,7506 %	
	AA = r^2 = 8,1968 %	
r = 6,225	AO = 2rp = 35,6443 %	A = 43,8411 %
p = 2,863	BB = q^2 = 0,8318 %	
q = 0,912	BO = 2rq = 11,3544 %	B = 12,1862 %
	AB = 2pq = 5,2221 %	
(r+p+q) = 10,000	$(r + p + q)^2$ = 100,0000 %	

Die gefundene Verteilung in der Bevölkerung, die Vergleiche der Prozentzahlen der einzelnen Gruppeneigenschaften bei Männern, Frauen und Kindern sind in der Tabelle 111 zusammengefaßt.

Tabelle 111. Gefundene Verteilung der klassischen Blutgruppen nach FISCHER

	O		A		B		AB		
	absol.	v. H.	absol.	v. H.	absol.	v. H.	absol.	v. H.	
Kinder	9 706	38,87	10 855	43,59	3 070	12,29	1 310	5,25	24 971
	± *76,8*	*0,31*	*78,3*	*0,314*	*51,8*	*0,208*	*35,2*	*0,141*	
Mütter	9 315	37,95	10 896	44,38	3 083	12,56	1 255	5,11	24 549
	± *76,0*	*0,31*	*77,7*	*0,317*	*51,9*	*0,212*	*34,5*	*0,140*	
Männer	12 752	39,28	14 162	43,62	3 970	12,33	1 581	4,87	32 465
	± *88,0*	*0,27*	*89,2*	*0,275*	*55,6*	*0,171*	*38,8*	*0,120*	
Summe	31 773	38,755	35 943	43,84	10 123	12,35	4 146	5,055	81 985

Errechnet man aus diesen Häufigkeitszahlen von O = 38,755 % und A = 43,84 % die Genhäufigkeit von $r = \sqrt{O} = 6{,}225$, $p = \sqrt{O + A} - \sqrt{O} = 2{,}863$ und $q = 10{,}0 - \sqrt{O + A} = 0{,}912$, so ergeben sich die der Erbformel gerecht werdenden und bereits einmal angegebenen Erwartungszahlen von O = 38,7506, A = 43,8411, B = 12,1862 und AB = 5,2221.

In weiterer Verfolgung dieser Ergebnisse sind die Paarungs- und Vererbungserwartungen dadurch darzustellen, daß man auf der waagerechten Begrenzungslinie eines Quadrates die Genotypen der Männer und die formelmäßige Häufigkeit der Genotypen aufträgt und in gleicher Weise mit den Werten der Frauenpopulation auf der senkrechten Begrenzungslinie genau so verfährt. In den dadurch sich ergebenden Rechtecken und Quadraten, deren Flächeninhalt der Größe der zu erwartenden Nachkommenschaft entspricht, ergibt sich die Gruppenzugehörigkeit der Kinder und ihre genotypenmäßige Aufspaltung.

Tabelle 112. Planimetrische Darstellung der Paarungs- und Vererbungserwartungen innerhalb des OAB-Systems (Die Darstellung ist nicht maßstabgerecht)

Frauen des Genotypus (Häufigkeit) paaren sich	Mit Männern des Genotypus (mit formelmäßiger Häufigkeit): OO r^2	AA p^2	AO $2rp$	BB q^2	BO $2rq$	AB $2pq$
OO r^2	1/1 O r^4	1/1 A r^2p^2	1/2 A r^3p 1/2 O r^3p	1/1 B r^2q^2	1/2 B r^3q 1/2 O r^3q	1/2 A r^2pq 1/2 B r^2pq
AA p^2	1/1 A r^2p^2	1/1 A p^4	1/1 A $2rp^3$	1/1 AB	1/2 AB 1/2 A	1/2 A 1/2 AB
AO $2rp$	1/2 A 1/2 O r^3p r^3p	1/1 A $2rp^3$	3/4 A 1/4 O $3r^2p^2$ r^2p^2	1/2 AB 1/2 B	1/4 AB 1/4 A 1/4 B 1/4 O	1/2 A 1/4 B 1/4 AB
BB q^2	1/1 B r^2q^2	1/1 AB	1/2 AB 1/2 B	1/1 B	1/1 B	1/2 AB 1/2 B
BO $2rq$	1/2 B 1/2 O r^3q r^3q	1/2 AB 1/2 A	1/4 AB 1/4 B 1/4 A 1/4 O	1/1 B	3/4 B 1/4 O	1/2 B 1/4 A 1/4 AB
AB $2pq$	1/2 A 1/2 B	1/2 A 1/2 AB	1/2 A 1/4 B 1/4 AB	1/2 AB 1/2 B	1/2 B 1/4 A 1/4 AB	1/2 AB 1/4 A 1/4 B

Tabelle 113. Nach Gruppen aufgespaltene Kindererwartungszahlen von O-Müttern

Aus Paarungen mit Männern der Genotypen	in der Anzahl	sind Kinder zu erwarten der Gruppe: O	A	B	AB
OO	$r^2 \cdot r^2 = 1501,61$	$r^2 \cdot r^2 = 1501,61$			
AA	$r^2 \cdot p^2$ 317,63		$r^2 \cdot p^2 = 317,63$		
AO	$r^2 \cdot 2rp = 1381,24$	$r^3p = 690,62$	$r^3p = 690,62$		
BB	$r^2 \cdot q^2 = 32,23$			$r^2q^2 = 32,23$	
BO	$r^2 \cdot 2rq = 439,99$	$r^3q = 220,00$		$r^3q = 219,99$	
AB	$r^2 \cdot 2pq = 202,36$		$r^2pq = 101,18$	$r^2pq = 101,18$	
Summen: in 10 000 reduz. auf	$r^2 \cdot (r+p+q)^2 =$ 3875,06 ⁰/ r^2	$r^3 \cdot (r+p+q) =$ 2412,23 r^3	$r^2p \cdot (r+p+q) =$ 1109,43 r^2p	$r^2q \cdot (r+p+q) =$ 353,40 r^2q	0 0

Die Aufspaltung der Nachkommenschaft von Müttern bestimmter Gruppenzugehörigkeit ergibt sich aus dem in Tabelle 113 durchgeführten Prinzip. Nach diesem Muster der Nachkommenschaft von O-Müttern lassen sich auch die Zahlen für die übrigen Mutter-Kind-Paarungen errechnen, so daß bei den in Tabelle 114 zusammengefaßten Kindererwartungszahlen von allen Müttern darauf verzichtet werden konnte, die Kolonnen 4—14 im einzelnen abzuleiten.

Tabelle 114. Zusammengefaßte Kindererwartungszahlen von Müttern aller Gruppen

1.—3.	O, A u. B-Kinder	von	O-Müttern	$r^3+r^2p+r^2q$	=	3875,06	⁰/₀₀₀
4.	O	„	„ A „	pr^2	=	1109,43	„
5.	A	„	„ A „	$p \cdot (p^2+3rp+r^2)$	=	2874,85	„
6.	B	„	„ A „	pqr	=	162,54	„
7.	AB	„	„ A „	$pq \cdot (p+r)$	=	237,29	„
8.	O	„	„ B „	qr^2	=	353,40	„
9.	A	„	„ B „	wie 6: pqr	=	162,54	„
10.	B	„	„ B „	$q \cdot (q^2+3rq+r^2)$	=	516,33	„
11.	AB	„	„ B „	$pq \cdot (r+q)$	=	186,35	„
12.	A	„	„ AB „	wie 7:	=	237,29	„
13.	B	„	„ AB „	wie 11:	=	186,35	„
14.	AB	„	„ AB „	$pq \cdot (p+q)$	=	98,57	„
				Summe: $(r+p+q)^2 \cdot (r+p+q)^2$	=	10 000,00	⁰/₀₀₀

Tabelle 115. Ausschließbarkeit bzw. Nichtausschließbarkeit der als Erzeuger in Betracht kommenden Männer im OAB-System

Die laufenden Nummern derjenigen Mutter-Kind-Kombinationen, bei denen sich eine Untersuchung der als Erzeuger in Betracht kommenden Männer erübrigt, weil der Erzeuger jeder Blutgruppe angehören kann — die sogenannten „ungeeigneten Fälle" — sind in der Tabelle unterstrichen.

	Bei Kindern mit der Blutgruppe	von Müttern mit der Blutgruppe	kann der Erzeuger sein	kann der Erzeuger nicht sein
1.	O	O	O A B	AB
2.	A	O	A AB	O B
3.	B	O	B AB	O A
4.	O	A	O A B	AB
5.	A	A	O A B AB	./.
6.	B	A	B AB	O A
7.	AB	A	B AB	O A
8.	O	B	O A B	AB
9.	A	B	A AB	O B
10.	B	B	O A B AB	./.
11.	AB	B	A AB	O B
12.	A	AB	O A B AB	./.
13.	B	AB	O A B AB	./.
14.	AB	AB	A B AB	O

Wenn man nun die der Erbformel gerecht werdenden, oben angeführten Blutgruppenprozentzahlen einer Berechnung der Ausschlußerwartung zugrundelegt und setzt gleichzeitig voraus, daß alle Männer zu Unrecht als Erzeuger der Kinder in Anspruch genommen worden seien, so wären die Männer bestimmter Gruppenzugehörigkeit bei entsprechenden Mutter-Kind-Kombinationen in eine Häufigkeit auszuschließen, wie sie die Tabelle 115 angibt. Damit ergibt sich bei den angegebenen Prozentzahlen eine maximale Ausschlußmöglichkeit für einen zu Unrecht als Erzeuger eines Kindes in Anspruch genommenen Mann von 16,0419 %, jeder 6. falsch beschuldigte oder in Anspruch genommene Mann kann als Erzeuger ausgeschlossen werden. Zu diesem Ergebnis kam SCHIFF 1932 im Gegensatz zu HOOKER und BOYD, die eine Ausschlußchance von 1 : 7 angaben. Die Aussicht, ausgeschlossen zu werden, ist zwar innerhalb gewisser Grenzen von der jeweiligen Häufigkeit der Blutgruppen abhängig, im allgemeinen sind jedoch, wie STRENG gezeigt hat, die geographischen Besonderheiten der Gruppenformel von unerheblichem Einfluß. Trotzdem bestehen gewisse regionäre Unterschiede. In Lettland sind nach WEIDEMANN die Aussichten günstiger als in Mittel- und Westeuropa. Nach SCHIFF ist die größte Zahl der Ausschließungen für eine Genverteilung von

$$r = 0{,}5578$$
$$p = 0{,}2211 \text{ und}$$
$$q = 0{,}2211$$

zu erwarten, Werte, wie man sie etwa in China findet. Hier sind die Erfolgsaussichten eines Ausschlusses annähernd 1 : 5 (KOLLER, WIENER, LEDERER und POLAYES, ZARNIK). Selbstverständlich sind die Ausschließungsaussichten, wie dies aus der Tabelle 116 hervorgeht, auch von der Blutgruppenzugehörigkeit des angeblichen Vaters abhängig.

Tabelle 116. Ausschlußerwartungen innerhalb des OAB-Systems

	Bei Kindern Gr.	von Müttern Gr.	Häufigkeit Formel	Häufigkeit proz.	sind zu Unrecht in Anspruch genommene Männer der Gruppe	Häufigkeit Formel	Häufigkeit prozent.	Xmal auszuschließen Formel	Xmal auszuschließen prozent.
1.	O	O	$r^2 \cdot r$	24,12	AB	2pq	5,2221	$r^3 2pq$	1,2598
2.	A	O	r^2p	11,09	O	r^2	38,7506	r^4p	4,3004
3.	A	O	r^2p	11,09	B	$q(q+2r)$	12,1862	$r^2p(2rq+q^2)$	1,3521
4.	B	O	r^2q	3,54	O	r^2	38,7506	r^4q	1,3703
5.	B	O	r^2q	3,54	A	$p(p+2r)$	43,8411	$r^2q(p^2+2rp)$	1,5494
6.	O	A	pr^2	11,10	AB	2pq	5,2221	$r^2p \cdot 2pq$	0,5791
7.	B	A	pqr	1,63	O	r^2	38,7506	r^3pq	0,6299
8.	B	A	pqr	1,63	A	$p(p+2r)$	43,8411	$rpq(2rp+p^2)$	0,7122
9.	AB	A	$pq(p+r)$	2,37	O	r^2	38,7506	$pq(r+p) \cdot r^2$	0,9195
10.	AB	A	$pq(p+r)$	2,37	A	$p(p+2r)$	43,8411	$pq(r+p) \cdot (2rp+p^2)$	1,0256
11.	O	B	qr^2	3,54	AB	2pq	5,2221	$r^2 \cdot 2pq$	0,1845
12.	A	B	pqr	1,63	O	r^2	38,7506	$rpq \cdot r^2$	0,6299
13.	A	B	pqr	1,63	B	$q(q+2r)$	12,1862	$rpq(2rq+q^2)$	0,1981
14.	AB	B	$pq(r+q)$	1,86	O	r^2	38,7506	$pq(r+q)r^2$	0,7222
15.	AB	B	$pq(r+q)$	1,86	B	$q(q+2r)$	12,1862	$pq(r+q) \cdot (2rq+q^2)$	0,2271
16.	AB	AB	$pq(p+q)$	0,99	O	r^2	38,7506	$pq(p+q) \cdot r^2$	0,3818

Maximale Ausschlußmöglichkeit zusammen 16,0419

Für O-Männer ergibt sich 38,75 : (4,3004 + 1,3703 + 0,6299 + 0,9195 + 0, 6299 + 0,7222 + 0,3818) = 38,75 : 8,954 = 4,3 (Kombinationen 2, 4, 7, 9, 12, 14, 16).

Für A-Männer ergibt sich 44,84 : (1,5494 + 0,7122 + 1,0256) = 44,84 : 3,2872 = 13,7 (Kombination 5, 8, 10).

Für B-Männer ergibt sich 12,18 : (1,2598 + 0,1981 + 0,2271) = 12,18 : 1,7773 = 6,85 (Kombination 3, 13, 15).

Für AB-Männer ergibt sich 5,22 : (1,2598 + 0,1845) = 5,22 : 2,0234 = 2,59 (Kombination 1, 6, 11).

Es kann also fast jeder 4. falsch beschuldigte O-Mann, jedoch nur jeder 14. A-Mann und jeder 7. B-Mann ausgeschlossen werden. Für AB-Männer — jeder 2. bis 3. — ist die Ausschlußchance am günstigsten.

Tabelle 117. Ausschließbarkeit bzw. Nichtausschließbarkeit innerhalb des OAB-Systems unter Einschluß der Untergruppen A_1 und A_2

	Bei Kindern mit der Untergruppe	von Müttern mit der Untergruppe	kann der Erzeuger sein	kann der Erzeuger nicht sein
1.	A_1	O	A_1 A_1B	(O) A_2 *(B)* A_2B
2.	A_2	O	A_1 A_2 A_2B	(O) *(B)* A_1B
3.	A_1	A_1	(O) *(A_1)* *(A_2)* *(B)* *(A_1B)* *(A_2B)*	./.
4.	A_2	A_1	(O) A_1 A_2 *(B)* A_2B	A_1B
(5.)	A_1B	A_1	*(B)* *(A_1B)* *(A_2B)*	(O) *(A_1)* *(A_2)*
(6.)	A_2B	A_1	*(B)* *(A_1B)* *(A_2B)*	(O) *(A_1)* *(A_2)*
7.	A_1	A_2	A_1 A_1B	**O** A_2 **B** *A_2B*
8.	A_2	A_2	(O) A_1 A_2 *(B)* A_2B	A_1B
(9.)	A_2B	A_2	*(B)* *(A_1B)* *(A_2B)*	(O) *(A_1)* *(A_2)*
10.	A_1	B	A_1 A_1B	(O) A_2 *(B)* A_2B
11.	A_2	B	A_1 A_2 A_2B	(O) *(B)* A_1B
12.	A_1B	B	A_1 A_1B	(O) A_2 *(B)* A_2B
13.	A_2B	B	A_1 A_2 A_2B	(O) *(B)* A_1B
14.	A_1	A_1B	(O) *(A_1)* *(A_2)* *(B)* *(A_1B)* *(A_2B)*	./.
15.	A_1B	A_1B	A_1 *(B)* A_1B A_2B	(O) *A_2*
16.	A_2B	A_1B	A_1 A_2 A_2B	(O) **B** A_1B
17.	A_1	A_2B	A_1 A_1B	**O** A_2 **B** *A_2B*
18.	A_2	A_2B	(O) A_1 A_2 *(B)* A_2B	A_1B
19.	A_1B	A_2B	A_1 A_1B	(O) A_2 **B** A_2B
(20.)	A_2B	A_2B	*(A_1)* *(A_2)* *(B)* *(A_1B)* *(A_2B)*	(O)

Für die Untergruppen innerhalb des Merkmals A, A_1 und A_2, gilt prinzipiell das gleiche. Nur handelt es sich bei der Einbeziehung dieser beiden Faktoren in den Kreis der Betrachtung dann nicht mehr um die Auswirkung von drei, sondern von vier Genen: O, A_1, A_2 und B, von denen je zwei sich in jedem menschlichen Individuum auswirken. Dabei ist, wie schon im speziellen Teil erwähnt, A_1 gegenüber A_2 und A_2 gegenüber O dominant. Dadurch ergeben sich Ausschluß- bzw. Nichtausschließbarkeitsmöglichkeiten, wie sie in der Tabelle 117 zusammengestellt sind.

Bei denjenigen Mutter-Kind-Kombinationen, bei denen sich Blutgruppen- und Untergruppenbestimmung erübrigt, sind die laufenden Nummern eingeklammert worden. Bei den Blutgruppen O und B der ausschließbaren Männer sind diejenigen fettgedruckt, deren Ausschließbarkeit sich nur aus der Untergruppenbestimmung von Mutter und Kind ergibt. Bei den Blutgruppen und Untergruppen sind diejenigen kursiv gedruckt und in Klammern gesetzt — einschließlich der laufenden Nummern —, bei denen sich die Ausschließbarkeit bzw. Nichtausschließbarkeit bereits aus den klassischen Blutgruppen ergibt. Untergruppenbestimmungen sind nur sinnvoll bei den Kombinationen 1, 2, 4, 7, 8, 10 bis 13 und 15 bis 19.

Tabelle 118. Gen-Häufigkeiten, Genotypen und Phänotypen innerhalb des OAB-Systems unter Berücksichtigung der Untergruppen A_1 und A_2

Gen-Häufigkeiten	Untergruppen-Genotypen	Untergruppen-Phänotypen
$r = 6{,}225$	$A_1A_1 = p_1^2 = 4{,}9997$	
$p_1 = 2{,}236$	$A_1A_2 = 2p_1p_2 = 2{,}8040$	$A_1 = 35{,}6419$
$p_2 = 0{,}627$	$A_1O = 2rp_1 = 27{,}8382$	
$q = 0{,}912$	$A_2A_2 = p_2^2 = 0{,}3931$	$A_2 = 8{,}1992$
	$A_2O = 2rp_2 = 7{,}8061$	
	$A_1B = 2p_1q = 4{,}0785$	$A_1B = 4{,}0785$
	$A_2B = 2p_2q = 1{,}1436$	$A_2B = 1{,}1436$
	$OO = r^2 = 38{,}7506$	$O = 38{,}7506$
	$BB = q^2 = 0{,}8318$	$B = 12{,}1862$
	$BO = 2rq = 11{,}3544$	
$r+p_1+p_2+q = 10{,}000$	$(r+p_1+p_2+q)^2 = 100{,}0000$ v. H.	

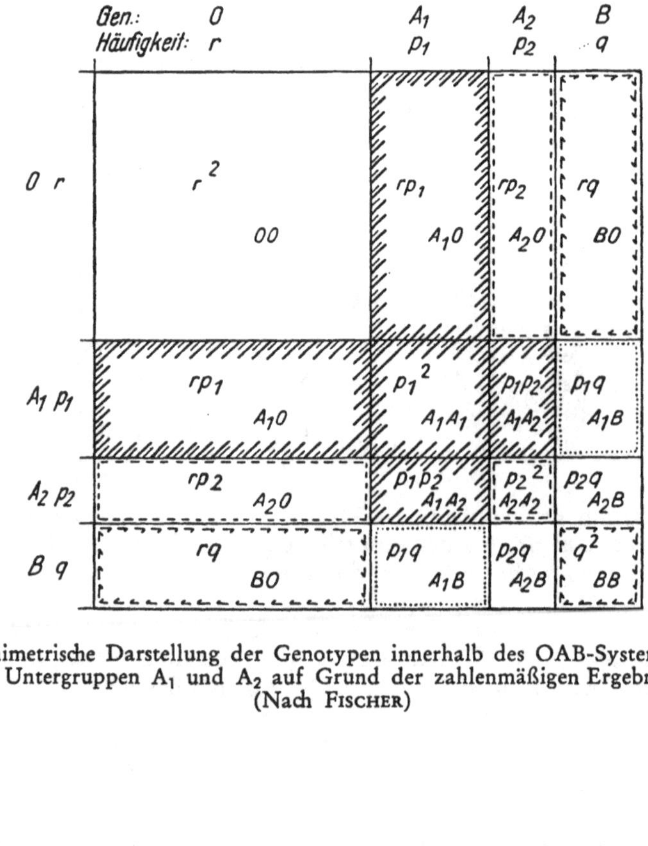

Abb. 83. Planimetrische Darstellung der Genotypen innerhalb des OAB-Systems unter Berücksichtigung der Untergruppen A_1 und A_2 auf Grund der zahlenmäßigen Ergebnisse der Tab. 118 (Nach FISCHER)

Tabelle 119. Kindererwartungszahlen innerhalb des OAB-Systems unter Berücksichtigung der Untergruppen A_1 und A_2

Mütter der Gruppenzugehörigkeit	mit der Häufigkeit		haben Kinder zu erwarten mit Gruppe											
			1) O		2) A_1		3) A_2		4) B		5) A_1B		6) A_2B	
	Formel	prozent.	Formel	prozent.	Formel	prozent.	Formel	prozent.	Formel	prozent.	Formel	prozent.	Formel	prozent.
O	r_2	38,7506	r^3	24,1223	p_1r^2	8,6646	p_2r^2	2,4297	qr^2	3,5340	0		0	
A_1	$p_1 \cdot (p_1 + 2p_2 + 2r)$	35,6419	p_1r^2	8,6646	$p_1 \cdot [(p_2+r)^2 + p_1 \cdot (p_1+3p_2+3r)]$	21,8935	$p_1p_2 \cdot (p_2+2r)$	1,8333	p_1qr	1,2694	$p_1q \cdot (p_1+p_2+r)$	1,8533	p_2qp_1	0,1278
A_2	$p_2 \cdot (p_2+2r)$	8,1992	p_2r^2	2,4297	$p_1p_2 \cdot (p_2+2r)$	1,8333	$p_2 \cdot (p_2^2+3p_2r+r^2)$	3,1884	p_2qr	0,3560	0		$p_2q \cdot (p_2+r)$	0,3918
B	$q \cdot (q+2r)$	12,1862	qr^2	3,5340	p_1rq	1,2694	p_2qr	0,3560	$q \cdot (q^2+3qr+r^2)$	5,1633	$p_1q \cdot (q+r)$	1,4554	$p_2q \cdot (q+r)$	0,4081
A_1B	$2p_1q$	4,0785	0		$p_1q \cdot (p_1+p_2+r)$	1,8533	0		$p_1q \cdot (r+q)$	1,4554	$p_1q \cdot (p_1+q)$	0,6420	p_2qp_1	0,1278
A_2B	$2p_2q$	1,1436	0		p_1p_2q	0,1278	$p_2q(r+p_2)$	0,3918	$p_2q \cdot (r+q)$	0,4081	p_1qp_2	0,1278	$p_2q \cdot (p_2+q)$	0,0881
	Zusammen:	100,0 :		38,7506		35,6419		8,1992		12,1862		4,0785		1,1436

Es seien nun noch die aus den aufgefundenen A_1- und A_2-Prozentzahlen und der O-Häufigkeit der Gesamtpopulation errechneten Häufigkeiten der Untergruppengene, der Untergruppen- und der Vererbungserwartung aufgezeichnet, die in der Tabelle 119 und der Abbildung 84 wiedergegeben sind. Leitet man von diesen Werten die Mutter-Kind-Paar-Erwartungen ab, wie sie in der Tabelle 116 aufgeführt sind, so lassen sich nunmehr auch durch die Einbeziehung der der Erbformel gerechtwerdenden Untergruppenverteilung bei den Männern die Ausschlußerwartungszahlen errechnen. In der Tabelle 117 sind die Prozentsätze für die zu erwartenden Ausschlüsse zusammengestellt. Die maximale Ausschlußhäufigkeit von 2,69 % zeigt, daß der A_1/A_2-Bestimmung eine wesentlich geringere Beweiskraft zuzumessen ist, als der klassischen Blutgruppenbestimmung und des im Anschluß zu besprechenden MN-Systems.

Tabelle 120. Spezielle Ausschlußerwartungen durch die Untergruppen A_1 und A_2 innerhalb der klassischen Blutgruppen

A_1/A_2-Ausschlüsse

	Bei Kindern	von Müttern	ergibt sich Ausschluß von Männern	in der Häufigkeit formelmäßig	v. H.
1.	A_1	O	A_2	$r^2p_1 \cdot p_2(p_2+2r)$	0,71043
2.	A_1	O	A_2B	$r^2p_1 \cdot 2p_2q$	0,09909
3.	A_2	O	A_1B	$r^22p_2 \cdot 2p_1q$	0,09909
4.	A_2	A_1	A_1B	$p_1p_2(p_2+2r) \cdot 2p_1q$	0,07477
5.	A_1	A_2	O	$p_1p_2(p_2+2r) \cdot r^2$	0,71013
6.	A_1	A_2	A_2	$p_1p_2(p_2+2r) \cdot p_2(p_2+2r)$	0,15132
7.	A_1	A_2	B	$p_1p_2(p_2+2r) \cdot q(q+2r)$	0,22341
8.	A_1	A_2	A_2B	$p_1p_2(p_2+2r) \cdot 2p_2q$	0,02097
9.	A_2	A_2	A_1B	$p_2(p_2^2+3p_2r+r^2 \cdot 2p_1q$	0,13004
10.	A_1	B	A_2	$p_1qr \cdot p_2(p_2+2r)$	0,10408
11.	A_1	B	A_2B	$p_1qr \cdot 2p_2q$	0,01352
12.	A_2	B	A_1B	$p_2qr \cdot 2p_1q$	0,01352
13.	A_1B	B	A_2	$p_1q(r+q) \cdot p_2(p_2+2r)$	0,11933
14.	A_1B	B	A_2B	$p_1q(r+q) \cdot 2p_2q$	0,01664
15.	A_2B	B	A_1B	$p_2q(r+q) \cdot 2p_1q$	0,01664
16.	A_1B	A_1B	A_2	$p_1q(p_1+q) \cdot p_2(p_2+2r)$	0,05264
17.	A_2B	A_1B	B	$p_1p_2q \cdot q(q+2r)$	0,01557
18.	A_2B	A_1B	A_1B	$p_1p_2q \cdot 2p_1q$	0,00521
19.	A_1	A_2B	O	$p_1p_2q \cdot r^2$	0,04952
20.	A_1	A_2B	A_2	$p_1p_2q \cdot p_2(p_2+2r)$	0,01048
21.	A_1	A_2B	B	$p_1p_2q \cdot q(q+2r)$	0,01557
22.	A_1	A_2B	A_2B	$p_1p_2q \cdot 2p_2q$	0,00146
23.	A_2	A_2B	A_1B	$p_2q(p_2+r) \cdot 2p_1q$	0,01598
24.	A_1B	A_2B	A_2	$p_1p_2q \cdot p_2(p_2+2r)$	0,01048
25.	A_1B	A_2B	B	$p_1p_2q \cdot q(q+2r)$	0,01557
26.	A_1B	A_2B	A_2B	$p_1p_2q \cdot 2p_2q$	0,00146
				Zusammen maximal:	2,69622

M/N-System. Da es sich bei den Faktoren M und N um ein mendelndes Merkmalspaar mit intermediärer Vererbung handelt, gelten die bereits bei den genetischen Grundlagen angeführten grundsätzlichen Gesichtspunkte ohne Einschränkung. Aus der Tabelle ist zu ersehen, welche Männer bei entsprechender Mutter-Kind-Paarung als Erzeuger ausgeschlossen werden können oder nicht.

Tabelle 121. Ausschließbarkeit bzw. Nichtausschließbarkeit der als Erzeuger in Betracht kommenden Männer bei den Blutkörperchenmerkmalen M und N. Diejenige Mutter-Kind-Kombination, bei der sich die Blutkörperchenmerkmalsuntersuchung von Blutproben der als Erzeuger in Betracht kommenden Männer erübrigt, weil der Erzeuger jede Blutkörperchenmerkmalszugehörigkeit aufweisen kann, ist in der Tabelle unterstricher

	Bei Kindern mit den Blutkörperchenmerkmalen	von Müttern mit den Blutkörperchenmerkmalen	kann der Erzeuger sein	kann der Erzeuger nicht sein
1.	M	M	M MN	N
2.	MN	M	MN N	M
3.	M	MN	M MN	N
4.	MN	MN	M MN N	./.
5.	N	MN	MN N	M
6.	MN	N	M MN	N
7.	N	N	MN N	M

Der hier durchgeführten rechnerischen Auswertung liegen die von FISCHER gefundenen Beobachtungszahlen der Tabelle 122 zugrunde. Entgegen der theoretischen Erwartung sind die gefundenen Merkmalshäufigkeiten bei den männlichen und weiblichen Population einander nicht ganz gleich. Für die Berechnung der Genhäufigkeiten innerhalb der Gesamtbevölkerung muß deshalb der Mittelwert aus den angegebenen Beobachtungszahlen von Männern, Frauen und Kindern gezogen werden und man erhält durch die Ausdrücke M und N die groben Genhäufigkeiten für m und n. Beobachtungszahlen unterliegen stets einem gewissen Beobachtungsfehler, so daß in der Regel die daraus gewonnenen Werte den theoretischen Voraussetzungen nicht ganz entsprechen und deshalb einer sogenannten Ausgleichung bedürfen.

Tabelle 122. Beobachtungsergebnisse der Verteilung der Faktoren M und N bei Männern, Frauen und Kinder einer Bevölkerung unter Berücksichtigung des mittleren Beobachtungsfehlers

	M		MN		N		Summe:
	absol.	proz.	absol.	proz.	absol.	proz.	
Männer	9815 ± 82,6	30,233 ± 0,254	16076 ± 89,4	49,518 ± 0,274	6574 ± 72,5	20,249 ± 0,224	32 465
Frauen	7230 ± 71,4	29,451 ± 0,292	12469 ± 78,2	50,792 ± 0,319	4850 ± 58,4	19,757 ± 0,239	24 549
Kinder	7496 ± 72,3	30,02 ± 0,29	12467 ± 79,0	49,925 ± 0,316	5008 ± 63,2	20,055 ± 0,253	24 971
Summe	24541 ± 131	29,933 ± 0,16	41012 ± 143	50,024 ± 0,175	16432 ± 124	20,043 ± 0,15	81 985

An Hand des M/N-Systems soll deshalb eine solche Ausgleichung beispielsweise durchgeführt werden. Man muß dazu zwei voneinander getrennte Wege beschreiten und bei den Berechnungen von zwei voneinander unabhängigen Werten ausgehen, die in dem hier gewählten Beispiel durch die Homozygoten MN einerseits und die Homozygoten NN andererseits gegeben sind. Es ist also der Berechnung einmal der Wert M und einmal der Wert N zugrunde zu legen, so daß sich ergibt

$$m_M = \sqrt{M} = \sqrt{29{,}933} = 5{,}4711 \qquad n_N = \sqrt{N} = \sqrt{20{,}043} = 4{,}4771$$

$$n_M = 10{,}0 - m_M = 4{,}5289 \qquad m_N = 10{,}0 - n_N = 5{,}5229$$

und daraus

$$m_M^2 = 29{,}9324 \qquad m_N^2 = 30{,}5035$$

$$n_M^2 = 20{,}1110 \qquad n_N^2 = 20{,}0444$$

$$2\,m_M\,n_M = 49{,}5561 \qquad 2\,m_N\,n_N = 49{,}4532$$

$$(m_M + n_M)^2 = 99{,}5995 \qquad (m_N + n_N)^2 = 100{,}0011$$

Aus den arithmetischen Mitteln von m_M und m_N sowie von n_M und n_N werden dann die endgültigen Werte der Genhäufigkeiten m und n errechnet, und zwar für

$$m = \frac{m_M + m_N}{2} = \frac{5{,}4711 + 5{,}5229}{2} = 5{,}4970$$

und

$$n = \frac{n_M + n_N}{2} = \frac{4{,}5289 + 4{,}4771}{2} = 4{,}5030$$

die zusammen wiederum 10,0000

ergeben müssen. Daraus resultieren endlich die echten Werte für die Merkmalshäufigkeiten in der Bevölkerung von

$$m^2 = 30{,}2170$$
$$n^2 = 20{,}2770$$
$$2mn = 49{,}5060$$
$$(m + n)^2 = 100{,}0000.$$

Tabelle 123. Genotypisch aufgespaltene Vererbungserwartungszahlen von 10 000 Kindern aus Paarungen von Müttern mit der Merkmalshäufigkeit M 29,451 %, MN 50,792 % und N 19,757 % mit Männern der Merkmalshäufigkeit M 30,233 %, MN 49,518 % und N 20,249 %

Ehen	in der Anzahl Mütter Männer	deren Nachkommenschaft aufgespalten in: M Kinder	MN Kinder	N Kinder
1. M · M	29,451 · 30,233 = 890,39	890,39		
2. M · MN	29,451 · 49,518 = 1458,36	729,18	729,18	
3. M · N	29,451 · 20,249 = 596,35		596,35	
		(1619,57)	(1325,53)	0
4. MN · M	50,792 · 30,233 = 1535,59	767,795	767,795	
5. MN · MN	50,792 · 49,518 = 2515,12	628,78	1257,56	628,78
6. MN · N	50,792 · 20,249 = 1028,49		514,245	514,245
		(1396,575)	(2539,6)	(1143,025)
7. N · M	19,757 · 30,233 = 597,31		597,31	
8. N · MN	19,757 · 49,518 = 978,33		489,165	489,165
9. N · N	19,757 · 20,249 = 400,06			400,06
		0	(1086,475)	(889,225)
Kinderzahlen Erwartung	10 000,00	3016,145	4951,605	2032,25
Gefundene Verteilung von 24 971 Kindern in ‰o		3002,0	4992,5	2005,5

Da die beobachteten Merkmalshäufigkeiten den errechneten nicht ganz entsprechen und besonders der theoretischen Voraussetzung nach bei der männlichen und weiblichen Population nicht ganz gleich sind (Tabelle 119), ist es für die weitere Errechnung einwandfreier Abstammungserwartungshäufigkeiten, von diesen gefundenen Werten der Männer- und Frauenpopulation auszugehen, wie dies in der Tabelle 123 geschehen ist.

Wie bereits oben prinzipiell dargestellt, stehen mit diesen Vererbungserwartungszahlen die sogenannten Mutter-Kind-Paar-Erwartungszahlen in Beziehung, die in Tabelle 124 für das M/N-System formel- und zahlenmäßig dargestellt sind. Leitet man aus diesen Mutter-Kind-Paar-Erwartungen einerseits und aus der gefundenen M/N-Häufigkeit der Männer andererseits die Ausschlußerwartungszahlen ab, so ergeben sich die Werte der Tabelle 125.

Tabelle 124. Mutter-Kind-Paar-Erwartungszahlen für das M/N-System

Für	Formel	Werte
M Kinder von M Müttern	m^3	16,196
MN „ „ M „	m^2n	13,255
M „ „ MN „	m^2n	13,966
MN „ „ MN „	$mn(m+n)$	25,396
N „ „ MN „	mn^2	11,430
MN „ „ N „	mn^2	10,865
N „ „ N „	n^3	8,892
Zusammen:	$(m+n)^2 \cdot (m+n)$	100,000

Tabelle 125. Ausschlußerwartungszahlen innerhalb des M/N-Systems

1.	Bei	16,196	v. H.	M		von	M		sind	20,249	v. H.	N			= 3,2793	v. H.
2.	„	13,255	„ „	MN		„	M		„	30,233	„ „	M			= 4,0089	„ „
3.	„	13,966	„ „	M		„	MN		„	20,249	„ „	N			= 2,8278	„ „
4.	„	25,396	„ „	MN	Kindern	„	MN	Müttern	„	keinerlei			Männer	ausschließbar	= 0	
5.	„	11,43	„ „	N		„	MN		„	30,233	„ „	M			= 3,4526	„ „
6.	„	10,865	„ „	MN		„	N		„	20,249	„ „	N			= 2,1990	„ „
7.	„	8,892	„ „	N		„	N		„	30,233	„ „	M			= 2,6877	„ „

Bei 100 Kindern von 100 Müttern sind falschbeschuldigte Männer
maximal ausschließbar 18,4553 v. H.

Auch hier sind selbstverständlich die Chancen des Vaterschaftsausschlusses von der Häufigkeit der beiden Erbanlagen in der Bevölkerung abhängig. Nach Schief läßt sich die Ausschlußerwartung auch unter Zuhilfenahme der beiden Genhäufigkeiten m und n für einen beliebigen „Nichtvater" nach der Formel

$$mn\ (1 - mn)$$

berechnen. Diesem Ausdruck entspricht bei graphischer Darstellung die parabelähnliche Kurve der Abbildung 85. Scheitelpunkt der Kurve, d. h. die maximale Ausschlußzahl wird bei gleicher Häufigkeit von m und n erreicht. Die Faktoren M und N sind also vom Standpunkt ihrer Frequenz aus betrachtet für die Vaterschaftsausschließung recht günstig und liefern sowohl nach der Tabelle 122 als auch nach der graphischen Darstellung der eben genannten Formel über 18 % Möglichkeiten.

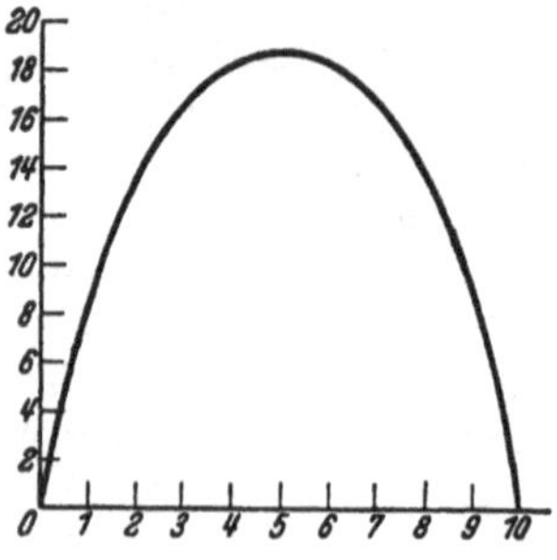

Abb. 84. Abhängigkeit der Ausschließungschance nach M und N von der Genhäufigkeit. Abszisse: Häufigkeiten des Gens für M (m+n = 10 gesetzt). Ordinate: Ausschließungschance in %

P-Faktor. Den für die vorliegende Betrachtung wesentlichen Besprechungen liegen eigene Beobachtungen zugrunde, die eine Merkmalsverteilung von

$$P = 78{,}8225\,\% \text{ und } p = 21{,}1775\,\%$$

ergeben haben. Aus $\sqrt{p}$ und aus 10,0 — $\sqrt{p}$ errechnen sich die Genhäufigkeiten als

$$= 4{,}6019$$
$$= 5{,}3981.$$

Die der Erbformel gerecht werdenden Prozentzahlen der Merkmalsverteilung sind demnach für

Homozygote PP	=	=	29,1359
Heterozygote Pp	=	=	49,6830
Homozygote pp	=	=	21,1775
Insgesamt	$(\mathfrak{P} + \mathfrak{p})^2$	=	100,0000.

In der Tabelle 124 sind von den Genhäufigkeiten nach der Formel $(\mathfrak{P}+\mathfrak{p}) \cdot (\mathfrak{P}+\mathfrak{p})$ die Zahlen für die Mutter-Kind-Paar-Erwartung abgeleitet und in der Tabelle zu den Merkmalshäufigkeiten der theoretisch ausschließbaren Männer in Beziehung gebracht, woraus sich eine ebenfalls theoretische Ausschlußerwartung von 16,2804 % ergibt. Theoretisch insofern, als ohne weiteres gesagt werden kann, daß z. B. (Tabelle 125 Zeile 2) in einer Kombination Kind Pp und Mutter PP das P des Kindes von der Mutter stammen muß und das p nur von einem Manne der Genotypen Pp oder pp ererbt sein kann. Auszuschließen sind sämtliche homozygoten PP-Männer. In einem anderen Beispiel (Tabelle 126 Zeile 4) könnten sämtliche Männer des Genotyps pp

Tabelle 126. Erwartungszahlen der Mutter-Kind-Paare innerhalb des P/p-Systems bei einer Genhäufigkeit von = 5,3981 und = 4,6019

	Von Müttern	sind zu erwarten Kinder	nach der Formel	zahlenmäßig	auf % reduziert
1.	P P	P P	$\mathfrak{p}^3$	157,2979	15,7298
2.	P P	P p	$\mathfrak{p}^2\mathfrak{p}$	134,0969	13,4097
3.	P P	p p	—	—	—
4.	P p	P P	$\mathfrak{P}^2\mathfrak{p}$	134,0969	13,4097
5.	P p	P p	$\mathfrak{P}\mathfrak{p}(\mathfrak{P}+\mathfrak{p})$	248,4152	24,8415
6.	P p	p p	$\mathfrak{P}\,\mathfrak{p}^2$	114,3182	11,4318
7.	p p	P P	—	—	—
8.	p p	P p	$\mathfrak{P}\,\mathfrak{p}^2$	114,3182	11,4318
9.	p p	p p	$\mathfrak{p}^3$	97,4567	9,7457

Insgesamt nach der Formel $(\mathfrak{P}+\mathfrak{p})^2$.
$(\mathfrak{P}+\mathfrak{p})$ 1000,0000 100,000

ausgeschlossen werden, da bei einem PP-Kind von einer PP-Mutter ein P des Kindes mütterlicher Herkunft sein muß und das zweite P nur von Männern der Genotypen Pp oder PP herrühren kann. Dazu ist allerdings zu sagen, daß die Gesamtzahl von 16,2804 % Ausschlußerwartungen wegen des dominant-rezessiven Erbganges des Merkmalspaares mit der augenblicklichen serologischen Technik nicht realistischer ist. Realisierbar ist allein der Wert der Zeile 8 in der Tabelle 127, denn praktisch ausschließbar sind nur p-Männer bei P-Kindern von p-Müttern.

Die bisher durchgeführten Familienuntersuchungen bestätigten im großen und ganzen die Ausnahme, daß die Vererbung innerhalb des P/p-Systems auf einem mendelnden Paar alleler Gene P und p beruht, wobei P das dominante Gen darstellt und das Vorhandensein demonstriert, während das rezessive Gen mit p bezeichnet wird und das Fehlen der P-Eigenschaft symbolisiert.

Tabelle 127. Ausschlußerwartungszahlen für das P/p-System bei einer Genhäufigkeit von = 5,3981 und = 4,6019

	Kinder		Mütter	Männer		Ausschluß-möglich-keiten auf % reduziert
	Werte	Genotyp	Genotyp	Werte	Genotyp	
1.	15,7298	PP	PP	21,1775	pp	3,3310
2.	13,4097	Pp	PP	29,1394	PP	3,9075
3.	—	pp	PP	—	—	—
4.	13,4097	PP	Pp	21,1775	pp	0,4260
5.	24,8415	Pp	Pp	—	—	—
6.	11,4318	pp	Pp	29,1394	PP	3,3312
7.	—	PP	pp	—	—	—
8.	11,4318	Pp	pp	21,1775	pp	2,4209
9.	9,7457	pp	pp	29,1394	PP	2,8398
Insgesamt						16,2804

Von diesem Prinzip abweichende Fälle sind bisher nur von DAHR beschrieben worden. Zu diesen vier gegen die Richtigkeit der angenommenen Vererbungstheorie sprechenden Fällen bemerkt DAHR selbst, daß bei drei von diesen vier Fällen Unehelichkeit der Kinder zugeben wurde, während er bezüglich des vierten Kindes wörtlich ausführt: „Es handelt sich um das einzige, nach zehnjähriger Ehe geborene Kind. Bei der Blutabnahme machte die Mutter wie zum Scherz die Bemerkung, das Kind sei sicherlich nach der Geburt in der Klinik vertauscht worden, was möglicherweise bei der Blutuntersuchung herauskomme."

Unter Miteinbeziehung der Ergebnisse von DAHR errechnete FISCHER unter besonderer Beachtung des oben erwähnten Ausnahmefalles, daß sich bei Anwendung des Faktors P eine Wahrscheinlichkeit von 8 : 1 (oder 87,5 %), die „gegen die Vaterschaft eines nach der P-Bestimmung ausschließbaren Mannes sprechen würde." Wenn auch eine Wahrscheinlichkeit von 87,5 % schon einen verhältnismäßig hohen Grad darstellt, so entspricht er trotzdem noch nicht den Bedingungen der Stellungnahme des früheren RMI und des RKI, um im ausschlaggebenden Falle dem Merkmal P das Prädikat eines wertvollen Indiziums zuzubilligen, für das eine gegen die Vaterschaft sprechende Wahrscheinlichkeit von 96 % erforderlich ist, ganz zu schweigen von der Beurteilung eines „offenbar unmöglich", die eine Wahrscheinlichkeit von 99 % notwendig macht.

Antigenkomplex Rh. Die Propagierung der Rh-Bestimmung zur Klärung strittiger Vaterschaften ist in erster Linie WIENER zu verdanken. Von ihm ist auch im Laufe der Jahre das umfangreiche Familienmaterial über die Bestätigung der für die Rh-Typen angenommenen Vererbungsweise gesammelt worden. Die Idee wurde auch bereitwillig aufgenommen, da sie eine wertvolle Bereicherung und Ausweitung der Ausschlußmöglichkeiten zu enthalten schien und durch Entdeckung der einzelnen Untergruppenseren die Chancen für den Nichtvater, ausgeschlossen zu werden wesentlich erhöhte. Zwar läßt sich durch Heranziehung der Rh_0(D)-Bestimmung diese durch die Anwendung der bisher benutzten Blutkörperchenmerkmale auf etwa 33 % zu veranschlagende Chance nur um 1 % steigern, werden aber alle drei mit Anti-rh' (Anti-C), Anti-Rh_0 (Anti-D) und Anti-rh'' (Anti-E) bestimmbaren Faktoren in Betracht gezogen, so erhöht sich die theoretische Ausschlußchance auf etwa 42 %. Eine weitere Ausdehnung der Ausschlußmöglichkeiten, und zwar auf annähernd 50 %, ergibt sich, wenn außer den oben genannten Untergruppenseren auch noch die korrespondierenden Seren Anti-hr' (Anti-c), Anti-Hr_0 (Anti-d) und Anti-hr'' (Anti-e) herangezogen werden können. Damit liegt dann für jedes der drei Teilsysteme C/c, D/d und E/e dieselbe Situation vor wie beim M/N-System, d. h. ein homozygoter Mann kann nicht der Vater eines gegenteilig homozygoten Kindes sein und ein Kind kann nicht ein bestimmtes Merkmal besitzen, wenn dasselbe nicht bei mindestens einem seiner Eltern vorhanden ist.

Ehe jedoch ein Blutgruppensystem als Beweismittel in einer Abstammungsuntersuchung angewendet werden darf, muß erst nach den Richtlinien des früheren RMI und des RKI ein großes statistisches Vergleichsmaterial vorliegen und ein bestimmter Beweiswert festgelegt werden. Auf Grund dieser Bestimmung dürfte es schwierig sein, in absehbarer Zeit den Antigenkomplex Rh als Beweismittel in die serologische Abstammungsuntersuchung einbeziehen zu können, denn die Besonderheit dieses Systems liegt vor allem darin, daß die notwendigen Untergruppenseren zum Teil sehr selten sind und deshalb nur verhältnismäßig wenigen Untersuchern zur Verfügung stehen. Es versteht sich deshalb von selbst, daß man mit der an sich wünschenswerten Untersuchung von Tausenden Rh-Familien aus Serummangel nicht wird rechnen können.

Dieser Frage hat sich besonders KRAH in einer ausführlichen Arbeit gewidmet, in der er den Nachweis erbringt, daß nach dem Umfang des in der Weltliteratur mitgeteilten Familienmaterials über die Erbweise des Antigenkomplexes Rh die Anwendung der Rh-Bestimmung als Beweismittel bei der serologischen Abstammungsuntersuchung zulässig ist, wenn der Beurteilung die seither üblichen Richtlinien des früheren RMI zugrunde gelegt werden.

Die Auswertung des Familienmaterials zeigt, daß die für die Untergruppensysteme C/c und E/e angenommene Vererbungsweise in mindestens dem gleichen Maße wie die für das System D/d ihre Bestätigung findet. Die Zulassung der Untergruppenbestimmung rh'/hr'(C/c) und rh''/hr''(E/e) als Beweismittel bei der Blutgruppenuntersuchung im Vaterschaftsprozeß ist also genau so gerechtfertigt wie die Zulassung der Rh_0/Hr_0(D/d)-Bestimmung.

Mit den Seren Anti-rh'(Anti-C) und Anti-hr'(Anti-c) gleichzeitig sind nach KRAH im ganzen 1201 Familien mit 2153 Kindern untersucht worden. Dieses Material entspricht den Forderungen des früheren RMI in einem Ausmaß, daß die Bestimmung mit den beiden Serumtypen als Beweismittel im Vaterschaftsprozeß nicht nur zulässig ist, sondern der mit ihrer Hilfe nachgewiesene Ausschluß rein zahlenmäßig mit sehr großer Wahrscheinlichkeit gegen die Vaterschaft spricht (99 %). Aus den zitierten Arbeiten hat KRAH die entsprechenden Familien nach ihren homozygoten und heterozygoten Paarungstypen mit den erwarteten und beobachteten Frequenzen zusammengestellt, die in der Tabelle 128 gezeigt sind. Es ergibt sich darin eine recht gute Übereinstimmung zwischen den erwarteten und beobachteten Werten bei den einzelnen Typen der Kinder.

Tabelle 128. Erwartete und beobachtete Kinderfrequenzen für das Teilsystem C/c innerhalb des Antigenkomplexes Rh (nach KRAH)

Eltern		Kinder						
			CC		Cc		cc	
Paarungen	Zahl	Zahl	erwartet	beob-achtet	erwartet	beob-achtet	erwartet	beob-achtet
CC x CC	31	61	61,0	61	0,0	0	0,0	0
CC x Cc	132	266	133,0	118	133,0	148	0,0	0
CC x cc	248	430	0,0	0	430,0	429	0,0	1
Cc x Cc	160	321	80,25	77	160,5	163	80,25	81
Cc x cc	438	742	0,0	0	371,0	405	371,0	337
cc x cc	192	333	0,0	0	0,0	0	333,0	333
Gesamt	1201	2153		256		1145		752

Im rh''/hr'' (E/e)-Teilsystem liegen nach KRAH unter Verwendung der Seren Anti-rh'' (Anti-E) und Anti-hr'' (Anti-e) bisher Untersuchungen an 421 Familien mit 831 Kindern vor. Dieses Material reicht zwar nach den Bestimmungen des früheren RMI noch nicht aus um der rh''/hr''(E/e)-Bestimmung die gleiche Beweiskraft bei der Abstammungsuntersuchung zu sichern wie bei der rh'/hr'(C/c)-Bestimmung. Die von KRAH zusammengestellte Tabelle über das bisher in der Weltliteratur veröffentlichte U-Material zeigt aber, daß auch hier die Vererbung nach den gleichen Grundsätzen vor sich geht. Trotz des verhältnismäßig kleinen Materials stimmen die erwarteten und beobachteten Frequenzen der Kinder sehr gut überein. Die beiden Ausnahmen, wie auch die der Tabelle 129 sind vermutlich auf Unehelichkeit zurückzuführen, so daß sie das Gesamtergebnis nicht entscheidend beeinflussen dürften. Es kommt also auch der rh''/hr''(E/e)-Bestimmung die gleiche Bedeutung für das Ausschlußverfahren zu und es ist einem Ausschluß innerhalb dieses Teilsystems zumindest das Prädikat einer sehr großen Unwahrscheinlichkeit der Vaterschaft zuzusprechen.

Tabelle 129. Erwartete und beobachtete Kinderfrequenzen für das Teilsystem E/e innerhalb des Antigenkomplexes Rh (nach KRAH)

Eltern		Kinder						
			EE		Ee		ee	
Paarungen	Zahl	Zahl	erwartet	beob-achtet	erwartet	beob-achtet	erwartet	beob-achtet
EE x EE	0	0	0,0	0	0,0	0	0,0	0
EE x Ee	9	18	9,0	11	9,0	7	0,0	0
EE x ee	14	25	0,0	0	25,0	25	0,0	0
Ee x Ee	23	49	12,25	13	24,5	24	12,25	12
Ee x ee	137	285	0,0	0	142,5	150	142,5	135
ee x ee	238	454	0,0	0	0,0	2	454,0	452
Gesamt	421	831		24		208		599

Es wäre abschließend noch zu erörtern, inwieweit sich die beiden verschiedenen genetischen Grundauffassungen von WIENER einerseits und von FISHER und RACE andererseits, auf die serologische Abstammungsuntersuchung auswirken können. Die beiden Theorien stimmen zwar grundsätzlich darin überein, daß ein beim Kinde aufgefundenes Merkmal zumindest auch bei einem der Eltern zu beobachten sein muß. Darüber hinaus finden sich — wenn auch selten — doch Möglichkeiten für Ausschlüsse, wenn man die Richtigkeit der WIENERschen Erbtheorie voraussetzt und das nach FISHER und RACE mögliche crossing over in Frage stellt. Nach den bisherigen Regeln ist z. B. die Vaterschaft eines Mannes vom Typ Rh_1(CDe) bei einem Kinde rh'(Cde) dessen Mutter rh(cde) ist, nicht auszuschließen, weil neben einem Genotyp R_1r(CDe/cde) auch die Möglichkeit der Typisierung R_0r' (cDe/Cde) besteht, also die beiden Gene r' (C) und R_0(D) auf die beiden Chromosomen des Mannes verteilt sein können. Ob letzteres der Fall ist oder nicht kann natürlich mit den augenblicklichen Methoden nicht ohne weiteres entschieden werden. Ist aber eine leibliche Schwester des Mannes oder seine Mutter rh(cde), so müssen die beiden Gene r'(C) und R_0(D) bei ihm auf demselben Chromosom lokalisiert sein und er scheidet nach der WIENERschen Theorie als Vater des Kindes r'r (Cde/cde) aus. In einem anderen Falle mag bei dem Kinde und seiner Mutter Rh_1(CDe) festgestellt worden sein und sich der angebliche Erzeuger als rh (cde) erweisen. Besitzt von den beiden Eltern der Mutter der eine Teil r'(C) und der andere R_0(D), so scheidet die Vaterschaft dieses Mannes bei dem Rh_1(CDe)-Kind aus. Die diesen Ausschlußmöglichkeiten zugrundeliegende Regel besagt also, daß die drei Teilrezeptoren eines elterlichen Gens sich nicht aufspalten können und beim Kinde in der gleichen Kombination wieder auftreten müssen. Der Gegenbeweis, daß diese Regel nicht den Tatsachen entspricht, und gelegentlich doch ein crossing over stattfindet, ist bisher noch nicht erbracht worden.

Eine andere Möglichkeit des Ausschlusses, die aber ebenfalls nur sehr selten in Frage kommen dürfte, benützt die große Seltenheit mancher Rh-Gene, so daß im gegebenen Falle aus rein statistischen Gründen sich die Unwahrscheinlichkeit einer vermeintlichen Vaterschaft ergeben kann. Da die Zahl der hierfür in Betracht kommenden Kombinationen groß ist, sei lediglich ein einzelnes Beispiel herausgegriffen. Für den angeblichen Vater eines rh-Kindes sei der Phänotyp Rh_z(CDE) angenommen. Es besteht selbstverständlich durchaus die theoretische Möglichkeit, daß es sich um einen der seltenen Typen R_zr(CDE/cde) handelt und in diesem Falle wäre auch kein Ausschluß möglich. Jedoch zeigt die Statistik, daß der andere Genotyp R_1R_2(CDe/cDE) viel häufiger vorkommt, nämlich im Verhältnis 65 : 1. Die Möglichkeit einer solchen Typenfestlegung würde allerdings dann einen Ausschluß gestatten. Trotz dieser Möglichkeit bleibt jedoch die große Frage, ob diese statistisch nachgewiesene Wahrscheinlichkeit, die gegen eine Vaterschaft spricht, in einer serologischen Abstammungsuntersuchung überhaupt verwertet werden darf.

Die weiteren Merkmale. Es sind in der bisherigen Darstellung absichtlich nur diejenigen Systeme behandelt worden, die nach dem augenblicklichen Stand von Theorie und Praxis eine Anwendung in der serologischen Abstammungsuntersuchung gestatten. Die übrigen, im speziellen Teil behandelten Merkmale können selbstverständlich entsprechend ihrer Vererbungsverhältnisse auf die gleiche Weise behandelt und für wissenschaftliche Zwecke herangezogen werden. Da es jedoch im Umgang mit ihnen in der Regel an größerer Erfahrung mangelt, die notwendigen Testseren nicht jedem Untersucher zur Verfügung stehen und bei vielen Merkmalen die Vererbungsweise noch nicht endgültig geklärt ist, dürfte die Erlangung der für eine serologische Abstammungsuntersuchung notwendigen Beweiskraft bei den meisten noch einige Zeit ausstehen und sich eine genauere Besprechung deshalb erübrigen.

Der positive Vaterschaftsnachweis

Theoretische Überlegungen

Eine Methode, die zur direkten Vaterschaftsbestimmung beitragen wollte, gab 1929 ZANGENMEISTER bekannt. Nach Mischung des Serums von Neugeborenen mit dem mütterlichen Serum konnte er im Laufe von einigen Stunden im Stufenphototmeter eine nicht unerhebliche Helligkeitsabnahme bemerken. Im Gegensatz dazu zeigten Kontrollgemische keine Helligkeitsabnahme. Bei weiteren Versuchen wurde das Neugeborenen-Serum mit dem des Vaters vermengt. Stets trat eine erhebliche Helligkeitsabnahme ein, während sich eine solche in keinem der Kontrollfälle fand. Er kam deshalb zu dem Schluß, daß trotz der beschränkten Zahl von Untersuchungen noch mit relativ großer Wahrscheinlichkeit unter einer Reihe von Personen, selbst bei Abkömmlingen bis zu 30 Jahren die väterliche oder mütterliche Abstammung zu ermitteln ist. Weitere Versuche in dieser Richtung wurden mit Ausnahme einiger wenigen (WIGGER, GROS) nicht durchgeführt.

Erst LÖNS nahm 1950 die Frage des positiven Vaterschaftsnachweises wieder auf. Er ging bei seinen Arbeiten von der allgemeinen Erkenntnis aus, daß eine mehr und mehr verfeinerte Differenzierungsmethode der Blutkörperchenmerkmale zwar die Wahrscheinlichkeit steigern wird, durch erhöhte Ausschlußerwartungen immer mehr zu Unrecht beanspruchten Männer als Nichtväter zu erkennen, daß dieses Verfahren aber trotzdem nie ein Ergebnis wird liefern können, das im Sinne einer direkten Vaterschaftsbestimmung verwertet werden kann .

Da bei allen bekannten Blutgruppen und Blutfaktoren beim Kinde immer nur die Merkmale vorkommen, die auch bei den Eltern vorhanden sind, ist anzunehmen, daß die gleiche Regel auch für die noch unbekannten Merkmale gilt. Summarisch gesehen weist also das Blut jedes Menschen infolge einer Vielzahl struktureller Eigenschaften eine individuelle Charakterisierung auf, die nur aus Elementen der väterlichen und mütterlichen Vererbungsträger zusammengesetzt sein kann. Es ist verständlich, daß eine Blutuntersuchung um so schwieriger und zeitraubender wird, je mehr Merkmale einer Bestimmung zugänglich sind. Und trotzdem könnte auf diesem Wege mehr als eine prozentuale Steigerung der A u s s c h l u ß erwartung nicht erreicht werden.

Sieht man von der Bestimmung einzelner Merkmale ab und folgt dem LÖNSschen Plan, so kommt man zu folgender theoretischen Überlegung:

„Angenommen, in einem Blutkörperchengemisch von etwa 1000 menschlichen Blutproben seien alle bekannten und unbekannten Blutkörperchenmerkmale vertreten, dann kann das mit diesem Gemisch hergestellte Immunserum Antikörper gegen alle bekannten und unbekannten Blutkörperchenmerkmale enthalten.

Würde man dieses polyvalente Immun-Serum mit den Blutkörperchen der Mutter und des Vaters eines Kindes absättigen, so müßte es auch für die Blutkörperchen des Kindes abgesättigt sein, während es — eine Individualität des Blutes vorausgesetzt — für alle anderen Menschen nicht abgesätttigt sein kann."

Praktische Ergebnisse. Für die Gewinnung polyvalenter Immunseren verwandte LÖNS zunächst Meerschweinchen und Kaninchen, um die durch das FORSSMAN-Antigen bedingten Verhältnisse zu berücksichtigen. Später wurden die Versuche auch auf Ziegen ausgedehnt, um in Bezug auf Anti-O-Antikörper bessere Versuchsbedingungen zu schaffen.

Als Antigen wurden von LÖNS die zur WASSERMANNschen Reaktion eingesandten Blutproben, deren Zahl sich auf täglich 150 belief, soweit sie nicht grobsinnlich verunreinigt waren, gemischt und von den Blutkuchen abgesiebt.

Kaninchen erhielten zweimal wöchentlich insgesamt sechs Injektionen intravenös, Meerschweinchen wurden im gleichen Turnus subkutan geimpft. Bei den Ziegen wurden im ganzen sechs Impfungen zweimal wöchentlich vorgenommen, die subkutan ausgeführt wurden. Nach Verlauf einer Woche erfolgte eine weitere Injektion von O-Blutkörperchen. Diese Blutkörperchensuspension wurde allerdings nicht mit physiologischer Kochsalzlösung bereitet, sondern — um die Anti-O-Komponente zu verstärken — mit einer vorher aufgekochten Ruhr-Shiga-Bouillon.

Auf die Wiedergabe spezieller Überlegungen bezüglich technischer Einzelheiten zur Verbesserung der Qualität der Immunseren sei hier verzichtet. Ganz allgemein vermerkt sei nur die Feststellung von LÖNS, daß die Ziegen-Immunseren bessere Ergebnisse zeitigten als die Kaninchen- und Meerschweinchen-Immunseren. Es soll deshalb im weiteren Verlauf der Betrachtung — soweit nicht eigens anders erwähnt — nur von Ziegen-Immunseren gesprochen werden.

Für gute Ergebnisse bei den Untersuchungen sind polyvalente Immunseren erforderlich, deren unspezifische Adsorbierbarkeit gering, deren spezifische Adsorbierbarkeit dagegen groß sein soll. Um die Adsorptionskraft der Versuchsproben festzustellen, wird eine bestimmte Menge des Immunserums mit der doppelten, vier- und sechsfachen Menge der Blutkörperchensedimente von Kindsmutter, fraglichem Vater und eines beliebigen Mannes mit der Blutformel, die auch der mutmaßliche Vater hat, abgebunden. Die neun Abgüsse werden mit den kindlichen Blutkörperchen und einigen Kontrollblutproben gleicher Blutformel, wie sie das Kind besitzt, in vier Titerstufen geprüft. Die Blutkörperchen der Mutter schwächen den Titer des Immunserums gegenüber den Blutkörperchen des Kindes in jedem Falle stärker ab als gegenüber den Kontrollen. Die Blutkörperchen des wirklichen Vaters schwächen den Titer durchschnittlich ebenso stark wie die Blutkörperchen der Mutter. Die Blutkörperchen des blutfremden Mannes dagegen werden das Immunserum zwar schwächen, aber nur derart, daß kein Unterschied zwischen den Blutkörperchen des Kindes und den Blutkörperchen anderer Proben gleicher Blutformel zu erkennen ist.

Tabelle 130. Überprüfung der Adsorptionskraft von verschiedenen Blutproben gegenüber einem polyvalenten Ziegenimmunserum (nach LÖNS)

0,3 ccm Ziegen-Immun-Serum fallend	nicht adsorbiert				adsorbiert 1/2 Stunde bei Zimmertemperatur an Blutkörperchensediment von — gegen 5 %ige gruppen- und faktorengleiche Blutkörperchensuspension von																																			
					Mutter 0,6 ccm				Mutter 1,2 ccm				Mutter 1,8 ccm				angebl. Vater 0,6 ccm				angebl. Vater 1,2 ccm				angebl. Vater 1,8 ccm				Kontrolle 0,6 ccm				Kontrolle 1,2 ccm				Kontrolle 1,8 ccm			
	K	1	2	3	K	1	2	3	K	1	2	3	K	1	2	3	K	1	2	3	K	1	2	3	K	1	2	3	K	1	2	3	K	1	2	3	K	1	2	3
1/2	4	4	4	4	3	4	4	4	3	3	3	3	1	2	2	2	3	4	4	4	2	3	3	3	1	2	2	2	4	4	4	4	3	3	3	3	3	3	3	3
1/4	4	4	4	4	2	3	3	3	1	2	2	2	(1)	1	1	1	2	3	3	3	1	2	2	2	—	1	1	1	4	3	3	3	3	2	2	2	2	2	2	2
1/8	3	3	3	3	1	2	2	2	—	1	1	1	—	—	(1)	—	1	2	2	2	—	1	1	1	—	—	—	—	3	2	2	2	2	1	1	1	1	1	1	1
1/16	2	2	2	2	—	1	1	1	—	—	(1)	—	—	—	—	—	—	1	1	1	—	—	—	—	—	—	—	—	2	1	1	1	1	1	1	1	—	—	—	—
1/32	1	1	1	1	—	(1)	(1)	—	—	—	—	—	—	—	—	—	—	—	—	—	—	—	—	—	—	—	—	—	1	(1	1	1)	—	—	—	—	—	—	—	—
1/64	—	—	—	—	—	—	—	—	—	—	—	—	—	—	—	—	—	—	—	—	—	—	—	—	—	—	—	—	—	—	—	—	—	—	—	—	—	—	—	—

Zu der Absättigung des Immunserums mit väterlichen und mütterlichen Blutkörperchen wird jedesmal die Hälfte desjenigen Blutsedimentvolumens gebraucht, das den Unterschied zwischen den Blutkörperchen des Kindes und den Kontrollen am deutlichsten in Erscheinung treten läßt. Da nach Absättigung des Ziegenimmunserums mit den Blutkörperchen eines blutfremden Mannes die Blutkörperchen des Kindes vom Abguß nicht stärker und nicht schwächer ausgeflockt werden als andere Blutkörperchen gleicher Formulierung, wird die Hälfte des Sedimentvolumens, das für den mutmaßlichen Vater ermittelt ist, auch für die Versuchsperson genommen. Das polyvalente Immunserum muß also endlich an zwei Sedimentgemische adsorbiert werden und zwar:

a) an ½ Sediment-Volumen der Blutkörperchen der Mutter,
+ ½ „ „ „ Blutkörperchen des mutmaßlichen Vaters;
b) an ½ Sediment-Volumen der Blutkörperchen der Mutter,
+ ½ „ „ „ Blutkörperchen der fremden Kontrollperson.

Das Untersuchungsverfahren von LÖNS besteht also aus einem Vorversuch (Tabelle 130) und einem Hauptversuch (Tabelle 131). Nach den Angaben von LÖNS ist es zweckmäßig, die Technik mit mehreren verschiedenen Seren gleichzeitig durchzuführen.

Tabelle 131. Untersuchungsprotokoll des Versuches 35 H. R. am 22. November 1949
Ziegenimmunserum (1). (Nach LÖNS)

0,3 cm^3 I-Serum, abgebunden mit 0,6 cm^3 Blutkörperchensediment, ½ Stunde bei Zimmertemperatur

Abguß 1. I-Serum mit Bl. K. der Mutter,
Abguß 2. I- „ „ „ „ des mutmaßlichen Vaters,
Abguß 3. I- „ „ „ „ eines Mannes mit der gleichen Blutformel wie zwei,
Abguß 4. I- „ „ „ „ der Mutter und des mutmaßlichen Vaters,
Abguß 5. I- „ „ „ „ der Mutter und der Kontrollperson zu drei.
Kontrollblut von Personen mit der gleichen Blutformel wie das Kind.

Tabelle 132

Bl. K. des Kindes	I-Serum	Titerstufen ½	¼	⅛	1/16	1/32	1/64
Bl. K. des Kindes	Abg. 1	4	3	3/2	2/3	2	±
Kontrollblut 1	„	4	4	3	3/2	2/2	2
2	„						
3	„						
Bl. K. des Kindes	Abg. 2	4	3	3/2	2/3	2	±
Kontrollblut 1	„	4	4	3	3/2	2/3	2
2	„						
3	„						
Bl. K. des Kindes	Abg. 3	4	4	3	3/2	2/3	2
Kontrollblut 1	„	4	4	3	3/2	2/3	2
2	„						
3	„						
Bl. K. des Kindes	Abg. 4	2/2	2	±	—	—	—
Kontrollblut 1	„	4	4	3	2/3	2	±
2	„	4	4	3	2/3	2	±
3	„	4	4	3	2/3	2	±
Bl. K. des Kindes	Abg. 5	4	4/3	3	2/3	2	±
Kontrollblut 1	„	4	4	3	2/3	2	±
2	„	4	4	3	2/3	2	±
3	„	4	4	3	2/3	2	±

Kind: A_1 M rh
Kdm.: B MN Rh
Angebl. Vater: A_1 MN rh
Zeuge: A_1 MN rh Kontrolle.

Ergebnis: Der Beklagte scheint der Vater des Kindes zu sein.

Kritische Betrachtungen. Das Verfahren von LÖNS ist ohne Zweifel originell. Er wartet nicht erst ab, bis alle immunologisch faßbaren Blutkörperchenmerkmale entdeckt sind, um mit all diesen Merkmalen zusammen eine hohe Ausschlußmöglichkeit zu erzielen, sondern er sensibilisiert ein Versuchstier mit einer so großen Anzahl von menschlichen Blutproben, daß er mit hoher Wahrscheinlichkeit annehmen kann, auch gegenüber den noch nicht entdeckten Blutkörpercheneigenschaften wirksame Antikörper beim Versuchstier erzeugt zu haben. Es besteht kein Zweifel darüber, daß die Methode auf dem Gebiete der serologischen Abstammungsprüfung zur Klärung strittiger Vaterschaften eine umwälzende Neuerung bedeuten würde, wenn ohne maßgebliche Einschränkungen erwiesen werden könnte, daß ihre praktische Anwendung zu richtigen und zuverläßlichen Ergebnissen führen würde. Denn die LÖNSsche Methodik würde bei jeder Vaterschaftsuntersuchung ein eindeutiges Urteil erbringen, nämlich entweder den eindeutigen Nachweis der Vaterschaft oder den Beweis für die Nichtvaterschaft des Untersuchten.

Der Wert des LÖNS-Testes ist noch umstritten und ein großer Teil der Fachleute steht seiner weiteren Entwicklung abwartend gegenüber. Diese Einstellung bedeutet in keiner Weise Voreingenommenheit oder Ablehnung und besteht zu Recht, wenn man bedenkt, welche Anforderungen an das OAB- und an das MN-System gestellt wurden, ehe deren Zuverlässigkeit unter Beweis gestellt war und ihre Anwendung als Beweismittel im Vaterschaftsprozeß Anerkennung fand. Dazu muß berücksichtigt werden, daß es sich bei diesen Merkmalen um serologisch einwandfrei faßbare Blutkörperchenstrukturen handelt, deren Erbgang sichergestellt ist, während das Verfahren von LÖNS eine Reihe unbekannter Faktoren enthält, die zwar einer theoretischen Pauschalität unterliegen mögen, von Fall zu Fall jedoch sicher große Schwankungsbreiten besitzen können und dadurch die Sicherheit des Verfahrens beeinträchtigen.

So ist die Richtigkeit des Verfahrens vor allem an die Voraussetzung geknüpft, daß im Serum der vorbehandelten Ziege tatsächlich gegenüber allen beim Menschen möglichen Blutkörpercheneigenschaften — auch gegenüber den bisher unbekannten — wirksame Antikörper entstanden sind. Schon in diesem Punkt muß die serologische Erfahrung eine gewisse Skepsis entfachen bei dem Gedanken an die verschiedenartigen Reaktionseigentümlichkeiten der einzelnen Versuchstiere gleicher Art auf ein und dasselbe Antigen. So ist z. B. bekannt, daß nicht alle Kaninchen für die Anti-M-Bildung geeignet sind und LÖNS selbst rechnet damit, daß auch Ziegen in verschiedenem Maße fähig sind, auf den Antigenreiz einzelner Rezeptoren zu reagieren. Das Serum seiner ersten Ziege flockte menschliche O-Blutkörperchen fast ebenso stark aus wie A- und B-Blutkörperchen. Das Serum der zweiten Ziege dagegen flockte O-Blutkörperchen stärker aus als A- und B-Blutkörperchen.

Es ist in dieser Hinsicht DAHR und KINDLER uneingeschränkt zuzustimmen, daß sich die Richtigkeit der eben besprochenen Voraussetzung nicht durch Untersuchungen an solchen Fällen nachweisen läßt, bei denen die Abstammung von vornherein ungeklärt ist, also durch die Untersuchung von Personen, die auf Grund eines gerichtlichen Verfahrens zur Blutformelbestimmung kommen. Die Richtigkeit der Methodik muß vielmehr zunächst an einer großen Zahl legitimer Eltern-Kind-Verbindungen geprüft und gesichert sein, ehe aus den Befunden Rückschlüsse mit juristischen Entscheidungen gezogen werden können. Für eine Nachprüfung ist es auch abwegig, gerichtliche Fälle heranzuziehen, wenn die Blutkörperchenmerkmalsuntersuchung und die Methode nach LÖNS gleichzeitig durchgeführt und die Ergebnisse verglichen werden. DAHR und KINDLER sprechen in dieser Beziehung von einem Trugschluß, wenn nach dem OAB-System oder nach dem MN-System der Ausschluß eines Mannes gelingt und in derselben Sache auch die Methode nach LÖNS eine Ausschließung ergeben würde. Dasselbe trifft für die Fälle zu, in denen mit beiden Verfahren ein Nichtausschluß bzw. die positive Bestimmung nach LÖNS erzielt würde. Wohl wäre zu erwarten, daß bei tatsächlicher Richtigkeit der LÖNSschen Methode die Ergebnisse von Blutgruppen- und Blutfaktorenuntersuchung einerseits und LÖNS-Test andererseits gleichzeitig verliefen. In Einzelfällen ist jedoch ein gleichsinniger Befund nicht als Beweis für die Richtigkeit der Methode anzusehen.

Als weitere Voraussetzung für eine praktische Anwendung der LÖNSschen Methode muß verlangt werden, daß das Verfahren auch allgemein anwendbar, also von jedem durchgeführt werden kann, der über eine entsprechende Vorbildung verfügt. Vor allem darf die Methodik nicht mit Fehlermöglichkeiten behaftet sein, die bei der Prüfung der gleichen Blutproben durch verschiedene Untersucher die unterschiedlichsten Ergebnisse verursachen können, wie dies LÖNS selbst für eine vergleichende Untersuchung in seinem Institut angegeben hat.

Auf Grund dieser Überlegungen erscheint es verfrüht, wenn das Verfahren von LÖNS von manchen Gerichten bereits jetzt für eine richterliche Entscheidung verwendet wird, zu einem Zeitpunkt, da die Diskussion immer noch mehr oder weniger im Fluß ist. Nach dem derzeitigen Stand der praktischen Erfahrung ist es weder angebracht, die Methode als zusätzliches Beweismittel heranzuziehen noch sie überhaupt zur Grundlage einer Urteilsfindung zu machen. Solange nicht durch zahlreiche Untersucher und ihre Ergebnisse gewährleistet ist, daß von einem „wertvollen Indizium" gesprochen werden kann, geschweige von einer — merkwürdigerweise in der Tagespresse und nicht in Fachzeitschriften bereits seit längerer Zeit behaupteten — „an Sicherheit grenzenden Wahrscheinlichkeit", solange scheint auch die Verwendung dem Zweck des Verfahrens an sich in keiner Weise dienlich. Ist die Methode tatsächlich zuverlässig, dann ist es belanglos, wenn sie etwas später, nach allgemeiner wissenschaftlicher Anerkennung, zur praktischen Anwendung kommt. Erweist sie sich aber auf Grund der eingehenderen Erfahrung als ungeeignet, dann ist ihre vorzeitige Propagierung und Anwendung dazu angetan, die Verwendung einer später entwickelten und auf ähnlichen theoretischen Überlegungen basierenden Untersuchungsmethode mit besseren Ergebnissen ganz allgemein in Mißkredit zu bringen.

Die juristische Bedeutung der serologischen Abstammungsprüfung

Veröffentlichungen von Justizbehörden

Bayerische Staatszeitung und Bayerischer Staatsanzeiger. Nr. 268 (Zweites Blatt). München, Freitag, 19. November 1926. 14. Jahrg. Bek. d. Staatsm. d. Justiz u. f. Unt. u. K. v. 17. 11. 26 über die Ausführung von Blutuntersuchungen. Nr. 51 717.

Die Gerichte werden darauf aufmerksam gemacht, daß die Gerichtlich-Medizinischen Institute der bayer. Universitäten für Zwecke der Rechtspflege auch Untersuchungen zur Bestimmung der Blutgruppenzugehörigkeit vornehmen. Die Untersuchungen können in Strafverfahren und zum Nachweis, daß jemand nicht der Vater eines Kindes ist, von Bedeutung sein.

I. A.: Dr. H. Schmitt. I. A.: Dr. Hauptmann.

Amtsblatt des Württembergischen Justizministeriums. Jahrg. 1926. Ausgegeben Stuttgart, Freitag, 31. Dezember 1926 Nr. 17. Bekanntmachung des Justizministeriums vom 9. Dezember 1926 über Blutgruppenuntersuchung und ihre gerichtliche Bedeutung.

1. Die neue Lehre von den menschlichen Blutgruppen und die Vererbung ihrer Eigenschaften von den Eltern auf das Kind verdient auch bei den Gerichtsbehörden Beachtung. Nach der derzeit geltenden wissenschaftlichen Auffassung gibt es beim Menschen 4 Blutgruppen, die durch 2 verschiedene Eigenschaften der roten Blutkörperchen — A und B — und durch 2 verschiedene Eigenschaften des Blutserum — α und β — bedingt sind und dadurch festgestellt werden, daß das Serum α die Blutkörperchen A, das Serum β die Blutkörperchen B beim Zusammenbringen auf dem Objektträger oder im Reagenzglas zu deutlich erkennbaren Häufchen verklebt. Hiernach werden die vier Blutgruppen bezeichnet: Gruppe I (O $\alpha\beta$), Gruppe II (A β), Gruppe III (B α), Gruppe IV (ABo).

2. In erster Linie kommt die Frage der Feststellung der Blutgruppen bei zweifelhafter Vaterschaft in Frage. Je nach der Art der im Einzelfall nachgewiesenen verschiedenen Blutgruppen kann die Feststellung zum Nachweis der offenbaren Unmöglichkeit der Empfängnis aus einer bestimmten Beiwohnung (§§ 1591 Abs. 1, 1717 Abs. 1, 1720 Abs. 1 BGB) führen. Unter Berücksichtigung des möglichen Zusammentreffens der verschiedenen Blutgruppen bei Kind, Mutter und Vater läßt sich dieser Nachweis in höchstens 25 % der Fälle erbringen. In der Mehrzahl der Fälle wird das Ergebnis der Untersuchung zu einer näheren Aufklärung der Abstammungsfrage überhaupt nichts beitragen können, so daß schon nach Feststellung der Blutgruppe des Kindes oder der von Kind und Mutter auf eine Untersuchung des Blutes des Vaters als aussichtslos verzichtet werden kann. Dies wird der Fall sein, wenn das Kind der Gruppe I (O α β) angehört, da diese Gruppe nach den Vererbungsregeln aus jeder Blutgruppe der Eltern entstehen kann, oder wenn Kind und Mutter dieselbe Gruppe aufweisen, oder wenn die Mutter der Gruppe IV (ABo) angehört. In allen anderen Fällen kann, wenn das Ergebnis der Untersuchung nicht dahin geht, daß der in Frage kommende Vater nicht sein kann, nur gesagt werden, daß seiner Gruppenzugehörigkeit nach die Möglichkeit der Vaterschaft vorliegt. Dabei werden infolge der Seltenheit der bei dem fraglichen Vater gefundenen Blutgruppe sowie in Anbetracht der sich aus den Blutgruppen bei Mutter und Kind ergebenden Notwendigkeit gerade dieser Blutgruppenzugehörigkeit des Vaters einige Fälle vorhanden sein, bei denen von einer gewissen Wahrscheinlichkeit der Vaterschaft des Beklagten wird gesprochen werden können. Dies wird z. B. der Fall sein, wenn die Mutter der Gruppe I (O α β), das Kind der Gruppe IV (ABo) angehört und bei dem fraglichen Vater gleichfalls die Gruppe IV (ABo) festgestellt wurde. Diese letztere Gruppe kommt nach den bisherigen Feststellungen in Württemberg nur bei 5,4 % der Gesamtbevölkerung vor, während die Gruppe I bei 41,2 %, die Gruppe II bei 43,6 % und die Gruppe III bei 9,8 % nachweisbar ist.

Auch in den seltenen Fällen von fraglicher Mutterschaft kann die Untersuchung auf die Blutgruppen der Beteiligten von Vorteil sein.

3. Im Strafverfahren kommt die Untersuchung vorgefundener Blutspuren auf ihre Gruppenzugehörigkeit, die auch an eingetrocknetem Menschenblut noch möglich ist, in Frage. Im Zusammenhang damit kann die Feststellung der Blutgruppenzugehörigkeit von Beteiligten oder Verdächtigen für die Führung des Beweises nach der einen oder anderen Seite Bedeutung gewinnen.

4. Bei Auftauchen des Gedankens der Blutgruppenuntersuchung empfiehlt es sich, zunächst die Bereitwilligkeit der in Frage kommenden sämtlichen Beteiligten zur Entnahme einiger Tropfen Blutes festzustellen und sodann den Gerichtsarzt vorläufig zu verständigen. Dabei ist insbesondere darauf hinzuweisen, daß bei der Blutentnahme die Person des Blutträgers so einwandfrei festgestellt wird, daß jeder Zweifel über die Identität ausgeschlossen ist. Hierauf ist dem Medizinischen Landesuntersuchungsamt in Stuttgart, Anzengruberstraße 14a, von der Sachlage womöglich unter Mitteilung der Akten Kenntnis zu geben mit dem Ersuchen, sich mit dem namentlich zu benennenden Gerichtsarzt behufs Blutentnahme in Verbindung zu setzen. Das Medizinische Landesuntersuchungsamt wird dem Gerichtsarzt eine Anleitung zur Blutentnahme und die zugehörigen Gefäße zukommen lassen und nach Erledigung der Untersuchung dem Gericht Bericht erstatten.

5. . . .

Stuttgart, den 9. Dezember 1926. Beyerle.

Justizministerialblatt für den Freistaat Sachsen (JMBl.). Herausgegeben vom Ministerium der Justiz. Nummer 9. Dresden, 19. Juli 1928. 62. Jahrgang. V. v. 7. Juli 1928 über Blutgruppenbestimmung (881 I 1/28).

Die Bedeutung der Blutgruppenbestimmung in Zivilprozessen und in Strafsachen, in denen die Möglichkeit einer Vaterschaft in Frage steht, ist in stetem Wachstum begriffen. Die Sicherheit der Feststellung der Blutgruppenzugehörigkeit und damit ihre Verwertbarkeit als Beweismittel ist wesentlich davon abhängig, daß die erforderlichen Untersuchungen von durchaus erfahrenen, fachmännisch eingestellten Ärzten vorgenommen werden. Im JMBl. 1926 S. 9 ist hierzu bereits auf das Institut für Gerichtliche Medizin der Universität Leipzig hingewiesen worden. Das Institut hat seit Anfang 1925 Prozeßsachen Blutgruppenbestimmungen und Begutachtungen vorgenommen. Damit Zersplitterungen vermieden und auf der anderen Seite möglichst umfängliche Erfahrungen gesammelt werden, erscheint es wünschenswert, daß die Justizbehörden die Blutgruppenuntersuchungen tunlichst ausnahmslos dem genannten Insitut (Leipzig, Johannisallee 28) übertragen.

Soweit nicht die Entnahme der Blutproben durch das Institut selbst angezeigt erscheint, werden mit ihr die Gerichtsärzte und die Gerichtsassistenzärzte betraut werden können. Diese ersuchen jeweilig das Institut um Übersendung der erforderlichen keimfreien Glasgeräte und erhalten sie von ihm mitsamt einer Anleitung zur Blutentnahme übermittelt. Die Gefäße sind sodann, mit Blut beschickt und genau gekennzeichnet, als Eilsendung an das Institut zurückzusenden. Über die Entnahme der Blutproben ist, mag sie durch das mehrgenannte Institut oder durch einen Gerichtsarzt oder Gerichtsassistenzarzt vorgenommen werden, eine Niederschrift aufzunehmen. In dieser hat sich der die Blutprobe entnehmende Arzt zugleich darüber auszusprechen, auf welche Weise er sich über die Personen, die sich zur Entnahme der Blutprobe bei ihm eingefunden haben, Gewißheit verschafft hat. Soweit ihm diese Personen nicht bekannt sind, wird ihnen bereits bei der Bestellung die Mitbringung eines Ausweises (Einwohnermeldeschein u. dgl.) aufzugeben sein. Auch kann ihnen die Mitbringung einer photographischen Aufnahme anheimgestellt werden, die alsdann mit ihrer Zustimmung der Niederschrift beigefügt wird. Erkennen sich mehrere Erschienene (insbesondere Mutter und angeblicher Kindesvater) gegenseitig an, so ist auch dies in der Niederschrift zu erwähnen. Auch ist letztere von den Erschienenen, soweit sie hierzu imstande sind, tunlichst mitzuvollziehen.

Die Niederschriften über die Entnahme der Blutproben sind, sofern die Blutproben nicht durch das Institut für gerichtliche Medizin selbst entnommen werden, an dieses mit einzusenden. Das Institut leitet die ihm zugesandten ebenso wie die von ihm selbst aufgenommenen Niederschriften zusammen mit seiner Begutachtung der beauftragenden Behörde zu.

Ordnet die Justizbehörde einen besonderen Termin zur Entnahme der Blutproben an, so fällt die Feststellung der Persönlichkeiten, die Aufnahme der Niederschrift und die Vermittlung der Weiterleitung der Gefäße, die alsdann durch amtliche Siegel zu verschließen sind, dem beauftragten Justizbeamten zu.

Die Gebühren für die Blutentnahme und die Blutgruppenbestimmung werden nach der Geb.Ordn. für Ärzte usw. i. d. F. v. 6. 6. 1923, GBl. S. 129 (s. auch S. 535) berechnet.

Justizministerialblatt für den Freistaat Sachsen (JMBl.). Herausgegeben vom Ministerium der Justiz. Nummer 11. Dresden, 29. August 1931. 65. Jahrgang. V. v. 11. Juli 1931 über Blutgruppenuntersuchung und Belehrung über das Zeugnisverweigerungsrecht in Zivilprozessen (582f I 1/31).

Nach den Wahrnehmungen des Justizministeriums kommt es nicht selten vor, daß in Unterhaltsprozessen die Gerichte die Kindesmutter beeidigen, ohne vorher die Vornahme einer Blutgruppenuntersuchung in Erwägung zu ziehen. Zur Vermeidung von Meineiden wird empfohlen, vor Entschließung über die Beeidigung der Kindesmutter in geeignet erscheinenden Fällen zunächst eine Blutgruppenuntersuchung vornehmen zu lassen. Häufig wird sich dann zeigen, daß nach dem Ergebnis der Blutgruppenuntersuchung die Aussage der Kindesmutter nicht richtig sei, ihre Beeidigung also nicht in Frage kommen kann. Sofern die Parteien nicht selbst die Vornahme einer Blutgruppenuntersuchung beantragen, ist das Gericht nach § 139 ZPO. in der Lage, auf Stellung entsprechender Anträge hinzuwirken. Gegebenenfalls kann es auch von Amts wegen den Blutgruppenbeweis anordnen (§ 144 ZPO.).

Der Vermeidung von Meineiden dient es ferner, daß Zeugen vor ihrer Vernehmung über ein etwa bestehendes Zeugnisverweigerungsrecht belehrt werden. Zwar ist eine solche Belehrung nur für die Fälle des § 383 Abs. 1 Nr. 1 bis 3 ZPO. gesetzlich vorgeschrieben. Doch steht nichts im Wege, die Belehrung auch in anderen Fällen, insbesondere in denen des § 384 Nr. 2, vorzunehmen, wenn die Umstände des Falles dies nahelegen. Bei erneuter Vernehmung oder vor der gemäß § 393 Abs. 2 ZPO. angeordneten Beeidigung kann eine Wiederholung der Belehrung angebracht erscheinen. Das vorstehend empfohlene Verfahren entspricht auch dem vom Entwurf eines Einführungsgesetzes zum Allgemeinen Deutschen Strafgesetzbuch und zum Strafvollzugsgesetz in Art. 80 Nr. 18 d, 25 eingenommenen Standpunkt.

Amtsblatt der österreichischen Justizverwaltung. Herausgegeben vom Bundesministerium für Justiz. Jahrgang 1927. Wien, am 8. November 1927. Stück 8. Der Beweis durch Blutprobe im gerichtlichen Verfahren (Mitteilung).

Der Oberste Sanitätsrat hat sich auf Veranlassung des Bundesministeriums für Justiz mit den medizinischen Fragen befaßt, die mit dem Beweis durch Blutprobe im Zusammenhang stehen. Aus dem in der Sitzung des Obersten Sanitätsrates vom 1. Oktober 1927 angenommenen Referate ergibt sich im wesentlichen folgende Stellungnahme des Obersten Sanitätsrates:

1. Die neue Lehre von den menschlichen Blutgruppen und der Vererbung ihrer Eigenschaften von den Eltern auf das Kind verdient bei den Gerichtsbehörden volle Beachtung. Nach der heute geltenden wissenschaftlichen Auffassung gibt es beim Menschen vier Blutgruppen, die durch zwei verschiedene Eigenschaften der roten Blutkörperchen (A und B) und durch zwei verschiedene Eigenschaften des Blutserums (α und β) bedingt sind und dadurch festgestellt

werden, daß das Serum α die Blutkörperchen A, das Serum β die Blutkörperchen B beim Zusammenbringen und Mischen auf dem Objektträger oder im Reagensglas zu deutlich erkennbaren Häufchen verklebt. Hiernach werden die vier Blutgruppen bezeichnet: Gruppe I (O α β), Gruppe II (A β), Gruppe III (B β), Gruppe IV (ABo) (nach Jansky).

2. In erster Linie kommt die Feststellung der Blutgruppen bei zweifelhafter Vaterschaft in Frage. Je nach der Art der im Einzelfalle nachgewiesenen verschiedenen Blutgruppen kann die Feststellung zum Nachweis der unmöglichen Zeugung durch einen bestimmten Mann führen. Unter Berücksichtigung des möglichen Zusammentreffens der verschiedenen Blutgruppen bei Kind, Mutter und fraglichem Vater läßt sich dieser Nachweis in höchstens 25 % der Fälle erbringen. In der Mehrzahl der Fälle wird also das Ergebnis der Untersuchung zu einer näheren Aufklärung der Abstammungsfrage überhaupt nicht beitragen können. Wenn das Ergebnis der Untersuchung nicht dahin gedeutet werden kann, daß der in Frage kommende der Vater nicht sein kann, so kann das Gutachten nur dahin gehen, daß der Blutgruppenzugehörigkeit nach der Möglichkeit der Vaterschaft vorliegt.

3. Unter allen Umständen muß verlangt werden, daß die Bestimmung der Blutgruppe nicht nur an den Blutkörperchen mit Testseren, sondern auch an dem Blutserum der zu untersuchenden Personen mit Hilfe von Testblutkörperchen durchgeführt werde. Die einfache Bestimmung der Blutgruppe durch Testseren genügt für die forensische Begutachtung nicht. Es ist empfehlenswert, den Blutgruppenbeweis in Vaterschaftsprozessen nicht vor vollendetem vierten Lebensmonat des Kindes vorzunehmen, weil vor dieser Zeit die Agglutinine im Blutserum noch nicht genügend ausgebildet sind.

4. Bei der Blutentnahme ist darauf zu achten, daß die Identität des Blutträgers so einwandfrei festgestellt werde, daß jeder Zweifel ausgeschlossen ist. Das Blut soll den zu untersuchenden Personen womöglich an jener Anstalt, wo die Blutgruppenbestimmung vorgenommen wird, abgenommen werden, sofern die Personen ihren Wohnsitz nicht allzu weit von dieser Anstalt haben.

Die Blutentnahme kann aber abfällig auch beim Prozeßgericht durch jeden Arzt erfolgen, wobei folgender Vorgang einzuhalten ist:

Der Kindesmutter und dem angeblichen Vater ist je eine kleine Menge (ungefähr 1 bis 2 ccm), dem Kinde etwa 0,5 ccm Blutes unter strenger Wahrung aller vorgeschriebenen aseptischen Maßnahmen abzunehmen und in kleinen sterilen Glasgefäßen (engen Glasröhrchen von 5 bis 6 mm Durchmesser), im Notfalle in kleinen Arzneifläschchen aufzufangen und mit fest eingepreßtem, vorher abgeflammtem oder ausgetrocknetem Kork sorgfältig zu verschließen. Erwachsenen Personen entnimmt man das Blut am besten aus einer Vene (Blutader) am Vorderarm oder in der Ellenbeuge mit einer Hohlnadel, Säuglingen und Kleinkindern am einem kleinen, etwa 0,5 cm breiten Einstich am Fersenrand mittels Lanzette. So kann man die nötige Menge Blut leicht gewinnen. Immer sollten mindestens 10 bis 12 Tropfen Blut gewonnen werden. Es ist geboten, die kleinen Einstichwunden bei allen Personen mit einem sterilen Verband zu versorgen.

Die Glasgefäße müssen schon vor der Einfüllung des Blutes mit Zettelchen beklebt werden, die den vollen Namen der Person, von welcher das Blut stammt, die Bezeichnung des Verwandtschaftsverhältnisses (Mutter, Kind, Vater?) und die Aktenzahl aufweisen.

Zum Transport müssen sie bruchsicher verpackt werden, am besten in Holzklötzchen mit entsprechenden Bohrungen. Die meisten Ärzte haben sterile Glasröhrchen in Holzklötzchen vorrätig, da diese auch in der sonstigen ärztlichen Praxis zur Einsendung verschiedenen Materials für bakteriologische oder serologische Untersuchungen benötigt werden.

Die Blutproben sind ohne Verzögerung auf kürzestem Wege an jene Anstalt zu übersenden, in der die Untersuchung vorgenommen werden soll. Es ist erwünscht, ein kurzes Ersuchschreiben des Gerichtes beizulegen, das die Bezeichnung der Streitsache und den Namen der Kindesmutter, das Alter des Kindes und den Tag der Blutentnahme angibt.

5. Mit der Durchführung der Untersuchung werden am zweckmäßigsten die Universitätsinstitute für Gerichtliche Medizin in Wien, Graz und Innsbruck betraut.

6. In gleicher Weise ist bei der Blutuntersuchung im Strafverfahren vorzugehen. Hier kann insbesondere die Bestimmung der Blutgruppenzugehörigkeit von Verletzten, Verdächtigen oder anderen Personen für die Frage von Bedeutung sein, ob eine Blutspur von einer bestimmten Person herrühren kann, zumal da sich auch bei eingetrocknetem Blut die Gruppenzugehörigkeit noch feststellen läßt. Wo es auf die Frage ankommen kann, ob bestimmte Blutspuren von einer getöteten Person herrühren, empfiehlt es sich, der Leiche zur Blutgruppenbestimmung eine kleine Menge Blutes zu entnehmen oder angetrocknetes Blut des Getöteten aufzubewahren.

Von prozeßrechtlichen Fragen, die mit dem Beweis durch Blutprobe im Vaterschaftsprozeß im Zusammenhang stehen, handelt die Mitteilung im JABl. 1927, Seite 26 (213320/27).

Badisches Justizministerialblatt. Herausgegeben vom Justizministerium. 19. Jahrgang. Karlsruhe, den 30. Dezember 1929. Nr. 17. Erlaß vom 9. Dezember 1919 Nr. 78 435 über Blutgruppenuntersuchung.

Die Bedeutung der sog. Blutgruppenbestimmung im Zivil- und Strafverfahren gibt Anlaß, die Gerichte und Staatsanwaltschaften auf die dabei zu beachtenden Gesichtspunkte und Regeln hinzuweisen.

1. Im Zivilprozeß und im Strafverfahren wird die Blutgruppenbestimmung vorzugsweise zur Feststellung einer möglichen Vaterschaft angewendet.

Nach dem derzeitigen Stand der ärztlichen Wissenschaft ermöglicht die Blutgruppenbestimmung allerdings günstigstenfalls lediglich die Feststellung des Ausschlusses der Vaterschaft des als Erzeuger in Anspruch Genommenen; dagegen ist die positive Feststellung, daß der in Anspruch Genommene der Erzeuger sei, mittels der Blutgruppenbestimmung nicht zu erzielen.

2. Im Strafverfahren kann die Blutgruppenbestimmung, die auch an Blutspuren und an Leichen möglich ist, von Erheblichkeit sein für die Beantwortung der Frage, ob eine Blutspur von einer bestimmten Person herrühren kann oder nicht; deshalb macht § 15 der amtlichen Vorschriften für die Vornahme von Leichenöffnungen vom 11. Dezember 1928 in allen Fällen von Mord, Totschlag oder tödlich endender Körperverletzung die Bestimmung der Blutgruppenzugehörigkeit des Getöteten zur Pflicht. Durch diese Feststellung im Zusammenhalte mit dem Ergebnis einer Blutgruppenbestimmung an den in Frage kommenden blutbeschmutzten Gegenständen kann einerseits bei Vorliegen verschiedener Blutgruppen mit Sicherheit die Möglichkeit ausgeschlossen werden, daß eine Blutspur vom Blute der Vergleichsperson (Täter, Getöteten oder Verletzten) herrührt, andererseits unterstützt das Vorliegen von der gleichen Gruppe angehörigen Blutspuren den Verdacht, daß sie durch das Blut der Vergleichsperson erzeugt worden sind. Schließlich kann die Blutgruppenuntersuchung, da die Blutgruppenzugehörigkeit eines bestimmten Menschen stets dieselbe bleibt, auch einen Anhaltspunkt für Identitätsfeststellungen bieten.

3. Die Zuverlässigkeit der Feststellung der Blutgruppenzugehörigkeit und damit ihre Verwertbarkeit als Beweismittel ist wesentlich davon abhängig, daß die Untersuchung von durchaus erfahrenen fachmännisch geschulten Ärzten vorgenommen wird. Die Blutgruppenuntersuchung soll deshalb ausschließlich den nachgenannten Instituten übertragen werden. Folgt Liste.

4. Bevor die Entnahme von Blutproben lebender Personen angeordnet wird, sind schriftliche Einwilligungserklärungen der zu untersuchenden Personen, gegebenenfalls ihrer gesetzlichen Vertreter, zu den Akten zu bringen. Mit der Entnahme sind, sofern sie nicht durch die genannten Institute selbst erfolgen kann, die Gerichtsärzte zu betrauen; das gilt auch für die Entnahme von Blutproben aus Blutspuren oder aus Leichen. In dem Ersuchen an den Gerichtsarzt um Entnahme von Blutproben lebender Personen ist auf die vorliegenden Einwilligungserklärungen hinzuweisen. Das Ersuchen soll auch einen Hinweis darauf enthalten, daß der Gerichtsarzt sich zur Verhütung von Täuschungen bei der Entnahme der Blutprobe von der Identität des ihm Zugewiesenen zu überzeugen habe. Gleichzeitig mit dem Ersuchen an den Geritchsarzt um Entnahme der Blutprobe ist das mit der Untersuchung zu betrauende Institut um Untersuchung und Begutachtung zu ersuchen; dabei ist die Frage, deren Beantwortung von der begutachtenden Stelle gewünscht wird, genau zu formulieren.

5. Die Verwendung der Blutproben an das mit der Untersuchung zu betrauende Institut obliegt dem Gerichtsarzt. Er hat für sachgemäße Verpackung und sichere Kennzeichnung der Proben (Angabe der Person, Leiche oder Spur, von der sie stammen, des Tages und Ortes der Entnahme und Unterschrift des entnehmenden Gerichtsarztes) Sorge zu tragen. Die für das Auffangen und die Versendung erforderlichen Glasgeräte liefern ihm auf Wunsch die Institute.

6. (Betr. Gebühren.)

Karlsruhe, den 9. Dezember 1929.

Der Justizminister. Dr. Remmele.

Justiz-Ministerial-Blatt für die preußische Gesetzgebung und Rechtspflege. 92. Jahrgang. Berlin, den 14. März 1930. Nr. 11, Nr. 68. Blutgruppenbestimmungen AV. d. JM. v. 11. 3. 1930 (I 2066/29).

Der vom Reichsgesundheitsrat zur näheren Prüfung der für die Blutgruppenforschung in Betracht kommenden Fragen eingesetzte Unterausschuß hat am 6. 5. 1929 einstimmig folgende Entscheidung gefaßt:

„Nach Ansicht der Sachverständigen ist die Blutgruppenbestimmung bei sachkundiger Ausführung ein zuverlässiges Untersuchungsverfahren, das für gerichtliche Zwecke — für die Untersuchung von Blutspuren und für die Ausschließung der Vaterschaft — mit Vorteil herangezogen werden kann. In manchen Fällen kann durch die Blutgruppenbestimmung eine Klarstellung herbeigeführt werden, die durch ein anderes Verfahren nicht zu erreichen wäre. Bei Nichtanwendung des Verfahrens kann in solchen Fällen die Feststellung des wahren Tatbestandes und die Entlastung eines zu Unrecht Beschuldigten unmöglich werden.“

Diese Entschließung wird mit dem Hinweis zur Kenntnis der Justizbehörden gebracht, daß nach Mitteilung des Herrn Min. f. Volkswohlfahrt zur Vornahme von Blutgruppenuntersuchungen für gerichtliche Zwecke in erster Linie in Betracht kommen:

(Folgt Verzeichnis.)

Die anthropologische Bedeutung der Blutgruppen und Blutfaktoren

Die grundlegenden Feststellungen. Die älteren statistischen Untersuchungen hinsichtlich der Isoagglutination hatten gezeigt, daß die einzelnen Blutgruppen ungleich häufig sind. Im Gegensatz zu den reichlich vertretenen Merkmalen O und A kommen die Gruppen B und AB viel seltener vor. Dieses Verhältnis der einzelnen Gruppen zueinander wiederum war unabhängig vom Siedlungsgebiet, denn es wurden in den Vereinigten Staaten annähernd die gleichen Zahlenverhältnisse angetroffen wie in Deutschland und Österreich (Tabelle 133). Diese Untersuchungen bezogen sich allerdings nur auf Weiße.

Tabelle 133. Ältere Untersuchungen über die Häufigkeit der vier Blutgruppen

Völkerschaft	Autor	Anzahl	Blutgruppe O	A	B	AB
Österreicher	DECASTELLO und STURLI	155	43	37	17	3
Deutsche	v. DUNGERN und HIRSCHFELD	348	40	43	12	5
USA	MOSS	80	43	40	7	10
USA	SANFORD	3000	44	42	9	5

Ganz neue Gesichtspunkte ergaben sich, als von H. und L. HIRSZFELD die Blutgruppenverteilung bei verschiedenen Rassen geprüft wurde. In einem Lager der Allierten in Saloniki hatten sie Gelegenheit, in einer großzügigen Aktion von Menschen verschiedener Volkszugehörigkeit zumeist jeweils 500 bis 1000 Personen auf ihre Gruppenzugehörigkeit zu untersuchen, in der Erwartung, daß diese Untersuchungszahlen wenigstens auffallende Unterschiede in der Blutgruppenverteilung mit Sicherheit hervortreten lassen würden.

Tabelle 134. Zusammenstellung der Ergebnisse von H. und L. HIRSZFELD (nach HIRSZFELD)

	Anzahl	O absolut	%	A absolut	%	B absolut	%	AB absolut	%
				England					
Engländer	403	180	44,6	180	44,6	31	7,7	12	3
Galier	29	12		11		3		3	
Schotten	52	29		21		2			
Irländer	16	11		5					

	Anzahl	O		A		B		AB	
		absolut	%	absolut	%	absolut	%	absolut	%
Italien									
Lombardien (Piemont, Lombardien, Venedig)	201	90	44,8	84	41,8	20	9,9	7	3,5
Zentral (Toskanien, Marches, Umbrien, Rom, Abruzzen)	79	43	54,4	27	34,3	4	5	5	6,3
Süden (Kampanien, Apulien, Kalabrien, Sizilien, Basikate)	220	103	46,8	79	36,0	31	14	7	3,2
Griechenland									
Kleinasien	151	48	31,8	71	47,0	26	17,0	6	4,0
Altgriechenland	130	50	38,5	55	47,2	21	16,6	4	3,0
Thrazien	77	35		24		12		6	
Insel des Archipels	60	26		25		8		1	
Insel Kreta	42	15		20		6		1	
Mazedonien	31	14		10		3		1	
Epirus	9	3		3		2		1	
Rußland									
Großrußland (Zentralrußland)	400	165	41,3	134	33,6	85	21,2	16	4,0
Ukraine (Kleinrußland)	111	46	41,4	28	25,2	26	23,4	11	9,9
Sibirien	322	130	40,3	98	30,5	74	23,0	20	6,0
Wolgagebiet (Astrachan, Kasan)	37	17		13		3		4	
Nordost, (Wiatka, Archangelsk, Wologda)	83	29		25		22		7	
Arabien									
Tunis	200	100	50,0	50	25,0	39	19,5	11	5,5
Algier	300	118	39,0	112	37,6	56	18,6	14	4,6
Madagaskar									
Hovas	266	120	45,5	73	27,5	61	22,5	12	4,5
Komorien	30	12		8		9		1	
Betsileos	10	2		2		5		1	
Betsimisaraka	14	12				2			
Sakalaves	22	12		5		5			
Antemoro	12	6		2				4	
Indochina									
Tonkinesen	397	173	42,8	86	21,6	108	28	30	7,6
Anamiten	49	15		15		16		3	
Kambodgesien	22	8		5		7		2	
Kotschinchinesen	32	14		6		11		1	

	Anzahl	O absolut	%	A absolut	%	B absolut	%	AB absolut	%
				Neger aus Afrika					
Senegal	238	110	46,2	50	21,0	71	29,7	7	2,9
Reunioninsel	7	2		3		1		1	
Neukaledonien	2	2							
Gualdeloupe	8	4		1		3			
Martinique	10	5		3		2			
Guyana	5	3		1		1			
Haitiinsel	3	1		1		1			
Sudan	18	6		7		5			
Elfenbeinküste	12	5		1		4		2	
Gwineen	17	7		4		6			
Bambarras	81	29	35,8	20	24,7	26	30,0	6	7,4
Ouolof	10	6		3		3		1	
Haoussas (Dahome)	12	6		3				3	
Saracolesien	19	7		4		7		1	
Malinkesien	8	1		4		1		2	
Toucouleurs	35	15		7		12		1	
Dzoumas	2	1				1			
Mossis	6	3		2				1	
Baoulesien	3	1		2					
Kongo	3	2				1			
				Indien					
Hindus	694	228	31,8	132	18,5	275	40,9	59	8,7
Mohammedaner	292	76	30,3	59	19,8	128	42,2	27	7,6
Vereinigte Provinzen	356	121	34,0	59	16,5	143	40,1	33	9,2
Zentralprovinzen	205	73	35,6	47	23,0	77	37,5	8	3,9
Pendjab	320	89	28,0	52	16,2	141	44,0	38	12,0
Nepal	15	3		2		6		4	
Madras	44	4		15		24		1	
Bombay	17	1		5		9		2	
Andere Provinzen	31	7		10		12		2	

Die Gesamtzahlen sind in der Tabelle 134 angegeben. Außerdem sei ein Diagramm angeführt, das ein gewisses historisches Interesse besitzt, da es als Grundlage aller späteren Untersuchungen gedient hat und deutlich die Annahme demonstriert, daß die verschiedene Verteilung der Gruppen eine Folge der Migration von Trägern der Eigenschaften A und B nach Westen bzw. nach Osten ist. Dabei ist unter A die Summe von A und AB, unter B die Summe von B und AB und unter

$$\text{Index} = \text{das Verhältnis} \frac{A + AB}{B + AB}$$

zu verstehen.

Aus der Abbildung ist zu ersehen, „daß *bei sämtlichen untersuchten Völkern alle Gruppen vorkommen, daß aber die Verteilung der Gruppen je nach der geographischen Lage des Vaterlandes des betreffenden Volkes verschieden ist.* Die Gruppe A ist bei

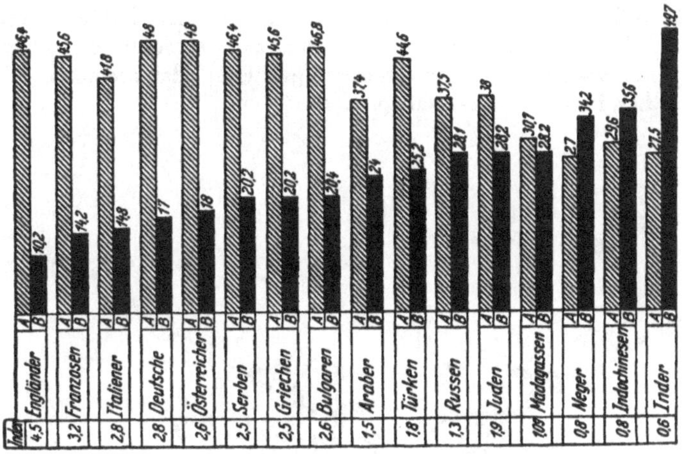

Abb. 85. Verteilung der Blutgruppen (nach HANNA und L. HIRSZFELD)

den mittel- und nordeuropäischen Völkern mehr verbreitet und beträgt über 40. Sowohl nach dem Osten, wie nach dem Süden nimmt die Zahl der A-Fälle ab, so daß die Völker um das Mittelmeer, die Grenzvölker zwischen Asien und Europa (Russen, Türken usw.) nur 30—40 A besitzen. Schließlich die Inder, Anamiten und Neger haben weniger als 30. Bei der Gruppe B finden wir die entgegengesetzen Tendenzen. Bei den am meisten westlich liegenden Völkern am wenigsten ausgesprochen (z. B. bei den Engländern 10) finden wir die Gruppe B bis zu den Indern kontinuierlich ansteigend, wo einzelne Stämme bis 60 B aufweisen. Wir sehen also einen steten Abfall von A von Westen nach Osten und Süden, verbunden mit einer Zunahme von B. Bezeichnet man also, um einen Ausdruck für dieses differente Mischungsverhältnis zu haben, das Verhältnis von A und B als Index, so kann man dreierlei Typen unterscheiden. Der westeuropäische Typus hat einen Index höher als 2, der asiatisch-afrikanische weniger als 1 (Überwiegen von B), der intermediäre 2—1 (Russen, Türken, spaniolische Juden).

Weitere Untersuchungen und Ergebnisse. In den neueren Tabellen ist der von HIRSZFELD angegebene „biochemische Rassenindex" nicht mehr berücksichtigt. Dafür sind die Werte für die Genhäufigkeiten eingetragen. Der Index von HIRSZFELD erlaubt es zwar, in vielen Fällen das serologisch Wesentliche in einfachster Weise, nämlich mit einer einzigen Zahl auszudrücken und er hat außerdem den Vorzug der Objektivität, da er unabhängig von jeder Theorie rein aus den Beobachtungsziffern errechnet wird. Nachdem aber die Vererbungsverhältnisse der Blutgruppen einwandfrei klargestellt waren, war es auch unbedenklich, ja in mancher Hinsicht sogar vorteilhafter, für anthropologiche Betrachtungen überhaupt nicht von den Phänotypen — also von den vier Blutgruppen — auszugehen, welche in wechselnder Häufigkeit Homo- und Heterozygote enthalten, sondern die nach BERNSTEIN zu errechnenden Häufigkeiten der Blutgruppengene zugrunde zu legen.

BERNSTEINS Zahlen sind aber als solche schwer zu überblicken. Um eine größere Anzahl von Beobachtungsreihen anschaulich vergleichen zu können, hat STRENG (RENKONEN) eine kartographische Darstellung angegeben und dazu die Werte für die Genhäufigkeiten O = r, A = p und B = q benutzt. Ausgehend von der Erwägung, daß eine solche Darstellung nicht willkürlich sein darf und trotzdem einfach sein muß, galt es, die nach der Gleichung r + p + q = 10 gefundenen Zahlen graphisch so zu demonstrieren, daß jedes Volk durch einen Punkt in einer Ebene dargestellt wird, wobei die Abstände zwischen den Punkten der größeren oder kleineren Ähnlichkeit in isoagglutinatorischer Hinsicht genau entsprechen.

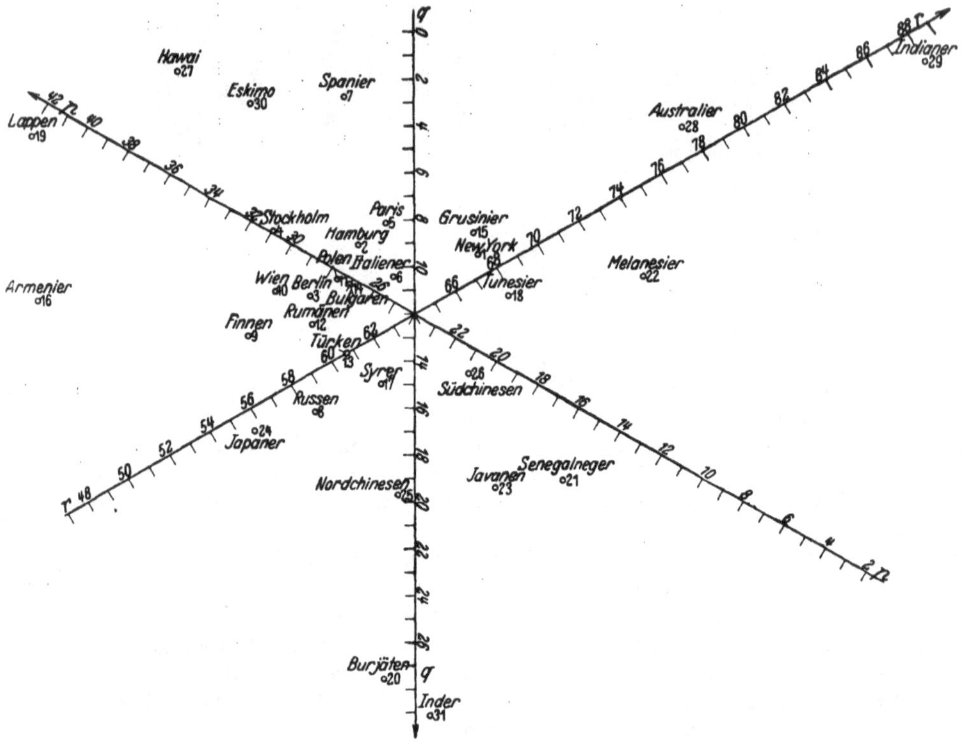

Abb 86. „Völkerkarte" nach STRENG mit einigen Vertretern verschiedener Rassen

In einem gleichseitigen Dreieck wird nach STRENG (Abbildung 86) auf jeder Seitenbegrenzung eine Senkrechte errichtet und darauf eine Gradeinteilung angebracht, die von 0 (Schnittpunkt von Seitenbegrenzung und Senkrechten) bis 100 (Höhe des Dreiecks) geht. Jede dieser Senkrechten stellt einen von den drei Genhäufigkeitswerten dar. Dadurch kann man einfach den ein Volk charakterisierenden Punkt u auf die Weise bestimmen, daß man parallel zu jeder der drei Seiten je eine Linie im Abstand des Wertes von p von der einen, im Abstand des Wertes von q von der zweiten und im Abstand des Wertes r von der dritten Seite zieht. Die drei Linien bilden dann einen exakten Schnittpunkt z, wenn r + p + q = 10 ist. Ist diese Voraussetzung jedoch nicht erfüllt, so erhält man je nach der Differenz ein größeres oder kleineres Dreieck, dessen Ausdehnung der Größe des Versuchsfehlers entspricht und dessen Lage die Isoagglutinationsresultate direkt anzeigt.

Um also die Isoagglutinationsresultate kartologisch wiederzugeben, hat man nur die z-Punkte für die verschiedenen Völkerschaften zu bestimmen. Abbildung 86 gibt eine erste Orientierung. Die Karte zeigt direkt die größere oder kleinere Ähnlichkeit der Völker in isoagglutinatorischer Hinsicht. Die für die betreffenden Völker maßgebenden

Punkte liegen nicht willkürlich durcheinander, sondern es herrscht auf der Karte eine bestimmte Ordnung, die größere Volksgruppen gut voneinander unterscheiden läßt. So beschränken sich die Europäer auf das Gebiet links und oben, die Asiaten schließen sich nach unten an die Europäer an. Dieses Verhalten ist durch die größere Häufigkeit des A-Gens bei den ersteren, die Zunahme des B-Gens bei den letzteren bedingt. Auch die Neger nehmen ein zusammenhängendes Feld für sich ein. Sie sind relativ arm an A bei mittlerem B-Gehalt. Allerdings bestehen keine scharfen Grenzen zwischen den Feldern. So nähern sich die Japaner durch ihren A-Besitz dem europäischen Bezirk. Weit aus dem Rahmen fallen die nordamerikanischen Indianer und einige andere Völker, die sich durch ein Überwiegen von O-Genen auszeichnen. Sie finden sich bei der in der Abbildung 86 gewählten Darstellungsweise rechts oben. Ebenfalls im rechten oberen Teil der Karte, wenn auch infolge eines etwas größeren A-Bestandes mehr nach der Mitte zu, liegen Australier, Eskimos und Philippinos, Völker, die durch eine besondere Seltenheit der B-Eigenschaft imponieren.

Im Prinzip lassen sich auf diese Weise an Hand der verschiedenen Genverteilungsverhältnisse innerhalb der einzelnen Völkerschaften drei charakteristische Typen feststellen:

1. ein Typus, der durch das ausschließliche Vorhandensein des O-Gens imponiert (wie bei den Indianern);
2. ein Typus, bei dem in erster Linie die Gene O und A vertreten sind (Australier, angenähert afrikanische Buschmänner, manche Eskimos und Lappen, im eingeschränkten Sinne auch Westeuropäer);

Tabelle 135. Blutgruppen der Indianer

	Anzahl	O %	A %	B %	AB %
Nord- und Mittelamerika					
Gates (Canada)	71	84,5	15,0	—	—
Coca und Deibert	862	77,7	20,2	2,1	—
Nigg	517	70,8	28,6	0,4	0,2
Nigg	457	72,7	26,9	0,2	0,2
Landsteiner und Levine	205	76,1	23,9	—	—
Snyder (insgesamt)	1 104	79,1	16,4	3,4	0,9
(davon Mischlinge)	409	64,8	25,6	7,1	2,4
(angeblich rein)	453	91,3	7,7	1,0	—
Downs, Jones und Koerber	120	64,1	34,1	1,0	—
Goodner („Mayaindianer" Yukatan)	223	97,7	1,3	0,5	0,5
Moss und Kennedy („Mayaindianer" Yukatan)	738	76,6	16,7	5,4	1,4
Moss und Kennedy (Mexiko)	338	59,2	27,1	11,8	0,9
Rife (Navajo, Neumexiko)	112	99,1	0,9	—	—
Rife (Maya verschiedener Gebiete)	124	98,4	1,6	—	—
Südamerika					
Mazza und Franke (Nordargentinien)	94	82,9	12,8	4,2	—
Meza (Chilenen)	242	52,9	12,8	32,6	1,7
Arce Laretta (Peru, Mischlinge)	1 372	75,1	14,1	7,2	3,6
Arce Laretta (Peru, „rein")	200	100,0	—	—	—
Moss und Kennedy (Peru, „rein")	187	55,6	25,1	13,4	5,9
Onetto-Castillo (Araukaner, Chile)	382	75,6	17,2	0,6	
Rahm (Feuerland, Ona)	18	94,4	—	5,6	—
(Feuerland, Yagan)	33	9,0	—	91,0	—
(Feuerland, Tehueltschen)	5	100,0	—	—	—

3. ein Typus, bei dem analog wie unter 2. nur die Gene O und B nebeneinander vorhanden sind. Dieser Typus ist allerdings mehr oder weniger theoretisch.
4. existiert noch ein weiterer Typus, dem fast alle sonstigen Völker angehören und bei dem die drei Gene O, A und B gleichzeitig — wenn auch in unterschiedlichen Verhältnissen — nebeneinander vorkommen.

Zu 1. In absoluter Reinheit ist dieser Typus wohl nirgends zu finden. Wenn es gelingt, bei einzelnen Indianerstämmen Perus und den Mayaabkömmlingen aus Yukatan (Tabelle 135) dem Idealtyp bis auf 97,7 % nahe zu kommen, so bleiben immer noch geringe Spuren von A und B erhalten. Trotzdem besteht auf Grund dieser Befunde die Annahme mit großer Wahrscheinlichkeit zu Recht, daß die „reinen“ Indianer ausschließlich zur Gruppe O angehört haben und keine Gruppendifferenzierung besaßen.

Zu 2. Die Blutgruppen O und A in annähernd gleicher Häufigkeit wurden am einprägsamsten in Australien beobachtet (Tabelle 136). Hier ist die A-Eigenschaft so stark vertreten, daß sie nicht wie bei den Mischlingsindianern als ganz späte Beimischung angesehen werden kann. Zum gleichen Typus gehören auch manche Eskimostämme — anscheinend diejenigen, die europäischer Blutmischung am wenigsten ausgesetzt waren (Tabelle 136).

Tabelle 136. Blutgruppenverteilung bei Australiern

Völkerschaft	Autor	Anzahl	O %	A %	B %	AB %
(Queensland)	TEBUTT-MCCONNEL	191	55,0	38,0	5,9	1,1
(Queensland)	TEBUTT-MCCONNEL	204	57,0	38,5	3,0	1,5
(Südaustralien)	CLELAND BURTON	101	45,6	54,4	—	—
(Insel York [Norden])	CLELAND BURTON und WOOLLARD	226	43,8	56,2	—	—
(Nordqueensland)	PARR	377	60,3	31,7	6,4	1,6

Daneben liegt aber auch eine Beobachtung bei den amerikanischen Eskimos vor und zwar der „reinen“ Polareskimos aus dem Kap York-Distrikt, die mehr dem Typus unter 1. entspricht. Schließlich sind aber auch einige Völkerschaften hierher zu zählen, trotzdem sie einen — allerdings mäßigen — B-Gehalt erkennen lassen. Ein geringer Prozentsatz an B erweckt (wie bei den Indianern die geringen Beimischungen von A und B)

Tabelle 137. Blutgruppenverteilung bei den Eskimos

Völkerschaft	Autor	Anzahl	O %	A %	B %	AB %
Diskobucht, Westküste Grönlands	FREUCHEN, JENSEN und KROGH-LUND	371	43,5	47,1	7,3	2,1
Julianehaab-Distrikt und Kap Farewell						
reine Eskimos	BAY-SCHMIDT	484	41,3	53,8	3,5	1,4
etwas zivilisierte Eskimos		101	46,5	27,7	23,8	2,0
zivilisierte Eskimos		607	54,2	38,5	4,8	2,4
Koloniebevölkerung Baffinsland	HEINBECKER-PAULI	97	41,2	40,2	8,2	10,3
Kolonie Baffinsland		166	55,4	43,3	0,6	0,6
Kap York-Distrikt („reine Polareskimos“)		124	80,7	12,9	2,4	4,0

stets den Verdacht eines sekundären Eindringens. Zu nennen sind in diesem Zusammenhang die Lappländer und die Buschmänner sowie KORTHOFFS indonesische Beobachtungen. Außerdem scheint auf Grund dieser Überlegung die Berechtigung zu bestehen, einen Teil der alpinen und westeuropäischen Populationen und die Armenier hier miteinzubeziehen (Tabelle 137).

Zu 3. Wie bereits erwähnt, ist dieser Typus mehr oder weniger theoretisch und konnte bisher nur durch eine kleine Untersuchungsreihe aus Indien (Oberbirma durch v. EICKSTEDT) belegt werden.

Zu 4. Das gleichzeitige Vorhandensein von O, A und B ist die bei den Völkern im allgemeinen am weitesten verbreitete Form. Aber auch hier gibt es große Unterschiede, je nachdem A und B mehr oder weniger reichlich vertreten sind. Vor allem gibt es Verhältnisse, die als Annäherungen an die beiden anderen Typen imponieren. Insbesondere aber fällt auf, daß isolierte Bevölkerungen fast immer ärmer an A und B sind als ihre weniger isolierten Nachbarn, wie die von SCHIFF zusammengestellte Tabelle 138 deutlich zeigt. Das Gesagte gilt sowohl für Insel- als auch für Bergbewohner. In Europa kann diese Wirkung der Isolierung ebenso ausgesprochen sein wie etwa im fernen Osten. Alle diese Beobachtungen haben gemeinsam, daß die Häufigkeit des O-Gens bei den isolierten Gruppen am größten ist.

Betrachtet man geographisch in der alten Welt als dem Ausbreitungsgebiet des unter 4. erwähnten Typus die Verteilung des A- und des B-Gens genauer, so muß zunächst

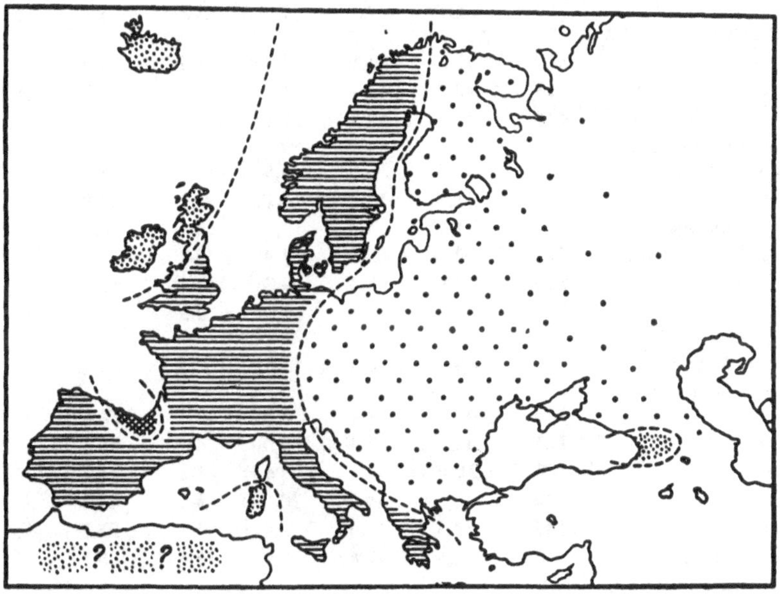

Abb. 87. Die Blutgruppenverteilung bei den europäischen Populationen (nach CHALMERS, IKIN und MOURANT)

Basken mit hoher O-, sehr niedriger B- und hoher rh-Frequenz

Der Hauptteil Westeuropäer mit hoher A-Frequenz

Kelten und andere Randvölker mit hoher O-Frequenz

Slaven und andere Osteuropäer mit hoher B-Frequenz

Tabelle 138. Blutgruppenverteilung bei Lappländern, Buschmännern und Armeniern

Völkerschaft	Autor	Anzahl	O %	A %	B %	AB %
	Lappländer					
Schwedische Lappen	RIETZ	199	51,0	42,0	3,0	4,0
Schwedische Lappen	SCHÖTT	404	28,9	62,6	4,5	4,0
Finnische Lappen	SUOMINEN	222	35,1	44,2	16,2	4,5
	Buschmänner					
Afrikanische Buschmänner	PIJPER	615	56,1	29,6	7,5	6,8
	Armenier					
Beirut	PARR	2 637	28,5	46,0	12,4	13,0
Aleppo	ALTUNLAN	653	27,0	53,0	14,0	6,0
Tiflis	FRIEDMANN	146	31,5	46,6	17,7	4,2
Grusien	SEMENSKAJA	906	28,8	51,8	10,8	8,6

Tabelle 139. Übersicht über einige Volksgruppen mit starkem O-Anteil (Einfluß der Isolierung) (Nach SCHIFF)

	Anzahl	Blutgruppe				Genhäufigkeiten		
		O	A	B	AB	r	p	q
Isländer	800	55,7	32,1	9,6	2,6	**74,6**	19,3	6,3
Dänen	1 759	42,8	42,4	11,3	3,5	65,5	26,3	7,8
Norweger	436	35,6	49,8	10,3	4,3	59,7	32,3	7,6
Westkaukasier (Mingrelier d. Senaker Kr.)	257	56,4	36,6	3,5	3,5	**75,1**	22,6	3,6
Ostkaukasier	405	41,7	39,0	16,1	3,2	**64,6**	23,9	10,2
Russen d. Kaukasus	315	31,4	38,4	17,8	12,4	56,1	29,9	16,4
Deutsche a. d. Eifel (Prüm)	500	51,0	47,6	1,4	—	**71,4**	27,5	0,7
Delbrück	500	48,4	42,2	9,0	0,4	**69,6**	24,2	4,9
Köln	1 100	42,0	44,5	11,0	2,5	64,8	27,2	7,0
Italiener in Biassa (abgel. Orte nahe Spezia)	160	64,4	20,6	12,5	2,5	**80,2**	12,0	7,4
Spezia (bodenst. Bevölkerung	675	49,6	38,4	8,7	3,3	**70,5**	23,3	5,9
Nord- u. Mittelitalien	11 227	42,0	43,4	10,6	4,0	64,8	27,5	7,7
Samaritaner	83	50,6	32,5	9,6	7,2	**71,1**	21,2	7,7
Juden aus Aleppo	172	38,0	34,0	20,0	8,0	61,6	23,5	14,8
Tunes. Berber, Gebirgsbev.	343	58,3	32,6	7,8	1,2	**77,2**	19	5
Tunes. Mohammed.	500	46,4	32,4	15,8	5,4	68,1	21,2	11,2
Japaner in Hida (jap. Alpen)	1 002	43,8	33,2	18,8	4,2	**66,2**	20,9	12,3
Japaner (Aichi, nahe Hida)	1 264	28,6	39,6	21,5	10,3	53,5	29,2	17,4

die von H. und L. HIRSZFELD gefundene und oben bereits erwähnte Tatsache der großen B-Ausbreitung in Mittelasien hervorgehoben werden. Im nördlichen Indien, im südlichen und zentralen China und in angrenzenden zentralasiatischen Gebieten findet man die größten bekannten Häufigkeiten von B. Je weiter man sich von diesen Zentren entfernt, um so mehr nimmt die Häufigkeit der B-Eigenschaft ab. Dies gilt insbesonders für ein

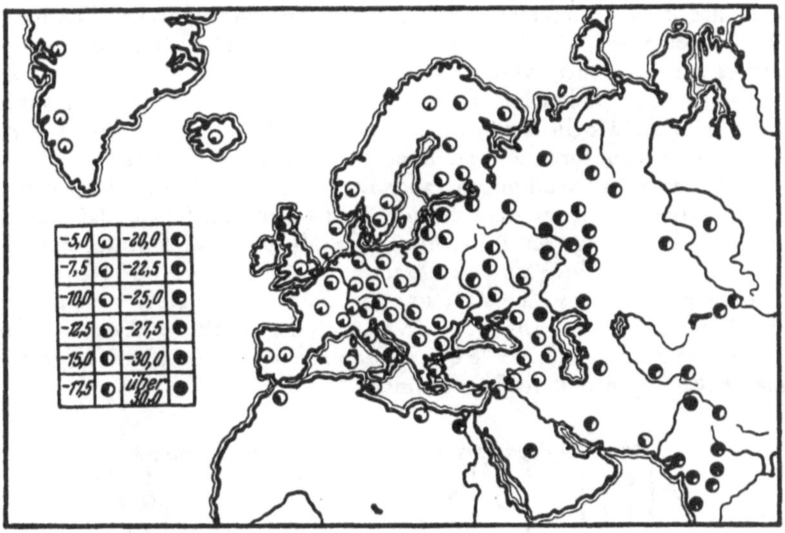

Abb. 88. Die Verbreitung der Eigenschaft B im europäischen und asiatischen Raum (nach SCHIFF)

Fortschreiten in westlicher Richtung und ist besonders typisch in Europa, wo in entlegenen Gebieten, z. B. in Spanien, die Gruppe B nur ganz spärlich nachweisbar ist. Aber auch nach Osten hin ist dieselbe Beobachtung zu machen, denn Japan weist eine niedrigere B-Häufigkeit auf als das nahe liegende Festland. Das gleiche gilt — wenn auch nicht so augenfällig — für die Richtung nach Norden und Süden.

Wenn es sich hier auch um eine Tatsache handelt, so kann doch die Erklärung dafür, wie diese geographische Ausbreitung zustande kommen konnte, zunächst nur eine spekulative sein und nach BERNSTEIN so gedeutet werden, daß die B-Eigenschaft in den innerasiatischen Gebieten als Mutation in relativ später Zeit entstanden ist und sich von hier ausgebreitet hat. In ähnlicher Weise stellt sich BERNSTEIN vor, daß auch die Ausbreitung der A-Eigenschaft von einem mittelasiatischen Zentrum erfolgt ist, jedoch viel früher als der B-Eigenschaft. Allerdings werden diese Vorgänge in eine späte Zeit verlegt, daß die Verhältnisse im Tierreich, besonders bei den Menschenaffen, keine Berücksichtigung finden können.

Deshalb ist LEVINE im Gegensatz zu BERNSTEIN der Ansicht, daß die Annahme einer Mutation der primären menschlichen O-Rasse in Richtung nach A und B nicht sehr wahrscheinlich ist, weil diese Merkmale auch schon bei den Affen zu finden sind. Sie sind zwar mit den menschlichen Eigenschaften A und B nicht identisch, bei den Affen der neuen Welt tritt aber nach LANDSTEINER und MILLER regelmäßig ein B-ähnlicher Faktor in Erscheinung, wie ja A- und B-ähnliche Substanzen auch sonst bei Säugetieren vorkommen und es sich dabei anscheinend um zwei in der Natur weitverbreitete, spezifische Strukturen handelt, die je nach der Konstitution ihres Trägers noch eine besondere artspezifische Prägung erhalten. So sind diese Merkmale bei den Menschenaffen schon so weit differenziert, daß sie mit den bisherigen serologischen Methoden nicht mehr unterschieden werden können. Berücksichtigt man die Befunde, die von LANDSTEINER und MILLER in der Abbildung 89 diagrammatisch angegeben wurden, so ergibt sich für A und B eine auffallende Parallele zu der Verbreitung beim Menschen, indem nämlich auch das B der Primaten ebenfalls auf Asien beschränkt ist. Daraus resultiert aber die Schlußfolgerung, daß, wenn die Entstehung von A und B überhaupt auf eine Mutation zurückgeführt werden kann, diese zu einem viel früheren Zeitpunkt der Phylogenese stattgefunden haben muß, als in dem eben Dargelegten angenommen worden ist. An diese Möglichkeit hat bereits HIRSZFELD gedacht, als er sagte: „Das Vorhandensein von Strukturen A und B bei Tieren, die v. DUNGERN und HIRSZFELD schon bei ihren ersten Untersuchungen fanden, spricht eher für das Alter der gruppenspezifischen Differenz. Wir müssen demnach entweder annehmen, daß die gruppenspezifischen Differenzierung der Entstehung der Menschen und Anthropoide vorausging, oder daß gleichsinnige Mutationen sowhl bei Anthropoiden wie bei Menschen stattgefunden haben oder schließlich, daß verschiedene Anthropoiden und Menschen verschiedener Gruppen aus gemeinsamen Wurzeln stammen, die wir serologisch verfolgen und festlegen können."

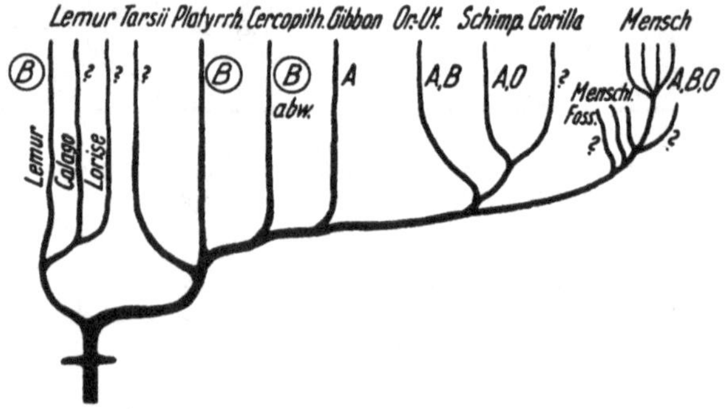

Abb. 89. Gruppenverteilung bei Affen (nach LANDSTEINER und MILLER)

Die Lösung dieser Frage steht auch heute noch offen und es kann bisher zusammenfassend mit HIRSZFELD nur gesagt werden: „Mittels der Isoagglutinine können wir serologische Rassen bei Menschen unterscheiden. A- und B-ähnliche Eigenschaften kommen bei Tieren vor, B-identische Bestandteile anscheinend nur bei anthropoiden Affen. Auf welche Weise die Bluteigenschaften entstanden sind, ob innerhalb des Menschengeschlechtes oder ob A-Menschen und A-Affen aus einer gemeinsamen serologischen Wurzel stammen, sowie welche Eigenschaften primär wären, läßt sich noch nicht entscheiden."

Schrifttumsverzeichnis

AKUNE, M., Untersuchungen über die beiden Typen der Gruppeneigenschaft A des Menschen. Z. Immun. fschg. 73, 75 (1931).

ALLOTT, E. N. and HOLMAN, C. A., Lancet 130 (1947). Zit. nach PHANSOMBOON, S. u. a.

AMINOFF, D. and MORGAN, W. T. J., Hexosamine components of the human blood group substances. Nature 162, 579 (1948).

AMINOFF, D. and MORGAN, W. T. J., Oxidation of the blood group A-Substance with the periodate ion. Biochem. J. 44, 21 (1949).

AMINOFF, D., MORGAN, W. T. J. and WATKINS, W. M., Specific serological characters of the mucoids of Nature 158, 879 (1946).

AMZEL, R. und HIRSZFELD, L. Über die Kälteagglutination der roten Blutkörperchen. Z. Immun. forsch. 43, 526 (1925).

ANDERSEN, T. T., Das Verhältnis zwischen dem F-Antigen und dem A-Antigen im Menschen-Erythrozyten der Gruppe A und AB. Z. Rassenphysiol. 4, 149 (1931).

ANDRESEN, P. H., Nachweis eines Immunagglutinins und einer dementsprechenden Bluttypeigenschaft. Z. Immun. forsch. 85, 227, (1935).

ANDRESEN, P. H., Untersuchungen über das Blutgruppensystem P, bestimmt durch ein kräftiges Isoagglutinin. Z. Immun. forsch. 100, 429 (1941).

ANDRESEN, P. H., The blood group system L (Lewis). Riv. Ist. sieroterapico ital. 23, 362 (1948).

ANDRESEN, P. H., The blood group system L. A new blood group L_2. A case of epistasy within the blood group. Acta pathol. et microbiol. scand. 25, 729 (1948).

ANDRESEN, P. H. and KELL, J., An incomplete agglutinin related to the L-(LEWIS)system. Acta pathol. et microbiol. scand. 26, 636 (1949).

ANRDESEN, P. H., u. a. A notation for the Lewis- and Lutheran blood-group systems. Nature 163, 580 (1949).

ANSELMINO, K. J. und FINCK, M. A. v., Moderne Behandlungsmethoden bei den Rh-bedingten hämolytischen Neugeborenenerkrankungen. Med. Klin. 44, 449 (1949).

ANTWEILER, H. J., Die quantitative Elektrophorese in der Medizin. Berlin, Göttingen und Heidelberg, Verlag von Julius Springer 1952.

ASCOLI, M., Isoagglutinine und Isolysine menschlicher Blutsera. Münch. med. Wschr. 2, 1239 (1901).

AUBERT, E. F, COCHRANE, J. B. and ELLIS, M. E., An unusual case of erythroblastosis foetalis. Brit. Med. J. 648 (1945).

AUSTIN, A. B. and SMITH, G. H., Heterospecific pregnancy as a possible cause of erythroblastosis fetalis. Brit. Med. J. 123 (1946).

AVERY, O. T. and GOEBEL, W. F., Chemo-immunological studies on conjegated carbohydrate-proteins. II. Immunological specifity of synthetic sugar-protein antigens. J. Exper. Med. 50, 533 (1929).

AVERY, O. T., GOEBEL, W. F. and BABERS, F. H., Chemo-immunological studies on conjugated carbohydrate-proteins. VII. Immunological specifity of antigens prepared by combining α- und β-glucosides of glucose with proteins. J. Exper. Med. 55, 769 (1932).

BACKHAUSZ, R. und VAJDA, G., Untersuchungen der Hetero- und Iso-Antikörper mit Hilfe der hämotropischen Reaktion in vivo. Z. Immun. forsch. 110, 41 (1953).

BAER, H., DISCHE, Z. and KABAT, E. A., Immunochemical studies on blood groups. VIII. The-methylpentose contents of hog and human blood group A and O substances and their relationship to cross reactivity with type XIV antipneumococcus horse serum. J. Exper. Med. 88, 59 (1948).

BANG, I.. und FORSSMAN, J., Ist die EHRLICHsche Seitenkettentheorie mit den tatsächlichen Verhältnissen vereinbar? Münch. med. Wschr. 56, 1769 (1909).

BANG, I. und FORSSMAN, J., Ist die EHRLICHsche Seitenkettentheorie mit den tatsächlichen Verhältnissen vereinbar? Münch. med. Wschr. 57, 851 (1910).

BARTELS, H. L. I. M. et LOGHEM, J. J. van, L'examen prenatal du facteur Rh. Riv. Ist. sieroterapico ital. 23, 282 (1948).

BARTELS, H. L. I. M. et LOGHEM, J. J. van, Traitement de 141 enfants souffrant de la maladie hémolytique du nouveau-né par l'exsanguino-transfusion. Riv. Ist. sieroterapico ital. 23, 268 (1948).

BAUER, K. H., Zur Lösung des Problems der Blutgruppenvererbung. Klin. Wschr. 7, 1588 (1928).

BECK, Science 73, 403 (1931). Zit. nach LANDSTEINER, K.

BECTON, C. M., The use of paraffin rings for rapid blood typing. J. Lab. & Clin. Med. 23, 539 (1938).

BECTON, C. M., Blood grouping for major blood groups with plasma and oxalated blood. J. Lab. & Clin. Med. 23, 541 (1938).

BELINA-SWIONTKOWSKI, L. v., Die Transfusion des Blutes, Heidelberg 1869.

BELK, W. P., Minor agglutinins. J. Lab. & Clin. Med. 20, 1035 (1935).

BELK, W. P., The minor blood agglutinins and their relation to posttransfusion reactions. Amerk. J. Med. Sci. 191, 827 (1936).

BENDICH. A., KABAT, E. A. and BEZER, A. E., Immunochemical studies on blood groups. III. Properties of purified blood group A substance from individual hog stomach linings. J. Exper. Med. 83, 485 (1946).

BENDICH, A., KABAT, E. A. and BEZER, A. E., Immunochemical studies on blood groups. V. Further characterisation of blood group A and O substances from individual hog stomaches. J. Amer. Chem. Soc. 69, 2163 (1947).

BENECKE, E., Hyperinsulinismus und Glykogenspeicherung beim Icterus familiaris gravis. Zbl. Pathol. 72, 401 (1939).

BERBLINGER, W., Schwere generalisierte Arteriitis bei Serumkrankheit des Menschen. Virchows Arch. 318, 155 (1950).

BERNDT, H., Die Bedeutung der PONSODschen Erschöpfungsmethode für die Entwicklung der A-Untergruppendifferenzierung. Ärztl. Wschr. 4, 175 (1949).

BERNHEIM, B. M., Blood transfusion hemrorhage and the Anemias, Philadelphia and London, J. B. Lippincott & Co. (1917).

BERNSTEIN, A., Anuria following blood transfusion. Amer. J. Obst. & Gyn. 39, 1045 (1940).

BERNSTEIN, F., Ergebnisse einer biostatistischen zusammenfassenden Betrachtung über die erblichen Blutstrukturen des Menschen. Klin. Wschr. 3, 1495 (1924).

BERNSTEIN, F., Zusammenfassende Betrachtungen über die erblichen Blutstrukturen des Menschen. Z. indukt. Abst. u. Vererbgsl. 37, 237 (1925).

BESSIS, M. et FREIXA, M., Sur une sérum de lapin anti-liévre. C. R. Soc. Biol. 142, 26 (1948).

BINGEL, K. F., Können Antikörper antigen sein? Z. Hyg. 131, 1 (1950).

BIXBY, E. M., Does hemolytic streptococcic infection or sulfanilamide affect the alpha hemolysin of serum? J. Lab. & Clin. Med. 25, 476 (1940).

BLADERGROEN, W., Physikalische Chemie in Medizin und Biologie. Basel Verlag von Benno Schwabe & Co., 1945.

BLAUBAUM, P. E., Congenital fibrocystic disease of the pancreas. Med. J. Austral. 6, 833 (1946).

BLINOV, N. I., Die Iso-Hämagglutinationsuntergruppen A_1 und A_2 und ihre praktische Bedeutung für die Bluttransfusion. Dtsch. Z. Chir. 243, 400 (1934).

BLINOV, N. L., Die Faktoren M und N in den menschlichen Erythrozyten und ihre praktische Bedeutung. Münch. med. Wschr. 82, 1904 (1935).

BLUMENTHAL, G., Zur Frage der Gewinnung hochwertiger und spezifischer präzipitierender Antisera für den forensischen Blutnachweis. Dtsch. Z. ges. gerichtl. Med. 10, 17 (1927).

BLUMENTHAL, G., Die Hämolyse. Im Handbuch der Biochemie des Menschen und der Tiere. Bd. 3. Gustav Fischer, Jena, 1933.

BLUMENTHAL, G., Der Rh-Blutfaktor. Arch. Kinderhk. 134, 111 (1947).

BLUMENTHAL, G., BARDELLE, W. und ROTHE, G., Die Beziehungen des FORSSMAN-Antigens zur infektiösen Mononukleose und Blutgruppensubstanz A_1 des Menschen. Z. Immun. forsch. 107, 175 (1949).

BLUMENTHAL, G. und RASCH, L. H., Der direkte serologische Nachweis der Heterozygotie der Typen AO und BO durch natürliche Anti-O-Seren. Z. Immun. forsch. 106, 336 (1949).

BLUMENTHAL, G. und STOWASSER, H., Untersuchungen über den P-Faktor. Z. Immun. forsch. 107, 310 (1949).

BLUMENTHAL, G. und PETTENKOFER, H. J., Über das neuentdeckte Anti-Duffy^b (Fy^b). II. Mitteilung. Z. Immun. forsch. 109, 267 (1952).

BLUNDELL, J., Experiments on the transfusion of blood by the syringe. Med. Chir. Tr. London 9, 56 (1818).

BLUNDELL, J., Lectures on the theory and practice of midwifery delivered at Guy's Hospital: Management of the copious floodings. Lancet 609, 641 und 676 (1827/1828).

BLUNDELL, J., Observations on transfusion of blood. Lancet 321 (1828).

BLUNDELL, J., Successful case of transfusion. Lancet 431 (1828/1829).

BOCK, M., Die Nomenklatur der Rh-Typen. Klin. Wschr. **26**, 242 (1948).

BOCK, M. und FINCK, M. A. v., Erfahrungen auf dem Gebiete der Rh-Faktor-Bestimmung. Ärztl. Wschr. **3**, 513 (1948).

BOCK, M., FINCK, M. A. v. und EILERS, M., Ein Fall von Icterus gravis neonatorum infolge Unverträglichkeit des Blutkörperchenmerkmals A_1. Klin. Eschr. **27**, 240 (1949).

BÖHMER, K. und GREINER, H., Über die Sicherheit der geläufigen Untersuchungsmethoden bei der A-Untergruppenbestimmung. Z. Immun. forsch. **108**, 328 (1951).

BÖTTNER, A., Experimentelle und klinische Untersuchungen zur Frage: Bluttransfusion (Zitratblut) und Anaphylaxie. Dtsch. med. Wschr. **50**, 599 (1924).

BOORMAN, K. E. and DODD, B. E., The group-specific substances A, B, M, N and Rh. Their occurence in tissues and bodyfluids. J. Pathol. & Bact. **55**, 329 (1943).

BOORMAN, K. E. and DODD, B. E., J. Pathol. & Bact. **59**, 95 (1947). Zit. nach BOWLEY, C. C. and DUNSFORD, I.

BOORMAN, K. E., DODD, B. E. and GILBEY, B. E., A serum which demonstrates the co-dominance of the blood group gene O eith A and B. Ann. Eugen. **14**, 201 (1948).

BOORMAN, K. E., DODD, B. E., LOUTIT, J. F. and MOLLISON, P. L., Some results of transfusion of blood to recipient with "cold" agglutinins. Brit. Med. J. 751 (1946).

BOORMAN, K. E., DODD, B. E. and MOLLISON, P. L., Clinical significance of Rh-factor. Brit. Med. J. 535 (1942).

BOORMAN, K. E., DODD, B. E. and MOLLISON, P. L., The incidence of haemolytic disease of the foetus ("erythroblastosis foetalis") in different families. Value of serologic tests in diagnosis and prognosis. J. Obst. & Gyn. Brit. Emp. **51**, 1 (1944).

BORDET, J., Les leucocytes et les propriétés du sérum chez les vaccinés. Ann. Inst. Pasteur **9**, 462 (1895).

BORDET, J., Sur l'agglutination et la dissolution des globules rouges par le sérum d'animaux injectés de sang defibrine. Ann. Inst. Pasteur. **12**, 688 (1898).

BORDET, J., Les sérums hémolytiques, leurs antitoxines et les théories des sèrums cytolytiques. Ann. Inst. Pasteur **14**, 257 (1900).

BORDET, J. et GENGOU, O., Recherches sur la coagulation du sang et les sérums anticoagulants. Ann. Inst. Pasteur **15**, 129 (1901).

BOSWELL, W. and BIGGER, J. W., Autohemagglutination. J. Pathol. & Bact. **34**, 407 (1931).

BOURN, J. M. and SEIBERT, F. B., Causes of many febrile reactions following intravenous injections; bacteriology of 12 distilled waters. Amer. J. Physiol. **71**, 625 (1925).

BOVERI, R., Über das Vorkommen heterophiler Antikörper bei lymphoidzelliger Angina. Klin. Wschr. **12**, 666 (1933).

BOWLEY, C. C. and DUNSFORD, I., The agglutinin anti-M associated with pregnancy. Brit. Med. J. 681 (1949).

BOYD, W. C., Note on the distribution and solubility of M and N. J. Immunol. **27**, 485 (1934).

BOYD, W. C. and BOYD, L. G., Group specifity of dried muscle and saliva. J. Immunol. **26**, 489 (1934).

BRAHN, B. und SCHIFF, F., Über die komplexe Natur der Blutgruppensubstanz A des Menschen. Klin. Wschr. **5**, 1455 (1926).

BRAHN, B., SCHIFF, F. und WEIMANN, F., Über die chemische Natur der Gruppensubstanz A. Klin. Wschr. **11**, 1952 (1932).

BRAUER, L., Untersuchungen über die Leber. Z. physiol. Chem. **40**, 182 (1903).

BRICE, A. T., A rapid technic for the multiple typing of blood by the macroscopic agglutination technic. J. Lab. & Clin. Med. **13**, 773 (1928).

BRINES, O. A., Fatal post-transfusion reactions. J. Amer. Med. Assoc. **94**, 1114 (1930).

BRION, A. et GORET, P., Les échanges immunitaires entre la mére et le foetus ou le nouveau-né. Conséquences et applications a l'étiologie et a la pathogénie de l'ictére hémplytique du muleton et du poulain. Rev. Immunol. **13**, 325 (1949).

BROCKE, I. v., Quantitative Untersuchungen über den nichtspezifischen Anteil der klassischen Blutgruppen bei Zwillingen. Z. Immun. forsch. **110**, 333 (1953).

BROMAN, B., The blood factor Rh in man. A clinico-serological investigation with special regard tomor bus haemolyticus neonatorum. Acta paed. **31**, 275 (1944).

BROMAN, B., Isoimmuniserung vid gravidiert. En översikt. Nord. Med. **37**, 103 (1948).

BRUNER, D. W., HULL, E. F. and DOLL, E. R., The relation of blood factors to icterus in foals. Amer. J. Veterinary Res. **9**, 237 (1948).

BRYCE, L. M. and JAKOBOWICZ, R., The estimation of the isoagglutinin titre of human serum and its practical application. Med. J. Austral. **1**, 290 (1941).

BÜRGERS, T. J. und DAHR, P., Das Blutgruppensystem Rh/rh als Krankheitsursache. Dtsch. med. Wschr. **71**, 296 (1946).

CALLENDER, S. T. and PAYKOC, Z. V., Irregular haemagglutinins after transfusion. Brit. Med. J. 119 (1946).

CALLENDER, S. and RACE, R. R., A serological and genetical study of multiple antibodies formed in response to blood transfusion by a patient with lupus erythematosus diffusus. Ann. Eugen. **13**, 102 (1946).

CALLENDER, S. T., RACE, R. R. and PAYKOC, Z. V., Hypersensitivity to transfused blood. Brit. Med. J. 83 (1945).

CALVIN, M., EVANS, R. S., BEHRENDT, V. and CALVIN, G., Rh antigen and hapten. Nature of antigen and its isolation from erythrocyte stroma. Proc. Soc. Exper. Biol. Med. **61**, 416 (1946).

CAPPEL, D. F., The significance of the Rh-Factor in medicine and obstetrics. Glasgow Med. J. **142**, 125 (1944).

CAPPELL, D. F., The blood group Rh. Brit. Med. J. 641 (1946).

CARTER, B. B., Preliminary report on a substance wich inhibits anti-Rh-serum. Amer. J. Clin. Pathol. **177**, 46 (1947).

CARTER, B. B., Rh-hapten: its preparation, assay and nature. J. Immunol. **61**, 79 (1949).

CARTER, B. B. and LOUGHREY, J., Amer. J. Clin. Pathol. **15**, 575 (1945).

CASELITZ, F. H. und MARTENS, K., Experimentelle Beiträge zum Problem der Hämagglutination nach THOMSEN. Untersuchungen mit coryniformen Bakterienstämmen. II. Mitteilung. Z. Immun. forsch. **110**, 206 (1953).

CASELITZ, F. H. und STEIN, G., Experimentelle Beiträge zum Problem der Hämagglutination nach THOMSEN. Untersuchungen mit Anaerobiern. I. Mitteilung. Z. Immun. forsch. **110**, 165 (1953).

CASTLE, W. B., WINTROBE, M. M. and SNYDER, L. H., On the nomenclature of the Anti-Rh typing serums. Science 27 (1948).

CAZAL, P. et MATHIEU, M., Recherches sur les groupes sanguins du systéme PQ. Sang **21**, 717 (1950).

CEPPELINI, R., IKIN, E. W. and MOURANT, A. E., A new allele of the Rh Gene E. Boll. Ist. sieroter. milan. **29**, 123 (1950).

CHADWICK, J. R., Transfusion Boston M & S J. **91**, 25 (1874).

CHALMERS, J. N. M., IKIN, E. W. and MOURANT, A. E., Basque blood groups. Nature **162**, 27 (1948).

CHALMERS, J. N. M., IKIN, E. W. and MOURANT, A. E., The ABO, Rh and MN blood groups of the Basque people. Amer. J. Physical. Anthrop. **7**, 292 (1949).

CLAUBERG, K. W., Über Erfahrungen mit eingeengten Seren zum Nachweis des defekten N-Faktors der Blutgruppenkunde. Klin. Wschr. **16**, 1749 (1937).

CLAUBERG, K. W., Über Erfahrungen mit eingeengten Seren zum Nachweis des dekten N-Faktors. Zbl. Bakter. I. Org. **140**, 269 (1937).

CLAUSEN, Z. Rassenphysiol. **6**, 49 (1933) Zit. nach KRAH, E., (03441).

CLOUGH and RICHTER, Bull. John Hopkins Hosp. **29**, 86 (1918). Zit. nach NOGALSKI, HÜMMELER und MARIENBERG.

COCA, A. F., A slide method of titrating blood grouping serum. J. Lab. & Clin. Med. **16**, 405 (1931).

COCA, A. F., Note concerning differences between the clumping of pseudoagglutination and that of isoagglutination (with special reference to a paper by J. A. KENNEDY). J. Immunol. **20**, 263 (1931).

COCA, H. F. and KLEIN, H., A hitherto undescribed pair of isoagglutination elements in human beings. J. Immunol. **8**, 477 (1923).

Cohen and Jones, Lancet 853 (1924). Zit. nach Nogalski, Hümmeler und Marienberg.

Cohnheim, J., On the transfusion of blood. Med. News 40, 313 (1882).

Colle, J. d., Methodus facile parandi incunda tuta et nova medicamenta Venetiis 7, 170 (1628).

Coombs, R. R. A., Mourant, A. E. and Race, R. R., An new test for the detection of weak and "incomplete" Rh-agglutinins. Brit. J. Exp. Pathol. 26, 255 (1945).

Coombs, R. R. A., Mourant, A. E. and Race, R. R., Detection of weak and "incomplete" Rh-agglutinins: a new test. Lancet 15 (1945).

Coombs, R. R. A., Mourant, A. E. and Race, R. R., In vivo sensitization of red cells in babies with haemolytic disease. Lancet 264 (1946).

Copher, G. H., Blood transfusion: a study of 245 cases. Arch. Surg. 7, 125 (1923).

Co Tui and Schrift, M. H., Production of pyrogen in sera by bacteria. Proc. Soc. Exper. Biol. & Med. 42, 549 (1939).

Co Tui, Schrift, M. H. and Ruggiero, W. F., Production of pyrogen in gum acacia by bacteria. Proc. Soc. Exper. Biol. & Med. 41, 533 (1933).

Cox, R., Blood transfusion in 19th century. J. Amer. Med. Assoc. 62, 222 (1914).

Crome, W., Unsere Untersuchungen der Blutgruppeneigenschaften M und N. Dtsch. Z. ges. gerichtl. Med. 20, 316 (1933).

Crome, W., Über die Untersuchungstechnik der Blutgruppeneigenschaften M und N und Mitteilung weiterer Untersuchungsergebnisse. Dtsch. Z. ges. gerichtl. Med. 21, 435 (1933).

Crome, W., Über Blutgruppenfragen: Mutter M, Kind N. Dtsch. Z. ges. gerichtl. Med. 24, 267 (1935).

Culbertson, C. G. and Ratcliffe, A. W., Reaction following intra-group transfusion: irregular agglutinin demonstrated by sensitive centrifuge test method. Amer. J. Med. Sci. 192, 471 (1936).

Curtis, A. H., Anuria following blood transfusion. Surg. Gyn. & Obst. 30, 627 (1920).

Cutbush, M. and Mollison, P. L., Heredity 4, 383 (1951). Zit. nach Schmidt, H.

Cutbush, M., Mollison, P. L. and Parkin, D. M. Nature 165, 188 (1950). Zit. nach Schmidt, H.

Dacie, 3. internat. Congr. Internat. Soc. Haematol. Cambridge 1950. Zit. nach Krah, E.

Dacie, Nature 166, 36 (1950). Zit. nach Krah, E.

Dacie, J. Pathol. 62, 241 (1950). Zit. nach Krah, E.

Dahr, P., Untersuchungen über die Möglichkeit einer serologischen Unterscheidung homozygoter und heterozygoter A- und B-Menschen. Z. Immun. forsch. 92, 180 (1938).

Dahr, P., Beitrag zur Verbreitung des Anti-O(α_2)-Agglutinins. Klin. Wschr. 18, 471 (1939).

Dahr, P., Über den erblichen Blutfaktor P. Klin. Wschr. 18, 806 (1939).

Dahr, P., Neuere Ergebnisse und Probleme der Blutgruppenforschung. Klin. Wschr. 18, 1173 (1939).

Dahr, P., Erblichkeitsuntersuchungen über den Blutfaktor P an Familien und Zwillingen. Z. Immun. forsch. 97, 168 (1940).

Dahr, P., Über die bisher im Kölner Hygienischen Institut gewonnenen Untersuchungsergebnisse über das Blutgruppenmerkmal P. Z. Immun. forsch. 101, 346 (1942).

Dahr, P., Beitrag zur Blutgruppe A_3. Z. Immun. forsch. 102, 13 (1942).

Dahr, P., Neue Ergebnisse der Blutgruppenforschung und ihre forensische Bedeutung. Med. Welt 16, 651 (1942).

Dahr, P., Vorschlag zur Verhütung der Neugeborenenerythroblastose. Klin. Wschr. 36, 442 (1946).

Dahr, P., Seltene Blutgruppenformel als Beweismittel in einer Mordsache. Ärztl. Wschr. 1/2, 538 (1947).

Dahr, P., Über die möglichen Ursachen von Zwischenfällen nach Blutübertragungen. Ärztl. Wschr. 1/2, 387 (1947).

Dahr, P., Die Bedeutung des Rhesus-Faktors für den Gynäkologen. Zbl. Gyn. 742 (1947).

Dahr, P., Über die Blutgruppe O und das Anti-O-Agglutinin. Schweiz. med. Wschr. 846 (1947).

Dahr, P., Der direkte serologische Nachweis der Heterozygotie bei den Blutgruppen A und B. Klin. Wschr. 25, 791 (1947).

Dahr, P., Grundsätzliches zur Frage der Transfusionsstörungen. Ärztl. Wschr. 3, 737 (1948).

Dahr, P., Können Rh-bedingte Transfusionsstörungen auch ohne vorherige Blutuntersuchung auf Rh vermieden werden? Med. Klin. 43, 288 (1948).

Dahr, P., Vorschlag zur Verhütung der Neugeborenenerythroblastose. Klin. Wschr. 26, 442 (1948).

DAHR, P., Fortschritte der Blutgruppenforschung. Dtsch. Geshd. Wes. 3, 492 (1948).
DAHR, P., Fortschritte der Blutgruppenforschung. Zbl. Bakter. I. Orig. 153, 243 (1949).
DAHR, P., Die Mitarbeit des praktischen Arztes bei der Erythroblastoseforschung. Neue med. Welt 1, 156 (1950).
DAHR, P., Der Rh-bedingte Transfusionsschaden. Münch. med. Wschr. 93, (1951).
DAHR, P., Die Technik der Blutgruppen- und Blutfaktorenbestimmung. Stuttgart, Verlag von Georg Thieme 1952.
DAHR, P., Kritik am sogenannten positiven Vaterschaftsnachweis nach LÖNS. Dtsch. med. Wschr. 78, 871 (1953).
DAHR, P. und KINDLER, M., Ist die von LÖNS angegebene Methode für einen positiven Vaterschaftsnachweis jetzt schon gerichtlich anwendbar? Z. Immun. forsch. 108, 427 (1951).
DAHR, P. und KNÜPPEL, H., Ein erbliches Blutgruppensystem beim Kaninchen mit wahrscheinlichen Beziehungen zum Kaninchenhydrops. Klin. Wschr. 25, 592 (1947).
DAHR, P. und KNÜPPEL, H., Über einen natürlich vorkommenden Rh-Antikörper. Z. Immun. forsch. 108, 455 (1951).
DAHR, P. und LINDAU, H., Über M- und N-ähnliche agglutinable Eigenschaften bei Affen. Z. Immun. forsch. 92, 335 (1948).
DAHR, P. und MANZ, R., Vorschlag zur Methodik gerichtlicher A-Untergruppenuntersuchungen. Ärztl. Wschr. 2, 1132 (1947).
DAHR, P. und MANZ, R., Die klinische Bedeutung der neuen Blutgruppensysteme Rh/rh. Dtsch. Gesdh. Wes. 2, 379 (1947).
DAHR, P. und MANZ, R., Zur Gewinnung von Anti-Rh-Testseren. Zugleich ein Beitrag zur Prophylaxe der Erythroblastose. Dtsch. Gesdh. Wes. 2, 660 (1947).
DAHR, P. und MANZ, R., Neuere Ergebnisse der Rh-Blutgruppenforschung und ihre besondere Bedeutung für die klinische Medizin. Ärztl. Wschr. 3, 289 (1948).
DAHR, P. und MANZ, R., Schlußwort zu den vorstehenden Äußerungen von BERNDT. Ärztl. Wschr. 4, 177 (1949).
DAHR, P., OFFE, H. und WEBER, H., Weitere Erblichkeitsuntersuchungen über den Blutfaktor P bei Familien und Zwillingen. Z. Rassenphysiol. 11, 78 (1940).
DAHR, P. und REGENBOGEN, E., Blutgruppenbestimmung und Bluttransfusion. Stuttgart, Verlag von Georg Thieme 1952.
DAHR, P. und STÖCKLEIN, G., Über ein sehr ungewöhnliches Anti-O-Agglutinin. Klin. Wschr. 26, 540 (1948).
DAHR, P. und WIESENER, E. H., Der erbliche Blutfaktor P bei Neugeborenen. Münch. med. Wschr. 87, 527 (1940).
DAHR, P. und WOLFF, J., Das neue agglutinable Blutkörperchenmerkmal „Rh" und seine praktische Bedeutung. Münch. med. Wschr. 91, 315 (1944).
DAHR, P. und WOLFF, J., Über das Auftreten „irregulärer" Blutgruppenantikörper in der Frauenmilch. Dtsch. med. Wschr. 378 (1947).
DAHR, P., und WOLFF, J., Transfusionsstörungen durch das Rh-System. Dtsch. med. Wschr. 11 (1948).
DAHR, P. und ZEHNER, G., Die bisherigen Erblichkeitsuntersuchungen über den Blutfaktor P und die Verwendung der P-Bestimmung in Vaterschaftsprozessen. Dtsch. med. Wschr. 67, 71 (1941).
DANIELS, W. B., LEONHARD, B. W. and HOLTZMAN, S., Renal insufficiency following transfusion; report of thirteen cases. J. Amer. Med. Assoc. 116, 1208 (1941).
D'ANTONA, L., A proposito della grande autoagglutinazione delle emazie. Rinasc. med. 7, 184 (1930).
DAVIDSOHN, J., Heterophile antibodies in serum sickness. J. Immunol. 16, 259 (1929).
DAVIDSOHN, J., Further studies on heterophilic antibodies in serum sickness. J. Immunol. 18, 31 (1930).
DAVIDSOHN, J., The production of group specific human hemagglutinins with a note on the separation of the isoagglutinogens from the red corpuscles. J. Immunol. 20, 239 (1931).
DAVIDSOHN, J., Method for recognition of blood subgroups A_1 and A_2 as means of avoiding reactions. J. Amer. Med. Assoc. 112, 713 (1939).
DAVIDSOHN, J., Fetal Erythroblastosis. J. Amer. Med. Assoc. 127, 633 (1945).
DECASTELLO, A. v. und STURLI, A., Über die Isoagglutinine im Serum gesunder und kranker Menschen. Münch. med. Wschr. 49, 1090 (1902).

De Gowin, E. L., Fatal anuria following blood transfusions, inadequacy of present Tests for compatibility. Amer. J. Med. Sci. **188**, 555 (1934).

De Gowin. E. L., Clinical study of serious complications from blood transfusions. J. Amer. Med. Assoc. **108**, 671 (1937).

De Gowin, E. L., Hemolytic transfusion reaction produced by the blood of a „universal" donor. J. Amer. Med. Assoc **108**, 296 (1937).

Deicher, H., Über die Erzeugung heterospezifischer Hämagglutinine durch Injektion artfremden Serums. Z. Hyg. **106**, 561 (1926).

Denis, J. B., Extract d'une lettre de M. Denis, Professeur de philosophie et de mathematiques, touchant la transfusion de sang. J. des Scanvans (1667) S. 86, 123, 178 und in Philosophical Tr. Roy. Soc. London **1**, 617 (1665/1666); **2**, 453 (1667); **3**, 710, 713 (1668).

Diamond, L. K. and Abelson, N. M., The detection of Rh-sensitization. Evaluation of tests for Rh-antibodies. J. Lab. & Clin. Med. **30**, 668 (1945).

Diamond, L. K., Blackfan, K. D. and Baty, J. M., Erythroblastosis fetalis and its associtation with universal edema of the fetus, icterus gravis neonatorum and anemia of the newborn. J. Paed. **1**, 269 (1932).

Dickgiesser, F. und Krah, E., E-Sensibilisierung bei der CD-Mutter eines gesunden CDE-Kindes. Klin. Wschr. **29**, 554 (1951).

Dickgiesser, F. und Wildhagen, K., Untersuchungen über das Vorkommen der Blutgruppensubstanz im fötalen Mekonium. Z. Immun. forsch. 109, 503 (1952).

Dieckmann, W. J. and Kramer, S., The treatment of oliguria and anuria. Amer. J. Obst. & Gyn. **40**, 61 (1940).

Diemer, H., Untersuchungen über das Agglutinationsvermögen des trockenen Blutes. Inaug. Diss. Köln 1939.

Diezel, P., Rh-Faktor und fötale Erythroblastose bei diskordant eineiigen Zwillingen. Dtsch. med. Wschr. **74**, 958 (1949).

Dinkler, G., Beitrag zur Symptomatologie der Bluttransfusionsschäden (Gastroenteritis, Hypochorämie und hämorrhagische Glomerulonephritis als Transfusionsfolge). Z. Klin. Med. **134**, 385 (1938).

Dockeray, G. C. and Sachs, H., Auto-Haemagglutination and Anti-O-Agglutinins. J. Pathol. & Bact. **52**, 203 (1941).

Dockeray, G. C. and Sachs, H., Rh-antibodies in the maternal circulation without clinical manifestations of erythroblastosis in the child. J. Immunol. **48**, 241 (1944).

Dölter, W., Untersuchungen über die gruppenspezifischen Rezeptoren des Menschenblutes und ihre Antikörper. Z. Immun. forsch. **43**, 95 (1925).

Doerr, R. und Hallauer, C., Über Antigenfunktionen des Forssmanschen Lipoids und anderer lipoider Antigene. Z. Immun. forsch. **47**, 291 (1926).

Dold, H., Das präzipitatorische Verhalten von Hammelantiseren (vom Kaninchen) gegenüber den Stromaextrakten der vier menschlichen Blutgruppen. Z. Immun. forsch. **60**, 289 (1929).

Dold, H. und Rosenberg, R., Nachweis von Isopräzipitinen in menschlichem Blut. Nachweis der vier menschlichen Blutgruppen durch Isopräzipitation. Klin. Wschr. **7**, 394 (1928).

Dombrowsky, K. H., Die Bedeutung der Blutgruppen- und Faktorenbestimmung für die Beweisaufnahme in Vaterschaftsprozessen. Med. Welt. **12**, 832 (1938).

Donath, J., Zur Kenntnis der agglutinierenden Fähigkeiten des menschlichen Blutserums. Wien. klin. Wschr. **13**, 497 (1900).

Drew, Lancet. 761 (1943). Zit. nach Nogalski, Hümmeler und Marienberg.

Drummond, R. J. and Watkins, A. G., The Rh-factor and hepatomegaly and splenomegaly in children and adolescents. Brit. Med. J. 984 (1946).

Dujarric De La Riviere, R. et Kossovitch, N., Recherches sur les groupes sanguins. Ann. Inst. Pasteur **54**, 107 (1930).

Dungern, E. v. und Hirschfeld, L., Über gruppenspezifische Strukturen des Blutes. Z. Immun. forsch. **8**, 526 (1911).

Dungern, E. v. und Hirschfeld, L., Über Vererbung gruppenspezifischer Strukturen des Blutes. Immun. forsch. **6**, 284 (1910).

Dungern, E. V. und Hirschfeld, L., Über Nachweis und Vererbung biochemischer Strukturen. Z. Immun. forsch. **4**, 531 (1910).

Dunsford, I., A saline agglutinating Kell antibody. Nature **163**, 962 (1949).

Dunsford, I., Agglutinin Anti-P in pregnancy. Report on two cases. Brit. Med. J. 15 (1949).

Dutton, W. F., Intravenous therapy: its application in the modern practice of medicine. Philadelphia, Verlag von F. A. DAVIS Co 1924.

EATON, J., Exper. Med. 73, 641 (1941). Zit. nach NOGALSKI, HÜMMELER und MARIENBERG.

EBERHARD, H., Über die Bedeutung des Kreuzversuches vor Bluttransfusionen in der von DAHR beschriebenen Form. Ärztl. Wschr. 6, 1099 (1951).

EBERT, K., Über Verunreinigungen in Transfusionsschläuchen und ihre Bedeutung für das Auftreten von Fieberreaktionen. Inaug. Diss. Hamburg 1950.

EDDIE, Proc. Joc. Exper. Biol. & Med. 50, 291 (1942). Zit. nach NOGALSKI, HÜMMELER und MARIENBERG.

EHRLICH, P., Die Schutzstoffe des Blutes. Dtsch. Med. Wschr. 27, 913 (1901).

EHRLICH, P., Das Sauerstoffbedürfnis des Organismus. Eine farbenanalytische Studie. Berlin, Verlag von August Hirschwald 1885.

EHRLICH, P., Über Partialfunktionen der Zelle. (Nobel-Vortrag, gehalten am 11. 12. 08 zu Stockholm.) Münch. Med. Wschr. 56, 217 (1909).

EHRLICH, P. und SACHS, H., Kritiker der Seitenkettentheorie im Lichte ihrer experimentellen und literarischen Forschung. Münch. Med. Wschr. 56, 2529 (1909).

EHRLICH, P. und SACHS, H., Ist die EHRLICHsche Seitenkettentheorie mit den tatsächlichen Verhältnissen vereinbar? Bemerkungen zu der II. Mitteilung von BANG und FORSSMAN. Münch. Med. Wschr. 57, 1287 (1910).

EICHELBAUM, H. R., Über die Erythroblastose (Hydrops congenitus) der Neugeborenen und ihre Beziehungen zum Icterus gravis neonatorum. Arch. Gyn. 119, 149 (1923).

EISENBERG, P., Über Isoagglutinine und Isolysine in menschlichen Seris. Wien. klin. Wschr. 14, 1021 (1901).

EISLER, M., Über ein gemeinsames Antigen in den Zellen des Menschen und in SHIGA-Bazillen. Z. Immun. forsch. 67, 38 (1930).

EISLER, M., Weitere Untersuchungen über das Menschenblutantigen in SHIGA-Bakterien und sein Verhältnis zu deren FORSSMAN-Antigen. Z. Immun. forsch. 70, 48 (1931).

EISLER, M., Über Beziehungen der Blutantigene im Paratyphus B und Dysenterie-SHIGA-Bakterien zu gewissen tierischen Zellen und menschlichen Erythrozyten. Z. Immun. forsch. 73, 392 (1931).

EISLER, M., Versuche über Konglutination. Z. Immun. forsch. 108, 553 (1951).

EISLER, M. und HOWARD, A. F., Das Menschenblutantigen in SHIGA-Bakterien nach Phagenwirkung. Z. Immun. forsch. 71, 473 (1931).

EISLER, M. und HOWARDT, A. F., Über Agglutinogen in Kaninchenerythrozyten und sein Verhältnis zur Gruppensubstanz. Z. Immun. forsch. 87, 184 (1936).

EISLER, M. und JACOBSOHN, J., Versuche über Bildung der Blutantigene von Dysenterie-SHIGA-Bakterien in synthetischen Nährlösungen. Z. Hyg. 1 (116) 16, 119 (1934).

EISLER, M. und MORITSCH, P., Untersuchungen über gruppenspezifische Reaktionen im menschlichen Blute. Z. Immun. forsch. 57, 421 (1928).

ELBEL, H., Zur Technik der Untersuchung auf die Bluteigenschaften M und N. Dtsch. Z. ges. gerichtl. Med. 24, 242 (1935).

ELBEL, H. und PROKOP, O., Ein neues erbliches Antigen als Ursache gehäufter Fehlgeburten. Z. Hyg. 132, 120 (1950).

ERVIN, D. M. and YOUNG, L. E., Dangerous universal donors. I. Observations on destruction of recipients A cells after transfusion of group O blood containing high titer of A antibodies of immune type not easily neutralisable by soluble A-substance. Blood 5, 61 (1950).

ERVIN, D. M. and YOUNG, L. E., Dangerous universal donors. II. Further observations on in vivo and vitro behavior of isoantibodies of immune type present in group O blood. Blood 5, 553 (1950).

FAHREUS, R., Suspension stability of blood. Acta med. scand. 55, 3 (1921).

FAHREUS, R., Suspension stability of blood. Physiol. Rev. 9, 241 (1929).

FASSBENDER, H. G., Rheumatismus, allergisch-hyperergische Entzündung und Nebenniere. Virchows Arch. 321 , 275 (1952).

FILATOV, A., BLINOV, N. und DEPP, M., Die nach Bluttransfusion auftretende nichtspezifische Proteinreaktion und deren Verhütung. Arch. klin. Chir. 184, 647 (1936).

FISCHER, E., Die Bedeutung der Stereochemie für die Physiologie. Z. physiol. Chem. 26, 60 (1898).

FISCHER, E., Einfluß der Konfiguration auf die Wirkung der Enzyme. Ber. chem. Ges. 27, 2985 (1894).

FISCHER, E. und THIERFELDER, H., Verhalten der verschiedenen Zucker gegen reine Hefe. Ber. chem. Ges. 27, 2031 (1894).

FISCHER, K., Beitrag zur Klärung von Transfusionszwischenfällen infolge Eiweißunverträglichkeit. Med. Klin. 46, 364 (1951).

FISCHER, W., Über Schwankungen des Isohämagglutinationstiters beim Menschen. Arb. Staatsinst. exper. Ther. 49 (1927).

FISCHER, W., Beitrag zur Frage der Gültigkeit der BERNSTEINschen Blutgruppenerbformel. Z. Rassenphysiol. 2, 153 (1930).

FISCHER, W., Beitrag zur Gültigkeit der BERNSTEINschen Blutgruppenerbformel. Med. Klin. 26, 130 (1930).

FISCHER, W., Beitrag zur Frage der Gültigkeit der BERNSTEINschen Blutgruppenerbformel. Med. Klin. 28, 1563 (1932).

FISCHER, W., Beitrag zur Vererbung der Blutgruppen, Untergruppen und Blutkörperchenmerkmale. (Bericht über die gerichtlichen Blutgruppenbestimmungen, die in den Jahren 1938 und 1939 von den ermächtigten Blutgruppensachverständigen durchgeführt wurden.) Veröffentlicht a. d. Geb. d. Volksgesdh.dienstes 56, 173 (1942).

FISCHER, W. und HAHN, F., Über auffallende Schwäche der gruppenspezifischen Reaktionsfähigkeit bei einem Erwachsenen. Z. Immun. forsch. 84, 177 (1935).

FISCHER, W. und KRAH, E., Eine vererbbare Gruppeneigenschaft beim Kaninchen. Z. Immun. forsch. 100, 98 (1941).

FISHER, R. A., The fitting of gene frequencies to data on rhesus reactions. Ann. Eugen. 13, 150 (1946).

FISHER, R. A. and RACE, R. R., Rh gene frequencies in Britain. Nature 157, 48 (1946).

FOLIN, O., Zur Kenntnis des sogenannten tierischen Gummi. Z. physiol. Chem. 23, 347 (1897).

FORMAGGIO, T., Untersuchungen über das Antigen B. Z. Immun. forsch. 110, 1 (1953).

FORSSMAN, J., Die Herstellung hochwertiger spezifischer Schafhämolysine ohne Verwendung von Schafblut. Biochem. Z. 37, 78 (1911).

FORSSMAN, J., Die heterogenetischen Antigene, besonders die sogenannten FORSSMAN-Antigene und ihre Antikörper. Im Handbuch der pathog. Mikroorganismen KOLLE-KRAUS-UHLENHUT III. Band, Seite 469 (1930). Jena, Verlag von Gustav Fischer. 1930.

FORSSMAN, J. and FOGELGREN, G., Ein Todesfall nach Bltuttransfusion von Person zu Person mit „gleicher" Blutgruppe. Klin. Wschr. 6, 1663 (1927).

FREER, J. W., Transfusion of blood. Tr. Illinois med. Soc. 25, 77 (1875).

FRIEDENREICH, V., The Thomsen-Hemagglutination phenomen. Kopenhagen, Verlag von Levin und Munksgaard, 1930.

FRIEDENREICH, V., Über die Serologie der Untergruppen A_1 und A_2. Z. Immun. forsch. 71, 314 (1931).

FRIEDENREICH, V., Ein erblicher defekter N-Rezeptor, der wahrscheinlich eine bisher unbekannte Blutgruppeneigenschaft innerhalb des MN-Systems darstellt. Dtsch. Z. ges. gerichtl. Med. 25, 358 (1935).

FRIEDENREICH, V., Über die Auffassung von der Ausscheidung und Nichtausscheidung serologischer Gruppensubstanzen. Z. Immun. forsch. 91, 39 (1937).

FRIEDENREICH, V. und WORSAAE, E., De l'existence de sous-groupes sanguin II (A) chez l'home. C. R. Soc. Biol. Paris 102, 484 (1929).

FRIEDENREICH, V. und ZACHO, E., Die Differenzialdiagnose zwischen den „Unter"-gruppen A_1 und A_2. Z. Rassenphysiol. 4, 164 (1931).

FRITZSCHE, H., Durch Fremdserum erzeugte experimentelle Myocarditis und ihre Beziehungen zur menschlichen Myocarditis bei Eigeneiweißzerfall. Zürich, Inaugural-Dissertation, 1949.

FURUHATA, T., Meine Gen-Hypothese der Blutgruppen. Schakwai Igaku Zasschi 472, 28 (1926).

FURUHATA, T., Über die Vererbung der Blutgruppen. Ukrain. Zbl. Blutgruppenforsch. 1, 54 (1927).

FURUHATA, T. und IMAMURA, H., Jap. J. Genetics 11, 91 (1935). Zit. nach CAZAL, P. und MATHIEU, M.

GAMMELGAARD, A. und MARCUSSEN, P. V., Nachweis eines vierten alleomorphen A-Gens (A_4). Z. Immun. forsch. 98, 411 (1940).

GAMMELGAARD, A. und MARCUSSEN, P. V., Die Blutgruppe A_4. Bemerkungen zu Dozent Dr. Peter DAHRS Artikel: „Beitrag zur Blutgruppe A_3" in der Z. Immun. forsch. 102, 13 (1942).

GASSER, C. und GRUMBACH, A., Helv. paediatr. acta 4, 54 (1949). Zit. nach PHANSOMBOON, S. u. a. (02873).

GAUPP, V., Anaphylactische Erscheinungen nach wiederholter Bluttransfusion bei einem Fall von Kolisepsis. Mschr. Kinderhk. **59**, 195 (1934).

GEDDA, L. e PECORELLA, G., Ricerche sulle proprieta dell'isoantigene. Giorn. Batter. **5**, 1633 (1930).

GERHEIM, E. B., BERKUT, M. K. and GERHEIM. J. K. Simplified Technic for preparing group specific substance A. Proc. Soc. Exper. Biol. & Med. **72**, 394 (1949).

GESELLIUS, F., Capillar-Blut zur Transfusion. Petersburg, 1868.

GIERKE, E. v., Über fetale Erythro-Leukoblastose. Virchows Arch. **275**, 330 (1929).

GIERKE, E. v., Über fetale Bluterkrankungen. Klin. Wschr. **10**, 2295 (1931).

GIERKE, E. v., Über Icterus gravis neonatorum und Hydrops congenitus. Zbl. Gynäk. **57**, 2310 (1933).

GILBEY, B. E., A new blood group antigen „Jobbins". Nature **160**, 362 (1947).

GLANZMANN, E., Dysporia entero-broncho-pancreatica congenita familiaris. (Cystische Pankreasfibrose.) Ann. paediatr. **166**, 289 (1946).

GOEBEL, W. F., Chemo-immunological studies on conjugated carbohydrate-proteins. X. The immunological properties of an artificial antigen containing glucoronic acid. J. exp. Med. **64**, 29 (1936).

GOEBEL, W. F., The isolation of the blood group A-specific substance from commercial peptone. J. exp. Med. **68**, 221 (1938).

GOEBEL, W. F. and AVERY, O. T., Chemo-immunological studies on conjugated carbohydrate-proteins. I. The synthesis of p-aminophenol-β-glucoside, p-aminophenol-β-galactoside and their coupling with serum glubolin. J. exp. Med. **50**, 521 (1929).

GOEBEL, W. F., BABERS, F. H. and AVERY, O. T. Chemo-immunological studies on conjugated carbohydrate-proteins. VI. The synthesis of p-aminophenol-α-glucoside and its coupling with protein. J. exp. Med. **55**, 761 (1932).

GOEBEL, W. F. and HOTCHKISS, R. D., Chemo-immunological studies on conjugated carbohydrate-proteins. XI. The specificity of azoprotein antigens containing glucuronic and galacturonic acids. J. exp. Med. **66**, 191 (1937).

GOLDRING, W. and GRAEF, I., Nephrosis with uremia following transfusion with incompatible blood; report of 7 cases with 3 deaths. Arch. Int. Med. **58**, 825 (1936).

GOLDSMITH, J., Experiences with Rh-Hapten. Wiscounsin Med. J. **49**, 381 (1950).

GOLDSMITH, J., Experiences with Rh-Hapten. Amer. L. Obst. and Gyn. **59**, 172 (1950).

GORER, A. P., The genetic and antigenic basis of tumor transplantation. J. Pathol. Bakter. **44**, 691 (1937).

GREENFIELD, G., Experimentelle Untersuchungen über gruppenspezifische Antikörper. Z. Immun. forsch. **56**, 107 (1927).

GREINER, H., Über Beziehungen zwischen Hämagglutinin und Präzipitinen beim Kaninchen im Verlaufe der Immunisierung. Z. Immun. forsch. **109**, 134 (1952).

GREINER, H., Zur Frage der Bluteigenschaft N_2. Z. Immun. forsch. **110**, 24, (1953).

GROS, E., Die serologische Elternschaftsdiagnose nach ZANGEMEISTER. Z. Geb. Gyn. **99**, 1 (1931).

GROSJEAN, R. et MOUREAU, P., Nouvelles recherches sur l'agglutinogène P. C. R. Soc. de Biol. **144**, 1010 (1950).

GROSJEAN, R. et MOUREAU, P., Sur l'hérédité de l'agglutinogène P. C. R. Soc. de Biol. **144**, 1011 (1950).

GROVE-RASMUSSEN, M., TUDVAD, F. und JØRGENSEN, G., Icterus gravis efter Isoimmunisering med A-agglutinogen. Nord. Med. **38**, 1259 (1948).

GRUBB, R., Correlation between Lewis blood group and secretors character in man. Nature **162**, 933 (1948).

GRUBB, R., Quelques aspects de la complexité des groupes ABO. Rev. d'Hématologie **5**, 268 (1950).

GRUBB, R., Some aspects of the complexity of the human ABO blood groups. Acta pathol. et microbiol. Suppl. 84 (1949).

GRUBB, R. and MORGAN, W. T. J., The Lewis blood group characters of erythrocytes and body fluids. Brit. J. exp. Pathol. **30**, 198 (1949).

GUNDEL, M., Bestehen Zusammenhänge zwischen Blutgruppe und Luesdisposition — sowie zwischen Blutgruppe und Erfolg der Luestherapie? Klin. Wschr. **6**, 1703 (1927).

GUNZ, F. W., Prevention of transfusion reactings due to Rh-factor. Brit. med. J. 4477 (1946).

GUTHOF, O., Anti-Null-Agglutinine bei Schwangeren. Ihre Wirkung auf homo- und heterozygote A- und B-Blutkörperchen. Z. Immun. forsch. **109**, 210 (1952).

GUTHOF, O., Fehl- und Totgeburten bei umgekehrter Rh-Konstellation. Z. Immun. forsch. **108**, 539 (1951).

GUTHOF, O. und STEINWACHS, K. J., Nachweis natürlicher Anti-P-Agglutinine beim Menschen und ihre Beeinflussung durch Transfusionen P-positiven Blutes. Z. Immun. forsch. **109**, 97 (1952).

GUTHRIE, C. G. and HUCK, J. G., Existence of more than four iso-agglutinins groups in human blood. Bull. Johns Hopkins Hosp. **34**, 37 (1923).

GUTHRIE, C. G. and HUCK, J. G., Further studies on blood grouping. I. Antigenic properties of two types of „Group II" erythrocytes. Bull. Johns Hopkins Hosp. **35**, 23 (1924).

GUTHRIE, C. G. and PESSEL, . . ., Further studies on blood grouping. II. The influence of temperature upon isohemagglutination. Bull. Johns Hopkins Hosp. **35**, 81 (1924).

GUTHRIE, C. G. and PESSEL, . . ., Further studies on blood grouping. III. Varied types of groups IV blood. Bull. Johns Hopkins Hosp. **35**, 81 (1924).

GUTHRIE, C. G. and PESSEL, . . ., Further studies on blood grouping. IV. The demonstration of two additional isoagglutinins (D and O) in human blood. Bull. Johns Hopkins Hosp. **35**, 126 (1924).

GUTHRIE, C. G. and PESSEL, . . ., Further studies on blood grouping. V. Rekognition of three types of group II blood. Bull. Johns Hopkins Hosp. **35**, 221 (1924).

HADJOPOULOS, L. G. and BURBANK, R., The nature of human isoagglutinins. Proc. Soc. exp. Biol. and Med. **28**, 249 (1924).

HAILE, H., Habituelle Aborte und Rh-Unverträglichkeit. Dtsch. med. Wschr. **75**, 1247 (1950).

HAILE, H., Die Sensibilisierung der Mutter bei Rh-Unverträglichkeit. Münch. Med. Wschr. **92**, 853 (1950).

HAILE, H., Verbesserung des Konglutinationstestes durch Macrodex. Z. Immun. forsch. **110**, 100 (1953).

HALBAN, J., Agglutinationsversuche mit mütterlichem und kindlichem Blute. Wien. klin. Wschr. **13**, 545 (1900).

HALBRECHT, I., Role of hemagglutinins anti-A and anti-B in pathogenesis of jaundice of the newborn (icterus neonatorum precox). Amer. J. Dis. Child. **68**, 248 (1944).

HALDANE, J. B. S., Selection against heterozygosis in man. Ann. Eugen. **11**, 333 (1942).

HALLAUER, C., Zur Isolierung der gruppenspezifischen Antigene menschlicher Erythrozyten. Z. Immun. forsch. **63**, 287 (1929).

HALLAUER, C., Zur Isolierung der gruppenspezifischen Antigene menschlicher Erythrozyten. Schweiz. med. Wschr. **10**, 121 (1929).

HALLAUER, C., Zur Isolierung der gruppenspezifischen Antigene menschlicher Erythrozyten. Z. Immun. forsch. **76**, 119 (1932).

HALLAUER, C., Weitere Versuche zur Isolierung wasserlöslicher Gruppenstoffe aus menschlichen Erythrozyten. Z. Immun. forsch. **83**, 114 (1934).

HAMBURGER, C., Über den Isoagglutiningehalt des Retroplacentarblutes. Z. Rassenphysiol. **3**, 67 (1930).

HAMBURGER, C., Om retroplacentarblodets isoagglutinin — inhold. Hosp. tid. **73**, 757 (1930).

HAMMARTSEN, O., Metalbumin und PARALBUMIN; ein Beitrag zur Chemie der Kystomflüssigkeiten. Z. physiol. Chem. **6**, 194 (1882).

HAMMARTSEN, O., Studien über Mucin und mucinähnliche Substanzen. Arch. ges. Physiol. **36**, 373 (1885).

HAMMARTSEN, O., Über das Mucin der Submaxillarisdrüse. Z. physiol. Chem. **12**, 163 (1887).

HAMMARTSEN, O., Über das Vorkommen von Mucoidsubstanzen in Ascitesflüssigkeiten. Z. physiol. Chem. **15**, 202 (1891).

HANGANUTZIU, M., Hémagglutinines hétérogénétiques après injection de sérum de cheval. C. R. Soc. Biol. **91**, 1457 (1924).

HARA, K., Über den Antagonismus zwischen Gruppenmerkmalen und gruppenspezifischen Antikörpern im Kaninchenserum. Z. Immun. forsch. **67**, 125 (1930).

HARTMANN, O., MOURANT, A. E and RACE, R. R., The Rh-genotypes of a series of Oslo blood donors. Acta pathol. et microbiol. scand. **24**, 330 (1947).

HARVAY, W., Works. Translated by R. WILLIS. London, Sydenham Society, 1847.

HARVEY, W., De motu cordis. Frankfurt, 1628.

HASSE, O., Die Lammblut-Transfusion beim Menschen. Petersburg, Verlag von Edward Hoppe, 1874.

Hasse, W., Erfahrungen über Lagerungsdauer, Aussehen und Verträglichkeit bei der Infusion von 2600 Blutkonserven. Ärztl. Wschr. **8**, 715 (1953).

Hattersley, P. G., A new rapid technique for Rh-typing. J. Labor. Clin. Med. **32**, 1024 (1947).

Hattersley, P. G., Two popular fallacies regarding Rh. Preliminary report of some thought-provoking observations. J. Labor. Clin. Med. **32**, 423 (1947).

Haville, C. H., Cord transfusion in the menagement of a prematurely deliver ed infant with erythroblastosis foetalis. J. Amer. med. Assoc. **129**, 80 (1945) (oder 801?).

Heberer, G., Fünfzig Jahre Chromosomentheorie der Vererbung. Tübingen, Akademische Verlagsbuchhandlung von Franz F. Heine, 1933.

Heilmeyer, L., Der Rhesusfaktor und seine klinische Bedeutung. Dtsch. med. Wschr. 294 (1946).

Heilmeyer, L., Die hämolytischen Anämien. Sang **21**, 105 (1950).

Heilmeyer, L., Hahn, F. und Schubothe, H., Hämolytische Anämien auf der Basis abnormer serologischer Reaktionen. Klin. Wschr. **24/25**, 193 (1947).

Heilmeyer, L., Marquardt, P., Carl, E. und Matthes, M., Transfusionszwischenfälle bei Übertragung von Blutkonserven infolge bluteigener Giftstoffentstehung. Dtsch. med. Wschr. **78**, 931 (1953).

Hellmann, L. M., and Hertig, A. T., Pathological changes in the placenta associated with erythroblastosis of the fetus. Amer. J. Pathol. **14**, 111 (1938).

Helmstädter, Köln, Inaugural-Dissertation, 1939. Zit. nach Dahr, P.

Henderson, ??., Arch. Dis. Child. **17**, 49 (1942). Zit. nach Blumenthal, G.

Henle, W., Zur Frage der Ausscheidung von gruppen- und speichelspezifischen Substanzen. Z. Immun. forsch. **80**, 171 (1933).

Hennemann, H. H. und Rasch, L. H., Kälteagglutination durch ein spezifisches Blutfaktorensystem mit besonderem klinischen Erscheinungsbild. Z. ges. inn. Med. **4**, 535 (1949).

Henningsen, K., Investigations on the bloodfactor P. Acta pathol. et. microbiol. scand. **26**, 639 (1949).

Henry, N. W., Technique and comparative values of cross agglutination methods. J. Lab. and Clin. Med. **26**, 557 (1940).

Hesse, E., Fehler, Gefahren und unvorhergesehene Komplikationen bei der Bluttransfusion im Lichte einer eigenen Erfahrung von 1300 Fällen. Ergeb. Chir. & Orthop. **27**, 106 (1934).

Hesse, E. R., Über das Wesen und die Behandlung des Hämolytischen Schocks nach Bluttransfusion im Lichte experimenteller und klinischer Forschung. Beitr. klin. Chir. **163**, 390 (1936).

Hilgermann, R., Die Gewinnung spezifischer Anti-M- und Anti-N-Sera bei 100 % der immunisierten Tiere. Klin. Wschr. **17**, 537 (1938).

Hill, I. M., Habermann, S. and Orozko, A. V., The preparation of potent anti-Rh typing serums by injection of Rh-positive blood into preciously isoimmunized individuals. J. Amer. Med. Assoc. **128**, 944 (1945).

Hinsberg, K. und Lang, K., Medizinische Chemie für den klinischen und theoretischen Gebrauch. Berlin und Wien, Verlag von Urban und Schwarzenberg, 1938.

Hinsberg, K. und Lang, K., Medizinische Chemie für den klinischen und theoretischen Gebrauch. München und Berlin, Verlag von Urban und Schwarzenberg, 1951. 2. Auflage.

Hirszfeld, L., Über die Konstitutionsserologie im Zusammenhang mit der Blutgruppenforschung. Erg. Hyg. **8**, 367 (1926).

Hirszfeld, L., Konstitutionsserologie und Blutgruppenforschung. Berlin, Verlag von Julius Springer, 1928.

Hirszfeld, L., Hauptprobleme der Blutgruppenforschung in den Jahren 1927—1933. Erg. Hyg. **15**, 54 (1934).

Hirszfeld, L., Serologische Konflikte zwischen Mutter und Frucht im Lichte der Immunbiologie und der Genetik. Schweiz. Z. allgem. Pathol. Bakter. **14**, 133 (1951).

Hirszfeld, L., Über die Genetik serologischer Konflikte zwischen Mutter und Frucht. I. Congr. internat. d'allergie Zürich, 432 (1951).

Hirszfeld, L., Über serologische Mutationen beim Menschen. IV. Congresso internationale di patologica comparata, Roma 15.—20 Maggio 1939.

Hirszfeld, L. und Amzel, R., Über die Übergangsformen der Blutgruppen. Schweiz. med. Wschr. 70, 801 (1940).

Hirszfeld, L. et Amzel, R., Sur les pléiades „isozériques" du sang. Ann. Inst. Pasteur **65**, 251 (1940).

Hirszfeld, L. et Amzel, R., Sur les pléiades isozériques du sang. Ann. Inst. Pasteur 65, 386 (1940).

Hirszfeld, L. und Kelus, A., Serologische Strukturen der zum Abstoßen bestimmten Früchte. Gynaecologia 133, 321 (1952).

Hirszfeld, L., Krzysztoporski, S., Klawe, H. et Turczynski, T. Recherches sur le traitement des avortements par l'antistin. Gynaekologia 131, 129 (1951).

Hirszfeld, L. und Kostuch, Z., Über das Wesen der O-Eigenschaften und ihre Bedeutung für die Durchschlagskraft der Blutgruppen. Schweiz. Z. allg. Pathol. Bakter. 1, 23 (1938).

Hirszfeld, L. und Kostuch, Z., Untersuchungen über die Untergruppen und ihre Vererbung. Schweiz. Z. allg. Pathol. 1, 407 (1938).

Hirszfeld, L. und Kostuch, Z., Über das Wesen der Blutgruppe O. Klin. Wschr. 17, 1047 (1938).

Hirzsfeld, L. und Seydel, J., Untersuchungen über die Vererbung normaler Antikörper. Mitteilung I. Z. Hyg. 104, 465 (1925).

Hirszfeld, L. und Seydel, J., Untersuchungen über die Vererbung der Antikörper. Mitteilung II. Über die Giftempfindlichkeit der Nachkommenschaft immunisierter Väter. Z. Hyg. 104, 478 (1925).

Hirszfeld, L. und Zborowski, H., Gruppenspezifische Beziehungen zwischen Mutter und Frucht und elektive Durchlässigkeit der Plazenta. Klin. Wschr. 4, 1152 (1925).

Hirszfeld, L. und Zborowski, H., Sur la perméabilité élective du lacenta en rapport avec le group sanguin de la mère et du foetus. C. R. Soc. 92, 1253 (1925).

Hirzsfeld, L. i. Zborowski, H., Badania swoistej przepuszalnosci lozyska dla normalnych przeciwcial w zwiaku z grupa krwi matki i plodu. Ginek. polska 4 (1926).

Hirszfeld, L. und Zborowski, H., Über die Grundlagen des serologischen Zusammenlebens zwischen Mutter und Frucht. II. Mitteilung. Klin. Wschr. 5, 741 (1926).

Hirzsfeld, L. und Zborowski, H., Sur la symbiose sérologique entre la mèreet le foetus. C. R. Soc. Biol. 94, 205 (1926). Ref.: Zbl. Bakter. I. 86, 444 (1927).

Hoche, O. und Moritsch, P., Die Bedeutung der menschlichen Blutgruppen in der modernen Medizin. Mitt. a. d. Grenzgeb. Med. u. Chir. 38, 652 (1925).

Hoche, O. und Moritsch, P., Blutgruppe und Rasse im Rahmen der Wiener Bevölkerung. Wien. med. Wschr. 76, 627 (1926).

Hoche, O. und Moritsch, P., Zur Frage der Blutgruppenspezifität der malignen Tumoren und deren gruppenspezifische Bedeutung. Mitt. a. d. Grenzgeb. Med. u. Chir. 39, 409 (1926).

Hoffmann, W. und Hausmann, M., Icterus neonatorum gravis Folgezustände und Pathogenese. Mschr. Kinderhk. 33, 193 (1926).

Hofmeister, F., Untersuchungen über die Proteinstoffe. I. Über jodiertes Eieralbumin. Z. physiol. Chem. 24, 158 (1897).

Holländer, R., Zur Frage der Haptenprophylaxe. Med. Klin. 46, 441 (1951).

Holst, G. v., Serosamucin, eine Mucinsubstanz in Ascitesflüssigkeiten und Synovia. Z. physiol. Chem. 43, 145 (1904).

Holzer, F. J., Ein einfaches Verfahren zur Gruppenbestimmung an vertrocknetem Blut durch Agglutininbindung. Dtsch. Z. ges. gerichtl. Med. 16, 445 (1931).

Holzer, F. J., Ein praktischer Behelf zur Aufbewahrung der Sera und Erfahrungen über ihre Haltbarkeit. Dtsch. Z. ges. gerichtl. Med. 25, 373 (1935).

Holzer, F. J., Untersuchungen über die gerichtlich-medizinische Verwertbarkeit der Ausscheidung von Blutgruppensubstanzen. Dtsch. Z. ges. gerichtl. Med. 28, 234 (1937).

Hooker, S. B. and Anderson, L., The specific antigenic properties of the four human groups of human erythrocytes. J. Immunol. 6, 419 (1921).

Hotz, F. C., On the transfusion of lamb's blood in the human subject. Med. Exam. Chicago 16, 20 (1875).

Hoxworth, P., Improvement in blood transfusion service: I. Selection of test serums; cause and prevention of hemolytic reactions; role of subgroups A_1 and A_2. Arch. Surg. 42, 321 (1941).

Hoxworth, P. and Ames, S., Blood grouping and compatibility tests. J. Amer. med. Assoc. 108, 1234 (1937).

Hoxworth, P. and Mahoney, E., Artificial concentration of serum for blood grouping. J. Amer. Med. Assoc . 111, 1554 (1938).

Hoxworth, P. and Skinner, C., Improvement in blood transfusion service: II. Establishment and operation of a blood transfusion service. Arch. Surg. 42, 480 (1941).

HOXWORTH, P. and SKINNER, C., Improvement in blood transfusion service: III. Results of 3077 transfusions of banked blood; a statistical analysis. Arch Surg. 42, 498 (1941).

HUBINONT, P. O., An antigen related to the ABO-system. Nature 162, 457 (1948).

HUBINONT, P. O., Action of „blood group substances" on the anti-Ken serum. Nature 163, 218 (1949).

HUBINONT, P. O., „Lewis" blood group system. Nature 163, 254 (1949).

HUBINONT, P. O., BOUTE, M., WILKIN, P. et BLACKMAN, J. H., Dépistage de l'iso-immunisation maternelle et étude de la maladie hémolytique du nouveau-né àl'Hôpital Universitaire Saint-Pierre (Pr. J. SNOECK) de 1947 à 1951. Résumé). Bull. Féd. Soc. Gynécol. Obst. 4, 27 (1952).

HÜBENER, G., Untersuchungen über die Isoagglutination, mit besonderer Berücksichtigung scheinbarer Abweichungen vom Gruppenschema. Z. Immun. forsch. 45, 223 (1925).

HUMMEL, K., Der Nachweis bindender, aber nicht agglutinierender Antikörper („Glutinine") in Blutgruppenseren mit Hilfe von Polyvinylpyrrolidon. Z. Immun. forsch. 107, 418 (1950).

HUMMEL, K., Über das Verhalten kompletter und inkompletter Agglutinine im Verlauf der Vorbehandlung (Immunisierung) von Kaninchen mit Menschenserum. Z. Immun. forsch. 109, 124 (1951).

HUMMEL, K., Über die erhöhte Fällbarkeit der nach THOMSEN transformierten roten Blutkörperchen und ein sich hieraus ergebender Konglutinationstest. Z. Immun. forsch. 108, 233 (1951).

HUMMEL, K. und HAMBURGER, P., Weitere Mitteilungen über den Konglutinationstest mittels Polyvinylpyrrolidon (Kollidontest). Z. Immun. forsch. 108, 357 (1951).

HUNTGEBURTH, Köln, Inaugural-Dissertation, 1940. Zit. nach DAHR, P.

HUTH, E., Zur Transfusionsbehandlung des icterus gravis neonatorum mit rh-negativem und mütterlichem Blut. Arch. Kinderhk. 135 1 (1948).

IKIN, E. W., MOURANT, A. E., PETTENKOFER, H. J. and BLUMENTHAL, G., Discovery of the expected haemagglutinin Anti-Fy^b. Nature 168, 1077 (1951).

IKIN, E. W., MOURANT, A. E. and PLAUT, G., A second example of the „Duffy" antibody. Brit. Med. J. 584 (1950).

IKIN, E. W., PRIOR, A. M., RACE, R. R. and TAYLOR, G. L., The distributions in the A_1A_2BO blood groups in England. Ann. Eugen. 9, 409 (1939).

ILJIN W., Experimentelle Untersuchungen über das Wesen des hämolytischen Schocks bei der Bluttransfusion; experimentelle Beobachtungen der Nierentätigkeit nach Einführung von heterogenem und autohämolysiertem Blut. Arch. klin. Chir. 181, 240 (1934).

ILJIN, W., Über das Wesen der hämolytischen Schocks bei der Bluttransfusion: Über die Wirkung des Heteroplasmas und der Heteroerythrozyten auf die Nierenfunktion beim Versuchstier. Arch. klin. Chir. 184, 536 (1936).

IMAMURA, H., Hanzaigaku ZASSHI, 9, 589 (1935). Zit. nach CAZAL, P. und MATHIEU, M.

IMAMURA, H. und SUZUKI, M., Jap. J. Genetics 12, 50 (1936). Zit. nach CAZAL, P. und MATHIEU, M.

IMAMURA, H und SUZUKI, M., Jap. JMed. Sect. VII, Med. and Hyg. 3, 121 (1940). Zit. nach CAZAL, P. und MATHIEU, M.

JACOBSOHN, H., Über die Blutgruppenzugehörigkeit der Paralytiker. Z. ges. Neurol. und Psychiatr. 105, 810 (1926).

JAKOBOWICZ, R., SIMMONS, R. T. and BRYCE, Note on a serum containing anti-Le and anti-c(hr') antibodies. Med. J. Austral. 2, 570 (1947).

JANCIK, W. E. und SEISER, P., Zahlenwerte über die Wahrscheinlichkeit von Vaterschaftsausschlüssen, bei Kenntnis erblicher Blutkörperchenmerkmale von Mutter und Kind. Wien, Springer Verlag, 1952.

JANSKY, Folia serol. 3, 316 (1908). Zit. nach HIRSZFELD, L.

JANSKY, Jahresber. f. Neurol. u. Psychiatrie 1028 (1907). Zit. nach HIRSZFELD, L.

JANSKY, Kliniky sbornik Nr. 2 (1906). Zit. nach HIRSZFELD, L.

JERVELL, F., Über die forensische Bedeutung der Isoagglutination der roten Blutkörperchen bei Menschen. Z. gerichtl. Med. 3, 42 (1923).

JERVELL, F., Length of life of transfused erythrocytes. Acta pathol. et microbiol. scand. 1, 301 (1924).

JERVELL, F., The influence of temperature upon the agglutination of the red blood corpuscles. J. Immunol. 6, 445 (1925).

JOHANSSON, I., Variations in the manifestation of lethal characters in the Swedish breeds of cattle. Proc. VII. internat. Genet. Congr. Edinburgh 1939: 169.

JONES, H. W. and RATHMELL, T. K., Blood transfusion; a transition period. S. Cli. North America 16, 605 (1936).

JONSSON, B., Über die Herstellung von gebrauchsfertigen Anti-M- und Anti-N-Trockenseren. Acta pathol. et microbiol. scand. 10, 438 (1933).

JONSSON, B., Zur Frage der heterospezifischen Schwangerschaft. Acta pathol. et microbiol. scand. 13, 424 (1936).

JORPES, E., Über die gruppenspezifischen isoagglutininbindenden Rezeptoren des Harnes. Acta pathol. et microbiol. scand. 11, 99 (1934).

JORPES, E. und NORLIN, G., Über die chemische Natur der Blutgruppenmerkmale. Z. Immun. forsch. 81, 152 (1933).

JORPES, E. und NORLIN, G., Über die Gruppenmerkmale im Harn des Menschen. Ihre quantitative Ausmessung und Anreicherung in Trockenpräparaten. Acta pathol. et microbiol. scand. 11, 91 (1934).

JORPES, E. and THAINING, T., J. Immunol. 51, 221 (1945). Zit. nach MORGAN, W. T. J. (1915).

JUDINA, N. D., Die spezifischen Rassen und nichtspezifischen Artagglutinine sowie die Elemente des Menschenblutes „A“ und „B“ im Blute der Affen.

JUNGMICHEL, G., Der Faktor P, eine neue Blutkörpercheneigenschaft. Dtsch. Recht 12, 822 (1942).

JUNGMICHEL, G., Der Blutfaktor P. Z. ges. ger. Med. 36, 259 (1942).

KABAT, E. A, BAER, H., BEZER, A. E. and KNAUB, V., Immunochemical studies on blood groups. VII. Chemical changes associated with destruction of blood group activity and enhancement of the typ XIV cross reactivity by partial hydrolysis of hog and human blood A, B and O substances. J. exp. Med. 88, 43 (1948).

KABAT, E. A., BAER, H and KNAUB, V., Immunochemical studies on blood groups. IX. Specific precipitation of the fucose of hog and human blood group A substances by anti-A. J. exp. Med. 89, 1 (1949).

KABAT, E. A., BENDICH, A and BEZER, A. E., Immunochemical studies on blood groups. II. Properties of the blood group A substance from pools of hog stomaches and of spezific precipitates composed of „A“ substance and homologous human antibody. J. exp. Med. 83, 477 (1946).

KABAT, E. A., BENDICH, A., BEZER, A. E. and BEISER, S. M., Immunochemical studies on blood groups. Preparations of blood group A substance from human sources and a comparision of their chemical and immunochemical properties with those of the blood group A substance from hog stomach. J. exp. Med. 85, 685 (1947).

KABAT, E, A., BENDICH, A., BEZER, A. E. and KNAUB, V., Immunochemical studies on blood groups. VI. The cross reaction between typ XIV antipneumococcal horse serum and purified blood group, A, B and O from hog and human sources. J. exp. Med. 87 (1948).

KABAT, E. A. and BEZER, A. E., Immunochemical studies on blood groups. I. J. exp. Med. 82, 207 (1945).

KALLENBACH, H., Praktische Ergebnisse über den Rh-Faktor in der Geburtshilfe. Zbl. Gynäk 71, 152 (1949).

KALLENBACH, H., Über Zusammenhänge zwischen habituellem Abort und Rh-Faktor. Zbl. Gynäk. 72, 213 (1950).
In einer kurzen Zusammenstellung hauptsächlich pathologisch-physiologischer Arbeiten versucht Verf. die Erythroblastose und die in ihrem Gefolge auftretenden Totgeburten und habituellen Aborte als Hemmungsbildung durch anoxämische Schädigungen infolge von Plazentaveränderungen zu erklären. Rasch, Berlin.

KAMMAN, Beitrag zur Kenntnis des außerordentlich schwachen Rezeptors A_3. Z. Immun. forsch. 101, 289 (1942).

KELSALL, G. A., Erythroblastosis due to the ABO-incompatibility. Med. J. Austral. 2, 236 (1944).

KESTER, O., Chemie der Eiweißkörper. Braunschweig, Verlag von Viehweg und Sohn, 1925.

KETTEL, K., Studien über die Frage der Kälteagglutination des Blutes bei Menschen. Acta pathol. et microbiol. scand. 5, 306 (1928).

KIKUTH, W. and BOCK, M., Der Rh-Faktor in der Vaterschaftsbestimmung. Dtsch. Gesdh. Wes. 3, 523 (1948).

KILDUFFE, R. A. and DE BAKEY, M., The blood bank and the technique and therapeutics of transfusions. St. Louis, The C. V. Mosby Company, 1942.

KIN, E., Serologische Untersuchungen über die Gruppensubstanzen des menschlichen Speichels und der Speicheldrüsen. I. Mitteilung. Über die Gruppensubstanzen des menschlichen Speichels. J. Chosen med. Assoc. **29**, 128 (1939).

KIN, E., Serologische Untersuchungen über die Gruppensubstanzen des menschlichen Speichels und der Speicheldrüsen. II. Mitteilung. Über die Gruppensubstanzen der menschlichen Speicheldrüsen. J. Chosen med. Assoc. **30**, 205 (1940).

KIN, E., Serologische Untersuchungen über die Gruppensubstanzen des menschlichen Speichels und der Speicheldrüsen. III. Mitteilung. Über die polysaccharidartigen Substanzen des menschlichen Speichels und der Speicheldrüsen. J. Chosen med. Assoc. **30**, 223 (1940).

KINDLER, M., Beitrag zur Frage der Konservierung von Blutgruppen-Testseren. Z. Immun. forsch. **110**, 383 (1953).

KIRIHARA, S., HAKU, R. und HAN, R., The blood group distribution in Luchu islands and Formosa. IV. Pacif. Science Congr. Bd. **3**, 69 (1930).

KLEIN, H. und GEORGIEFF, G. P., Über ein Agglutinin im Serum des Aales. Z. Immun. forsch. **108**, 397 (1951).

KLEINSCHMIDT, H., Icterus neonatorum gravis. Klin. Wschr. **32**, 1951 (1930).

KLEMOLA, E., Studies of infectious mononucleosis. Acta med. scand. **127**, 149 (1947).

ROBERT-KOCH-Institut. Arbeitsanweisung für die Ausführung gerichtlicher Blutgruppenuntersuchungen. Berlin, Reichsdruckerei, 1942.

KONIKOFF, A. B., Die Hämagglutination als Adsorptionsprozeß. (russ.) J. exp. biol. i med. (1926). Ref.: Zbl. Bakter. I. Ref. **85**, 102 (1927).

KORDENAT, R. A. and SMITHIES, F., The phenomena concerned with „reactions" following the transfusion of blood. J. Amer. Med. Assoc. **85**, 1193 (1925).

KOSJAKOV, P. N., Polysaccharide — Träger der Gruppeneigenschaften des Menschen. Z. Immun. forsch. **99**, 221 (1941).

KOSJAKOV, P. N. and TRIBULEV, G. P., Group-specific differentiation of the organs of man. The type-specific M- and N-factors in the organs. J. Immunol. **37**, 283 (1939).

KOSLOWSKI, L. und KOLDE, H., Zur Differentialdiagnose und Behandlung von Transfusionsstörungen. Dtsch. med. Wschr. **78**, 367 (1953).

KRAH, E., Anwendbarkeit und Beweiswert der Rh-Bestimmung bei der Blutgruppenuntersuchung im Vaterschaftsprozeß. Z. Hyg. **133**, 193 (1951).

KRAH, E., Inkomplette Kälte-Auto-Antikörper. Klin. Wschr. **29**, 674 (1951).

KRAH, E., Der Gehalt menschlicher Organe an M/N-Substanz und ein modifiziertes Verfahren zur Herstellung spezifischer Anti-N-Abgüsse. Z. Immun. forsch. **109**, 516 (1952).

KRAH, E., Das Verhalten der Anti-M-Rohseren bei der Absorption mit menschlichen Organzellen. Z. Immun. forsch. **110**, 52 (1953).

KRAH, E. und DICKGIESSER, F., Zur Frage des Mechanismus der Rh-Sensibilisierung. Klin. Wschr. **28**, 137 (1950).

KRAH, E. und DICKGIESSER, F., Über abweichende Rh-Antikörper und ihre Bedeutung für die Diagnose der fetalen Erythroblastose. Klin. Wschr. **28**, 579 (1950).

KRAH, E. und HARTER, F., Über erfolgreiche P-Immunisierung. Klin. Wschr. **29**, 229 (1951).

KRAH, E. und HARTER, F., Über Erfahrungen bei der Gewinnung tierischer P-Antiseren. Z. Immun. forsch. **108**, 370 (1951).

KRAH, E. und HARTER, F., Über Anti-P-Immunseren vom Kaninchen. Z. Immun. forsch. **108**, 434 (1951).

KRAH, E. und PUCK, A., Untersuchungen über das B-Agglutinin im Menschenserum der Gruppen O und A. Klin. Wschr. **27**, 219 (1949).

KRAH, E. und SCHADE, K., Das Auftreten der Blutgruppensubstanz im pathologisch veränderten Liquor. Klin. Wschr. **28**, 312 (1950).

KRAH, E. und SCHIFF, W., Über „blockierende" A-Agglutinine in Anti-A-Immunseren vom Kaninchen. Z. Immun. forsch. **106**, 519 (1949).

KRAH, E. und SCHIFF, W., Univalentes A-Immunagglutinin und extrem schwacher A-Rezeptor. Z. Immun. forsch. **107**, 442 (1950)

KRAH, E. und SCHIFF, W., Weitere Untersuchungen über univalente A-Agglutinine in Kaninchen- und Menschen-Immunseren. Z. Immun. forsch. **107**, 518 (1950).

KRAH, E. und WITEBSKY, E., Über heterogenetische Antikörperfunktionen. Ein Beitrag zur Kenntnis des Rezeptorenapparates roter Blutkörperchen. Z. Immun. forsch. **65**, 473 (1930).

KRAMPF, F., Über hämolytischen Schock nach Bluttransfusion. Wien. klin. Wschr. 51, 407 (1938).

KREENIN, S., The effect of sulfanilamide on the cross matching of blood. J. Lab. and Clin. Med. 25, 690 (1940).

KRITSCHEWSKI, J. L. und FRIEDE, K. A., Über die zelluläre Natur des anaphylactischen Schocks. Z. Immun. forsch. 50, 489 (1927).

KRITSCHEWSKI, J. L. und MESSIK, R. E., Über die verschiedenen heterogenen Systeme in den menschlichen Erythrozyten und über das heterogene Antigen des Menschen in Erythrozyten verschiedener Tiere. Z. Immun. forsch. 56, 130 (1927).

KRITSCHEWSKI, J. L. und MESSIK, R. E., Die Gruppenspezifische Differenzierung der menschlichen Organe. V. Über das Verhältnis des FORSSMANschen Antigens des Menschen und über die lipoide Natur desselben. Z. Immun. forsch. 65, 405 (1930).

KRITSCHEWSKI, J. L. und SCHAPIRO, S. L., Die gruppenspezifische Differenzierung der menschlichen Organe. III. Mitteilung: Zur Frage der gruppenspezifischen Differenzierung der menschlichen Linse. Z. Immun. forsch. 59, 264 (1928).

KRITSCHEWSKI, J. L. und SCHWARZMANN, L. A., Die gruppenspezifische Differenzierung der menschlichen Organe. Klin. Wschr. 6, 2081 (1927).

KROMME, L. de and van der SPEK, L. A. M., Brit. med. J. 643 (1948). Zit. nach PHANSOMBOON, S. u. a. (02873).

KRÜCKE, W. und SEMMELROCH, H., Beitrag zur Frage der Bluttransfusionsschäden. (Klinisch-anatomische Untersuchung zweier Fälle von Tod nach Konservenbluttransfusion.) Virchows Arch. 314, 481 (1947).

KRÜPE, M., Über Anti-O-Hämagglutinine pflanzlicher Herkunft. Z. Immun. forsch. 107, 450 (1950).

KÜHNKE, F., Beobachtungen von hyperergischen Erscheinungen nach Transfusion gruppengleichen Blutes. Arch. Kinderhk. 120, 225 (1940).

KUSUMOTO, T., On the obtention of anti-M and -N-agglutinins from the sheep. Nagasaki Igakkai Zassi 14, 97 (1936).

LAGUNA, S., Über scheinbares Fehlen des A-Rezeptors in der Gruppe AB. Klin. Wschr. 9, 547 (1930).

LANDOIS, L., Die Transfusion des Blutes. Leipzig, Verlag von S. C. W. Vogel, 1875.

LANDSTEINER, K., Zur Kenntnis der antifermentativen und agglutinierenden Wirkungen des Blutserums und der Lymphe. Zbl. Bakter. I. Orig. 27, 357 (1900).

LANDSTEINER, K., Über Agglutinationserscheinungen normalen menschlichen Blutes. Wien. klin. Wschr. 14, 1132 (1901).

LANDSTEINER, K., Beobachtungen über Hämagglutination. Wien. klin. Rundsch. 40, 1 (1902).

LANDSTEINER, K., Über die Verhinderungen und Entstehung von Immunkörpern. Münch. med. Wschr. 50, 764 (1903).

LANDSTEINER, K., Über Beziehungen zwischen dem Blutserum und den Körperzellen. Münch. med. Wschr. 50, 1812 (1903).

LANDSTEINER, K., Über heterogenetisches Antigen und Hapten. XV. Mitteilung über Antigene. Biochem. Z. 119, 306 (1921).

LANDSTEINER, K., Die Blutgruppen in der gerichtlichen Medizin. Bemerkungen zu dem Vortrage von Prof. K. Meixner. Wien. klin. Wschr. 41, 638 (1928).

LANDSTEINER, K., Zur Frage der Untergruppen der Blutgruppe A und der Agglutinine in der Gruppe AB. Dtsch. Z. ges. gerichtl. Med. 13, 1 (1929).

LANDSTEINER, K., Die Spezifität der serologischen Reaktionen. Berlin, Verlag von Julius Springer, 1933.

LANDSTEINER, K., On the group specific A substance in horse saliva. II. J. exp. Med. 63, 185 (1936).

LANDSTEINER, K., The specificity of serological reactions. Cambridge, Massachusetts, Harvard University Press, 1947.

LANDSTEINER, K., and CHASE, M. W., On group specific A substances. III. The substance in commercial pepsin. J. exp. Med. 63, 813 (1936).

LANDSTEINER, K. and LEVINE, P., On groupe specific substances in human spermatozoa. J. Immunol. 12, 415 (1926).

LANDSTEINER, K. and LEVINE, P., On the cold agglutinins in human serum. J. Immunol 12, 441 (1926).

Landsteiner, K. and Levine, P., A new agglutinable factor differentiating individual human bloods. Proc. Soc. exp. Med. Biol. **24**, 692 (1927).

Landsteiner, K. and Levine, P., On individual differences in human blood. J. exp. Med. **47**, 757 (1928).

Landsteiner, K. and Levine, P., On the inheritance of agglutinogens of human blood demonstrable by immune agglutinins. J. exp. Med. **48**, 731 (1928).

Landsteiner, K, and Levine, P., On the racial distribution of some agglutinable structures of human blood. J. Immunol. **16**, 123 (1929).

Landsteiner, K. and Levine, P., On isoagglutinin reactions of human blood other than those defining the blood groups. J. Immunol. **17**, 1 (1929).

Landsteiner, K. and Levine, P., On the inheritance and racial distribution of agglutinable properties of human blood. J. Immunol. **18**, 87 (1930).

Landsteiner, K. and Levine, P., The differentiation of a type of human blood by means of normal animal serum. J. Immunol. **20**, 179 (1931).

Landsteiner, K. and Miller, C. P., Serological studies on the blood of the primates. I. The differentiation of human and anthropoid blood. J. exp. Med. **42**, 841 (1925).

Landsteiner, K. and Miller, C. P., Serological studies on the blood of the primates. II. The blood groups in anthropoid apes. J. exp. Med. **42**, 853 (1925).

Landsteiner, K. and Miller, C. P., Serological on the blood of primates. III. Distribution of serological factors related to human isoagglutinogens in the blood of lower monkeys. J. exp. Med. **42**, 863 (1925).

Landsteiner, K. and van der Scheer, J., On the antigens of red blood corpuscles. I. The question of lipoid antigens. J. exp. Med. **41**, 427 (1925).

Landsteiner, K. and van der Scheer, J., On the antigens of red blood corpuscles. II. Flocculation reaction with alcoholic extracts of erythrocytes. J. exp. Med. **42**, 123 (1925).

Landsteiner, K. and van der Scheer, J., Serological differentiation of steric isomers. J. exp. Med. **48**, 315 (1928).

Landsteiner, K. and van der Scheer, J., Serological differentiation of steric isomers. (Antigens containing tartaric acids.) Second paper. J. exp. Med. **50**, 407 (1929).

Landsteiner, K. and van der Scheer, J., On cross reactions of immune sera of Azoproteins. J. exp. Med. **63**, 325 (1936).

Landsteiner, K., van der Scheer, J. and Witt, D. H., Group specific flocculation reactions with alcoholic extracts of human blood. Proc. Sod. Bol. Med. **22**, 289 (1925).

Landsteiner, K. and Simms, S., Production of heterogenetic antibodies with mixtures of the binding part oft the antigen and protein. XVI, paper on antigens. J. exp. Med. **38**, 127 (1923).

Landsteiner, K., Strutton, W. R. and Chase, M. W., On agglutination reactions observed some human bloods, chiefly among negroes. J. Immunol. **27**, 469 (1934).

Landsteiner, K. and Wiener, A. S., On the presence of M agglutinogens in the blood of monkeys. J. Immunol. **33**, 19 (1937).

Landsteiner, K. and Wiener, A. S., An agglutinable factor in human blood recognized by immune sera for Rhesus blood. Proc. Soc. exp. Biol. Med. **43**, 223 (1940).

Landsteiner, K. and Wiener, A. S., Studies on an agglutination (Rh) in human blood reaction with anti-Rhesus sera and with human iso-antibodies. J. exp. Med. **74**, 309 (1941).

Landwehr, H. A., Untersuchungen über das Mucin der Galle und das der Submaxillarisdrüse. Z. physiol. Chem. **5**, 371 (1881).

Lange, C. d., Erythroblastosis foetalis maxima ohne Hydrops congenitus. Jb. Kinderhk. **150**, 321 (1938).

Langenberg, H., Die Bedeutung der Faktoren M und N für die forensische Medizin, unter besonderer Berücksichtigung der dem N_2-Nachweis dienenden Verfahren. Z. Immun. forsch. **97**, 48 (1940).

Langstein, L., Die Kohlenhydratgruppe des kristallisierten Osalbumins. Z. physiol. Chem. **31**, 49 (1900).

Langstein, L., Die Bildung von Kohlehydraten aus Eiweiß. Erg. Physiol. **1**, 63 (1902).

Langstein, L., Die Bildung von Kohlehydraten aus Eiweiß. Erg. Physiol. **3**, 453 (1904).

Lanner, S., Zur Hämagglutininforschung. Klin. Wschr. **4**, 1477 (1925).

Larsson, E. L., Letala arvsfaktorer hos nötkreatur. Lantbruksveckans Handlingar **1** (1935).

Lattes, L., Sulla Autoagglutinatione del sangue. Hematologica **3**, 101 (1922).

LATTES, L., SCHNEIDER, P. und BEÖTHY, K. v., Über die gruppenspezifischen Absorptionseigenschaften der Blutlipoide. Wien. klin. Wschr. **41**, 1038 (1928).

LAUER, A., Zur Kenntnis der erblichen Blutstrukturen. Dtsch. Z. ges. gerichtl. Med. **11**, 264 (1928).

LAWLER, S. D. and LOGHEM, J. J. van, The Rhesus Antigen Cw. Causing haemolytic disease of the newborn. Lancet, 545 (1947).

LAWLER, S. D. and BERTINSHAW, D., A pedigree showing some rare Rh genotypes. Ann. Eugen. **14**, 285 (1949).

LAWLER, S. D. and van LOGHEM, J. J., The rhesus antigen Cw causing haemolytic disease of the newborn. Lancet, 545 (1947).

LEATHES, J. W., Beitrag zur Kenntnis der Ovarialmukoide. Arch. exp. Pathol. Pharm. **43**, 245 (1899).

LEE, F. P., SAUN, A. J. v. and BROWN, F. L., Rh-factor and public health laboratory. J. Amer. Med. Assoc. **128**, 19 (1945).

LEHNARTZ, E., Chemische Physiologie. Berlin, Göttingen, Heidelberg, Springer Verlag, 1952.

LEHNDORFF, H., Eine diagnostisch wertvolle Serumreaktion bei Drüsenfieber. (Unspezifiische Agglutination von Hammelblutkörperchen.) Münch. med. Wschr. **81**, 447 (1934).

LEHNDORFF, H., Anaemia neonatorum. Erg. inn. Med. **52**, 611 (1937).

LEHRS, H., Über gruppenspezifische Eigenschaften des menschlichen Speichels. Z. Immun. forsch. **66**, 175 (1930).

LEMBACH, K., Über das Blutkörperchenmerkmal Rh. Med. klin. **41**, 529 (1946).

LEMBACH, K., Titerschwankungen der Hämisoagglutinine. Z. Immun. forsch. **109**, 229 (1952).

LEMKE, R., Pathologisch-anatomische Befunde bei Todesfällen nach Bluttransfusion. Virchows Arch. **257**, 415 (1925).

LEVENS, H., Mitteilungen aus der geburtshilflichen Praxis. Mhefte prakt. Tierhk. **24**, 313 (1913).

LEVINE, P., Menschliche Blutgruppen und individuelle Blutdifferenzen. Erg. inn. Med. **34**, 111 (1928).

LEVINE, P., On pseudo-agglutination and cold-agglutination. Ukrain. Zbl. Blutgruppenforsch. **2**, 1 (1928).

LEVINE, P., On human Anti-Rh sera and their importance in racial studies. Science **96**, 452 (1942).

LEVINE, P., Pathogenesis of fetal erythroblastosis. New York State. J. Med. **42**, 1928 (1942).

LEVINE, P., Pathogenesis of erythroblastosis fetalis, a review. J. Pediatr. **23**, 656 (1943).

LEVINE, P., Pathogenesis of erythroblastosis fetalis and related conditions. Cincinati J. Med. **23**, 596 (1943).

LEVINE, P., Serological factors as possible causes in spontaneous abortions. J. Heredity **34**, 71 (1943).

LEVINE, P., Mechanism of isoimmunization by Rh factor of red blood cells; standardization of anti-Rh serums. Arch. Pathol. **37**, 83 (1944).

LEVINE, P., Recent development in isoimmunization by Rh factor. Amer. J. Obst. & Gynecol. **49**, 810 (1945).

LEVINE, P., Anti-Hr sera. Nature **156**, 418 (1945).

LEVINE, P., On Hr factor and Rh genetic theory. Science **102**, 1 (1945).

LEVINE, P., The present status of the Rh factor. Amer. J. Clin. Pathol. **16**, 597 (1946).

LEVINE, P., The Rh factor in infertility, Transactions of the Amer. Soc. for the study of sterility 133 (1946).

LEVINE, P., The importance of the Rh factor in clinical Medicine. Hebrew Med. J. **2**, 1 (1947).

LEVINE, P., Transplacental isoimmunization in horses. J. Hered. **39**, 285 (1948).

LEVINE, P., The mechanism of transplacental isoimmunization. Blood **3**, 404 (1948).

LEVINE, P., BOBBIT, O. B., WALLER, R. K. and KUHMICHEL, A. B., Proc. Soc. exp. Biol. Med. **77**, 407 (1951). Zit. nach SCHMIDT, H.

LEVINE, P., BURNHAM, L., KATZIN, E. M. and VOGEL, P., The role of immunization in the pathogenesis of erythroblasotsis fetalis. Amer. J. Obst. & Gynecol. **42**, 925 (1941).

LEVINE, P. and KATZIN, E. M., Isoimmunization in pregnancy and varieties of isoagglutinins observed. Proc. Soc. Exper. Biol. & Med. **45**, 343 (1940).

LEVINE, P. and KATZIN, E. M., Pathogenesis of erythroblastosis fetalis; absence of Rh factor from saliva. Proc. Soc. Exper. Biol. & Med. **48**, 126 (1941).

Levine, P., Katzin, E. M. and Burnham, L., Atypical warm agglutinins. Proc. Soc. Exper. Biol. & Med. 45, 346 (1940).

Levine, P., Katzin, E. M. and Burnham, L., Isoimmunization in pregnancy; its possible role in the pathogenesis of erythroblastosis fetalis. J. Amer. Med. Assoc. 116, 825 (1941).

Levine, P. and Polayes, S. H., An atypical hemolysin in pregnancy. Ann. int. Med. 14, 1903 (1941).

Levine, P. and Stetson. R. E., An unusual case of intragroupe agglutination. J. Amer. Med. Assoc. 113, 126 (1939).

Levine, P., Stock, A. H., Kuhmichel, A. B. and Bronikowski, N., Proc. Soc. Biol. Med. 77, 402 (1951). Zit. nach Schmidt, H.

Levine, P. and Waller, R. K., On the blocking antibody and the zone phenomen in human anti-Rh sera. Science 103, 389 (1946).

Levine, P. and Waller, R. K., Erythroblastosis fetalis in the firstborn. J. Hematol. 1, 143 (1946).

Levine, P., Wigod, M., Backer, A. M. and Ponder, R., The Kell-Cellano (K-k) genetic system of human blood factor. Blood 4, 869 (1949).

Levine, P. and Wong. H., Incidence of Rh factor and erythroblastosis fetalis in Chinese. Amer. J. Obst. & Gynecol. 45, 832 (1943).

Li Chen Pien, Investigation on "cold" or autohemagglutination. J. Immunol. 11, 297 (1926).

Liebegott, G., Zur Pathogenese des Hydrops congenitus. Beitr. pathol. Anat. 101, 319 (1938).

Lienhart, R., Le facteur Rhésus (Rh) et ses conséquences génétiques. Compt. rend. Soc. Biol. 141, 781 (1947).

Lippelt, H. und Nogalski, J., Technik und Grundlagen der Kälteagglutination. Klin. Wschr. 27, 196 (1949).

Löns, M., Der positive Vaterschaftsnachweis. Z. Hyg. 131, 371 (1950).

Loghem, J. J. van, Brit med. J. 958 (1947). Zit. nach Logham, J. J. van (2090).

Loghem, J. J. van, De nomenclatuur der Rhesus-testsera. Nederl. Tijdschrift Geneesk. 92, 4227 (1948).

Loghem, J. J. van, Preliminary note on influence of heterospecific immunization on production of Rh antibodies. Brit. med. J. 326 (1948).

Loghem, J. J. van et Hartels, H. L. M., Résultats du traitement par exsanguino-transfusion de 160 nouveau-nés atteints de la maladie hémolytique du nouveau-né. Rev. d'Hématol. 4, 36 (1949).

Loghem, J. J. van, Bartels, H. L. I. M. et Hart, M. van der, La production d'un anticorps Anti C^w par immunisation artificielle d'un donneur bénévolé. Rev d'hématol. 4, 173 (1949).

Loghem, J. J. van, Berkhout, J. T. A. M., Hart, M. van der en Poelenjee, A., De verdeling der bloedgroepen ABO, MN, P en Rhesusfactoren bij de nederlandse bevolking. Nederl. Tijdschrift Geneesk. 92, 1152 (1948).

Loghem, J. J. van, Bolhuis, H. H. van and Soeters, J. M., Treatment of 160 cases erythroblastosis foetalis with replacement transfusions. Brit. Med. J. 49 (1949).

Loghem, J. J. van and Hart, M. van der, Production of Rh-agglutinins Anti-C and Anti-E by artificial immunization of volunteer donors. Brit. Med. J. 958 (1947).

Loghem, J. J. van and Spaander, J., Rev. Hémat. (1948). Zit. nach Loghem, J. J. van (2090).

Loughrey, J. and Carter, B. B., Report of a case of erythroblastosis fetalis treated with Rh-Hapten. Amer. J. Obst and Gyn. 55, 1051 (1948).

Lower, R., Tractatus de corde; item de motu et colore sanguinis etc. London, Jacobi Allestry, 1669.

Lower, R. and King, E., Transfusion practiced upon a man in London. PhilTr. 3, 231 (1700).

Mai, E., Über den Nachweis von Gruppenmerkmalen in den Organen und ihre Bedeutung für die serologische Reaktionsfähigkeit des Organismus. Z. Immun. forsch. 66, 213 (1930).

Mandelstamm, A., Zur Frage der Wahl eines geeigneten Spenders. Dtsch. med. Wschr. 51, 1157 (1925).

Manheims, P. J. and Brunner, E. K., Faulty blood grouping due to autohemagglutinins; an unusualcase. J. Amer. med. Assoc. 101, 207 (1933).

Martin, E., Über die Transfusion bei Blutungen Neuentbundener. Berlin, Verlag von August Hirschwald, 1859.

MASSHOFF, W., Der Blutabbau im Lichte der allgemeinen Pathologie. Dtsch. med. Wschr. 71, 92 (1946).

MAYERHOFER, B., Einige Klarstellungen zur Geschichte der Bluttransfusion, der subkutanen Injection und der intravenösen Infusion. Münch. med. Wschr. 84, 1417 (1937).

MAYERHOFER, B., Hat wirklich der Italiener Franz FOLLI die überhaupt erste Bluttransfusion ausgeführt, diese bereits von Mensch zu Mensch? Med. Welt 12, 473 (1938).

MAYERHOFER, B., Die Medicina infusoria des Franz FOLLI. Med. Welt 12, 1299 (1938).

MAYR, E., Neutralisierungsversuche mit Rh-Hapten. Geburtsh. u. Frauenkrankh. 11, 239 (1951).

MAYSER, A., Über die biologische Einheit zwischen Mutter und Kind. Mschr. Geburtsh. und Gynaekol. 64, 131 (1923).

MCFARLANE, M. N., Brit. med. J. 883 (1945). Zit. nach BOWLEY, C. C. and DUNSFORD, I.

MELLINGHOFF, H., Ein Beitrag zur Frage der sogenannten Erythroblastose des Neugeborenen. Mschr. Kinderhs. 85, 70 (1940).

MELLINGHOFF, H. and RANDERATH, E., Erythroleukoblastose bei zweieiigen Zwillingen. Z. Geburtsh. 122, 178 (1941).

MERCKLINUS, G. A., De ortu et occa su transfusionis sanguinis. Norimbergae 1679.

MESSERSCHMIDT, T., Gibt es einen Universalspender?. Z. Immun. forsch 100, 237 (1941).

MESSERSCHMDIT. T, und CHRISTLIEB, ..., Inwieweit lassen sich störende Nebenerscheinungen nach Bluttransfusionen durch Verschiedenheit der Gruppen, Untergruppen und der Faktoreneigenschaften MN erklären? Z. Immun. forsch. 101, 307 (1942).

MEYER, K., Über die heterogenetischen Antigene der Paratyphusbazillen. Z. Immun. forsch. 71, 331 (1931).

MEYER, K., Zur chemischen Natur des heterogenetischen Antigens in Shiga-Bazillen. I. Mitteilung. Z. Immun. forsch. 68, 98 (1930).

MEYER, K., Zur chemischen Natur des heterogenetischen Antigens in Shiga-Bazillen. II. Mitteilung. Z. Immun. forsch. 69, 134 (1930).

MEYER, K., Zur chemischen Natur des heterogenetischen Antigens in Shiga-Bazillen. III. Mitteilung. Z. Immun. forsch. 69, 499 (1931).

MEYER, K., SMYTH, E. and PALMER, J., J. biol. Chem. 119, 73 (1937). Zit. nach MORGAN, W. T. J.

MIDDELHOVEN, A., ziektebeeld van de pancreascirrhose by zuigelingen. Nederlandsch Tijdschrift voor Geneeskunde 90, 693 (1946).

MINO, P., La panemoagglutinina del sangue umano. Policlinica 31, 1355 (1924).

MINO, P., Einiges über Konstitutionslehre und serologische Forschung. Dtsch. med. Wschr. 50, 1533 (1924).

MINO, P., Über die angebliche Existenz von mehr als zwei Isoagglutininen im menschlichen Blute. Münch. med. Wschr. 71, 1129 (1924).

MITCHELL, N., MOSS, A. H., REDNER, B., LEVY, H. and GREENBLATT, I. J., Congenital hemolytic disease resulting from A—O isoimmunization. Pediatrics 813 (1949).

MITJUKOFF, K., Über Paramucin. Arch. Gynäk. 2, 49 (1895).

MOELLER, C., Bluttransfusion und Rh-Faktor. Ärztl. Wschr. 3, 16 (1948).

MÖRNER, C. T., Über eine im Hühnereiweiß in reichlicher Menge vorkommende Mucinsubstanz. Z. physiol. Chem. 18, 525 (1894).

MORGAN, W. T. J., A conception of immunological specificity. J. Hyg. 37, 372 (1937).

MORGAN, W. T. J., Hyaluronic aid and Hialuronidase. Annual reports Chem. Soc. 42, 236 (1946).

MORGAN, W. T. J., The specific blood group substances. Ann. resp. chem. Soc. 42, 231 (1946).

MORGAN, W. T. J., The human ABO blood group substances. Experientia 3, 257 (1947).

MORGAN, W. T. J., Mucoids ascomponents of the human erythrocyte surface. Proc. internat. Congr. exper. Cytology S. 228.

MORGAN, W. T. J. and KING, H. K., Studies in Immunchemistry. 7. The isolation from hog gastric mucin of the polysaccharid-aminoacid complex possessing blood group A specificity. Biochem. J. 37, 640 (1943).

MORGAN, W. T. J. and WADDEL, M. B. R., A specific blood group O substance. Brit J. exp. Pathol. 26, 387 (1945).

MORGAN, W. T. J. and WATKINS, W. M., A blood group A antigen prepared from A-hapten of human origin. Brit. J. exp. Pathol. 25, 221 (1944).

MORGAN, W. T. J. and WATKINS, W. M., The examination of rabbit anti-A immune sera produced by means of an artificial antigen. Brit. J. exp. Pathol. **26**, 247 (1945).

MORGAN, W. T. J. and WATKINS, W. M., The detection of a product of the blood group O gene and the relationship of the so-called O-substance to the agglutinogens A und B. Brit. J. exp. Pathol. **29**, 159 (1948).

MORHARDT, P. E., Un nouveau syndrom, la pancréatite kystique congénitale et le facteur rhésus. Presse med. **55**, 243 (1947).

MOSKOW, I., Untersuchungen über Beständigkeit und Vererbung der Isoagglutinationsempfindlichkeit der roten Blutkörperchen. Dtsch. Z. ges. gerichtl. Med. **24**, 333 (1935).

MOSS, W. L., Studies on isoagglutinins and isohemolysins. Bull. Hopkins Hosp. **21**, 63 (1910).

MOSS, W. L., Studien über Isoagglutinine und Isohämolysine. Fol. serol. **5**, 267 (1910).

MOSS, W. L., Studies on isoagglutinins and isohemolysins. Trans. Assoc. Amer. Physicians **24**, 419 (1909).

MORAWIEKI, ..., Über die schwachen Bluteigenschaften und ihre Bedeutung bei der Bestimmung der Blutspender. Schweiz. med. Wschr. 110 (1941).

MOURANT, A. E., A new human blood group antigen of frequent occurence. Nature **158**, 237 (1946).

MOURANT, A. E., Dominance and recessiveness in the human blood groups. Nature **160**, 353 (1947).

MOURANT, A. E., The blood groupes of the Basques. Nature **160**, 505 (1947).

MOURANT, A. E., The Rh-factor and the public health. Monthly Bulletin of the Ministry of Health and the Public Health Laboratory Service 210 (1948).

MOURANT, A. E., Rh-nomenclature. Nature **161**, 492 (1948).

MOURANT, A. E., Rh- phenotypes and FISHERS CDE notation. **163**, 913 (1949).

MOURANT, A. E., Rh-Faktor und Rh-Nachweis. Zbl. Bakter. I. Orig. **153**, 1 (1949).

MOUREAU, P., Unindividupeut-il changer de groupe d'isoagglutination? Sang **10**, 571 (1936).

MOUREAU, P., Peut-on distinguer sérologiquement le génotype des hématies A et B? Sang **9**, 484 (1935).

MÜLLER, F., Beitrag zur Kenntnis des Mucins und einiger damit verwandter Eiweißkörper. Z. Biol. **42**, 468 (1901).

MÜLLER, F. und SEEMANN, J., Über die Abspaltung von Zucker aus Eiweiß. Dtsch. med. Wschr. **25**, 209 (1899).

NACHTSHEIM, H., Modelle menschlicher Erbleiden beim Tier. Forschg. Fortschr. **20**, 62 (1944).

NACHTSHEIM, H., Erbliche Blutunterschiede zwischen Mutter und Frucht als Ursache von Erkrankung und Tod des Kindes bei Mensch und Tier. Forsch. Fortschr. **21/23**, 107 (1947).

NACHTSHEIM, H. und KLEIN, H., Hydrops congenitus universalis beim Kaninchen, eine erbliche fetale Erythroblastose. Abhdlg. dtsch. Akad. Wiss. Berlin, Mathem. naturwiss. Kl. **5** (1947).

NATHER, K., Blutgruppe und Vererbung. Wien. klin. Wschr. **40**, 63 (1927).

NELSON, J. H., Effect of temperature on isoagglutination in blood-grouping. Lancet **109** (1945).

NETTER, H., Über die physikochemischen Grundlagen der Zellenagglutination. Klin. Wschr. **3**, 2254 (1924).

NEUBURG, K. und HEYMANN, S., Zur Kenntnis des Pseudomucins. Hofmeisters Beitr. **2**, 201 (1902).

NEUDA, P., Normale und anormale Auto-(Kälte)-Hämagglutination und Auto-(Kälte)-Hämolyse. Klin. Wschr. **15**, 1730 (1936).

NEUDA, P., „Irreguläre" Isoagglutination bei einem Falle von Anämia perniciosa. Klin. Wschr. **16**, 1152 (1937).

NIGG, C., A study of the blood groups among the American Indians. J. Immunol. **11**, 319 (1926).

NIGG, C., Studies on agglutinogens of human bloods. J. Immunol. **19**, 1 (1930).

NOACK, M., Zur Klinik und Pathogenese der Erythroblastosen. Ärztl. Wschr. **1**, 105 (1946).

NOGALSKI, H., HÜMMELER, K. und MARIENBERG, G., Ergebnisse der Kälteagglutination. Klin. Wschr. **27**, 203 (1949).

NOLF, P., Le mécanisme de la globulyse. Ann. Inst. Pasteur **14**, 656 (1900).

NUCK, A., Operationes et experimenta chirurgica. J. T. Brem. Med. Stud. Lugdun. Batavorum **1692**.

NÜRNBERGER, Zit. nach MANDELSTAMM, A.

ÖBERG, G., Studies of the blood in prolonged transfusion and bloodletting experiments on rabbits. Acta med. scand. **134**, 117 (1949).

OEHLECKER, F., Direkte Bluttransfusion von Vene zu Vene bei perniziöser Anaemie. Münch. med. Wschr. **48**, 895 (1919).

OEHLECKER, F., Erfahrungen aus 170 direkten Bluttransfusionen von Vene zu Vene. Arch. klin. Chir. **116**, 705 (1921).

OEHLECKER, F., Technische Einzelheiten meiner Methode der direkten Blutübertragung von Vene zu Vene. Zugleich ein Beitrag über das Verhalten der Vene in der Ellenbeuge. Dtsch. Z. Chir. **165**, 397 (1921).

OEHLECKER, F., Über Blutverpflanzungen auf Grund von 240 direkten Transfusionen. Fschr. Med. **40**, 310 (1922).

OEHLECKER, F., Ist die Bluttransfusion völlig ungefährlich, wenn vorher eine Blutgruppenbestimmung gemacht worden ist? Med. Klin. **24**, 1421 (1928).

OERUM, H. R., Chemische Studien über Ovarialkystomflüssigkeiten. Kopenhagen, 1884.

OETTINGEN, K. v. und WITEBSKY, E., Plazenta und Blutgruppe. Münch. med. Wschr. **75**, 385 (1928).

OLBRICH, S., Immunisierungsversuche an Kaninchen mit menschlichen Seren blutgruppenverschiedener Personen. Ein Beitrag zur Frage der Beziehungen zwischen art- und gruppenspezifischen Antikörpern. Z. Immun. forsch. **86**, 377 (1935).

OLBRICH, S., Über die Herstellung und Absorption von Anti-M- und Anti-N-Immunseren unter besonderer Berücksichtigung der Absorptionstechnik zur Erzielung optimaler Abgüsse. Z. Immun. forsch. **88**, 63 (1936).

OLBRICH, S., Über die Haltbarkeit der absorbierten Immunseren für die M/N-Diagnostik der Blutgruppen. Z. Immun. forsch. **90**, 271 (1937).

OLBRICH, S., Immunisierungsversuche an Ratten mit menschlichen Blutkörperchen und die dabei beobachtete serologische Sonderstellung des Immunantikörpers N. Z. Immun. forsch. **91** 242 (1937).

OLBRICH, S., Immunisierungsversuche an Ratten mit menschlichen Blutkörperchen und die dabei beobachtete serologische Sonderstellung des Immunantikörpers. Z. Immun. forsch. **91**, 242 (1937).

OLBRICH, S., Über das Antikörperbildungsvermögen bei Mäusen nach Immunisierung mit menschlichen Blutkörperchen und über die Verwendungsmöglichkeit hierbei gewonnener Anti-O-Seren für die A_1/A_2-Diagnostik und den Genotypennachweis. Arb. Inst. exp. Ther. Frankfurt/M. **36**, 89 (1938).

OLBRICH, S., Über Gewinnung hochwertiger Anti-N-Immunseren durch kombinierte passive und aktive Immunisierung von Kaninchen. Z. Immun. forsch. **94**, 247 (1938).

OLBRICH, S., Weitere Erfahrungen mit der Simultanimpfung von Kaninchen zur Gewinnung besonders hochwertiger Anti-N-Immunseren für die gerichtliche Blutgruppendiagnostik. Z. Immun. forsch. **98**, 149 (1940).

OLBRICH, S., Das Blutmerkmal „N_2" und sein serologischer Nachweis mittels der von LANGENBERG angegebenen Verfahren. Z. Immun. forsch. **99**, 363 (1941).

OLBRICH, S. und WALTHER, E., Vergleichende Untersuchungen über den A_1/A_2-Titer von Anti-A-Seren und seine Blutgruppendiagnostische Bedeutung. Z. Immun. forsch. **99**, 194 (1941).

ORTH, G. W., Ein Rh-bedingter Transfusionszwischenfall mit atypischer Anamnese. Ärztl. Wschr. **5**, 975 (1950).

ORTH, G. W., Über einige Fragen bei Transfusionsstörungen. Dtsch. Gesdh. Wes. **6**, 2 (1951).

ORTH, G. W., Über einige neue Blutgruppensysteme. Z. Immun. forsch. **108**, 410 (1951).

ORTH, G. W., Die serologische Diagnose der Neugeborenen-Erythroblastose und Indikation der Austauschtransfusion. Mschr. Kinderhk. **100**, 7 (1951).

ORTH, G. W., Einiges über die serologische Kreuzprobe vor Bluttransfusionen.
Zugleich Stellungnahme zu dem Aufsatz von EBERHARD: Über die Bedeutung des Kreuzversuches vor Bluttransfusionen in der von DAHR beschriebenen Form.
Ärztl. Wschr. **7**, 209 (1952).

ORTH, G. W. und KNÜPPEL, H., Die klinische Bedeutung des irregulären Anti-P-Agglutinins. Med. Mschr. 102 (1051).

ORTH, G. W. und SCHRÖDER, W., Untersuchungen über die Gewinnung menschlicher Anti-Rh-Immun-Seren für diagnostische Zwecke. I. Mitteilung. Z. Immun. forsch. **108**, 509 (1951).

OSTWALD, W., Kleines Praktikum der Kolloidchemie. Dresden und Leipzig, Verlag von Theodor Steinkopff, 1943.

OSWALD, A., Gewinnung von salzsaurem Glucosamin aus Mucoid aus Ascitesflüssigkeit. Z. physiol. Chem. **95**, 115? (1945)

OTORI, J., Die Spaltung des Pseudomuzins mit starken siedenden Säuren. (II.) Z. physiol. Chem. **43**, 74 (1904).

OTORI, J., Die Spaltung des Pseudomuzins mit starken siedenden Säuren. (I.) Z. physiol. Chem. **42**, 444 (1904).

OTTENBERG, R., Transfusion and arterial anastomosis. Ann. Surg. **47**, 486 (1908).

OTTENBERG, R., Studies on Isoagglutination. I. Transfusion and the question on intravascular agglutination. J. exp. Med. **13**, 425 (1911).

OTTENBERG, R., Reminescences of the history of blood transfusion. J. Mt. Sinai Hosp. **4**, 264 (1937).

OTTENBERG, R. and JOHNSON, A., Studies on the purification of antibodies. J. Immunol. **12**, 35 (1926).

OTTENBERG, R. and KALISKI, D. J., Accidents in transfusion; their prevention by preliminary blood examination. J. Amer. Med. Assoc. **61**, 2138 (1913).

OTTENBERG, R., KALISKI, D. J. and FRIEDMAN, S. S., Experimental agglutinative and hemolytic transfusions. J. Med. Research **28**, 141 (1913).

OTTENBERG, E. and THALHEIMER, W., Studies in experimental transfusion. J. med. research **38**, 213 (1915).

OTTENSOOSER, F., Untersuchungen über Isoagglutinogene. Zbl. Bakter. I. Orig. **122**, 73 (1931).

OTTENSOOSER, F., Über die Reinigung der Gruppensubstanz A menschlicher Blutkörperchen. Z. Immun. forsch. **77**, 140 (1932).

OTTENSOOSER, F. und ZURUKZOGLUY, S., Über eine gruppenspezifische Reagenzglasreaktion der Erythrozytenstromata. Klin. Wschr. **11**, 719 (1932).

PACHE, H. D., Die erbliche Form der Neugeborenenerythroblastose. (II. Mitteilung zur Erythroblastosefrage.) Z. Kinderhk. **61**, 86 (1919).

PACHE, H. D., Die Erythroblastose der Neugeborenen als Familienkrankheit. Z. Kinderhk. **59**, 73 (1938).

PANZER, T., Über das Eierstockskolloid. Z. Physiol. Chem. **28**, 363 (1899).

PARR, L. W., Die Blutgruppenverteilung in der Bevölkerung des nahen Ostens und Nordafrika. Ukrain. Zbl. Blutgruppenforsch. **4**, 80 (1930).

PATERSON, J. L. H et al. Brit. med. J. 37 (1942). Zit. nach BOWLEY, C. C. and DUNSFORD, I.

PAUL, I. R. and BUNNEL, W. W., The presence of heterophile antibodies in infectious mononucleosis. Amer. J. med. Sci. **183**, 90 (1932).

PAULY, H., Über die Konstitution des Histidins. I. Mitteilung. Hoppe-Seylers Z. **42**, 508 (1904).

PAULY, H., Zur Kenntnis der Diazoreaktion der Eiweißstoffe. Hoppe-Seylers Z. **94**, 284 (1925).

PEMBERTON, J. de J., Blood transfusion. Surg. Gynecol & Obst. **28**, 268 (1919).

PEPYS, S., The diary of Samuel Pepys. Edited by Henry B. Wheatley, London, Verlag von Bell and Sons, 1928.

PETERS, J. P. and SLYKE, D. D. van, Quantitative clinical chemistry. Volume II: Methods. Baltimore, The Williams & Wilkins Company, 1932.

PETROFF, J. und BOGOMOLOVA, L., Experimentelle Untersuchungen über das Wesen des hämolytischen Shocks bei der Bluttransfusion; über die toxische Wirkung der verschiedenen Bestandteile heterogenen Blutes auf den tierischen Organismus. Arch. klin. Chir. **184**, 522 (1936).

PETROFF, J., FILATOV, A., BOGOMOLOVA, L. und STROIKOVA, X., Experimentelle Untersuchungen über das Wesen des hämolytischen Shocks bei der Bluttransfusion; die Pathogenese der Veränderungen des Herzens und der Gefäße. Arch. klin. Chir. 181, 209 (1934).

PETTENKOFER, H. J., Über die Bedeutung der Rhesusuntergruppen bei Transfusions-Zwischenfällen. Z. Immun. forsch. **109**, 144 (1952).

PETTENKOFER, H. J., Serologie und Vererbung des Lewis-Blutgruppensystems. Z. Immun. forsch. **110**, 217 (1953).

PFANNENSTIEL, J., Über die Pseudomucine der zystischen Ovarialgeschwulst. Arch. Gynaek. **38**, 407 (1890).

PFAU, P., Isoimmunisation als Ursache der fetalen Erythroblastenkrankheiten (mit 4 durch den Rh-Faktor bedingten Fällen). Klin. Wschr. **26**, 132 (1948).

PFAU, P., Zur Prognose, Prophylaxe und Therapie der Rh-bedingten fötalen Erythroblastenkrankheiten. Dtsch. med. Wschr. **74**, 389 (1949).

PHANSOMBOON, S., ILKIN, E. W. and MOURANT, A. E., Human serum containing anti-N agglutinin. Lancet 285 (1949).

PICKLES, M. M., A further example of the anti-S-agglutinin. Nature 162, 66 (1948).

PIETRUSKY, F., Das Blutgruppensystem Rh-Hr unter dem Gesichtspunkt der Verhütung von Transfusionszwischenfällen. Neue med. Welt 1, 50 (1950).

PIETRUSKY, F., Über die praktische Brauchbarkeit der Blutgruppeneigenschaft „P“ in Alimentationsprozessen. Der Öffentl. Gesdh.dienst 9, 310 (1943).

PIETRUSKY, F., Über die praktische Brauchbarkeit der Blutfaktoren M und N für den Vaterschaftsausschluß, zugleich ein Beitrag zum Nachweis des defekten N-Rezeptors. Münch. med. Wschr. 1123 (1936).

PIETRUSKY, F., Über eingeengte Seren und über andere Untersuchungsmethoden zum Nachweis des schwachen N-Rezeptors (N_2) im Blut. Dtsch. Z. ges. gerichtl. Med. 28, 468 (1937).

PIETRUSKY, F., Über den Blutgruppenantigengehalt des menschlichen Serums, zugleich ein Beitrag zur Frage des Artantigens und der Entstehung der Isoagglutinine. Z. Immun. forsch. 105, 395 (1945).

PLATTNER, F. und HINTNER, H., Zur Frage der Art der Verankerung der isoagglutinablen Eigenschaften an die menschlichen Blutkörperchen. Wien klin. Wschr. 44, 882 (1931).

PLAUT, G., BARROW, M. L. and ABBOT, J. M., The results of routine investigation für Rh-factor at the N. W. London Depot. Brit. med. J. 273 (1945).

PLUM, C. M., Extramedullary blood production. Blood 4, 142 (1949).

POLAYES, S. H., The pathology of erythroblastosis fetalis. Proc. N. Y. Pathol. Soc. 9 (1942).

POLAYES, S. H., Erythroblastosis fetalis in mothers with Rh positive blood. Report on six cases, with comment on isoimmunization with the „A“ and „B“ agglutinogens. Amer. J. Dis. Child. 69, 99 (1945).

POLAYES, S. H, LEDERER, M. and WIENER, A. S., Studies in isohemagglutination; theoretical considerations. J. Immunol. 16, 469 (1929).

POLAYES, S. H, LEDERER, M. and WIENER, A. S., Studies in isohemagglutination. II. The LANDSTEINER blood groups in mothers and infants. J. Immunol. 17, 545 (1929).

POLAYES, S. H. and MCNALLY, J., Isoimmunization with the A and B factors and its relation to hemolytic disease of the newborn. Amer. J. Clin. Pathol. 18, 375 (19448).

POLAYES, S. H. and OHLBAUM, C., Erythroblastosis fetalis unrelated to the Rh factor. Report on nine cases suggesting isoimmunization of group „O“ mothers by „A“ children. Amer. J. Clin. Pathol. 15, 467 (1945).

PONDER, E. and LEVINE, P., Fetal and adult hemoglobins in the blood of infants affected with hemolytic disease of the newborn. Blood 4, 1264 (1949).

PONDER, R. van O., PONDER, E. and LEVINE, P., Uncertainty in the production of the occurence and severity of hemolytic disease of the newborn from antenatal blood tests. Acta Haematol. 1, 217 (1948).

PONDMANN, A., Über die Herstellung von Anti-M- und Anti-N-Testflüssigkeiten. Dtsch. Z .ges. gerichtl. Med. 27, 172 (1937).

PONSOLD, A., Der Nachweis von Agglutininen schwächster Wirksamkeit. (Eine Methode zur Bestimmung der Agglutinine im Serum von Säuglingen in den ersten Lebensmonaten.) Dtsch. Z. ges. gerichtl. Med. 24, 60 (1935).

PONSOLD, A., Ein Absorptionsverfahren ohne Titerreduktionsbestimmung zum Nachweis der Blutimmunfaktoren M und N. Dtsch. Z. ges. gerichtl. Med. 26, 303 (1936).

PONSOLD, A., Ein Mikroabsorptionsverfahren zum Nachweis der Bluttuntergruppen A_1 und A_2. Dtsch. Z. ger. Med. 28, 24 (1937).

PONSOLD, A., Absorptionsnachweis der Untergruppen A_1, A_2 und A_3 durch Erschöpfung eines a-Serums. Dtsch. Z. ger. Med. 39, 132 (1948).

PONSOLD, A., Die Konzentratmethode. Dtsch. dem. Wschr. 73, 409 (1948).

PRASAD, ..., ILKIN, E. W. and MOURANT, A. E., Blood groups of some students from India. Amer. J. Physical. Anthropol. 7, 553 (1949).

PRETL, K., Über Todesfälle nach Transfusion rhesusunverträglichen Blutes. Wien. klin. Wschr. 62, 14 (1950).

PRIBILLA, O., PROKOP, O. und SCHLEYER, F., Versuche mit der A-Blutgruppensubstanz aus Magenmuzin. Z. Immun. forsch. 108, 487 (1951).

PROKOP, O. und KÜHNEL, L., Lewis b-Antikörper bei einer Epileptica. (Zur Ätiologie der Lewis-Antikörper.) Z. Immun. forsch. 109, 429 (1952).

PROKOP, O., ROTH, F. und LANGENDÖRFER, G., Luesbedingte Sensibilisierung gegen ein „stummes" Antigen. Z. Immun. forsch. **108**, 520 (1951).

PROKOP, O. und SCHLEYER, F., Versuche zur Antikörper-Titersenkung durch sekundäre Blutgruppenantikörper (mit einer Bemerkung über Zonenphänomene). Z. Immun. forsch. **109**, 184 (1952).

PÜSCHEL, J., Zum Problem des Intermediärtyps der Blutgruppe A. Z. Hyg. **131**, 111 (1950).

PUNIN, W., Untersuchungen über den Mechanismus der Konglutination. Z. Immun. forsch. **109**, 10 (1952).

PURMANN, M. G., Chirurgischer Lorbeerkranz. Halberstadt, 1864.

PUTKONEN, T., Über die Blutgruppenspezifität des Fruchtwassers. Acta pathol. et microbiol. scand. **5**, 64 (1930).

RACE, R. R., An „incomplete" antibody in human serum. Nature **153**, 771 (1944).

RACE, R. R., The Rh blood groups. Schweiz. med. Wschr., 921 (1946).

RACE, R. R., MOURANT, A. E. and CALLENDER, S., Rh antigens and antibodies in man. Nature **157**, 410 (1946).

RACE, R. R., MOURANT, A. E., LAWLER, S. D. and SANGER, R., The Rh Chromosome Frequencies in England. Blood **3**, 689 (1948).

RACE, R. R., SANGER, R. and LAWLER, S. D., Rh Genes Allelomorphic to D. Nature **162**, 292 (1948).

RACE, R. R, SANGER, R., LAWLER, S. D. and BERTUNSHAW, D., The inheritance of the MNS blood groups: a second series of families. Heredity **3**, 205 (1949).

RACE, R. R, SANGER, R., LAWLER, S. D. and BERTINSHAW, D., The Lewis blood groups of 79 families. Brit. J. Exp. Pathol. **30**, 73 (1949).

RACE, R. R., TAYLOR, G. L., BOORMAN, K. E. and DODD, B. E., Recognition of Rh genotypes in man. Nature **152**, 563 (1943).

RAINSFORD, S. G. and MORGAN, W. T. J., Determination of blood groups use of rabbit immune serum. Lancet 154 (1946).

RASCH, L. H., Die gegenseitigen Beziehungen der Blutgruppensubstanzen innerhalb des menschlichen ABO-Systems und ihre Auswirkungen auf die Vererbung. Z. Immun. forsch. **106**, 313 (1949).

RASCH, L. H., Der erythroblastotische Symptomenkomplex. Eine Übersicht über klinische, pathologische, serologische und genetische Fragestellungen zum Rh-Problem. Z. Immun. forsch. **106**, 339 (1949).

RASCH, L. H., Der Rh-Faktor und seine klinische Bedeutung. Forsch. u. Fortschr. **25**, 186 (1949).

RASCH, L. H., Der Rh-Faktor bei habituellen Fehl- und Frühgeburten. Ein Beitrag zur Methodik der Rh-Testierung. Z. Immun. forsch. **106**, 482 (1949).

RASCH, L. H., Die Immunchemie der ABO-Blutgruppensubstanzen. Vortrag im Rahmen der Kolloquien des Robert-Koch-Institutes für Hygiene und Infektionskrankheiten in Berlin am 26. Oktober 1949. Med. Klin. **45**, 55 (1950).

RASCH, L. H., Neuere Erkenntnisse bei der Analyse der am Aufbau der spezifischen Blutgruppensubstanzen beteiligten Polysaccharide. Forsch. u. Fortschr. **25**, 270 (1949).

RASCH, L. H., Die serologischen Grundlagen der Bluttransfusion. Ther. Gegenw. 270 (1949).

RASCH, L. H., Das Lewis-Blutfaktorensystem. Z. Immun. forsch. **107**, 434 (1950).

RASCH, L. H., Die Immunchemie der Blutgruppensubstanzen des ABO-Systems und der damit im Zusammenhang stehenden heterogenetischen Antigene. Berlin, Habilitationsschrift, 1950.

RASCH, L. H., Serologische und pathologische Gesichtspunkte in der Aetiologie der Erythroblastose. Berlin. med. Z. **1**, 594 (1950).

RASCH, L. H., Schäden durch Übertragung unverträglichen Blutes. Vortrag in der Gesellschaft für klinische Medizin am 15. 11. 1950. Dtsch. Gesdh. Wes. **6**, 88 (1951).

RASCH, L. H., Myocardschaden nach Übertragung unverträglichen Blutes. Ärztl. Wschr. **7**, 1156 (1952).

RASCH, L. H., Beiträge zur Serologie der Gruppensubstanz O. III. Mitteilung. Versuche zur Isolierung der Blutgruppensubstanzen aus menschlichen Erythrozyten unter besonderer Berücksichtigung der Substanz aus Blutkörperchen der Gruppe O. Z. Immun. forsch. **110**, 243 (1953).

RASCH, L. H., Beiträge zur Serologie der Gruppensubstanz O. IV. Mitteilung. Versuche zur Isolierung der Blutgruppensubstanzen aus pseudomuzinöser Ovarialzystenflüssigkeit von Frauen der Gruppe O und A. Z. Immun. forsch. **110**, 288 (1953).

RASCH, L. H., Die Bedeutung der Blutgruppen und Blutfaktoren für die Unverträglichkeit zwischen Mutter und Frucht bei Mensch und Tier. Antrittsvorlesung vom 3. Feb. 1951. Münch. med. Wschr. **93**, 202 (1951).

RASCH, L. H., Untersuchungen über die Suspensionsstabilität roter Blutkörperchen. Bisher unveröffentlichte Arbeit.

RASCH, L. H., Die Beeinflussung der Suspensionsstabilität roter Blutkörperchen durch verschiedenartige Substanzen. Bisher unveröffentlichte Arbeit.

RASCH, L. H. und HASSE, W., Bluteigene Giftstoffe oder Pyrogene als Ursache von Transfusionsstörungen? Dtsch. med. Wschr. im Druck.

RASCH, L. H. und FRIEDRICH, Erfahrungen bei Versuchen zur Isolierung von Rh-Substanz aus Gehirngewebe. Unveröffentlichte Arbeit.

RASCH, L. H. und KLEIN, Erfahrungen bei Versuchen zur Rh-Substanz aus Plazenta-Gewebe. Unveröffentlichte Arbeit.

RAUTMANN, H., Über Blutbildung bei fötaler allgemeiner Wassersucht. Beitr. Path. Anat. **54**, 332 (1912).

REICHEL, H., Die wichtigsten mathematischen Methoden bei der Bearbeitung von Versuchsergebnissen und Beobachtungen. Berlin und Wien, Verlag von Urban und Schwarzenberg, 1935.

RENKONEN, O., Eine Völkerkarte. Eine graphische Darstellung der bisherigen Isoagglutinationsergebnisse. Acta Soc. Med. Fenn. „Quodecim" **8** (1926). **8**, Fsc. 4 (1926).

RENKONEN, O. und RYTI, E., Die Blutgruppenverteilung bei Gesunden und Kranken in SUomi (Finnland). Acta Soc. Med. Fenn. „Duodecim" **8** (1927), **8** Fasc. (1927).

RENKONEN, O., Einige Bemerkungen zur Blutgruppenfrage. Acta pathol. et microbiol. scand. **16**, 500 (1933).

RENKONEN, O., Über die Konstanz und Vererbung der serologischen Quantitäten (im Lichte des Isoagglutinationsphänomens). Acta pathol. et microbiol. scand. **25**, 623 (1948).

REX-KISS, B., Beitrag zur Untersuchung der Gruppensubstanz A im menschlichen Speichel. Z. Immun. forsch. **101**, 405 (1942).

REX-KISS, B., Untersuchungen über die serologischen Eigenschaften der Gruppensubstanz A im Speichel und in den Blutkörperchen des Menschen. Z. Immun. forsch. **102**, 1 (1942).

RIEBESELL, P., Die mathematischen Grundlagen der Variations- und Vererbungslehre. Leipzig und Berlin, Verlag von B. G. Teubner, 1916.

RINIKER, P., Dysporia entero-broncho-pancreatica congenita familiaris (GLANZMANN). Ann. paediatr. **166**, 314 (1946).

ROBERT, M. P., BONNEL, P. H et PERROT, A., Les donneurs universels sont-ils-dangereux? Presse méd, 691 (1948).

RÖMER, P., Die EHRLICHsche Seitenkettentheorie und ihre Bedeutung für die medizinischen Wissenschaften. Wien, Verlag von Alfred Hölder, 1904.

RÖSGEN, Köln, Inaugural-Dissertation, 1942. Zit. nach DAHR, P.

ROSENTHAL, L., The staining of blood grouping sera for preservation and identification. J. Lab. and Clin. Med. **16**, 1123 (1931).

ROUSSEL, J., Nouvel instrument pour la transfusion du sang. Gaz.d. hôp. **2**, 549 (1867).

ROUSSEL, J., La transfusion. Arch. générals méd. **25**, 129, 443, 690 (1875). **26**, 204 320, 570, 672 (1875).

ROUSSEL, J., Presentation d'un appareil pour opérer la transfusion directe de bras à bras du sang vivant et intact. Bull. Acad. roy. méd. Belg. **10**, 624 (1876).

ROUSSEL, J., Transfusion of human blood by the method of ROUSSEL translated by C. H. Guiness. London, 1877.

SACHS, H., Die Bedeutung Paul EHRLICHS für die biologischen Naturwissenschaften. Naturwissenschaften **4**, 137 (1916).

SACHS, H., Zum Nachweis gruppenspezifischer A-Merkmale in Körperflüssgkeiten. Klin. Wschr. **9**, 2002 (1930).

SACHS, H., Salt concentration in blood - grouping technique. Lancet 473 (1942).

SACHS, H., Exceptiona lly weak reactivity of a blood agglutinogene in two sisters. (subgroup A_2). J. Pathol. Bacteriol. **55**, 109 (1943).

SACHS, H. und KLOPSTOCK, A., Die serologische Differenzierung von Lezithin und Cholesterin. Biochem. Z. **159**, 491 (1925).

SACHS, H., KLOPSTOCK, A. und WELL, Die Reaktionsfähigkeit des Organismus gegenüber den Lipoiden. Dtsch. med. Wschr. **51**, 1017 (1925).

SACHS, H., KLOPSTOCK, A. und WELL, Die Entstehung der syphilitischen Blutveränderung. Dtsch. med. Wschr. **51**, 589 (1925).

SAGER, H., Erkenntnisse über die pyrogenen Stoffe und ihre praktische Bedeutung. Bull. Eidgenöss. Gesd.amtes B-2 (1950).

SANGER, R., LAWLER, S. D. and RACE, R. R., Hérédité des groupes sanguins P chez 85 familles anglaises. Rev. Hématol. **4**, 28 (1949).

SANGER, R. and RACE, R. R., Subdivisions of the MN blood groups in man. Nature **160**, 505 (1947).

SANGER, R., RACE, R. R., WALSH, R. J. and MONTGOMERY, C., An antibody which subdivides the human MN blood groups. Hérédity **2**, 131 (1948).

SASAKI, H., Über das Vorkommen gruppenspezifischer Eigenschaften im Speichel und anderen Körperflüssigkeiten und den Nachweis zweier „Ausscheidungstypen". Z. Immun. forsch. **77**, 101 (1932).

SAVONEN, K., Cold hemagglutination test and its significance. Arb. serobakteriol. Inst. Universität Helsinki (1948).

SCHACKWITZ, H., Untersuchungen über die Brauchbarkeit fabrikmäßig hergestellter Anti-M- und Anti-N-Sera für die forensische Praxis. Dtsch. Z. ges. ger. Med. **23**, 363 (1934).

SCHATILOFF, P., Die EHRLICHsche Seitenkettentheorie erläutert und bildlich dargestellt. Jena, Verlag von Gustav Fischer, 1908.

SCHEDEL, F. und SCHMIDT, G., Beitrag zur Herabminderung von Transfusionsgefahren. Dtsch. med. Wschr. **77**, 505 (1952).

SCHEEL, P., Die Transfusion des Blutes und Einspritzung der Arzneien in die Adern, historisch und in Rücksicht auf die praktische Heilkunde bearbeitet. Kopenhagen, 1802.

SCHIFF, F., Über den serologischen Nachweis der Blutgruppeneigenschaft O. Klin. Wschr. **6**, 303 (1927).

SCHIFF, F.,Zur Kenntnis heterogenetischer Antigene. Zbl. Bakter. I. Orig. **88**, 94 (1930).

SCHIFF, F., Über die gruppenspezifischen Substanzen des menschlichen Körpers. Jena, Verlag von Gustav Fischer, 1931.

SCHIFF, F., Ein neues serologisches Erbmerkmal des Menschen. Naturwissenschaften **20**, 658 (1932).

SCHIFF, F., Über einen durch Immunserum nachweisbaren Blutkörperchenfaktor besonderer Art (Faktor G). Acta Soc. med. Fenn. **15**, 1 (1932).

SCHIFF, F., Die Technik der Blutgruppenuntersuchung für Kliniker und Gerichtsärzte. Berlin, Verlag von Julius Springer, 1932.

SCHIFF, F., Die Blutgruppen und ihre Anwendungsgebiete. Berlin, Verlag von Julius Springer, 1933.

SCHIFF, F., Die gerichtlich-medizinische Bedeutung der serologischen Eigenschaften M und N von LANDSTEINER und LEVINE. Dtsch. Z. ges. ger. Med. **18**, 41 (1932).

SCHIFF, F., Die gerichtlich-medizinische Bedeutung der serologischen Eigenschaften M und N sowie einiger neuerer serologischer Typen. Dtsch. Z. ges. ger. Med. **20**, 315 (1933).

SCHIFF, F., Die forensische Bedeutung der Faktoren M und N und anderer neuerer serologischer Typenmerkmale. Dtsch. Z. ges. ger. Med. **21**, 404 (1933).

SCHIFF, F., Blutgruppenlehre und Bluttransfusion. Dtsch. med. Wschr. **59**, 199 (1933).

SCHIFF, F. und ADELSBERGER, L., Über blutgruppenspezifische Antikörper und Antigene. Zbl. Bakter. I. Orig. **93**, 172 (1924).

SCHIFF, F. und ADELSBERGER, L., Über blutgruppenspezifische Antikörper und Antigene. Z. Immun. forsch. **40**, 335 (1924).

SCHIFF, F. und AKUNE, M., Blutgruppen und Physiologie. Münch. med. Wschr. **78**, 657 (1939).

SCHIFF, F. und HALBERSTAEDTER, W., Über Agglutinationserscheinungen bei gealterten Blutkörperchen. Z. Immun. forsch. **48**, 414 (1926).

SCHIFF, F. und HÜBENER, E., Quantitative Untersuchungen über die Empfindlichkeit menschlicher Erythrozyten für Isoagglutinine. Z. Immun. forsch. **45**, 207 (1925).

SCHIFF, F. und MENDLOVICZ, L., Quantitative Untersuchungen über Isoagglutinine mit besonderer Berücksichtigung der Leukämie. Z. Immun. forsch. **48**, 1 (1926).

SCHIFF, F. und SASAKI, H., Über die Vererbung des serologischen Ausscheidungstypus. Z. Immun. forsch. **77**, 129 (1932).

SCHIFF, F. und SASAKI, H., Der Ausscheidungstypus, ein auf serologischem Wege nachweisbares mendelndes Merkmal. Klin. Wschr. **11**, 1426 (1932).

SCHIFF, F. und WEILER, G., Fermente und Blutgruppen. Biochem. Z. **235**, 454 (1931).

SCHIFF, F. und ZIEGLER, H., Blutgruppenformer in der Berliner Bevölkerung. Klin. Wschr. **3**, 1078 (1924).

SCHIFF, W. und KUNEKE, S., Sind O/A/B-Normalseren wirklich „Normalseren"?. Z. Immun. forsch. **110**, 185 (1953).

SCHIFF, W. und KUNEKE, S., Weiterer Beitrag zur Frage der Differenzierung von Normal- und Immunseren des O/A/B-Systems. Z. Immun. forsch. **110**, 265 (1953).

SCHLEUSING, Beitrag zu den sogenannten Anämien der Neugeborenen. Beitr. pathol. Anat. **54**, 332 (1912).

SCHLEYER, F., Untersuchungen über die Antikörperkomponenten von a-Immunseren nach Fraktionierung durch Wassersialyse. Z. Immun. forsch. **110**, 70 (1953).

SCHLOSS, W., Bestehen Beziehungen zwischen Isoagglutination und Beschleunigung der Blutkörperchensenkungsgeschwindigkeit. Biochem. Z. **181**, 345 (1927).

SCHMENGLER, F. E., Die Bedeutung der Allergie für die Genese parenchymatöser Leberschäden. Klin. Wschr. **24/25**, 417 (1947).

SCHMIDT, A. und BERGER, H., Zur Frage der Gruppenspezifität des Plazentagewebes. Zbl. Gynäk. 1868 (1933).

SCHMIDT, G., Über den Einfluß von Periston auf einige serologische Phänomene in vitro. Z. Immun. fschg. **107**, 341 (1950).

SCHMIDT, H., Fortschritte der Serologie. Frankfurt am Main, Verlag von Dr. Dietrich Steinkopff, 1950.

SCHMIDT, H., Immunochemie und Serologie. Zbl. Bakter. I. Orig. 153, 142 (1949).

SCHMIDT-SCHLEICHER, J., Zur Kenntnis der antigenen Beziehungen des SHIGA-Ruhr-Bazillus und der Blutgruppensubstanz O des Menschen. Z. Immun. fschg. **97**, 14 (1939).

SCHMIDTMANN, K. W., Klinische Rh-Untersuchungen unter besonderer Berücksichtigung des Gelatine-Konglutinationstestes. Dtsch. med. Wschr. 74, 1003 (1949).

SCHMIDTMANN, K. W., Pyrogene Nachreaktionen und ihre Vermeidung. Wiss. Abt. „Biotest"-Serum-Inst. (1950).

SCHMIDTMANN, K. W., Praxis der Rh-Faktor- und Rh-Antikörperuntersuchungen. Neue med. Welt (1950).

SCHMIDTMANN, K. W., Menschliche Rhesus-Antikörper, ihre immunbiologischen und serologischen Besonderheiten. Ärztl. Forsch. **4**, 523 (1950).

SCHMIEDEBERG, O., Über die Beziehungen des Hyaloidins zu der Bildung von Chondroitinschwefelsäure, des Kollagens und des Amyloids im Organismus. Arch. exp. Pathol. Pharm. **87**, 47 (1920).

SCHMIEDEBERG, O., Über die Kohlenhydratabkömmlinge der Mukoide und Muzine. Arch. exp. Pathol. Pharm. **87**, 31 (1920).

SCHMIEDEBERG, O., Über die stickstoffhaltigen Kohlenhydratverbindungen der Eiweißstoffe. Arch. exp. Pathol. Pharm. **87**, 1 (1920).

SCHNEIDER, G. H., Zur Abgrenzung der Agglutination von der Blutkörperchensenkungsgeschwindigkeit. Klin. Wschr. **4**, 1445 (1925).

SCHRIDDE, H., Die angeborene allgemeine Wassersucht. Münch. med. Wschr. **57**, 397 (1910).

SCHRIDDE, H., Die Bedeutung der eosinophil-gekörnten Blutzellen im menschlichen Thymus. Münch. med. Wschr. **58**, 2593 (1911).

SCHRÖDER, V., Über einige physikalische Vorgänge bei der Isohämoagglutination. Pflüger Arch. ges. Physiol. **215**, 32 (1926).

SCHUBERT, J. und GRÜNBERG, A., Vorläufiger Bericht über die Haptenbehandlung der Erythroblastose. Ped. List. **1**, 27 (1950).

SCHUBOTHE H. und MATTHES, Klin. Wschr. 228 (1951). Zit. nach KRAH, E.

SCHÜTZ, F. und WÖHLISCH, E., Bedeutung und Wesen der Hämagglutination und Blutgruppenbildung beim Menschen. Klin. Wschr. **3**, 1614 (1924).

SCHÜTZ, F. und BRAUNE, J. F., Beobachtungen bei einem Bluttransfusionszwischenfall, hervorgerufen durch Übertragung von blutgruppenunverträglichem Blut. Der Chirurg **22**, 468 (1951).

SCHÜTZ, F. und WÖHLISCH, E., Untersuchungen und Beobachtungen über Blutgruppen beim Menschen. II. Mitteilung: Studien zur physikalischen Chemie der Isohämagglutination. Z. Biol. **82**, 265 (1924).

SCHÜTZE, H., Haemagglutination and its medico-legal bearing with observations upon the theory of isoagglutinins. Brit. J. exp. Pathol. **2**, 26 (1921).

SCHULZ, F. N., Drüsen des Verdauungsapparates. I. Schleimdrüsen und Schleim in OPPENHEIMERS Hdbch. der Biochem. IV/456. Jena, Verlag von Gustav Fischer, 1925.

SCHULZ, F. N., Drüsen des Verdauungsapparates. II. Schleimdrüsen und Speichel in OPPENHEIMERS Hdbch. der Biochem. IV/463. Jena, Verlag von Gustav Fischer, 1925.

SCHWAB, M., Intravitale Hämolyse nach Transfusion gruppengleichen Rh-positiven Blutes auf rh-negativen Empfänger. Klin. Wschr. **24**, 123 (1946).

SCHWARZ, G., Neue Gesichtspunkte zur Pathogenese der Serumkrankheit. Dtsch. Arch. klin. Med. **198**, 160 (1951).

SCHWARZWEISS ,H. und TOMCSIK, J., Über das physikalisch-chemische Verhalten der Antigene im Hammelblutstroma. Schweiz. Z. Pathol. Bakter. **11**, 446 (1948).

SCHWARZWEISS, H. and TOMCSIK, J., Isolation of the heteregonetic "Mononucleosis antigen" from the stroma of beef erythrocystes. Proc. Soc. exp. Biol. Med. **69**, 558 (1948).

SCHWENZER, A. W., Erythroblastoseprophylaxe unter besonderer Berücksichtigung der Desensibilisierung. Geburtshilfe und Frauenheilkunde **9**, 583 (1949).

SCHWENZER, A. W., Die Erythroblastose, im Lichte der neuen Rh-Forschung. Darmstadt, Verlag von Dr. Dietrich Steinkopff, 1953.

SCHWIEGK, H., Schock und Kollaps. Funktionelle Pathologie und Therapie. Klin. Wschr. **21**, 741 (1942).

SEGGEL, K. A., Zur Frage der Bedeutung der Untergruppen für die Transfusionspraxis. Klin. Wschr. **17**, 593 (1938).

SEIBERT, F. B., Fever producing substances found in some distilled waters. Amer. J. Physiol. **67**, 90 (1923).

SEIBERT, F. B., The cause of many febrile reactions following intravenous injections. Amerk. J. Physiol. **71**, 621 (1925).

SEIBERT, F. B., Welche Substanzen erzeugen Fieber nach intravenöser Injektion? Arch. exper. Pathol. Pharmakol. **121**, 247 (1927).

SEIBERT, F. B. and MENDEL, L. B., Temperature variations in rabbits. Amer. J. Physiol. **67** 83 (1923).

SEIBERT, F. B. and MENDEL, L. B., Protein fevers; with special reference to casein. Amer. J. Physiol. **67**, 105 (1923).

SEMZOWA, O. M. und TERECHOWA, A. A., Die gruppenspezifische Differenzierung des Menschen während der Ontogenese. Klin. Wschr. **8**, 206 (1929).

SHATTOCK, S. G., Chromocyte clumping in acute pneumonia and certain other diseases and the significance of the buffy cat in the shed blood. J. Pathol. Bacter. **6**, 303 (1900).

SHATTOCK, S. G., Chromocytes clumping in acute rheumatism. (Vortrag vor der Pathol. Soc. of London.) Brit. med. J. **1**, 1091 (1899).

SHERMAN, I., Autohemagglutination. Amer. J. Med. Sci. **188**, 487 (1934).

SIEGERT, R., SPIELMANN, W. und SCHWENZER, A. W., Experimentelle und klinische Untersuchungen zur Prophylaxe und Therapie der Neugeborenen-Erythroblastose durch Antikörperabsorption. Arch. Gyn. **179**, 55 (1950).

SINGER, E., Med. J. Austral. 29 (1943). Zit. nach PHANSOMBOON, S., u. a. (02873).

SIRACUSA, V., La sonstanza isoagglutinabile del sangue e la sua dimostrazione per la diagnosi individuale della macchie. Arch. antropol. crim. psichiatr. med. **43**, 362 (1923).

SPEIDEL, W. C., one million cubic centimeters of blood. West. J. Surg. Obst. & Gynecol. **44**, 651 (1936).

SPEISER, P., Titersteigerung der Rh-Immunkörper ohne Stimulierung durch das spezifische Antigen und ihre prognostische Bedeutung. Z. Immun. forsch. **108**, 259 (1951).

SPEISER, P., RIGL, E. und NEUHOLD, R., Über den Wert des Papaintestes in der Serologie der Blutfaktoren. Z. Immun. forsch. **110**, 93 (1953).

SPEK, L. A. M. van der and KROMME, L. de, Anti-M-antibodies and latent N-antigen in man. Acta med. scand. **134**, 423 (1949).

SPIELMANN, W., Über die chemische Natur des Blutgruppenfaktors Rh. Z. Naturforsch. **4**, 284 (1949).

SPIELMANN, W., Untersuchungen über das serologische Verhalten der konglutinierenden Antikörper, insbesondere über das Wesen der Konglutininreaktion. Z. Immun. fschg. **107**, 503 (1950).

SPIELMANN, W., Über das serologische Verhalten der konglutinierenden Antikörper. 2. Mitteilung. Z. Immun. fschg. **108**, 443 (1951).

SPIELMANN, W., Zur Pathogenese der Erythroblastose, dargestellt an A-immunisierten Müttern. Klin. Wschr. **29**, 13 (1951).

SPIELMANN, W., Über das Rh-Hapten: Natur, serologisches Verhalten und klinische Anwendung. Klin. Wschr. **30**, 52 (1952).

SPIELMANN, W., Über die Beurteilung von Rh-Antikörpern, unter besonderer Berücksichtigung des quantitativen COOMS- und Papain-Testes. 3. Mitteilung über das serologische Verhalten der unvollständigen Antikörper. Z. Immun. fschg. **109**, 475 (1952).

SPIELMANN, W. und SCHMITT, G., Über die Gewinnung und Verwendbarkeit von Anti-O-Rinderseren. Z. Hyg. **131**, 393 (1950).

STACK, M. V. and MORGAN, W. T. J., The preparation and properties of enzymes from Cl. WELCHII (Type B) filtrates which destroy blood-group substances. Brit. J. Exper. Pathol. **30**, 470 (1949).

STADTMÜLLER, A., Das erbliche Blutkörperchenmerkmal „Rh" im Zusammenhang mit gehäuften ungeklärten Fehl- und Totgeburten und Schwangerschaftstoxikosen unter Berücksichtigung seiner Bedeutung bei den Erythroblastosen. Dtsch. med. Wschr. **71**, 302 (1946).

STAUDINGER, H., Makromolekulare Chemie und Biologie. Basel, Verlag von Wepf & Co., 1947.

STAUDINGER, H., Organische Kolloidchemie. Braunschweig, Verlag von Friedrich Vieweg und Sohn, 1950.

STEFFAN, P., Handbuch der Blutgruppenkunde. München, Verlag von J. F. Lehmann, 1932.

STOWASSER, H., Untersuchungen über den Blutfaktor P. Berlin, Inaugural-Dissertation 1949.

STRATTON, F., Some observations on antigen-antibody reactions. Lancet 247 (1950).

STUART, C. A., Heterophile antibodies in infectious mononucleosis. Proc. soc. exp. Biol. Med. **32**, 861 (1935).

STUART, C. A., GRIFFIN, A. M., FULTON, M. D. and ANDERSON, E. G. E, 2037, Nature of the antibodies for sheep cells in infectious mononucleosis. Proc. Soc. exp. Biol. Med. **34**, 209 (1936).

TANIMURA, K., Über die E-Blutgruppe. Nagasaki Igakkai Zassi 16, 1689 (1938). Ref.: Zbl. Hyg. **42**, 724 (1938).

TAYLOR, G. L. and IKIN, E. W., Observations on the performance of blood-group test. Brit. med. J. 1027 (1939). Orig. in RASCHS Tgbch. **72**, 1014 (1949).

TERRY, M. C., High titer blood grouping serum. Proc. Soc. exper. Biol. and Med. **33**, 14 (1935).

TERRY, M. C., Artificial concentration of test serums in blood grouping. J. Amer. Med. Assoc. **112**, 135 (1939).

THIELE, H., Praktikum der Kolloidchemie als Einführung in die Arbeitsmethoden. Frankfurt am Main, Verlag von Dr. Dietrich Steinkopf, 1950.

TIBER, A. M., Observations on blood grouping and blood transfusion. Ann. Surg. **91**, 481 (1930).

TISCHENDORF, W., Rh-Faktoren und Blutübertragung. Dtsch. med. Wschr. 300 (1946).

TISCHENDORF, W., Die Bedeutung atypischer Agglutinine für innere Krankheiten und hämatologische Syndrome. Dtsch. med. Wschr. **74**, 449 (1949).

TISCHENDORF, W., FRANK, A. und PUNIN, W., Autohämagglutination und hämolytische Anämien. Klin. Wschr. **26**, 262 (1948).

TISDAL, L. W. and GARLAND, J. M., Large scale testing for rh negative blood. J. Amer. med. Assoc. **129**, 1079 (1945).

TISELIUS, A., Elektrophoretische Messungen am Eiweiß. Kolloid. Z. **85**, 129 (1938).

THIRD, H., Icterus gravis neonatorum. Endresults of treatment by blood transfusion. Lancet. 6, 27, 635 (1946).

THOMSEN, O., Ein vermehrungsfähiges Agens als Veränderer des isoagglutinatorischen Verhaltens der roten Blutkörperchen, eine bisher unbekannte Quelle der Fehlbestimmung. Z. Immun. forsch. **52**, 85 (1926).

THOMSEN, O, FRIEDENREICH, V. und WORSAAE, E., Über die Möglichkeit der Existenz zweier neuer Blutgruppen; auch ein Beitrag zur Beleuchtung sogenannter Untergruppen. Acta pathol. et microbiol. scand. **7**, 157 (1930).

THOMSEN, O., FRIEDENREICH, V. und WORSAAE, E., Die wahrscheinliche Existenz eines neuen, mit den drei bekannten Blutgruppengenen (O, A, B) Allelomorphen A' benannten Gens mit den daraus folgenden zwei neuen Blutgruppen A' und A'B. Klin. Wschr. **9**, 67 (1930)

TOMSCIK, J., Die Polysaccharide als heterogenetische Antigene. Schweiz. Z. Patho. Bakter. 8, 345 (1945).

TOMCSIK, J. und FISCHER, R., Zur chemischen Natur des FORSSMAN-Antigens aus Pferdeherz. Schweiz.Z. Pathol. Bakter. 9, 573 (1946).

TOMCSIK, J. und SCHWARZWEISS, H., Antigen-Analyse der Erythrozyten mittels Mononukleose-Serum. Schweiz. Z. Pathol. Bakter. 10, 407 (1947).

TOMCSIK, J. und SCHWARZWEISS, H., Über die Rolle des thermolabilen Eiweißkörper-Antigens der Hammelblutstromata in serologischen Reaktionen. Schweiz. Z. Pathol. Bakter. 11, 438 (1948).

TOMCSIK, J. and SCHWARZWEISS, H., Nature of the heterogenetic hapten reacting with the hemagglutinins in horse serum sickness. Proc. Soc. exp. Biol. Med. 69, 562 (1948).

TOMCSIK, J. und SCHWARZWEISS, H., Über die Art der Hämagglutinine bei Mononukleosis infectiosa und bei der Serumkrankheit. Schweiz. med. Wschr. 80, 1 (1950).

TORNACK, J. H., Über den diagnostischen Wert der PAUL- und BUNNELLschen Reaktion bei lymphoidzelliger Angina. (Absorption von Heteroagglutininen nach Pferdeserumgaben an Pferdeserumniederschlag.) Z. Immun. fschg. 104, 421 (1943).

TOVEY, G. H., Nature 154, 580 (1944). Zit. nach BOWLEY, C. C. and DUNSFORD, I.

TRAUTMANN, F. O. P. und KANTHER, R., Infektiöse Mononukleose. Z. ges. inn. Med. 3, 504 (1948).

TREIBMANN, W., Der Antagonismus im A-Gehalt der Zellen des Blutes und der Organe beim Kaninchen. Z. Immun. fschg. 79, 274 (1933).

TROISIER, J., Le group sanguin II de l'homme chez le chimpanzé. Ann. Inst. Pasteur 42, 363 (1928).

TSCHERIKOWER, R. S. und SEMZOWA, O, M., Die gruppenspezifische Differenzierung der Organe des Menschen. Z. Immun. fschg. 67, 240 (1930).

UHLENHUTH, P., Über die Entwicklung des biologischen Eiweißdifferenzierungsverfahrens. Z. ger. Med. 39, 309 (1948).

ULLERSPERGER, J. B., Ancient transfusion and infusion compared with modern transfusion, infusion and hypodermic or subcutaneous. injections. Translated by C. F. WITTIG, Philadelphia, CHAILLE, S. E., Miscellanies, 1867—1869.

UMBER, F., Zum Studium der Eiweißkörper in Exsudaten. Z. klin. Med. 48, 56 (1903).

VAKE, R. T. la, Serology and obstetrics. Minnesota Med. 29, 130 (1946).

VENTERS, M., Erythroblastosis foetalis. Brit. med. J. 84, (1946).

VERHAGEN, A., Rh-Faktor bei Karzinompatienten. Z. Immun. forsch. 108, 355 (1951).

VILLARI, P., The history of Girolamo Savonarola and his time. Translated from the Italian by L. HORNER. London, Longmanns, Roberts & Green 1863 Vol. I. p. 144.

VIVELL, O., GERSTNER, A. und YOLAGELDILI, K., Untersuchungen über die Hämagglutination von Viren der Parapoliomyelitisgruppe. III. Mitteilung. Zur Frage der Spezifität des Hämagglutinationshemmungstestes sowie weitere Ergebnisse serologischer Untersuchungen. Z. Immun. forsch. 109, 527 (1952).

VORONOFF, S. et ALEXANDRESCU, G., Les groupes sanguins chez les singes. Art med. 1930, Nr. 106.

VORSCHÜTZ, J., Zur Frage der gruppenweisen Hämagglutination und über die Veränderungen der Agglutinationsgruppen durch Medikamente, Narkose und Röntgenstrahlen. Z. klin. Med. 94, 459 (1922).

VORSCHÜTZ, J., Verschiedene Hämagglutinationsbilder bei Ikterusfällen und ihre Deutung. Arch. exp. Pathol. Pharmakol. 95, 235 (1922).

VORSCHÜTZ, J., Worauf beruht das Wesen der einfachen wie der Gruppenhämagglutination und die verschiedene Ladung der roten Blutkörperchen? Z. klin. Med. 96, 383 (1923).

WAALER, G. H. M., Häufigkeitsberechnungen bei den menschlichen Blutgruppen. Z. indukt. Abst. und Vererbl. 51, 442 (1929).

WAGNER, L. B., Das Erythrozystenstroma als Sitz des Hämagglutinogens. (russ.). J. exp. biol. i. med. 3, 102 (1926).

WALLGREN, I., Das Verhalten der lebenden weißen Blutkörperchen bei der Isoagglutination. Acta pathol. et microbiol. scand. 16, 556 (1933).

WALSH, R. J. and MONTGOMERY, C., A new human iso-agglutinin subdividing the MN blood groups. Nature **160**, 504 (1947).

WEINERT, H., Blutgruppenuntersuchungen an Menschenaffen und ihre stammesgeschichtliche Bewertung. Z. Rassenphysiol. **48** (1931).

WELLISCH, S., Theorie und Praxis der Ausgleichsrechnung. Wien, 1909.

WELLISCH, S., Über die Genhypothesen des Blutes. Klin. Wschr. **7**, 545 (1928).

WELLISCH, S., Über die Farbenschläge der Kaninchenrassen. Z. Züchtungsbiologie **21**, 1359 (19 . . .).

WELLISCH, S., Die Stufenlehre (Gradationstheorie) in der exakten Erbkunde und Blutgruppenforschung. München, Verlag von I. F. Lehmann, 1929.

WELLISCH, S., Über die Genauigkeit von Beobachtungsreihen. Österreich. Z. Vermessungswesen. (1931) Nr. 3.

WELLISCH, S., Ausgleich biologischer Erscheinungen. (Mathematik in der Biologie.) Österreich. Ing. u. Architektenverein **82**, 41 (1938).

WELLISCH, S. und THOMSEN, O., Über die Viergenhypothese THOMSENS. Hereditas **14**, 50 (1930).

WESSELKIN, P., LINDENBAUM, J. und KARTASEVSKIJ, N., Experimentelle Untersuchungen über das Wesen der hämolytischen Shocks bei der Bluttransfusion; die Rolle des Zentralnervensystems in der Pathogenese der Gefäßstörungen beim hämolytischen Shock. Arch. klin. Chir. **181**, 227 (1934).

WHEELER, K. M., Group-spezific-agglutinins in rabbit serums for human cells; cold-agglutinins. J. Immunol. **34**, 409 (1938).

WHEELER, K. M., SAVIN, P. B. and STUART, C. A., Groups-spezifis agglutinins in rabbit serums for human sells. J. Immunol. **37**, 159 (1939).

WHEELER, K. M., SAWIN, P. and STUART, C. A., Immune specific M agglutinins. J. Immunol. **37**, 159 (1939).

WHEELER, K. M. and STUART, C. A., The M agglutinogen of Rhesus monkeys. J. Immunol. **37**, 169 (1939).

WICHMANN, D., Über den Beweiswert eines Vaterschaftsausschlusses durch die A-Untergruppen. Z. Immun. forsch. **108**, 516 (1951).

WIENER, A. S., „Panagglutinable" erathrocates. J. Amer. Med. Assoc. **97**, 1245 (1931).

WIENER, A. S., Technique of blood grouping tests preliminary to blood transfusions. Amer. J. Clin. Pathol. Techn. Suppl. **3**, 145 (1939).

WIENER, A. S., Hemolytic transfusion reactions. J. Clin. Pathol. **12**, 302 (1942).

WIENER, A. S., Blood groups and blood transfusion. Springfield, Charles C. Thomas, 1939 43 3. Bd.

WIENER, A. S., Genetic theory of the Rh-blood types. Proc. Soc. Exper. Biol. & Med. **54**, 316 (1943).

WIENER, A. S.,The Rh series of allelic gens. Science **100**, 595 (1944).

WIENER, A. S., New test (blocking test) for Rh sensitizytion. Proc. Soc. Exper. Biol. & Med. **56**, 173 (1944).

WIENER, A. S., Competition of antigens in isoimmunization by pregnancy. Proc. Soc. Exper. Biol. & Med. **58**, 133 (1945).

WIENER, A. S., Conglutination test for Rh sensizitation. J. Labor. Clin. Med. 30, 662 (1945).

WIENER, A. S., Theory and nomenclature of the Rh blood factors. Science **102**, 479 (1945).

WIENER, A. S., Recent advances in knowledge ob the Rh blood factors with special reference to clinical application. Tr. and Stud. Coll. Physicians. Philadelphia **13**, 105 (1945).

WIENER, A. S., Theory and Nomenclature of Rh types, subtypes and genotypes. Brit. Med. J. 982 (1946).

WIENER, A. S., Technic of Rh testing. Amer. J. Med. Technol. **12**, 95 (1946).

WIENER, A. S., Note on the pathogenesis of erythroblastosis fetalis. Amer. J. Clin. Pathol. **16**, 319 (1946).

WIENER, A. S., Studies on individual differences in human blood and their practical applications WIENER Laboratories, Paper **1**, 1 (1946).

WIENER, A. S., Application of the Rh blood types and Hr factor in disputabel parentage. J. Labor. Clin. Med. **31**, 575 (1946).

WIENER, A. S., Rh-Syllabus. Stuttgart, Verlag von Georg Thieme, 1949.

WIENER, A. S. and BRODY, M., Pathogenesis of kernicterus. Science **103**, 570 (1946).

WIENER, A. S. and FORER, S., Human serum containing 4 distinct isoagglutinins. Proc. Soc. Exper. Biol. & Med. **47**, 215 (1941).

WIENER, A. S., OREMLAND, B. H., HYMAN, M. A. and SAMWICK, A. A., Transfusion reactions; experience with more than three thousand blood transfusions. Amer. J. Clin. Pathol. **11**, 102 (1941).

WIENER, A. S. and PETERS, A. R., Hemolytic reactions following transfusions of blood of homologous groups, with 3 cases in which some agglutinogens was responsible. Ann. Int. Med. **13**, 2306 (1940).

WIENER, A. S. and SIVERMANN, Amer. J. Clin. Pathol. **11**, 45 (1941).

WIENER, A. S. and SONN, E. B., Permeability of the human placenta to isoantibodies. J. Lab. and Clin. Med. **31**, 1020 (1946).

WIENER, A. S. and SONN, E. B., Additional variants of the Rh type demonstrable with a special human anti-Rh-serum. J. Immunol. **47**, 461 (1943).

WIENER, A. S., SONN, E. B. and POLIVKA, H. R., Heredity of the Rh types. Proc. Soc. Exper. Viol. & Med. **61**, 382 (1946).

WIENER, A. S. and VAISBERG, M., Heredity of agglutinogens M and N of LANDSTEINER und LEVINE. J. Immunol. **20**, 371 (1931).

WIENER, A. S. und WEXLER, I. B., Erythroblastosis foetalis und Blutaustausch. Stuttgart, Verlag von Georg Thieme, 1950.

WIENER, A. S., ZINSHER, R. and SELKOWE, J., The agglutinogens M and N of LANDSTEINER and LEVINE. J. Immunol. **27**, 431 (1934).

WIGGER, C., Die Mikrophotographie als Ergänzung der serologischen Abstammungsbestimmung im Stufenphotometer nach ZANGEMEISTER. Med. Welt Nr. 36 (1930).

WILDEGANS, H., Die Todesfälle nach Bluttransfusionen. Dtsch. med. Wschr. **56**, 2031.

WILDFÜHR, G., Über Immunisierungsversuche zwecks Gewinnung brauchbarer Anti-M- und Anti-N-Immunseren. Z. Immun. fschg. **96**, 486 (1939).

WILDFÜHR, G., Weitere Untersuchungen über den Isoagglutinintiter des Menschen. I. Mitteilung. Isoagglutinintiter und Alexingehalt des Serums. Z. Immun. forsch. **108**, 211 (1951).

WILDFUHRT G., Über Isohämagglutinine bei Hepatitis. Z. Immun. forsch. **110**, 147 (1953).

WILHELM, M. M. and OSGOOG, E. E., An unusual blood group. Arch. Int. Med. **52**, 133 (193).

WILLENEGGER, H. und BOITEL, R., Der Blutspender. Basel, Verlag von Benno Schwabe 1947.

WINTERNITZ, H., Chemische Untersuchung einer hydropischen Gallenblasenflüssigkeit. Z. physiol. Chem. **21**, 387 (1895).

WITEBSKY, E., Über die Antigenfunktion der alkohollöslichen Bestandteile menschlicher Blutkörperchen verschiedener Gruppen. I. Mitteilung. Z. Immun. fschg. **48**, 369 (1926).

WITEBSKY, E., Über die Antigenfunktion der alkohollöslichen Bestandteile menschlicher Blutkörperchen verschiedener Gruppen. II. Mitteilung. Eine neue heterogenetische Rezeptorgemeinschaft. Z. Immun. fschg. **49**, 1 (1927).

WITEBSKY, E., Über die Antigenfunktion der alkohollöslichen Bestandteile menschlicher Blutkörperchen verschiedener Gruppen. III. Mitteilung. Z. Immun. fschg. **49**, 517 (1927).

WITEBSKY, E., Über die Verteilung heterogenetischer Lipoidantigene im Organismus und die Beeinflussung ihrer immunisatorischen Funktion durch andere Antigene höherer Spezifität. Z. Immun. fschg. **51**, 161 (1927).

WITEBSKY, E., Über gruppenspezifische Organunterschiede beim Menschen. Klin. Wschr. **7**, 118 (1928).

WITEBSKY, E., Untersuchungen über spezifische Antigenfunktionen von Organen. II. Mitteilung. Z. Immun. fschg. **58** 297 (1928).

WITEBSKY, E., Konstitutionsserologische Studien über gruppenspezifische Antikörperbildung. Z. Immun. fschg. **59**, 139 (1928).

WITEBSKY, E. und HENLE, W., Die serologische Sonderstellung des Speichels. Z. Immun. fschg.. **80**. 108 (1933).

WITEBSKY, E. und OKABE, K., Über den Nachweis von Gruppenmerkmalen in den Organen des Menschen. Z. Immun. fschg. **52**, 359 (1927).

WITEBSKY, E. und OKABE, K., Über die Beziehungen des Rinderblutes zu menschlichen Gruppenmerkmalen. Klin. Wschr. **6**, 1095 (1927).

WITEBSKY, E. and MOHN, J. F., Investigations on occurance of Rh-Substances in amniotic fluid. J. Exper. Med **82**, 143 (1945).

WITEBSKY, E. und REICH, H., Zur gruppenspezifischen Differenzierung der Plazentaorgane. Klin. Wschr. **11**, 1960 (1932).

WITTS, L. J., Note on blood transfusion, with account of fetal reaction. Lancet 1297 (1929).

WOHLFEIL, T. und VOSWINCKEL, H., Beiträge zur Blutgruppenforschung. VI. Mitteilung. Über die Unterscheidung der 4 Blutgruppenphänotypen durch ak-Erythrozytenanaphylaxie. Klin. Wschr. 10, 495 (1931).

WOLFF, E. und JONSSON, B., Studien über die Untergruppen A_1 und A_2 mit besonderer Berücksichtigung der Paternitätsuntersuchungen. Dtsch. Z. ges. gericht. Med. 22, 84 (1933).

WOLFF, J., Die fetalen Erytrhoblastenkrankheiten (Hydrops congenitus universalis, Icterus neonatorum gravis, Anaemia neonatorum) als Ausdruck funktioneller Unreife. Erg. inn. Med. 60, 72 (1941).

WOLFF, J., Die Entstehung der hämolytischen Fetosen (sog. Erythroblastenkrankheiten). Mschr. Kinderhk. 94, 42 (1944).

WREN, C., Sir Christopher WREN and Medical Science. Med. Life 30, 307 (1923).

WREN, C., Sir Christopher WREN and Medical Science. Brit. Med. J. 1, 386 (1923).

WUHRMANN, F. und WUNDERLY, C., Die Bluteiweißkörper des Menschen. Untersuchungsmethoden und deren klinisch-praktische Bedeutung. Basel, Verlag von Benno Schwabe und Co., 1947.

YAMAKAMI, K., The individuality of semen, with reference to its property of inhibiting specifically isohemagglutination. J. Immunol. 12, 185 (1926).

YANNET, H. and LIEBERMANN, R., Sequels of Kernicterus. J. Amer. Med. Assoc. 130, 335 (1946).

YLPPÖ, A., Zur Klinik und Ätiologie des familiären Icterus neonatorum gravis. Z. Kinderhk. 17, 334 (1918).

YOSIDA, K., Über die gruppenspezifischen Unterschiede der Transsudate, Exsudate, Sekrete, Exkrete, Organextrakte und Organzellen des Menschen und ihre rechtsmedizinischen Anwendungen. Z. ges. exp. Med. 63, 331 (1928).

ZACHO, A., Untersuchungen über das Vorkommen der Rezeptoren M und N in Tumorgeweben. Z. Immun. fschg. 77, 520 (1932).

ZACHO, A., Recherches sur la présence des récepteurs spécifiques M et N dans le tissu tumoral. C. R. Soc. Biol. 112, 108 (1933).

ZÄNGERLE, M., Zur Kenntnis des Pseudomucins aus den Eierstockszysten. Münch. med. Wschr. 47, 414 (1900).

ZANGEMEISTER, W., Serologische Untersuchungen mit dem Zeißschen Stufenphotometer. Münch. med. Wschr. 15 und 17 (1928).

ZANGEMEISTER, W., Die serologische Bestimmung der väterlichen und mütterlichen Abstammung. Med. Welt 881 (1929).

ZANGEMEISTER, W., Über die serologische Bestimmung der väterlichen und mütterlichen Abstammung. Zbl. Gyn. 3059 (1929).

ZANGEMEISTER, W., Über die serologische Bestimmung der Vaterschaft. Dtsch. med. Wschr. 513 (1930).

ZANGEMEISTER, W. und KRIEGER, E., Serologische Untersuchungen mit dem neuen Zeißschen Stufenphotometer. Zbl. Gyn. 3241 (1929).

ZIEVE, WIENER, A. S. and FRIES, Analysis of the data of DAHR, OFFE and WEBER yielded similar results. Ann. Eug. 7, 163 (1938).

ZIMMERMANN, L. M. and HOWELL, K. M., History of blood transfusion. Ann. med. Hist. 4, 415 (1932).

ZOELLNER, N., Theorie und Klinik des Rh-Faktors. Klin. Wschr. 25, 293 (1947).

ZOLLINGER, H. U., Die interstitielle, nichteitrige Nephritis. Neue med. Welt 1, 147 (1950).

ZOLLINGER, H. U., Die Pathologie des hämolytischen Transfusionszwischenfalles. Dtsch. med. Wschr. 78, 847 (1953).

Sachverzeichnis

H. GUDERLEY — W. WILDEGANS

Blutstillung, Blutersatz und Bluttransfusion

Groß-Oktav. Mit etwa 40 Abbildungen. Etwa 220 Seiten. 1954.
In Vorbereitung. (Chirurgie in Einzeldarstellungen Band 55)

WILLIBALD PSCHYREMBEL

Praktische Geburtshilfe für Studierende und Ärzte

3., vollständig überarbeitete Auflage. Mit 450 Abbildungen im Text.
Oktav. XVI, 656 Seiten. 1953. Ganzleinen DM 28,—

„Daß die ‚Praktische Geburtshilfe' von W. Pschyrembel in kurzer Zeit bereits die 3. Auflage erlebt, beweist am besten, welchen Anklang dieses vortreffliche Lehrbuch bei Studenten und praktischen Ärzten gefunden hat. Und das mit Recht: Verrät doch jede Seite den didaktisch hervorragenden Geburtshelfer, der nicht nur eindrücklich mit Wort und zahlreichen Abbildungen zu lehren, sondern auch vor unüberlegten oder falschen Schlüssen und Handlungen zu warnen versteht." *Deutsches medizinisches Journal*

S. EDLBACHER — E. LEUTHARDT

Lehrbuch der physiologischen Chemie

11., verbesserte und erweiterte Auflage. Groß-Oktav. Mit 61 Abbildungen.
XVI, 813 Seiten. 1954. Ganzleinen DM 42,—

„... ist zu einem bedeutenden Werk geworden, in dem in meisterhafter Art das Neueste auf dem Gebiete der physiologischen Chemie in leicht lesbarer Form dargeboten wird .... Das Lehrbuch ist wirklich ‚up to date' und berücksichtigt die Weltliteratur, so daß es jetzt nicht allein im deutschen Sprachgebiet als das beste Lehrbuch der physiologischen Chemie gelten darf. Die vielen Zeichnungen, die sehr didaktisch sind, erleichtern das Verständnis. Der Arzt und Forscher findet in diesem Lehrbuch alles Wissenswerte, so daß es auch als ein Nachschlagewerk dem tätigen Arzt empfohlen werden kann."
Therapeutische Umschau

SIEGFRIED EDLBACHER

Praktikum der physiologischen Chemie

3., durchgesehene Auflage. Oktav. VI, 108 Seiten. 1948. DM 5,50

„Verfasser hat es durch eine geschickte Auswahl einfachster Reaktionen verstanden, dem Anfänger einen guten Überblick über die Eigenschaften der biochemisch wichtigsten Stoffe zu geben."
Zeitschr. f. Lebensmitteluntersuchung u. -forschung

Hoppe Seyler's Zeitschrift für physiologische Chemie

unter Mitarbeit namhafter Fachgelehrter herausgegeben von
A. Butenandt und K. Thomas. Die Zeitschrift erscheint in Bänden von
6 Heften. Je Band DM 32,—

WALTER DE GRUYTER & CO. / BERLIN W 35

FSC
www.fsc.org
MIX
Papier | Fördert
gute Waldnutzung
FSC® C083411

Kolibri 360 GmbH
Ferdinand-Jühlke-Straße 7
99095 Erfurt, Deutschland
produktsicherheit@kolibri360.de